Jan Reuter, Michael Frey

FAQ Psychiatrie und Psychotherapie

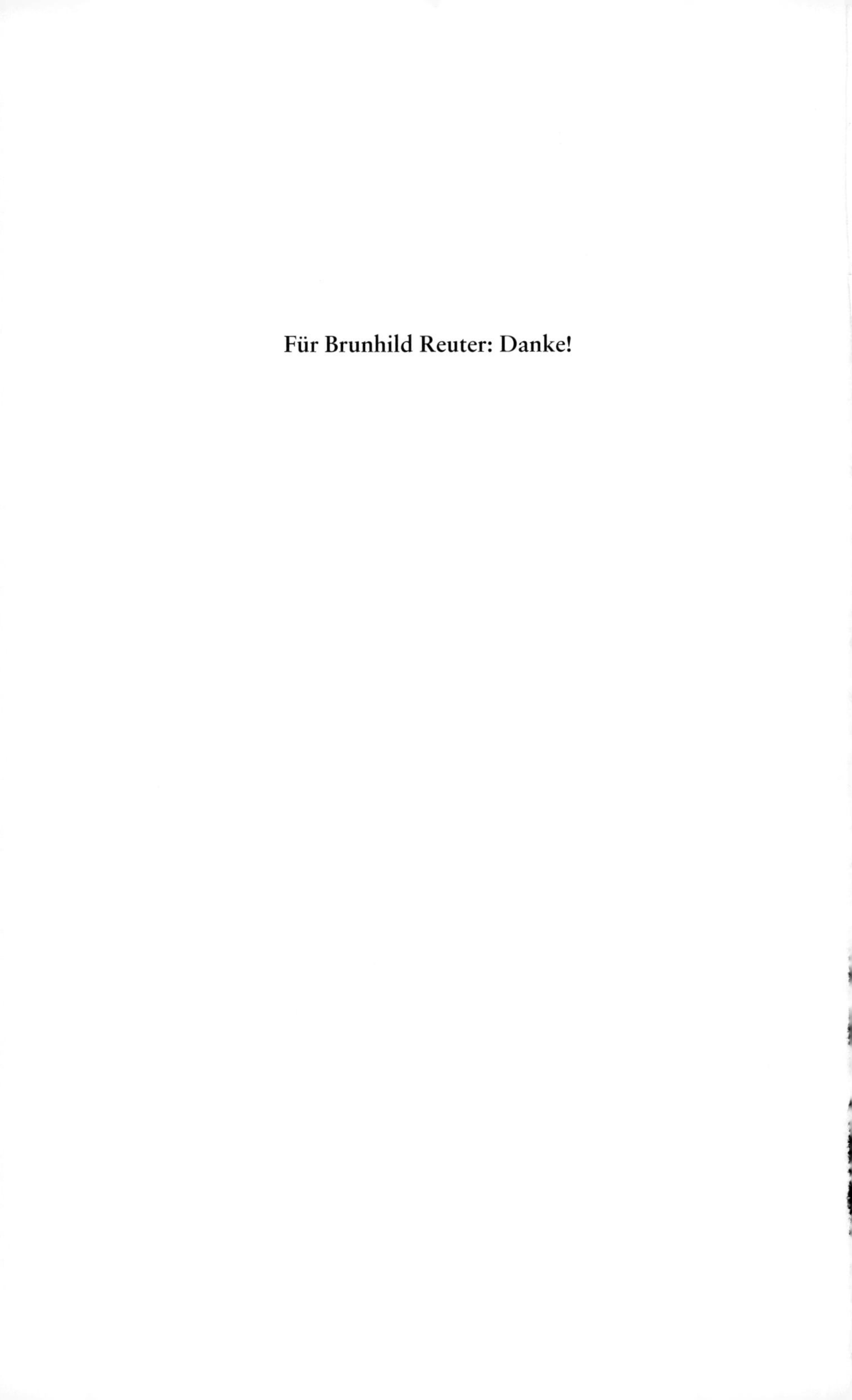

Für Brunhild Reuter: Danke!

Jan Reuter, Michael Frey

FAQ Psychiatrie und Psychotherapie

1. Auflage

ELSEVIER

ELSEVIER
Hackerbrücke 6, 80335 München, Deutschland

ISBN 978-3-437-15340-2
eISBN 978-3-437-18867-1

1. Auflage 2018

Wichtiger Hinweis für den Benutzer
Ärzte/Praktiker und Forscher müssen sich bei der Bewertung und Anwendung aller hier beschriebenen Informationen, Methoden, Wirkstoffe oder Experimente stets auf ihre eigenen Erfahrungen und Kenntnisse verlassen. Bedingt durch den schnellen Wissenszuwachs insbesondere in den medizinischen Wissenschaften sollte eine unabhängige Überprüfung von Diagnosen und Arzneimitteldosierungen erfolgen. Im größtmöglichen Umfang des Gesetzes wird von Elsevier, den Autoren, Redakteuren oder Beitragenden keinerlei Haftung in Bezug auf jegliche Verletzung und/oder Schäden an Personen oder Eigentum, im Rahmen von Produkthaftung, Fahrlässigkeit oder anderweitig, übernommen. Dies gilt gleichermaßen für jegliche Anwendung oder Bedienung der in diesem Werk aufgeführten Methoden, Produkte, Anweisungen oder Konzepte.

Für die Vollständigkeit und Auswahl der aufgeführten Medikamente übernimmt der Verlag keine Gewähr.
Geschützte Warennamen (Warenzeichen) werden in der Regel besonders kenntlich gemacht (®). Aus dem Fehlen eines solchen Hinweises kann jedoch nicht automatisch geschlossen werden, dass es sich um einen freien Warennamen handelt.

Bibliografische Information der Deutschen Nationalbibliothek
Die Deutsche Nationalbibliothek verzeichnet diese Publikation in der Deutschen Nationalbibliografie; detaillierte bibliografische Daten sind im Internet über http://www.d-nb.de/ abrufbar.

18 19 20 21 22 5 4 3 2 1

Um den Textfluss nicht zu stören, wurde bei Patienten und Berufsbezeichnungen die grammatikalisch maskuline Form gewählt. Selbstverständlich sind in diesen Fällen immer Frauen und Männer gemeint.

Planung: Ursula Jahn, MA, München
Projektmanagement: Sabine Hennhöfer, München
Redaktion: Karin Beifuss, Ohmden
Satz: abavo GmbH, Buchloe
Druck und Bindung: Drukarnia Dimograf Sp. z o. o., Bielsko-Biała/Polen
Umschlaggestaltung: SpieszDesign, Neu-Ulm

Aktuelle Informationen finden Sie im Internet unter www.elsevier.de

Vorwort

Dieses Buch soll mehr Energie geben, als es zu lesen kostet. Es ist prägnant und klar geschrieben. Der Frage-Antwort-Stil eines FAQ-Konzepts ist gut geeignet, die Wissensvermittlung als Dialog in leserlichen Abschnitten zu gestalten. Die Antworten zu den Fragen stammen aus Leitlinien, Journals, Fachbüchern sowie klinischer Erfahrung. Schwerpunkte sind vor allem auf aktuelle Entwicklungen gelegt, die in anderen Büchern noch nicht ausreichend berücksichtigt werden konnten (z. B. DSM-5, aktuelle Migration, Computerisierung der Medizin und der ganzheitliche Blick auf die Psyche). Ein sehr aktuelles und ganz unterschiedliche Blickrichtungen berücksichtigendes Buch zu erstellen lag uns am Herzen. Das Buch behandelt kein Thema erschöpfend, sondern gibt eine Orientierung.

Die verwendeten Definitionen, Erklärungen und Angaben dieses Werks stammen fast vollständig aus fremden Quellen. Der Beitrag der Autoren liegt in der Auswahl, Prüfung und Zusammenfassung der Quellen mit dem Ziel einer praxisnahen klinischen Relevanz. Wenn es der Exaktheit dient, wie z. B. bei Fachinformationen, Patientenberichten oder Gesetzestexten, wurde wörtlich zitiert.

Die „Über-Ich" Struktur des Buches bildet die 5. Auflage des im Elsevier-Verlag erschienenen psychiatrischen Standardwerks von Mathias Berger „Psychische Erkrankungen. Klinik und Therapie"; wir danken für die Erlaubnis dafür. Wir wünschen jedem Leser dieses Buches viel Inspiration und Neugier auf weitere Entwicklungen. Viele Patienten und Kollegen haben uns stets engagiert unterstützt, wofür wir uns sehr bedanken möchten.

Folgenden Kollegen sei an dieser Stelle für Ihre Hilfe namentlich gedankt: Dr. Claudia Fischer (kbo-Atriumhaus, München), Prof. Andreas Heinz (Charité, Universitätsmedizin Berlin), Prof. Michael Linden (Charité, Universitätsmedizin Berlin), Dr. Jutta Muysers (LVR-Klinik Langenfeld), Dr. Gabriele Oepen (Evangelisches Krankenhaus Königin Elisabeth Herzberge, Berlin) sowie Dr. Roland Ricken (Charité, Universitätsmedizin Berlin). Die verschiedenen Illustrationen über den menschlichen Geist stammen von Axel Zimny, Agentur „Zum Goldenen Hirschen".

Ohne die Zuversicht, das Vertrauen und die Herzlichkeit der Frau Jahn des Elsevier Verlages wäre dieses Buch nicht möglich gewesen. Danke. Wir haben viel von Ihnen gelernt.

St. Gallen und München, 21. März 2018

Jan Reuter und Michael Frey

Abkürzungen

AA	Anonyme Alkoholiker
AAS	anabole androgene Steroide
Abs.	Absatz
ACE	angiotensin converting enzyme
AChE	Acetylcholinesterase
AD(H)S	Aufmerksamkeitsdefizit(-/Hyperaktivitäts-)störung
ALAT	Alanin-Aminotransferase
ASAT	Aspartat-Aminotransferase
AT	Angiotensin
ATP	Adenosintriphosphat
AWMF	Arbeitsgemeinschaft der Wissenschaftlichen Medizinischen Fachgesellschaften e. V.
BAMF	Bundesamt für Migration und Flüchtlinge
BfArM	Bundesinstitut für Arzneimittel und Medizinprodukte
BGB	Bürgerliches Gesetzbuch
BMI	Body-Mass-Index
BPS	Borderline-Persönlichkeitsstörung
BtG	Betreuungsgesetz
CBASP	Cognitive Behavioral Analysis System of Psychotherapy
CBD	Cannabidiol
cCT	kranielle Computertomografie
CFS	Chronic-Fatigue-Syndrom
CIRS	Critical Incident Reporting System
cMRT	kranielle Magnetresonanztomografie
CMV	Zytomegalievirus
CRP	C-reaktives Protein
D-Arzt	Durchgangsarzt
DBT	dialektisch-behaviorale Therapie
DGPPN	Deutsche Gesellschaft für Psychiatrie und Psychotherapie
DRG	diagnosis-related groups (diagnosebezogene Fallgruppen)
DSM	Diagnostic and Statistical Manual of Mental Disorders
EEG	Elektroenzephalografie/-gramm
EKG	Elektrokardiografie/-gramm
EKT	Elektrokrampftherapie
EMDR	Eye Movement Desensitization and Reprocessing
EP(M)S	extrapyramidal(motorisch)e Symptome
FGM	female genital mutilation (weibliche Genitalverstümmelung)
fMRT	funktionelle Magnetresonanztomografie
FTD	frontotemporale Demenz
GABA	Gamma-Aminobuttersäure
ggf.	gegebenenfalls
GGT	Gamma-Glutamyltransferase
GHB	Gamma-Hydroxybuttersäure
GOT	Glutamat-Oxalacetat-Transaminase
GPT	Glutamat-Pyruvat-Transaminase
griech.	griechisch
HBV	Hepatitis-B-Virus
HCV	Hepatitis-C-Virus
HIV	humanes Immundefizienzvirus
HT	Home Treatment
HWZ	Halbwertszeit
i. m.	intramuskulär
i. v.	intravenös
ICD	International Statistical Classification of Diseases, Injuries and Causes of Death

ICF	Internationale Klassifikation der Funktionsfähigkeit, Behinderung und Gesundheit
IGF	insulin-like growth factor
IL	Interleukin
IQ	Intelligenzquotient
KJP	Kinder- und Jugendpsychiatrie
KPTBS	komplexe posttraumatische Belastungsstörung
KVT	kognitive Verhaltenstherapie
lat.	lateinisch
LSD	Lysergsäurediethylamid
MAO	Monoaminoxidase
MDMA	Methylendioxymethamphetamin
min	Minute
Mio.	Million
MMST	Mini-Mental-Status-Test
MNS	malignes neuroleptisches Syndrom
MS	multiple Sklerose
MuBO	Musterberufsordnung
NET	narrative Expositionstherapie
NICE	National Institute for Health and Care Excellence
NMDA	N-Methyl-D-Aspartat
NREM	Non-REM
o. g.	oben genannt
OPS	organische psychische Störungen
PEG	perkutane endoskopische Gastrostomie
PEP	Postexpositionsprophylaxe
PEPP	pauschalierendes Entgeltsystem Psychiatrie und Psychosomatik
PET	Positronenemissionstomografie
PMDS	prämenstruelles dysphorisches Syndrom
PPD	postpartale Depression
PrEP	Präexpositionsprophylaxe
PS	Persönlichkeitsstörung
PSNV	psychosoziale Notfallversorgung
PSU	psychosoziale Unterstützung
PsychKG	Psychisch-Kranken-Gesetz
PTBS	posttraumatische Belastungsstörung
PTSD	posttraumatic stress disorder
PV	Patientenverfügung
RCT	randomised controlled trial (randomisierte, kontrollierte Studie)
REM	rapid eye movement
RKI	Robert Koch-Institut
SGB	Sozialgesetzbuch
SHT	Schädel-Hirn-Trauma
SPECT	single photon emission computed tomography (Einzelphotonen-Emissionscomputertomografie)
SSNRI	selektive Serotonin- und Noradrenalin-Wiederaufnahmehemmer
SSRI	selektive Serotonin-Wiederaufnahmehemmer
SSW	Schwangerschaftswoche
StGB	Strafgesetzbuch
TCM	Traditionelle Chinesische Medizin
TGA	transiente globale Amnesie
THC	Tetrahydrocannabinol
TNF	Tumornekrosefaktor
ToM	Theory of Mind
TSH	Thyreoidea-stimulierendes Hormon
TST	Total Sleep Time

TZA	trizyklische Antidepressiva
u. a.	unter anderem
u. Ä.	und Ähnliches
UAWs	unerwünschte Arzneimittelwirkungen
UHR	ultra high risk
VT	Verhaltenstherapie
WHO	World Health Organization (Weltgesundheitsorganisation)
z. B.	zum Beispiel
ZNS	zentrales Nervensystem

Abbildungsnachweis

Der Verweis auf die jeweilige Abbildungsquelle befindet sich bei allen Abbildungen im Werk am Ende des Legendentextes in eckigen Klammern. Alle nicht besonders gekennzeichneten Strichzeichnungen stammen von Axel Zimny, Agentur Zum Goldenen Hirschen, Hamburg Dammtor.

F1005-001	Thomeczek C., Ollenschläger G.: Fehlermeldesysteme – aus jedem Fehler auch ein Nutzen? Rechtsmedizin 2006; 16(6): 355–360
G722	Gehrig, Leo: Zeichen des Menschen, Baumzeichnungen. Pro Mente Sana, 2001 (und auf S. 75).
G726	Cameron Bloom/Bradley Trevor Greive, Penguin Bloom. Der kleine Vogel, der unsere Familie rettete. © 2017 Albrecht Knaus Verlag, München, in der Verlagsgruppe Random House GmbH. Übersetzung: Ralf Pannowitsch
G727	Marbles: Mania, Depression, Michelangelo and Me: a Graphic Memoir by Ellen Fourney
J794-004	Courtesy of CDC/Dr. David Cox; Public Health Image Library #1977
J810-001	Alamy Stock Foto/robertharting
L190	Gerda Raichle, Ulm
L231	Stefan Dangl, München
P491	Jan Reuter, Berlin, und auf S. 236
P492	Michael Frey, München
W1044	DGBS e.V. und DGPPN e.V.: S3-Leitlinie zur Diagnostik und Therapie Bipolarer Störungen. Langversion, 2012. www.leitlinie-bipolar.de/wp-content/uploads/2012/09/S3_Leitlinie-Bipolar_V1_4.pdf
W1045	Anna Haats, Wiebke Hoyer, Marike Lüders (HAWK Hildesheim und Gymnasium Himmelsthür) © broken hearts Stiftung, Burgwedel

Inhaltsverzeichnis

1 Notfälle, Krisen und Interventionen

Jan Reuter und Michael Frey

Überblick und Triage

1.1 Welche Notfälle kommen in der Psychiatrie vor?

Ärzte in der Psychiatrie werden mit ganz unterschiedlichen Notfällen konfrontiert: zum einen mit primär psychiatrischen Notfällen, aber auch mit der Erstversorgung akuter somatischer Erkrankungen und Krankheitsbilder, die neben der psychiatrischen Expertise die Fachkompetenz anderer Disziplinen erfordern, z. B. Intoxikationen oder massive Selbstverletzung. Außerdem können in Notfallsituationen auch Mitarbeiter in Mitleidenschaft gezogen werden, was vom zuständigen Arzt ebenfalls ein professionelles Vorgehen erfordert. Um auf die so unterschiedlichen Szenarien möglichst gut vorbereitet zu sein, gilt der Spruch der US-amerikanischen Pfadfinder: **„Be prepared“**. Die Psychiatrie betreffende Notfälle können in folgende Kategorien unterschieden werden:

- **Psychiatrische Notfälle:**
  - Suizidalität
  - Aggressives Verhalten
  - Erregungszustände
  - Katatone Zustände
- **Notfälle, die direkt oder indirekt in Verbindung zur psychiatrischen Störungen stehen können:**
  - Akutmedizinische Notfälle jeder Art
  - Intoxikationen mit Drogen, Medikamenten, Gift oder unbekannten Substanzen
  - Akute Interaktionen und Wechselwirkungen von Psychopharmaka
  - Selbstverletzungen
  - Schwergradige quantitative Bewusstseinseinschränkungen (Vigilanzminderung) und qualitative Bewusstseinsveränderungen (z. B. Delir)
- **Notfälle, die das Personal oder eine medizinische Einrichtung betreffen:**
  - Infektionen durch Nadelstichverletzungen und andere Verletzungen
  - Gewalt durch Patienten
  - Brände und andere Gründe für die Evakuierung einer Station oder Klinik
- **Großschadensereignisse und Katastrophen:**
  - Zusammenbruch der allgemeinen Infrastruktur
  - Amokläufe, Bombendrohungen, Massenpaniken und Terrorismus
  - Naturkatastrophen

MERKE
Notfälle sind meist multidisziplinär und benötigen eine rasche Triage
Notfälle können oft nicht sofort einer spezifischen medizinischen Fachrichtung eindeutig zugeordnet werden. Eine korrekte Erstversorgung und schnelle Triage sind entscheidend.

1.2 Wie wird ein Notfall definiert?

Es gibt keine einheitliche, allgemein akzeptierte Definition eines Notfalls. Wesentliche Aspekte werden jedoch von folgender Formulierung erfasst: Ein Notfall ist eine plötzliche und wesentliche gesundheitliche Schädigung, die unverzüglich in einer Behandlungseinrichtung versorgt werden muss. Eine Versorgung durch niedergelassene Ärzte reicht nach gängigen Definitionen nicht aus.

1.3 Warum ist die Definition eines Notfalls gesundheitsökonomisch relevant?

Notfälle müssen stets unabhängig von der Bezahlung durch die Betroffenen versorgt werden. Patienten ohne reguläre Krankenversicherung sind ebenfalls zu einer Notfallversorgung berechtigt. In diesen Fällen muss die Notfallversorgung oft von Dritten übernommen werden, was die Definition von Notfällen und deren Versorgung in allen medizinischen Fachrichtungen zu einem ökonomisch wichtigen Thema macht.

1.4 Von wem werden psychiatrische Notfälle außerhalb psychiatrischer Einrichtungen oft erstversorgt?

In der Regel sind „Nichtpsychiater“ mit der Erstversorgung von psychiatrischen Notfällen befasst, vor allem Notärzte und Rettungssanitäter, aber auch Hausärzte und Ärzte anderer Fachrichtungen. Es können aber auch Laien ohne medizinische Vorbildung wie z. B. Lehrer oder Angehörige als Erste mit der psychiatrischen Notfallsituation konfrontiert sein. Aus diesem Grund sollte jeder potenzielle Helfer Grundkenntnisse über psychiatrische Notfälle besitzen.

1.5 Wie werden psychiatrische Notfälle in der Notaufnahme effizient triagiert?

Psychiatrische Notfälle werden wie alle Notfälle nach ihrer akuten Bedrohung für das Leben des Betroffenen priorisiert. Die Infrastruktur der erstversorgenden Institution bestimmt den Ablauf der Triage maßgeblich.

- Als erstes gilt es, Bewusstsein und Vitalparameter zu überprüfen und ggf. intensivmedizinische Maßnahmen einzuleiten.
- Nach Ausschluss einer akuten Lebensgefahr muss eine akute organische Ursache für die psychiatrische Symptomatik (z. B. akute organische Psychosyndrome) ausgeschlossen werden. Die entsprechende Diagnostik hat Vorrang und muss ggf. durch Interventionen ermöglicht werden (z. B. Sedierung und/oder Fixierung bei akuten Erregungszuständen).

- Aus psychiatrischer Sicht ist immer die akute Eigen- oder Fremdgefährdung mit zu beurteilen; falls notwendig, sind entsprechende Maßnahmen wie z. B. die Unterbringung auf einer geschlossenen Station einzuleiten.

Die Triage endet mit der Feststellung eines somatischen oder psychiatrischen Syndroms, das eine Indikation für eine therapeutische Intervention erlaubt.

1.6 Auf welche Befunde stützt sich die psychiatrische Notfalldiagnostik?

Das Gefährdungspotenzial von psychiatrischen Notfällen ist hoch. Es gibt jedoch wenig quantifizierbare Befunde, um eine Gefährdung genau bewerten zu können. Daher ist das Personal auf den subjektiven Eindruck, die Verhaltensbeobachtung sowie die Kenntnis von Psychopathologie und Anamnese angewiesen. Die Eigenanamnese ist in Notfällen oft eingeschränkt, sodass der Fremdanamnese eine wichtige Bedeutung zukommt. Psychiatrische Notfälle sind häufig mit einer akuten organischen Problematik verknüpft (z. B. Delir, Intoxikation), sodass eine vollständige körperliche und neurologische Untersuchung inkl. Laboruntersuchungen und ggf. apparativer Diagnostik notwendig ist.

1.7 Welche Gesetze sind für die Versorgung von psychiatrischen Notfällen relevant?

§ 34 StGB Rechtfertigender Notstand:
- Verhütung von Gefahren in einem Notfall.
- Ermöglicht nach Abwägung der Rechtsgüter Interventionen auch unabhängig von der Einwilligung des Betroffenen.

Psychisch-Kranken-Gesetz (PsychKG):
- Wird durch die jeweiligen Bundesländer festgelegt.
- Klärt u. a. eine Unterbringung in einem psychiatrischen Krankenhaus gegen den Willen des Patienten.
- Die Entscheidung über die Unterbringung obliegt einem Richter.

Betreuungsgesetz (BtG):
- Ist bundesweit einheitlich geregelt.
- Wenn ein Patient seinen Aufgaben aufgrund einer Erkrankung nicht nachkommen kann, ist die Berufung eines Beistands möglich. Dieser Anlass ist meistens kein Notfall, sondern zeichnet sich ab. In einigen Situationen, die mit bedeutsamen Interventionen bei nicht einwilligungsfähigen Patienten einhergehen (z. B. Operationen), kann eine sogenannte Eilbetreuung notwendig sein.
- Der Antrag für eine Betreuung kann beim zuständigen Amtsgericht erfolgen.
- Die Einrichtung einer Betreuung bedarf einer fachärztlichen gutachterlichen Einschätzung.
- Eine gesetzliche Betreuung wird in unterschiedliche Aufgabenkreise aufgeteilt (z. B. Gesundheitssorge, Aufenthaltsbestimmung, Wohnungsangelegenheiten, die Vertretung des Betroffenen in gerichtlichen Verfahren oder die Vertretung gegenüber Behörden) und muss nach Ablauf einer Frist erneut beantragt werden.

Akutmedizinische Notfälle

1.8 Welche Maßnahmen sind für einen fixierten Patienten mit akuter Dyspnoe, Halsvenenstauung und Tachykardie indiziert?

Es liegt möglicherweise eine Lungenembolie vor. Die beschriebenen Symptome sind mögliche Zeichen eines Schocks (Tachykardie, Hypotonie, Blässe, Angst, Bewusstseinstrübung) aufgrund einer Lungenembolie (schmerzhaftes Einatmen und Hämoptysen sowie Zeichen des Rechtsherzversagens, z. B. Halsvenenstauung). Lungenembolien gehören zu den häufigsten tödlich verlaufenden kardiovaskulären Notfällen und werden oft falsch oder zu spät erkannt. Immobilisierte Patienten sind eine Risikogruppe für Embolien. In der Psychiatrie stellen physische Restriktion und demenz- oder depressionsassoziierte Bettlägerigkeit ein Risiko dar, das eine Emboliеprävention und das Erkennen von Symptomen notwendig macht. Bei fixierten Patienten, die bereits ängstlich und agitiert sind, kann die Akuität einer Lungenembolie verkannt werden. Eine vermeintlich zu enge Fixierung könnte in diesem Fallbeispiel eine falsche Interpretation der Symptome darstellen. Demenzielle, psychotische und hilflose Patienten, die von einer Notfallsituation betroffen sind, können ihre akuten Symptome oft nicht adäquat äußern.

1.9 Wie ist die Abfolge der sogenannten Rettungskette?

Die Versorgung von Notfällen unterscheidet sich je nach Ort des Notfalls und verfügbarem Personal. Als grundsätzliches Prozedere gilt:

- Sofortmaßnahmen (z. B. Sicherung des Patienten außerhalb einer Gefahrenzone)
- Notruf
- Erste Hilfe (z. B. stabile Seitenlage oder Reanimation)
- Rettungsdienst
- Krankenhaus

Jeder Notfallhelfer sollte seine Kompetenz und Stellung in der Rettungskette kennen und entsprechend anwenden.

MERKE

Hilfeleistungspflicht

In Deutschland verpflichtet das Strafgesetzbuch (StGB) jeden zur Leistung von Hilfsmaßnahmen. *„Wer bei Unglücksfällen oder gemeiner Gefahr oder Not nicht Hilfe leistet, obwohl dies erforderlich und ihm den Umständen nach zuzumuten, insbesondere ohne erhebliche eigene Gefahr und ohne Verletzungen anderer wichtiger Pflichten möglich ist, wird mit Freiheitsstrafe bis zu einem Jahr oder mit Geldstrafe bestraft." (§ 323c StGB)*

1.10 Was sind Sofortmaßnahmen für Personen, die nicht auf Ansprache reagieren?

Patienten, die nicht auf Ansprache reagieren, müssen auf ihre Bewusstseinslage und Vitalzeichen (Atmung und Kreislauf) überprüft und ggf. aus einem Gefahrenbereich entfernt werden. Lautes Ansprechen und Schmerzreize prüfen das Ausmaß der Bewusstseinseinschränkung. Ist der Patient bei klarem Bewusstsein, aber reagiert nicht auf Ansprache, kann ein Mutismus oder katatoner Zustand vorliegen, der ggf. einen psychiatrischen, aber keinen akutmedizinischen Notfall darstellt. Wenn der

Patient Atmung und Puls aufweist, aber bewusstlos ist, wird er bis zur Behandlung in die **stabile Seitenlage** gebracht. Wenn Atmung und/oder Puls nicht vorhanden sind, erfolgt eine **Reanimation**.

1.11 Wie werden Atmung und Puls kontrolliert?

Die **Atmungskontrolle** gilt im Vergleich zur Pulskontrolle als besser prüfbar. Das Tasten des Pulses hat sich als unzuverlässig erwiesen und den Beginn der lebensrettenden Maßnahmen manchmal verzögert. Atmung kann gesehen (Brustkorb), gehört (Mund und Nase) oder gefühlt (Abdomen, Brustkorb) werden.

Die **Pulskontrolle** erfolgt, wenn am Handgelenk kein Puls feststellbar ist, an der Halsschlagader. Die Prüfung sollte beidseits durchgeführt werden, jedoch nicht gleichzeitig.

1.12 Was ist das Schlüsselkonzept der stabilen Seitenlage?

Die stabile Seitenlage verhindert die Erstickung des bewusstlosen Patienten mit Atmung und Puls durch Aspiration. Bewusstlose Patienten haben meist keine Schutzreflexe, sodass ein Freihalten der Atemwege essenziell ist. Das Wichtigste an der

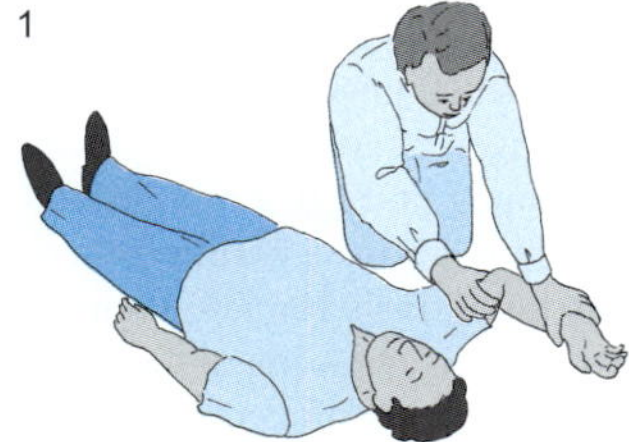

Den zugewandten Arm des Bewusstlosen rechtwinklig abspreizen.
Den Arm so beugen, dass die Handfläche nach oben zeigt.

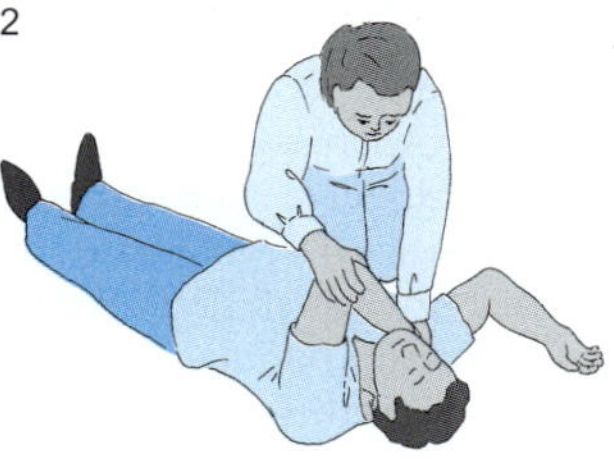

Den weiter entfernten Arm über die Brust des Betroffenen heranholen.
Den Arm beugen und Handrücken an die Wange des Bewusstlosen legen.

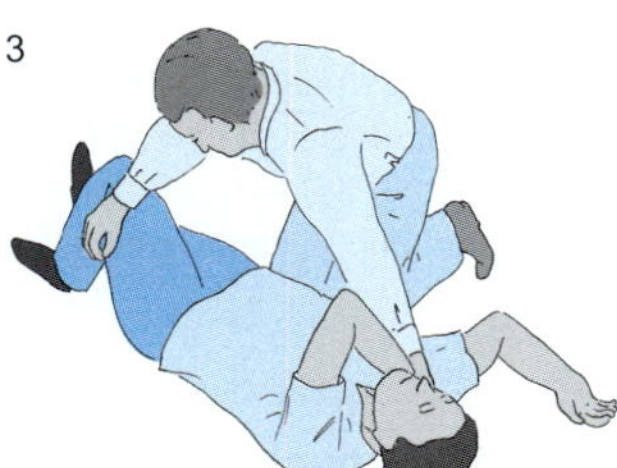

Mit einer Hand den Handrücken des Bewusstlosen an der Wange fixieren.
Mit der anderen Hand das weiter entfernte Bein am Knie fassen, hochziehen (Knie gebeugt, Fuß auf dem Boden) und Betroffenen zu sich herüber drehen.

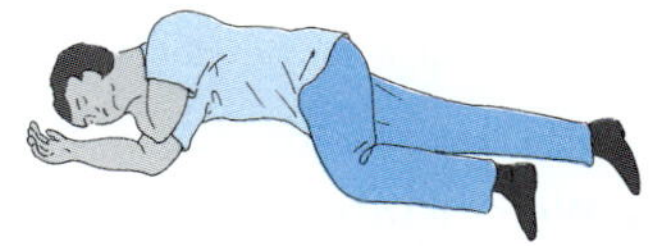

Hüfte und Knie des oben gelegenen Beins beugen. Zum Freihalten der Atemwege Kopf des Betroffenen nackenwärts beugen.
Diese Position ggf. mit der unter der Wange liegenden Hand sichern.

Abb. 1.1 Die stabile Seitenlage [L190]

stabilen Seitenlage ist die seitliche und überstreckte Kopflagerung, die einen Abfluss von Blut, Erbrochenem und anderen Flüssigkeiten erlaubt. Eine Auskühlung ist zu vermeiden (▶ Abb. 1.1).

1.13 Was ist das Schlüsselkonzept der Reanimation?

Die Reanimation sichert die zerebrale Blutperfusion von Patienten mit Kreislaufstillstand durch eine Herzmassage. Ergibt eine Atemkontrolle ein negatives Ergebnis, muss sofort mit einer Herzmassage begonnen werden. Nur eine ausreichend intensive Herzmassage versorgt das Gehirn mit Sauerstoff. Ein Zyklus der Herzdruckmassage umfasst 30 Brustkorbkompressionen und 2 Atemspenden. Die Leitlinien legen den Schwerpunkt der Reanimation auf die Herzdruckmassage als wichtigsten Bestandteil der Reanimation. Der Brustkorb wird bei der Herzdruckmassage zwei Finger oberhalb des Brustbeinrandes ca. 5 cm tief eingedrückt. Der Ausführende führt die Kompression bei gestrecktem Arm mit seinem Handballen durch.

1.14 Welche Verdachtsdiagnose muss bei einem 53-jährigen psychotischen Patienten mit einer formalen Denkstörung, verwaschenem Sprechen, bizarren Bewegungen und einem erschlafften rechten Arm ausgeschlossen werden?

Verwaschene Sprache und einseitige Lähmungserscheinungen sind Zeichen eines Schlaganfalls (Apoplex) und bedürfen einer sofortigen neurologischen Abklärung. Das weitere Prozedere kann eine zerebrale Bildgebung und ggf. Embolusauflösung (Lyse) umfassen. Die Symptome eines Schlaganfalls können vorübergehend sein und werden oft bagatellisiert oder falsch eingeschätzt. Insbesondere Patienten mit einer psychischen Erkrankung oder stark sedierte Patienten können die eigene Gefährdung völlig verkennen oder „verschlafen". Andere Störungen und Symptome (z. B. verwaschene Sprache bei Alkoholintoxikation) können von den Leitsymptomen eines Schlaganfalls ablenken oder zu einer falschen Zuordnung führen. Erstsymptome eines Schlaganfalls müssen sicher erkannt und mit Nachdruck der entsprechenden Diagnostik und Therapie zugeführt werden.

MERKE

„Time is brain"

Neu aufgetretene neurologische Defizite, insbesondere einseitige Lähmungen, verzogene Mundwinkel, verwaschenes Sprechen oder das Unvermögen zu sprechen (Aphasie) sind wichtige Zeichen eines Schlaganfalls. Da Neurone bei Hypoxie nur wenige Minuten überleben, ist eine sofortige Intervention notwendig. Deshalb gilt bei jedem Verdacht auf einen Apoplex der Slogan: „Time is brain".

1.15 Welche Intervention benötigt ein Patient nach einem Suizidversuch mit einer arteriell blutenden Wunde in einer ärztlichen Praxis?

- Rascher Überblick über die Situation, Ausschluss eigener Gefährdung und Koordination der Erstversorgung
- Sicherung des Patienten, damit er sich nicht erneut verletzt (z. B. Entfernung des Werkzeugs unter Vorbehalt des Eigenschutzes)

- Stoppen der Blutung durch einen Druckverband oder manuelles Abdrücken
- Delegation oder persönliches Tätigen eines Notrufs
- Beobachtung, Zuwendung und Kontakt durch geschultes Personal
- Prävention oder/und Behandlung eines beginnenden Schocks
- Begleitung und Sicherung des Patienten bis zur Aufnahme in eine geschützte Umgebung bzw. Übergabe an Personal, das dieses Prozedere sicherstellt

1.16 Was ist das Schlüsselkonzept eines Druckverbands?

Beim Anlegen eines Druckverbands wird ein Gegenstand eingebunden, der lokalen Druck auf die Wunde ausübt. Dabei kann es sich um ein Verbandpäckchen handeln, das zwischen den Binden über der Wunde fixiert wird. Ein Druckverband wird appliziert, nachdem die Blutung durch kurzes Abdrücken der versorgenden Arterie vorübergehend reduziert wurde.

1.17 Wie wird ein akut bedrohlicher anaphylaktischer Schock behandelt?

Bei Atemnot aufgrund einer Schwellung innerhalb der Atemwege sind 250 mg Kortisol i. v. in Kombination mit einem H1-Blocker/Antihistaminikum (z. B. Tavegil®) indiziert. Nach der Erstversorgung wird die Behandlung an intensivmedizinisches Personal delegiert. Es sollte ein Magenschutz zur Akutmedikation gegeben werden.

PRAXISTIPP

Schock

Ein Schock bezeichnet einen Zustand, bei dem das Herz-Kreislauf-System die Perfusion des Körpers nicht gewährleisten kann. Dieser Zustand kann durch Blutungen, Brandwunden, Anaphylaxie oder stärkste Schmerzen und psychische Belastungen auftreten. Ein Schock äußert sich durch Tachykardie (> 100/min), Blutdruckabfall, Blässe sowie Nervosität und Schwäche bis hin zu Bewusstlosigkeit.

Die Erstversorgung eines Schocks beinhaltet die Behandlung der Ursache und die Sicherstellung der Perfusion. Weitere wichtige Interventionen sind die Beruhigung des Patienten, Hochlagerung der Beine auf 20–30° sowie Maßnahmen gegen Auskühlung.

1.18 Welche Intervention ist bei einem Patienten mit florider Psychose indiziert, der eine Versorgung einer komplexen Femurfraktur strikt ablehnt?

Eine Zwangsbehandlung von Verletzungen stellt die Behandler vor besonders komplexe Herausforderungen. Komplikationen, fehlende Mithilfe des Patienten sowie die Dynamik und Irrationalität einer Psychose können eine Therapie von Akutverletzungen erschweren. Es empfiehlt sich eine Priorisierung der indizierten Maßnahmen: Vermeidung des Todes > Erhalt des Beines > Funktionswiederherstellung. Medizinische Behandlungen gegen den Willen des Patienten erfordern ein langfristiges und interdisziplinäres Engagement sowie eine ständig angepasste Abstufung der Behandlungsziele. In der klinischen Routine werden Vermeidung von Tod und Verlust einer Gliedmaße in der Regel gegen den Willen des Patienten durchgeführt, eine vollständige Funktionswiederherstellung ist jedoch weitgehend von der Adhärenz des Patienten abhängig.

1.19 Welche Ressourcen bietet der telefonische Giftnotruf dem Psychiater, der mit einem intoxikierten Patienten konfrontiert ist?

Das Vorgehen bei Intoxikation sollte mit der zuständigen Giftnotrufzentrale abgesprochen werden. Dies gilt auch für Häuser der Maximalversorgung. Die Giftnotrufzentralen verfügen über einen aktuellen und umfassenden Wissensstand über Intoxikationen mit Medikamenten, Drogen, Haushaltsmitteln und diversen anderen Substanzen. Auch zu Insektenbissen und verschluckten Gegenständen wie Batterien u. Ä. können die Giftnotrufzentralen eine Gefährdungseinschätzung leisten. Psychiater sind sehr häufig mit schlecht einschätzbaren akzidentellen oder intendierten Intoxikationen konfrontiert, die eine Abklärung der weiteren Behandlung und Überwachung nötig machen. In der Regel kann eine Giftnotrufzentrale, soweit die ingestierte Substanz bekannt ist, eine Einschätzung bzgl. der drohenden Gefährdung und der notwendigen Maßnahmen abgeben, auf die sich der Verantwortliche berufen kann. In der konsiliarischen Anfrage einer Übernahme oder Mitbehandlung eines intoxikierten Patienten ist die Angabe der Empfehlung der Giftnotrufzentrale ein essenzieller Bestandteil. Jeder Arzt sollte die Nummer der für seine Institution zugehörigen Giftnotrufzentrale kennen.

1.20 Welche Angaben benötigen Giftnotrufzentralen zu einer Einschätzung der Gefährdung und Empfehlung notwendiger Maßnahmen?

Analog zu einem Notruf müssen prägnant alle Informationen genannt werden, die für eine individuelle Risikobeurteilung und Behandlung wichtig sind. Die Schweizer Giftnotrufzentrale (http://toxinfo.ch) rät, bei einer Anfrage folgende Angaben bereitzuhalten:

- Wer: Alter, Gewicht, Geschlecht und Vorerkrankungen der betroffenen Person
- Was: Substanz, Produkt (Informationen auf dem Etikett, Gefahrensymbole), Pflanze oder Tier, das mit einer Vergiftung in Verbindung gebracht wird; wenn möglich, ein Foto machen
- Wie viel: Einschätzung der maximal möglichen aufgenommenen Menge
- Wann: Versuchen Sie, die seit dem Vorfall verstrichene Zeit abzuschätzen
- Was: Erste beobachtete Symptome? Erste getroffene Maßnahmen?
- Wo: Telefonnummer für Rückruf und Ort, an dem sich die betroffene Person befindet

1.21 Welche Erstmaßnahmen sind bei einer drohenden Spontangeburt auf einer psychiatrischen Station zu beachten?

- Auch in fortgeschrittenem Zustand kann eine Schwangerschaft von der Frau unbemerkt bleiben oder auch verheimlicht werden; dies gilt für psychisch kranke Mütter noch häufiger („denial of pregnancy“). Solche Schwangerschaften gehen zudem mit erhöhten Kindstötungsraten einher.
- Die Zeichen einer sich abzeichnenden Geburt (Platzen der Fruchtblase und/oder Einsetzen von Wehen) sollten allen Mitarbeitern in stationären medizinischen Einrichtungen, die Frauen im gebärfähigen Alter behandeln, bekannt sein.
- Eine Geburt kann lebensbedrohlich sein, insbesondere ohne geübtes Personal. Daher ist eine Verlegung bei drohender Geburt auf eine entsprechende Station dringend.

- Erstgeburten sind meist komplizierter, da die Mutter noch keine Erfahrung mit dem Geburtsvorgang hat.
- Wenn die Fruchtblase geplatzt ist, muss ein Notruf abgesetzt und die Mutter engmaschig betreut werden. In der Regel bleibt ausreichend Zeit, um die Mutter in einen Kreißsaal zu überführen. Wenn Wehen an einem für die Geburt ungeeigneten Ort eingesetzt haben, kann die Geburt bei entsprechender Expertise durch Tokolytika medikamentös verzögert werden.
- Hat der Geburtsvorgang bereits eingesetzt, sollte bei physiologischer Kopflage des Kindes eine vorsichtige manuelle Begleitung des Geburtsvorgangs erfolgen (kein Ziehen). Die Mutter soll zum Pressen angehalten werden. Die Steißlage verkompliziert den Notfall und sollte ausschließlich durch geschultes Personal versorgt werden.
- Nach der Geburt wird das Neugeborene auf den Bauch der Mutter gelegt und mit einer wärmenden Decke versorgt, um eine Auskühlung zu verhindern.
- Die Plazenta löst sich nach der Geburt und kann durch vorsichtiges Ziehen an der Nabelschnur entfernt werden. Ist diese unvollständig, besteht ein erhöhtes Blutungsrisiko. Die nicht ausgeschiedenen Anteile müssen manuell entfernt werden.
- Die Nabelschnur wird abgeklemmt. Dies geschieht entweder durch spezielle Klemmen, oder die Nabelschnur wird an zwei Stellen abgeschnürt und dazwischen durchtrennt.

PRAXISTIPP

„Apps" für die Erste Hilfe

Es existieren empfehlenswerte Applikationen (Apps) für Mobiltelefone, die das Wesentliche der medizinischen Rettungsmaßnahmen übersichtlich darbieten. So informiert z. B. die kostenlose App „Erste Hilfe" des Deutschen Roten Kreuzes (DRK) zu Notfallsituationen; sie kann auch dazu benutzt werden, das Verhalten in akuten Notfallsituationen zu üben.

Suizidalität

1.22 Wie entsteht Suizidalität?

Es gibt zahlreiche Theorien über die Entstehung von Suizidalität. Für die Praxis hilfreich ist das Modell nach Pöldinger (1968), das verschiedene Stadien unterscheidet:

- Im **Erwägungsstadium** treten erste lebensmüde Gedanken auf. Diese können vom Wunsch nach Ruhe über passive Todeswünsche (Herbeisehnen des eigenen Todes, ohne aktiv etwas dafür zu tun) bis hin zu aktiven Suizidgedanken reichen. Die Steuerungsfähigkeit ist in dieser Phase unbeeinträchtigt.
- Im **Ambivalenzstadium** werden die Suizidimpulse stärker, vielleicht entstehen erste Pläne und die Steuerungsfähigkeit und Distanzierung sind nicht durchgehend gegeben. Hier werden häufig Hilferufe und Ankündigungen gesetzt.
- In der **Entschlussphase** werden die Pläne konkretisiert und Vorbereitungen getroffen. Hier kann eine trügerische Ruhe oder bei schwer depressiven Patienten auch eine Entlastung oder Stimmungsaufhellung zu beobachten sein.

Der zeitliche Verlauf dieser Entwicklung ist dabei recht unterschiedlich. Eine internationale Übersichtsarbeit ergab, dass in 60 % der Fälle der Übergang von Suizidgedanken zu einem ersten Suizidversuch innerhalb eines Jahres erfolgte. Es kann jedoch auch sehr viel rascher gehen, abhängig von vielen Einflussfaktoren.

1.23 Wie hoch wird die Prävalenz von psychischen Erkrankungen bei Menschen mit suizidalem Verhalten geschätzt?

Den Angaben in der Literatur zufolge liegt ca. 90 % der Fälle von Suizidalität und Suizid eine psychische Störung zugrunde, dieser Wert ist jedoch sehr umstritten. Ein damit zusammenhängendes und ebenfalls sehr umstrittenes Thema ist das Recht auf Suizid. Die Beurteilung eines „berechtigten" bilanzierenden Suizids, z. B. im Rahmen einer schweren Krankheit, obliegt letztlich dem Betreffenden. Wahn, gedankliche und affektive Einengung oder akute Belastungsreaktionen können die eigene Urteilsfähigkeit bezüglich des Lebenswillens jedoch erheblich beeinträchtigen.

1.24 Wie ist das Vorgehen zur Abklärung von Suizidalität?

Das Wichtigste ist, nach Suizidalität zu fragen. In Krisensituationen spielt Suizidalität häufig eine Rolle und sollte daher immer mit berücksichtigt werden. Die häufig geäußerte Befürchtung, das Ansprechen lebensmüder Gedanken könne das Gegenüber erst auf die Idee bringen, ist unbegründet. Im Gegenteil: Viele Patienten fühlen sich entlastet, wenn das Thema nicht tabuisiert wird. Entscheidend dabei ist, die Suizidalität als Ausdruck innerer Not ernst zu nehmen.

Die Einschätzung des Suizidrisikos erfolgt anhand von anamnestischen Informationen, die direkt vom Patienten erfragt und ggf. durch fremdanamnestische Angaben ergänzt werden. Zudem fließen in die Beurteilung der psychopathologische Befund und die Begleitumstände ein (z. B. Drogenkonsum, somatische Erkrankung etc.). Spezielle Risikofaktoren müssen erfragt und in der Gesamtbeurteilung gewichtet werden.

Primäres Ziel ist das Herstellen einer vertrauensvollen Gesprächsbasis als Grundlage für eine verlässliche Exploration wie auch eine etwaige Intervention. Letztlich geht es um die Beurteilung zweier Aspekte:

1. Suizidaler Handlungsdruck: Ist der Patient in der Lage, sich von seinen Suizidimpulsen zu distanzieren?
2. Absprachefähigkeit: Ist es dem Patienten möglich, ein Bündnis gegen Suizid einzugehen?

Diese beiden Aspekte gehen auch in die Dokumentation ein: „Der Patient ist glaubhaft von Suizidalität distanziert und bündnisfähig."

PRAXISTIPP

Auswahl an Fragen zur Abklärung von Suizidalität

- **Suizidgedanken**
  - Haben Sie jemals daran gedacht, nicht mehr leben zu wollen?
  - Haben Sie sich überlegt, ihr Leben selbst zu beenden?
  - Denken Sie aktiv darüber nach oder drängen sich die Gedanken auf?
- **Suizidpläne**
  - Gibt es Ideen, wie Sie sich das Leben nehmen würden?
  - Haben Sie bereits Vorbereitungen getroffen?
  - Waren Sie schon mal kurz davor, sich etwas anzutun?
  - Gab es bereits einen Suizidversuch?

- **Risikofaktoren**
  - Haben Sie früher schon einmal einen Suizidversuch unternommen?
  - Gab es in der Familie oder der näheren Umgebung Suizide oder Suizidversuche?
- **Ankündigung:** Haben Sie mit jemandem darüber gesprochen?

1.25 Was sind Risikofaktoren für Suizidalität?

Die Bewertung von Risikofaktoren hinsichtlich ihres prädiktiven Wertes und der Transfer in die Praxis sind ein schwieriges Unterfangen. Die Interaktion zwischen den einzelnen Faktoren ist komplex. Eine sinnvolle Unterscheidung kann zwischen Risikofaktoren und Warnzeichen getroffen werden. Risikofaktoren erhöhen dabei die Wahrscheinlichkeit von Suizidgedanken über einen längeren Zeitraum hinweg, während Warnzeichen Faktoren darstellen, die den zeitnahen Übergang von Suizidgedanken in eine Suizidhandlung andeuten können. In der Einschätzung der Suizidalität müssen beide Komponenten zusammen betrachtet werden.

- **Risikofaktoren:**
  - Suizidversuch in der Vorgeschichte
  - Verluste (Arbeitsplatz, nahestehende Personen, finanzielle Verluste)
  - Psychiatrische Erkrankung (vor allem Depression und Substanzabusus)
  - Positive Familienanamnese für Suizid
  - Suizid in der näheren Umgebung (Freundes-/Familien-/Bekanntenkreis)
  - Sexueller Missbrauch oder Gewalterfahrungen in der Vorgeschichte
  - Schwere und chronische körperliche Erkrankung, chronische Schmerzen
- **Warnzeichen:**
  - Suiziddrohungen
  - Bestehende und/oder geäußerte Suizidpläne
  - Äußerung von Suizidgedanken/Todeswünschen
  - Hoffnungslosigkeit
  - Zorn, Wut, Rachegedanken
  - Rücksichtslose, impulsive und riskante Verhaltensweisen
  - Äußerung eines Gefühls der Ausweglosigkeit
  - Vermehrter oder exzessiver Substanzabusus
  - Sozialer Rückzug
  - Ängste, Unruhe, ausgeprägte Schlafstörungen
  - Ausgeprägte Stimmungsschwankungen
  - Äußerungen, keinen Sinn mehr im Leben zu sehen
  - Vorkehrungen hinsichtlich des Ablebens (Verschenken von Gegenständen, Regelung der „letzten Dinge")
  - Beschaffung von Mitteln (Waffen, Medikamente etc.)
  - Ausgeprägte Schuldgefühle oder Selbstvorwürfe
  - Gefühl der Wertlosigkeit

1.26 Was sind protektive Faktoren hinsichtlich Suizidalität?

Neben Risikofaktoren sind auch protektive Faktoren bekannt, die bei der Abwägung einer Suizidgefährdung mit berücksichtigt werden sollten:

- Soziale Bindungen und Unterstützung (Familie, soziale Gemeinschaft)
- Gute Problemlösefähigkeiten, Copingstrategien
- Selbstbewusstsein, Gefühl der Zugehörigkeit, gefestigte Identität

- Kulturelle, spirituelle und religiöse Einbindung und Überzeugungen
- Freudvolle und erfüllende Freizeitgestaltung
- Verlässliche und wirkungsvolle medizinische und psychosoziale Unterstützung
- Selbstwirksamkeitserleben
- Zukunftsorientierung und klare Ziele

MERKE

Suizidmethoden

Die Wahl der Suizidmethode wird stark beeinflusst von den zur Verfügung stehenden Mitteln. Die Einschränkung der Verfügbarkeit von Mitteln zählt daher zu den effektiven Präventivmaßnahmen im Umgang mit Suizidalität.

1.27 Welche Kriterien sollten zur Einschätzung der Ernsthaftigkeit eines Suizidversuchs herangezogen werden?

Zur Beurteilung des Schweregrads eines Suizidversuchs sollen sowohl die Intention als auch die äußeren Umstände herangezogen werden (▶ Tab. 1.1).

Tab. 1.1 Kriterien zur Beurteilung des Schweregrads von Suizidversuchen

Schweregrad	hoch	mittel	gering
Intention	Todeserwartung	Ambivalenz	keine gezielte Intention
Einschätzung der Gefährlichkeit der verwendeten Methode durch den Patienten als	tödlich	gefährlich, aber nicht tödlich	wenig gefährlich
Arrangement	lebensrettende Entdeckung unwahrscheinlich	lebensrettende Entdeckung möglich	lebensrettende Entdeckung möglich und wahrscheinlich

1.28 Gibt es ein standardisiertes Instrument zur Erhebung von Suizidalität?

Es gibt viele Instrumente, mit denen sich Suizidalität erfassen lässt. In der Praxis werden sie jedoch allenfalls als ergänzende Information eingesetzt, zumal es Schwierigkeiten bereitet, einen „Cut-off" zu definieren, also einen Wert, der eine verlässliche prädiktive Aussage über das Suizidrisiko ermöglicht. Hilfreich können solche Instrumente für unerfahrene Untersucher sein, um die richtigen Fragen zu stellen. Ein Beispiel ist die **Beck-Suizidgedanken-Skala** (BSS). Mit diesem 19 Items umfassenden Selbstbeurteilungsfragebogen kann der Schweregrad suizidaler Neigungen bei Erwachsenen und Jugendlichen erfasst werden. Die Einschätzung von Suizidalität bleibt jedoch eine klinische: im Rahmen eines persönlichen Gesprächs.

1.29 Was wird als Suizidversuch gewertet?

Zur Beurteilung, ob es sich um einen Suizidversuch handelt oder nicht, ist das entscheidende Kriterium, ob die betreffende Person im Moment der Handlung davon ausging, dass die ergriffenen Maßnahmen zum Tode führen. Nehmen wir an, eine junge Frau wird in die Notaufnahme eingeliefert und hat 20 Tabletten Paracetamol à 500 mg eingenommen. Dies ist aus medizinischer Sicht eine gefährliche Intoxikation, die tödlich enden kann. Gibt die Patientin jedoch an, die Medikamente aus Verzweiflung aufgrund unerträglicher Kopfschmerzen eingenommen zu haben, ohne die Intention, sich das Leben zu nehmen, handelt es sich nicht um einen Suizidversuch. Hat ein junges Mädchen hingegen z. B. 5 Baldriantabletten eingenommen, in der Überzeugung, dass dies eine tödliche Dosis ist, muss dies als Suizidversuch gewertet werden.

1.30 Was ist eine parasuizidale Handlung?

Wenn Handlungen vorgenommen werden, die den Tod riskieren, aber nicht primär intendieren, wird im klinischen Sprachgebrauch hierfür häufig der im Grunde veraltete Begriff „parasuizidale Handlung“ verwendet. Der Begriff sollte nicht mehr verwendet werden, da er die Handlung zu bagatellisieren vermag.

1.31 Warum kann ein Gespräch bei akuter Suizidalität helfen?

Suizidalität entwickelt sich meist über einen längeren Zeitraum. Sie ist in der Regel nicht Ausdruck von Freiheit oder Wahlmöglichkeiten, sondern das Ergebnis von kognitiver Einengung, ausgelöst durch innere Not. Auch suizidales Verhalten möchte etwas verändern. Dies kann sich auf die eigene Person, auf die Umwelt oder die eigene Beziehung zur Umwelt beziehen. Damit hat Suizidalität häufig auch einen kommunikativen Aspekt, der von der zugrunde liegenden Motivation abhängig ist.

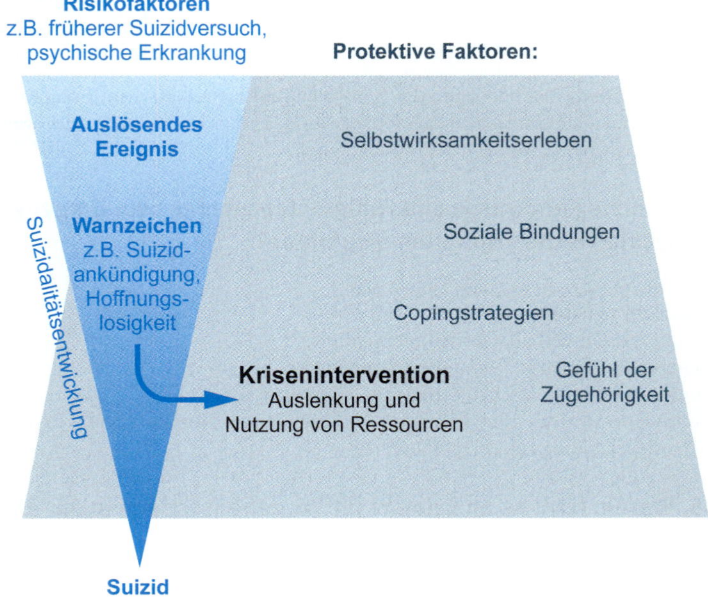

Abb. 1.2 Aspekte im Umgang mit Suizidalität [P492/L231]

Diese kann auto- oder fremdaggressive Elemente, aber auch appellative bis hin zu manipulative Aspekte beinhalten.

Wenn es nun gelingt, das kommunikative Angebot, das in der Suizidalität liegt, aufzugreifen, kann das ein Zugangsweg sein, um in einem vertrauensvollen Gespräch gewohnte Denkmuster zu hinterfragen und Alternativen greifbar zu machen. Akute Suizidalität ist in der Regel kein Dauerzustand, sondern meist die Kulmination eines längeren Prozesses. Daher besteht die Aufgabe einer Krisenintervention meist darin, die Gefahr in der akuten Zuspitzung abzuwenden und im weiteren Verlauf eine erneute Zuspitzung zu vermeiden. In der Akutsituation geht es meist darum, Zeit zu gewinnen, um ein Überdenken der Lage anzuregen, damit Hilfsangebote greifen können (▶ Abb. 1.2).

1.32 Soll ein Antisuizidvertrag geschlossen werden?

In der Praxis häufig angewandt wird ein sogenannter Antisuizidvertrag, der zwischen Therapeut und Patient geschlossen wird. Hierin wird in schriftlicher Form festgehalten, dass der Patient zusichert, sich für einen definierten Zeitraum nichts anzutun bzw. sich im Notfall Hilfe zu holen. Die Evidenz für die Wirksamkeit eines derartigen Vertrages ist gering. Nichtsdestotrotz kann es im Rahmen eines umfassenderen therapeutischen Konzepts sinnvoll sein, damit Verbindlichkeit zu verdeutlichen. Rechtliche Verbindlichkeit auch im Hinblick auf forensische Fragestellungen erwächst daraus nicht, umgekehrt besteht auch keine Verpflichtung, einen solchen Vertrag aufzusetzen. Erforderlich ist lediglich die Dokumentation der Abklärung von Suizidalität.

Psychiatrische Notfälle unterschiedlicher Ätiologie

1.33 Was sind die häufigsten Notfälle in der Psychiatrie?

Die drei am häufigsten beobachteten Syndrome sind Intoxikationen, Erregungszustände und Suizidalität mit bestehender Eigen- oder Fremdgefährdung oder anderer lebensbedrohlicher gesundheitlicher Schädigung.

1.34 Welche Kenntnisse und Fähigkeiten werden zum Umgang mit psychiatrischen Notfällen empfohlen?

- Sicherheit in psychiatrischer Diagnostik
- Adäquate somatomedizinische Kenntnisse
- Kenntnisse der verbalen Krisenintervention
- Sicherer Umgang mit Notfallmedikamenten
- Kenntnisse der juristischen Rahmenbedingungen
- Routinierte Strategien im Team zur Bewältigung von Notfällen und Krisen
- Sicherheitstraining zum Eigenschutz

1.35 Warum fehlt es an Evidenz für Vorgehensweisen in der Akut- und Notfallpsychiatrie?

Die für evidenzbasierte Methoden notwendigen Studien können in der Akutpsychiatrie nur eingeschränkt durchgeführt werden. In den seltensten Fällen erlauben Akutsituationen eine ausführliche Aufklärung, eine Einverständniserhebung sowie den Einsatz von Placebo - und Kontrollgruppen. Damit sind randomisierte, kontrollierte Studien (RCTs), die benötigt werden, um Empfehlungen mit dem notwendigen Evidenzgrad geben zu können, kaum durchführbar. Die Notfallmedizin basiert somit überwiegend auf klinischen Erfahrungen und Expertenkonsens.

1.36 Welche Vital- und Laborparameter sollten bei psychiatrischen Notfällen bestimmt werden?

Bei der auch „Medical Clearing" genannten somatomedizinischen Abklärung sollten folgende Vitalparameter bestimmt werden: Puls, Blutdruck, Sauerstoffsättigung, Temperatur und Elektrokardiogramm (EKG). Das Notfalllabor sollte ein kleines Blutbild und die Bestimmung von Elektrolyten, Leber- und Nierenfunktionsparametern, C-reaktivem Protein (CRP), Blutzucker und Gerinnungsparametern beinhalten.

1.37 Woraus erklärt sich der verbreitete Konflikt für Rettungsdienste, dass psychiatrische Stationen nicht per se jeden akutpsychiatrischen Patienten stationär aufnehmen?

Rettungsdienst, Notaufnahme oder anfragende Intensivstation sehen psychisch auffällige Patienten, die nicht ausreichend reguliert werden können, und wünschen eine Übernahme auf eine psychiatrische Station. Auf psychiatrischen Stationen können jedoch nur überwiegend psychisch verursachte Zustände (z. B. akute Suizidalität) ausreichend behandelt werden. Für somatomedizinisch verursachte psychische Auffälligkeiten wie z. B. Delire oder schwere Intoxikationen fehlen ihnen die entsprechenden apparativen Monitoring- oder Interventionsmöglichkeiten, sodass sie die Verantwortung dafür nicht übernehmen können. Die Lücke zwischen intensivmedizinischer und psychiatrischer Versorgung führt in den meisten Institutionen zu Konflikten. Fehlt der Wille zur interdisziplinären Zusammenarbeit, kann es zu einer zusätzlichen Gefährdung des Personals und der Patienten kommen. Eine Grundlage der institutionellen Notfallversorgung ist daher eine gute Schnittstellendefinition.

1.38 Was versteht man im psychiatrischen Sinne unter einem Erregungszustand?

Ein Erregungszustand ist ein akutes Notfallsyndrom. Wichtige Merkmale sind die Steigerung von Antrieb und Psychomotorik, affektive Enthemmung und Kontrollverlust, ausgeprägte Gereiztheit/aggressive Äußerungen und unvermittelte Gewalttätigkeit. Patienten mit einem Erregungszustand können an unterschiedlichen Störungen leiden; am häufigsten sind psychiatrische Erkrankungen. Manische, intoxikierte oder psychotische Patienten sind typischerweise betroffen, aber auch organische Ursachen können einen Erregungszustand auslösen (z. B. ein Delir organischer Genese).

INFO

Falsche Triage von psychiatrischen Notfällen

12–25 % aller Patienten einer allgemeinen Notaufnahme stellen psychiatrische Notfälle dar. Studien zeigen, dass für mehr als die Hälfte der psychiatrischen Notfälle in der allgemeinmedizinischen Erstversorgung eine fehlerhafte Diagnostik und Intervention erfolgen.

1.39 Was sind die Ursachen psychomotorischer Erstarrung bei wachem Bewusstsein?

Der als **Stupor** bezeichnete Zustand kann eine extreme Ausprägung einer psychischen Erkrankung oder psychischen Belastung darstellen, aber auch organisch bedingt oder eine Medikamentennebenwirkung sein. Stuporöse Zustände sind von motorischer Erstarrung gekennzeichnet und meist von Mutismus begleitet. Das quantitative Bewusstsein (Vigilanz) ist definitionsgemäß nicht gestört. Substuporöse Zustände bezeichnen eine starke Einschränkung der Psychomotorik. Depressionen, manische, demenzielle oder dissoziative Zustände oder heftige Emotionen können mit einem Stupor einhergehen. Ein Stupor in Verbindung mit Rigor und Fieber kann eine bedrohliche Komplikation einer antipsychotischen Medikation darstellen (malignes neuroleptisches Syndrom).

Wenn die psychomotorische Veränderung in Verbindung mit einer Schizophrenie auftritt, trifft der Begriff **Katatonie** oder katatoner Stupor zu. Stuporöse Zustände werden kausal behandelt, psychiatrisch bedingte stuporöse Zustände werden initial mit i. v. Benzodiazepinen (z. B. 2 mg Lorazepam) behandelt.

1.40 Welche Anforderungen werden an eine medikamentöse Intervention in der Akut- und Notfallpsychiatrie gestellt?

- Schnell und sicher applizierbar
- Große therapeutische Breite
- Kurze Halbwertszeit
- Möglichst geringe Wechselwirkungen
- In verschiedenen Darreichungsformen verfügbar
- Schnelle Wirkung, bereits nach der ersten Verabreichung

1.41 Welches sind Notfallmedikamente der ersten Wahl zur raschen Sedierung bei Agitiertheit und psychomotorischen Unruhezuständen?

Zur Anwendung kommen vor allem hoch- und niedrigpotente Antipsychotika, atypische Antipsychotika und Benzodiazepine. Als Notfallmedikamente für Agitation und Erregungszustände am meisten verbreitet sind in Deutschland Haloperidol und Lorazepam.

Hochpotente und atypische Antipsychotika: Haloperidol ist ein Medikament mit einer zuverlässigen sedierenden Wirkung, für das eine lange klinische Erfahrung besteht. Es kann in einer Dosierung von 0,5–10 mg (meist 5–10 mg) oral, i. m. oder i. v. mehrmals täglich verabreicht werden. Dass die i. v. Gabe durch die Hersteller nur unter kontinuierlichem EKG-Monitoring empfohlen wird, hat am ehesten haftungsrechtliche Gründe. Unter den neueren atypischen Antipsychotika haben sich Amisulprid, Aripiprazol, Asenapin, Olanzapin, Risperidon und Ziprasidon als wirksam zur Sedierung erwiesen.

INFO

Nebenwirkungen atypischer Antipsychotika

Während atypische Antipsychotika (z. B. Aripiprazol, Olanzapin und Ziprasidon) in der Notfallgabe weniger extrapyramidale Symptome (EPS) verursachen als typische Antipsychotika, wurden als mögliche akute Nebenwirkungen dieser Medikamente Kopfschmerzen, Übelkeit und Hypotension beobachtet.

1.42 Wie unterscheiden sich die Nebenwirkungen von Antipsychotika und Benzodiazepinen bei Anwendung zur akuten Sedierung?

Beide Medikamentengruppen können zur Behandlung eines Erregungszustands indiziert sein. Intramuskulär appliziertes Haloperidol ist Benzodiazepinen in seiner sedierenden Wirkung nicht unterlegen, weist jedoch dosisabhängig akute Dystonien als extrapyramidale Nebenwirkungen auf. Haldol ist im Vergleich zu Benzodiazepinen nicht atemdepressiv und daher bei alkoholintoxikierten Patienten mit weniger Risiken behaftet (wenngleich sämtliche Psychopharmaka bei Alkoholintoxikationen relativ kontraindiziert sind). Haldol senkt die Krampfschwelle, Benzodiazepine heben sie (Krampfschutz). Benzodiazepine haben ein Abhängigkeitspotenzial, Antipsychotika nicht. Eine Kombination von Lorazepam und Haloperidol ist in vielen Situationen (z. B. bei Delir oder akuter wahnhafter Suizidalität) die beste Entscheidung.

MERKE

Keine parenterale Gabe von Olanzapin mit Benzodiazepinen

Die gleichzeitige parenterale Gabe von Olanzapin und Benzodiazepinen ist wegen möglicher Atemdepressionen kontraindiziert, bei oraler Gabe beider Substanzen ist besondere Vorsicht notwendig.

1.43 Was ist das katatone Dilemma?

In der extremen Ausprägung einer katatonen Schizophrenie kann ein Stupor beobachtet werden. In diesem Fall ist die Gabe von Antipsychotika (neben Benzodiazepinen und ggf. intensivmedizinischen Maßnahmen) indiziert. Falls der Stupor Symptom eines malignen neuroleptischen Syndroms (MNS) ist, sind Antipsychotika kontraindiziert. Um eine Entscheidung über die Ätiologie der klinisch kaum zu unterscheidenden Syndrome zwischen Stupor und MNS (beide zeigen Stupor, Rigor und Hyperthermie) zu fällen, sind eine möglichst exakte Fremdanamnese und Verlaufsbeobachtung unter der jeweils gewählten Therapie zu erheben.

1.44 Welche psychiatrieassoziierten Notfälle sind im Sommer typisch und welche im Winter?

Psychisch kranke Patienten, die nicht ausreichend für sich sorgen können, sind außerhalb der Heimat oder Station vulnerabel für extreme Wetterbedingungen. Im Winter kann es zu Unterkühlungen und Erfrierungen kommen, wenn Patienten mit einer Demenz oder einer Psychose die Station unzureichend gekleidet verlassen. Ein Tod durch Erfrieren ist häufig bei Alkohol- und Drogenabhängigen, die im Freien intoxikiert einschlafen oder in ein Gewässer stürzen. Die Einschätzung einer Gefährdung eines „hilflosen" Patienten nach Entweichen von einer Station ist auch von der Außentemperatur abhängig.

Im Sommer sollte bei Patienten, die selbst die Wirkung der Sonne unzureichend einschätzen, auf einen guten Sonnenschutz geachtet werden. Einige Medikamente wie z. B. Johanniskraut oder Lithium erhöhen die Sensibilität gegenüber Sonnenlicht. Im Sommer dehydrieren psychiatrische Patienten häufig, insbesondere ältere Patienten. Eine Dehydrierung führt zu Sedierung und Abgeschlagenheit und erhöht die Medikamentenspiegel. Die Spiegelerhöhung kann bei Lithium oder anticholinergen Medikamenten zu klinisch relevanten Vergiftungserscheinungen führen. Ein Hitzschlag kann als psychiatrische Symptomatik verkannt werden.

1.45 Was ist der Unterschied zwischen Sedierung und Beruhigung?

In der Akutpsychiatrie stellt die **Beruhigung** von ängstlichen, angespannten oder panischen Menschen eine Basismaßnahme dar. Dazu gehören ärztliche Zuwendung, ein geschützter Ort und eine Unterstützung bezüglich der Bedürfnisse des Betroffenen. Dieses Konzept ist nicht mit einer **Sedierung** gleichbedeutend, die eine alleinige pharmakologische Intervention darstellt. Die alleinige Sedierung ist nicht zureichend, um Krisensituationen zu lösen; sie schränkt die Aufnahmefähigkeit des Patienten für Kriseninterventionsmaßnahmen ein und ist in einigen Fällen kontraindiziert. Eine pharmakologische Sedierung kann jedoch bedeutender Bestandteil einer Notfallintervention sein (z. B. im Delir, bei Stupor oder bei Suizidalität).

1.46 Unter welchen Umständen ist die Anforderung der Polizei in der stationären Psychiatrie notwendig?

Die Polizei ist hinzuzuziehen, wenn das eigene Stationspersonal eine Gefährdung von Patienten oder Mitarbeitern nicht verhindern kann. Wenn Patienten Waffen (oft Alltagsgegenstände wie Flaschen u. Ä.) anwenden, ist ein Notruf an die Polizei fast immer angezeigt. Zudem ist die Polizei bei relevanten Straftaten innerhalb der Klinik zu involvieren. Wie mit geringfügigen Straftaten umgegangen wird, unterliegt innerklinischen Absprachen und dem Willen der Betroffenen. Die Polizei ist in der Regel nicht zur Unterstützung bei einer sich abzeichnenden Zwangsmedikation zuständig. Ein auf der Station randalierender Patient kann möglicherweise jedoch nur durch einen Polizeieinsatz gebändigt werden. Eine Vor- und Nachbesprechung ist bei Polizeieinsätzen zu empfehlen. Einige Kliniken haben begonnen, private Sicherheitsdienste einzusetzen. Dabei kann es zu Konflikten zwischen den Aufgaben und Kompetenzen der Beteiligten kommen, insbesondere wenn die Aufgabenverteilung nicht eindeutig ist. Grundsätzlich gilt, dass eine Klinik engen Kontakt zur zuständigen Polizei pflegen sollte, um die Zusammenarbeit zu optimieren. Viele Kliniken ernennen einen für den Austausch mit der Polizei zuständigen Arzt in Leitungsfunktion.

1.47 Welche psychiatrische Diagnose ist mit der höchsten Mortalität verbunden?

Die „tödlichste" psychische Erkrankung präsentiert sich meist nicht als akuter Notfall, sondern als „stille Entwicklung". Die Anorexia nervosa gilt als die Diagnose mit der höchsten Mortalität. Chronische Krankheitsverläufe oder ein Body-Mass-Index (BMI) $< 12\ kg/m^2$ gehen mit einer Mortalität von bis zu 20 % einher. Ein sehr niedriger BMI stellt einen psychiatrischen Notfall dar, der initial meist intensivmedizinisch versorgt wird. Im weiteren Verlauf werden die Patienten mit Therapiemotivation auf spezialisierten Stationen behandelt. Besteht kein Behandlungswille, ergeben sich ethisch komplexe Situationen.

Pharmakologische Notfälle

1.48 Welche Intervention ist notwendig, wenn ein Patient die Medikation seines Zimmernachbarn erhalten hat?

Die Intervention richtet sich nach der Medikation und den betroffenen Patienten. Gefahren bestehen insbesondere bei sehr jungen, alten oder somatisch kranken Personen. Medikamente mit enger therapeutischer Breite (Lithium), langsam zu dosierenden Schemata (Clozapin, Lamotrigin) oder atemdepressiver Wirkung (Opiate, Distraneurin, Benzodiazepine) stellen ein höheres Risiko dar. In jedem Fall muss der betroffene Patient über den Vorfall aufgeklärt werden; zudem müssen eine gut dokumentierte Verlaufsbeobachtung, eine Ursachenabklärung der Verwechslung und eine Meldung an den direkten Vorgesetzen erfolgen. Darüber hinaus muss der Vorfall an ein Critical Incident Reporting System (CIRS) gemeldet werden, falls ein solches in der Institution installiert ist (→ Frage 1.67). Bei Unsicherheiten oder wenn eine mögliche somatische Komplikation nicht auszuschließen ist, muss das Vorgehen mit einer Giftnotrufzentrale abgesprochen werden.

1.49 Welche Symptome treten bei einer Lithiumintoxikation auf?

Lithium ist häufig für Notfallsituationen verantwortlich, da es ein verbreitetes und wirksames Medikament ist, jedoch nur eine enge therapeutische Breite hat. Schon eine geringfügige Erhöhung des notwendigen Spiegels geht mit bedrohlichen Intoxikationen einher. Anzeichen einer akuten Intoxikation können sich ab einem Blutspiegel von 1,5–2,0 mmol/l zeigen, sind aber auch bei niedrigeren Spiegeln nicht ausgeschlossen. Die Vergiftungszeichen entwickeln sich langsam. Frühzeitige und spezifische Zeichen einer Lithiumintoxikation sind grobschlägiger Tremor der Hände und faszikuläre Muskelzuckungen. Im weiteren Verlauf können weitere unspezifische Hinweise auftreten: Übelkeit, Erbrechen, Durchfall, Inappetenz, Apathie, psychomotorische Verlangsamung, Somnolenz und Schwindel. Neurologische Symptome, die mit einer Lithiumintoxikation einhergehen können, sind verwaschene Sprache, Ataxie, Nystagmus, Dysdiadochokinese, positives Romberg-Zeichen, Rigor, Hyperreflexie und Krampfanfälle.

Eine Lithiumintoxikation kann letal verlaufen. Bewusstseinstrübungen bis hin zum Koma, Niereninsuffizienz mit Oligurie, Schock und Herzstillstand sind Verlaufszustände einer dramatischen Zuspitzung der Intoxikation. Die höchste Konzentration im Blut wird 2–4 h nach Einnahme erreicht, ein Steady-State stellt sich nach 3–5 Tagen ein. Lithium wird renal ausgeschieden, ohne metabolisiert zu werden. Lithium kann die Funktions- und Konzentrationsfähigkeit der Nieren reduzieren (z. B. als Diabetes insipidus) und somit eine riskante Spiegelerhöhung verursachen.

INFO

Wechselwirkungen, die den Lithiumspiegel betreffen

Folgende Substanzen können den Lithiumspiegel als Folge von Wechselwirkungen erhöhen (Auswahl relevanter Substanzen): Acetylsalicylsäure, Tetrazykline, Methyldopa, Indometacin, Phenylbutazon, Thiazide, Carbamazepin, Phenytoin, Diclofenac, Furosemid, Spironolacton und AT-II-Rezeptor-Antagonisten. Eine Kombination mit Thiaziddiuretika ist kontraindiziert.

1.50 Wie wird eine Lithiumintoxikation initial im psychiatrischen Behandlungssetting versorgt?

- Absetzen der Lithiummedikation
- Prüfung des Lithiumspiegels, der renalen Funktionsparameter und Elektrolyte
- Symptomatische Behandlung und Indikationsprüfung einer intensivmedizinischen Intervention (Entscheidung anhand des klinischen Bildes, möglicher Vorerkrankungen/Vorschädigungen und des Lithiumspiegels)
- Verlegung auf eine somatische Station, wenn sich das klinische Bild nicht ausreichend beherrschen lässt

1.51 Welcher Notfall kann sich aus der Kombination von Escitalopram und Venlafaxin ergeben?

Alle Substanzen, die eine serotonerge Wirkung haben, können ein serotonerges Syndrom auslösen. Insbesondere die **Kombination** von unterschiedlichen serotonergen Agonisten erhöht das Risiko für ein serotonerges Syndrom. Die Symptome entsprechen einer sympathikotonen Übererregung mit psychischen Veränderungen und neuromuskulären Symptomen. Die Erstsymptome sind häufig diffus, z. B. Angst, Schwindel, Übelkeit, Mydriasis, Tachykardie, Schwitzen, Nervosität, Fieber und Röte der Gesichtshaut. Im weiteren Verlauf können eine Rigidität der Muskulatur und Bewusstseinsstörungen auftreten. Das serotonerge Syndrom kann kaum wahrnehmbar sein (und dann übersehen werden), aber auch delirante oder komatöse Zustände verursachen und tödlich verlaufen. Zur Prävention sollten Patienten, die Serotonin-Agonisten erhalten, über Wechselwirkungen mit anderen Serotonin-Agonisten aufgeklärt werden. Viele Patienten mit einer Depression, die einen selektiven Serotonin-Wiederaufnahmehemmer (SSRI) erhalten, leiden unter komorbider Migräne. Hier ist der Hinweis auf die serotonerge Wirkung von Triptanen zur Migränebehandlung mit der Gefahr eines serotonergen Syndroms relevant. In der Literatur finden sich jedoch Hinweise, dass Triptane und serotonerge Antidepressiva kombiniert werden können. Auch der Konsum von Ecstasy (MDMA) und anderen Stimulanzien unter serotonergen Antidepressiva ist eine klinisch relevante Gefahr für ein serotonerges Syndrom.

Das therapeutische Prozedere beinhaltet das Absetzen der verursachenden Medikation und eine (ggf. intensivmedizinische) symptomatische Behandlung.

1.52 Wie werden Mund-, Schlund- und Zungenkrämpfe unter Antipsychotika behandelt?

Extrapyramidalmotorische Symptome (EPMS) können auch unter atypischen Antipsychotika auftreten, z. B. unter Risperidon. Mund-, Schlund-, Zungen- oder Augenmuskelkrämpfe sind akute EPMS, die einen Notfall darstellen. Sie werden durch i. v. Gabe von Biperiden (Akineton®) behandelt. Die Wirkung tritt sehr rasch ein, Symptome können sich aber möglichweise nach der ersten Gabe wieder protrahiert manifestieren und eine erneute Behandlung erforderlich machen. Bei der i. v. Gabe ist darauf zu achten, dass Biperiden langsam appliziert wird, um keinen akuten Blutdruckabfall zu provozieren. Die antipsychotische Medikation muss nach dem Vorfall gewechselt oder reduziert werden. Eine begleitende Gabe von oralem retardiertem Biperiden kann sinnvoll sein.

1.53 An welche übergreifende Institution sollten relevante Nebenwirkungen von Medikamenten gemeldet werden?

Das Bundesinstitut für Arzneimittel und Medizinprodukte (BfArM) sammelt Meldungen von Patienten und Behandlern zu unerwünschten Arzneimittelwirkungen und schwerwiegenden unerwünschten Ereignissen. Zum Schutz aller an der medikamentösen Behandlung Beteiligten sollte diese Koordinations- und Auswertungsstelle bei entsprechenden Vorkommnissen genutzt werden. Kontakt und weiterführende Informationen sind unter www.bfarm.de verfügbar.

Psychische Krisen und Krisenintervention

1.54 Was ist eine psychische Krise?

Der Begriff Krise bezieht sich auf einen zeitlich begrenzten Zustand, der von den Betroffenen als bedrohlich erlebt wird, da er mit den zur Verfügung stehenden Mitteln bzw. Fertigkeiten als nicht zu bewältigen erscheint. Psychische Krisen werden in der Psychiatrie meist von psychiatrischen Notfällen (z. B. Erregungszustände, akute Suizidgefahr) abgegrenzt, können aber miteinander einhergehen. Dabei können Entwicklungskrisen (normative Krisen) von situativen/traumatischen (nichtnormativen) Krisen unterschieden werden. Entwicklungskrisen kommen in klassischen Übergangssituationen der menschlichen Entwicklung vor (Geburt, Pubertät, Heirat etc.). Diese Veränderungen haben meist einen längeren Vorlauf und erfordern eine Anpassungsleistung, die gelingen, an der man aber auch scheitern kann. Eine nichtnormative Krise hingegen bricht über Einzelne (z. B. schwere körperliche Erkrankung) oder manchmal auch Gruppen (z. B. Naturkatastrophe) herein. Diese unerwarteten Geschehnisse führen bei raschem Eintreten in der Regel zunächst zu einer Schockreaktion.

1.55 Welche Formen der Krisenintervention können unterschieden werden?

Es gibt keine einheitliche Einteilung der Kriseninterventionsformen, denn diese kann unter verschiedenen Aspekten vorgenommen werden und es bestehen Überschneidungsbereiche.

Grob können drei Formen der Krisenintervention abgegrenzt werden (▶ Abb. 1.3):

1. Psychiatrische Krisenintervention
2. Suizidprävention
3. Intervention nach traumatischen Ereignissen

Eine lange Tradition hat die Unterstützung von Menschen in suizidalen Krisen, mit dem Ziel, sie vor einem Suizid zu bewahren. **Suizidprävention** umfasst dabei sowohl individuelle Angebote für Hilfesuchende als auch gesundheitspolitische und gesellschaftliche Maßnahmen wie z. B. die Sicherung von sogenannten Hotspots, also Orten, die von Menschen gehäuft zum Selbstmord genutzt werden. Aber auch die Packungsgrößen frei verkäuflicher Medikamente, die ggf. zum Suizid genutzt werden können, stellen eine Interventionsebene dar.

Eine Form der Krisenintervention, die gerade vor dem Hintergrund von Terrorakten und Naturkatastrophen eine Rolle spielt, bezieht sich auf Ereignisse mit meist vielen Betroffenen, sogenannte **Großschadenslagen oder -ereignisse.** Der Fokus liegt

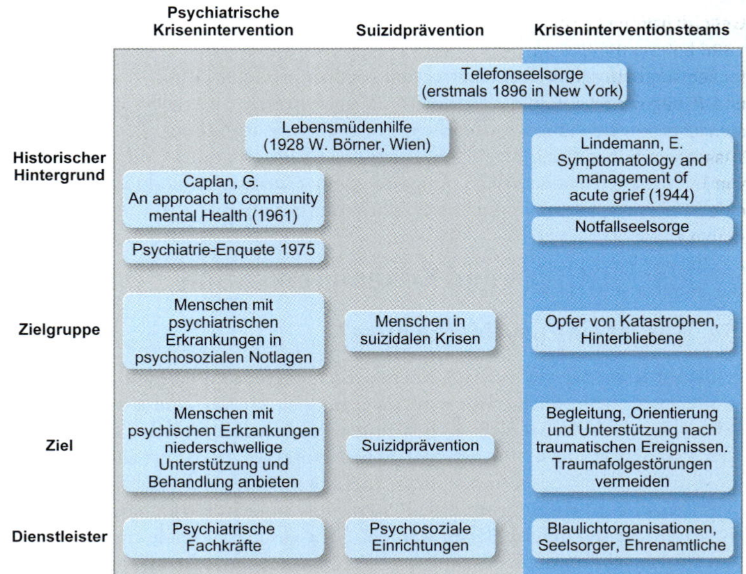

Abb. 1.3 Krisenintervention [P492/L231]

dabei auf akuter Entlastung, Begleitung und Orientierung sowie darauf, nach Möglichkeit das Auftreten einer Traumafolgestörung zu verhindern. Aber auch bei Todesfällen im Rahmen von Unfällen, Suiziden oder Gewalttaten kommen Krisenhelfer zur Unterstützung der Hinterbliebenen und vor Ort Beteiligten zum Einsatz. Die Durchführung dieser Form von Krisenintervention ist häufig mit Behörden und Organisationen mit Sicherheitsaufgaben assoziiert (z. B. Feuerwehr, Rettungsdienst). Speziell geschulte Einsatzkräfte unterstützen die Betroffenen. Die Tätigkeit ist häufig ehrenamtlich. Hierbei geht es immer um nichtnormative Krisen (→ Frage 1.1, Frage 1.54).

Die **psychiatrische Krisenintervention** hingegen hat ihren Ausgangspunkt in dem Wissen, dass chronische psychiatrische Erkrankungen einen phasischen Verlauf haben und Zeiten relativer Stabilität von krisenhaften Zuspitzungen durchbrochen werden. Aufgrund einer erhöhten Vulnerabilität können bereits kleine Belastungsfaktoren bei chronisch psychisch Kranken zu einer Krise führen. Individuelle, rasch verfügbare und effiziente Unterstützung soll dazu dienen, wieder ein Funktionsniveau herzustellen, das zu möglichst viel Autonomie, Lebensqualität und Teilhabe an der Gesellschaft befähigt. Die psychiatrische Krisenintervention wird dabei von psychiatrischen Fachkräften durchgeführt. Aber auch Menschen ohne psychiatrische Vorgeschichte, die durch akute Lebensereignisse oder erste Symptome einer psychiatrischen Erkrankung Beratung, Orientierung und Behandlung benötigen, sind Zielgruppe einer psychiatrischen Krisenintervention. Wie die Hilfe genau aussieht, ist individuell von der Problemlage, den Ressourcen und den zur Verfügung stehenden Versorgungsstrukturen abhängig.

INFO

Geschichtliche Eckpunkte der Krisenintervention

1896 bot der Baptistenpfarrer Harry Warren in New York erstmals eine Form von Telefonseelsorge an, die sich an Suizidgefährdete richtete, und 1928 gründete der Arzt und Pädagoge Wilhelm Börner in Wien die erste „Lebensmüdenstelle", an die sich Menschen in suizidalen Krisen wenden konnten.

Wissenschaftliche Arbeiten in den 1940er-Jahren beschäftigten sich mit den Folgen von Traumata. Während der Psychiater Erich Lindemann die Folgen bei Überlebenden eines Großbrandes untersuchte, ging es dem Anthropologen und Psychoanalytiker Abram Kardiner vor allem um die Auswirkungen von Kriegserfahrungen.

Der Arzt und Psychoanalytiker Gerald Caplan entwickelte in den 1960er-Jahren wesentliche Grundlagen für eine Theorie psychischer Krisen und Präventionsmaßnahmen hinsichtlich psychischer Gesundheit. Seine Unterscheidung in Primär-, Sekundär- und Tertiärprävention hat bis heute Gültigkeit und gilt nicht nur für den psychiatrischen Bereich.

1.56 Was sind Konzepte der psychiatrischen Krisenintervention?

Psychiatrische Krisenkonzepte sind meist in die bestehende Versorgungslandschaft eingebettet. Sie reichen von stationären Kurzzeitbehandlungen über niedrigschwellige ambulante Angebote bis hin zu aufsuchenden Ansätzen wie z. B. dem Home Treatment (→ Frage 1.57). Für Betroffene besteht das Problem jedoch meist darin, dass es nicht leicht ist, sich in diesen oft komplexen Strukturen zurechtzufinden und das passende Unterstützungsangebot zu finden. Da in einer Krisensituation aber rasche Hilfe erforderlich ist, haben sich an vielen Orten Krisendienste etabliert. 2014 gab es in Deutschland ca. 20 psychiatrische bzw. psychosoziale Krisendienste mit jedoch sehr unterschiedlichen Strukturen und Schwerpunkten. Seit Ende 2017 ist beispielsweise in ganz Oberbayern und damit für fast 4,5 Mio. Einwohner unter einer Telefonnummer von 9–24 Uhr psychiatrische Soforthilfe verfügbar. Dies beinhaltet neben telefonischer Beratung und Vermittlung in ambulante und (teil-)stationäre Behandlungsangebote oder passende Beratungsstellen auch aufsuchende Krisenhilfe und damit die Möglichkeit zur psychiatrischen Krisenintervention vor Ort.

1.57 Was ist Home Treatment?

Home Treatment (HT) gehört zu den aufsuchenden Modellen psychiatrischer Versorgung. Im Rahmen von HT ist es möglich, Patienten für einen überschaubaren Zeitraum (ca. 2–6 Wochen) vor dem Hintergrund einer krisenhaften Zuspitzung einer psychischen Erkrankung eine intensive Behandlung zu Hause anzubieten. Die notwendige Unterstützung erfolgt durch ein multiprofessionelles Team im häuslichen Umfeld. Die HT-Teams sind dabei an 7 Tagen in der Woche rund um die Uhr erreichbar. Die Häufigkeit der Hausbesuche und die Intensität der Behandlung richten sich innerhalb gewisser Rahmenbedingungen nach den Bedarfen des Patienten. Ziele dieses Behandlungsansatzes sind die Reduktion von stationären Aufnahmen, eine höhere Behandlungszufriedenheit und damit auch eine Verbesserung der Bereitschaft zur Behandlung. Ausschlusskriterien sind insbesondere akute Selbst- und Fremdgefährdung oder fehlende Kooperation aufseiten des Patienten. Die Effektivität dieser Behandlungsmethode ist durch Metaanalysen belegt. Mit dem „Gesetz zur Weiterentwicklung der Versorgung und der Vergütung für psychiatrische und psychosomatische Leistungen" (PsychVVG) wurde HT 2017 für schwer psychisch Kranke als Krankenhausleistung eingeführt.

INFO

Psychiatrie-Enquete 1975

Die Umstände, unter denen psychisch Kranke und Behinderte noch in den 1970er-Jahren in Deutschland lebten, waren häufig unzumutbar oder gar menschenunwürdig. Rund 60 % der Patienten verbrachten mehr als 2 Jahre ihres Lebens in Anstalten – Einrichtungen, in denen fast 40 % in riesigen Schlafsälen mit mehr als zehn Betten untergebracht waren. Daher wurden mit der Psychiatrie-Enquete Reformen initiiert. Die wichtigsten Ziele waren:

- Enthospitalisierung
- Gewährleistung einer gemeindenahen Versorgung
- Kooperation der Versorgungsdienste vor Ort
- Bedarfsgerechte Versorgung aller psychisch kranken Menschen
- Aus- und Aufbau von ambulanten Diensten
- Einbindung psychiatrischer Abteilungen in Allgemeinkrankenhäuser und damit die Gleichstellung der psychisch Kranken mit somatisch erkrankten Menschen

Seither sind viele Ziele erreicht worden. Um jedoch auch schwer psychisch kranken Menschen eine Teilhabe am gesellschaftlichen Leben zu ermöglichen, bedarf es einer gemeindenahen Versorgung, in der ambulanten Maßnahmen Vorrang eingeräumt wird. Akute Krisen müssen durch entsprechende zeitnah verfügbare Angebote abgefangen werden können. Das Ziel flächendeckender Angebote aufsuchender ambulanter und stationärer Krisenintervention für Menschen mit psychischen Erkrankungen über 24 Stunden an 7 Tagen der Woche liegt dabei jedoch noch in weiter Ferne.

1.58 Was grenzt Krisenintervention von Psychotherapie ab?

Psychische Krisen entstehen, wenn belastende Lebensereignisse die individuellen Bewältigungsmöglichkeiten übersteigen. Bewährte Strategien zur Wiederherstellung des psychischen Gleichgewichts versagen. Die Betroffenen erleben dies als bedrohlich und sich selbst als hilflos. Die Ziele der Krisenintervention sind daher eine rasche Stabilisierung und Verhinderung einer weiteren Eskalation. Es geht darum, akute Symptome der Belastung zu mildern und Handlungsfähigkeit wiederherzustellen. Mit Blick auf diese Ziele ist Krisenintervention durch zeitnahe, intensive und zeitlich begrenzte Hilfestellung gekennzeichnet. Krisenintervention kann Bestandteil einer Psychotherapie sein, ist jedoch vom gesamten psychotherapeutischen Prozess vor allem durch die zeitlich komprimierte, intensive Hilfestellung abzugrenzen. Außerdem kann es im Rahmen von Kriseninterventionen notwendig sein, direktiver vorzugehen, als dies in Psychotherapien sonst üblich ist.

1.59 Wie ist das Vorgehen zur Krisenintervention nach traumatischen Ereignissen?

Grundsätzlich ist zu sagen, dass keine ausreichende Evidenz für ein spezielles Vorgehen vorliegt. Hobfoll et al. (2007) haben jedoch fünf Prinzipien formuliert, die in zahlreiche Leitlinien und Empfehlungen Eingang gefunden haben:

1. Ein Gefühl der Sicherheit vermitteln
2. Beruhigung
3. Ein Gefühl der Selbstwirksamkeit und Wirksamkeit der Gemeinschaft schaffen
4. Verbundenheit
5. Hoffnung

Außerdem gibt es die **TENTS Guidelines,** die im Rahmen eines Delphi-Prozesses entwickelt wurden. Daraus gehen folgende Empfehlungen hervor:

1. Es wird *nicht* empfohlen, unselektiert **Frühinterventionen** für alle Betroffenen anzubieten, wie z. B. „Psychological First Aid" oder Debriefings (→ Frage 1.60).
2. Es wird *nicht* empfohlen, alle Betroffenen einem **Screeningverfahren** zu unterziehen. Als Begründung werden fehlende Evidenz und effektiverer Einsatz der meist sowieso begrenzten Ressourcen angegeben.
3. Es wird *nicht* empfohlen, dass eine **medikamentöse Behandlung** Bestandteil der Krisenintervention sein sollte. Evidenz für die Wirksamkeit – wenn auch in geringem Ausmaß – einer medikamentösen Behandlung gibt es nur für die chronische Phase einer posttraumatischen Belastungsstörung (PTBS). Für die Frühphase ist die Evidenz bisher unzureichend.
4. **Psychoedukation** wird trotz fehlender Wirksamkeitsnachweise empfohlen. Der Fokus sollte dabei neben allgemeinen Informationen zu Traumafolgestörungen auf Resilienzfaktoren und Ressourcen liegen.
5. Interventionen, um ein **Gefühl der sozialen Unterstützung** zu fördern, werden empfohlen. Dabei werden die fünf von Hobfoll et al. (2007) aufgestellten Prinzipien von Experten unterstützt.
6. Es wird ein **gestuftes Vorgehen** empfohlen, d. h., die Betroffenen sollten entsprechend ihres Hilfebedarfs behandelt werden. Personen, die Symptome einer Traumafolgestörung entwickeln, profitieren von therapeutischer Unterstützung, insbesondere von einer traumafokussierten kognitiven Verhaltenstherapie innerhalb der ersten 3 Monate. Aber auch alternative – ansonsten Second-Line-Interventionen – sollten ggf. angeboten werden (z. B. EMDR).

1.60 Ist Debriefing als Erstmaßnahme nach traumatischen Ereignissen indiziert?

Nein. Der Begriff Debriefing wird für unterschiedliche Vorgehensweisen benutzt. Eine sehr standardisierte Form ist das von Mitchell und Everly entwickelte Critical Incident Stress Debriefing (CISD), ein siebenstufiges Programm für Kleingruppen. Der Grundgedanke ist, dass in der Akutphase, meist 24–72 h nach dem Ereignis, eine Gruppe Betroffener zusammenkommt und unter Anleitung Fakten des Ereignisses, persönliche Gedanken, Gefühle und Reaktionen austauscht. Psychoedukative Elemente über posttraumatische Stressreaktionen sollen dabei helfen, mögliche Symptome und Reaktionen einzuordnen und zu verstehen. In den letzten Jahren gibt es jedoch immer mehr Zweifel an diesem Vorgehen und sogar Untersuchungen, die zeigen, dass ein Debriefing den Verarbeitungsprozess nach einem traumatischen Ereignis verlängert oder zu einer verstärkten Symptomausprägung führt. Die Besprechung in der Gruppe kann die Teilnehmer untereinander noch weitergehend traumatisieren. In den meisten Leitlinien wird daher von diesem Vorgehen abgeraten.

1.61 Wie sieht das Vorgehen im Rahmen einer psychiatrischen Krisenintervention aus?

Folgende Schritte können bei einer psychiatrischen Krisenintervention abgegrenzt werden.

- **Vorbereitung:** Im Vorfeld der Intervention sollten nach Möglichkeit alle notwendigen Informationen, insbesondere im Hinblick auf Selbst- oder Fremdgefährdung eingeholt werden. Je nach Ausgangssituation müssen ggf. weitere Helfer (Polizei, Rettungsdienst, Feuerwehr) hinzugezogen werden.

- **Beziehungsaufbau und Verstehen der Situation:** Kontaktaufnahme mit dem Betroffenen und ggf. seinem Umfeld. Einschätzung der Kontaktfähigkeit und Kooperationsbereitschaft. Notwendige Informationen einholen, um die aktuelle Situation einordnen zu können, insbesondere auch im Hinblick auf die akute Gefährdungslage. Dazu sind neben aktuellen Informationen auch anamnestische Angaben zu Vorerkrankungen, Medikation etc. erforderlich. Zum Verständnis der Situation und auch zum Beziehungsaufbau ist es hilfreich, frühere Bewältigungsversuche zu erfragen und diese auch zu würdigen.
- **Zieldefinition und Intervention:** Ist die Problemlage analysiert, ist es wichtig, Ziele für die aktuelle Krisenintervention zu definieren. Die Zielvereinbarung sollte nach Möglichkeit immer mit dem Patienten gemeinsam erarbeitet werden. Ausnahmen stellen Situationen dar, in denen die Garantenstellung des Arztes ein Vorgehen zur Abwendung von Gefährdungen erfordert. Dies kann ggf. auch Maßnahmen gegen den Willen des Patienten erforderlich machen. Bei akuter Suizidalität oder Fremdgefährdung, von der sich der Patient nicht distanzieren kann, ist eine stationäre Einweisung notwendig. Auch akute Erregungszustände, z. B. im Rahmen einer Psychose, können ein eher direktives Vorgehen erforderlich machen. Bei Krisen, denen ein traumatisches Ereignis vorausging, ist schnellstmögliche Entlastung und die Schaffung des Gefühls von Sicherheit notwendig (→ Frage 1.59).
- **Vernetzung:** Vernetzung bezieht sich hier sowohl auf das persönliche Umfeld als auch auf eine Weitervermittlung innerhalb der zur Verfügung stehenden Versorgungslandschaft. Die Einbeziehung des privaten Umfelds ist in den meisten Fällen hilfreich. Sollte ein soziales Netz bestehen, kann dies als Ressource genutzt werden. Die Anbindung und Vermittlung an adäquate Hilfs- und Behandlungsangebote stellt Unterstützung über die akute Krisenintervention hinaus sicher.
- **Evaluation:** Vor dem Abschluss der Krisenintervention ist eine erneute Standortbestimmung notwendig. Erneut sollte die akute Selbst- bzw. Fremdgefährdung in den Blick genommen werden, um ggf. eine Veränderung seit Beginn der Intervention festzustellen. Eine gemeinsame Reevaluation der getroffenen Absprachen und erarbeiteten Pläne mit dem Patienten stellt die notwendige Kooperation sicher und hilft, Missverständnisse zu vermeiden.

1.62 Was ist bei Krisenintervention am Telefon zu beachten?

Nicht selten findet Krisenintervention zu Beginn oder auch ausschließlich am Telefon statt. Ein Telefonanruf ist ein besonders niedrigschwelliger und leicht verfügbarer Zugang zu Beratung und Hilfe. Für die Behandler kann es aber auch eine Herausforderung sein, zumal man auf einen Sinneskanal beschränkt ist und alle notwendigen Informationen nur darüber zu erhalten sind. Es gilt also viel nachzufragen, um die Situation vor Ort richtig einzuschätzen. So können Fragen danach, wo sich der Anrufer befindet oder ob andere Personen vor Ort sind, hilfreich sein, um mögliche Ressourcen oder Gefahren auszumachen. Es ist zudem empfehlenswert, möglichst zu Beginn des Telefonats wesentliche Daten wie Name, Adresse und Telefonnummer abzufragen, denn sollte das Gespräch abbrechen oder einen Verlauf nehmen, der eine akute Selbst- oder Fremdgefährdung erkennen lässt, ist es dann möglich, weitere Schritte einzuleiten.

Arbeitsmedizinische Notfälle und Ereignisse

1.63 Sollte medizinisches Personal, das HIV-positive Patienten behandelt, eine Präexpositionsprophylaxe (PrEP) erhalten?

Nein. Medizinisches Personal gehört nicht zu der Gruppe von Menschen, für die eine PrEP empfohlen wird. Eine PrEP ist eine langfristig und regelmäßig eingenommene antiretrovirale Medikation, die das Risiko einer Infektion mit HIV reduziert. Eine PrEP wird in bestimmten Fällen für Menschen empfohlen, die ein deutlich erhöhtes Risiko einer HIV-Infektion haben. Zu dieser Gruppe werden i. v. Drogenkonsumenten und Sexarbeiter gezählt, aber auch Menschen, die bei wechselnden Partnern auf Safer-Sex verzichten. Eine PrEP schützt nicht vor anderen Infektionskrankheiten, z. B. Hepatitis C.

Kommt es zu einem beruflichen Risiko mit begründeter Gefahr einer HIV-Infektion, wird eine PEP (Postexpositionsprophylaxe) empfohlen. Hierfür ist in Krankenhäusern der D-Arzt zuständig, der nach internen Richtlinien und übergreifenden Bestimmungen handelt. Gibt es keinen D-Arzt (z. B. in einer Arztpraxis), sollte bekannt sein, wer sich um berufliche Unfälle mit Infektionsrisiko kümmert.

INFO

Postexpositionsprophylaxe (PEP)

Eine PEP zum Schutz vor einer HIV-Infektion ist eine kombinierte antiretrovirale Medikation, die innerhalb von 72 h nach einem privaten oder beruflichen infektiösen Risikovorfall initiiert wird. Um eine Serokonversion zu verhindert, zählt jede Minute, weshalb ein Beginn der PEP innerhalb von 2 h empfohlen wird. Bei hohem Risiko sollte das Testergebnis des Indexpatienten (Patient, der potenzieller Virusträger ist) nicht abgewartet werden. Eine PEP wird für 28 Tage eingenommen und erfordert eine hohe Medikamentenadhärenz und Kontrolluntersuchungen.

Eine PEP ist kostenintensiv und geht für ca. die Hälfte der Betroffenen mit belastenden Nebenwirkungen einher. Falls der Indexpatient unter antiretroviraler Medikation für eine HIV-Infektion steht, hat diese Medikation aufgrund von möglichen Resistenzen Auswirkungen auf die Auswahl der PEP-Medikation für den Verletzten.

1.64 Welche akuten arbeitsmedizinischen Maßnahmen sind bzgl. eines HIV-Infektionsrisikos in einer psychiatrischen Klinik zu unternehmen?

Die Deutsche AIDS-Gesellschaft benutzt ein Ampelsystem, um die Gefährdung für verschiedene Szenarien einer potenziellen Virusexposition zu bewerten. Diese Empfehlungen sollten dem verantwortlichen Personal bekannt sein und stets zugänglich sein. Aus der Bewertung unterschiedlicher Risikoszenarien (z. B. Spucken, Beißen, Nadelverletzungen) leiten sich Empfehlungen für eine Postexpositionsprophylaxe (PEP) als *„nicht empfohlen"*, *„anbieten"*, *„empfehlen"* und *„dringend empfehlen"* ab. Bei Kontakt mit Flüssigkeiten hoher Viruskonzentration auf Schleimhäuten oder verletzter/geschädigter Haut soll eine PEP *angeboten* werden. Als besonders riskant für eine HIV-Übertragung haben sich tiefe Verletzungen und Nadelstichverletzungen nach i. v. Injektionen gezeigt. Für diese Fälle wird eine PEP *dringend empfohlen.*

Eine Nadelstichverletzung oder andere Verletzungen, die für Mitarbeiter mit dem Risiko einer HBV-, HCV- oder HIV-Infektion einhergehen, stellen eine hohe psychische Belastung für die Betroffenen dar. Für einen Teil der Fälle ist die Entwicklung einer posttraumatischen Belastungsstörung mit Albträumen, Depressionen und anderen Beschwerden beschrieben worden. Neben der infektiologischen Akut- und Nachbetreuung sollte auch eine psychologische Beratung sichergestellt werden.

1.65 Wie verläuft eine Postexpositionsprophylaxe (PEP) für ein Risiko für Hepatitis C (HCV) und Hepatitis B (HBV)?

- **HCV:** Es existiert keine PEP für HCV, dennoch ist eine frühzeitige Erkennung einer Infektion innerhalb weniger Wochen für eine Behandlung von Vorteil. Bei HCV-Exposition ist daher die Nachsorge besonders wichtig; für optimale Abläufe wird der Standard des „Frankfurter Modells“ empfohlen.
- **HBV:** Liegt ein erfolgreicher Impfschutz für HBV vor, reicht eine standardisierte Dokumentation des Berufsunfalls. Wenn kein oder nur ein unsicherer Impfschutz vorliegt, soll innerhalb von 48 h eine aktive und passive HBV-Impfung durchgeführt werden.

1.66 Kann nach einer beruflichen Exposition mit Hepatitis B und C sowie HIV auch gegen den Willen des Indexpatienten eine Untersuchung auf die entsprechenden Infektionen erfolgen?

Ja, aber nur als „letzte Maßnahme“ bei entsprechendem Risiko. Der Schutz des Mitarbeiters vor einer lebensbedrohlichen Infektion ist als vorranging gegenüber den Rechten des Indexpatienten (potenzieller Träger einer Infektion) zu betrachten. Kommt es zu der ungünstigen Situation, dass der Indexpatient einer Blutuntersuchung nicht zustimmt, kann auf Berufung des rechtfertigenden Notstands (§ 34 StGB; → Frage 1.7) eine Untersuchung auf HBV, HCV und HIV des Indexpatienten durchgeführt werden. Liegt bereits eine Blutentnahme vor, ist die Rechtsabwägung einfach. Muss zusätzlich eine Blutentnahme ohne Einwilligung des Indexpatienten durchgeführt werden, kommt es zum Tatbestand einer Körperverletzung. Dennoch wird in der Literatur die Testung auch in diesem Fall als rechtfertigender Notstand als möglicherweise angemessen gewertet.

INFO

Informationsressource für Infektionsrisiken

Goldstandard für die Prävention und den Umgang mit Infektionsrisiken der US-amerikanischen *Centers for Disease Control and Prevention* (CDC) kann in englischer Sprache unter www.effectiveinterventions.org eingesehen werden.

1.67 Wie funktioniert ein Fehlermeldesystem?

Fehlermeldesysteme dienen der Erfassung und Analyse von Zwischenfällen und Beinahe-Unfällen am Arbeitsplatz. Das Instrument stammt ursprünglich aus der Luftfahrt; inzwischen sind solche Systeme aber auch in medizinischen Einrichtungen etabliert (▶ Abb. 1.4). Die Erfassung, Archivierung und Auswertung von Meldungen der Mitarbeiter der jeweiligen Institution hat den Zweck, mögliche Verbesserungen daraus abzuleiten. Ein Fehlermeldesystem soll anonym und einfach zu

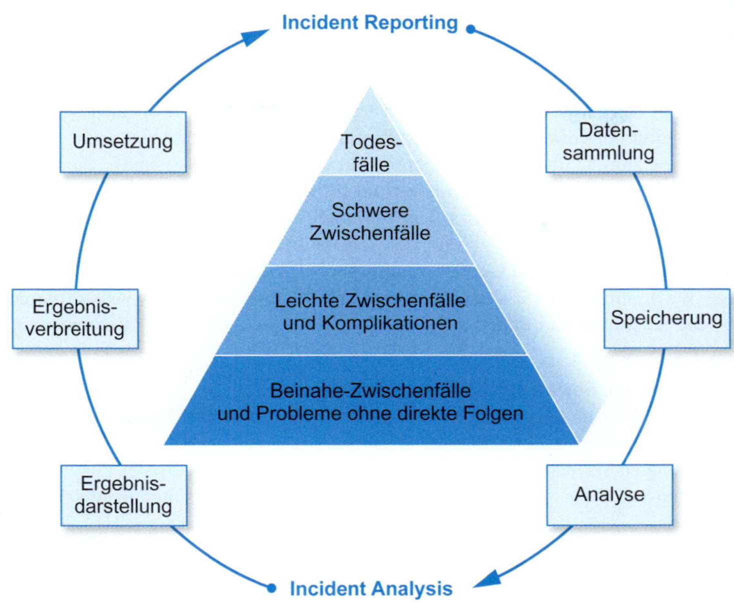

Abb. 1.4 Prozessmodell eines Fehlermeldesystems [F1005-001/L231]

bedienen sein. In den meisten Kliniken sind Fehlermeldesysteme über das interne Computersystem installiert. Die Administration des Systems und daraus folgende Konsequenzen müssen eindeutig geregelt sein. Für Fehlermeldesysteme werden unterschiedliche Begriffe verwendet; ein verbreiteter Terminus ist „Critical Incident Reporting System" (CIRS). Eine Online-Ressource zu dieser Thematik ist das Critical-Incident-Response-System der deutschen Ärzteschaft: www.cirsmedical.de.

MERKE

Meldesysteme

Anonyme Meldesysteme können auch dazu beitragen, missbräuchliches und kriminelles Verhalten von medizinischem Personal aufzudecken. Missbrauch und Tötungen von Patienten durch Pflege und Ärzte finden in Kliniken immer wieder vereinzelt statt und rechtfertigen professionelle Meldesysteme.

Gewalt in der Psychiatrie

1.68 In welchen medizinischen Abteilungen ist Gewalt gegenüber Mitarbeitern durch Patienten verbreitet?

In der Psychiatrie, der Geriatrie und der Notaufnahme sind Übergriffe auf Mitarbeiter besonders verbreitet, aber auch in der Chirurgie und der Inneren Medizin stellt Gewalt durch Patienten ein verbreitetes Problem dar. Eine besonders exponierte Berufsgruppe für Gewalt durch Patienten ist das Pflegepersonal.

1.69 Was sind wichtige Maßnahmen gegen Gewalt durch Patienten?

Maßnahmen gegen Gewalt umfassen Prävention, Schadensminimierung, Intervention und Nachsorge; sie sind Aufgaben der Klinikorganisation. Ein spezielles Training zum Umgang mit Gewalt und ein angemessen gestalteter Arbeitsplatz sind wichtige Maßnahme zum Schutz aller Beteiligten. Mitarbeiter müssen geschult sein, Gewalt zu vermeiden, sich selbst zu verteidigen und restriktive Maßnahmen gegenüber Patienten korrekt anzuwenden. Mitarbeiter müssen sich im Umgang mit gewalttätigen Patienten sicher fühlen. Eine anhaltende Arbeitsüberlastung des Personals ist ein Risikofaktor für Unfälle und Gewalt. Eine negative Haltung gegenüber Patienten und lange Wartezeiten sollten vermieden werden. Ein professionelles Gewaltmanagement hat jedoch kaum Einfluss auf die Inzidenz von Gewalt durch Patienten.

PRAXISTIPP

Prävention von Gewalt durch einfache Maßnahmen

- Lassen Sie keine Gegenstände in der Nähe von gewaltbereiten Personen liegen (Tassen, Aschenbecher, Stifte).
- Explorieren Sie nicht allein, wenn Sie sich bedroht fühlen.
- Achten Sie darauf, dass Sie immer näher am Ausgang sind als die bedrohliche Person.
- Verlassen Sie bedrohliche Situationen umgehend und holen Sie sich Unterstützung.
- Achten Sie auf die Funktionsweise und das Funktionieren von Notsystemen. Beteiligen Sie sich an Übungen.
- Je mehr Informationen Sie über eine Person haben, umso besser ist diese einzuschätzen.
- Bieten Sie anderen Kollegen niedrigschwellig Hilfe an und nehmen Sie selbst ein solches Angebot auch in Anspruch.

1.70 Wie können Mitarbeiter einer Klinik zum professionellen Umgang mit Gewalt geschult werden?

Das Thema sollte durch die Führung aktiv angegangen werden, z. B. durch Benennung von internen Beauftragten und Arbeitsgruppen. Ängste von Mitarbeitern müssen ernst genommen und alle Möglichkeiten zur Verbesserung des Umgangs mit Gewalt genutzt werden. Dazu gehören bauliche und personelle Maßnahmen, gut organisierte Schichtpläne und Belegungen von Stationen sowie Schulungen für Mitarbeiter. Hierfür existieren bewährte Konzepte, die zur Vermeidung von Gewalt und Schadensreduktion angewendet werden können. Diese sollten wiederholt als Fortbildung und „Refresher"-Kurse am Arbeitsplatz angeboten werden. Die Schwerpunkte der einzelnen Methoden zum Umgang mit Gewalt unterscheiden sich, ohne dass für eine bestimmte Herangehensweise eindeutige Vorteile beschrieben werden. Methoden zum kompetenten Umgang von Mitarbeitern mit Gewalt am Arbeitsplatz müssen folgende Bereiche berücksichtigen:

- Wissen
- Anwendbare Techniken
- Haltung
- Problemlösetechniken

Der Effekt eines Trainings lässt im Laufe der Zeit nach, weshalb wiederholtes Training notwendig ist.

1.71 Wie relevant ist die Gefahr von Bränden im psychiatrischen Setting?

Feuer und Brände sind im psychiatrisch-stationären Setting häufig. Die Gefahr durch Brände wird oft unterschätzt. Eine erhöhte Brandgefahr entsteht durch das verbreitete heimliche Rauchen und den Umgang mit Feuerquellen durch aggressive, verwirrte oder sedierte Patienten. Der provozierte Einsatz von Feueralarm mit und ohne echten Brandherd zur Öffnung der Türen von geschlossenen Stationen zur Flucht ist ebenfalls ein häufiger Notfall. Fast jeder Mitarbeiter einer psychiatrischen Einrichtung ist bereits mit Feuer und Feueralarmen konfrontiert worden. Aus diesem Grund müssen Erstmaßnahmen, Fluchtwege, Umgang mit Atemmasken, Branddecken und Feuerlöschern bekannt sein (▶Abb. 1.5). Alarmaktivierung, Entwarnung und anderweitiges Prozedere im Zusammenhang mit Feuermeldungen in der betreffenden Einrichtung müssen jedem Mitarbeiter vom ersten Arbeitstag an geläufig sein.

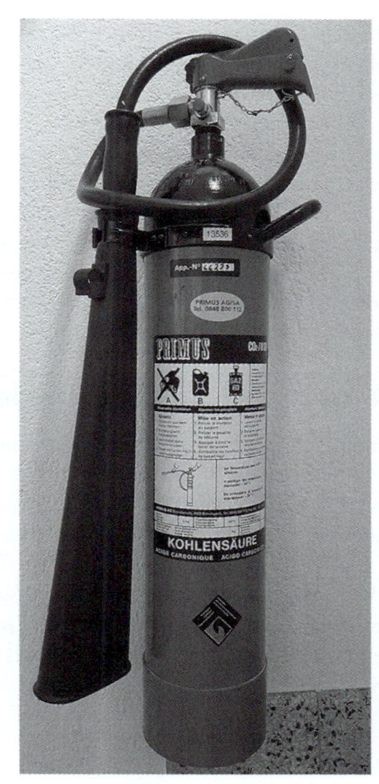

Abb. 1.5 Feuerlöscher [P491]

1.72 Warum sind Katastrophenfälle in psychiatrischen Krankenhäusern besonders gefährlich?

Ein Schlüsselsymptom vieler psychischer Erkrankungen ist das Unvermögen, angemessen auf Situationen zu reagieren. Dies gilt insbesondere für überraschende und bedrohliche Situationen. Hilflose, verwirrte, psychotische oder stark sedierte Patienten sind bei Gefahren kaum in der Lage, sich selbst in Sicherheit zu bringen. Sie schätzen Notfallsituationen oft falsch ein, sind rasch überfordert und benötigen Hilfe und Anleitung, um sich in Sicherheit zu bringen. Bettlägerige Patienten müssen durch Personal transportiert werden. Falls eine geschlossene oder forensische Station evakuiert werden muss, kann diese Situation zur Flucht genutzt werden. Es zeigt sich, dass bedrohliche Vorkommnisse (z. B. Stromausfall) oder Evakuierungen einer Station mit schwer vorhersehbaren Komplikationen einhergehen können. Aus diesem Grund wird empfohlen, sich frühzeitig und regelmäßig mit dem Prozedere für verschiedene Katastrophenfälle auseinanderzusetzen.

1.73 Welche nationalen Leitlinien existieren für die Evakuierung von psychiatrischen Krankenhäusern?

Es gibt keine nationalen Leitlinien. Katastrophenschutz und die entsprechenden Katastrophenschutzgesetze sind Ländersache. Die einzelnen Kliniken müssen im Rahmen ihres eigenen Alarmplans Vorgaben und Pläne für entsprechende Notfälle zur Verfügung stellen. Ein Leitfaden zur Krankenhausplanung des Bundesamtes für Bevölkerungsschutz und Katastrophenhilfe fasst die besonderen Schwierigkeiten im Umgang mit psychiatrischen Patienten in Katastrophenfällen zusammen. Das Bundesministerium für Bevölkerungsschutz und Katastrophenhilfe hält Informationen zu diesem Thema und den Leitfaden (z. B. über die Suchfunktion oder Quellenangaben des Kapitels) bereit: www.bbk.bund.de. Eine persönliche Überprüfung des eigenen Wissens zu Notfallplänen am Arbeitsplatz ist sinnvoll, da die Kommunikation und das Erlernen notwendiger Maßnahmen **nach** Eintritt eines Notfalls meist (zu) spät kommen.

1.74 Wozu sind Sammelplätze in Kliniken da?

Sammelplätze sind der erste und zentrale Anlaufpunkt einer Klinik, um alle weiteren Maßnahmen in Bezug auf evakuierte Patienten und evakuiertes Personal zu koordinieren. Sie ermöglichen es, die Anwesenheit aller geretteten Patienten und Mitarbeiter festzustellen. Sammelplätze müssen mit Betten schnell und zentral zugänglich, vor Witterung geschützt und mit Durchsagen gut erreichbar sein. Größere Kliniken verfügen meist über mehrere Sammelplätze. Das gesamte Personal sollte die jeweiligen Sammelplätze kennen. Ein Aushang zum Sammelplatz sollte nicht nur einen Lageplan beinhalten, sondern auch ein Foto des Platzes, sodass bei raschem Handeln sofort eindeutig ist, welcher Ort gemeint ist.

Großschadensereignisse

1.75 Was sind Großschadensereignisse?

Der Begriff bezieht sich auf Fälle, bei denen eine größere Anzahl von Menschen von einem traumatisierenden Ereignis betroffen ist. Diese Situation kann z. B. bei Verkehrsunfällen, Massenpanik, Amokläufen, kriegerischen Ereignissen und Terrorismus eintreten. Dabei überschreitet definitionsgemäß der akute Bedarf die Ressourcen der vorhandenen und einsetzbaren Rettungskräfte, sodass der Rückgriff auf Ressourcen von außerhalb notwendig wird. Bei Großschadensereignissen spielen professionelle Hilfskräfte für die psychische Betreuung der Betroffenen eine wichtige Rolle. *Katastrophen* gehen in ihrem Grad der Zerstörung der Infrastruktur inkl. der medizinischen Einrichtungen noch über das Großschadensereignis hinaus und erfordern entsprechend größer angelegte Interventionen.

1.76 Welche Disziplinen beschäftigen sich mit der psychiatrischen Versorgung in Großschadensereignissen?

Die psychosoziale Notfallversorgung (PSNV) und psychosoziale Unterstützung (PSU) sind die wichtigsten Disziplinen, die Patienten bei Großschadensereignissen versorgen. Die Begriffe sind durch das Bundesministerium des Innern sprachlich vereinheitlicht worden und im Leitfaden für die ärztliche Versorgung im Katastrophenfall ausführlich beschrieben:

- **PSU-Angebote** umfassen ein breites Spektrum an professionellen und nichtprofessionellen, ehrenamtlich oder entgeltlich angebotenen Hilfesystemen. Hierunter fallen die Angebote von Notfallseelsorge, Notfallpsychologie, Kriseninterventionsteams, Einsatznachsorgeteams, aber auch sozialarbeiterische und administrative Hilfen. Es werden auch in langfristiger Hinsicht die ärztlich- und psychologisch-psychotherapeutischen Maßnahmen dazu gezählt.
- **Psychosoziale Notfallversorgung** (PSNV) umfasst darüber hinaus Angebotssysteme, Versorgungsstrukturen, Organisationsformen und Regelungen von psychosozialen Maßnahmen im Rahmen des Bevölkerungsschutzes, aber auch in der ambulanten und stationären psychologischen, psychosozialen, psychotherapeutischen und (sozial-)psychiatrischen Regelversorgung.

1.77 Auf welche besonderen Herausforderungen müssen sich Helfer bei Großschadensereignissen einstellen?

Der Leitfaden für die ärztliche Versorgung im Katastrophenfall der Schutzkommission des Bundesministeriums des Innern weist auf die Bedingungen von Großschadensereignissen und Katastrophen hin. Diese Situationen bedeuten für Helfer meist eine „Konfrontation mit wenigstens anfänglich nahezu hilflos machenden Schadensdimensionen". Im Einzelnen werden in der Leitlinie folgende Punkte für solche Ereignisse betont:

- Anblick von Verletzten, Verstümmelten, Toten, insbesondere von Kindern oder bekannten Personen; Konfrontation mit einer bisher unbekannten Anzahl von Betroffenen und Konfrontation mit entsetzlichen Einzelschicksalen
- Personen in Zwangslagen, deren Befreiung lange dauert oder misslingt; Gerüche, Schreie
- Verletzung oder Tod von Helfern
- Technische und persönliche Kommunikationsbarrieren (nichtfunktionierende Telekommunikation, Lärm, nicht deutschsprachige Betroffene)
- Komplizierende Verhältnisse am Einsatzort (Chaos, anhaltende Gefahren, Wetter, Dunkelheit sowie Behinderungen durch verwirrte Betroffene, Gaffer oder Sensationsjournalismus)
- Unklare Kompetenzen der beteiligten Organisationen und Helfer

1.78 Wie werden Großschadensereignisse aus psychiatrischer Sicht versorgt?

Bei Großschadensereignissen und Katastrophen übersteigt die Anzahl der Verletzten und Hilfsbedürftigen die Anzahl des verfügbaren Personals. Dieser Umstand macht eine effiziente Organisation der Intervention notwendig. Dazu gehört zunächst eine medizinische Triage. Eine Triage richtet sich nach Dringlichkeit der Behandlung, gemessen am Grad der drohenden Gefahr (z. B. Verblutung) und an den Erfolgsaussichten für den Patienten. In vielen Fällen ist die psychische Intervention wichtig, aber nicht die primäre. Für die Notfallpsychologie und psychosoziale Unterstützung ist es notwendig, den geeigneten Zeitpunkt für die Hilfe abzupassen, um weder der akutmedizinischen Versorgung im Weg zu stehen noch traumatisierte Menschen sich selbst zu überlassen.

Die psychologische Intervention ist primär keine fachärztlich-psychotherapeutische, sondern eine „psychologische Erste Hilfe". Diese kann auch von Nichtärzten ausgeführt werden. Zur psychologischen Ersten Hilfe gehören ganz unterschiedliche Basismaßnahmen. Wichtig sind das Erkennen von hilfsbedürftigen traumatisierten Personen und eine vorsichtige Kontaktherstellung. Es soll eine einfühlsame Begleitung angeboten werden, die Rückversicherung (ohne unangemessene Hoffnung zu vermitteln), Orientierung und aktives Zuhören beinhaltet. Auch die Versorgung mit Dingen des Grundbedarfs (z. B. Wasser, Decken) hat eine psychisch positive Wirkung. Vulnerable Personen wie Kinder, ältere, verwirrte oder andere hilflose Menschen sollten priorisiert werden. Psychologische Erste Hilfe ist und soll keine traumapsychotherapeutische Intervention sein.

1.79 Welchen rechtlichen Bedingungen unterliegen ärztliche Helfer bei Großschadensereignissen?

Grundsätzlich gelten in Deutschland die nationalen und die Ländergesetze. Aufgrund der speziellen Herausforderung durch viele Betroffene, die rasch versorgt werden müssen, und den möglicherweise unklaren Dienstwegen bei Großschadensereignissen kommen bestimmte rechtliche Regelungen vermehrt zur Anwendung. In akuten Situationen, in denen die üblichen Rahmenbedingungen (z. B. Aufklärung und Informed Consent) entfallen, ist meist der „rechtfertigende Notstand" (§ 34 StGB) eine rechtliche Grundlage bei dringenden ärztlichen Maßnahmen. Auch die Schweigepflicht kann aus lebensnotwendigen Gründen in angemessenem Maß gebrochen werden.

Gemäß § 10 Abs. 1 Satz 2 Musterberufsordnung (MuBO) gilt zudem, dass ein Arzt bei seiner Tätigkeit keinen Weisungen durch Nichtärzte unterworfen sein soll. Eine vom verantwortlichen Arzt erteilte Weisung entbindet jedoch die davon betroffenen Ärzte nicht von ihrer eigenen ärztlichen Verantwortung (§ 10 Abs. 1 Satz 3 MuBO). Bei Großschadensereignissen ist nach den Leitlinien ein „Leitender Notarzt/Arzt" oder „Ärztlicher Einsatzleiter" zu bestimmen. Jeder mitwirkende Arzt hat im Interesse aller Patienten den Weisungen des Leiters zu folgen. Ist kein verantwortlicher Arzt im Voraus bestimmt, soll der organisatorisch und fachlich erfahrenste Arzt die Leitung der medizinischen Hilfeleistung und die Einsatzverantwortung übernehmen. Die Anweisungen des verantwortlichen Arztes sind verbindlich.

Quellen

Battaglia J. Pharmacological management of acute agitation. Drugs 2005; 65(9): 1207–1222.

Boyer EW, Shannon M. The serotonin syndrome. New Engl J Med 2005; 352(11): 1112–1120.

Buhring P. Psychiatrie-Reform – Auf halbem Weg stecken geblieben. Dtsch Arztebl A 2001; 98(6): 301–306.

Bundestag beschließt PsychVVG. Dtsch Arztebl 2016. www.aerzteblatt.de/nachrichten/71402/Bundestag-beschliesst-PsychVVG (letzter Zugriff: 10.12.2017).

Caplan G. Principles of Preventive Psychiatry. New York: Basic Books 1964.

Cullberg J. Krisen und Krisentherapie. Psychiatr Praxis 1978; 5: 25–34.

D'Amelio R et al. Psychologische Konzepte und Möglichkeiten der Krisenintervention in der Notfallmedizin. Notfall + Rettungsmedizin 2006; 9(2): 194–204.

D'Amelio R. Studienbrief: Krise und Krisenintervention – Version 2010. www.uniklinikum-saarland.de/fileadmin/UKS/Einrichtungen/Kliniken_und_Institute/Medizinische_Kliniken/Innere_Medizin_IV/Patienteninfo/Psychologe/KriseninterventionSTUDIENBRIEF.pdf (letzter Zugriff: 10.12.2017).

Deutsches Rotes Kreuz e. V.; Erste Hilfe Online; DRK-Generalsekretariat Berlin; www.drk.de/hilfe-in-deutschland/erste-hilfe/erste-hilfe-online/ (letzter Zugriff: 9.12.2017).

Dieltjens T, et al. A systematic literature search on psychological first aid: lack of evidence to develop guidelines. PloS One 2014; 9(12): e114714.
Dilling H, Freyberger HJ. Taschenführer zur ICD-10-Klassifikation psychischer Störungen. Bern: Huber 2012.
Falkai P, Wittchen H. Diagnostisches und Statistisches Manual Psychiatrischer Störungen DSM-5. Göttingen: Hogrefe 2015, S. 1096.
Fischer C. Inanspruchnahme, Ergebnisse und Zufriedenheitsbeurteilung eines ambulanten psychiatrischen Krisenhilfeangebots: Untersuchung am Beispiel des Krisendienstes Psychiatrie München (KPM). Diss. Universität Ulm 2017.
Flannery RB, Everly GS. Crisis intervention: a review. Int J Emerg Ment Health 2000; 2(2): 119–126.
Gasch B et al. Geschichte der Notfallpsychologie. In: Lasogga F, Gasch B (Hrsg.). Notfallpsychologie. Berlin, Heidelberg: Springer 2008, S. 3–18.
Gillman PK. Triptans, serotonin agonists, and serotonin syndrome (serotonin toxicity): a review. Headache 2010; 50(2): 264–272.
Gühne U et al. Psychosoziale Therapien bei schweren psychischen Erkrankungen: Ausblick auf das Update der S3-Leitlinie der DGPPN. Psychother Psychosom Med Psychol 2016; 66(08): 337–340.
Heckemann B, et al. The effect of aggression management training programmes for nursing staff and students working in an acute hospital setting. A narrative review of current literature. Nurse Education Today 2015; 35(1): 212–219.
Hobfoll SE, et al. Five essential elements of immediate and mid-term mass trauma intervention: empirical evidence. Psychiatry 2007; 70(4): 283–315.
Kenardy J. The current status of psychological debriefing: it may do more harm than good. BMJ 2000; 321(7268): 1032.
Kozel B. Non-Suizidverträge – Eine wirksame Intervention zur Suizidprävention? In: Hahn S et al. Blick zurück und nach vorn. Zurückgehen um besser springen zu können. 10 Jahre Praxis, Management, Ausbildung und Forschung. Vorträge, Workshops und Posterpräsentationen 10. Dreiländerkongress Pflege in der Psychiatrie in Bielefeld 2013. Bern: Berner Fachhochschule, Fachbereich Gesundheit Forschung & Entwicklung/Dienstleistung Pflege 2013, S. 172–177; www.pflege-in-der-psychiatrie.eu/files/kongressband/Kongressband2013.pdf (letzter Zugriff: 10.12.2017).
Laakmann G et al. Behandlung vital gefährdeter Anorexia-nervosa-Patienten unter Berücksichtigung der Möglichkeiten des Betreuungsrechts. Nervenarzt 2006; 77(1): 35–49.
Lindemann E. Symptomatology and management of acute grief. Am J Psychiatry 1944; 101(2): 141–148.
Mavrogiorgou P et al. Ärztlich-therapeutisches Vorgehen bei psychiatrischen Notfällen. Dtsch Arztebl Int 2011; 108: 222–230.
McMyler C, Pryjmachuk S. Do 'no-suicide' contracts work? J Psychiatr Ment Health Nurs 2008; 15(6): 512–522.
Messer T et al. Pharmakotherapie von psychiatrischen Akut-und Notfallsituationen. Nervenarzt 2015; 86(9): 1097–1110.
Mitchell JT, Everly Jr GS. Critical incident stress debriefing (CISD) and the prevention of work-related traumatic stress among high risk occupational groups. In: Everly GS Jr, Lating JM (eds.). Psychotraumatology. New York: Springer 1995, pp. 267–280.
Murphy SM, et al. Crisis intervention for people with severe mental illnesses. Cochrane Database Syst Rev 2015; 12: CD001087.
Neu P. Diagnose und Differenzialdiagnostik psychiatrischer Akut-und Notfallsituationen. Nervenarzt 2015; 86(9): 1091–1096.
Neu P (Hrsg.). Akutpsychiatrie: das Notfall-Manual. Stuttgart: Schattauer 2016.
Pajonk FG. Die allgemeine notfall-und akutpsychiatrische Situation in Deutschland. Nervenarzt 2015; 86(9): 1081–1090.
Paulzen M, Gründer G. Psychiatrische Notfälle. In: Litmathe J (Hrsg.). Neurologische Notfälle. Präklinische und innerklinische Akutversorgung. Berlin, Heidelberg: Springer 2016, S. 189–205.

Pöldinger W. Die Abschätzung der Suizidalität. Bern: Huber 1968.
Poloczek S et al. Psychiatrische Notfälle und psychosoziale Krisen. Notfall + Rettungsmedizin 2001; 4(5): 352–358.
Rupp M. Notfall- und Krisenintervention. Kerbe – Forum für soziale Psychiatrie 2012; 2: 4–7.
Schmitdt-Zadel R. Krisenhilfe – politischer Auftrag. In: Weiß P, Heinz A (Hrsg.). Ambulante Hilfe bei psychischen Krisen. Bonn: Aktion Psychisch Kranke 2014, S. 62–68.
Spielvogel AM, Hohener HC. Denial of pregnancy: a review and case reports. Birth 1995; 22(4): 220–226.
Thomeczek C, Ollenschläger G. Fehlermeldesysteme – aus jedem Fehler auch ein Nutzen? Rechtsmedizin 2006; 16(6): 355–360.
Trümpler F, Schläpfer T. Lithium: Medikation und Intoxikation. Schweiz Med Forum 2001; 23: 613–615.
Wicker S et al. Blutuntersuchung nach Nadelstichverletzung: Ist die Zustimmung des Indexpatienten erforderlich? Arbeitsmed Sozialmed Umweltmed 2009; 44: 301–303.
Wicker S et al. Arbeitsbedingte Infektionen bei Mitarbeitern des Gesundheitswesens: Blutübertragbare Erkrankungen. Zentralblatt für Arbeitsmedizin, Arbeitsschutz und Ergonomie 2009; 59(5): 138–150.
Wolfersdorf M. Suizidalität. Nervenarzt 2008; 79(11): 1319.

Zitierte Leitlinien

Bisson JI, et al. TENTS guidelines: development of post-disaster psychosocial care guidelines through a Delphi process. Br J Psychiatry 2010; 196(1): 69–74.
Bundesminister des Innern. Leitfaden für die ärztliche Versorgung im Katastrophenfall. 4. überarb. A. 2006; www.bbk.bund.de/SharedDocs/Downloads/BBK/DE/Publikationen/PublikationenForschung/Katastrophenmedizin_Leitfaden_SK.html (letzter Zugriff: 10.12.2017).
DGPPN – Deutsche Gesellschaft Psychiatrie, Psychotherapie und Nervenheilkunde, Falkai P. S3-Leitlinie Psychosoziale Therapien bei schweren psychischen Erkrankungen: S3-Praxisleitlinien in Psychiatrie und Psychotherapie. Berlin, Heidelberg: Springer 2012; www.dgppn.de/_Resources/Persistent/624d163d1df61ca1e079a5ca496f6b6595e83d6b/S3-LL-PsychosozTherapien_Langversion.pdf (letzter Zugriff: 10.12.2017).
DGPPN – Deutsche Gesellschaft Psychiatrie, Psychotherapie und Nervenheilkunde. Kurzfassung der Leitlinie „Therapeutische Maßnahmen bei aggressivem Verhalten in der Psychiatrie und Psychotherapie“ abgerufen am 20. September 2017 unter www.awmf.org/uploads/tx_szleitlinien/038-022k_abgelaufen.pdf (letzter Zugriff: 10.12.2017).
NICE – National Institute for Health and Care Excellence. Preventing suicide in community and custodial settings. 2016 ; www.nice.org.uk/guidance/indevelopment/gid-phg95 (letzter Zugriff: 9.1.2018).
Perlman C, et al. Suicide Risk Assessment Guide: A Resource for Health Card Organizations. Ontario Hospital Association. Canadian Patient Safety Institute 2012; www.patientsafetyinstitute.ca/en/toolsResources/SuicideRisk/Documents/Suicide%20Risk%20Assessment%20Guide.pdf (letzter Zugriff: 10.12.2017).
Working Group: Clinical Practice Guideline for the Prevention and Treatment of Suicidal Behaviour. Ministry of Health, Social Policy and Equality National Health System Quality Plan. Galician Agency for Health Technology Assessment 2012. Clinical Practice Guideline for the Prevention and Treatment of Suicidal Behaviour; www.guidelinecentral.com/summaries/clinical-practice-guideline-for-the-prevention-and-treatment-of-suicidal-behaviour/#section-420 (letzter Zugriff: 10.12.2017).

2 Anamnese, Befund und Diagnostik in der Psychiatrie

Jan Reuter

Begriffe

2.1 Was hat die Seele mit einem See zu tun?

Die Germanen glaubten, dass die noch nicht geborenen Seelen und die der Verstorbenen im Wasser der Seen zu Hause sind. „Seele" ist von dem Begriff „See" abgeleitet. Der Begriff „Seele" beschreibt alle Aspekte des bewussten und unbewussten menschlichen Denkens, Handelns und Fühlens.

2.2 Sind Geist und Psyche dasselbe?

Nein. Der Begriff Geist steht für den denkenden Verstand und Vernunft. Die Psyche bezeichnet die Gesamtheit des Denkens und Fühlens und ist dem Begriff Seele ähnlich.

2.3 Wie wird der Begriff „Diagnose" definiert?

Eine Diagnose ist ein **durch** (griech. „dia-") **Erkenntnis** (griech. „gnosis") getroffenes Urteil, dass eine Krankheit vorliegt.

2.4 Welcher Begriff wird verwendet, wenn ein Therapieversuch die Verdachtsdiagnose bestätigt?

Diagnose „ex juvantibus".

2.5 Was bedeuten die drei „C" (Causa, Contributio und Correlatio) der Ätiologie?

Causa, Contributio und Correlatio beschreiben den Zusammenhang von Ursache und Auftreten einer Erkrankung. Beobachtete Ursachen (Ätiologie) einer Erkrankung können in unterschiedlichem kausalem Ausmaß zur Entstehung der Erkrankung beitragen. Kann durch Studien und Plausibilität eine echte Kausalität festgestellt werden (z. B. Alkohol und Leberzirrhose), wird der Begriff **Causa** verwendet. Ist der Zusammenhang nur partiell gesichert (z. B. Alkohol und Demenz), spricht man von **Contributio**. Ein beobachteter Zusammenhang ohne Nachweis einer wirklichen Verursachung stellt den Fall der **Correlatio** dar.

2.6 Was bedeutet der Begriff Anamnese?

Anamnese (griech., Erinnerung) ist die professionell erfragte Krankengeschichte eines Patienten in Bezug auf eine aktuelle Erkrankung.

2.7 Wozu dient eine Indikation?

Eine Indikation definiert, welches Heilmittel zur Behandlung einer Beschwerde **angezeigt** (lat. „indicare" = anzeigen) ist. Eine Kontraindikation gibt an, welches Heilmittel ausgeschlossen ist.

2.8 Was ist eine Achse-II-Störung?

Eine Achse-II-Störung ist ein (veraltetes) Synonym für eine Persönlichkeitsstörung. Im DSM-IV wurden Diagnosen auf fünf Ebenen verschlüsselt. Psychiatrische Erkrankungen werden auf der ersten Achse verschlüsselt, die Persönlichkeitsstruktur und deren Störungen auf der zweiten Achse und somatische Erkrankungen auf der dritten. Soziale Einflussvariablen, die Diagnose, Therapie oder Prognose einer Achse-I- oder Achse-II-Störung beeinflussen können, werden auf der vierten Achse vermerkt. Die (letzte) Achse V fasst das globale Funktionsniveau des Betroffenen zusammen.

Anamnese und Befund

2.9 Was ist die erste Frage, die im Kontakt zum Patienten zu klären ist?

Die erste Frage muss sich der Untersucher selbst stellen: Was ist der erste Eindruck, den der Patient vermittelt? Welche intuitiven Impulse sind in der beginnenden Untersuchungssituation spürbar? Welche Mimik und Körperhaltung sind zu beobachten? Sind Abwehr und Angst oder eine rasche Vertraulichkeit zu bemerken? Die oft unzureichend zu verbalisierenden, teilweise unbewussten ersten Gefühle bilden die Grundlage für das folgende Gespräch und färben die Stimmung. Der Therapeut sollte seine Intuition als Hilfsmittel einsetzen und eine professionelle Sensibilität für die entstehenden Gefühle besitzen.

Die meist unbewusste Rollenverteilung zwischen Patient und Therapeut entsteht oft unvermittelt und beeinflusst den weiteren Verlauf erheblich (Übertragung und Gegenübertragung). Der erste Eindruck muss jedoch der Möglichkeit einer Korrektur unterliegen, sodass Vorurteile revidiert werden können. Trotz des maßgeblichen Eindrucks der eigenen Wahrnehmung finden diese Aspekte in der Regel wenig Eingang in die offizielle Dokumentation der Anamnese. Besonders negative Gefühle im Umgang mit dem Patienten und Grenzüberschreitungen gegenüber dem Therapeuten sollten professionell, aber offen angesprochen werden, um weiteren Schaden abzuwenden. Situationen, die eskalieren und gefährlich sind, kündigen sich meist durch eine Vorahnung an. Patienten profitieren von einer konstruktiven Rückmeldung über den Eindruck, den sie vermitteln.

2.10 Inwieweit sollte der Untersucher der Eigenanamnese des Patienten vertrauen?

Der Therapeut soll das Leiden des Patienten lindern und zu seiner Heilung beitragen. Dazu gehört mit Beginn der Behandlung ein (auch mündlich gültiger) Behandlungsvertrag. Dieser Vertrag basiert auf einem grundsätzlichen Vertrauen zwischen Arzt und Patient.

Die Eigenanamnese stellt eine subjektive Sicht der Situation des Patienten dar, die durch seine Erkrankung ggf. auch verzerrt sein kann. In der Dokumentation sollten Angaben der Eigenanamnese als solche kenntlich sein und nicht als „sichere Fakten" präsentiert werden. Es ist sinnvoll, die Angaben des Patienten nicht nur als wahr oder falsch einzuordnen, sondern seine Intention wahrzunehmen („Was möchte mir der Patient eigentlich sagen?"). Wenn ein Patient angibt, Opfer von Gewalt geworden zu sein, stellt sich zuerst die Frage, welche Hilfe er deswegen benötigt (statt des primären Fokus einer Überprüfung des Sachverhalts bei unklaren Angaben). Fehler in der Eigenanamnese können jedoch auch Risiken darstellen; so machen Patienten oft falsche Angaben zum Konsum von Suchtmitteln. Auch somatische Erkrankungen und dafür eingenommene Medikamente werden in der Eigenanamnese oft vergessen. Die Fremdanamnese stellt eine wichtige Ergänzung zur Eigenanamnese dar.

Ein behandelnder Therapeut ist kein Gutachter, der Probanden auf Plausibilität, Aggravieren (verschlimmerte Darstellung des Leidens) oder Simulieren (gänzlich vorgetäuschtes Leiden) von Beschwerden prüft. Offensichtliche Widersprüche oder Unwahrheiten seitens des Patienten sind richtungweisende Befunde und entsprechend in das diagnostische und therapeutische Prozedere einzubinden.

INFO

Stillschweigender Behandlungsvertrag

Wenn der Arzt dem Behandlungswunsch des Patienten entspricht und der Patient in die Diagnostik und Therapie einwilligt, ist auch ohne schriftlichen Vertrag ein Behandlungsvertrag, der eine Fürsorge- und Behandlungspflicht beinhaltet, abgeschlossen. Durch Abschluss des Behandlungsvertrages schuldet der Arzt dem Patienten „kunstgerechte Bemühungen [...] um die Heilung, nicht aber den Heilerfolg an sich" (vgl. Kindt 2015: 781).

2.11 Darf ein Mitpatient, der Russisch spricht, bei der Anamnese eines ausschließlich Russisch sprechenden Patienten aushelfen?

Eine Sprachbarriere sollte stets durch professionelle Dolmetscher überbrückt werden, die ebenfalls unter Schweigepflicht stehen und geübt sind, Nuancen in der Ausdrucksweise sehr genau zu übersetzen. Dolmetscherdienste stehen notfalls auch als (kostenpflichtiger) Service per Telefon zur Verfügung. Wenn in der aktuellen Situation kein professioneller Dolmetscher zur Verfügung steht, sollte zuerst Personal der Klinik angefragt werden. Als weitere Option können manchmal Angehörige des Patienten helfen, die jedoch per se nicht unter Schweigepflicht stehen und selbst die Anamnese beeinflussen oder verzerren können. Mitpatienten sollten nur im äußersten Notfall angefragt werden, um eine akute Gefahr (z. B. Klärung einer möglichen Intoxikation oder Suizidalität) abzuwenden. Der Einsatz von Mitpatienten zum Übersetzen ohne eine Notfallsituation ist unethisch und strafbar.

2.12 Welche Angaben sollte der Therapeut zu Beginn der Untersuchungssituation gegenüber dem Patienten machen?

Angegeben werden sollten der eigene Name und die ausgeübte professionelle Rolle im Rahmen der Institution (Arzt im Aufnahmedienst, Psychologe der Station X etc.), Grund und Ziel des Gesprächs sowie die garantierte Schweigepflicht bezüglich aller erhobenen Daten. Zusätzlich anwesende Personen der Institution sollten sich ebenfalls vorstellen und ihre Funktion nennen.

PRAXISTIPP

Ablauf des Erstgesprächs

Folgende Phasen werden als Abfolge für ein psychiatrisches Erstgespräch empfohlen (vgl. Berger 2015: Kap. 2):

- Freies Gespräch, das maßgeblich durch den Patienten bestimmt und wenig unterbrochen oder gelenkt wird
- Strukturierter Teil, in dem der Behandler alle noch offenen Fragen stellt, die er zur Erstellung einer Diagnose, deren Auswirkung auf den Patienten und für den Behandlungsplan benötigt
- Zusammenfassung des Gesprächs nach ausreichender Klärung und Präzisierung der Angaben durch Patient und Behandler

2.13 Wie können Elemente der partizipativen Entscheidungsfindung in die Aufnahme des Patienten einfließen?

Die Stärkung der Entscheidungskompetenz bezüglich medizinischer Maßnahmen ist eine gewünschte Entwicklung zur Patientenversorgung „auf Augenhöhe". Dafür wird auch der Begriff „Shared Decision-Making" verwendet. Zur gleichberechtigten Zusammenarbeit von Behandler und Patient gehört ein Verständnis des Gesundheits- und Krankheitskonzepts des Patienten, das Anbieten von alternativen Maßnahmen und das Bemühen, einen tragfähigen Konsens für Patient und Arzt zu finden.

2.14 Welche psychiatrischen Maßnahmen sind für einen soporösen Patienten bei der Vorstellung in einer allgemeinen Notaufnahme indiziert?

Der Patient gehört initial *nicht* in die Behandlung eines Psychiaters. Vor jeder psychiatrischen Behandlung muss geklärt sein, ob überhaupt eine Indikation zur primären Behandlung in dieser Fachrichtung besteht. Lebensbedrohliche Intoxikationen und relevante quantitative Bewusstseinsstörungen (Minderung der Vigilanz) stellen entgegen häufiger Triage-Entscheidungen *keine* psychiatrische Behandlungsindikation dar, sondern benötigen eine neurologische oder intensivmedizinische Intervention. Die Abgrenzung zwischen psychiatrischen und nichtpsychiatrischen Notfällen ist nicht immer eindeutig und lässt oftmals wenig Zeit zur Entscheidung. Steht keine Möglichkeit zur angemessenen Delegation an eine intensivmedizinische Intervention zur Verfügung, steht jeder Mensch in der Pflicht, lebensrettende Maßnahmen so lange anzuwenden, bis eine Übergabe an eine intensivmedizinische Maßnahme erfolgt. Auch der rein psychotherapeutisch praktizierende Psychiater sollte alle ärztlichen Maßnahmen der Ersten Hilfe regelmäßig üben und sicher beherrschen werden (▶ Kap. 1). Es treten in Kliniken regelmäßig schwerwiegende Komplikationen und Todesfälle auf, weil somatisch vital bedrohte Patienten als vermeintlich psychiatrische Fälle triagiert werden.

MERKE

Wie viel Somatik versteht der Psychiater?

Jeder psychiatrisch tätige Arzt sollte wissen, wann eine Verlegung oder konsiliarische Kooperation mit einer geeigneten ärztlichen Disziplin erforderlich ist. Für somatische Komplikationen gibt es keine eindeutigen Vorgaben, die eine Überweisung/Verlegung in eine andere medizinische Disziplin erforderlich machen. Der Umgang mit pathologischen Untersuchungsergebnissen hängt maßgeblich von der persönlichen Erfahrung und Ausbildung des Behandlers und den Möglichkeiten seiner Institution ab. Je weniger ein Psychiater mit somatomedizinischen Themen befasst ist, desto eher steigt die Gefahr, Aspekte in diesem Bereich zu übersehen oder inadäquat zu bewerten.

INFO

Angaben zu Bezugspersonen von Patienten gehören nicht in einen Arztbrief

Bei Angaben zu Erkrankungen oder Vorfällen, die **jemand anderen** als den Patienten betreffen, ist besondere Sorgfalt geboten. Wer in Dokumenten, die an Personen **außerhalb** der behandelnden Institution adressiert sind, Angaben zu anderen Personen als dem Patienten macht, gibt unautorisierte Informationen preis. So ist z. B. im Entlassungsbrief an den weiterbehandelnden Hausarzt die Angabe, der Vater des Patienten sei Alkoholiker, unzulässig.

2.15 Wie ausführlich muss die körperliche Untersuchung im Rahmen einer psychiatrischen Behandlung sein?

Die adäquate somatische Untersuchung richtet sich nach den berichteten und festgestellten Beschwerden, den Vorbefunden des Patienten und seinem Willen bzw. seiner Fähigkeit zur Untersuchung. Die Untersuchung ist oft durch die psychiatrische Symptomatik beeinflusst, z. B. aggressives oder misstrauisches Verhalten in einer akuten Psychose. Die Untersuchung muss alle somatischen Störungen ausschließen, welche die abzuklärenden psychischen Symptome verursachen könnten. Somatische Beschwerden, die in der Anamnese angegeben werden, sollten einem plausiblen Krankheitsbild zuzuordnen sein oder fordern weiteren Abklärungsbedarf ein. Die Untersuchung sollte verhältnismäßig sein und nur Diagnostik umfassen, für die sich auch eine therapeutische Konsequenz ergibt. Die körperliche Untersuchung in der Psychiatrie ist nur im (teil-)stationären Setting üblich, obwohl auch der ambulant psychotherapeutisch arbeitende Psychiater die Pflicht hat, relevante somatische Befunde zu kennen.

MERKE

Zeugen bei der Untersuchung

Da grenzüberschreitendes Verhalten oder vorherige Traumatisierungen von Patienten in der Psychiatrie verbreitet sind, sollten die körperliche Untersuchung und somatische Diagnostik zur Sicherheit von Patient und Untersucher stets im Beisein eines Zeugen stattfinden. Dieser sollte sowohl Mitarbeiter der Institution sein als auch das Geschlecht des untersuchten Patienten haben.

2.16 Welche Befunde werden in der Psychiatrie erhoben?

Der **psychopathologische Befund** ist der wichtigste Befund in der Psychiatrie. Er fasst alle relevanten Aspekte der psychischen Fähigkeiten zusammen, die zum differenzialdiagnostischen Prozedere benötigt werden. Der Befund beinhaltet Angaben zu Vigilanz, Orientierung, kognitiven Fähigkeiten, Gedankenfluss und Gedankeninhalt, Halluzinationen, Ich-Störungen, Affekt und Antrieb, Erleben von Angst, Appetit und Schlaf. Jeder Befund muss eine Beurteilung einer etwaigen Suizidalität und akuten Eigen- bzw. Fremdgefährdung des Patienten beinhalten. Die Arbeitsgemeinschaft für Methodik und Dokumentation in der Psychiatrie (AMDP) hat eine standardisierte Terminologie des psychopathologischen Befunds eingeführt. Neben dem psychopathologischen Befund müssen alle neurologischen und somatischen Befunde erhoben werden, die mit den psychischen Beschwerden in Verbindung stehen oder anderweitig relevant sind.

2.17 Was ist der Unterschied zwischen der Mental Status Examination und dem Mini Mental Status Test?

Mental Status Examination (MSE) ist der englische Begriff für den psychopathologischen Befund (→ Frage 2.16). Der Mini Mental Status Test (MMST) ist ein auch in Deutschland verwendeter Begriff für einen einfachen Screeningtest zur Feststellung und groben Einschätzung von schweren kognitiven Defiziten. Der MMST findet meist in der Gerontopsychiatrie Anwendung.

2.18 Warum sind die Begriffe „ichsynton“ und „ichdyston“ wichtig?

Der Begriff „ichsynton“ beschreibt, ob Gefühle, Ideen, Impulse und Handlungen als zum Ich gehörig und akzeptabel oder als fremd und krank („ichdyston“) erlebt werden. Wahnhafte Gedanken bei Psychosen sind z. B. meist überwiegend ichsynton. Zwangsgedanken können sowohl ichsynton (typisch für eine zwanghafte Persönlichkeit) als auch ichdyston (häufiger im Rahmen einer Zwangsstörung ICD-10: F42 zu beobachten) sein. Narzisstische, histrionische, antisoziale und andere extreme Charakterzüge von Menschen mit Persönlichkeitsstörungen werden als ichsynton erlebt. Die Ichzugehörigkeit von behandlungsbedürftigen Symptomen beeinflusst die Therapiemotivation des Betroffenen oft negativ.

2.19 Wie kann man sehr einfach das Kurzzeit- und das Langzeitgedächtnis prüfen?

Das Kurzzeitgedächtnis lässt sich durch das Merken von drei Begriffen, die nach einigen Minuten wieder abgerufen werden, einschätzen. Abfolge, Vollständigkeit biografische Angaben zur eigenen Person sind Leistungen des Langzeitgedächtnisses.

2.20 Wie äußert sich ein gemischter Affekt, und für welche Krankheitsbilder ist er typisch?

Ein gemischter Affekt ist ein eindrückliches Bild von Patienten, die gleichzeitig oder sehr kurz nacheinander positive und negative Stimmungen empfinden und zeigen. Es kann zu gleichzeitigem Lachen und Weinen kommen oder zu einem raschen Wechsel von Gereiztheit, Euphorie und Niedergeschlagenheit. Ein gemischter Affekt ist typisch für eine bipolare affektive Störung, kann aber auch bei Psychosen, Intoxikationen oder organisch bedingten Psychosyndromen auftreten.

2.21 Welcher Begriff wird für einen Patienten verwendet, der erzählt, er habe sein Vermögen verloren, und dabei lacht?

Zum Inhalt unpassende oder inkongruente Gefühlsäußerungen werden als „parathym" bezeichnet. **Parathymie** ist insbesondere bei Patienten mit einer Psychose zu beobachten, aber auch nach schweren Belastungen (Witzeln und Lachen beim Tod eines Angehörigen) oder bei Persönlichkeitsstörungen.

2.22 Wie wird Wahn definiert?

Wahn ist die kaum korrigierbare Überzeugung einer Person von einer Realität, die nicht mit der Wirklichkeit seiner umgebenden sozialen Gruppe übereinstimmt. Von der Meinung, Wahn sei gar nicht korrigierbar, gibt es abweichende Beobachtungen, sodass hier der Begriff „wenig korrigierbar" realistischer erscheint. Der **bizarre** Wahn wird als Hinweis für eine Schizophrenie gewertet. Im DSM-5 wird der Begriff „bizarr" als Hinweis für einen typischen Wahn einer Schizophrenie nicht mehr verwendet, da die Einschätzung (was bizarr ist oder nicht) als wenig objektivierbar gilt.

2.23 Welche Eigenschaft bestimmt die möglichen Gefahren eines wahnhaften Syndroms?

Die sogenannte **Wahndynamik** beschreibt, wie intensiv der Betroffene unter dem Einfluss des wahnhaften Erlebens steht und seine Handlungen danach ausrichtet. So ist die Stille und akzeptierte Annahme eines Patienten, dass „Aliens die Welt regieren", wenn er daraus keine Konsequenzen zieht, durch eine **niedrige** Dynamik gekennzeichnet. Das Gefährdungspotenzial ist eher gering einzuschätzen. Dagegen ist der intensiv-drängende und zu Handlungen führende Verdacht, dass „Politiker einem direkt das Geld vom Konto stehlen und daher dringend und sofort eliminiert werden müssen", als gefährlich einzuschätzen (**hohe** Wahndynamik).

2.24 Warum ist die initiale Beschreibung des Beschwerdebilds auf syndromaler Ebene sinnvoll?

Nach Erhebung der Anamnese und des psychopathologischen Befunds kann in vielen Fällen noch keine sichere Diagnose gestellt werden. Oft präsentiert sich nur ein akutes Zustandsbild, das wenig Aussagen zum Verlauf und zur Dynamik der Beschwerden zulässt. Die Eigenanamnese ist stets subjektiv und kann verzerrt sein. Initial ist eine syndromale Beschreibung der Leitsymptomatik zu erstellen, z. B. ein depressives Syndrom. Eine Syndrombeschreibung reicht zur Orientierung über eine erste Intervention aus und

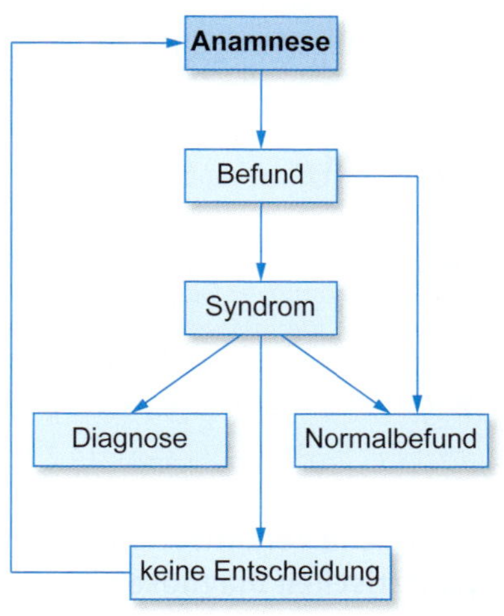

Abb. 2.1 Algorithmus Anamnese → Befund → Syndrom → Diagnose [P491/L231]

erlaubt eine genauere Diagnosestellung im weiteren Verlauf (▶Abb. 2.1). Die Feststellung eines paranoid-halluzinatorischen Syndroms stellt eine Indikation zu einer entsprechenden Betreuung und antipsychotischen Medikation dar. Beim Abwarten einer sicheren Diagnose würde mehr Zeit verstreichen, als es die Symptomatik des Betroffenen erlaubt. Ein Syndrom führt nicht zwingend zu einer Diagnose. So kann ein ängstliches Syndrom auch ein nichtpathologischer Zustand sein, wenn die beobachteten Ängste nicht die ICD-10-Kriterien für eine entsprechende Störung erfüllen.

MERKE

Es kann auch *keine* Diagnose gestellt werden

Nicht jedes Arztgespräch führt zu einer Diagnose. Auch ein Normalbefund oder ein nicht eindeutiger Befund kann ein professionelles Ergebnis einer Untersuchung sein. Nicht eindeutige diagnostische Entscheidungen benötigen eine weitere Anamnese und Befunderhebung, um eine Diagnose auszuschließen oder sichern zu können (▶Abb. 2.1).

2.25 Warum ist die Eigenanamnese psychischer Beschwerden in der initialen Einschätzung oft irreführend?

Patienten selbst bemerken eher Folge- und oder „Ersatz"-Störungen der zugrunde liegenden Störung statt die pathognomonischen Symptome aus dem Lehrbuch. So beklagen viele Patienten mit einer Depression als primäres Symptom Vergesslichkeit, Konzentrationsdefizite oder Schlafstörungen. Auch Schmerzen werden oft als primäres Symptom einer Depression angegeben. Menschen mit einer Alkoholabhängigkeit spüren mitunter primär Ängste oder Depressionen, ohne diese Symptome mit ihrem Konsum in Verbindung zu bringen. Patienten mit einer generalisierten Angststörung berichten über ihre vermeintlich berechtigten Sorgen um ihre Angehörigen, können aber keine krankhafte Angst bei sich selbst erkennen. Wahnhafte Patienten berichten oft über sehr diffuse und unspezifische Beschwerden und Konflikte, ohne offen greifbare Symptome eines Wahns zu thematisieren. Es obliegt dem Untersucher, die vordergründig genannten Symptome soweit wie möglich dem am besten erklärenden zugrunde liegenden Störungskonzept zuzuordnen.

Diagnostik

Zitat

„Für viele Menschen ist der Tag, an dem sie erstmals eine [psychiatrische] Diagnose erhalten, ein einschneidender, folgenschwerer Tag im Leben. Wurde sie richtig gestellt und beginnt damit eine wirkungsvolle Therapie, wird es ein großartiger Tag. Erfolgt die Diagnostizierung gleichgültig und ohne Anteilnahme, kann dies der Beginn eines endlosen Therapiealbtraums sein."

Frances 2013: 335 f.

2.26 Welche Verantwortung geht mit der Vergabe einer psychiatrischen Diagnose einher?

Die Psychiatrie trägt die Verantwortung, den Unterschied zwischen **behandlungsbedürftigen psychischen Verhaltensweisen** und **menschlicher Individualität** zu erkennen. Dieser Unterschied sollte auf übergeordneten humanitären und ethischen Prinzipien basieren. Psychiatrische Diagnosen definieren somit krankhafte Normabweichungen der menschlichen Psyche und menschlichen Verhaltens. Eine psychiatrische Diagnose sollte auf einer objektiven Norm der Psyche basieren, die jedoch nicht existiert. Die Norm der Psyche ist zudem abhängig vom jeweiligen kulturellen Kontext. Wird ein psychisches Merkmal offiziell als pathologisch definiert, erhält diese Verhaltensabweichung eine pseudoobjektive Wahrheit. So wurde Homosexualität durch die Weltgesundheitsorganisation (WHO) bis 1992 (ICD-9) als psychiatrische Krankheit definiert und hat damit zum Aufrechterhalten entsprechenden Unrechts grundlegend beigetragen.

Die Psychiatrie wird auch mit dem Schutz der Gesellschaft beauftragt, sie vor schädlichen Verhaltensweisen zu schützen, und mit entsprechenden Machtmitteln ausgestattet. Somit obliegt der Psychiatrie also sowohl die Bewertung von Norm und Abweichung als auch die Anwendung korrigierender Maßnahmen. Diese Maßnahmen können auch gegen den Willen der Betroffenen angewendet werden. Die Psychiatrie hat sich wiederholt schuldig gemacht, durch Normbestimmungen und korrigierende Interventionen Unrecht und Gewalt ausgeübt zu haben. Psychische Störungen sind jedoch verbreitet und real. Sie benötigen Konzepte (psychiatrische Diagnosen) und darauf basierende Therapien, welche die Betroffenen und ihre Umgebung angemessen schützen. Als wichtiges Kriterium für die Abgrenzung zwischen psychischer Krankheit und menschlichen Variationen des Erlebens und Verhaltens gilt, dass das psychische Leiden die eigenständige Lebensführung **deutlich** und **lang anhaltend** einschränkt.

2.27 Was ist ein diagnostischer Bias?

Wenn der Behandler einen bestimmten Verdacht hat, welche Diagnose zutrifft, ist seine Wahrnehmung oft auf Anzeichen eingeengt, die **dafür** sprechen. Je mehr sich die Hypothese in der Betrachtung des Behandlers konsolidiert, umso weniger offen ist er für Hinweise, die gegen die Diagnose sprechen. Es gibt zahlreiche andere relevante Verzerrungen („cognitive bias“) in der Sicht- und Denkweise von Therapeuten, die Diagnostik und Therapie maßgeblich beeinflussen – eine kontinuierliche Auseinandersetzung mit diesen Variablen ist zu empfehlen. Beispiele sind Effekte durch Empathie und freundschaftliche Gefühle, Überinterpretation von Mustern und Projektionen sowie Übertragung im psychotherapeutischen Sinne.

2.28 Was ist der Unterschied von Spezifität und Sensitivität in der Diagnostik?

Eine hohe **Spezifität** verspricht eine verlässliche Genauigkeit einer Diagnostik, die Kranken richtig zu identifizieren. Wer durch ein Verfahren mit einer hohen Spezifität eine positive Diagnose erhält, erfüllt mit hoher Wahrscheinlichkeit die zutreffende Diagnose. Die für eine hohe Spezifität erforderliche Verlässlichkeit der Befunde hat bei den meisten diagnostischen Methoden zur Folge, dass nicht alle Betroffenen identifiziert werden.

Eine hohe **Sensitivität** dagegen verspricht eine hohe Empfindlichkeit, jeden Betroffenen auch bei schwach ausgeprägten Symptomen zu erfassen. Die hohe Empfindlichkeit dieser Diagnostik führt meist dazu, auch Gesunde akzidentell als betroffen zu identifizieren.

2

2.29 Wie gut bilden die aktuellen psychiatrischen Diagnosesysteme die neurobiologische Realität ab?

Die aktuellen psychiatrischen Diagnosesysteme basieren nicht auf einer störungsspezifischen Neurobiologie, da diese nicht ausreichend bekannt ist. Psychiatrische Diagnosen sind „hilfreiche Konstrukte“ (Frances 2013), die auf Erfahrungen und klinischen Beobachtungen basieren. Die Neurobiologie des Gehirns und damit verbundener Erkrankungen ist nicht ausreichend verstanden. Mit zunehmenden Forschungsergebnissen zeigen sich die meisten psychiatrischen Diagnosen als eine recht heterogene Gruppe mit vielen Subtypen. Dies erklärt auch möglicherweise das sehr unterschiedliche Ansprechen von Patienten mit gleicher Diagnose auf die Therapie.

2.30 Ist die Benutzung der Online-Enzyklopädie Wikipedia zur psychiatrischen Diagnostik sinnvoll?

Nein. Wikipedia-Einträge sind nicht ausreichend geprüft. Die Einträge zitieren die ICD-10 oft ungenau und beziehen in der Regel keine Leitlinien mit ein. Zur Diagnosestellung *muss* die ICD-10 herangezogen werden.

Dennoch ist Wikipedia eine wertvolle Quelle in der Recherche über Erkrankungen. Die deutschen Einträge zum Thema Psychiatrie sind meist umfassend und vielfältig, sodass sie einen guten Ausgangspunkt darstellen, um die weitere Recherche in spezialisierten Datenbanken (z. B. PubMed) fortzusetzen. Die Querverweise lassen eine Recherche jeden Umfangs zu. Auch graue Literatur (= ungeprüfte Quellen heterogener Qualität, z. B. der Tagespresse) findet Eingang in die Texte der Online-Enzyklopädie. Die graue Literatur zu den einzelnen Themen lässt andere Aspekte zu Wort kommen als die psychiatrischen Standardwerke. Diese Freiheit stellt jedoch höhere Ansprüche an die kritische Prüfung der Texte durch den Nutzer.

2.31 Wie war die ICD-1 gestaltet?

Ein der aktuellen ICD-10 vergleichbarer Diagnosekatalog ICD-1 hat nie existiert. Die erste Ausgabe einer international akzeptierten Katalogisierung von Krankheitsbildern stammte aus einer Vereinheitlichung unterschiedlicher Todesstatistiken. Der erste wirklich global akzeptierte Katalog wurde als Ergebnis einer entsprechenden Konferenz im Jahr 1900 veröffentlicht *(International Classification of Death)*. Die Gesundheitsorganisationen des Völkerbundes beteiligten sich an der Erstellung der Revisionen. Mit der Ablösung des Völkerbundes durch die Vereinten Nationen (UN) fiel die ICD ab 1948 in die Zuständigkeit der Weltgesundheitsorganisation (WHO). Der erste zur Diagnostik verwendete Katalog, der auch zur Klassifikation von Krankheiten geeignet war und somit strukturell den ersten Vorläufer der ICD-10 darstellt, war die 6. Ausgabe der *International Statistical Classification of Diseases, Injuries and Causes of Death* (ICD-6) von 1949. Seither wurde die ICD mehrfach revidiert.

INFO

Was ist eine psychische Störung?

In der 5. Auflage des *Diagnostic and Statistical Manual of Mental Disorders* (DSM-5) wird auch eine allgemeine Definition für psychische Störung gegeben (S. 26):

„Eine psychische Störung ist als Syndrom definiert, welches durch klinisch signifikante Störungen in den Kognitionen, in der Emotionsregulation oder des Verhaltens einer Person charakterisiert ist. [...]

Psychische Störungen sind typischerweise verbunden mit bedeutsamem Leiden oder Behinderung hinsichtlich sozialer oder berufs-/ausbildungsbezogener und anderer wichtiger Aktivitäten."
Es wird jedoch darauf hingewiesen, dass normale Trauer und sozial abweichendes Verhalten (im politischen, sexuellen oder religiösen Sinne) keine psychische Störung darstellt.

2.32 Welche Aussagekraft hat eine psychiatrische Diagnose nach ICD-10 über die Lebensqualität und Funktionalität des betroffenen Patienten?

Die meisten ICD-10-Diagnosen treffen kaum eine Aussage über die tatsächliche Funktionalität des Betroffenen. Die Diagnose einer paranoiden Schizophrenie (ICD-10: F20.0) kann z. B. mit einer erhaltenen Fähigkeit der Alltagsbewältigung, aber auch mit einer vollständigen Invalidität einhergehen. Eine wichtige Kritik an der ICD-10 betrifft die fehlende Aussage über die Belastungen der Symptome und damit verbundenen Funktionalität der Betroffenen.

Das DSM-IV hat dazu eine Ebene eingeführt, die über die globale Funktionsfähigkeit des Patienten Auskunft gibt; diese mehrstufige Diagnostik wurde jedoch im DSM-5 wieder abgeschafft. Um zu Lebensqualität und Funktionalität Stellung zu nehmen, wie es z. B. in der rehabilitativen Medizin und Begutachtung wichtig ist, werden die ICF-Diagnosen der WHO benutzt. Diese sinnvolle Verschlüsselung ist in der allgemeinen Psychiatrie jedoch wenig bekannt. Eine weitere Möglichkeit ist der Einsatz von globalen Rating-Skalen als Zusatz zu den Diagnosen, die über die Aspekte Lebensqualität und Funktionalität Auskunft geben.

2.33 Welche „Macht" haben die ICD-10 und das DSM-5 über den Patienten?

Die Auswirkungen der diagnostischen Manuale sind in zahlreichen Aspekten für den Betroffenen bedeutend. Psychiatrische Diagnosen können die Betroffenen ein Leben lang in den unterschiedlichsten Bereichen begleiten. Neben der eigentlichen psychiatrischen Behandlung, haben sie auch unabhängig von der damit verbundenen Symptomatik bei Bekanntwerden möglichen Einfluss auf die Ausbildung, auf juristische Verfahren, Reisefähigkeit, den Arbeitsplatz und soziale Leistungen.

2.34 Welche Merkmale von psychischen Auffälligkeiten werden für die Definition einer Erkrankung genutzt?

- Spezifische Beschwerden (z. B. Stimmenhören, depressive Stimmung)
- Kombination und Summe der Beschwerden (z. B. mindestens 3 von 6 Merkmalen)
- Zeitdauer des Auftretens (z. B. mindestens 6 Monate)
- Schweregrad der Symptome (z. B. maßgeblich beeinflussend)

Alle Aspekte können im Rahmen von Revisionen der Klassifikationssysteme verändert werden, um die Schwelle für eine psychiatrische Diagnose in Abgrenzung zu normalem Verhalten zu senken oder zu heben.

2.35 Was bedeutet die dimensionale Verschlüsselung von Diagnosen?

Wenn der *Schweregrad* der Erkrankung oder eines Symptoms in der Diagnose angegeben wird, spricht man von einer dimensionalen Verschlüsselung. Häufiger ist die Angabe einer kategorialen Verschlüsselung, i. e. eine Definition durch einen Begriff als ausschließliche Beschreibung. In der ICD-10 ist die dimensionale Angabe nur an wenigen Stellen möglich, z. B. bei depressiven Episoden oder Intelligenzminderung (leicht, mittel und schwer). Für die meisten Diagnosen (z. B. Abhängigkeit, Schizophrenie und Angsterkrankungen) sind nur kategoriale Aussagen möglich (ja/nein). Das DSM-5 als revidiertes Diagnosesystem hat für viele Störungen die dimensionale Verschlüsselung eingeführt (z. B. Abhängigkeitserkrankungen oder als optionale Verschlüsselung für Persönlichkeitsstörungen).

2.36 Können Patienten für sich selbst eine passende psychiatrische Diagnose stellen?

Für viele schwerwiegende Erkrankungen können die Patienten selbst keine richtige Diagnose stellen. Zahlreiche psychiatrische Syndrome gehen mit einer Verzerrung der eigenen Wahrnehmung einher. Dies gilt vor allem für psychotische Syndrome, aber auch für Persönlichkeitsstörungen, Abhängigkeitserkrankungen, Anorexie, die Demenz und affektive Störungen (Manie). Unter diesen Bedingungen kann eine eigene Diagnosestellung fehlerhaft sein. Enge Bezugspersonen sind dagegen sensibel für Veränderungen, Störungen und Krisen. Daher gilt der durch den Patienten autorisierte Einbezug von Angehörigen als wichtiger Teil der Anamnese.

2.37 Was sind Pflegediagnosen?

Pflegediagnosen beschreiben Syndrome, die im Mittelpunkt der pflegerischen Versorgung von Patienten stehen. Sie sind Teil des Pflegeprozesses, basieren auf der pflegerischen Einschätzung und sollen das weitere Handeln bestimmen. Pflegediagnosen sind nicht verpflichtend in ihrer Anwendung, aber ein hilfreiches Konstrukt, um die Pflege zu strukturieren. Ein eigenes Klassifikationssystem der Krankenpflege kann dabei helfen, die typischen pflegerischen Probleme differenzierter in den Mittelpunkt der Arbeit zu stellen. Die Psychiatrie verwendet kein eigenes Pflegediagnose-System. Eine beeinträchtigte Kommunikation, soziale Isolation, Selbstverstümmelung, Machtlosigkeit, riskantes Verhalten oder Suizidalität sind Aspekte von Pflegediagnosen, die in der Psychiatrie häufig beschrieben werden.

2.38 Dürfen auch Nichtpsychiater Diagnosen aus dem Kapitel F der ICD-10 stellen?

Psychiater stellen am ehesten eine korrekte psychiatrische Diagnose. Andere ärztliche Fachdisziplinen sind autorisiert, psychiatrische Diagnosen zu stellen. Die Qualität der Diagnostik wird je nach Person, Erfahrung und Fachausrichtung als sehr heterogen beschrieben. Psychologen dürfen psychiatrische Diagnose stellen und liegen oft exakter als nichtpsychiatrische Ärzte. Pflegepersonen, Ergotherapeuten und Sozialarbeiter können aus ihrer Arbeit mit den Betroffenen Ärzten oft relevante Hinweise geben, die zu einer angemessenen Diagnose führen. Im professionellen Sinne können Mitarbeiter aus diesem Bereich keine Diagnose stellen, sollten aber in entsprechenden klinischen Konferenzen unbedingt gehört werden.

2.39 Was versteht man in der ICD unter Forschungskriterien?

Für Studien ist eine besonders valide Diagnosestellung notwendig. Dafür gibt es ein entsprechendes Manual, das die ICD-10-Kriterien sehr restriktiv auslegt. Ziel dieser Einschränkung ist eine möglichst hohe *Spezifität* der Diagnostik, um keine akzidentell falsch diagnostizierten Patienten in der entsprechenden Gruppe zu platzieren.

2.40 Welche Fehlerquellen sind in der psychiatrischen Diagnostik verbreitet?

- Einfluss von Drogen oder Medikamenten erschwert die korrekte Diagnosestellung
- Zeitmangel in der Diagnosestellung
- Verfrühte Diagnosestellung (unterhalb der geforderten Zeiträume nach ICD-10)
- Diagnose für psychisch nicht ausgereifte Patienten (z. B. durch intellektuelle Beeinträchtigung oder sehr junge Erwachsene)
- Falsche und/oder unvollständige Angaben durch den Patienten
- Mangelnde Kompetenz des klinischen Personals
- Kulturelle und sprachliche Barrieren
- Organische Genese der psychischen Beschwerden
- Konflikte mit dem Einweiser, dem Behandler und/oder den involvierten Institutionen
- Fehlerhafte Vorbriefe und Fremdanamnesen
- Spezialisierung des Behandlers auf bestimmte Beschwerden und/oder Therapien
- Noceboeffekte und selbsterfüllende Prophezeiungen („self-fulfilling prophecies“) nach einer fehlerhaften Diagnose

2.41 Welche wichtigen Veränderungen in der psychiatrischen Diagnostik haben sich durch das DSM-5ergeben?

Die Veränderungen im DSM-5 haben auch Auswirkungen auf die psychiatrischen Kliniken in Deutschland. Es kann erwartet werden, dass Veränderungen im DSM-5 einen relevanten Einfluss auf die Inhalte der noch in der Entwicklung befindlichen ICD-11 haben werden, die in naher Zukunft von der WHO verabschiedet werden soll. Im Folgenden werden ausgewählte Veränderungen vorgestellt:

- **Schizophrenie:**
  - Die Subtypen (paranoid, desorganisiert, kataton, undifferenziert, residual) wurden aufgrund unklarer Kriterien und fehlender therapeutischer Konsequenzen abgeschafft. Stattdessen werden die Kernsymptome der Schizophrenie in ihrer Ausprägung in einer zusätzlichen Achse eingeschätzt.
  - Katatonie: Die Katatonie wird als übergreifende diagnostische Entität unabhängig von der Grunderkrankung zusammengefasst. Dazu müssen 3 von 12 Kriterien eines katatonen Zustands festgestellt werden. Es spielt keine Rolle, ob eine psychotische, bipolare, depressive, andere oder nicht identifizierte Erkrankung die Katatonie verursacht hat.
  - Um eine Schizophrenie zu diagnostizieren, muss der Wahn nicht mehr als „bizarr“ eingeschätzt werden. Die Einschätzung bezüglich des Wahninhalts auf seine bizarren oder nicht bizarren Eigenschaften hat sich als zu subjektiv erwiesen. Zudem reicht *ein* Erstrangsymptom nach Schneider nicht mehr für eine Diagnose aus, nun sind *zwei* erforderlich.

- Eine schizoaffektive Psychose kann nur diagnostiziert werden, wenn erhebliche affektive Symptome für die meiste Zeit der symptomatischen Phase nach Auftreten von Kriterien einer Schizophrenie zu beobachten sind.

- **Affektive Störungen:**
  - Die Dysthymie wird als eigene Störung aufgelöst und den persistierenden/chronischen depressiven Störungen zugerechnet.
  - Die disruptive Affektregulationsstörung und die „premenstrual dysphoric disorder" stellen eigene Diagnosen dar. Die disruptive Affektregulationsstörung soll einer Überdiagnostik von bipolar-affektiven Störungen bei Kindern und Jugendlichen entgegenwirken.
  - Der Tod des Ehepartners wird als Auslöser einer Depression zugelassen. Dies gilt auch, wenn die Symptome in den ersten 2 Monaten nach dem Tod des Partners auftreten. Der vorherige Ausschluss dieses Kriteriums („bereavement exclusion") wurde nicht übernommen. Dem Tod des Partners wird damit ein zeitnah depressionsauslösender Effekt bei entsprechender Vulnerabilität zugesprochen.
- **Somatoforme Störungen und Hypochondrie:** Auflösung des Konzepts der Hypochondrie und Umwandlung in zwei neue Diagnosen: Krankheitsangststörung und somatische Belastungsstörung.
- **Angsterkrankungen:**
  - Zwangserkrankungen werden nicht mehr im Kapitel Angsterkrankungen aufgeführt, sondern in einem eigenen, neu geschaffenen Kapitel.
  - Die Panikstörung wird nicht mehr diagnostisch mit der Agoraphobie verknüpft. Somit wird die Spezifikation einer Panikstörung mit oder ohne Agoraphobie obsolet und durch zwei unabhängige Diagnosen ersetzt.
  - Selektiver Mutismus wird aufgrund der klinischen Beobachtung der vorhandenen Angst der betroffenen Patienten im Kapitel Angststörungen geführt.
- **Zwangsstörungen:**
  - Im neuen Abschnitt der Zwangserkrankungen finden neue Diagnosen Eingang: z. B. pathologisches Horten, Dermatillomanie (Hautzupfen und -quetschen), substanz-/medikamenteninduzierte Zwangsstörung.
  - Trichotillomanie wird unter Zwangsstörungen statt unter Impulskontrollstörungen geführt.
  - Die vorhandene oder nicht vorhandene Einsicht in die Sinnlosigkeit von Zwangshandlungen kann in ihrer Ausprägung der Diagnose hinzugefügt werden.
- **Belastungsstörungen** („trauma- and stressor-related disorders"):
  - Akute Belastungsreaktion: Die initiale, akute Reaktion auf ein belastendes Ereignis ist weiter gefasst worden. Damit wurde den individuell sehr unterschiedlichen Reaktionen auf belastende Geschehnisse Rechnung getragen.
  - Die Anpassungsstörung („adjustment disorder") wurde neu konzeptioniert. Sie soll nicht, wie bisher eine Zusammenfassung unterschiedlicher subklinischer Belastungsreaktionen darstellen. Das neue Konzept soll die Heterogenität, aber auch die Berechtigung als eigene Diagnose klarifizieren.
  - Die Kriterien der posttraumatischen Belastungsstörung (PTBS) wurden verändert. Insbesondere wurde die subjektive Beurteilung der Bedrohung eines Geschehnisses betont. Bisher wurde verlangt, dass das belastende Ereignis nur in objektiver Weise katastrophal und lebensbedrohlich ist. In der Klinik zeigte sich, dass die individuelle Wahrnehmung der Bedrohlichkeit die Entstehung einer PTBS besser beschreibt.

- **Intelligenzminderung:** Die diagnostische Einschätzung einer intellektuellen Beeinträchtigung gründet nicht mehr isoliert auf dem IQ, sondern auch auf der individuellen Adaptionsfähigkeit in verschiedenen Lebensbereichen.
- **Paraphilien:** Trennung der Paraphilie (Neigung) von der paraphilen Störung (schädigende Ausübung).
- **Transsexualität:** Einführung des Konzepts der Geschlechtsdysphorie für Menschen, die aufgrund ihrer geschlechtlichen Identität, die nicht der angeborenen biologischen entspricht, ein Leiden haben.

2.42 Was sind Ausschlussdiagnosen?

Eine Ausschlussdiagnose wird gestellt, wenn für ein bestimmtes Beschwerdebild alle sicher feststellbaren differenzialdiagnostischen Erkrankungen ausgeschlossen wurden. Ein Beispiel ist das chronische Müdigkeitssyndrom (Chronic-Fatigue-Syndrom).

2.43 Welchen möglichen Verzerrungen unterliegt eine psychiatrische Diagnose, die im Erstkontakt bei einem Patienten mit einer akuten Krise gestellt wird?

Ärztliche, insbesondere psychiatrische Hilfe wird meist nur in besonders belastenden Momenten des Lebens aufgesucht. Das präsentierte Bild kann dramatisch sein, und eine Diagnose wird vielmals zu rasch gestellt. In vielen Krisenfällen liegt keine psychiatrische Diagnose vor, sondern eine normale Reaktion auf besonders belastende Umstände. Die angemessene Reaktion kann in diesen Fällen pathologisiert werden. Dies bedeutet nicht, dass mit sofort notwendigen Maßnahmen gezögert werden darf.

Zitat

„Erst wenn der Staub sich gesetzt hat, wird die Diagnose gestellt."

Frances 2013: 309

2.44 Was sind sinnvolle Schritte, bevor eine psychiatrische Diagnose einer Krisensituation als gesichert gilt?

„Zum Schutz der Normalität" muss dem Patienten Zeit und Unterstützung gewährt werden, um die Krise überwinden zu können, ohne als psychisch krank bezeichnet zu werden. Im Einzelnen wird z. B. folgendes Prozedere über mehrere Sitzungen (1–6) empfohlen, um die Situation pragmatisch zu lösen:

1. Ausführliche Erhebung und Abklärung der Fakten, die zum Kontakt mit der Institution geführt haben
2. Klärung der vorhandenen Reaktion aus der möglichen Perspektive, es könne sich im vorhandenen Fall um eine angemessene Reaktion auf eine Krise handeln
3. Zuwarten
4. Minimale Intervention: Psychoedukation durch den Behandler, Mitgabe von geeignetem Informationsmaterial und Quellen
5. Kurzes therapeutisches Gespräch und, falls weiterer Bedarf notwendig ist, →
6. Stellung einer Diagnose und eigentliche Behandlung

2.45 Welchen Einfluss haben psychiatrische Diagnosen auf die Berufsausübung, den Versicherungsstatus und internationale Reisen der Betroffenen?

- **Berufsausübung:** Je höher die Verantwortung im Beruf, umso höher ist das allgemeine Interesse am Ausschluss psychischer Erkrankungen des Berufsausübenden. Zur Sorgfaltspflicht des Behandlers, der eine entsprechende psychiatrische Diagnose stellt, gehören die Kenntnis, Aufklärung und Dokumentation der spezifischen Konsequenz der gestellten Diagnose in Bezug auf den Beruf des Betroffenen. Der Bruch der Schweigepflicht ist eine Abwägungsentscheidung zwischen Schutz des Patienten und drohendem Gefährdungspotenzial.
- **Versicherungsstatus:** Bestimmte Versicherungen (z. B. Berufsunfähigkeitsversicherungen) schließen Leistungen für einige psychiatrische Diagnosen aus oder lehnen die Versicherung gänzlich ab. Bei Stellung der Diagnose und Beginn der Therapie sollte darauf hingewiesen werden.
- **Reisen:** Einige Staaten (z. B. die USA) verweigern die Einreise bei Angabe bestimmter psychischen Störungen. Das Mitführen von ärztlich verschriebenen Betäubungsmitteln, die für die Behandlung einer psychischen Erkrankung indiziert sein können, kann problematisch sein. Sedierende Medikamente, Amphetamine und Opiate (z. B. Benzodiazepine, Methylphenidat oder Methadon) dürfen nur mit einem aktuellen Arztbrief oder einem anderen offiziellen Dokument transportiert werden. Der verschreibende Arzt muss jeden Patienten über diese Risiken aufklären.

2.46 Welche Risiken haben psychiatrische Modediagnosen?

Vereinfachte Lösungsansätze oder pseudonaturwissenschaftliche Erklärungen haben Patienten über die gesamte Menschheitsgeschichte hinweg geschädigt. Seit Beginn der Psychiatrie als medizinische Disziplin sind zahlreiche Diagnosen aufgetaucht und wieder verschwunden, die in ihrer Zeit als bewiesen galten. Viele sogenannte Modediagnosen wurden durch eine vermeintliche naturwissenschaftliche Deutungshoheit gegen ihre Kritiker verteidigt. Auf der anderen Seite werden auch sinnvolle Diagnosekonstrukte immer wieder als „Verschwörungstheorien" infrage gestellt, sodass für Betroffene eine sehr unsichere Informationslage besteht. Für fast jede Haltung können entsprechende Quellen und Meinungen gefunden werden. Die angemessene Mitte zwischen Zeitgeist und Verschwörungstheorien zu finden verlangt insbesondere in der Psychiatrie große Anstrengungen.

2.47 Kann ein Psychiater für eine Begutachtung eines Asylgesuchs eine Homosexualität feststellen?

Nein. Homosexualität wurde mit Einführung des DSM-III 1980 als Diagnose aufgelöst. Es gibt in Asylanerkennungsverfahren bei verfolgten (sexuellen) Minderheiten in einigen Fällen eine Notwendigkeit, die sexuelle Orientierung des Betroffenen darzulegen. Ein Arzt in der Rolle des Behandlers von Erkrankungen ist jedoch nicht geeignet, die sexuelle Orientierung ohne Krankheitswert festzustellen. Ein Psychiater kann jedoch die psychischen Leiden einschätzen, die mit der persönlichen Sexualität des Betroffenen in Verbindung stehen. Zum Schutz des Betroffenen kann jedoch eine plausible Anamnese und Befunderhebung dazu beitragen, ein Leiden aus Gründen der Verfolgung wegen einer sexuellen Einstellung zu begründen.

2.48 Welche psychiatrischen Diagnosen sind mit sehr hoher und welche mit niedriger Stigmatisierung verbunden?

Grundsätzlich haftet allen psychiatrischen Diagnosen ein Stigma an. Für Suchterkrankungen, Psychosen/Schizophrenien und Paraphilien ist das Stigma in der Allgemeinbevölkerung am höchsten. Im professionellen Umfeld ist das Stigma für Persönlichkeitsstörungen am höchsten. Geringere Stigmatisierungen gehen mit Angsterkrankungen und Depressionen einher.

2.49 Welche Zusatzdiagnostik ist als Minimalstandard in der psychiatrischen Befunderhebung zu empfehlen?

Eine Zusatzdiagnostik muss alle möglichen organischen Ursachen der akuten Beschwerden ausschließen. Auch relevante Komorbiditäten und Laborparameter, die nicht primär im Zusammenhang mit den akuten Symptomen stehen, sollten eingeschätzt werden (z. B. die Gerinnungswerte von Patienten mit medikamentöser Gerinnungshemmung). Eine bildgebende Untersuchung des Kopfes wird bei allen Erstmanifestationen relevanter psychischer Beschwerden empfohlen. Die Zusatzdiagnostik richtet sich nach individuellen Beschwerden, vorbekannten Diagnosen und dem abzuklärenden psychischen Syndrom.

Wenn sich eine medikamentöse Behandlung abzeichnet oder bereits besteht, sind meist noch vor Einstellung ein EKG und eine Laboruntersuchung des venösen Blutes notwendig, um mögliche Nebenwirkungen und Komplikationen der Medikation im Verlauf beurteilen zu können.

2.50 Was ist eine Doppeldiagnose?

Dieser Begriff bezieht sich in der Psychiatrie spezifisch auf das gemeinsame Auftreten einer Psychose und einer Suchterkrankung.

2.51 Wie vollständig sollten somatische und psychiatrische Diagnosen in psychiatrischen Arztbriefen dokumentiert werden?

Alle vorbekannten psychiatrischen Diagnosen sollten angegeben werden. Dabei sollte auf „Copy-Paste“ verzichtet und stets erneut die Plausibilität der angegebenen Diagnosen kritisch geprüft werden. Somatische Diagnosen sollten dann aufgelistet werden, wenn eine entsprechende Medikation gegeben wird, die Erkrankung schwerwiegend ist oder einen Einfluss auf die psychiatrische Behandlung hat.

2.52 Warum existiert in der deutschen Psychiatrie (noch) keine etablierte diagnosebezogene Fallpauschalen-Abrechnung (DRG)?

DRGs („diagnosis-related groups“, diagnosebezogene Fallgruppen) sind pauschale Abrechnungssysteme, bei denen die Vergütung nicht nach therapeutischem Aufwand, sondern nach Diagnosen erfolgt. Der Gesetzgeber hat 2009 mit § 17d Krankenhausfinanzierungsgesetz die gesetzliche Pflicht geschaffen, für die Psychiatrie und Psychosomatik ebenfalls ein nationales pauschalierendes Vergütungssystem einzuführen.

Die Einführung des sogenannten **pauschalierenden Entgeltsystem Psychiatrie und Psychosomatik (PEPP)**, mit dem Kliniken seit 2013 freiwillig abrechnen können, ist umstritten. Bisher konnten psychiatrische Fälle nicht befriedigend in eine Operationalisierung „gezwungen" werden. Die einzelnen psychiatrischen Diagnosen in der aktuellen Klassifikation lassen auch bei Einteilung in Schweregrade nur begrenzt Aussagen über Verläufe und Inanspruchnahme des Gesundheitssystems zu. Eine mittelgradige PTBS (ICD-10: F43.1) kann in einigen ambulanten Psychotherapiestunden remittieren, aber auch einen mehrwöchigen stationären Aufenthalt beanspruchen, ohne zu remittieren. Behandlungen in der Psychiatrie können auch gegen den Willen des Patienten oder zum Schutz der Gesellschaft erfolgen, sodass sich die Behandlung in der Psychiatrie deutlich von anderen Disziplinen unterscheidet.

Der Druck im Gesundheitswesen ist hoch, die Psychiatrie in ein Pauschalisierungssystem einzubeziehen. Dazu haben die verantwortlichen Verbände die Entwicklung dem **Institut für das Entgeltsystem im Krankenhaus (GmbH)** übertragen. Die InEK entwickelt ein DRG-Konzept, das sich im fortgeschrittenen Stadium einer mehrjährigen Einführungs- und Konvergenzphase befindet. *„Das PEPP-Vorschlagsverfahren ermöglicht allen Beteiligten, sich konstruktiv an der Weiterentwicklung des pauschalierenden Entgeltsystems für psychiatrische und psychosomatische Einrichtungen zu beteiligen"* (www.gdrg.de/Aktuelles/PEPP-Vorschlagsverfahren_fuer_2019). PEPP beruht analog zu den DRGs auf Analysen von tagesbezogenen Durchschnittswerten. Es benutzt dabei die Diagnosegruppen nach ICD-10 in Kombination mit bis zu vier Schweregraden der Erkrankung. Das PEPP führt verweildauerabhängige degressive Tagessätze ein, um Liegezeiten zu reduzieren. PEPP schließt die forensische Psychiatrie aus.

2.53 Welche Kritik wird am PEPP-System ausgeübt?

Es werden trotz Anerkennung einer notwendigen Effizienz im Versorgungssystem mehrere Aspekte des weiterhin umstrittenen PEPP kritisiert. Folgende Argumente sind wiederholt von unterschiedlichen Stellen bemerkt worden:

- Sobald eine lange stationäre Liegedauer eines Patienten notwendig wird (so wie es für besonders schwer erkrankte Patienten oder chronisch Kranke gilt) werden die Tagespauschalen im Verlauf reduziert („*degressive* Entlohnung"). Somit werden insbesondere die bereits Benachteiligten noch weiter belastet und unattraktiv für Kliniken.
- Die Betreuung von besonders akuten Patienten, z. B. die 1:1-Betreuung von fixierten Patienten, gilt als nicht ausreichend entlohnt, sodass an dieser Stelle die angemessene Betreuung kompromittiert werden könnte. Es wird insgesamt bezweifelt, ob ein Pauschalisierungsmodell der Komplexität der Versorgung psychisch Kranker Rechnung tragen kann.

2.54 Können aus Daten von Online-Suchmaschinen und Browser-Protokollen die Diagnosen des betreffenden Benutzers erkannt werden?

Ja. Es werden zunehmend Erkennungssysteme entwickelt, die anhand von bestimmten Wörtern und Suchverhalten immer sicherer aussagen, ob ein Benutzer (einer Suchmaschine wie z. B. Bing oder Google) von bestimmten Diagnosen betroffen ist. Dies betrifft auch gesundheitliche Ereignisse wie z. B. eine Schwangerschaft oder einen Abort. In Kombination mit der IP-Adresse des Benutzers entfällt möglicherweise dessen Anonymität, sodass die Diagnosen oder Ereignisse bestimmten Personen zugeordnet werden können. Wenn einem Benutzer bestimmte Diagnosen zugeordnet wurden, lässt sich zudem das Verhalten im Internet vor der Diagnose und nach der Diagnose analysieren. Es konnte z. B. gezeigt werden, dass rechnerisch gestellte Herpes-Diagnosen mit häufigem Besuch von Dating-Seiten korrelieren. Aus dem Benutzerverhalten ergeben sich also u. a. Hinweise zu Risikofaktoren, Therapieauswahl und Krankheitsverlauf. Zudem können bei Verdacht auf Vorliegen bestimmter Diagnosen Modifikationen bei Angeboten an den Benutzer erfolgen, z. B. höhere Preise für ein online erfragtes Krankenversicherungsangebot.

2.55 Welche Maßnahmen sind zu empfehlen, wenn ein Patient seine Diagnose nicht akzeptiert?

Der überspitzte Spruch „7 Ärzte, 7 Diagnosen" trifft auch für die Psychiatrie zu. Wenn ein Patient seine psychiatrische Diagnose ablehnt, sollte genauer gefragt werden, welche ICD-10-Kriterien der Diagnose für den Betreffenden nicht nachvollziehbar sind. Ein Tagebuch, in dem die Symptome, ihre Auslöser und Auswirkungen auf den Alltag über einen längeren Zeitraum aufgezeichnet werden, ist eine Methode, um die Beschwerden im Verlauf zu erfassen. Ein Aushändigen der Kriterien oder der Hinweis auf professionelle Ressourcen für Patienten ist sinnvoll. Die Empfehlung, eine weitere Meinung von anderen Kollegen einzuholen, kann Transparenz und Vertrauen stärken (vgl. Frances 2013: 321 ff.).

2.56 Existieren psychische Beschwerden, die nicht sinnvoll einem Syndrom oder einer Diagnose zugeordnet werden können?

Ja. Dies gilt insbesondere für Patienten, die besonders unterschiedliche und wechselhafte Beschwerden aufweisen. Hier kann insbesondere die Längsschnittbeobachtung zur Klärung beitragen.

2.57 Wann sollte eine psychiatrische Diagnose neu bewertet werden?

- Eine anhaltende kritische Prüfung der vorhandenen Diagnosen sollte während des gesamten Verlaufs der Beschwerden erfolgen, ohne jedoch damit den Betreffenden zu verwirren.
- Bei relevanten Hinweisen, dass die Diagnose falsch/unvollständig gestellt wurde.
- Bei Therapieresistenz nach optimalem Ausschöpfen aller angemessenen Optionen.

INFO

Leitlinien

„Medizinische Guidelines sind evidenzbasierte Aussagen und Empfehlungen in Bezug auf einen definierten diagnostisch-therapeutischen Bereich, welche zur Optimierung der Patientenbehandlung beitragen sollen."

Hostettler et al. (2014)

2

2.58 Sind Leitlinien rechtlich bindend?

Nein. Leitlinien haben einen empfehlenden Charakter. In einigen Fällen (z. B. Hirntoddiagnostik) hat der Gesetzgeber die Leitlinien verbindlich gestaltet.

PRAXISTIPP

Quellen für Leitlinien

Die Arbeitsgemeinschaft der Wissenschaftlichen Medizinischen Fachgesellschaften e. V. (AWMF) verwaltet die verfügbaren deutschen Leitlinien aller medizinischen Fachrichtungen. Sie sind unter http://awmf.org abrufbar.

2.59 Gibt es auch Leitlinien der Psychiatrie, die an Patienten gerichtet sind?

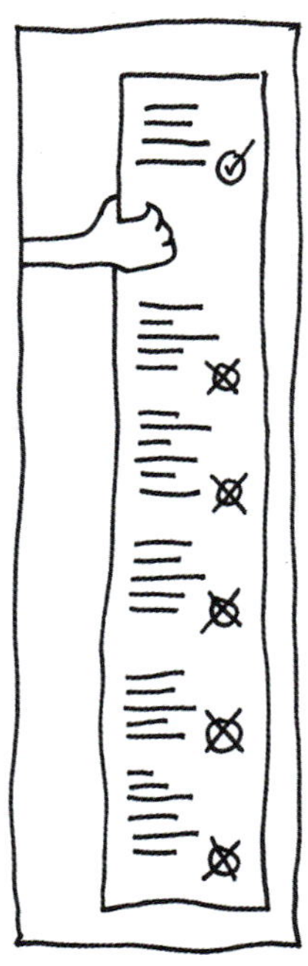

Ja. Bei Drucklegung existieren vier spezifische psychiatrische Leitlinien der AWMF (für unipolare Depressionen, posttraumatische Belastungsstörung, Angst- und Essstörungen), die explizit an Patienten und ihre Bezugspersonen gerichtet sind. Zur Versorgung von somatoformen Störungen, Müdigkeit und Schmerzen wurden ebenfalls Leitlinien für Patienten erstellt. Sie sind unter der Rubrik „Service/Patienteninformationen" auf der Website der AWMF abrufbar (→ Praxis). Während die spezifischen psychiatrischen Leitlinien unter „Psyche" subsumiert sind, werden die anderen Veröffentlichungen unter „Sonstige Krankheitsbilder" gelistet.

Quellen

American Psychiatric Association. Diagnostisches und statistisches Manual psychischer Störungen – DSM-5®. Bern: Hogrefe 2014.

Berger M. Psychische Erkrankungen: Klinik und Therapie – enhanced ebook. München: Elsevier Urban & Fischer 2015.

Brown JL. Communication pitfalls of traditional history and physical write-up documentation. Adv Med Educ Pract 2016; 8: 37–41.

Dilling H, Freyberger HJ. Taschenführer zur ICD-10-Klassifikation psychischer Störungen. Bern: Huber 2012.

Frances A. NORMAL: Gegen die Inflation psychiatrischer Diagnosen. Köln: DuMont 2013.

Hostettler S et al. Guidelines – Qualitätsmerkmale erkennen. Schweizerische Ärztezeitung 2014; 95(3): 45–51.

Leber WD, Neubert O. Vergütung für die Psychiatrie. Auszug aus: GKV-Lesezeichen 2014; www.wulf-dietrich-leber.de/files/2017-01/gkv-lesezeichen-2014-leber-neubert-verguetung-fuer-die-psychiatrie.pdf (letzter Zugriff: 2.1.2018).
Mackensen L. Reclams etymologisches Wörterbuch der deutschen Sprache. Stuttgart: Reclam 1966.
McLaughlin JE. Reducing diagnostic bias. J Mental Health Couns 2002; 24(3): 256.
Mullin R. A brief history of ICD-10-PCS. J AHIMA 1999; 70(9): 97–98; www.taco-macc.edu/userfiles/servers/server_6/file/him/him240/unit1/briefhistoryoficd10pcs.pdf (letzter Zugriff: 11.12.2017).
Saß H et al. Diagnostisches und statistisches Manual psychischer Störungen-DSM-IV. Deutsche Bearbeitung u. Einleitung von H. Sass, H.-U. Wittchen, M. Zaudig. Göttingen: Hogrefe 1996.
Scherer J, Kuhn K. Die Forschungskriterien der ICD-10. In: Scherer J, Kuhn K (Hrsg.). Angststörungen nach ICD-10. Darmstadt: Steinkopff 2002, S. 67–98.
Vollmann J. Das neue pauschalierende Entgeltsystem PEPP. Nervenarzt 2014; 85(11): 1410–1418.
Yom-Tov E, et al. Automatic identification of Web-based risk markers for health events. J Med Internet Res 2015; 17(1): e29.

3 Organische psychische Störungen

Jan Reuter

Einführung

3.1 Wie werden organische psychische Störungen kategorisiert?

Die ICD-10 teilt organische psychische Störungen (OPS) unterschiedlich ein, z. B. ätiologisch (z. B. Alzheimer-Demenz, Schädel-Hirn-Trauma, alkoholbedingt) oder phänomenologisch (z. B. organische Angststörung oder Halluzinose). Eine wichtige Unterscheidung bezieht sich auf den zeitlichen Verlauf der Beschwerden. Plötzliche oder innerhalb von Stunden einsetzende organisch bedingte psychische Störungen werden zu den **akuten OPS** gerechnet. Prozesse, die sich über Tage bis Jahre entwickeln, gehören zu den **chronischen OPS**. Akute OPS können unmittelbar lebensbedrohlich sein (Apoplex, Enzephalitis) und bedürfen stets einer raschen diagnostischen Einordnung und therapeutischen Intervention.

3.2 Wie eindeutig ist der Begriff organische psychische Störung?

Der Begriff ist nicht sehr eindeutig; er beschreibt psychische Störungen, die durch organische Veränderungen des Gehirns verursacht werden. Er wird meist für organische Störungen verwendet, die mit so ausgeprägten gewebsstrukturellen Veränderungen (z. B. Tumor, Infekt, Apoplex, Schädel-Hirn-Trauma) einhergehen, dass die organische Ursache der Hirnfunktionsstörung offensichtlich ist.

Genau genommen ist **jede** psychische Störung einem hirnorganischen Prozess zuzuordnen. Die Forschung kann jedoch derzeit häufig die subtilen und komplexen organischen Veränderungen vieler psychiatrischen Störungsbilder (z. B. Depression oder Psychose) nicht vollständig erfassen, sodass diese Störungen nicht einer organischen Ursache im engeren Sinne zugeordnet werden. Neben der Grundlagenforschung sind jedoch verbesserte bildgebende Verfahren bei zunehmender Rechenkraft von computergestützten Analysen vielversprechende Ansätze, um die neurophysiologischen Zusammenhänge bei psychiatrischen Erkrankungen sukzessive aufzudecken.

3.3 Was weist bei psychischen Störungen auf eine organische Genese hin?

- Auffällig sind Erstmanifestationen von psychischen Symptomen, die nicht dem typischen Alter für die jeweilige psychische Erkrankung entsprechen („zu früh – zu spät"). So sind z. B. erstmalig festgestellte psychotische Symptome bei einem 64-jährigen Mann häufiger einer organischen Psychose zuzuordnen als entsprechende Symptome bei einem Patienten mit 21 Jahren. Dies entbindet den Untersucher jedoch nicht von der Pflicht, eine organische Genese bei **jeder** relevanten Erstmanifestation psychiatrischer Beschwerden abzuklären.

- Richtungweisend für eine organische Genese sind auch neu aufgetretene psychische Beschwerden, die mit neurologischen oder somatischen Symptomen in Zusammenhang stehen (z. B. plötzliche Affektinstabilität in Kombination mit einer Anisokorie).

PRAXISTIPP

Organische Genese ausschließen

Für Erstmanifestationen psychischer Beschwerden oder atypische Verläufe psychischer Erkrankungen muss stets eine organische Genese ausgeschlossen werden.

3.4 Welche ist die häufigste chronische organische psychische Störung?

Demenzielle Syndrome sind die häufigsten **chronischen** organischen psychischen Störungen. Vaskuläre Schäden, entzündliche Prozesse, Proteinablagerungen und deren Interaktionen führen zum progredienten Neuronenverlust und zum Verfall der psychischen Fähigkeiten. Nach einem Schädigungsgrad, der die sogenannte Reservekapazität überschreitet, kommt es zu klinischen Symptomen, die zuerst als „mildes kognitives Defizit" und bei Progredienz als demenzielles Syndrom bezeichnet werden. Demenzen sind ein chronisch-progredientes und meist irreversibles organisches psychisches Störungsbild. In Deutschland leiden über 1,2 Mio. Menschen an einer Demenz.

INFO

Delir

Das häufigste **akute** organische psychische Störungsbild ist das Delir. Delire sind definiert als akute Bewusstseinsstörungen. Es existieren hyperaktive, hypoaktive („stille") oder gemischte Delire. Delire fluktuieren, sodass es Zeitphasen mit normalem Bewusstsein und unauffälligen Befunden geben kann, die sich nachts wieder deutlich verschlechtern. Ein Delir geht häufig mit psychomotorischer Unruhe (Nesteln), Agitation und Angst, erhöhter Suggestibilität, Schlaf-Wach-Rhythmus-Verschiebungen sowie quantitativen (Vigilanz) und qualitativen (z. B. Störungen von Denken und Handeln) Bewusstseinsstörungen einher. Delire können zu Stürzen und anderen Unfällen führen und benötigen ein engmaschiges Monitoring und Betreuung.

Demenzielle Syndrome

3.5 Beschreibt der Begriff „Demenz" im wörtlichen Sinne das Krankheitsbild richtig?

Der Begriff „Demenz" ist von lat. „mens" (Geist) abgeleitet. In Kombination mit der lat. Präposition „de" (weg, fehlend) bedeutet Demenz also „ohne Geist". Ein Syndrom, das mit einem progredienten Verlust geistiger Fähigkeiten einhergeht, kann passend als Demenz beschrieben werden.

3.6 Welches sind häufige Formen der Demenz?

Die Alzheimer-Demenz, die vaskuläre Demenz und die gemischte Demenz haben die höchste Prävalenz. Die Lewy-Body-Demenz, die Demenz beim Morbus Parkinson und die frontotemporale Demenz sind seltener, aber verbreitet.

3.7 Welche Schwierigkeiten ergeben sich bei der Differenzierung der einzelnen Demenzformen?

Die klinischen Bilder der einzelnen Demenzformen überschneiden sich vielfach. Die individuellen Symptome innerhalb einer spezifischen Demenzform können unterschiedlich betont sein. Die meisten Demenzformen sind Ausschlussdiagnosen. Apparative Diagnostik und Biomarker können eine spezifische Demenzdiagnose wahrscheinlicher machen, aber nicht sichern. Erst postmortale Analysen erlauben in einigen Fällen eine genauere diagnostische Beurteilung. Oft liegen Mischformen vor, vor allem der Alzheimer- und vaskulären Demenz. Ein hohes Alter ist oft mit Komorbidität und Polypharmazie assoziiert, was eine eindeutige diagnostische Zuordnung der Symptomatik erschwert. Diese Komplexität trägt auch zu der großen Streubreite von Studienergebnissen bei, sodass viele epidemiologische Kennzahlen zu den einzelnen Demenzsyndromen ungenau sind.

PRAXISTIPP

Differenzialdiagnostik der Demenz

- Eine **Depression** unterscheidet sich von der Demenz dadurch, dass die Symptome nicht bagatellisiert, sondern beklagt werden: „Ich bin so vergesslich." Demenz und Depression sind jedoch häufig als komorbide Erkrankungen vorhanden.
- Ein **Delir** ist eine plötzliche Bewusstseinsveränderung im Gegensatz zur schleichenden im Rahmen einer Demenz. Ein Delir bei Demenz ist häufig.
- **Schwergradig ausgeprägte Psychosen im Residualzustand** sind klinisch oft sehr ähnlich und sind anamnestisch auszuschließen.

3.8 Wie unterscheiden sich die Symptome der Alzheimer-Demenz von denen der vaskulären Demenz?

Die Alzheimer-Demenz weist durch kontinuierliche Degenerationsprozesse eine schleichende und kontinuierliche Progredienz der Symptome auf, die vaskuläre Demenz durch rezidivierende vaskuläre Blutungen eine stufenweise Verschlechterung. Primäres Leitsymptom der Alzheimer-Demenz ist die Merkfähigkeitsstörung. Die Symptome der vaskulären Demenzen liegen in der Lokalisation der vaskulären Schädigungen begründet. Je nach Ort der Schädigung liegen unterschiedliche Syndrome mit psychischen Auffälligkeiten und neurologischen Herdzeichen vor. Subkortikale Schäden (subkortikale arteriosklerotische Enzephalopathie) verursachen unterschiedliche kognitive, affektive, zirkadiane und vegetative Symptome. Beispiele für mögliche Symptome sind intellektuelle Nivellierung, Affektinkontinenz, Depressionen, Verhaltensauffälligkeiten, allgemeine Verlangsamung, Antriebsverlust und nächtliche Unruhe. In Kombination mit diesen Symptomen zeigen sich oft Gangstörungen (breitbeinig-unsicher) und Blasenstörungen (Harndrang und Inkontinenz). Schäden im kortikalen Bereich sind den Symptomen der Alzheimer-Demenz ähnlicher und zeigen sich in reduzierten kognitiven Fähigkeiten und defizitären exekutiven Funktionen.

3.9 Wie häufig ist die Alzheimer-Demenz im Vergleich zur vaskulären Demenz?

Die Leitlinie (2016) zitiert Studien, die zeigen, dass eine reine vaskuläre Demenz nur bei ca. 10 % aller Demenzerkrankten vorliegt, während es sich bei 16–24 % um

Mischformen handelt und bei ca. 80 % um eine Alzheimer-Demenz. Andere Studien veranschlagen die Prävalenz der Alzheimer-Demenz innerhalb der Demenzformen auf 50–70 %.

3.10 In welcher Altersgruppe leidet bereits ca. ein Viertel aller Menschen an einem demenziellen Syndrom?

Die in der Leitlinie (2016) zitierte Metaanalyse schätzt, dass ca. 25 % aller Menschen zwischen 85 und 89 Jahren an einem demenziellen Syndrom leiden. Für Menschen > 90 Jahre wird die Punktprävalenz auf ca. 25–50 % geschätzt.

3.11 Wie viele Menschen in Deutschland leiden an einer Demenz?

Für Deutschland sind Schätzungen zufolge insgesamt ca. 1,2–1,4 Mio. Menschen von Demenz betroffen.

3.12 Wie definiert ICD-10 die Alzheimer-Demenz?

Die ICD-10 benutzt eine syndromale und deskriptive Definition der Ausschlussdiagnose Alzheimer-Demenz (AD): *„Die AD ist eine primär degenerative zerebrale Krankheit mit unbekannter Ätiologie und charakteristischen neuropathologischen und neurochemischen Merkmalen. Sie beginnen meist schleichend und entwickeln sich langsam, aber stetig über einen Zeitraum von mehreren Jahren.“* Für eine endgültige Diagnose sind folgende Merkmale notwendig:

1. Vorliegen einer Demenz [sic]
2. Schleichender Beginn mit langsamer Verschlechterung. Während sich der Beginn gewöhnlich nur schwer ganz genau feststellen lässt, kann die Erkenntnis, dass Defizite vorliegen, bei Dritten plötzlich auftreten. Im weiteren Verlauf kann ein Plateau erreicht werden.
3. Fehlen klinischer Hinweise oder spezieller Untersuchungsbefunde, die auf eine System- oder Hirnerkrankung hinweisen, die eine Demenz verursachen können.
4. Fehlen eines plötzlichen apoplektischen Beginns oder neurologischer Herdzeichen wie Hemiparese, Sensibilitätsverlust, Gesichtsfeldausfällen und Koordinationsstörungen in der Frühphase der Krankheit (solche Phänomene können jedoch später hinzukommen).

3.13 Nach welchen Kriterien werden vaskuläre Demenzen in der ICD-10 kategorisiert?

Die ICD-10 teilt die vaskulären Demenzen (F01) nach ihrem zeitlichen Verlauf und dem Ort der vaskulären Schädigung ein. Die **vaskuläre Demenz mit akutem Beginn** (F01.0) *„entwickelt sich gewöhnlich plötzlich nach einer Reihe von Schlaganfällen als Folge von zerebrovaskulärer Thrombose, Embolie oder Blutung. In seltenen Fällen kann eine einzige massive Infarzierung die Ursache sein“* (ICD-10). Wenn die vaskuläre Demenz langsamer eintritt, aber ebenfalls multiple Infarzierungen vorliegen, spricht man von einer **Multi-Infarkt-Demenz** (MID) (F01.1). Ist der vaskuläre Schaden auf die Marklager der Hemisphären beschränkt, liegt eine **subkortikale Demenz** (SAE) (F01.2) vor. Klinisch häufiger ist jedoch eine Schädigung, die zusätzlich zu subkortikalen Bereichen auch kortikale Schäden einbezieht (F01.3).

3.14 Ist die Demenz ein neurologisches oder ein psychiatrisches Krankheitsbild?

Bei der Demenz handelt es sich um ein Krankheitsbild mit psychiatrischer und oft zusätzlicher neurologischer Symptomatik. Die Versorgung von Demenzkranken erfolgt vor allem durch private und professionelle Pflege. Gerontopsychiatrische Stationen sind spezialisiert in der stationär-klinischen Versorgung von Demenzpatienten. Die ärztliche Behandlung richtet sich nach der Leitsymptomatik (z. B. Aphasie vs. Apathie) und nach den Begleiterkrankungen (z. B. Parkinson oder Depression). Die Prävention oder Verzögerung von demenziellen Syndromen, insbesondere von Hypertonie und anderen Symptomen des metabolischen Syndroms werden durch Hausärzte geleistet.

3.15 Wie unterscheidet sich die Alzheimer-Demenz mit frühem und spätem Beginn?

Eine Alzheimer-Demenz mit Auftreten vor dem 65. Lebensjahr wird als **Alzheimer-Demenz mit frühem Beginn** (G30.0+) verschlüsselt. Sie verläuft rascher als die späte Form und geht mit *„deutlichen und vielfältigen Störungen der höheren kortikalen Funktionen“* einher (ICD-10). Die **Alzheimer-Demenz mit spätem Beginn** (G30.1+) tritt nach dem 65., meist in den späten 70er-Jahren oder danach auf, hat eine langsamere Progredienz und Gedächtnisstörungen als Hauptmerkmal (ICD-10). Für die frühe Alzheimer-Demenz wird eine erhöhte Erblichkeit angenommen. In Bezug auf Diagnostik und Therapie macht die Leitlinie (2016) für die beiden Formen keine Unterschiede.

3.16 Welchen Einfluss hat der Blutdruck auf eine demenzielle Entwicklung?

Eine chronische Hypertonie ist als ein relevanter Risikofaktor für eine vaskuläre, aber auch für eine Alzheimer-Demenz bekannt. Bluthochdruck schädigt die zerebralen Gefäße mit der Folge lakunärer Infarkte und somit von Gewebsschäden in der grauen und weißen Substanz. Hypertonie kann jedoch auch ohne Infarzierung zu zerebralen Schäden und Demenz führen. Eine Hypothese zur Pathogenese der vaskulären Demenz postuliert die nachlassende Flexibilität der zerebralen Gefäßwände als mögliche Ursache.

Für die Alzheimer-Demenz werden durch Hypertonie verursachte inflammatorische Prozesse, oxidativer Stress und Ausschüttung vasoaktiver Substanzen als mögliche Ursachen einer zerebralen Gefäßschädigung gesehen. Somit ist eine Blutdruckreduktion bei erhöhten Werten eine wichtige Prävention hinsichtlich kognitiver Defizite. Die Einstellung liegt jedoch im Spannungsfeld zwischen zu hohen und zu niedrigen Werten. Hohe Werte erhöhen das Demenzrisiko. Wird der Blutdruck jedoch zu weit gesenkt, führt die verminderte zerebrale Perfusion ebenfalls zu Einschränkungen der kognitiven Leistungsfähigkeit. Eine eindeutige Empfehlung der Zielwerte basiert auf Expertenmeinungen und bleibt umstritten.

MERKE

Bluthochdruck als Risikofaktor für demenzielle Syndrome

Chronisch erhöhte systolische Werte im mittleren Erwachsenenalter erhöhen bereits das Risiko einer kognitiven Schädigung im höheren Alter. Ein zusätzlich vorliegendes metabolisches Syndrom erhöht das Risiko einer demenziellen Entwicklung noch weiter.

3

3.17 Kann Alkohol eine Demenz verursachen?

Ja, aber die Auswirkungen von Alkohol auf das Gehirn sind komplex, teilweise reversibel und Gegenstand anhaltender Diskussion. Kognitive Folgeschäden des ZNS durch Alkohol werden allgemein als „Alcohol Related Dementia" (ARD) umschrieben. Eine eigenständige Diagnose einer Alkoholdemenz gibt es jedoch nicht. Alkohol führt zur globalen Atrophie des Gehirns und verursacht somit sehr unterschiedliche Störungen des ZNS. So kann z. B. eine Störung des Zerebellums mit motorischen Symptomen auftreten, ebenso wie das Wernicke-Korsakow-Syndrom mit den charakteristischen Gedächtnisproblemen. Besonders häufige kognitive Defizite, die durch chronischen Alkoholkonsum verursacht werden, sind mnestische Defizite und Störungen der Exekutivfunktionen.

Je nach Trinkverhalten sind die unterschiedlichen alkoholbedingten zerebralen Syndrome potenziell reversibel und unterliegen einer dynamischen Veränderung. Die unterschiedlichen Störungen können sich überlappen und potenzieren. Eine alkoholbedingte Reduktion der Neuronenzahl reduziert die zerebrale Reservekapazität, die einen protektiven Faktor gegen ein demenzielles Syndrom darstellt. Die nicht immer mögliche Abgrenzung und häufig bestehende Fluktuation der unterschiedlichen alkoholverbundenen Störungsbilder des ZNS sind ein limitierender Faktor für die sichere Zuordnung und Diagnostik in Klinik und Forschung.

3.18 Welches sind die wirksamsten präventiven Maßnahmen gegen eine Alzheimer-Demenz?

Gesunde Ernährung und Bewegung gelten als relevante beeinflussbare Variable, um die Entwicklung einer Alzheimer-Demenz zu verzögern. Ernährung, soziale Bindungen und Bewegung wirken sich maßgeblich auf die Gesundheit der Gefäße aus, was nicht nur die vaskuläre, sondern auch die Alzheimer Demenz beeinflusst. Hypertonie, Übergewicht, diabetogene Stoffwechsellage und ein dysregulierter Fettstoffwechsel gelten hingegen als Risikofaktoren für die vaskuläre und die Alzheimer-Demenz.

3.19 Welche Demenz hat bereits den Beginn im mittleren Lebensalter als pathognomonisches Merkmal?

Eine frühe Form (Beginn zwischen dem 45. und 65. Lebensjahr) der Demenz ist die **frontotemporale Demenz** (FTD). Die ältere und obsolete Bezeichnung der FTD ist **Morbus Pick.** Innerhalb der Gruppe der Demenzen wird ihre Prävalenz auf ca. 20 % geschätzt. Die FTD bezeichnet eine Demenzform, bei der die Degeneration präfrontaler und temporaler Hirnareale im Vordergrund steht. Die Diagnose wird durch Darstellung einer Atrophie dieser Areale im MRT oder CT gesichert. Typische Symptome der FTD sind Defizite der exekutiven Funktionen (z. B. Abstraktionsfähigkeit, vorausschauende Handlungsplanung und kognitive Flexibilität, Affekt- und Impulskontrolle), aber auch des Gedächtnisses und Antriebs. Diese Defizite können zu sozial unangemessenem Verhalten, impulsiven Handlungen, Apathie und Verlust von Empathie führen.

Psychomotorisch zeigt sich oft perseverierendes, stereotypes oder zwanghaftes Verhalten und Hyperoralität. Die Symptome treten mit schleichendem Beginn und steter Progredienz auf. Das Beschwerdebild geht oft mit tiefgreifenden Veränderungen der Persönlichkeit einher, die für Betroffene und ihr Umfeld eine besondere Belastung darstellt. Die FTD wird oft als Alzheimer-Demenz oder eine andere psychiatrische Störung verkannt. Im Unterschied zur Alzheimer-Demenz sind das episodische Gedächtnis und visuell-räumliche Leistungen (prüfbar im Uhrentest) relativ unbeeinträchtigt. Die FTD führt nach 2–20 Jahren (Durchschnitt 8 Jahre) zum Tod.

3.20 Kann eine Demenz ansteckend sein?

Für seltene Formen von demenziellen Syndromen: ja. Prionen können demenzielle Syndrome verursachen, die übertragbar sind. Als erste Prionenerkrankung wurde im Jahr 1961 **Kuru** entdeckt. Die als transmissible spongiforme Enzephalopathie (TSE) bezeichnete Erkrankung trat endemisch ausschließlich bei den Mitgliedern des Volksstamms der Fore (Papua-Neuguinea) auf. Die Übertragung infektiöser Eiweißpartikel (i. e. Prionen) erfolgte durch den ritualisierten Verzehr von Gehirnen Verstorbener. Diese Spezifität des Übertragungsweges half dabei, den Erreger zu identifizieren. Mit dem Verschwinden des rituellen Kannibalismus verschwand auch die Kuru. Die klinische Relevanz der Störung ist somit nicht mehr vorhanden, die Entdeckung von infektiösen Prionen ist jedoch ein Meilenstein der Medizin und wurde mit dem Nobelpreis bedacht. Andere übertragbare Prionenkrankheiten, die demenzielle Syndrome verursachen können, sind z. B. Formen der Creutzfeld-Jakob-Krankheit, Scrapie (Paraplegia enzootica) oder die bovine spongiforme Enzephalopathie (BSE; „Rinderwahn").

3.21 Was sind wichtige Unterschiede zwischen der Lewy-Body-Demenz und der Alzheimer-Demenz?

1. Die Lewy-Body-Demenz ist die zweithäufigste neurodegenerative Form einer Demenz. Sie wird nach intrazellulären Proteinablagerungen (Lewy-Bodies) benannt, welche die Funktionen der betroffenen Zellverbände kompromittieren. Charakteristische Symptome sind fluktuierende kognitive Symptome, Halluzinationen und Parkinson-ähnliche Beschwerden. Die kognitiven Defizite der Lewy-Body-Demenz sind im Unterschied zur Alzheimer-Demenz nicht auf die Gedächtnisleistung konzentriert, sondern zeigen sich in reduzierter Aufmerksamkeit, Konzentration und Vigilanz.
2. Visuelle Halluzinationen, die bei der Lewy-Body-Demenz häufig vorkommen und mit wahnhaften Symptomen und Angst einhergehen können, gehören nicht zu den typischen Symptomen der Alzheimer-Demenz.
3. Als drittes Unterscheidungsmerkmal zeigt die Lewy-Body-Demenz Parkinson-ähnliche motorische Störungen mit Synkopen und Stürzen.

3.22 Welcher prozentuale Anteil der an Parkinson Erkrankten leidet an Demenz?

Die Punktprävalenz einer Demenz bei Morbus Parkinson liegt bei ca. 20–40 %.

3.23 Was sind typische Zeichen einer Parkinson-assoziierten Demenz?

Wenn ein Patient mit gesichertem Morbus Parkinson langsam progrediente Defizite in mehr als einer kognitiven Domäne aufweist (die schließlich so ausgeprägt sind, dass es zu Einschränkungen im täglichen Leben kommt), kann eine Parkinson-assoziierte Demenz vorliegen. Die einzelnen kognitiven Funktionen, von denen mehr als eine betroffen sein muss, umfassen Aufmerksamkeit, exekutive Funktionen, visuell-räumliche Funktionen, Gedächtnis und Sprache. Der Affekt kann depressiv gefärbt sein, der Antrieb apathisch, es können (meist paranoid gefärbter) Wahn und (am ehesten visuelle) Halluzinationen auftreten. Die beobachteten Defizite dürfen nicht motorischen oder autonomen (z. B. Pollakisurie und Dranginkontinenz) Symptomen zuzuordnen zu sein.

3.24 Welche diagnostischen Basismaßnahmen sind zur Abklärung eines demenziellen Syndroms stets indiziert?

Die sichere Diagnose einer Demenz ist ein vielschichtiger Prozess, auch wenn die Leitsymptomatik oft eine eindeutige Verdachtsdiagnose zulässt. Anamnese und Befund umfassen unterschiedliche Disziplinen und ergeben meist nur eine Ausschlussdiagnose. Die Diagnostik wird in Basismaßnahmen und Zusatzdiagnostik (je nach Indikation) unterteilt. Eine diagnostische Abklärung einer Demenz kann auch durch einen Hausarzt erfolgen, der durch die langjährige Kenntnis eines Patienten die fehlende gerontopsychiatrische Spezifizierung ausgleichen kann.

Zur **Basisdiagnostik** einer Erstdiagnose eines demenziellen Syndroms gehören:

- **Eigen-, Familien- und Fremdanamnese:** Erfassen des Erstsymptoms, des Verlaufs und Feststellung von Defiziten in der Alltagsgestaltung.
- **Krankheits- und Medikamentenanamnese:** Erfassen von psychiatrischen, neurologischen, kardiovaskulären, metabolischen und endokrinologischen Vorerkrankungen sowie Prüfung der Medikamentenanamnese (z. B. Medikamente mit anticholinerger Nebenwirkung).
- **Psychopathologischer Befund:** Feststellung der kognitiven Defizite als pathognomonische Leitsymptomatik, Ausschluss von Differenzialdiagnosen und Gefährdung durch Einschätzung der Vigilanz, der Orientierung, der Stimmung, Ausschluss von Halluzinationen und Abklärung von Suizidalität.
- **Neurologische und somatische Untersuchung**
- **Kognitive Kurztests:** Der Expertenkonsens der Leitlinie empfiehlt trotz methodischer Schwächen und geringer Sensitivität den MMST, DemTect, TFDD, Montreal Cognitive Assessment (MoCA) und Uhrentest bei leichtgradiger oder fraglicher Demenz. Die Ergebnisse können auch zur einfachen Verlaufsbeurteilung eingesetzt werden.
- **Neuropsychologische Testung:** Die Auswahl richtet sich nach der Fragestellung, dem Krankheitsstadium und der Erfahrung des Untersuchers. *„Beeinflussende Variablen, wie z. B. prämorbides Funktionsniveau, Testvorerfahrung, Ausbildungsstatus und soziokultureller Hintergrund oder Sprachkenntnisse, müssen berücksichtigt werden"* (Leitlinie 2016). Die vertiefende neuropsychologische Früh- und Differenzialdiagnostik sollte möglichst unter Zuhilfenahme von standardisierten Instrumenten untersucht werden, Fluktuationen der Leistungsfähigkeit sind zu berücksichtigen. Zu testen sind u. a. die kognitiven Bereiche Lernen und Gedächtnis, Orientierung, Raumkognition, Aufmerksamkeit, Praxie, Sprache und Handlungsplanung (Leitlinie 2016).
- **Messung der Beeinträchtigungen der Alltagsbewältigung:** Dazu können validierte Messinstrumente und/oder Beobachtungen zum Einsatz kommen. Die Leitlinie (2016) schlägt dafür z. B. das Neuropsychiatrische Inventar (NPI) oder die Ratingskala *Behavioral Pathology in Alzheimer's Disease* (BEHAVE-AD) vor. Die Alltagsbewältigungskompetenz steht im Zusammenhang mit Belastungen der pflegenden Bezugspersonen, die ebenfalls zu erfassen sind. Die Ergebnisse

haben weniger diagnostische Relevanz, bestimmen aber maßgeblich den therapeutischen und pflegerischen Bedarf und Interventionen.
- **Serologische und biochemische Diagnostik** des Blutes auf allgemeine Parameter (großes Blutbild, Elektrolyte, Blutzucker, TSH, Leber- und Nierenwerte, Lipide, Gerinnungs- und Entzündungsparameter). Darüber hinaus können weitere Störungen durch einen Laborbefund eruiert werden, die (zum Teil potenziell reversible) demenzielle Syndrome auslösen können.

Bei richtungweisenden Auffälligkeiten wie Erstmanifestation in jungen Jahren, rascher Progredienz oder anderen medizinischen Auffälligkeiten sollte eine intensive diagnostische Abklärung erfolgen, die auch folgende Erkrankungen ausschließt: **hämatologische Störungen** (z. B. Polyzythämie, Hyperlipidämie, multiples Myelom), chronische **virale und bakterielle Infektionskrankheiten** (Morbus Whipple, Neurosyphilis, Neuroborreliose, CMV-, HIV-Infektion, progressive multifokale Leukenzephalopathie) und Spätformen der **Leukodystrophien**, **Endokrinopathien** (z. B. Schilddrüsendysfunktionen), Vitaminmangelkrankheiten (z. B. an Folsäure, B_1, B_6 und B_{12}), **metabolische Enzephalopathien** der Leber (z. B. Morbus Wilson, Hämochromatose, Leberzirrhose) und Nieren (Dialyse-Enzephalopathie). Auch **Intoxikationen** (Industriegifte, Medikamente und Alkohol) sollten ausgeschlossen werden.

3.25 Soll bei der Demenzabklärung eine zerebrale Bildgebung erfolgen?

Für die Erstdiagnose eines demenziellen Syndroms wird empfohlen, zur Differenzialdiagnostik ein konventionelles cCT oder cMRT durchzuführen (Leitlinie 2016). Dies wird zum Ausschluss behandelbarer sekundärer Ursachen des demenziellen Syndroms gefordert, insbesondere vaskulären Läsionen und Subduralhämatomen, Raumforderungen, einer subkortikalen arteriosklerotischen Enzephalopathie oder eines Hydrozephalus.

INFO

Keine zerebrale Bildgebung zur Verlaufsbeobachtung der Demenz

Eine Bildgebung zur Verlaufsbeobachtung wird nur bei atypischen Verläufen empfohlen.

3.26 Kann auch bei unauffälligem Bildgebungsbefund eine Demenz diagnostiziert werden?

Ja, ca. 20 % der Demenzbetroffenen haben einen unauffälligen Befund in der Kopf-Bildgebung. Meist zeigt sich alters- und/oder demenzbedingt eine Atrophie, diese ist jedoch nicht beweisend für eine Demenz. Typische Gebiete mit einer Atrophie bei Alzheimer-Erkrankungen betreffen neben dem gesamten Kortex den medialen Temporallappen, den Hippokampus und den Gyrus parahippocampalis mit Erweiterung des Seitenventrikelunterhorns.

3.27 Welche diagnostischen Zusatzmaßnahmen stehen zur Abklärung eines demenziellen Syndroms zur Verfügung?

Die Basisdiagnostik kann Hinweise liefern, die eine Zusatzdiagnostik notwendig machen. Wichtige Zusatzdiagnostik bei entsprechender Indikation umfasst (Leitlinie 2016):

3

- **Liquorpunktion (LP):** Ergeben sich Hinweise auf mögliche Differenzialdiagnosen, insbesondere entzündliche ZNS-Erkrankungen, oder werden Biomarker neurodegenerativer Syndrome benötigt, ist eine LP indiziert. Die LP sollte umfassen: Bestimmung der Zellzahl, Gesamtprotein, Laktatkonzentration, Glukose, Albuminquotient, intrathekale IgG-Produktion und oligoklonale Banden. Wenn in klinisch unklaren Fällen zwischen primär neurodegenerativen oder anderen Demenzerkrankungen unterschieden werden soll, kann die Liquordiagnostik ggf. wegweisend sein. Hier empfiehlt die Leitlinie die kombinierte Bestimmung des β-Amyloids 1-42 und Gesamt-Tau bzw. β-Amyloid 1-42 und Phospho-Tau.
- **Nuklearmedizinische Untersuchungen PET oder SPECT:** Der Einsatz von nuklearmedizinischer Diagnostik dient der Zuordnung demenzieller Syndrome zu bestimmten Diagnosen. Die Leitlinien empfehlen die Diagnostik bei zwei Fragestellungen:
  a. Zuordnung eines dopaminergen Defizits in klinisch unklaren Fällen zur Lewy-Body-Demenz vs. Nicht-Lewy-Body-Demenz.
  b. Darstellung des zerebralen Amyloids (PET) in klinisch unklaren Fällen zur ätiologischen Zuordnung. Ein positiver Amyloid-PET-Befund kann auf eine zugrunde liegende Alzheimer-Krankheit hindeuten, ein negativer Amyloid-PET-Befund spricht gegen eine Alzheimer-Krankheit.
- **EEG:** Ein EEG wird nur bei bestimmten Verdachtsdiagnosen (Anfallsleiden, Delir, Creutzfeldt-Jakob-Krankheit) empfohlen.
- **Doppler- und Duplexuntersuchungen:** Diese Verfahren werden bei vaskulärer Demenz oder bei gemischt vaskulär-degenerativen Demenzformen empfohlen. Die Beurteilung von Stenosen hirnversorgender Gefäße kann in diesen Fällen in der Sekundärprävention zerebraler Ischämien relevant sein.
- **Genetische Beratung und molekulargenetische Diagnostik:** Diese wird bei Verdacht auf eine monogen vererbte Demenz (z. B. bei früh beginnender Demenz in Verbindung mit einer richtungweisenden Familienanamnese) empfohlen. Es sollte jedoch darauf hingewiesen werden, dass sich aus der molekulargenetischen Diagnostik keine kausale Therapie oder Prävention der möglichen Demenz ergibt und das Wissen darum Implikationen für die Patienten und die Angehörigen hat.

PRAXISTIPP

Risikobestimmung durch Gentest?

Eine Bestimmung des Apolipoprotein-E-Genotyps kann eine ungefähre Einschätzung des statistischen Risikos geben, wie wahrscheinlich der Träger von einer Alzheimer-Demenz betroffen ist. Die Leitlinie 2016 rät jedoch *„aufgrund mangelnder diagnostischer Trennschärfe und prädiktiver Wertigkeit"* von einer isolierten Bestimmung ab.

3.28 Welche Bio- und Bildgebungsmarker werden zur Sicherung der Diagnose einer Alzheimer-Demenz genutzt?

Demenzielle Syndrome gehen mit zerebraler Atrophie und Stoffwechselveränderungen einher. Als Biomarker für eine Alzheimer-Demenz wird die Erhöhung von Tau (τ) und phosphoryliertem Tau (Phospho-τ) im Liquor herangezogen. Eine erhöhte Amyloidablagerung zeigt sich bei der Alzheimer-Demenz in der grauen Substanz. Der Nachweis kann im MRT (T2*), in der PET oder postmortal histologisch erfolgen. τ, Phospho-τ und erhöhte Amyloidablagerungen sind für die Diagnose einer

Demenz nicht beweisend, machen sie aber wahrscheinlicher. Die neuronale Schädigung bei der Alzheimer-Demenz zeigt sich spezifisch im medialen Temporallappen. Ein zerebraler Hypometabolismus kann in parietotemporalen Bereichen gefunden werden. Die Atrophie ist am genausten im cMRT sichtbar, eine Veränderung des Stoffwechsels (Hypometabolismus) kann mittels Fluordesoxyglukose-Positronenemissionstomografie (FDG-PET) dargestellt werden.

3.29 Welche psychiatrischen Differenzialdiagnosen sind zumindest im frühen Verlauf eines demenziellen Syndroms auszuschließen?

Wichtige psychiatrische Diagnosen, die mit Symptomen einer Demenz einhergehen können, sind Depressionen, Delir, Negativsymptomatik einer Schizophrenie, ein schizophrenes Residuum sowie Abhängigkeitserkrankungen. Diese Diagnosen können jedoch keine Demenz ausschließen und können auch komorbide auftreten.

INFO

Kognitive Reservekapazität

Ein demenzielles Syndrom ist nicht linear mit degenerativen zerebralen Veränderungen verbunden. Es bricht zu einem bestimmten Zeitpunkt und Schwellenwert von Schädigung auf, an dem das Gehirn die wachsenden neuronalen Defizite nicht mehr ausgleichen kann. Diese Verzögerung wird als kognitive Reservekapazität (KR) bezeichnet. Es gibt verschiedene Faktoren, die möglicherweise eine erhöhte kognitive Reservekapazität erklären, und zwar vor allem die Gesamtzahl der Neurone (repräsentiert durch Hirnvolumen und Gewebsintegrität) und der neuronalen Verknüpfungen (repräsentiert durch Adaptations- und Lernprozesse unterschiedlichster Art).

Das Konzept der kognitiven Reservekapazität ergänzt die allgemeinmedizinischen Präventionsmaßnahmen im Sinne einer lebenslang kognitiv und sozial abwechslungsreichen und fordernden Umwelt. Die langfristige Aktivierung geistiger Fähigkeiten kann zu einer Steigerung von neuronalen Verknüpfungen führen, die in ihrer Summe den Ausbruch eines demenziellen Syndroms verzögern. Auch der Schutz von Gewebsintegrität (Verzicht auf Kopfbälle im Fußball) stellt in diesem Sinne einen Schutz gegen Demenz dar.

3.30 Welches Instrument für eine ungefähre Einschätzung einer Demenz geeignet?

Um die Ausprägung einer Demenz einzuschätzen, bietet sich der einfach anzuwendende **Mini-Mental-Status-Test** (**MMST**) an. Unter 10 Punkte entsprechen einer schwersten oder schweren Form, 10–19 Punkte einer mittelgradigen Demenz und über 20 Punkte einer leichten Demenz. Mehr als 24 Punkte im Testergebnis werden als normal gewertet. Je nach Quelle unterscheiden sich die Einordnungsstufen um einige Punkte, die Übergänge sind fließend. Weitere einfach anzuwendende Tests sind der **DemTect** (Demenz-Detektion), der **Test zur Früherkennung von Demenzen mit Depressionsabgrenzung** (TFDD) und der **Uhrentest**. Alle genannten Tests haben eine niedrige Sensitivität und sind ungeeignet, verschiedene Demenzformen voneinander zu unterscheiden oder genaue Aussagen über einzelne Domänen der Fähigkeiten und Kompetenzen der Betroffenen zu machen.

3

3.31 Welche Gründe gibt es für falsch positive und falsch negative Ergebnisse des MMST?

Ein hohes prämorbides Intelligenz- und kognitives Funktionsniveau kann eine funktionierende Fassade länger aufrechterhalten. Die Tagesform kann je nach Ausprägung bessere oder schlechtere Ergebnisse produzieren. Abwehr und Wut gegenüber dem Erkennen eigener Defizite kann die geistige Leistung weiter reduzieren und/oder zum Testabbruch führen. Psychiatrische Auffälligkeiten, insbesondere depressive, unsichere, ängstliche oder zwanghafte Symptome, können die Ergebnisse deutlich verschlechtern.

PRAXISTIPP

Weiterführende Testdiagnostik der Demenz

Die genauere Einschätzung der Defizite einer Demenz kann durch das **Clinical Dementia Rating (CDR)** oder dem **Functional Assessment Rating (FAST)** erfolgen (Berger 2015: 192). Umso komplexer eine neuropsychologische Testung ist, desto eher braucht es geübtes und spezialisiertes Personal, um valide Ergebnisse zu erzielen.

3.32 Wie werden die Pflegegrade (PG) für Menschen mit eingeschränkter Alltagskompetenz definiert?

Seit dem 1. Januar 2017 haben fünf Pflegegrade die ursprünglichen vier Pflegestufen abgelöst. Der neue Pflegebedürftigkeitsbegriff berücksichtigt neben den körperlichen Einschränkungen auch vermehrt geistige und psychisch bedingte Beeinträchtigungen. Die PG beziehen sich auf alle Menschen mit Einschränkungen der Alltagskompetenz, die länger als 6 Monate besteht. In der Praxis kommen die PG am häufigsten im Rahmen der Pflege von Demenzkranken zur Anwendung.

Die Pflegebedürftigkeit wird in Bezug auf die eingeschränkte Selbstständigkeit in unterschiedlichen Aspekten bewertet, die insgesamt ein realistisches Bild der tatsächlichen Pflegebedürftigkeit ergeben sollen. Diese Einschätzung erfolgt anhand von sechs verschiedenen Begutachtungs-/Assessmentkriterien und ergibt eine Punktzahl von 0 bis 100, auf denen die Einteilung in einen der fünf Pflegegrade beruht. Die Kriterien umfassen: 1.) Mobilität, 2.) kognitive und kommunikative Fähigkeiten, 3.) Verhaltensweisen und psychische Problemlagen, 4.) Selbstversorgung, 5.) Umgang mit krankheits-/therapiebedingten Anforderungen sowie 6.) Gestaltung des Alltagslebens und soziale Kontakte. Der PG 2 entspricht z. B. einer erheblichen Beeinträchtigung der Selbstständigkeit.

INFO

Pflegegrade

Die sechs verschiedenen Begutachtungskriterien zur Bestimmung des Pflegegrades werden unterschiedlich gewichtet: Selbstversorgung 40 % › Umgang mit krankheits-/therapiebedingten Anforderungen 20 % › Gestaltung des Alltagslebens und soziale Kontakte 15 % › Mobilität 10 % › kognitive und kommunikative Fähigkeiten 7,5 %, Verhaltensweisen und psychische Problemlagen 7,5 %.

3.33 Wer bestimmt die Einteilung in Pflegegrade?

Die Einteilung wird von einer vom Träger unabhängigen Institution vorgenommen, dem Medizinischen Dienst der Krankenkassen (MDK).

3.34 Wie hoch sind Behandlungs- und Pflegekosten in der Versorgung Demenzerkrankter, und wie setzen sie sich zusammen?

Die Pflegekosten bilden mit ca. 75 % der gesamten Behandlungs- und Pflegekosten den wesentlichen Anteil. Die Kosten für die Pflege schwanken je nach Schweregrad und werden im Durchschnitt mit 15.000 Euro bis 42.000 Euro pro Jahr angegeben.

3.35 Wie viel Euro an staatlichen Zuschüssen erhalten Patienten mit einem Pflegegrad 2 bzw. 5 pro Monat durch die Pflegeversicherung?

Die private Pflege eines Pflegebedürftigen wurde 2017 bei Pflegegrad (PG) 2 mit 316 Euro und bei PG 5 mit 901 Euro pro Monat bezuschusst, für die professionelle ambulante Pflege wurden 689 Euro (PG 2) bzw. 1.995 Euro (PG 5) und für eine stationäre Pflege Leistungsbeträge von 770 Euro (PG 2) bzw. 2.005 Euro (PG 5) aufgewendet. Der bundesdurchschnittliche Eigenanteil wird mit 580 Euro angegeben.

3.36 Wie viele Stunden Pflege benötigen Patienten mit einer Demenz?

Auf ganze Stunden gerundet benötigt ein Patient mit leichter Demenz 3 h Pflege pro Tag, während fast 14 h für eine schwerste Demenz aufgebracht werden müssen.

3.37 Welche Rolle spielt die Familie bei der Versorgung des Demenzkranken?

Die Familie des Betroffenen trägt oft den Hauptanteil an der Versorgung der Erkrankten. Daher soll die Familie früh und professionell in das therapeutische Management einbezogen werden. Viele Angehörige geraten in belastende Situationen und haben erhebliche Schwierigkeiten bei der intensiven Betreuung und Pflege ihres an Demenz erkrankten Familienmitglieds.

3.38 Wie prüft man die Einwilligungsfähigkeit in medizinische Maßnahmen bei Patienten mit einem demenziellen Syndrom?

Die Einwilligung in eine medizinische Maßnahme verlangt, dass der Betroffene Indikation, Inhalt und mögliche Komplikationen der Maßnahme versteht. Je nach Komplexität und Risikoprofil diagnostischer oder therapeutischer Eingriffe unterscheiden sich die Anforderungen an die diesbezügliche Einwilligungsfähigkeit. Eine Einwilligungsfähigkeit kann attestiert werden, wenn der Betroffene nach angemessener Aufklärung die Indikation, Nebenwirkungen und Komplikationen der Intervention mit eigenen Worten wiedergeben kann. Diese Fähigkeit sollte mit zeitlichem Abstand wiederholt geprüft werden. Ein Patient, der Reisen noch allein planen und ausführen kann, ist meist in der Lage zu verstehen, was eine Liquorpunktion ist, und darin einzuwilligen. Ein Patient, der sein Haus aufgrund fehlender Orientierung nicht ohne Hilfe verlassen kann, vermag die Tragweite eines elektiven operativen Eingriffs nicht zu verstehen.

3.39 Welche Maßnahmen sollten Patienten mit einem demenziellen Syndrom und seiner Familie bezüglich der Einwilligungsfähigkeit zu medizinischen Interventionen empfohlen werden?

Wenn die Einwilligungsfähigkeit zunehmend nachlässt, ist die Einrichtung einer (ggf. auch gesetzlichen) Betreuungsvollmacht zur Gesundheitssorge, eine Vorsorgevollmacht, Generalvollmacht und oder eine Patientenverfügung sinnvoll, um im tatsächlichen Sinne des Betroffenen zu entscheiden.

3.40 Welche Inhalte sollte die Beratung zur Fahrtauglichkeit für Patienten mit einem demenziellen Syndrom beinhalten?

Im Verlauf der Demenzerkrankung kommt es zu Einschränkungen und schließlich zum Verlust der Fahrtauglichkeit. Eine gut dokumentierte Aufklärung des Patienten ist zu einem frühen Zeitpunkt unerlässlich. Wie bei allen Fragestellungen zu psychischen Störungen und Fahrtauglichkeit gilt es, die Rechte und die Lebensqualität des Patienten zu wahren, aber Gefahren für alle Beteiligten abzuwenden. Die Beratung zur Fahrtauglichkeit ist ein mehrzeitiger Prozess. Die Leitlinie (2016) nennt leichte bis mittelschwere demenzielle Syndrome grundsätzlich als keinen zwingenden Ausschluss der Fahrtüchtigkeit, während schwere Demenzen eine Fahrtüchtigkeit immer ausschließen. Eine Anamnese zur Einschätzung der Fahrtüchtigkeit sollte neben der Eigen- auch die Fremdanamnese (Mitfahrer) beinhalten. Es sollten immer das Führen von Fahrzeugen beobachtete Beeinträchtigungen, Kompensations- und Vermeidungsstrategien, Beinaheunfälle, Bagatell- und größere Schäden und die jährliche Fahrleistung erfragt werden. Negative Prädiktoren für Risiken im Straßenverkehr sind grundsätzlich ein hohes Lebensalter, niedrige Fahrleistung und motorische Einschränkungen.

Kognitive Defizite (z. B. Aufmerksamkeit, Reaktionszeit und Informationsverarbeitung), schränken die Fahrtüchtigkeit bei allen demenziellen Syndromen ein. Andere Defizite, die die Fahrtüchtigkeit zusätzlich einschränken, beziehen sich auf die jeweilige Demenzform. Enthemmung (frontotemporale Demenz) oder unzureichende Hemmung automatischer Reaktionen (Parkinson- und Lewy-Body-Demenz) führen zu einem höheren Risiko für Unfälle. Halluzinationen und Defizite in der visuoperzeptiven Verarbeitung reduzieren die Orientierung im Straßenverkehr deutlich (Parkinson- und Lewy-Body-Demenz). Neuropsychologische Tests und kognitive Kurztests eignen sich nicht zur spezifischen Beurteilung der Fahrfähigkeit. Bei Zweifeln an der Fahrtüchtigkeit sind verkehrsneuropsychologische Tests, Tests am Fahrsimulator und eine Fahrprobe indiziert. Bei nicht auszuräumenden Zweifeln sollte aufgrund der erheblichen Konsequenzen von Unfällen eine fehlende Fahreignung mit ausführlicher Dokumentation attestiert werden. Falls ein Fahrer mit demenziellem Syndrom trotz erheblicher Gefährdung weiter ein Fahrzeug führt, kann der Arzt entscheiden, seine Schweigepflicht nach § 34 StGB (sog. rechtfertigender Notstand) gegenüber einer Ordnungsbehörde oder Kraftverkehrsamt zu brechen.

3.41 Welche Aspekte einer Demenz sind für Betroffene besonders belastend?

Die demenzielle Entwicklung ist die schrittweise, unaufhaltsame und spürbare Annäherung an den Tod. Es kommt zu Einschränkungen der Persönlichkeit und zu einem Abschied von der betroffenen Person. Zu den Gefühlen der Trauer kommen alltägliche Belastungen durch reduzierte Fähigkeiten der Orientierung, der autonomen Lebensgestaltung, der Pflege von Beziehungen, dem Einschätzen von Situationen und dem Äußern und Erfüllen von Bedürfnissen hinzu. Die existenziellen Veränderungen und wachsenden Abhängigkeiten von Dritten führen zu intensiven reaktiven Gefühlen und Belastungen bei allen Betroffenen – sowohl bei Patienten als auch bei deren Bezugspersonen.

Es kann bei Patienten mit einer Demenz auch ohne eindeutige Auslöser zu Angst, Misstrauen, Schamgefühlen, Aggression und depressiven Gefühlen bis hin zu Suizidalität kommen. Vor dem Hintergrund der demenziellen Entwicklung können die Symptome physiologischer oder demenzbedingter Alterungs- und Abbauprozesse oft nicht mehr richtig eingeordnet oder ggf. kompensiert werden. Schmerzen und Symptome der Seneszenz tragen zum Leid und Mühe der Betroffenen bei. Überforderungen und Anspannung kann bei den Pflegenden gewaltsames Verhalten hervorrufen, mit der Folge von Schuld- und Schamgefühlen. Einigen Angehörigen fällt es aus Pflichtgründen oder Unwissenheit schwer, professionelle Hilfestellung in Anspruch zu nehmen, sodass sich die Situation bis zu einem Zusammenbruch, Unfall oder psychischer Dekompensation zuspitzt.

3.42 Welche medikamentösen Behandlungsoptionen bestehen bei einer Alzheimer-Demenz?

Es wird zwischen Medikamenten zur Behandlung der Leitsymptomatik einer Demenz (kognitiven Defizite) und zur Behandlung von Begleitsymptomen wie Unruhe, Insomnie, Depressionen u. a. unterschieden. Kognitive Defizite werden mit Acetylcholinesterasehemmern (Donepezil, Galantamin, Rivastigmin) und dem nichtkompetitiven NMDA-Agonisten Memantin behandelt. Diese Medikamente werden als Antidementiva bezeichnet.

3

3.43 Welche pflanzlichen Antidementiva können zur Behandlung einer Alzheimer-Erkrankung eingesetzt werden?

Ginkgo biloba ist ein traditionell verwendetes Mittel zur Förderung geistiger Fähigkeiten. Es gilt als sicher und nebenwirkungsarm. Die Studienlage zur Wirkung ist inkonsistent, einige Studien belegen jedoch eine Wirksamkeit für kognitive Fähigkeiten, allgemeine psychopathologische Symptome der Betroffenen und die Lebensqualität der betreuenden Angehörigen. Die Wirkung scheint dosisabhängig zu sein, nur für eine hohe Dosis (240 mg) konnte eine Wirksamkeit gefunden werden. Die Leitlinie (2016) empfiehlt Ginkgo biloba bei Patienten mit leichter bis mittelgradiger Alzheimer-Demenz oder vaskulärer Demenz mit nichtpsychotischen Verhaltensweisen.

INFO

Evidenz zu Nootropika

Vitamin E, nichtsteroidale Antiphlogistika, Hormonersatztherapien und viele sogenannte Nootropika u. ä. Substanzen (i. e. Piracetam, Nicergolin, Hydergin, Phosphatidylcholin, Nimodipin, Cerebrolysin und Selegelin) werden in der Leitlinie (2016) nicht zur Behandlung der Alzheimer-Krankheit empfohlen. Es gibt in der Fachliteratur jedoch auch positive Wirksamkeitsergebnisse.

3.44 Für welches Krankheitsbild sind Acetylcholinesterasehemmer und Memantin zugelassen?

Inhibitoren des Enzyms Acetylcholinesterase (AChE) sind in Deutschland ausschließlich für leichte bis mittlere Schweregrade einer Alzheimer-Demenz zugelassen, Memantin für mittelschwere bis schwere Ausprägungen (Werte in der Mini-Mental State Examination von 3–19). Anwendungen von AChE-Hemmern und Memantin erfolgen oft außerhalb dieser Indikation und sind unter strengen Maßstäben oft als Off-Label-Nutzung zu werten.

3.45 Welche Wirksamkeit haben AChE-Hemmer und Memantin?

In den Leitlinien zitierte Studien belegen für Antidementiva einen gegenüber Placebo überlegenen kleinen bis mittleren Effekt auf Kognition und Alltagsfunktionalität. Die Progredienz des demenziellen Syndroms wird durch Antidementiva nicht aufgehalten, aber verlangsamt. Die stets vorhandene Progredienz der Symptome erschwert die individuelle Beurteilung der Wirksamkeit einer Behandlung. In der Klinik wird nach dem Absetzen von initial verabreichten Antidementiva manchmal eine spürbare Verschlechterung gesehen. Hohes Alter, Multimorbidität und Polypharmazie sprechen gegen ein günstiges Nutzen-Risiko-Verhältnis von Antidementiva.

3.46 Welcher AChE-Hemmer ist zu empfehlen?

Die drei zugelassenen AChE-Hemmer haben eine vergleichbare Wirksamkeit und unterscheiden sich vor allem durch ihre Galenik. In flüssiger Form sind Galantamin und Rivastigmin verfügbar. Falls eine transdermale Applikation indiziert ist, hat nur Rivastigmin eine Zulassung als Pflasterapplikation. Die Auswahl des Präparats sollte sich an der gewünschten Applikationsform, am Nebenwirkungsprofil und an den Kosten orientieren.

PRAXISTIPP

Dosisabhängige Wirkung der Acetylcholinesterasehemmer
Die Wirkung der AChE-Hemmer ist dosisabhängig, sodass bei Verträglichkeit eine Aufdosierung bis zur Maximaldosis angestrebt werden sollte.

3.47 Welche Nebenwirkungen von AChE-Hemmern sind relevant?

Sehr häufige (> 10 %) Nebenwirkungen sind Übelkeit, Erbrechen, Schwindel, Appetitlosigkeit, Diarrhö und Kopfschmerzen. Das Risiko von Synkopen und Bradykardien ist ebenfalls erhöht. Es wird spekuliert, dass mit diesen Symptomen eine häufigere Rate von Schrittmacherimplantationen und Schenkelhalsfrakturen in Verbindung steht.

3.48 Wie lange sollen AChE-Hemmer im Krankheitsverlauf gegeben werden?

Der Zeitpunkt des Absetzens von AChE-Hemmern ist nicht eindeutig empfohlen. Da AChE-Hemmer in Deutschland nicht für schwere Demenzen zugelassen sind, handelt es sich um eine Off-Label-Behandlung. Es gibt Hinweise für die Wirksamkeit von Donepezil und Galantamin auch bei schwerer Demenz. Die Leitlinie (2016) empfiehlt (unter Hinweis auf den Off-Label-Use), die Behandlung mit Donepezil und Galantamin bei damit vorbehandelten Patienten, die in ein schweres Stadium eintreten, fortzusetzen. Auch eine Erstbehandlung mit Donepezil oder Galantamin von Patienten in schwerem Stadium wird empfohlen.

3.49 Wie unterscheidet sich Memantin in der Wirksamkeit von AChE-Hemmern?

Memantin ist bei leichter Demenz nicht wirksam und nicht indiziert. Bei mittelschwerer bis schwerer Alzheimer-Demenz hat Memantin einen gegenüber Placebo überlegenen Effekt auf Kognition, Alltagsfunktion und klinischen Gesamteindruck. Memantin soll zur Behandlung der moderaten Alzheimer-Demenz eingesetzt werden, falls AChE-Hemmer nicht eingesetzt werden können.

3.50 Sollte Memantin mit AChE-Hemmern kombiniert werden?

Die Datenlage für eine Add-on-Behandlung ist widersprüchlich. Für Donepezil und Memantin kann bei schwerer Demenz *„eine Add-on-Behandlung erwogen werden“* (Leitlinie 2016). Für leichte bis mittelschwere Fälle ließ sich dagegen keine Überlegenheit einer Add-on-Therapie gegenüber einer Monotherapie mit einem AChE-Hemmer zeigen und wird somit nicht empfohlen.

3.51 Welche spezifischen Empfehlungen zur Behandlung der vaskulären Demenz mit AChE-Hemmern und Memantin geben die entsprechenden Leitlinien?

AChE-Hemmer und Memantin sind nicht zur Behandlung der vaskulären Demenz zugelassen. Es gibt jedoch Hinweise, dass AChE-Hemmer und Memantin bei vaskulärer Demenz insbesondere in Bezug auf Exekutivfunktionen wirksam sind. Daher kann im Einzelfall eine Therapie unter Beachtung des Off-Label-Use erwogen werden. Bei gemischter Demenz (Alzheimer- und vaskuläre Demenz) orientieren sich die Leitlinien bzgl. AChE-Hemmern und Memantin an den Empfehlungen für die alleinige Alzheimer-Erkrankung.

3.52 Für welche weiteren Formen der Demenz werden AChE-Hemmer und Memantin empfohlen?

AChE-Hemmer und Memantin haben sich z. B. bei Demenz im Rahmen einer Parkinson-Krankheit als wirksam erwiesen, sodass diesbezüglich eine Leitlinienempfehlung ausgesprochen wird. Für die Lewy-Body-Demenz ist der Wirksamkeitsnachweis begrenzt, weshalb die Empfehlung nur eingeschränkt ausgesprochen wird. Keine Behandlungsempfehlung gibt die Leitlinie bei frontotemporaler Demenz (fehlender Wirksamkeitsnachweis). Außer bei der Alzheimer-Demenz stellen alle Behandlungen demenzieller Syndrome mit AChE-Hemmern und Memantin einen Off-Label-Use dar.

INFO

Keine Empfehlung für Thrombozytenfunktionshemmer zur Behandlung einer vaskulären Demenz

Thrombozytenfunktionshemmer können jedoch zur Prävention ischämischer Vorfälle indiziert sein. Zur primären Behandlung der vaskulären Demenz sind sie jedoch nicht indiziert (Leitlinie 2016).

3.53 Welche medikamentöse antihypertensive Therapie wird zur Prävention einer vaskulären Demenz empfohlen?

Grundsätzlich kann jede wirksame Blutdrucksenkung das Risiko senken, eine vaskuläre Demenz zu entwickeln. Als effizient gelten in diesem Zusammenhang ACE-Hemmer, Angiotensin-Rezeptorantagonisten, Kalziumkanalblocker und Aldosteron-Antagonisten. Einer Kombinationstherapie von zwei oder mehr Antihypertensiva wird aufgrund additiver und synergistischer Effekte eine bessere Wirksamkeit zugeschrieben. Eine Hypotonie kann jedoch mit negativen Symptomen bzgl. der geistigen Leistungsfähigkeit und Lebensqualität verbunden sein.

3.54 Welche Vor- und Nachteile haben sedierende Medikamente zur Behandlung von Verhaltensstörungen bei demenziellen Syndromen?

Bei Agitation, Angst und Insomnie kann eine Sedierung eine höhere Lebensqualität und Entlastung für den Betroffenen und seine Bezugspersonen ermöglichen. Eine Sedierung kann aber auch paradoxe Effekte haben, welche die Sturz- und Unfallgefahr erhöhen, die Lebenskraft unterdrücken und die Akuität von Notfällen verdecken (z. B. Äußerung von Schmerzen).

MERKE

Todesfälle durch Antipsychotika bei geriatrischen Patienten

Die Gabe von Antipsychotika zur Behandlung von Demenzsymptomen kann das Leben des Betroffenen verkürzen. Das Risiko ist in den ersten Behandlungswochen am höchsten, bleibt aber auch langfristig signifikant erhöht. Es gibt Hinweise, dass Antipsychotika bei Demenzkranken zu einer Verschlechterung der kognitiven Fähigkeiten führen.

3.55 Welche grundsätzlichen Regeln gelten für die Anwendung von Medikamenten zur Behandlung von demenzbedingten Verhaltensstörungen?

- Ausreichende Aufklärung von Patient und Angehörigen
- Pflanzliche Heilmitteln ausschöpfen
- Die Gabe von Medikamenten so kurz wie möglich halten
- Medikamente so gering dosiert wie möglich geben
- Engmaschige Verlaufskontrollen bei Medikamenten mit relevanten Nebenwirkungen
- Eine gute Dokumentation der Indikation, Wirkung und Absetzmanagement
- Anticholinerge Substanzen vermeiden
- Bei Gabe von Antipsychotika: atypische statt typische Antipsychotika anwenden
- Bei Gabe von Antidepressiva: keine trizyklischen Antidepressiva (TZA) anwenden
- Vermeidung von Polypharmazie
- Für eine Liste von Medikamenten, die für ältere Menschen nicht geeignet sind, siehe die Priscus-Liste unter www.priscus.net

3.56 Bei welchen Demenzen sind Antipsychotika kontraindiziert?

Grundsätzlich sind Antipsychotika bei älteren Patienten auch bei kurzzeitigem Gebrauch mit erheblichen Risiken und erhöhter Mortalität assoziiert. Daneben gibt es Demenzformen, die aufgrund ihrer speziellen Ätiologie nicht mit einem Antipsychotikum behandelt werden dürfen. Wenn eine Demenz mit Dopaminmangel assoziiert ist, trägt eine zusätzliche Dopaminblockade (durch Antipsychotika) zu vermehrten Beschwerden der Betroffenen bei. Neben der parkinsonassoziierten Demenz gilt dies auch für die Lewy-Body-Demenz. In einigen Fällen kann eine Gabe von Antipsychotika bei parkinsonassoziierten psychotischen Symptomen oder Halluzinationen jedoch dringlich sein, dann werden probeweise sehr geringe Dosen von Clozapin eingesetzt.

3.57 Wie sollte man ein Delir bei Patienten mit einem demenziellen Syndrom behandeln?

Die Behandlung besteht grundsätzlich für alle Formen des Delirs in der kausalen Ursachenbehandlung, z. B. der symptomatischen Gabe von Antipsychotika und Benzodiazepinen. Bei älteren Patienten und insbesondere solchen mit zerebraler Degeneration sollte die initialen Dosierung gering gewählt und auf anticholinerge Antipsychotika verzichtet werden.

3

3.58 Unterscheidet sich die pharmakologische Behandlung von Depressionen bei Patienten > 65 Jahre mit und ohne Demenz?

Nein. Die Diagnose einer Demenz ändert nichts an den Hinweisen, die bei älteren Patienten im Allgemeinen zu beachten sind (niedrige Dosen, keine anticholinergen Mittel, Vermeidung von Polypharmazie, Absetzen bei ausbleibender Wirkung). Es ist zu beachten, dass Patienten mit einer Demenz eingeschränkter über Wirkung und Nebenwirkungen berichten können. Zur Behandlung der Depression bei älteren Patienten ▶ Kap. 7.

3.59 Wie können Verhaltensstörungen bei einem demenziellen Syndrom medikamentös behandelt werden?

Die Symptome agitiertes Verhalten und Aggressivität, Euphorie, Enthemmung und psychomotorische Unruhe treten statistisch oft gemeinsam auf. Jeder Aspekt wird unterschiedlich behandelt.

- **Agitiertes Verhalten und Aggressivität:** Für einige Antipsychotika, Antikonvulsiva und Citalopram liegen Studien vor, die eine Wirksamkeit gegen agitiertes Verhalten und Aggressivität zeigen. Wenn eine Behandlung mit Antipsychotika durchgeführt werden soll, empfehlen die Leitlinien Risperidon oder Aripiprazol. Haloperidol und Olanzapin werden nicht empfohlen. In der Gruppe der Antikonvulsiva hat sich Carbamazepin bei aggressivem Verhalten, das nicht ausreichend durch Antipsychotika behandelt werden konnte, als wirksam erwiesen. Daher empfiehlt die Leitlinie als Second-Line-Medikament Carbamazepin, wenn Antipsychotika keine ausreichende Wirkung zeigen. Die hohe Enzyminduktion von Carbamazepin muss als komplexes Interaktionsprofil unbedingt beachtet werden. Valproat hat dagegen keine Wirksamkeit in diesem Bezug gezeigt und wird nicht empfohlen. Citalopram, das eine vergleichbare Wirkung zu Risperidon gezeigt hat, wurde ebenfalls in die Leitlinienempfehlung aufgenommen.
- **Euphorisches Verhalten** wird in der Regel als nicht behandlungsbedürftig eingeschätzt.
- Bezüglich **Enthemmung** findet sich keine ausreichende Evidenz für eine eindeutige pharmakologische Empfehlung.
- **Schwere psychomotorische Unruhe** kann laut Leitlinien off-label mit Risperidon behandelt werden. Es ist stets zu betonen, dass alle medikamentösen Maßnahmen nur nach Evaluation möglicher Auslöser (z. B. Schmerzen) und nach Ausschöpfen psychosozialer Interventionen indiziert sind.

3.60 Welches Medikament hat eine Zulassung für die Behandlung von psychotischen Symptomen, durch die der Demenzkranke erheblich beeinträchtigt ist?

Das derzeit einzige hierfür zugelassene Medikament ist Risperidon. Eine günstige Wirkung ist unter Beachtung der Nebenwirkungen für psychotische Symptome belegt. Die Dosis liegt zwischen 0,5 und 2 mg/Tag.

PRAXISTIPP

Apathie in der Demenz

Apathie ist eine häufig beobachtete Verhaltensstörung. Ein „stilles Delir“, Depression oder Tagesmüdigkeit durch Insomnie sollten als Ursachen oder Verschlimmerungsgründe ausgeschlossen bzw. behandelt werden. Eine medikamentöse Behandlungsempfehlung für Apathie existiert nicht. Tagesstruktur, Erholung, soziale Kontakte und attraktive Betätigungsmöglichkeiten (z. B. regelmäßige Tagesgestaltung, Gruppenaktivität, Sport- und Bewegungstherapie) sind Maßnahmen, welche die Lebensqualität und darauf bezogene Aktivität fördern.

3.61 Wie können Schlafstörungen, insbesondere der verschobene Tag-Nacht-Rhythmus am besten behandelt werden?

Schlafstörungen sind ein typisches und besonders belastendes Symptom demenzieller Erkrankungen. Hypnotika und andere sedierende Medikamente steigern die Sturzgefahr und beeinflussen die kognitiven Fähigkeiten negativ. Für Melatonin konnte keine befriedigende Wirksamkeit festgestellt werden. Insgesamt wird in den Leitlinien keine Empfehlung ausgesprochen.

INFO

Pro und kontra PEG-Sonde

Für die Anlage einer perkutanen endoskopischen Gastrotomie (PEG) liegen keine ausreichenden Daten vor, die eine Indikation zur Ernährungsgabe bei schweren demenziellen Syndromen rechtfertigen würden. Die Entscheidung für eine PEG soll nur bei persönlicher Verfügung oder mutmaßlichem Willen des Patienten getroffen werden.

3.62 Kann angereicherte Nahrung bei älteren Patienten Muskelkraft und Alltagsfunktionalität steigern?

Nein, *nicht ohne begleitendes Bewegungstraining*. Bei Menschen, die zum körperlichen Training zusätzlich zur normalen Nahrung Protein konsumieren, kann ein vermehrtes Muskelwachstum beobachtet werden. Eine zudem erhöhte Kalorienzufuhr kann die Ausdauer erhöhen. Diese Zusammenhänge lassen sich nicht eindeutig auf hochbetagte Patienten mit reduziertem Ernährungs- und Allgemeinzustand, denen normale Mahlzeiten dargeboten werden, übertragen. Eine Studie zeigt, dass eine zusätzlich zur normalen Nahrung mit Proteinen, Kohlenhydraten und Fett angereicherte Kost zwar den Ernährungszustand der Patienten verbessern kann, aber ohne zusätzliches Training nicht zu besserer Muskelkraft oder Alltagsfunktionalität führt. Insgesamt scheint der Nährstoffgehalt der in Pflegeeinrichtungen ausgegebenen Mahlzeiten auszureichen. In einigen Fällen kann die Einnahme von angereicherter Nahrung auch zu einem raschen Sättigungsgefühl führen, sodass die Nahrungsaufnahme insgesamt vermindert wird.

3.63 Welche psychosozialen Verfahren kommen in der Behandlung von Demenzkranken zur Anwendung?

Die Leitlinie zur Behandlung der Demenz beschreibt spezielle Methoden, die kognitiven Verfahren, Ergo-, Sport- und Bewegungstherapie, künstlerischen Therapien und sensorischen Verfahren entstammen. Diese Maßnahmen sind wirksam und empfehlenswert. Als weiterführendes Werk zu dieser Thematik, das über die Inhalte der Leitlinie hinausgeht, wird verwiesen auf Häusler A et al. Psychosoziale Therapie bei beginnender Demenz. 1. A. Frankfurt a. M.: Mabuse 2014.

3

3.64 Ist Gedächtnistraining zur Linderung eines leichten demenziellem Syndroms geeignet?

Die Evidenz dafür ist umstritten. Kognitives Training und Stimulation sind Bestandteile von psychosozialen Maßnahmen, die grundsätzlich in Kombination mit anderen Maßnahmen empfohlen werden. Alleinigen kognitiven Maßnahmen wird kein sicherer Effekt zugeschrieben. Die kognitive Stimulation, welche die Leitlinie z. B. als aktive Einbindung in Gespräche und Abrufen von Inhalten des Altgedächtnisses beschreibt, ist jedoch positiv zu bewerten und wird empfohlen.

3.65 Was versteht man unter Reminiszenzverfahren?

Das Reminiszenzverfahren umfasst Methoden, mit denen emotional besetzte Erlebnisse aus der Biografie des Demenzkranken erinnert werden, z. B. durch entsprechende Fragen zu persönlich wichtigen Daten (Hochzeitstag), Fotografien/Bildern oder historischen Ereignissen (z. B. deutsche Wiedervereinigung). Auch wenn die Effekte in Studien nur gering und kurz anhaltend sind, empfiehlt die Leitlinie die Reminiszenzarbeit für alle Stadien der Demenz *„aufgrund von Effekten auf kognitive Leistung, Depression und lebensqualitätsbezogenen Faktoren"*. Die eigentliche Reminiszenzarbeit stellt auch eine sehr individuelle und persönliche Zuwendung dar.

3.66 Mit welchen Methoden kann die Realitätsorientierung für Menschen mit Demenz verbessert werden?

Mit schriftlichen und symbolischen Bildern (Piktogramme) sowie Zeitmessern (gut sichtbare Uhren, Kalender) kann die Orientierung in Zeit und Raum verdeutlicht werden. Die Lichtschwankungen von Tag und Nacht sind wichtig und sollten so natürlich wie möglich zugelassen werden. Realitätsorientierung gehört zu den psychosozialen Basismaßnahmen und wird für alle Stadien der Demenz in der Leitlinie empfohlen. Es ist zu beachten, dass überdeutliche Hinweise rasch als stigmatisierend empfunden werden können.

3.67 Woran versterben Patienten mit Demenz?

Häufige Todesursachen sind sekundäre Folgen der Demenz. Bettlägerigkeit, Schluckbeschwerden und reduzierter Allgemein- und Ernährungszustand sind Risikofaktoren für Erkrankungen, die zum Tode führen. Besonders häufig versterben Patienten mit fortgeschrittener Demenz an Pneumonien. Auch Embolien oder Herzinsuffizienz sind häufige Todesursachen.

INFO

Suizidalität bei demenziellen Patienten

Die Gefahr eines Suizids bei Patienten mit einer Demenz gilt als moderat erhöht. Bei psychischen Komorbiditäten, insbesondere affektiven Erkrankungen, ist die Suizidgefahr höher. Dies gilt insbesondere in den früheren Phasen der Demenz. Suizidalität sollte bei der Erstdiagnose einer Demenz und im weiteren Verlauf stets bedacht und angesprochen werden.

3.68 Welche Informations- und Kontaktmöglichkeiten sind für Betroffene und ihre Angehörigen sinnvoll?

Ein professioneller und gemeinsamer Umgang mit Demenzerkrankten kann die Belastung und Verzweiflung auf ein erträglicheres Maß reduzieren. Ein Grundwissen über die Symptome von Demenz hilft, Aggressionen und Fehlverhalten besser einzuschätzen und nicht persönlich zu nehmen. Die sozialen Leistungen, die zur Verfügung stehen, sind vielfältig, müssen aber auch verstanden und beantragt werden. Es gibt ein großes Angebot an Ressourcen, Literatur und Beratung zum Thema. Meistens kennen Hausärzte, Klinken oder Krankenkassen die lokalen Angebote. Drei Online-Ressourcen, die eine gute Auswahl an weiterführenden Informationen bieten, sind:

- www.bmfsfj.de/bmfsfj/themen/aeltere-menschen/demenz: ein interaktives Informationsportal des Bundesministeriums für Familie, Senioren, Frauen und Jugend für Erkrankte, Angehörige und Pflegende mit aktuellen Informationen zum Thema (Wegweiser Demenz)
- www.deutsche-alzheimer.de
- www.demenz-leitlinie.de

Daneben gibt es zahlreiche andere Quellen, die ebenfalls hervorragend sind, an dieser Stelle aber aus Platzgründen nicht genannt werden.

Delir

3.69 Warum wird die Gefahr eines hypoaktiven Delirs unterschätzt?

Hypoaktive „stille" Delire wirken ähnlich einer Müdigkeit oder Sedierung und werden daher oft nicht als solche erkannt. Delire stellen Notfälle dar, die eine hohe Mortalitätsrate aufweisen. Ein hypoaktives Delir ist durch erniedrigte Vigilanz geprägt und kann mit bloßer Müdigkeit oder Antriebsmangel verwechselt werden. Aus diesem Grund wird es oft übersehen und dann unzureichend behandelt. Je nach Ursache des Delirs kann die zugrunde liegende Ursache (z. B. Anämie bei Blutung) lebensbedrohlich sein, aber auch das Delir selbst kann mit Entgleisungen vitaler Systeme (z. B. Elektrolyte, Blutdruck) einhergehen und eine Komplikation der zugrunde liegenden Erkrankung darstellen.

3

3.70 Welche häufigen Gründe für Delire werden beobachtet?

Häufige Gründe für Delire sind Infekte (Pneumonie, Harnwegsinfekte), Anämie, Exsikkose, anticholinerge Medikation, operative Eingriffe, Elektrolytstörungen oder Entzugssyndrome von Alkohol oder Benzodiazepinen. Oft sind die Gründe additiv (z. B. Medikamentenspiegel-Erhöhungen durch Exsikkose), in einigen Fällen multipel vorgeschädigter Patienten kann kein eindeutiger Grund für ein Delir eruiert werden.

3.71 Wie wird ein Delir diagnostiziert?

Ein Delir wird am klinischen Bild der akuten Bewusstseinsveränderung diagnostiziert. Eine plausible ätiologische Erklärung unterstützt und spezifiziert die Diagnose. Ein Delir geht mit erhöhter Suggestibilität für visuelle Illusionen einher. Liest ein Patient von einem leeren Blatt Papier ab oder greift einen imaginären Faden, kann dies (▶ Abb. 3.1) ein Hinweis für ein Delir sein.

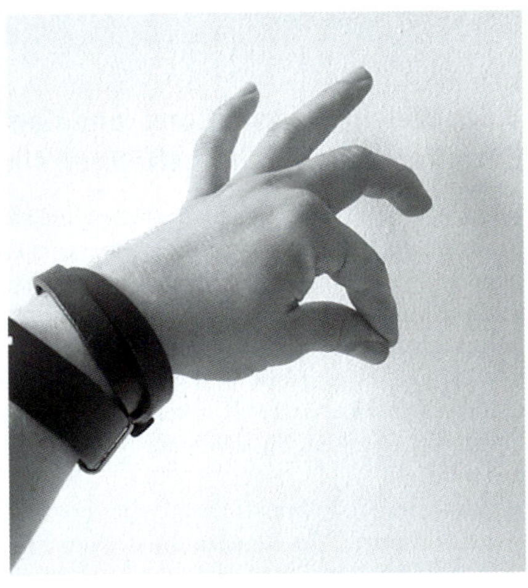

Abb. 3.1 Aufnehmen eines imaginären Fadens [P491]

INFO

Delir

Menschen mit vorgeschädigtem Gehirn, eingeschränkter Sinneswahrnehmung oder reduziertem Allgemeinzustand sind vulnerabel für delirante Syndrome. Betroffen sind vor allem ältere, demenzielle Patienten, Patienten mit Seh- und Hördefiziten und multimorbide Patienten. Depressionen und Suchterkrankungen (Nikotin, Benzodiazepinen und Alkohol) gelten als psychische Vulnerabilitätsfaktoren für Delire. Risikofaktoren für ein postoperatives Delir sind neben den o. g. Faktoren auch Schmerzen, Operationsdauer, Blutverlust und Operationstyp.

3.72 Welche chirurgischen Interventionen verursachen am häufigsten ein postoperatives Delir?

Offene Eingriffe an der Aorta und osteoporoseassoziierte Beckenfrakturen werden zu über 50 % von postoperativen Deliren begleitet. Die durchschnittliche Häufigkeit postoperativer Delire wird im Allgemeinen auf ca. 35 % geschätzt. Unterschiede in der Wahl des Anästhesieverfahrens konnten in einer Metaanalyse nicht mit Veränderungen des Risikos für ein postoperatives Delir in Zusammenhang gebracht werden. Postoperative Delire werden mit tödlichen Verläufen, nosokomialen Infektionen, kognitiver Verschlechterung und protrahierter Wiederherstellung der Funktionalität in Verbindung gebracht.

3.73 Gibt es Empfehlungen zur Prävention eines postoperativen Delirs?

Es wird empfohlen,

1. auf die präoperative Gabe von Benzodiazepinen zu verzichten,
2. Schmerzen zu jedem Zeitpunkt wirksam zu behandeln,
3. für einen ausgeglichenen Wasser- und Elektrolythaushalt, der eine protektive Wirkung hat, zu sorgen, und
4. sollte der Schlaf-Wach-Rhythmus präoperativ in der Balance sein.

Die präoperative Gabe von Antipsychotika hat unterschiedliche Ergebnisse bezüglich der Verhütung eines Delirs gezeigt und kann nicht uneingeschränkt empfohlen werden. Der Konsens zur Vermeidung postoperativer Komplikationen zielt auf eine patientenbezogene und enge multidisziplinäre Kooperation von Geriatern, Orthopäden, Anästhesisten, Physiotherapeuten und Pflegenden ab. Die Empfehlungen bilden keinen Konsens ab und bleiben unbefriedigend in der Vermeidung postoperativer Komplikationen. Die sorgfältige Indikationsstellung, ob eine Operation überhaupt angemessen ist, sollte deutlich betont werden.

MERKE

Kausale und symptomatische Behandlung des Delirs

Jedes Delir sollte soweit wie möglich kausal und symptomatisch (meist mit einem atypischen Antipsychotikum und einem Benzodiazepin) behandelt werden.

3.74 Warum ist ein Delir oft nachts ausgeprägter?

Es existieren unterschiedliche Hypothesen über die Fluktuation eines Delirs. Ein niedriger Blutdruck, so wie er nachts zu beobachten ist, kann dazu führen, dass weniger Blut (i. e. Sauerstoff) in das Gehirn befördert wird und somit die zerebralen Defizite potenziert. In der Nacht fällt zudem insgesamt die Orientierung schwerer, Sinneseindrücke sind verschwommener, Ängste können ausgeprägter sein, und die ablenkenden Reize der Tagesaktivität fehlen.

Sonstige organisch bedingte psychische Störungen

3.75 Welche Ursachen kann eine Persönlichkeitsveränderung in Kombination mit Lähmungserscheinungen nach intravenöser Natriumgabe haben?

Eine zu rasche Korrektur einer Hyponatriämie kann mit einer zentralen pontinen Myelinolyse (ZPM) einhergehen. Eine ZPM beginnt typischerweise einige Tage nach Natriumgabe mit Vigilanzstörungen, spastischen tetraplegischen Lähmungserscheinungen und Hirnstammdefiziten wie Schluckstörungen und Dysarthrie. Remissionen sind möglich, aber auch eine Progredienz zu komatösen Zuständen, Locked-in-Syndrom und Tod. Psychische Störungen sind seltener als neurologische Defizite, werden aber ebenfalls im Rahmen einer ZPM sporadisch beschrieben. Eine intravenöse Korrektur von Elektrolyten, insbesondere von Natrium, sollte mit entsprechender Vorsicht erfolgen. Auch isotone Elektrolytlösungen können eine ZPM auslösen.

3.76 Welche Diagnostik und Therapie ist für die transiente globale Amnesie (TGA) erforderlich?

Die TGA entspricht trotz eindrücklicher Symptomatik einer relativ harmlosen akuten hirnorganischen Störung unbekannter Genese. Sie geht mit einer über Stunden anhaltenden antero- und manchmal auch retrograden Amnesie einher. Zu 50 % können umweltbedingte Auslöser identifiziert werden. Leichte Übelkeit, mäßiger Kopfschmerz und Benommenheit können als Begleitsymptome auftreten. Die Inzidenz liegt bei 3–8/100.000; die betroffenen Patienten sind meist zwischen 50 und 70 Jahre alt. Die Wahrscheinlichkeit für eine erneute TGA-Episode liegt bei 6–10 % pro Jahr. Eine TGA verläuft definitionsgemäß **ohne** fokalneurologische Defizite oder Krampfzeichen, die Kommunikationsfähigkeit und Persönlichkeit der Betroffenen bleiben während der Gedächtnisstörung vollständig erhalten. Diese Aspekte sind wichtig zur Abgrenzung lebensbedrohlicher Differenzialdiagnosen (→ Merke-Kasten). Ein typisches Symptom der TGA ist das repetitive und redundante Nachfragen, da bereits erfolgte Antworten sofort vergessen werden. Im Verlauf bilden sich die mnestischen Defizite zurück. Bis auf eine bleibende Gedächtnislücke für den symptomatischen Zeitraum kommt es zur Vollremission. Für die TGA werden Zusammenhänge mit Migräne, Epilepsie und zerebralen Gefäßveränderungen postuliert. Die TGA ist eine deskriptive Diagnose, eine ausführliche Diagnostik wird nur in schweren und häufig rezidivierenden Fällen empfohlen. Komplikationen der TGA (z. B. Krampfanfälle oder Ischämien) sind nicht typisch für diese Störung.

MERKE

Abklärung von akuten Gedächtnisstörungen

Neu und plötzlich aufgetretene Gedächtnisstörungen können auf einen Schlaganfall, eine Epilepsie, ein Trauma, eine entzündliche Hirnerkrankung, Intoxikation, eine psychogene Ursache oder ein Korsakow-Syndrom hinweisen und bedürfen einer umgehenden und eindeutigen Abklärung. Dazu gehören eine Eigen- und Fremd(!)anamnese, eine somatomedizinische und neurologische Untersuchung, ggf. eine Blut- und Liquoruntersuchung sowie eine zerebrale Bildgebung.

3.77 Welche psychischen Symptome zeigen sich bei einer hepatischen Enzephalopathie Grad IV der West-Haven-Kriterien?

Grad IV der hepatischen Enzephalopathie-Kriterien entspricht dem am weitesten fortgeschrittenen Stadium, dem komatösen Zustand. Grad III geht mit einer erheblichen Einschränkung des Bewusstseins einher (Somnolenz bis Semistupor). Lethargie und leichte Persönlichkeitsveränderungen sind typisch für eine hepatische Enzephalopathie Grad II. Grad I zeigt sich durch eine leichte mentale Verlangsamung mit verminderter Aufmerksamkeit und Rechenleistung, manchmal kommen Angst oder euphorischer Affekt hinzu. Grad I kann im Spontanbefund übersehen werden, obwohl in diesem Stadium bereits eine bedrohliche hepatische Schädigung bestehen kann. Aus diesem Grund spricht man bei einem Grad I auch von einer „verdeckten" hepatischen Enzephalopathie („covert hepatic encephalopathy").

3.78 Welche sexuell übertragbaren Krankheiten sind mit organischen Psychosyndromen assoziiert?

Syphilis, HIV-Infektion/Aids und Hepatitis C sind sexuell übertragbare Erkrankungen, die im Verlauf mit psychischen Veränderungen einhergehen können.

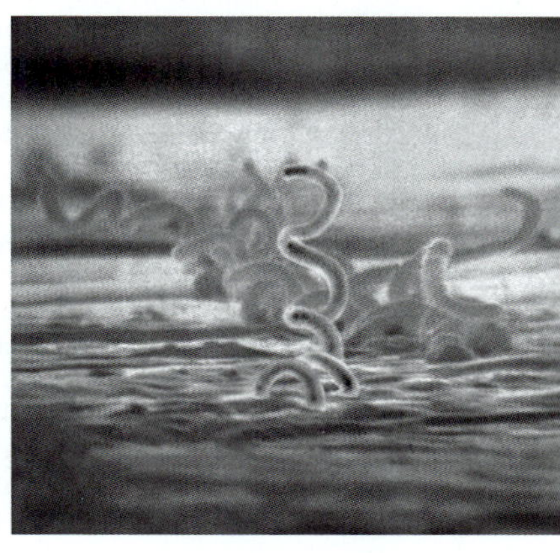

Abb. 3.2 *Treponema pallidum* [J794-004]

- **Neurosyphilis/Neurolues** ist eine typische Spätfolge einer chronischen Infektion mit *Treponema pallidum* (▶ Abb. 3.2). Eine Neurosyphilis kann Persönlichkeitsveränderungen, Defizite in exekutiven Funktionen (z. B. Planen, Entscheidungskompetenz), Stimmungsveränderungen und eine demenzielle Entwicklung verursachen.
- Eine **HIV-Infektion/Aids** kann primär und sekundär (im Rahmen von opportunistischen Infektionen und Malignomen) zu psychischen Störungen, Persönlichkeitsveränderungen und einer demenziellen Entwicklung führen.
- Die **Hepatitis C** ist vor allem mit Ermüdung (Fatigue) assoziiert. Fatigue kann durch eine reduzierte hepatische Leistungsfähigkeit und chronisch-entzündliche Prozesse und Veränderungen der Hypophysen-Hypothalamus-Nebennierenrinden-Achse verursacht werden. Für HCV wird ein Einfluss auf den Serotoninstoffwechsel postuliert. Patienten mit Hepatitis C haben eine erhöhte Prävalenz für Depressionen, kognitive Defizite sowie Schlaf- und Angststörungen. Die Zahlen für psychische Beschwerden HCV-positiver Patienten haben eine hohe Streubreite (Varianz). Die hohe Prävalenz prä- und komorbider psychischer Störungen im HCV-Patientenkollektiv erschwert die Abgrenzung zu HCV-assoziierten psychischen Defiziten.

PRAXISTIPP

Vollständige infektiologische Abklärung von Patienten mit sexuell übertragbaren Erkrankungen

Syphilis, Hepatitis C, HIV-Infektion und andere sexuell übertragbare Erkrankungen treten bei dafür exponierten Patienten oft als komorbide Erkrankungen auf, die sich in ihren Auswirkungen wechselseitig negativ potenzieren können. Bei Vorliegen einer sexuell übertragbaren Infektion oder entsprechendem Risikoprofil sollten weitere Infektionen dieses Übertragungsweges ausgeschlossen werden.

3.79 Welche neurokognitiven Defizite sind bei Patienten mit HIV-Infektion verbreitet?

HIV-assoziierte neurokognitive Störungen wurden bei über 40 % der HIV-infizierten Patienten festgestellt. Eine hohe Prävalenz der Beschwerden trifft auch für HIV-positive Patienten unter wirksamer antiretroviraler Therapie (ART) zu. Defizite betreffen vor allem die Lernfähigkeit sowie exekutive Funktionen. Es gibt zur Erfassung dieser Symptome spezielle neuropsychologische Testungen, deren Anwendung empfohlen wird. Die benannten Defizite sind mit zunehmendem Alter progredient, auch ohne Zunahme der Viruslast. Die beschriebenen Defizite wirken sich negativ auf Stimmungslage, Erwerbsfähigkeit und soziale Aktivitäten der Betroffenen aus und schränken eine die Lebensqualität spürbar ein. Eine stete und progrediente Entwicklung der neurokognitiven Störungen bis hin zu einer HIV-assoziierten Demenz ist jedoch nicht typisch.

3.80 Welche psychischen Beschwerden sind mit einer Neuroborreliose assoziiert?

Die Antwort ist umstritten. Begriffliche Unschärfen und hohe Medienpräsenz tragen zu einer anhaltend intensiven Diskussion der Thematik bei. Unbehandelte Infektionen mit *Borrelia burgdorferi* durch Zeckenstiche führen in 10–15 % der Fälle zu neuropsychiatrischen Symptomen. Die chronische Infektion mit den Spirochäten führt zu immunologischen Prozessen, die auf psychischer Ebene zu Erschöpfung (Fatigue), allgemeinem Krankheitsgefühl und kognitiven Defiziten führen können.

Die Ätiologie und Symptome der borrelienassoziierten chronisch-entzündlichen Aktivität decken sich zum Teil mit denen des Chronic-Fatigue-Syndrom (CFS) (▶Kap. 6). Die Neuroborreliose spricht jedoch gut auf eine entsprechende Antibiose (z. B. Doxycyclin) an. Nach erfolgreicher Behandlung werden Fatigue und die anderen borrelienassoziierten psychischen Beschwerden eher nicht als Langzeitfolge einer Infektionen mit *Borrelia burgdorferi* gesehen. Die Neuroborreliose spricht gut auf eine entsprechende Antibiose (z. B. Doxycyclin) an. Die Gefahr von borrelienassoziierten zerebralen Vaskulitiden stellt ein seltenes Risiko dar, das im Rahmen einer Neuroborreliose zu beachten ist, denn zerebrale Vaskulitiden können Ischämien verursachen.

3.81 Welche Symptome und Komplikationen verursacht eine zerebrale Malaria?

Malaria tropica *(Plasmodium falciparum)* beeinträchtigt das Gehirn durch fokale Herdschädigungen, Hypoglykämie und entzündungsassoziierte Neuronenschäden. Jede Ätiologie steht mit typischen neuropsychiatrischen Symptomen in Verbindung. Herdbefunde verursachen fokale Defizite oder Krämpfe, Hypoglykämien können zu Krämpfen führen, mit Entzündungsmediatoren assoziierte Schäden gehen mit einer Bewusstseinstrübung einher. Eine infektionsassoziierte Freisetzung von Tumornekrosefaktor (TNF) im Gehirn scheint Einfluss auf die Vulnerabilität der Betroffenen, den Verlauf und die Letalität zu haben. Die Symptome sind vor allem bei Kindern in schwerer Ausprägung zu beobachten und auch unter optimaler Behandlung in 15–20 % der Fälle letal.

PRAXISTIPP

Zerebrale Malaria

Patienten mit neu aufgetretenen neuropsychiatrischen Symptomen, die als Touristen oder Migranten aus endemischen Gebieten kommen, sollten stets auf diese und je nach bereistem Gebiet auch auf weitere Infektionskrankheiten getestet werden.

3.82 Welche psychischen Beschwerden sind bei multipler Sklerose (MS) häufig?

90 % aller MS-Patienten beklagen eine erhöhte Ermüdbarkeit (Fatigue). Andere häufige Symptome sind Depressionen und kognitive Defizite. Kognitive Defizite stellen eine wichtige Ursache für die Invalidisierung von MS-Patienten dar. Diese Beschwerden werden im Spontanbefund oft nicht in ihrer Tragweite erkannt und eigenanamnestisch ganz unterschiedlich in Bezug auf die Alltagsbewältigung eingeschätzt. Häufig werden über- und untertriebene Angaben gemacht, sodass eine geeignete neuropsychologische Testung und Diagnostik komorbider Störungen zur Objektivierung notwendig sind. Fatigue, affektive Störungen und kognitive Defizite verstärken sich oft wechselseitig, wobei hinsichtlich der Ätiologie jedoch von unterschiedlichen Ursachen ausgegangen wird. Eine erfolgreiche Therapie der Depression und der Fatigue führen daher nicht notwendigerweise auch zu einer befriedigenden Wiederherstellung der kognitiven Leistungsfähigkeit.

3.83 Welche psychischen Nebenwirkungen sind unter Alpha-Interferon-Therapie häufig?

Alpha-Interferon wird gegen Malignome und Viruserkrankungen wirksam eingesetzt. Etwa 30 % aller Interferon-Therapien gehen mit psychischen Nebenwirkungen einher, welche die Lebensqualität reduzieren, die therapeutische Adhärenz kompromittieren und oft zum Abbruch der Therapie führen. Die Nebenwirkungen gelten als dosisabhängig, sind prävalenter bei vorbestehenden psychischen und somatischen Komorbiditäten sowie gleichzeitig angewandten potenziell neurotoxischen Interventionen (z. B. Bestrahlung, Chemotherapie). Die Nebenwirkungen beginnen typischerweise als unspezifisches Prodromalstadium (einige Wochen anhaltend) mit fluktuierenden und vielfältigen Beschwerden. Depressive Symptome werden am häufigsten im Prodromalstadium beschrieben. Manifeste Störungen im weiteren Verlauf äußern sich als Persönlichkeitsveränderungen, affektive Störungen, Suizidalität, Angst und psychotische Symptome.

Die Empfehlungen zum Symptommanagement richten sich nach der Art der Nebenwirkungen und der mit Interferon behandelten Grunderkrankung. Wenn das Interferon nicht abgesetzt werden soll, werden die psychischen Störungen mit konventionellen Mitteln behandelt (Antipsychotika für psychotische Symptome, Antipsychotika oder Lithium gegen manische Symptome und Affektinstabilität). Für depressive Symptome wird in einer Metaanalyse eine Behandlung mit einem SSRI empfohlen, z. B. Escitalopram oder Sertralin. Suizidalität sollte stets engmaschig überprüft werden.

3.84 Welche Störung liegt wahrscheinlich bei einem Parkinson-Patienten vor, der innerhalb einer Woche seine Ersparnisse verspielt?

Patienten mit einem dysfunktionalen Dopaminstoffwechsel sind vulnerabel für Nebenwirkungen durch Dopaminagonisten. Diese zeigen sich als impulsives und belohnungsassoziiertes Verhalten wie z. B. Hypersexualität, Kaufsucht oder pathologisches Spielen. 2,2–7 % der Parkinson-Patienten unter entsprechender Medikation zeigen im Verlauf Symptome aus diesem Formenkreis. Es ist wichtig, Parkinson-Patienten und ihre Bezugspersonen über diese möglichen Symptome und Nebenwirkungen aufzuklären. Wenn eine Behandlung mit einem Dopaminagonisten eingeleitet wird, sollten Risikofaktoren für eine Entstehung impulsiver Symptome erfasst werden; diese sind vor allem eine positive Anamnese für impulsives Spielen, Hypersexualität und weitere Impulskontrollstörungen. Auch männliches Geschlecht und junges Alter gelten als Risikofaktoren für Komplikationen unter Dopaminagonisten. Wenn Dopaminagonisten aus den o. g. Gründen kontraindiziert sind, wird entweder versucht, den Dopaminagonisten zu reduzieren und stattdessen mehr L-Dopa oder einen lang wirksamen Agonisten als Pflaster zu geben. Wenn der Patient die Nebenwirkungen in Kauf nehmen möchte, wird eine psychotherapeutische Begleitung empfohlen.

3.85 Bedarf es einer Bewusstlosigkeit nach einem Schädel-Hirn-Trauma, um relevante psychische Symptome zu verursachen?

Nein. Es zeigt sich zunehmend, dass auch leichtere Schädel-Hirn-Traumata (SHT) zu psychischen Defiziten führen können. Die ICD-10 verlangt für die Diagnose eines SHT, dass es *„gewöhnlich schwer genug zu sein [hat], um zur Bewusstlosigkeit zu führen"*. In der Klinik werden jedoch auch psychische Beschwerdebilder nach Gehirnerschütterungen, massiven Knalltraumata und ähnlichen Unfällen gesehen, die nicht mit Bewusstlosigkeit einhergehen. Häufige Symptome sind Kopfschmerzen, Schwindel, Erschöpfbarkeit, Gedächtnis- und Konzentrationsdefizite, affektive Instabilität und Depressionen, Erleben von Angst und Schlafstörungen.

Viele Patienten schätzen das SHT initial als zu geringfügig ein, um sich ad hoc in ärztliche Notfallbehandlung zu begeben. Die klinischen Bilder sind oft unzureichend von anderen Spätfolgen eines Unfalls (z. B. somatische Beschwerden, PTBS oder Depressionen) abzugrenzen und komplex in ihrer Diagnostik und optimalen Therapie. Kopfverletzungen erhöhen zudem das Risiko einer PTBS. Auch ohne Nachweis eindeutiger organischer posttraumatischer Defizite entwickeln sich bei vielen Patienten chronische Beschwerden durch das SHT. Patienten mit einem SHT sollten auch ohne gravierende körperliche Folgeschäden oder stattgehabter Bewusstlosigkeit in ihren Beschwerden sehr ernst genommen und entsprechend behandelt werden.

3.86 Welche allgemeinen Therapieempfehlungen sind für Patienten mit Schädel-Hirn-Traumata indiziert?

Psychiater können in der Triage von SHT involviert sein, die akute Behandlung von SHT stellt jedoch keine psychiatrische Indikation dar. Die Heterogenität des Schädigungsgrades und des klinischen Bildes erfordert individuell angepasste Konzepte. Bei leichtgradigem SHT ohne Bewusstseinsstörungen sind eine gute Aufklärung inkl. Psychoedukation über das SHT und seine Symptome und regelmäßige Kontrolltermine zur Verlaufsbeobachtung indiziert. Bei Zeichen einer Gehirnerschütterung oder auch nur kurzer Bewusstlosigkeit wird eine stationäre Überwachung empfohlen. Bei mittel- bis schwergradigen SHT sind eine stationäre Überwachung und symptomatische Versorgung notwendig (→ Leitlinien). Empfohlen werden sofort an die Entlassung aus der stationären Behandlung anknüpfende intensive rehabilitative Interventionen. Diese Programme sollten optimalerweise multidisziplinäre Ansätze verfolgen. Besonders wirksam sind niedrigschwellige rehabilitative Angebote innerhalb der Wohngemeinde und unter Einbezug von anderen Patienten mit vergleichbarer Problematik (Peers).

3.87 Welche psychischen Beschwerden verursacht ein Hirntumor?

Eine ausschließlich hirnorganische Genese beschreibt das psychische Beschwerdebild eines malignombetroffenen Patienten nicht ausreichend. Psychische Beschwerden, die im Zusammenhang mit einer malignen zerebralen Raumforderung beobachtet werden, haben auch „nichtorganische" Ursachen. Psychische Beschwerden werden auch durch das Wissen um die bedrohliche Diagnose, das Leiden an einer schweren Krankheit und die Nebenwirkungen der Behandlung ausgelöst. Das Wissen um die oft infauste Diagnose verursacht eine psychische Stressreaktion, die mit entsprechenden psychischen und vegetativen Reaktionen einhergeht. Häufig treten nach Diagnosestellung Depressionen und Affektinstabilität, Angst, Symptome einer posttraumatischen Belastungsstörung, Schlafstörungen, Erschöpfung/Fatigue und kognitive Defizite auf.

Die begleitenden Symptome eines wachsenden Hirntumors (z. B. Stimmungsveränderungen, Krämpfe, Inkontinenz) und die Nebenwirkungen der Behandlung (z. B. Alopezie, Übelkeit, Erbrechen und Fatigue) können stigmatisierend sein. Stigma und Scham führen zu sozialem Rückzug und können psychische Beschwerden anderer Genese potenzieren. Die genannten psychischen Symptome sind bei Hirntumoren verbreitet, es leiden über 90 % der Patienten an Depressionen und Erschöpfung sowie bis zu 60 % an Angststörungen. Die Prävalenzangaben zu psychischen Folgestörungen von Krebserkrankungen schwanken je nach Quelle. Es herrscht jedoch ein Konsens, dass psychische Störungen eine relevante Komorbidität zum Tumor selbst darstellen und einen negativen Einfluss auf den Krankheitsverlauf haben können. Die psychischen Belastungsreaktionen reduzieren die Lebensqualität der Patienten, können ihre Lebenserwartung verkürzen und werden meist unzureichend behandelt.

Die neuropsychiatrischen Symptome hängen dabei von der Lokalisation, dem Typ und der Größe des Tumors ab. Häufig sind Fatigue, Kopfschmerzen, Krampfanfälle, kognitive Defizite, Affektveränderungen und Schlafstörungen. Somit gibt es Überschneidungen mit den sekundären psychischen Stressreaktionen. Die Nebenwirkungen der Behandlung sind vielfältig und werden in der entsprechenden Literatur beschrieben. Chemotherapie, Bestrahlung und Antiepileptika tragen substanziell zu Fatigue, Affektveränderungen und kognitiven Defiziten bei.

Es zeigt sich im Falle eines Hirntumors analog zu anderen schweren Erkrankungen, dass organische psychische Syndrome nicht isoliert gesehen werden können, sondern im Kontext zur (Stress-)Reaktion des Individuums auf die vorliegende Erkrankung betrachtet werden müssen.

MERKE

Hirnmetastasen

Hirnmetastasen manifestieren sich meist durch Kopfschmerzen (50 %), Hemiparesen (50 %), ein organisches Psychosyndrom (30 %), epileptische Anfälle (15–20 %) sowie Hirnnervenparesen oder Hirndruckzeichen. Das Bronchialkarzinom ist der häufigste Primärtumor für Hirnmetastasen. Die 1-Jahres-Überlebensrate bei Hirnmetastasen liegt um 10 % (Leitlinie 2015).

3.88 Welche symptomatische Behandlung ist bei Aggressivität und wahnhaften Symptomen durch Hirnmetastasen indiziert?

Atypische Antipsychotika (z. B. Risperidon) können zur Rückbildung von wahnhaften und agitierten Verhaltensweisen führen. Eine Kombination mit Benzodiazepinen kann bei hohem Leidensdruck und Angst indiziert sein. Die Medikation muss auf etwaige Wechselwirkungen mit der bestehenden Medikation abgestimmt werden. Steroide können indiziert sein, um die reaktive Schwellung des tumorumgebenden Hirnparenchyms zu lindern. Die medikamentöse Behandlung von Hirnmetastasen orientiert sich an der Histologie und am molekularen Profil des Primärtumors (▶ Abb. 3.3). Zum Prozedere liegen Leitlinien für die Diagnostik und Therapie von Hirnmetastasen und Meningeosis neoplastica vor.

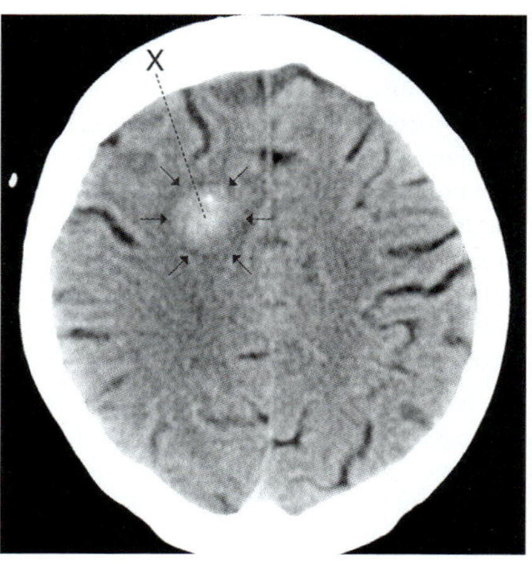

Abb. 3.3 Hirnmetastase [T923]

3.89 Wie kann ein Meningeom Symptome verursachen, die irrtümlich einer Wochenbettpsychose zugeordnet werden?

Meningeome können durch Hormonveränderungen in ihrem Wachstum zunehmen. So können auch die hormonellen Veränderungen während einer Schwangerschaft einen klinisch bislang stummen Tumor symptomatisch werden lassen (und mit schwangerschaftsassoziierten psychischen Beschwerden anderer Genese verwechselt werden).

3.90 Welche Gehirnaktivität kann bei Patienten mit einer tiefen Bewusstseinsstörung (Koma) gemessen werden?

Je nach Ätiologie des Komas (z. B. Trauma oder Anoxie), Messmethode (SPECT, PET und fMRT) und im Einzelnen durchgeführter Studie sind die Ergebnisse für die Hirnaktivität von Patienten mit tiefer Bewusstseinsstörung heterogen. Es finden sich globale und lokale Veränderungen, meist eine reduzierte Hirnaktivität. Lokale Defizite treten häufiger in frontalen Arealen des Großhirns auf. Es konnte wiederholt gezeigt werden, dass auch bei ausgeprägten Bewusstseinsstörungen komplexe zerebrale Aktivitätsmuster fortlaufend stattfinden. Diese Aktivitätszeichen waren zum Teil den Mustern von Menschen ohne Bewusstseinsstörungen ähnlich. Die beobachteten Veränderungen korrelierten nur zu einem begrenzten Teil mit dem Ausmaß und der Ätiologie der untersuchten Bewusstseinsstörung. Somit sind auch bei komatösen Patienten komplexe Aktivitätsmuster in höheren zerebralen Bereichen nachweisbar, ohne dass sich deren genaue Bedeutung oder Funktion jedoch identifizieren lässt.

3.91 Warum werden organisch verursachte psychische Symptome oft nicht psychiatrisch behandelt?

Patienten mit organischen psychischen Störungen wollen sich *noch weniger von Psychiatern behandeln lassen*, als es bereits für das Patientenkollektiv mit psychischen Erkrankungen gilt: „Ich bin ja nicht verrückt." Quellen schätzen den Anteil der Patienten mit behandlungsbedürftigen malignombedingten psychischen Beschwerden, die fachspezifische Hilfe ablehnen, auf über 50 %. Die psychiatrische Behandlung (z.B. durch konsiliarischen Auftrag) ist mit einem relevanten Stigma behaftet. Eine Erkenntnis aus diesem Vermeidungsverhalten der Patienten ist, die psychiatrische Versorgung möglichst niedrigschwellig und am Behandlungsort integriert anzubieten, i. e. innerhalb einer Hausarztpraxis oder auf einer onkologischen Station. Auch die Begriffswahl kann dazu beitragen, dass Patienten diese Hilfe annehmen (z. B. Krisenberatung statt Psychiater/Psychoonkologie).

3.92 Wie wird der Hirntod definiert?

Der Hirntod wird in der Literatur als *„vollständiger und irreversibler Funktionsausfall von Großhirn, Kleinhirn und Hirnstamm nach primärer oder sekundärer Schädigung"* definiert. Die Feststellung des Hirntods muss anhand eines standardisierten Protokolls durch zwei Ärzte erfolgen, die keinem Transplantationsteam angehören und über mehrjährige Erfahrung in der Intensivbehandlung von Patienten mit schweren Hirnschäden verfügen. Die Einschätzung muss ausreichend plausibel schriftlich dokumentiert werden.

3.93 Kann ein Hirntod auch ohne „sichere Todeszeichen" diagnostiziert werden?

Ja. Die intensivmedizinische Aufrechterhaltung der Gewebeperfusion und -oxygenierung sowie des Flüssigkeits- und Elektrolythaushalts verhindert die Ausbildung sicherer Todeszeichen (z. B. Totenflecken, Totenstarre). Die Entnahme von Spenderorganen, für die die Hirntoddiagnostik die Grundlage darstellt, ist bei Patienten mit sicheren Todeszeichen obsolet.

3.94 Bei welchen Patienten ist der Einsatz apparativer Diagnostik zur Feststellung des Hirntods vorgeschrieben?

Eine apparative Diagnostik ist bei Patienten mit einer primären infratentoriellen Hirnschädigung – auch wenn sie von supratentoriellen oder sekundären Hirnschädigungen begleitet ist – in Form eines EEG zum Nachweis des irreversiblen Hirnfunktionsausfalls vorgeschrieben. Alternativ kann der zerebrale Zirkulationsstillstand festgestellt werden. Auch bei Kindern unter 2 Jahren ist der Einsatz einer apparativen Diagnostik zur Feststellung des Hirntods verpflichtend. Je nach Schädigung soll eine geeignete Methode – EEG, frühe akustisch evozierte Potenziale (FAEP) oder der Nachweis eines zerebralen Zirkulationsstillstands (z.B. Angiografie der Hirngefäße, Dopplersonografie der intrakraniellen Gefäße, zerebrale Perfusionsszintigrafie) – angewandt werden.

3

3.95 Welche klinischen Bedingungen können den Hirntod vortäuschen?

Berichte über für tot erklärte Patienten, die plötzlich wieder aufwachen, stoßen auch außerhalb der Medizin auf reges Interesse. Wichtige Gründe, die solche Phänomene verursachen können und daher zur Diagnose des Hirntods ausgeschlossen werden müssen, sind Unterkühlung, Intoxikationen, neuromuskuläre Blockaden, Kreislaufschock und endokrines oder metabolisches Koma. Diese Zustände können eine so tiefe Bewusstlosigkeit verursachen, dass ein Patient voreilig für tot erklärt wird.

Quellen

Arena JE, Rabinstein AA. Transient global amnesia. Mayo Clin Proc 2015; 90(2): 264–272.

Auxéméry Y. Mild traumatic brain injury and postconcussive syndrome: a re-emergent questioning. Encephale 2012; 38(4): 329–335.

Berger M. Psychische Erkrankungen: Klinik und Therapie – enhanced ebook. München: Elsevier Urban & Fischer 2015.

Bitsch M, et al. Pathogenesis of and management strategies for postoperative delirium after hip fracture: a review. Acta Orthop Scand 2004; 75(4): 378–389.

Bundesgesundheitsministerium für Gesundheit; www.bundesgesundheitsministerium.de/themen/pflege/online-ratgeber-pflege/pflegebeduerftigkeit.html#c4793 (letzter Zugriff: 27.12.2017).

Carroll A, Brew B. HIV-associated neurocognitive disorders: recent advances in pathogenesis, biomarkers, and treatment. F1000Res 2017; 6: 312.

Debien C, et al. Alpha-interferon and mental disorders. Encephale 2001; 27(4): 308–317.

Dilling H, Freyberger HJ. Taschenführer zur ICD-10-Klassifikation psychischer Störungen. Bern: Huber 2012.

Draper BM. Suicidal behavior and assisted suicide in dementia. Int Psychogeriatr 2015; 27(10): 1601–1611.

Ernst J et al. Fahrtauglichkeit bei Patienten mit frontotemporaler und Alzheimer-Demenz. Nervenarzt 2010; 81: 79–85.

Ettlin T, Kischka U. Die Frontotemporale Demenz: Anamnese, Diagnostik und Therapie. Schweiz Z Psychiatr Neurol 2012; 3: 14; www.rosenfluh.ch/psychiatrie-neurologie-2012-03/die-frontotemporale-demenz-anamnese-diagnostik-und-therapie (letzter Zugriff: 27.12.2017).

Garkowski A, et al. Cerebrovascular manifestations of Lyme neuroborreliosis – a systematic review of published cases. Front Neurol 2017; 8: 146.

Gillmann A et al. Diagnostik und Therapie der hepatischen Enzephalopathie. Dtsch Med Wochenschr 2012; 137(1/2): 29–33.

Gopal M, et al. Acute psychosis as main manifestation of central pontine myelinolysis. Case Rep Neurol Med 2017; 2017: 1471096.

Goetz CG, et al. Parkinson's disease dementia: definitions, guidelines, and research perspectives in diagnosis. Ann Neurol 2008; 64 (Suppl 2): S81–92.

Goudsmit J. Obituary: Daniel Carleton Gajdusek (1923–2008). Nature 2009; 457(7228): 394.

Hallauer JFS et al. Untersuchung von Krankheitskosten bei Patienten mit Alzheimer-Erkrankung in Deutschland. Gesundheitsökon Qualitätsmanag 2001; 5: 73–79.

Halperin JJ. Chronic Lyme disease: misconceptions and challenges for patient management. Infect Drug Resist 2015; 8: 119.

Hannawi Y, et al. Resting brain activity in disorders of consciousness: a systematic review and meta-analysis. Neurology 2015; 84(12): 1272–1280.

Haupt WF et al. Die Feststellung des Todes durch den irreversiblen Ausfall des gesamten Gehirns („Hirntod“). Dt Arztebl 1993; 90: A1-3004.

Hébuterne X, et al. Ageing and muscle: the effects of malnutrition, re-nutrition, and physical exercise. Curr Opin Clin Nutr Metab Care 2001; 4(4): 295–300.

Institut für Qualität und Wirtschaftlichkeit im Gesundheitswesen (IQWiG) (Hrsg.). Cholinesterasehemmer bei Alzheimer Demenz. Abschlussbericht A05–19A (Version 1.0, Stand: 7.2.2007). Köln: IQWiG 2007; www.iqwig.de/de/projekte-ergebnisse/projekte/arzneimittelbewertung/a05-19a-cholinesterasehemmer-bei-alzheimer-demenz.1141.html (letzter Zugriff: 27.12.2017).

Khong SY, et al. Meningioma mimicking puerperal psychosis. Obstet Gynecol 2007; 109(2 Pt2): 515–516.

Koziarska D, et al. Mini-Mental State Examination in patients with hepatic encephalopathy and liver cirrhosis: a prospective, quantified electroencephalography study. BMC Gastroenterol 2013; 13: 107.

Kwiatkowski D, et al. TNF concentration in fatal cerebral, non-fatal cerebral, and uncomplicated *Plasmodium falciparum* malaria. Lancet 1990; 336(8725): 1201–1204.

Lang H, et al. Donor organ harvesting. Chirurg 2002; 73(5): 517.

Lee CH, et al. Initially unrecognized dementia in a young man with neurosyphilis. Neurologist 2009; 15(2): 95–97.

Leicht H, et al. Net costs of dementia by disease stage. Acta Psychiatr Scand 2011; 124: 384–395.

Likeman M, et al. Visual assessment of atrophy on magnetic resonance imaging in the diagnosis of pathologically confirmed young-onset dementias. Arch Neurol 2005; 62: 1410–1415.

Manabe T, et al. Factors associated with pneumonia-caused death in older adults with autopsy-confirmed dementia. Intern Med 2017; 56 (8): 907–914.

Marazzi C, et al. Transient global amnesia. Acta Biomed 2014; 85(3): 229–235.

Martocchia A, et al.; Orthogeriatric Group. The prevention and treatment of delirium in elderly patients following hip fracture surgery. Recent Pat CNS Drug Discov 2015; 10(1): 55–64.

Matsunaga S, et al. Cholinesterase inhibitors for Lewy body disorders: a meta-analysis. Int J Neuropsychopharmacol 2015; 19(2): pyv086.

McKhann GM, et al. The diagnosis of dementia due to Alzheimer's disease: recommendations from the National Institute on Aging-Alzheimer's Association workgroups on diagnostic guidelines for Alzheimer's disease. Alzheimers Dement 2011; 7: 263–269.

Mijajlović MD, et al. Post-stroke dementia – a comprehensive review. BMC Med 2017; 15(1): 11.

Mosimann UP et al. Konsensusempfehlungen zur Beurteilung der medizinischen Mindestanforderungen für Fahreignung bei kognitiver Beeinträchtigung. Praxis 2012; 101: 451–464.

Muhl E. Delir und Durchgangssyndrom. Chirurg 2006; 77: 463.

Perneczky R et al. Kognitive Reservekapazität und ihre Bedeutung für Auftreten und Verlauf der Demenz. Nervenarzt 2011; 82(3): 325–335.

Qiu C, et al. The epidemiology of the dementias: an update. Curr Opin Psychiatry 2007; 20: 380–385.

Raats JW, et al. Risk factors of post-operative delirium after elective vascular surgery in the elderly: a systematic review. Int J Surg 2016; 35: 1–6.

Radtke FM, et al. Risk factors for inadequate emergence after anesthesia: emergence delirium and hypoactive emergence. Minerva Anestesiol 2010; 76(6): 394–403.

Randazzo D, Peters KB. Psychosocial distress and its effects on the health-related quality of life of primary brain tumor patients. CNS Oncology 2016; 5(4): 241–249.

Rees PM. Contemporary issues in mild traumatic brain injury. Arch Phys Med Rehabil 2003; 84(12): 1885–1894.

Rolinski M, et al. Cholinesterase inhibitors for dementia with Lewy bodies, Parkinson's disease dementia and cognitive impairment in Parkinson's disease. Cochrane Database Syst Rev 2012; 3: CD006504.

Rooney AG, et al. Depression in cerebral glioma patients: a systematic review of observational studies. J Natl Cancer Inst 2011; 103(1): 61–76.

Sachdeva A, et al. Alcohol-related dementia and neurocognitive impairment: a review study. Int J High Risk Behav Addict 2016; 5(3): e27976.

Sampson EL, et al. Enteral tube feeding for older people with advanced dementia. Cochrane Database Syst Rev 2009; 2: CD007209.

Schleicher J. Pflegegrade 1,2,3,4 & 5 – die neuen Pflegestufen 2018; www.jedermann-gruppe.de/pflegegrade1-2-3-4-5-2017/ (letzter Zugriff: 27.12.2017)

Schmidtke K et al. Transiente globale Amnesie. Klinik und Pathophysiologie. Dtsch Arztebl 1999; 96: A-2602–2606.

Serafini G, et al. Suicide risk in Alzheimer's disease: a systematic review. Curr Alzheimer Res 2016; 13(10): 1083–1099.

Smoliner C, et al. Effects of food fortification on nutritional and functional status in frail elderly nursing home residents at risk of malnutrition. Nutrition 2008; 24(11–12): 1139–1144.

Stefani A, et al. Neurosyphilis manifesting with rapidly progressive dementia: report of three cases. Neurol Sci 2013; 34(11): 2027–2030.

Tadic M, et al. Hypertension and cognitive dysfunction in elderly: blood pressure management for this global burden. BMC Cardiovasc Disord 2016; 16(1): 208.

Taylor TE, et al. Differentiating the pathologies of cerebral malaria by postmortem parasite counts. Nature Med 2004; 10(2): 143.

Tremblay P, Gold S. Prevention of post-operative delirium in the elderly using pharmacological agents. Can Geriatr J 2016; 19(3): 113–126.

Turan S, et al. Effectiveness of olanzapine in neurosyphilis related organic psychosis: a case report. J Psychopharmacol 2007; 21(5): 556–558.

Turner-Stokes L, et al. Multi-disciplinary rehabilitation for acquired brain injury in adults of working age. Cochrane Database Syst Rev 2015; 12:CD004170.

Waghray A, et al. Management of covert hepatic encephalopathy. J Clin Exp Hepatol 2015; 5 (Suppl 1): S75–81.

Winblad B, et al. Memantine in moderate to severe Alzheimer's disease: a metaanalysis of randomised clinical trials. Dement Geriatr Cogn Disord 2007; 24: 20–27.

Zhang HF, et al. An overview of systematic reviews of ginkgo biloba extracts for mild cognitive impairment and dementia. Front Aging Neurosci 2016; 8: 276.

Zitierte Leit-/Richtlinien

Bundesärztekammer. Richtlinie gemäß § 16 Abs. 1 S. 1 Nr. 1 TPG für die Regeln zur Feststellung des Todes nach § 3 Abs. 1 S. 1 Nr. 2 TPG und die Verfahrensregeln zur Feststellung des endgültigen, nicht behebbaren Ausfalls der Gesamtfunktion des Großhirns, des Kleinhirns und des Hirnstamms nach § 3 Abs. 2 Nr. 2 TPG, Vierte Fortschreibung; www.bundesaerztekammer.de/fileadmin/user_upload/downloads/irrev.Hirnfunktionsausfall.pdf (letzter Zugriff: 27.12.2017).

Deutsche Gesellschaft für Psychiatrie und Psychotherapie, Psychosomatik und Nervenheilkunde (DGPPN), Deutsche Gesellschaft für Neurologie (DGN) in Zusammenarbeit mit der Deutschen Alzheimer Gesellschaft e.V. – Selbsthilfe Demenz (Hrsg.). S3-Leitlinie „Demenzen". Langversion Januar 2016; www.awmf.org/uploads/tx_szleitlinien/038-013l_S3-Demenzen-2016-07.pdf (letzter Zugriff: 27.12.2017).

Kommission Leitlinien der Deutschen Gesellschaft für Neurologie (Hrsg.). Leitlinien für Diagnostik und Therapie in der Neurologie: Hirnmetastasen und Meningeosis neoplastica. Entwicklungsstufe S2k; Stand: 2015 (derzeit in Überarbeitung); www.awmf.org/uploads/tx_szleitlinien/030-060l_S2k_Hirnmetastasen_Meningeosis_neoplastica_2015-06.pdf (letzter Zugriff: 27.12.2017).

4 Abhängigkeit

Jan Reuter

Allgemeine Aspekte

4.1 Wie wird die Entstehung von Abhängigkeit neurobiologisch erklärt?

Die Entwicklung von Abhängigkeit ist eine dysfunktionale, aber tiefgreifende Lernleistung. Das zerebrale dopaminerge Verstärkersystem im limbischen System bildet die zentrale Achse des Lernens und Verhaltens durch Belohnung. Es ist bei Abhängigkeiten jeder Art involviert. Dopamin wird jedoch vor allem bei Reizen ausgeschüttet, die **besser** als die vorbestehende Erwartung des Individuums sind. So ist die Freude besonders groß über eine unerwartet gefundene 20-Euro-Banknote; eine Dopaminantwort wäre im limbischen System messbar. Ist ein Reiz nur „so gut wie erwartet", bleibt die besondere Freude (und Dopaminantwort) aus. Das erwartete Gehalt löst also am Zahltag keine relevante Dopaminantwort aus. Ist der Reiz dagegen unterhalb des erwarteten Wertes (unerwarteter Lohnabzug), wird die Dopaminantwort sogar inhibiert.

Die Dopaminantwort steht im Zusammenhang mit Genexpression und neuen Verknüpfungen der Synapsen. Ein (vermeintlich) lohnender Zusammenhang wird gelernt. Somit beschreibt die Dopaminantwort auf einen Reiz das Verhältnis zwischen erwarteten und erhaltenen positiven Aspekten eines Geschehnisses. Dieses Modell des ständigen Vergleichs von Erwartung und Ergebnis wird als „Error-Prediction"-Modell bezeichnet. Es erklärt das Lernen über positive Verstärkung und den besonderen Aspekt abhängigkeitserzeugender Substanzen. **Alle** abhängigkeitserzeugenden Substanzen lösen im limbischen System eine messbare dopaminerge Antwort aus. Somit ist auch bei wiederholtem Konsum jede Reaktion „besser als erwartet", und der Lern- und Konsolidierungsprozess wird wiederholt. Damit erhält der Stoff eine besondere Bewertung im Gehirn („Suchtgedächtnis").

Dieser Vorgang scheint auch für nicht stoffgebundenes Suchtverhalten zu gelten. Die Entstehung des Suchtgedächtnisses ist für verschiedenste Substanzen und Verhaltensweisen ein übergreifender neurobiologischer Prozess. Die individuelle Wirkungs- und Entzugssymptomatik der Drogen dagegen entspricht substanzspezifischen Hirnveränderungen. Beispiele hierfür sind die Veränderung der Anzahl von Glutamatrezeptoren bei Alkoholkonsum oder eine Veränderung der GABA-Rezeptoren bei Benzodiazepinmissbrauch. Die langfristige Entwöhnungstherapie von abhängigkeitserzeugenden Substanzen zielt auf ein Umlernen des Suchtgedächtnisses ab. Die akute Entgiftung von abhängigkeitserzeugenden Substanzen fokussiert dagegen auf die drogenspezifischen Regulationsprozesse. Beide Prozesse müssen gemeinsam betrachtet werden, um der Ätiologie und der Behandlung der Abhängigkeit gerecht zu werden.

4.2 Welches sind die sechs allgemeinen Kriterien einer Abhängigkeit von Substanzen im Sinne der ICD-10?

Die ICD-10 fordert mindestens drei folgende Kriterien für die Diagnose einer Substanzabhängigkeit, die „irgendwann während des letzten Jahres (i. e. 12 Monate)“ gemeinsam auftraten:

1. Starker Wunsch nach Konsum einer psychotropen Substanz
2. Verminderte Kontrollfähigkeit bezüglich des Konsums
3. Körperliches Entzugssyndrom bei Beendigung des Konsums
4. Toleranzentwicklung
5. Fortschreitende Vernachlässigung anderer Interessen
6. Anhaltender Substanzkonsum

Diese Kriterien gelten für alle in der ICD-10 aufgeführten abhängigkeitserzeugenden Substanzen.

4.3 Welches sind die Schlüsselaspekte einer akuten Intoxikation, eines schädlichen Gebrauchs oder einer Abhängigkeit von einer Substanz?

1. Eine **Intoxikation** bezeichnet eine konsumbedingte Störung des Bewusstseins, der kognitiven Funktionen, des Affekts oder Verhaltens von Menschen ohne Probleme mit psychotropem Substanzgebrauch.
2. Ein **schädlicher Gebrauch** ist eine relevante psychische oder physische Schädigung durch *nichtabhängigen* Konsum psychotroper Substanzen.
3. Eine **Abhängigkeit** beschreibt ein längerfristiges Verhalten mit den oben genannten Kriterien (→ Frage 4.2). Die Abgrenzungen sind in der Realität oft unzureichend und nicht immer sinnvoll auf jede Substanz anwendbar.

4.4 Für welche süchtigen Verhaltensweisen kann nach ICD-10 eine Abhängigkeit diagnostiziert werden?

Nach ICD-10 kann nur für bestimmte psychotrope Substanzen eine Abhängigkeit diagnostiziert werden. Die Kapitel F10–F19 umfassen Alkohol, Opioide, Cannabinoide, Sedativa, Hypnotika, Kokain, Stimulanzien einschließlich Koffein, Halluzinogen, Tabak und flüchtige Lösungsmittel. Nach ICD-10 können weder Spiel- und Internetsucht noch süchtiger Konsum von nichtpsychotropen Substanzen zu den Abhängigkeiten klassifiziert werden.

Der süchtige Konsum von Laxanzien, Nasensprays, nichtpsychotropen Analgetika, Steroiden, anderen Hormonen, Vitaminen und Antidepressiva wird im Kapitel F5 „Verhaltensauffälligkeiten mit körperlichen Störungen“ verschlüsselt. Nach der Definition erzeugen diese Substanzen kein Abhängigkeits- oder Entzugssyndrom.

Pathologisches Spielen, impulsives Brandstiften, zwanghaftes Stehlen und Haareausreißen werden wiederum im Kapitel F6 „Persönlichkeits- und Verhaltensstörungen" diagnostiziert.

INFO

Prinzipien der Suchtbehandlung

Die 13 Prinzipien der Behandlung von Substanzabhängigkeit des US-amerikanischen *National Institute on Drug Abuse* [Übers. d. Autors]

1. Abhängigkeitserkrankungen sind komplexe, aber behandelbare Erkrankungen, die Gehirnfunktionen und das Verhalten der Betroffenen beeinflussen.
2. Nicht jede suchttherapeutische Behandlungsoption ist für jeden Patienten geeignet.
3. Eine Behandlung muss zeitnah eingeleitet werden können.
4. Eine effektive Behandlung umfasst mehr Aspekte als den Substanzabusus selbst.
5. Eine ausreichend lange Behandlungszeit ist notwendig.
6. Verhaltenstherapeutische Interventionen sind zur Suchtbehandlung indiziert.
7. Psychopharmakologische Interventionen in Kombination mit Psychotherapie sind wichtige Bestandteile der Suchttherapie.
8. Ein Behandlungsplan muss kontinuierlich begleitet und angepasst werden.
9. Viele Abhängige leiden unter komorbiden psychischen Störungen.
10. Die initiale Entgiftungsphase ist nur der erste Schritt der Suchtbehandlung und für eine nachhaltige Verhaltensänderung nicht ausreichend.
11. Auch Behandlungsmethoden, die gegen den Willen des Patienten initiiert werden, können effektiv sein.
12. Ein kontinuierliches Monitoring der Abstinenz ist notwendig, um Rückfällen während der Behandlung vorzubeugen.
13. Im Rahmen der Suchttherapie sollten dem Patienten Test- und Behandlungsmöglichkeiten für HIV-Infektion/Aids, Hepatitis B und C sowie Tuberkulose und weitere infektiöse Krankheiten angeboten und weitere risikominimierende Angebote zur Verfügung gestellt werden.

4.5 In welchem Sinne werden Drogen zur „Eigenmedikation" eingesetzt?

Es zeigt sich im psychiatrischen Verständnis immer mehr, dass legale und illegale Drogen statt aus einer „Charakterschwäche" heraus zur Eigenmedikation verschiedener Beschwerden konsumiert werden. Im Vordergrund steht weniger das eigentliche Rauscherleben als vielmehr die Entlastung von ungewollten Zuständen (z. B. Angst oder Schmerzen). Die Kausalität der Droge als „initialer Verursacher der Probleme eines unauffälligen Menschen" wird vermehrt infrage gestellt. Die eigentliche Abhängigkeitsentwicklung ist eine Folge des regelhaften Einsatzes der Substanz, welche die ursprünglichen Defizite (z. B. verstärktes Erleben von Angst) noch verstärken kann. Dabei stellen **situative und genetische Vulnerabilität** im Hinblick auf die Suchtentwicklung wichtige erklärende Faktoren dar. Eine therapeutische Entwöhnung von einer Substanz ohne Verständnis und Ersatz ihrer ursprünglichen Funktion ist weniger nachhaltig.

- **Als Anxiolytika:** Alkohol, Benzodiazepine oder Cannabis werden z. B. bei sozialen oder chronischen Ängsten zur Beruhigung und zur Verbesserung des Sicherheitsempfindens benutzt.
- **Zur Affektregulation:** Die meisten psychotropen Drogen ermöglichen eine Distanzierung quälender Affektzustände. Je nach Tönung des Affekts (z. B. Agi-

tation, Anspannung oder innere Leere) können Drogen vorübergehend ausgleichend, d. h. beruhigend oder stimulierend wirken. Schuld- und Schamgefühle können für kurze Zeit ausgeblendet werden. Die maximale Ausweitung der Affektregulation ist die weitgehende Ausschaltung des bewussten Erlebens durch eskalierten Konsum. Die meisten psychischen Erkrankungen, aber auch Lebenskrisen gehen mit quälenden affektiven Belastungen einher.

- **Als Hypnotika:** Alkohol, Benzodiazepine, Cannabis und andere Sedativa werden von Patienten mit Insomnie, Albträumen und anderen Schlafstörungen als Einschlafhilfe benutzt. Eine Schlafstörung kann aus einer Belastungsstörung (vor allem PTBS), Depression, Manie, Psychose und weiteren psychischen Störungen erwachsen.
- **Gegen kognitive Defizite:** Patienten mit einer Aufmerksamkeitsdefizit-/Hyperaktivitätsstörung (ADHS) konsumieren häufiger Alkohol und andere Drogen als Patienten ohne ADHS. Es gibt Hinweise, dass Patienten mit einer Psychose vermehrt Nikotin konsumieren, um die krankheitsbedingten kognitiven Defizite (unbewusst) im Sinne des „Negativsyndroms" auszugleichen. Amphetaminderivate und andere Stimulanzien werden von Menschen eingesetzt, deren Leistungsanspruch die eigenen Ressourcen übersteigt.
- **Zur Selbstwertstabilisierung:** Kokain ermöglicht kurzfristig ein erhöhtes Selbstwerterleben.
- **Zur Behandlung von Zwängen:** Alkohol und Benzodiazepine werden von Patienten bewusst eingesetzt, um Zwangshandlungen und Zwangsgedanken zu lindern.
- **Als Mittel gegen sexuelle Störungen:** Kokain, Amylnitrite, „Poppers", Gamma-Hydroxybuttersäure (GHB) werden z. B. gegen eine verringerte Libido eingesetzt.
- **Als Mittel bei Ess- und Körperschemastörungen:** Amphetamine, Kokain, Laxanzien und Hormone werden benutzt, um Essverhalten und Körper zu beeinflussen.
- **Als Analgetika:** Alkohol, Benzodiazepine, Cannabis, Opioide werden gegen chronische Schmerzen eingesetzt, entweder zur Reduktion („weniger Schmerzen") oder Distanzierung („weniger Fokus auf Schmerzen") vom Schmerzerleben. Die Schmerzen können somatisch und/oder psychisch bedingt sein.
- **Als Ersatz für ein anderes süchtiges Verhalten:** Viele Drogenkonsumenten versuchen, ihre Abhängigkeit von einer Substanz mit einer ähnlichen, weniger schädlichen Substanz zu ersetzen.

4.6 Welchen Einfluss hat die Pharmako*kinetik* einer abhängigkeitserzeugenden Substanz auf die Entstehung einer Abhängigkeit?

Galenik und Applikation einer Droge haben relevanten Einfluss darauf, mit welcher Geschwindigkeit und Intensität sich eine Abhängigkeit von dieser Substanz entwickelt. Mit steigender Geschwindigkeit, mit der die Wirksubstanz ins Gehirn transportiert wird, wächst auch die Entwicklung der Abhängigkeit. Dabei wird auch eben diese Geschwindigkeit als Euphorie („High") erlebt. Die rascheste Anflutung im Gehirn erfolgt bei intravenösem Konsum und Rauchen (arterieller Transport). Ein verzögerter Transport findet über die Nasenschleimhaut statt. Noch langsamer ist die orale und transdermale Aufnahme. Dem entspricht die Beobachtung, dass bei Kokain oder Heroin der intravenöse Konsum rascher zu Abhängigkeit führt als nasaler oder oraler Konsum. Auch Tabak ist gekaut weniger abhängigkeitserzeugend als geraucht.

Wenn abhängigkeitserzeugende Substanzen im medizinischen Bereich genutzt werden (Methadon, Nikotinpflaster) wird die Galenik so gewählt, dass die Anflutungszeit möglichst protrahiert wird, um Rauschwirkung und Abhängigkeitsentwicklung möglichst zu reduzieren. Diese Substanzen sind bezüglich ihres psychotropen Effekts weniger wirksam und werden weniger missbraucht.

Im Tiermodell wurde zudem gezeigt, dass kurze und unregelmäßige Unterbrechungen der Wirkstoffanflutung die Abhängigkeitsentwicklung erhöhen. Dies vermag die intensive Abhängigkeitsentwicklung von Zigaretten zu erklären, die mit kurzen Konsumabständen (Inhalation) und raschen Anflutungszeiten im Gehirn einhergehen.

4.7 Welche pharmakologischen Prinzipien kommen in der Behandlung einer Substanzabhängigkeit zur Anwendung?

Der Kreislauf aus Verlangen nach einer psychotropen Substanz (Craving), Konsum, Schädigung und Ausweitung des Suchtgedächtnisses kann an mehreren Stellen durch Medikamente beeinflusst werden.

- Craving, Entzugserscheinungen und Konsum können durch eine Substitution mit einem Derivat der eigentlich verlangten Substanz reduziert werden, z. B. durch Methadon bei Opioidabhängigkeit.
- Craving kann auch durch Medikamente reduziert werden, die 1.) das Belohnungszentrum auf Rezeptorebene modulieren (z. B. Naltrexon bei Alkoholabhängigkeit) oder 2.) andere suchtfördernde Mechanismen des zentralen Nervensystems (ZNS) beeinflussen (z. B. Acamprosat gegen eine zerebrale Übererregbarkeit).
- Eine Reduktion der Konsummenge im Sinne einer Schadenbegrenzung soll ebenfalls durch Modulierung des Belohnungssystems erreicht werden (z. B. Nalmefen bei Alkoholabhängigkeit).
- Eine schrittweise Dosisreduktion bei Abhängigkeit zur Milderung der Entzugssymptome kann mit Originalstoff-Derivaten umgesetzt werden (z. B. Diazepam bei Alkoholabhängigkeit oder Nikotinpflaster bei Tabakabhängigkeit).
- Eine Aversion gegen den Suchtstoff kann pharmakologisch induziert werden (z. B. Disulfiram bei Alkoholabhängigkeit).
- Die pharmakologische Behandlung von komorbiden psychischen Störungen, die mit der Sucht im Zusammenhang stehen, unterstützt den Verzicht von Suchtmitteln (z. B. Behandlung einer sozialen Phobie durch ein Antidepressivum).
- Antikonvulsiva werden erprobt, um die zunehmende neuronale Bahnung bei wiederholtem Konsum (als eine Hypothese zur Suchtentstehung) zu reduzieren (experimentell).

4.8 Warum ist die Verhaltenstherapie zentraler Bestandteil der Entwöhnung von Drogen?

Abhängigkeit und damit verbundene Denk- und Verhaltensmuster sind ein (dysfunktionaler) Lernprozess. Verhaltenstherapie (VT) fokussiert auf das Umlernen dysfunktionaler Verhaltensweisen. Die auf unterschiedliche Abhängigkeiten spezialisierten und sehr vielfältigen Unterformen der VT bieten zahlreiche Techniken und Module an, die sich in der Suchttherapie als besonders wirksam erwiesen haben. Insbesondere das Aufbrechen, Umbewerten und Verstehen von Denk- und Handlungsweisen, die den Abhängigkeitsprozess begleiten, kann mit dieser handlungsorientierten Psychotherapie-Methode umgesetzt werden. Beispiele sind Rückfallanalysen, Notfallpläne, Training sozialer Kompetenzen oder Stressbewältigungstechniken.

4.9 Wie wird motivierende Gesprächsführung umgesetzt?

Motivierende Gesprächsführung (Motivational Interviewing) ist ein wirksames Beratungskonzept, das den authentischen Willen des Patienten aufdecken und herausarbeiten soll. Belehrende und fremde Vorgaben aus Sicht der Berater sollen nicht den Mittelpunkt der Intervention bilden. Dem Patienten wird Raum und Anleitung gegeben, seinen persönlichen Lebensentwurf mit einem Fokus auf störenden Faktoren (z. B. Alkoholabusus) darzulegen. Um die persönlichen Anliegen und damit verbundene Ambivalenzen des Patienten aufzudecken und zielgerichtet aufzulösen, bedarf es einer wohlwollenden Atmosphäre und der fokussierten Moderation des Beraters. Dieser Prozess fördert (optimalerweise) eine authentische und anhaltende Motivation des Patienten, Probleme im eigenen Sinne zu bewältigen. Das Beratungskonzept stammt aus der Therapie mit alkoholabhängigen Patienten und findet in verschiedenen Krankheitskonzepten Anwendung. In der zahlreichen dazu veröffentlichen Literatur wurde es detailliert für unterschiedliche Anwendungen angepasst und ausgearbeitet.

4.10 Warum wird Achtsamkeitstraining in der Therapie von Substanzabhängigkeiten eingesetzt?

Achtsamkeitstraining („mindfulness treatment“) ist ein fachübergreifendes therapeutisches Konzept, das eine bessere Ausgeglichenheit und Lebensqualität bringen kann. Seine Wurzeln hat das Achtsamkeitstraining in der buddhistischen Lehre und Meditation. Im Vordergrund der klinischen Anwendung stehen einfach erlernbare Techniken, die einen stressreduzierenden, angstlösenden und stabilisierenden Effekt haben. Stress- und Angsterleben, geringe Kontrolle über die eigenen Emotionen und Impulse sind wesentlicher Bestandteil der Abhängigkeitserkrankung. Darauf abzielende Techniken haben sich in der Suchtmedizin als wirksam und nachhaltig erwiesen.

Die vollständige Aufmerksamkeit soll bei dieser Methode auf das gegenwärtige Erleben des Patienten ausgerichtet werden. Körperbezogene (z. B. Atemübung) und sinnesbezogene Übungen (z. B. Riechen oder Schmecken), Umgang mit Gedankenfluss und Emotionen sind Beispiele, die in diesem Konzept angewandt werden. Achtsamkeitstraining ist relativ niedrigschwellig verfügbar, hat ein günstiges Nebenwirkungsprofil und findet hohe Akzeptanz unter Patienten.

Die Anwendung ist nicht an eine Berufsgruppe gebunden und ist für die meisten subakuten psychiatrischen Patienten sinnvoll. Viele Methoden des Achtsamkeitstrainings sind evidenzbasiert. Als gesundheitsfördernde Maßnahme ist Achtsamkeitstraining nicht auf die Anwendung bei psychiatrischen Patienten begrenzt. Die Methoden werden auch im Sinne einer gesunden Lebensführung und Stressreduktion bei Patienten mit chronischen somatischen Erkrankungen (z. B. Krebspatienten) wirksam angewendet. Für einen Schutz der psychischen Gesundheit am Arbeitsplatz vor übermäßigem Stresserleben kann Achtsamkeitstraining auch vom Personal selbst angewendet werden.

4.11 Wie kann die Qualität einer stationären Entgiftungstherapie gemessen werden?

Qualitätsmanagement ist im Gesundheitswesen verpflichtend und rückt vermehrt in den ärztlichen Blick. In der Psychiatrie ist die Messung von Behandlungserfolgen komplex, da die Ergebnisse oft wenig objektivierbar erscheinen. Bei der Beurteilung einer stationären Therapie mit abhängigen Patienten, die fast immer unzufrieden mit der Behandlung sind, häufig vorzeitig entlassen oder rückfällig werden, scheint eine Messung der Qualität eine besondere Herausforderung zu sein. Grundsätzlich kann die Qualität einer Behandlung auch in der Psychiatrie durchaus messbar sein; dazu werden unterschiedliche Aspekte der Behandlung beleuchtet. Die Qualität einer Behandlung wird im Allgemeinen in **Struktur-, Prozess- und Ergebnisqualität** unterteilt.

Strukturqualität umfasst z. B.:

- Qualifikation und Kompetenz aller Mitarbeiter
- Infrastruktur und Sicherheitsvorrichtungen der Institution
- technischer Stand der Kommunikationstechnik
- Datenschutz (elektronisch und Papier)
- Hygiene
- Funktionalität der diagnostischen und therapeutischen Werkzeuge inkl. EKG-Gerät, Labor und Medikamente

Die aufgezählten Aspekte sind relativ einfach zu messen und unterliegen gesetzlichen Vorgaben.

Prozessqualität beurteilt z. B.:

- Arbeitsabläufe und klinische Pfade
- Schnittstellenmanagement inkl. Triage
- Fort- und Weiterbildung, Supervision
- Fehlermanagement

Auch eine integrierte Versorgung für Patienten kann dieser Domäne zugeordnet werden. Die Qualität dieser Prozesse hat ein hohes Optimierungspotenzial. Die Messung der Prozessqualität ist komplexer als die der Strukturqualität.

Die für Behandler und Patienten im Vordergrund stehende Qualität ist die **Ergebnisqualität**. Diese besagt, wie erfolgreich die Behandlung ist. Für eine Therapie von Abhängigen ist u. a. relevant:

- Komplikationen der Behandlung
- Remissionsgrad und Verbesserung des globalen Funktionsniveaus
- Behandlungsabbrüche
- Kurzfristige und langfristige Abstinenzraten
- Zufriedenheit der Patienten

Langfristige Ergebnisqualität ist insbesondere in der Psychiatrie nicht einfach zu messen. Ergebnisse konsolidieren sich oft erst längere Zeit nach Abschluss der stationären Therapie, benötigen mehrere „Anläufe" oder werden durch andere Umweltfaktoren mitbestimmt. Patientenzufriedenheit kann bei durch geringe Frustrationstoleranz abhängiger Patienten auch auf guten Stationen gering ausfallen. Komplikationen der Behandlung sind nicht immer zu vermeiden, sollten aber stets adäquat gemeldet und untersucht werden. Eine Behandlung mit optimaler Struktur-, Prozess- und Ergebnisqualität garantiert keinen Behandlungserfolg, macht ihn aber messbarer und wahrscheinlicher.

4.12 Welches Prinzip begründet eine sogenannte Suchtverlagerung?

Jede Substanz oder Aktivität, die einen belohnenden Effekt hat, involviert (in unterschiedlichem Ausmaß) das dopaminerge Verstärkersystem. Damit sind sich abhängig machende Substanzen und Verhaltensweisen in ihrem neurobiologischen Lernmechanismus ähnlich. Wird ein entsprechender dopaminerger Auslöser reduziert (z. B. Alkohol), versucht der Konsument, diesen durch andere Substanzen oder Verhaltensweisen zu ersetzen (Sedativa, Kaffee, Ernährung, Bewegung etc.). Je nach Ersatz können die Effekte Schaden reduzieren oder potenzieren. Ziel einer Suchtbehandlung sollte eine gute Affektregulation der Betroffenen sein, die ohne zu viele Belohnungen jeder Art auskommt.

Störungen durch Alkohol

4.13 Was bedeutet „therapeutischer Nihilismus" in Bezug auf Alkoholabhängigkeit?

Der aus der S3-Leitlinie von 2015 stammende Begriff beklagt die Hilf- und Hoffnungslosigkeit von Therapeuten in Bezug auf Alkoholabhängigkeit, bezieht sich aber auch auf die bagatellisierende Sicht von Alkoholismus als „schlechter Angewohnheit" statt einer neurobiologisch begründbaren Erkrankung. Alkoholabhängigkeit ist erst seit 1968 in Deutschland als Krankheit anerkannt. Viele Krankenkassen weigern sich, bestimmte Therapieoptionen zur Behandlung von Alkoholismus zu bezahlen. Die Motivation der Behandler, eine optimale Therapie durchzuführen, wird durch hohe Rückfallhäufigkeit der Betroffenen manchmal reduziert.

MERKE

Alkoholabhängigkeit ist eine chronische Erkrankung. Eine langfristige multidisziplinäre Behandlung ohne moralische Bewertung ist indiziert. Die Behandlung entschärft akute Notfälle und zielt langfristig auf eine bestmögliche Reduktion alkoholbedingter Schäden. Abstinenz ist nur eines von unterschiedlichen schadenbegrenzenden Konzepten.

4.14 Welchen epidemiologischen Stellenwert hat Alkoholkonsum in Deutschland?

Bezüglich Alkoholkonsum rangiert Deutschland weltweit unter den „Top 10". Alkoholabusus trägt wesentlich zu Erkrankungen und Sterbefällen in Deutschland bei. Grob geschätzt entspricht die Zahl der Abhängigen in Deutschland der Einwohnerzahl von Hamburg, die Anzahl der Konsumenten mit schädlichem Gebrauch entspricht der von München. Evidenzbasierte Maßnahmen wie ein Werbestopp oder eine höhere Besteuerung werden in Deutschland wider besseres Wissen nicht umgesetzt.

4.15 Welche ärztliche Fachrichtung behandelt Folgen der Alkoholabhängigkeit am häufigsten, und welche Probleme und Chancen ergeben sich daraus?

Mehr als zwei Drittel der alkoholgeschädigten Patienten werden primär von Hausarzt und allgemeinmedizinischem Personal in Krankenhäusern gesehen. Damit findet sich nur eine Minderheit von Patienten bei dem Personal wieder, das suchtmedizinisch ausgebildet ist. Eine entsprechende Sensibilisierung und Schulung dieses Personals kann hilfreiche Frühmaßnahmen einleiten helfen und eine Brücke zur suchtspezifischen Behandlung bauen.

4.16 Welche Rolle spielt Alkohol in der forensischen Psychiatrie?

Alkohol senkt die Hemmschwelle. Dies gilt auch für die Ausübung von Straftaten. Im Allgemeinen verschlechtert Alkoholabusus die Impulskontrolle und damit den Verlauf und die Prognose gewalttätiger Menschen mit einer psychiatrischen Diagnose, die bereits mit einer erhöhten Impulsivität einhergeht. Alkoholmissbrauch gilt daher als zusätzlicher und relevanter Risikofaktor in der Beurteilung von Patienten, die sich und andere durch impulsive Handlungen gefährden.

4.17 Welches neue Konzept in der Diagnostik von Alkoholabusus hat das DSM-5 eingeführt?

Das aktuelle Manual erlaubt die klinisch sinnvolle Möglichkeit einer dimensionalen Verschlüsselung, d. h. die Unterteilung des Alkoholabusus in verschiedene Schweregrade.

4.18 Welche Nachweismethoden für eine akute Alkoholintoxikation existieren, und welches sind ihre häufigsten technischen Fehler/Komplikationen?

Der häufigste Test ist die Bestimmung des Alkoholgehalts der Atemluft (Atemalkohol-Konzentration = AAK in mg/l). Dieser Test erfordert die aktive Mitarbeit des Patienten; die Durchführung ist bei aggressiven oder im Bewusstsein eingeschränkten Patienten erschwert. Alternativ kann der Ethanolgehalt im Blut bestimmt werden (Blutalkoholkonzentration = BAK g/kg). Es sollte darauf geachtet werden, dass die Einstichstelle nicht vorher mit Alkohol desinfiziert wurde, da sonst falsche Werte gemessen werden können.

PRAXISTIPP

Relevanz einer quantitativen Alkoholblutkonzentrationsbestimmung

Die Alkoholbestimmung und ihre Dokumentation inklusive Uhrzeit sind in der Triage essenziell. Der Grad der Intoxikation entscheidet darüber, welche Behandlung nötig ist. Ein weiterer Aspekt ist die forensische Aussagekraft des Tests, z. B. für spätere Gutachten oder zur Begründung der gewählten Behandlung. Die Ergebnisse einer quantitativen Alkoholbestimmung können drastisch von der Einschätzung des Patienten oder Behandlers abweichen.

4

4.19 Bis zu welchem maximalen Promillewert können Sie einen Patienten noch primär auf einer psychiatrischen Station aufnehmen?

Die akute Behandlung von Alkoholfolgeschäden erfolgt interdisziplinär. Wenn somatische Komplikationen im Vordergrund stehen, ist eine internistische Primärbehandlung indiziert. Einige Kliniken haben Faustregeln, ab wie viel Promille Patienten nicht primär stationär-psychiatrisch behandelt werden dürfen (oft zwischen 2–3 ‰). Es gilt aber primär das klinische Bild, d. h. Vitalfunktionen, Bewusstseinszustand, motorische Fähigkeiten sowie Urteil- und Lenkungsvermögen. Die Entscheidung ist also multifaktoriell und hängt von der Ausstattung und Erfahrung der Einrichtung ab.

4.20 Welche Gründe sprechen für die Zwangsunterbringung eines behandlungsunwilligen Patienten mit Alkoholintoxikation?

Eine Unterbringung gegen den Willen des Patienten erfolgt, wenn anzunehmen ist, dass der Patient in den nächsten Stunden aufgrund seiner Alkoholintoxikation ohne ärztliche Überwachung schweren Schaden nehmen, versterben oder anderen Menschen relevanten Schaden zufügen wird.

- Anamnestische Hinweise auf eine Gefährdung sind bereits akut vorgefallene Geschehnisse, z. B. Sturz in ein Gewässer, Unfall mit einem Fahrzeug, physisch ausgeprägtes eigen- oder fremdaggressives Verhalten, Verwirrung oder Hilflosigkeit.
- Hinweise auf eine akute Gefährdung im psychischen Untersuchungsbefund sind bei schwergradiger Ausprägung: qualitative oder quantitative Bewusstseinseinschränkung, Handlungsstrukturdefizite, gedankliche Einengung, maniformer Affekt mit Enthemmung, Gewaltfantasien und -impulse sowie stets akute Suizidalität.
- Bei der körperlichen Untersuchung sind Wunden am Kopf ein zusätzlicher Gefährdungsaspekt, da eine zerebrale Blutung vorliegen kann.

Die Unterbringung erfolgt, falls ein tragfähiger Grund besteht, entsprechend den Gesetzen der Bundesländer. Die Maßnahme muss professionell eng begleitet werden und an einem geeigneten Ort (häufig Ausnüchterungsräume) erfolgen. Die Behandlung von Komplikationen (Krampfanfälle, Aspiration von Erbrochenem, Auskühlung, Stürze) muss jederzeit eingeleitet werden können. Oft folgt nach einer Ausnüchterung eine psychische Stabilisierung, sodass keine weitere Unterbringung notwendig ist.

MERKE

Kälte tötet Betrunkene

Im Winter verschärfen sich die Gefahren einer Alkoholintoxikation. Tödliche Unfälle durch Erfrieren gehören zu den häufigsten vermeidbaren Katastrophen im Umgang mit alkoholisierten Patienten. Betroffene einer Alkoholintoxikation kühlen rasch aus, haben ein vermindertes Kälteempfinden, erfrieren im Freien oft im Schlaf, stürzen in kalte Gewässer oder leiden an Frostschäden der exponierten Körperteile.

Stellen Sie in der Versorgung betrunkener Patienten bei kühler Witterung einen Schutz vor Kälte sicher. Hilfreich ist das Vorhandensein einer Liste mit den Adressen lokaler Notunterkünfte, falls eine stationäre Aufnahme nicht zustande kommt. In vielen Städten gibt es spezielle Angebote für vulnerable Personen, z. B. „Kältebusse“ oder andere aufsuchende und niedrigschwellige Angebote.

4.21 Auf welche Werte achten Sie besonders im Labor eines Patienten mit problematischem Alkoholkonsum?

Da Alkohol alle Organsysteme beeinflusst, ist ein Überblick über sämtliche Organsysteme notwendig. Wichtig sind Blutbild (z. B. makrozytäre Anämie), Elektrolyte (z. B. Hypokaliämie und Hyponatriämie), Leber (GGT, GOT/ASAT, GPT/ALAT, Bilirubin, Gerinnungswerte und Albumin) und Pankreas (Lipase, Blutzucker).

MERKE

Gerinnungsstörungen bei Alkoholabhängigkeit
Aufgrund der bei alkoholabhängigen Patienten oft reduzierten Gerinnung kommt es bei Stürzen häufiger zu zerebralen Blutungen. Gezielte neurologische Untersuchungen und niedrigschwellig angeforderte zerebrale Bildgebungsuntersuchungen haben einen besonderen Stellenwert. Subduralhämatome werden auch bei länger zurückliegenden und vergessenen Traumata festgestellt.

4.22 Welche andere Ursache als Alkohol kann ein Wernicke-Korsakow-Syndrom (WKS) haben?

Das WKS präsentiert sich mit kognitiven und Bewusstseinsdefiziten, Augenmotilitätsstörungen und Ataxie. Es wird durch Thiaminmangel verursacht. Bei Patienten mit Thiaminmangel ohne oder mit moderatem Alkoholkonsum wird ein WKS häufig übersehen, was lebensbedrohliche Komplikationen verursacht. Jede Ätiologie, die mit einem Thiamindefizit einhergeht, kann ein WKS auslösen. In der Psychiatrie wird das WKS bei Anorexie und nach bariatrischen Eingriffen beobachtet. Auch Patienten mit Malignomen können ein WKS aufweisen.

MERKE

Thiamingabe bei Glukoseinfusion prüfen
Glukoseinfusionen verursachen einen vermehrten Thiaminverbrauch und können so ein bestehendes Defizit verstärken.

4.23 Korreliert der Transaminasen- oder GGT-Wert mit der Menge des konsumierten Alkohols?

Nein. Die Werte sind weder spezifisch für Alkoholkonsum noch linear mit der Trinkmenge korreliert. Eine fehlende Erhöhung spricht jedoch im Allgemeinen gegen einen exzessiven Alkoholkonsum. Massiv erhöhte Transaminasen- oder GGT-Werte oder eine fehlende Normalisierung der Werte nach Abstinenz bedürfen der Abklärung inklusive einer Ultraschalluntersuchung der Leber.

INFO

Carbohydrate-Deficient Transferrin (CDT)
Das Carbohydrate-Deficient Transferrin (CDT) im Blut ist ein etablierter sensitiver und spezifischer Marker für einen Alkoholabusus innerhalb der letzten Wochen.

4.24 Welche Medikation kann alkoholintoxikierten Patienten mit starker Angst oder aggressivem Erregungszustand gegeben werden?

Die Möglichkeiten sind aufgrund pharmakologischer Interaktionen eingeschränkt und machen eine Abwägung von Nutzen und Risiken notwendig. Grundsätzlich ist jede psychiatrische Medikation bei Alkoholintoxikation mit Risiken behaftet und kontraindiziert. Benzodiazepin-Gaben sind bei Alkoholintoxikation aufgrund der Gefahr von Übersedierung und Atemdepression potenziell lebensbedrohlich. Eine Beruhigung sollte primär über Gespräche, Reizabschirmung und andere deeskalierende Maßnahmen erfolgen. Sind alle Wege ausgeschöpft, ist orales Haloperidol ein sedierendes Medikament mit einem geringeren Risikoprofil als andere Sedativa.

4.25 Ab welcher Blutalkoholkonzentration entwickelt sich bei alkoholabhängigen Patienten ein vegetatives Entzugssyndrom?

Der Beginn eines vegetativen Entzugssyndroms hängt vom Schweregrad der Abhängigkeit (i. e. der Gewöhnung an einen ständigen Alkoholgehalt im Blut) ab. Meistens entwickeln sich Entzugssymptome mit dem Erreichen von null Promille. Patienten mit einer schwergradigen Abhängigkeit können bereits ab 1 ‰ Entzugssymptome aufweisen und stellen die Behandler vor das Dilemma, noch vor Ausnüchterung mit einer medikamentösen Entzugsbehandlung zu beginnen. Bei frühem Beginn von Entzugssymptomen während einer Intoxikation muss der Behandler im Einzelfall entscheiden, ab welcher Promillegrenze er die Behandlung des Entzugssyndroms initiiert.

4.26 Wie entsteht ein vegetatives Entzugssyndrom?

Bei längerfristiger Zufuhr von Substanzen, die den Hirnstoffwechsel beeinflussen, erfolgt eine regulatorische Anpassung des Transmittergleichgewichts. Eine chronische Sedierung des Gehirns durch Alkohol an GABA-Rezeptoren wird durch eine Zunahme von (exzitatorischen) Glutamatrezeptoren ausgeglichen. Entfällt die Sedierung im Rahmen des Alkoholentzugs, kommt es folglich zu einer starken Übererregung des ZNS durch die übermäßig vorhandenen exzitatorischen Rezeptoren. Durch das Ungleichgewicht kann es zu Krampfanfällen kommen. Das glutamaterge Übergewicht hält bis zur physiologischen Normalisierung der Transmitterbalance an. Eine Behandlung des vegetativen Entzugssyndroms stellt eine medikamentöse Sedierung durch geeignete Medikamente dar (Agonismus an GABA-Rezeptoren), bis eine ausreichende Down-Regulierung von Glutamatrezeptoren stattgefunden hat.

4.27 Wie äußert sich ein vegetatives Entzugssyndrom von Alkohol?

- Kardiovaskulär: Tachykardie und Hypertonie
- Respiratorisch: Tachypnoe
- Gastrointestinal: Übelkeit, Erbrechen
- Neurologisch: Sinken der Krampfschwelle, Tremor
- Vegetativum: Schwitzen, Schlafstörungen
- Psychisch: Angst, Unruhe, Wahrnehmungsstörungen

4.28 Wie und zu welchem Zeitpunkt wird ein vegetatives Entzugssyndrom von Alkohol medikamentös behandelt?

Die Schwelle zur Behandlung wird durch den Alkoholgehalt in der Atemluft (möglichst < 0,5 ‰), die klinischen Symptome, Vorschädigungen des Patienten und individuelle anamnestische Erfahrungen des Personals mit dem Patienten (falls vorhanden) bestimmt. Eine Alkoholentzugsskala (AES) kann als Orientierung für die Behandlung dienen. Eine Entzugsbehandlung soll so bemessen werden, dass der Patient so symptomfrei wie möglich ist. Vegetative Entzugssyndrome werden am häufigsten mit Benzodiazepinen (z. B. Diazepam in Tropfenform) oder Clomethiazol/Distraneurin® behandelt; es existieren aber weitere Substanzen, die zum akuten Entzug von Alkohol geeignet sind.

MERKE

Krampfschutz bei Risikopatienten

Sind bei dem Patienten mit einer Alkoholabhängigkeit Krämpfe in der Vorgeschichte bekannt, wird in der Entzugsbehandlung ein zeitlich begrenzter antikonvulsiver Schutz empfohlen, z. B. Carbamazepin, Valproinsäure oder Pregabalin.

4.29 Welche Komplikationen drohen bei einem Alkoholentzugssyndrom?

Ein Delir ist eine häufige und lebensbedrohliche Komplikation eines Alkoholentzugssyndroms. Es gleicht im klinischen Bild deliranten Zuständen anderer Genese. Relevante Symptome können sein: Verwirrung, motorische Unruhe oder Stille, hohe Suggestibilität, Erregungszustände, Halluzinationen, Elektrolytentgleisung und Krampfanfälle. Der Übergang eines Entzugssyndroms zum Delir kann fließend sein; Halluzinationen und Fehlhandlungen (z. B. Suchen von Insekten) kennzeichnen oft die Schwelle vom Entzugssyndrom zum Delir. Andere Komplikationen sind hypertensive Entgleisungen, Elektrolytstörungen oder Krampfanfälle.

4.30 Wie wird ein Alkoholentzugsdelir behandelt?

Ein Delir wird mit Benzodiazepinen (z. B. 20–40 mg Diazepam pro Tag) und einem kombinierten hochpotenten Antipsychotika (z. B. 2–12 mg Haloperidol) behandelt. Die Dosis ist je nach Alter, Geschlecht und individueller Metabolisierung unterschiedlich anzupassen. Die Dosen werden über den Tag verteilt und ständig den psychischen und somatischen Entzugssymptomen angepasst. Ein Delir sistiert meist nach einigen Tagen, kann aber protrahieren und intensiv-medizinische Verläufe aufweisen.

4.31 Welcher Verlauf eines Alkoholentzugsdelirs macht eine intensivmedizinische Behandlung notwendig?

Ein beginnendes Alkoholentzugsdelir ohne internistische Komplikationen kann von suchtmedizinisch geschultem Personal bei engmaschigem Monitoring auf einer psychiatrischen Station behandelt werden. Körperlich signifikant vorerkrankte Patienten, Krampfanfälle und protrahierte Verläufe sind häufige Indikationen zur Verlegung oder initialen Aufnahme auf eine geeignete somatische Station.

4.32 Welche alkoholtypischen Folgeschäden sind für Frauen spezifisch?

Frauen vertragen aufgrund einer geringeren enzymatischen Abbaukapazität ca. ein Drittel weniger Alkohol als Männer (die Grenze zum schädlichen Gebrauch wird für Frauen bei 16 g/d reinem Alkohol gegenüber 24 g/d reinem Alkohol für Männer gezogen). Alkoholkonsum ist ein wichtiger Risikofaktor für die Neuentstehung und Rezidive von Brustkrebs. Auch geringer Alkoholkonsum kann Brustkrebs verursachen; insgesamt steigt das Risiko mit der Menge des Alkoholkonsums. Dieser Zusammenhang ist in der Bevölkerung weniger bekannt als andere Alkoholfolgeschäden. Ob Alkoholkonsum die Menopause verzögert, ist umstritten.

4.33 Wie wird die Wirksamkeit von Acamprosat, Naltrexon, Nalmefen und Disulfiram zur Behandlung der Alkoholabhängigkeit beurteilt?

Acamprosat, Naltrexon, Nalmefen und Disulfiram sind Substanzen, die bei Alkoholabhängigkeit zur langfristigen Entwöhnung (nicht Entgiftung) eingesetzt werden. Diese Medikamente ersetzen in der Behandlung einer Alkoholabhängigkeit keine suchtspezifische Psychotherapie, können aber bei geeigneter Indikation durch eine Reduktion von Rückfällen oder Trinkmenge einen Beitrag zur Begrenzung alkoholbedingter Schäden leisten. Acamprosat und Naltrexon sind zur Aufrechterhaltung von Alkoholabstinenz wirksam. **Acamprosat** reduziert in Studien die Alkoholtrinkmenge **nach** einem Rückfall mit Alkohol nicht, während **Naltrexon** die Trinkmenge auch nach einem Rückfall reduzieren soll. Acamprosat scheint dafür besser als Naltrexon vor einem Rückfall mit Alkohol bei einer Abhängigkeit zu schützen.

Es gibt keine eindeutige Empfehlung für die eine oder die andere Substanz, da sie über ein unterschiedliches Wirkungsprofil verfügen. Eine Kombination beider Substanzen ist möglich und wird in einigen Studien gegenüber der Monotherapie mit Acamprosat oder Naltrexon als überlegen bewertet. Obwohl die Kombination die Acamprosat-Konzentrationen im Serum erhöht, sind keine Dosisanpassungen erforderlich.

Um die Wirksamkeit des neueren Medikaments **Nalmefen** zur Trinkmengenreduktion von Alkohol beurteilen zu können, bedarf es längerer Beobachtungszeiten als bisher vorhanden. Die Studienlage ist widersprüchlich. Nalmefen scheint bei gering ausgeprägter Alkoholabhängigkeit oder Missbrauch wirksamer zu sein. Acamprosat, Nalmefen und Naltrexon gelten als gut verträglich. **Disulfiram** bewirkt eine Unverträglichkeit von Alkohol, sodass ein Konsum mit heftigen Beschwerden einhergeht. Der „erzwungene“ Trinkstopp kann bei einigen Patienten Alkoholkonsum unwahrscheinlicher machen, ist aber aufgrund der lebensbedrohlichen Komplikationen bei falscher Anwendung nur sehr eingeschränkt zu empfehlen. Seit 2013 ist die Zulassung des Präparats in Deutschland erloschen.

INFO

Kombination von Medikamenten zur Alkoholentwöhnung mit anderen Psychopharmaka

- **Naltrexon** kann mit selektiven Serotonin-Wiederaufnahmehemmern (SSRI) kombiniert werden. Für die Kombinationstherapie Sertralin und Naltrexon konnte bei de-

pressiven Patienten eine höhere Abstinenzrate als durch jede der Substanzen allein erreicht werden. Zu Wechselwirkungen mit anderen Psychopharmaka liegen keine entsprechenden Studien vor.
- **Acamprosat** kann laut Fachinformation mit Disulfiram, Benzodiazepinen und anderen psychotropen Arzneimitteln verabreicht werden, ohne dass je klinische Anzeichen von Wechselwirkungen beobachtet wurden.
- Zu **Nalmefen** wurden keine In-vivo-Studien zu Arzneimittelwechselwirkungen durchgeführt; in der Praxis wird Nalmefen mit SSRI kombiniert, ohne dass bisher (2016) signifikante Nebenwirkungen bekannt geworden sind.

4.34 Welche Empfehlung gilt für moderaten Alkoholkonsum in Kombination mit Antidepressiva?

Grundsätzlich ist Alkoholkonsum in Kombination mit Antidepressiva kontraindiziert. Alkohol geht pharmakokinetische (Einfluss auf enzymatische Aktivität) und pharmakodynamische (Veränderung der Alkohol-Dosis-Wirkungs-Beziehung) Wechselwirkungen mit Antidepressiva ein. Die Interaktionen sind individuell verschieden ausgeprägt. In der klinischen Realität ist der Konsum von Alkohol unter antidepressiver Medikation verbreitet. Die Studienlage zu Wechselwirkungen von Alkohol und Antidepressiva ist wenig aussagekräftig. Eine ehrliche und differenzierte Aufklärung des Patienten soll stets Risiken und Nutzen abwägen sowie die bestmögliche Schadensreduktion anstreben. Trizyklische Antidepressiva gelten in der Kombination mit Alkohol als besonders riskant. SSRI gelten bei moderatem Alkoholkonsum als weniger riskant. Zu beachten ist, dass die Kombination sedierender Antidepressiva mit auch nur geringen Mengen Alkohol zu einer deutlichen Sedierung führen kann, die das Führen von Fahrzeugen unmöglich macht, Stürze begünstigt und andere Unfälle verursachen kann. Ältere Patienten haben im Allgemeinen ein höheres Risikoprofil in der Kombination von Alkohol und Antidepressiva. Die Kombination von Alkohol mit mehr als einem Medikament, insbesondere die Kombination mit Antidepressiva und Analgetika, potenziert Interaktionsrisiken weiter.

4.35 Welche klinische Bedeutung hat Alkoholabusus bei opioidabhängigen Patienten, die einen therapeutischen Opioidagonisten (z. B. Methadon oder Buprenorphin) einnehmen?

Rund ein Drittel aller Opioidabhängigen, die einen therapeutischen Opioidagonisten einnehmen, missbrauchen Alkohol. Beikonsum anderer Drogen gehört zu den häufigen Todesursachen von Patienten in Substitutionsprogrammen. Alkohol wird in Substitutionsprogrammen im Vergleich zu anderen Drogen oft unzureichender kontrolliert und unbemerkt „beikonsumiert“.

PRAXISTIPP

Alkohol und Methadon

Für Alkohol und Methadon sind komplexe Interaktionen bekannt, die sowohl den Alkohol- als auch den Methadonspiegel anheben oder senken können. Alkohol steigert die atemdepressive Wirkung von Opioiden. Zudem erhöht Alkoholmissbrauch bei opioidsubstituierten Patienten die Gefahr von Beikonsum anderer Substanzen und Rückfällen zu illegalen Opioiden. Präventionsmechanismen sind Screening (Konsumanamnese, Atemkontrollen), Kurzinterventionen (knappe und zielführende Aufklärung) und Einschluss in Alkoholentzugs- und -entwöhnungsprogramme. Diese Maßnahmen unterscheiden sich kaum von denen bei nicht opioidabhängigen Patienten.

4.36 Sind die Anonymen Alkoholiker eine typische Selbsthilfegruppe?

Nein. Die Anonymen Alkoholiker (AA) sind aber eine besonders bekannte Selbsthilfegruppe und historisch eine der ersten. Das „Zwölf-Schritte-Programm" als Grundkonzept der AA soll den Lebensentwurf der Teilnehmer auf spirituell-religiösem Weg ändern, sodass eine chronische Abhängigkeitserkrankung beherrscht werden kann. Das allgemeine Grundkonzept von Selbsthilfegruppen beinhaltet keine spirituell-religiöse Transformation; das „Zwölf-Schritte-Programme" ist kein typischer Bestandteil von Selbsthilfegruppen. Im Vordergrund des allgemeinen Selbsthilfekonzepts stehen der Austausch und die Organisation von Betroffenen, dabei sind die Themen vielfältig und nicht auf Suchterkrankungen beschränkt.

4.37 Ist das Programm der Anonymen Alkoholiker evidenzbasiert?

Für „Zwölf-Schritte-Programme" im Allgemeinen und das der AA im Speziellen gibt es in einem Cochrane-Review von 2006 keine sicher fundierte Evidenz. In der klinischen Erfahrung sind die AA für einige Patienten jedoch eine wichtige Unterstützung und zentraler Bestandteil der gelingenden Abstinenz, während andere Patienten keinen Zugang zu diesem Konzept finden. Patienten, die sich nicht durch das Konzept der AA angesprochen fühlen, sollten darüber aufgeklärt werden, dass andere Selbsthilfekonzepte existieren. Selbsthilfegruppen sind ein unverzichtbarer Bestandteil des nichtinstitutionalisierten Gesundheitswesens. Dies gilt umso mehr für Belange, die im institutionalisierten Gesundheitswesen unzureichend versorgt werden.

Störungen durch Opioide

INFO

Opiate und Opioide

Opiate werden seit über 10.000 Jahren aus religiösen und medizinischen Gründen und wegen ihrer psychotropen Wirkungen konsumiert. Die kulturelle und juristische Akzeptanz von Opiaten befindet sich seither in stetem Wandel. Der Begriff „Opiat" bezieht sich meistens auf das natürliche Opiat aus dem Schlafmohn; der Begriff „Opioide" ist weiter gefasst und umfasst auch alle anderen synthetischen Substanzen, die an Opioidrezeptoren wirken.

4.38 Für welche medizinische Indikation haben Opioide Zulassungen?

Opioide werden je nach Wirkstoff zur Analgesie starker und chronischer Schmerzen, in der Anästhesie, als Antitussiva, bei Diarrhöen, erektiler Dysfunktion und zur Opioidsubstitution bei Opioidabhängigkeit eingesetzt.

4.39 Warum haben Opioide sehr unterschiedliche Wirkungen?

Die Wirkung von Opioiden unterscheidet sich in folgenden Aspekten:

- im Typ des Opioidrezeptors, an den sie binden
- mit welcher Stärke sie an den jeweiligen Rezeptor binden (Opioide mit hoher Bindungsstärke können solche mit schwacher Bindungsstärke vom Rezeptor verdrängen)
- in ihrer intrinsischen Aktivität (Wirkung nach Bindung)
- in der Eigenschaft, nur an einen oder an mehrere Rezeptortypen gleichzeitig zu binden
- bzgl. der Überwindung der Blut-Hirn-Schranke und somit darin, ob sie an zentrale (ZNS) oder nur an periphere Opioidrezeptoren binden

Diese Unterschiede bzgl. Rezeptoren, Bindungsstärke, Wirkungsstärke und Wirkungslokalisation ergeben ein komplexes Wirkungsspektrum einzelner Substanzen aus der Gruppe der Opiate/Opioide. Die Charakteristika der individuellen Opioide lassen sich durch ihre Bindungsprofile erklären.

PRAXISTIPP

Rasches Erkennen einer Opioidintoxikation

Eine Entscheidungshilfe, ob ein Patient opioidintoxikiert oder entzügig von Opioiden ist, zeigt die Pupillengröße. Eine Miosis („Stecknadelpupillen") spricht für eine Opioidintoxikation, eine Mydriasis für ein Opioidentzugssyndrom. Andere Gründe für Miosis (neurologische Defizite) oder Mydriasis (u. a. Amphetamin-, Kokain-, oder Halluzinogenintoxikation) sind zu beachten.

4.40 Welche Interaktion ist bei der Gabe von SSRI in Kombination mit Opioiden relevant?

Das mögliche Auftreten eines serotonergen Syndroms bei Kombination von SSRI und Opioiden ist zu beachten, es besteht jedoch keine absolute Kontraindikation.

4.41 Wie homogen ist die Gruppe der opioidabhängigen Patienten?

Die unter derselben Diagnose der Opioidabhängigkeit (ICD-10: F11.2) verschlüsselten Patienten umfassen mindestens zwei Gruppen, die sich bzgl. Konsum und Komplikationen deutlich unterscheiden.

A. **Patienten, die von legalen Opioiden** (z. B. Morphin, Fentanyl, Oxycodon, Tilidin oder Tramadol) **abhängig sind:** Einige Patienten konsumieren zu lange und/oder überhöhte Dosen transdermaler und oraler Opioide bei grundsätzlich vorhandener Indikation eines Opioids. Diese Gruppe ist in der Regel nicht kriminalisiert und weniger durch die Begleiterscheinungen des Konsums geschädigt. Die Letalität durch Opioide ist niedrig. Das therapeutische Ziel ist eine Reduktion oder das Absetzen der Opioide. Priorität hat dabei stets die weitere Behandlung der Erkrankung, die initial zur Opioidgabe geführt hat. Wenn weiterhin eine Indikation für Opioide besteht, gilt es, eine angemessene Dosis zu finden und ein geeignetes Opioid und dessen Applikation auszuwählen.

B. **Patienten, die von illegalen Opioiden abhängig sind:** Konsumiert wird zumeist Heroin, entweder inhalativ oder intravenös. Die Abhängigkeit umfasst oft andere psychische Komorbiditäten (z. B. Angsterkrankungen, Depressionen, Psychosen). Polyvalenter Abusus illegaler Drogen und anderer Medikamente, meist legaler Opioide und Benzodiazepine, ist häufig. Viele Patienten befinden sich in einem Verelendungsprozess aus Kriminalität und Begleiterkrankungen. Todesfälle durch Opioidkonsum sind in dieser Gruppe verbreitet. Das Ziel ist in der Regel eine soziale Reintegration und Substitution mit legalen Opioidagonisten.

INFO

Nicht jeder Opioidkonsument ist abhängig

Patienten, die Opioide unter angemessener Indikation, Dosis und Dauer konsumieren, gelten nach ICD-10 nicht als opioidabhängig. Die Abgrenzung ist im Einzelfall schwierig; einer Pathologisierung von schwer kranken Patienten, die auf Analgetika angewiesen sind, ist entgegenzuwirken. Das den Opioiden als Droge anhaftende Stigma führt auch bei genauer Indikation oftmals dazu, dass die Therapie mit Opioiden oftmals zu spät eingeleitet und zu gering dosiert wird.

4.42 Welche Risiken bringt ein unbehandelter Opioidentzug mit sich?

Lebensbedrohliche somatische Komplikationen sind in den meisten Verläufen nicht zu beobachten. Dennoch ist ein „kalter Entzug“ nicht indiziert, sondern eine angemessene opioidgestützte Therapie anzubieten. Ein Opioidentzug ohne Opioidagonisten ist eine quälende psychische und körperliche Erfahrung. Ein Abbruch der Therapie und erneuter Konsum werden wahrscheinlicher. Die aversive Erfahrung eines nicht ausreichend behandelten Opioidentzugs verzögert erneute Entzugsversuche.

4.43 Welche Kriterien sprechen für einen stationären Entzug von Opioiden?

Gründe für einen stationären Entzug sind: polyvalenter Drogengebrauch, relevante somatische oder psychische Begleiterkrankungen, Suizidalität und ein maßgeblich pathogenes Umfeld (Obdachlosigkeit, fehlende Unterstützung).

4.44 Welche Opioidagonisten sind zur Opioidabhängigkeitsbehandlung zugelassen, und nach welchen Kriterien werden sie ausgewählt?

Buprenorphin, Methadon und Levomethadon sind für eine Substitutionstherapie zugelassen. Die Originalstoffvergabe ist in Deutschland noch wenig etabliert. Buprenorphin wird von Patienten vorgezogen, die kognitiv und affektiv „klarer“ sein wollen. Es wirkt in hohen Dosen weniger atemdepressiv und ist diesbezüglich sicherer als Methadon. Die Einzeldosen können seltener als Methadon gegeben werden, somit ist der Patient weniger an die Vergabestelle gebunden. Methadon wird als stärker dämpfend erlebt, was einige Patienten bevorzugen. Das teurere Levomethadon/Polamidon® wird aus Kostengründen nur dann gegeben, wenn Methadon nicht vertragen wird.

MERKE

Umrechnungsfehler bei Methadon vermeiden

Es existieren im klinischen Alltag parallel zwei Dosierungsangaben von flüssig verfügbarem Methadon: Milliliter (ml) und Milligramm (mg). Die Umrechnung erfolgt mit dem

Faktor 10, d. h. 1 ml Methadon entspricht 10 mg Methadon. Aufgrund dieser Umrechnung passieren häufig gefährliche Fehldosierungen. Daher sollte man sich im klinischen Setting auf **eine** Mengenangabe als Standard festlegen.
Levomethadon ist eines der beiden Enantiomere des racemischen Methadons. Es hat die doppelte Wirkstärke von Methadon, d. h. 10 mg Methadon = 5 mg Levomethadon (Polamidon®).

4.45 Wie wird eine kombinierte Abhängigkeit von Alkohol, Benzodiazepinen und Opioiden behandelt?

Nach Ausnüchterung von Alkohol sollten Benzodiazepine zur Alkohol- und Benzodiazepin-Entgiftung gegeben werden. Parallel dazu wird eine Opioidagonisten-Substitution eingestellt. Zu beachten ist, dass die Kombination von Benzodiazepinen und Opioidagonisten additiv sedierend und atemdepressiv ist. Es ist auf ein entsprechendes Monitoring der Vigilanz und der Vitalzeichen zu achten. Eine Reduktion des Opioidagonisten wird erst nach erreichter Stabilität des Alkohol- und Benzodiazepin-Entzugs angestrebt. Die Erhaltungsdosis des Opioidagonisten ist individuell und von vielen Faktoren (z. B. Erfahrungen durch Vorbehandlungen, vorheriger Drogen- und Opioidkonsum, allgemeiner Gesundheitszustand, QT_c-Zeit, Metabolisierung) abhängig. Viele Patienten überschätzen ihr initiales Stabilitätsgefühl im stationären Rahmen. Sie reduzieren ihre Medikamente zu rasch und werden in Krisensituationen rückfällig. Vor dem Wochenende sollten keine Reduktionsschritte der Medikation durchgeführt werden. Feste Medikationsschemata statt Bedarfsgabe gelten zur Suchtbehandlung als effektiver. Zur Reduktion bzw. zum Absetzen der Opioidsubstitution kann auch eine erneute elektive Behandlung vereinbart werden, die erst nach einer stabilen Zeit ohne Alkohol und Benzodiazepine begonnen wird.

4.46 Wie wird ein opioidabhängiger Patient auf Methadon eingestellt?

Allgemein Ein **institutionsinterner und standardisierter Ablauf** ist eine wichtige Grundlage einer Methadon-Einstellung. Die Anzahl der zu beachtenden Bedingungen, die notwendige Prädiagnostik, die möglichen Schädigungen durch Fehlhandlungen und stets ähnlich ablaufenden Schemata lassen sich als festgelegter Behandlungspfad besser beherrschen. Ein solcher z. B. als Flowchart skizzierter Ablauf soll die Ein- und Ausschlusskriterien als Checkliste darbieten, die Anforderungen an die berufliche Qualifikation des eingesetzten verantwortlichen Personals benennen, die Überwachungsintensität definieren und die Symptomstärke des Entzugs (und damit die Dosis des einzusetzenden Methadons oder Alternativpräparats) quantifizieren.
Kontraindikationen Häufige Kontraindikationen einer Opioidagonisten-Einstellung sind Verdacht auf Beikonsum, respiratorische Insuffizienz, Pankreatitis, Schwangerschaft oder Stillen. Die Aufklärung des Patienten soll die Gefahren des Beikonsums deutlich machen und dokumentiert werden. Ein EKG soll vor der Einstellung geschrieben werden, um eine QT_c-Erhöhung (ca. > 440 ms) auszuschließen, da Methadon die QT_c Zeit verlängern kann. Aus diesem Grund ist die Kombination mit weiteren QT_c-relevanten Medikamenten (z. B. Seroquel oder Escitalopram) ein zusätzlicher Gefährdungsaspekt, der EKG-Kontrollen erforderlich macht.

Praxis Sobald sich ein objektivierbares Entzugssyndrom zeigt, beginnt man mit Einzelgaben von 10–20 mg Methadon per os (in Wasser verdünnt) alle 2–4 h. Die Erhaltungsdosis bei einem Heroinentzug liegt in der Regel unter 40–60 mg/d und wird innerhalb von 24 h bestimmt. Bei einem Heroinentzug mit Beikonsum von anderen Opiaten/Opioiden kann der Entzug mehr Methadon und eine längere Einstellungszeit erfordern. Die Erhaltungsdosis kann die langfristig angestrebte Dosis darstellen oder im Verlauf der Behandlung auf ein gemeinsam mit dem Patienten beschlossene Zieldosis reduziert werden.

PRAXISTIPP

Erbrechen von Methadon im Entzug

Häufig erbrechen Patienten in der initialen Behandlung die Methadon-Gabe. Damit wird die Quantifizierung des wirksamen Methadons ungenau. Wurden z. B. 20 mg Methadon 15 min nach Einnahme erbrochen, gibt es keinen objektivierbaren Weg zur Bestimmung einer Ersatzgabe. Eine Ersatzgabe soll sich stets an der Stärke der Entzugssymptomatik orientieren. Ein Antiemetikum ist flankierend sinnvoll.

4.47 Wie wird von Methadon auf Buprenorphin umgestellt?

Einige Patienten wünschen eine Umstellung, da sie Buprenorphin zur Behandlung einer Opioidabhängigkeit im Vergleich zu Methadon im Alltag als weniger belastend empfinden. Die Umstellung geht mit einer 24-stündigen Pause von jeglichen Opioiden einher und muss daher gut geplant und besprochen werden. Die vorübergehende Entzugssymptomatik zwischen Methadon-Stopp und Buprenorphin-Beginn erfordert eine verständliche Aufklärung über den Sinn der „verzögerten" Umstellung. Buprenorphin verdrängt noch vorhandenes Methadon am Opioidrezeptor. Dieser Effekt entsteht durch den partiellen Antagonismus von Buprenorphin an Opioidrezeptoren und kann starke Entzugssymptome auslösen. Daher ist zur Umstellung ein (ebenfalls) mit Entzugssymptomen einhergehender völliger Abbau des Methadons notwendig, indem eine 24-stündige Abstinenz von Methadon eingehalten wird.

Bei Methadondosen über 30 mg/Tag empfiehlt sich eine vorherige schrittweise Reduktion auf 30 mg bis zur Umstellung. Die erste Buprenorphin-Dosis sind die nur in dieser Dosierung erhältlichen Tabletten mit je 0,8 mg oder 2 mg. Bei Bedarf und Verträglichkeit kann die Dosis am gleichen Tag mehrfach wiederholt werden (Intervall mindestens 4 h). Die übliche wirksame Tagesdosis liegt für die meisten Patienten im Bereich von 8–16 mg/Tag; darüber hinaus liegen nur beschränkte Sicherheitsdaten vor. Bei Buprenorphin-Substitutionsbehandlung einer Heroinabhängigkeit reichen eine 6-stündige Pause vom letzten Heroinkonsum oder objektivierbare Entzugssymptome von Opioiden.

4.48 Welche tödlichen Unfälle bei Opioidkonsum sind verbreitet?

Die Opioidtoleranz nach Abstinenz ist rasch rückläufig. Somit kann bereits nach kürzerer Opioidabstinenz die Wiederaufnahme des Konsums mit ursprünglich vertragenen Opioiddosierungen tödlich verlaufen. Zudem schwanken die Wirkstoffkonzentrationen auf dem Schwarzmarkt, was die Dosierung ungenau macht. Jeder Patient, der Opioide konsumiert, muss über diese Gefahr aufgeklärt sein. Die Aufklärung sollte dokumentiert werden.

Störungen durch Cannabinoide

4.49 Was sind Cannabinoide?

Cannabinoide sind eine Gruppe von Substanzen, die im Harz der weiblichen Hanfpflanze enthalten sind. Die Substanz Δ-9-Tetrahydrocannabinol (THC) wird primär für die psychotrope Wirkung von Cannabis verantwortlich gemacht. Die zweite relevante Substanz ist Cannabidiol (CBD). CBD hat antipsychotische und kognitiv stabilisierende Effekte. Es wird als „ausgleichende" Substanz zu THC gesehen, die mögliche Risiken reduziert. Die Züchtungsauslese hat zu einer ständigen Steigerung des THC- und Senkung des CBD-Gehalts geführt, sodass Studien und Konsum von Cannabis über einen längeren Zeitraum nur eingeschränkt miteinander verglichen werden können. Cannabinoide werden als Droge und medizinisch genutzt.

4.50 Welche Verbreitung hat Cannabiskonsum in Deutschland?

Cannabis ist die meistverbreitete illegale Droge in Deutschland. In der gesellschaftlichen Akzeptanz nähert sich Cannabis an Alkohol und Tabak an. Jugendliche und junge Erwachsene sind die größte cannabiskonsumierende Bevölkerungsgruppe. Etwa ein Viertel aller Jugendlichen hat Erfahrungen mit Cannabis, der Trend ist zunehmend. Die meisten Konsumenten (> 50 %) konsumieren Cannabis gelegentlich, bei ca. 20 % wird von einem fast täglichen Konsum ausgegangen. Die Risiken des Cannabiskonsums hängen in erster Linie mit dem Ausmaß des Konsums zusammen.

4.51 Wie lange ist THC im Urin nachweisbar?

Die Nachweisbarkeitsdauer richtet sich nach dem Konsummuster des Patienten, der Elimination und den Cut-off-Werten des beauftragten Labors. THC reichert sich im Fettgewebe an. Dieser Umstand kann auch längere Zeit (mehrere Wochen) nach Konsumstopp zu einem positiven Nachweis führen.

PRAXISTIPP

Qualitative Messung von THC

Bleiben THC-Teste protrahiert positiv, kann eine quantitative Bestimmung einen Trend anzeigen, der eine genauere Aussage über die angegebene Abstinenz ermöglicht. Der qualitative Test ist teurer als der einfache „Positiv/Negativ"-Nachweis.

4.52 Wie wirkt THC auf die Psyche?

THC beeinflusst das dopaminerge Verstärkersystem durch spezifische Cannabisrezeptoren. Das Wirkungsspektrum ist vielfältig. THC führt für ca. 3–5 h nach dem Konsum zu Veränderungen von Affekt, formalem Denken, Kognition, Psychomotorik, Wahrnehmung und Appetit. Die Wirkung kann zwischen den Extremen einer milden Entspannung und Panikattacken schwanken. Die Kurzzeitmnestik ist während des Konsums nachweislich gestört. Zeit-, Farb-, Klang- und Raumerleben können verändert sein. Depersonalisations- und Derealisationserleben können vorkommen und als beängstigend empfunden werden. Einige Patienten erleben THC als so beeinflussend, dass sie von einer „Streckung" durch andere Drogen ausgehen, ohne dass dies der Fall sein muss.

4.53 Warum ist der orale Konsum von Cannabis (z. B. in Form von „Keksen“) ein häufiger Grund für psychiatrische Notfälle?

Die orale Aufnahme führt zu einer deutlich verzögerten Anflutung der Wirkstoffe im Gehirn. Somit entfällt die Kontrolle des Konsumenten über den Rausch durch stufenweise Einnahme, die bei inhalativem Konsum zeitnaher möglich ist. Die fehlende Kontrolle verursacht häufig Überdosierungen. Delirante und psychotische Zustände können bei hohen Dosen von THC auftreten.

4.54 Wie ist eine Abhängigkeit von Cannabis definiert?

Für eine Cannabisabhängigkeit gelten die allgemeinen Abhängigkeitskriterien der ICD-10: Craving, Kontrollverlust über den Konsum, Entzugssymptomatik, Toleranz, Vernachlässigung anderer Interessen und anhaltender Konsum trotz eindeutiger Schädigung. Diese Symptome sind bei Cannabis (als Substanz ohne physisches Abhängigkeitspotenzial) weniger objektivierbar als z. B. bei Alkohol oder Opioiden. Die möglichen Schädigungen durch Cannabiskonsum (z. B. kognitive Defizite, Psychosevulnerabilität und sozialer Rückzug) sind oft unspezifisch und können auch andere „prämorbide“ Ursachen haben.

4.55 Für welche Effekte wird Cannabis zur „Eigenmedikation“ genutzt?

Cannabis kann anxiolytisch, analgetisch, sedierend und antidepressiv wirken (aber auch das Gegenteil bewirken). Cannabiskonsum kann den Appetit anregen. Erhöhter Cannabiskonsum findet sich häufiger bei Patienten mit persönlichen Konflikten (z. B. Pubertät, Arbeitslosigkeit), anderen Suchterkrankungen, prodromalen oder manifesten Psychosen, Depressionen, Persönlichkeitsstörungen und ADHS. Auch bei chronischen Schmerzen oder reduziertem Hungergefühl wird Cannabis genutzt.

4.56 Für welche Indikation ist Cannabis als Arznei zugelassen?

Entsprechend der Pressemeldung des Bundesgesundheitsministeriums vom Januar 2017 sind Cannabisarzneimittel (getrocknete Cannabisblüten) als Therapiealternative bei Patientinnen und Patienten im Einzelfall bei schwerwiegenden Erkrankungen zugelassen. Medizinal-Cannabis kann durch die Krankenkasse erstattet werden. *„Bedingung dafür ist, dass nach Einschätzung des behandelnden Arztes diese Mittel spürbar positiv den Krankheitsverlauf beeinflussen oder dessen Symptome lindern. Dies kann zum Beispiel in der Schmerztherapie, bei bestimmten chronischen Erkrankungen wie etwa multipler Sklerose oder bei schwerer Appetitlosigkeit und Übelkeit der Fall sein.“* Bei der Behandlung mit Medizinal-Cannabis werden Daten über Diagnose, Therapie, Dosis und Nebenwirkungen anonymisiert an das Bundesinstitut für Arzneimittel und Medizinprodukte (BfArM) weitergeleitet.

4.57 Welche psychischen Schäden kann Cannabiskonsum verursachen?

Die Schäden durch Cannabiskonsum sind Gegenstand intensiver Debatten und sind widersprüchlich angegeben. Die Schädigung korreliert mit der individuellen Vulnerabilität, psychischen Komorbiditäten, dem Einstiegsalter in den Konsum, der Stärke des Konsums und dem Grad der Abhängigkeit. Die vorübergehende Störung des

Kurzzeitgedächtnisses ist im Vergleich zu anderen Defiziten gut belegt. Für chronische Schäden ist die Erkenntnislage unsicher. Die am meisten diskutierten Langzeitfolgen von Cannabis sind das sogenannte amotivationale Syndrom und eine cannabisassoziierte Psychose. Das amotivationale Syndrom gilt als zu ungenau definiert, um es wissenschaftlich zu beschreiben. Kognitive Beeinträchtigungen durch chronischen Cannabiskonsum können nachgewiesen werden, müssen jedoch im Einzelnen genau differenziert werden. Es gibt Hinweise für eine langfristige Reduktion verschiedener kognitiver Funktionen ohne sichere Kausalität.

Die häufigere Entwicklung von Psychosen bei ausgeprägtem Cannabiskonsum ist nachgewiesen, es existiert jedoch kein bekannter kausaler Zusammenhang. Möglicherweise löst Cannabis bei vulnerablen Menschen eine Psychose aus, die ohne den Konsum nicht ausgebrochen wäre. Es vermehrt sich die Wahrnehmung, dass exzessiver Cannabiskonsum als stabilisierende Maßnahme für psychische Entwicklungsprobleme eingesetzt wird, aber auch mit Affektstörungen und Psychosevulnerabilität einhergeht. Das Verhältnis von THC und CBD, das je nach Konsumform unterschiedlich ist, scheint Einfluss auf eine mögliche Psychoseentwicklung zu haben, d. h., je mehr THC zu CBD, desto höher das Risiko. Eine offiziell anerkannte Differenzierung von risikoarmem und riskantem Konsum analog zu Alkohol gibt es für Cannabis nicht.

PRAXISTIPP

Wohin mit gefundenen Drogen in der Klinik?

Cannabis und andere illegale Drogen, die bei Patienten im Rahmen einer ärztlichen Behandlung gefunden oder abgegeben werden (auch in einer Menge, die den Eigenkonsum übersteigt), rechtfertigen eine polizeiliche Anzeige im Allgemeinen nicht. Dies würde die Schweigepflicht verletzen. Das Prozedere bei Auffinden von illegalen Substanzen (Vernichtung der Drogen, Entlassung des Patienten von der Station u. Ä.) unterliegt in der Regel klinikinternen Leitlinien. Im Zweifel kann die Rechtabteilung der Klinik hinzugezogen werden.

Störungen durch Sedativa oder Hypnotika

4.58 Welche Sedativa und Hypnotika machen abhängig?

Relevante Sedativa, für die ein Abhängigkeitspotenzial mit einer „körperlichen" Abhängigkeit bekannt ist, sind vor allem die Gruppe der Benzodiazepine. Weitere Sedativa mit somatischem Abhängigkeitspotenzial sind Barbiturate und die sogenannte Partydroge Gamma-Hydroxybutyrat (GHB/Liquid Ecstasy).

4.59 Welche Verantwortung tragen Ärzte bzgl. Benzodiazepinmissbrauch/-abhängigkeit?

Insgesamt werden Benzodiazepine von vielen Ärzten zu oft und zu lange verordnet. Benzodiazepine sind bei enger Indikation und kurzer Einnahmedauer notwendige Medikamente. Werden diese Rahmenbedingungen überschritten, sind Benzodiazepine Suchtstoffe mit hohem psychischem und physischem Abhängigkeitspotenzial. Benzodiazepinmissbrauch und -abhängigkeit stellen eine relevante psychische Störung dar, die durch Ärzte mitbedingt und mitgetragen wird. In Deutschland konsumieren je nach Quellenangabe ca. 5 % der Bevölkerung zu oft, zu hoch dosiert und zu lange Benzodiazepine. Die meisten Benzodiazepine werden durch Ärzte verschrieben, häufig benutzte Privatrezepte entziehen sich der statistischen Erfassung.

Die komplexe Unterscheidung zwischen dem Nutzen und dem Schaden von Benzodiazepinen erfordert eine gute Aufklärung und enge Zusammenarbeit mit den Patienten, die eine Indikation für diese Stoffgruppe haben.

4.60 Welche Indikationen haben Benzodiazepine?

In der Psychiatrie sind Benzodiazepine Notfallmedikamente, die nicht länger als 4 Wochen verschrieben werden sollen. Indikationen sind je nach genauem Präparat die Behandlung von akuter Angst, Erregungszuständen und Panik, (Prä-)Delir, Delirium tremens, Entzugssymptomen von Alkohol und Benzodiazepinen selbst. In der Neurologie sind Benzodiazepine als Antikonvulsiva und zur Behandlung spastischer Zustände verbreitet.

4.61 Wie verhält sich das Risikoprofil von Benzodiazepin-Analoga zu dem von Benzodiazepinen?

Die Benzodiazepin-Analoga Zolpidem und Zopiclon („Z-Drugs") sind häufig benutzte Medikamente, die zur kurzzeitigen Behandlung von Insomnie zugelassen sind. Insgesamt scheinen Zolpidem und Zopiclon bzgl. Nebenwirkungen und Suchtentwicklung etwas sicherer zu sein als Benzodiazepine. Dennoch werden Benzodiazepin-Analoga häufig überdosiert, zu langfristig eingenommen und können eine Abhängigkeit erzeugen, die einer Benzodiazepinabhängigkeit ähnlich ist.

PRAXISTIPP

Behandlung einer Benzodiazepin-Intoxikation

Bei Überdosierungen mit Benzodiazepinen ist neben engmaschigem Monitoring und Sicherstellung der Vitalfunktionen die Gabe von Flumazenil (Anexate®) in einer initialen Dosis von 0,2 mg i. v. indiziert (**cave:** kurze Halbwertszeit). Bei ausbleibender Bewusstseinsaufhellung können alle 60 Sekunden weitere Gaben von 0,1 mg (bis max. 1 mg) erfolgen (Fachinformation).

Die Behandlung einer akuten Benzodiazepin-Intoxikation erfordert eine engmaschige Überwachung und die Verfügbarkeit intensivmedizinischer Maßnahmen. Damit ist in der Regel keine psychiatrische, sondern eine (intensiv-)medizinische Behandlung notwendig. Dies gilt für alle Drogenintoxikationen mit einer bereits eingetretenen oder zu erwartenden quantitativen Bewusstseinsveränderung. Unfälle durch eine falsche Triage von akuten Drogenintoxikationen sind häufig.

4.62 Welche Schädigungen werden durch einen langfristigen Benzodiazepin-Missbrauch verursacht?

Chronischer Konsum von Benzodiazepinen verursacht neben einer Toleranz- und Abhängigkeitsentwicklung auch motorische und kognitive Defizite. Insbesondere bei älteren Patienten kann dies zu Stürzen, Unfällen und merklichen kognitiven Defiziten führen. Die ursprünglich behandelten Grunderkrankungen wie Angst oder Insomnie können sich verschlimmern. Es gibt Hinweise, dass Benzodiazepin-Missbrauch die Entwicklung einer demenziellen Erkrankung begünstigt. Die Toleranzentwicklung bei Benzodiazepin-Konsum bewirkt, dass die Dosierung langfristig immer weiter erhöht werden muss, um die Wirkung zu erhalten und sich die o. g. Folgeschäden weiter potenzieren.

4.63 Wann ist ein Absetzen von Benzodiazepinen indiziert?

Eine Reduktion bzw. ein Absetzen von Benzodiazepinen ist indiziert,

- wenn die Kriterien einer Abhängigkeit nach ICD-10 vorliegen,
- Benzodiazepine länger als 4 Wochen konsumiert werden,
- Benzodiazepine ohne Indikation konsumiert werden.

Wer 20 mg oder mehr Diazepam (oder Äquivalent) pro Tag konsumiert, eine kombinierte psychische Begleiterkrankung aufweist oder eine positive Anamnese für Krampfanfälle hat, sollte einen stationären Entzug durchführen.

4.64 Wie erfolgt ein Benzodiazepin-Entzug?

Ein Benzodiazepin-Entzug ist ein mehrwöchiger Prozess, der für die Betroffenen lange körperlich und psychisch belastend ist. Nach Anamnese, Befund und Indikationsstellung erfolgt die äquivalente Umstellung auf ein lang wirkendes Benzodiazepin (z. B. Diazepam oder Oxazepam). Die Anfangsdosis entspricht der täglich konsumierten Benzodiazepin-Dosis. Bei sehr hohen Konsumdosierungen fehlt eine eindeutige Empfehlung für die initiale Dosis der Behandlung. Hier sollte nach klinischen Symptomen schrittweise abdosiert werden, z. B. initial 3- bis 4-mal je 5–10 mg Diazepam täglich. Danach wird jede Woche die Menge um 10–25 % der Ausgangsdosis reduziert, die „letzten" Milligramm werden oft sehr langsam abdosiert. Die Gesamtzeit des Entzugs dauert mehrere Wochen bis einige Monate; eindeutige Empfehlungen hierzu fehlen. Wer pro Tag 20 mg oder mehr Diazepam eingenommen oder eine positive Anamnese für Krampfanfälle hat, sollte zusätzlich antikonvulsiv eingestellt werden (z. B. Carbamazepin oder Valproinsäure).

4.65 Wird eine psychotherapeutische Begleitung zum Benzodiazepin-Entzug empfohlen?

Ein unkomplizierter Benzodiazepin-Entzug bedarf weder einer Psychotherapie noch einer speziellen medikamentösen Behandlung (außer dem Benzodiazepin-Reduktionsschema).

4.66 Welche Entzugssymptome und Komplikationen sind während einer Entzugsbehandlung von Benzodiazepinen zu erwarten?

Häufige Entzugssymptome des Benzodiazepin-Entzugs sind: Agitation, Insomnie, Angst, Dysphorie und Affektlabilität, Muskelzuckungen, Zittern, Kopfschmerzen, Übelkeit und Erbrechen sowie Schwitzen und Akkommodationsschwierigkeiten. Komplikationen sind Krämpfe und psychotische Zustände.

MERKE

Falsche Angaben über Konsummuster von Drogen und Medikamenten

Patienten mit einer ausgeprägten Benzodiazepin- und Opioidabhängigkeit machen bei Behandlungsbeginn in der Anamnese oft zu hohe oder zu niedrige Angaben zu den konsumierten Drogen-/Medikamentenmengen. Die Intention hinter erhöhten Angaben kann die Sorge einer zu niedrig dosierten Substitutionsmedikation sein; zu niedrige Angaben erfolgen manchmal aus Schamempfinden. Es empfiehlt sich, die angegebenen Mengen in der Anamnese kritisch zu hinterfragen und die Medikation stets am klinischen Bild zu orientieren.

4

4.67 Wie behandelt man eine Abhängigkeit von Gamma-Hydroxybuttersäure (GHB)?

4-Hydroxybutansäure oder Gamma-Hydroxybuttersäure (GHB/„Liquid Ecstasy") ist eine stark sedierende flüssige Droge, die in geringen Dosen euphorisierend wirken kann. GHB greift massiv in den zerebralen GABAergen Stoffwechsel ein und ist mit lebensbedrohlichen Komplikationen sowohl bei Konsum als auch in der Entgiftung behaftet. GHB wird von vielen Benutzern unterschätzt und rasch zu hoch dosiert („ein paar Tropfen zu viel"). GHB ist in der Rettungs- und Suchtmedizin noch unzureichend bekannt; oftmals fehlt Behandlern die klinische Erfahrung im Umgang mit der Substanz. Der Name „Liquid Ecstasy" ist irreführend, da GHB kein Amphetamin ist, sondern ein Sedativum. Im Kontext von sexueller und anderer Gewalt wird GHB auch als „K.O.-Tropfen" benutzt. Wirkung und Nachweis von GHB sind in der Forensik ein relevantes Thema. Suizide durch GHB sind bekannt.

Die Entzugssymptome von GHB sind denen anderer GABAerger Drogen (Alkohol, Benzodiazepine) ähnlich, sie treten rasch und fulminant ein. Komatöse und motorische Erregungszustände sind bei Überdosierung und Entzug abhängiger Patienten möglich. Eine Entgiftung ist bei entsprechender Klinik eine intensivmedizinische Intervention, die Entwöhnung optimalerweise eine stationär-psychiatrische Behandlung. Die Entgiftung wird mit Benzodiazepinen durchgeführt. Oft sind ungewöhnlich hohe und wiederholte Dosierungen notwendig. Da auch hoch dosierte Benzodiazepinschemata die Stärke des Entzugssyndroms nicht immer ausreichend lindern, werden im intensivmedizinischen Setting weitere sedierende Substanzen (Barbiturate und experimentelle Ansätze) kombiniert. Es gibt keine etablierten Leitlinien.

Störungen durch Kokain und andere Stimulanzien einschließlich Koffein

4.68 Wie unterscheidet sich die Pharmakodynamik von Kokain und Amphetamin?

Beide Substanzen erhöhen die Konzentration der Transmitter Dopamin und Noradrenalin im synaptischen Spalt und wirken sympathikoton. Kokain verhindert überwiegend die **Wiederaufnahme** von Transmittern in die Synapse, Amphetamine erhöhen die **Ausschüttung** von Transmittern. Pharmakodynamisch führen beide Substanzen zu einer unphysiologischen Überbeanspruchung involvierter zellulären Strukturen, die für verschiedenartige Schäden auf dieser Ebene verantwortlich sind. Kokain hemmt zusätzlich die Wiederaufnahme von Serotonin, was möglicherweise für die emotionale Komponente des Kokainrauschs verantwortlich ist.

4.69 Welche Substanz bestimmt die Wirkung von Ecstasy-Tabletten?

Ecstasy-Tabletten sind, wie jede Schwarzmarktdroge, nicht regulierte Produkte mit ungeschütztem Namen. Somit kann **jede** Tablette als solche benannt, verkauft und konsumiert werden. Die eigentliche Substanz, die mit Ecstasy in Verbindung gebracht wird, ist das Amphetaminderivat MDMA (Methylendioxymethamphetamin). Bei Analysen zeigt sich, dass der Wirkstoff MDMA oft in besagten Tabletten enthalten ist, jedoch in sehr unterschiedlichen Dosen, in Kombination mit anderen psychotropen Substanzen (Ephedrin, Amphetamin) und auch mit nicht psychotropen Streckmitteln. Sowohl Konsument als auch Behandler des Konsumenten haben keine belastbaren Angaben über das Produkt. Neben den Risiken des eigentlichen Wirkstoffs MDMA stehen die Risiken der anderen enthaltenen Substanzen sowie deren Interaktionen. Die Behandlung von Komplikationen von MDMA und ähnlichen Substanzen richtet sich nach den klinischen Symptomen.

4.70 Wie neurotoxisch ist MDMA?

Moderater Konsum von MDMA scheint bei widersprüchlicher Studienlage keine eindeutigen strukturellen oder funktionellen Hirnschäden zu verursachen. In der systematischen Übersichtsarbeit von Mueller et al. (2016) wird moderater Konsum definiert als Einnahme von weniger als 100 Tabletten oder weniger als 50 MDMA-Einnahmen in der gesamten Biografie. MDMA-Konsum ist in industrialisierten Staaten verbreitet. Die meisten Konsumenten von MDMA betreiben einen moderaten Konsum; nur ein kleiner Prozentsatz hat regelmäßige und exzessive Konsummuster. Mischkonsum mit Alkohol, Nikotin und Cannabis ist häufig und potenziert mögliche Risiken. Für exzessive Dosierungen sind neurotoxische Schäden, z. B. für serotonerge Neurone, nachgewiesen. Die Studienlage ist heterogen. Viele Ergebnisse stammen aus Tiermodellen oder von exzessiven und polyvalenten Drogenkonsumenten. Für die Beurteilung möglicher Spätfolgen von MDMA nach Jahrzehnten fehlt die klinische Erfahrung aus großen Kohorten.

INFO

Psycholyse

Psycholyse ist ein Begriff, der Psychotherapie unter Einfluss von enthemmenden Drogen beschreibt. MDMA wurde in der Vergangenheit vereinzelt als begleitende Medikation zu diesem Zweck eingesetzt. Der Einsatz von illegalen Drogen in der Psychotherapie kann zwar zur psychischen Öffnung des Patienten beitragen, ist aber ein Kunstfehler und eine Straftat. MDMA und andere psychogene Drogen sind jedoch Bestandteil der psychopharmakologischen Forschung; MDMA wird z. B. zur Behandlung der posttraumatischen Belastungsstörung (PTBS) erforscht.

Störungen durch Halluzinogene

4.71 Wie häufig sind Krankheitsbilder aus diesem Formenkreis in der ambulanten und stationären Psychiatrie?

Störungen durch Halluzinogene als Leitsymptom sind in der stationären Suchtmedizin selten. Das Abhängigkeitspotenzial der am meisten verbreiteten Halluzinogene ist gering bis nicht vorhanden. Häufige Krisenfälle sind jedoch „bad trips“ mit Angst und Panik, die in der Regel ambulant versorgt werden. Solche Erlebnisse können Angst-/Panikstörungen auslösen, die auch ohne Drogenkonsum bestehen bleiben. Längere Nachwirkungen bzgl. Wahrnehmung und Kognition sind nach Konsum stärkerer Halluzinogene (z. B. LSD) häufiger zu beobachten. Die mögliche Auslösung einer Psychose durch Halluzinogene ist analog zu Cannabis ein vieldiskutiertes Thema mit unterschiedlichen Risikobewertungen. Da die Gruppe der Halluzinogene durch die Wirkung, aber nicht durch eine chemische Stoffgruppe definiert ist, können Aussagen zu Wirkung und Risiko nur für einzelne Substanzen getroffen werden.

4.72 Welche Halluzinogene werden konsumiert?

Verbreitete Halluzinogene sind:
- Sogenannte Magic Mushrooms (Wirkstoff Psilocybin und Psilocin)
- Lysergsäurediethylamid (LSD)
- Mescalin
- Dextromethorphan (in antitussiver Medikation; chemisch ein Opioid)
- Ketamin

4.73 Welche Wirkungen und Risiken haben „Magic Mushrooms"?

Es gibt verschiedene Pilzarten, die durch ihre Inhaltsstoffe Psilocybin und Psilocin halluzinogen wirken. „Magic Mushrooms" sind in sogenannten Smart-Shops oder im Internet erhältlich. Der Konsum ist verbreitet. Ritueller Verzehr von psychogen wirksamen Pflanzen hat in vielen „naturverbundenen" Ethnien vor allem historisch eine wichtige Stellung. Psilocybin und Psilocin, aber auch LSD wirken auf das serotonerge System (5-HT_{2a}-Agonismus). Die psychotrope Wirkung von Psilocybin und Psilocin tritt 30–90 min nach oralem Konsum ein und endet nach mehreren Stunden. Die dosisabhängigen Effekte sind auf Veränderung des Affekts und der Wahrnehmung fokussiert. Optische Halluzinationen dominieren, aber auch andere Sinnesmodalitäten werden verändert wahrgenommen. Der Affekt wird in seiner Grundstimmung verstärkt, oft als „mystisch" und leicht euphorisierend beschrieben. Derealisation und Depersonalisation können auftreten; die Wirkung von Psilocybin und Psilocin wird als Psychosemodell benutzt. Insgesamt wurden für Psilocybin und Psilocin nach Studienlage keine schwerwiegenden Risiken festgestellt. Bei hohen Dosierungen kann es zu starkem Angsterleben und Panik kommen. Da Bewusstsein und Kognition deutlich beeinträchtigt sind, steigt die Unfallgefahr.

PRAXISTIPP

Talk-down bei Panikattacken durch Halluzinogene

Panikattacken durch Cannabis oder Halluzinogene werden am besten mit einem beruhigenden Gespräch („Talk-down") behandelt. Bei ausbleibender Wirkung und erheblicher Belastung kann eine anxiolytische Medikation geprüft werden, auch wenn die Wirkung umstritten ist.

Störungen durch Tabak

4.74 Welches epidemiologische Alleinstellungsmerkmal hat Tabakkonsum?

Tabakkonsum gehört zu den wichtigsten vermeidbaren Todesursachen.

4.75 Wie unterscheiden sich E-Zigaretten von üblichen Zigaretten?

E-Zigaretten sind elektronische Geräte, die eine (optional) nikotinhaltige Flüssigkeit verdampfen („Vaping"). Es kommt nicht zur Verbrennung von Tabak. Somit reduzieren sich die schädlichen Stoffe, die inhaliert werden. E-Zigaretten sind seit ca. 2003 erhältlich, bilden einen wachsenden Markt und nehmen medizinisch an Bedeutung zu. Die Epidemiologie sowie der rechtliche, steuerliche und politische

Umgang mit E-Zigaretten in Deutschland sind unsicher und Gegenstand aktueller Debatte.

4.76 Sind E-Zigaretten weniger schädlich als Tabakkonsum?

E-Zigaretten haben das Image eines „sauberen und modernen Rauchens“ und werden sogar zur Raucherentwöhnung eingesetzt. Beim sachgemäßen Verdampfen entstehen weniger toxische Begleitprodukte als beim Zigarettenrauchen, der Konsum von Teer entfällt. Passivrauchen ist bei E-Zigaretten weniger schädlich als bei Tabakrauch. Diese Vorteile bedingen jedoch eine Bagatellisierung des Nikotinabusus durch E-Zigaretten. E-Zigaretten hebeln etablierte Präventionsmechanismen (zum Teil treffen veränderte Bedingungen für Erwerbsrestriktionen, Besteuerung und Warnungen zu) des Tabakkonsums aus. E-Zigaretten-Flüssigkeiten sind mit angenehmen Geschmacksstoffen versetzt, werden zunehmend im Internet beworben und sind bewusst für junge Menschen konzipiert. Sie werden nachweislich vermehrt von jüngeren Menschen ausprobiert. Der Nikotinkonsum ist in dieser Gruppe wieder attraktiver, und der niedrigschwellige Einstieg zum Rauchen üblicher Zigaretten ist möglich. Viele Studien folgern aus der Bagatellisierung der E-Zigarette eine Umkehr der aktuell erfolgreichen Tabakeindämmung und einen erneuten Anstieg von Nikotinabusus.

INFO

Schockbilder wirken

Die Weltgesundheitsorganisation (WHO) empfiehlt als zentrales Mittel der Prävention und Konsumreduktion schriftliche und pikturale Warnhinweise („Schockbilder“), die beidseitig 30–50 % der Verpackung einnehmen. Schriftliche Warnungen existieren seit 1966 (USA), pikturale seit 1986 (Island) und seit dem 1. Mai 2016 auch in Deutschland. Bildhinweise sollten farbig sein und emotional berühren; sie sind wirksamer als schriftliche Warnungen. Die so deutlich verzögerte Einführung von „Schockbildern“ in Deutschland zeigt anschaulich den Einfluss der Tabakindustrie-Lobby, die einfache und evidenzbasierte Maßnahmen zum Schutz der Bevölkerung zu verhindern suchte.

4.77 Welche Methoden zur Raucherentwöhnung sind zu empfehlen?

Die S3-Leitlinien zur Raucherentwöhnung favorisieren ein Stufenmodell, das die sehr oft ausreichende Eigenmotivation und Kompetenz des Rauchers würdigt, auch ohne oder mit nur geringen Mitteln abstinent zu werden. Ernsthafte Rauchstoppversuche aus eigener Kraft sind oft wirksam. Wenn diese nicht erfolgreich sind, werden gemäß der Leitlinie folgende sukzessive Interventionen empfohlen:

- Niederschwellige Verfahren (z. B. Kurzberatung, motivierende Gesprächsführung, Telefonberatung); bei ausbleibenden Erfolg:
- Intensivere Behandlung, i. e. verhaltenstherapeutische Einzel- oder Gruppenbehandlung, ggf. in Verbindung mit Medikamenten.
- Zu jeder Intervention kann eine Nikotinersatztherapie begleitend durchgeführt werden (z. B. Pflaster oder Kaugummi als Nikotinpräparat).
- Sollten o. g. Maßnahmen nicht wirksam sein, kann nach Prüfung von Indikationen bzw. Kontraindikationen eine Einstellung mit den Substanzen Vareniclin oder Bupropion erwogen werden.

4.78 Welche Evidenz liegt für die Wirksamkeit von Akupunktur zur Raucherentwöhnung vor?

Die Wirksamkeit von Akupunktur im Hinblick auf das Erreichen von Tabakabstinenz ist nicht ausreichend belegt.

INFO

The easy way

Das langjährig etablierte Buch und Kurzseminar „Endlich Nichtraucher" (im Original: **„The easy way®"**) vom US-Autor Allen Carr sind im Gesundheitswesen noch wenig integriert. Hohe Erfolgsraten führen dazu, dass das Konzept vermehrt in der Forschung untersucht wird und zunehmende Akzeptanz findet. Im Mittelpunkt des Konzepts steht letztlich die Veränderung der persönlichen Einstellung zur Droge. Statt einen „eigentlich gewollten Konsum" einer persönlich geschätzten Substanz nur durch Willenskraft abzulegen, wird die Droge radikal entmystifiziert – so lange, bis man sie wirklich nicht mehr will. Die der Droge zugebilligten positiven Effekte („Entspannung", „Genuss") werden logisch aufgelöst. Die wachsende innere Ablehnung gegenüber dem Suchtmittel vereinfacht das Aufhören und die darauf aufbauende anhaltende Abstinenz. Dieser Ansatz wird auch für andere Abhängigkeiten umgesetzt. Das o. g. Buch eignet sich erfahrungsgemäß gut als einfaches Mittel zur Unterstützung von tabakabhängigen Patienten, die mit dem Rauchen aufhören wollen. Die Resonanz von Rauchern auf die Methode ist sehr unterschiedlich, sie stellt aber im Rahmen der Entwöhnung eine weitere Option dar.

4.79 Wie relevant ist eine Gewichtszunahme nach Rauchstopp, und welche Maßnahmen sind diesbezüglich zu empfehlen?

Abstinente tabakabhängige Patienten nehmen innerhalb eines Jahres nach Rauchstopp durchschnittlich 4–5 kg zu: in den ersten 3 Monaten ca. 1 kg/Monat, danach erfolgt eine langsamere Zunahme. Die einzelnen Verläufe variieren stark; eine Patientengruppe verliert Gewicht (um 16 %), während eine andere über 10 kg an Gewicht zunimmt (um 13 %). Gewichtszunahme ist ein relevanter Rückfallfaktor für Tabakkonsum, insbesondere für Frauen. Der Hinweis, dass die Gewichtszunahme nach 3 Monaten sistiert, vermag die Abstinenz aufrechtzuerhalten. Die einzige nachhaltige (> 1 Jahr) Therapieoption ist kontinuierliche sportliche Aktivität. Andere Maßnahmen gegen eine Gewichtszunahme wie z. B. Gewichtsberatung oder Medikamente (Nikotinsubstitution, Bupropion und Vareniclin) sind langfristig nicht überlegen genug, um eine entsprechende Empfehlung zu rechtfertigen.

Störungen durch flüchtige Lösungsmittel

4.80 Was ist unter „Störungen durch flüchtige Lösungsmittel (ICD-10: F18)" zu verstehen?

Flüchtige Lösungsmittel, die psychotrop wirken, sind verbreitet, preiswert, meist legal – und riskant. Häufig benutzte Mittel sind Farbstifte, Klebstoffe, Nagellack, Lösungs- und Verdünnungsmittel, Feuerzeuge sowie Sprühdosen für Kosmetik, Lebensmittel oder Farbe. Die verwendeten Wirkstoffe sind meist lipophile organische Substanzen (Kohlenwasserstoffe). Als wichtigster Stoff aus dieser Kategorie von Substanzmissbrauch gilt Toluol; andere aromatische Kohlenwasserstoffe, Ketone, Ester und weitere verwandte Stoffe sind in ihrer Wirkung ähnlich. Die Substanzen werden in der Regel durch Nase oder Mund mehrfach tief eingeatmet. Die Wirkung ähnelt der von ZNS-depressiven Substanzen wie Alkohol oder Benzodiazepinen; es kommt neben anderen Prozessen zu einer dopaminergen Reaktion im Belohnungszentrum (als Korrelat der gewünschten euphorisierenden Wirkung). Dabei können erhebliche akute und chronische neuropsychiatrische und auch somatische Schäden auftreten, die in der Suchtmedizin wenig Priorität haben.

4.81 Wer konsumiert in Deutschland am häufigsten flüchtige Lösungsmittel, und welche epidemiologische Bedeutung ergibt sich daraus?

Kinder und Jugendliche sind die wichtigste Konsumentengruppe und besonders vulnerabel für damit verbundene Schädigungen. Flüchtige Lösungsmittel werden bereits von 12-Jährigen angewendet, ein Großteil der Konsumenten befindet sich in der Phase sensibler neurobiologischer Reifungsprozesse. Konsumenten benutzen flüchtige Lösungsmittel meist experimentell und gelegentlich. In der Regel treffen die Kriterien des schädlichen Gebrauchs, aber nicht der Abhängigkeit nach ICD-10 zu.

4.82 Wie schädlich ist der nur einmalige Versuch des Rauschs durch Inhalieren flüchtiger Lösungsmittel?

Das **„Sudden-Sniffing Death"-Syndrom** beschreibt den plötzlichen Tod aufgrund von ventrikulären Arrhythmien nach Inhalieren flüchtiger Lösungsmittel. Konsumbedingte Todesfälle kommen wiederholt vor; dabei sind die Betroffenen meist männlich und jünger als 18 Jahre. Flüchtige Lösungsmittel vermögen eine kardiale Sensibilisierung für endogene Katecholamine zu verursachen, sodass es bei entsprechender Ausschüttung während des Konsums zu bedrohlichen Arrhythmien kommt. Ein Großteil der durch flüchtige Lösungsmittel verstorbenen Konsumenten kam beim ersten Versuch ums Leben.

4.83 Welche Verbreitung und Verwendung haben „Poppers" als Droge in Deutschland?

Der Begriff „Poppers" wird meist für ein Amylnitrit verwendet. Es zählt zu den häufig konsumierten Drogen von Männern, die Sex mit Männern haben (MSM). Üblich ist der Gebrauch von legal erworbenen und laut Hersteller „nicht für den menschlichen Gebrauch bestimmten" braunen Fläschchen mit durchsichtiger Flüssigkeit. Der spontan einsetzende Effekt nach Einatmen der Dämpfe zeigt sich durch Muskelrelaxation, Vasodilatation und Tachykardie (bis zum Schock als Notfall) und kann die sexuelle Erregung intensivieren.

4.84 Welchen Einfluss haben Poppers auf die sexuelle Gesundheit?

- Poppers senken die Hemmschwelle und sind mit einem riskanteren Verhalten bzgl. sexuell übertragbarer Erkrankungen verbunden.
- Regelmäßiger Poppers-Gebrauch vermag die sexuelle Empfindlichkeit ohne Substanzkonsum zu senken, sodass eine Gewöhnung einsetzt.

MERKE

Blind durch Poppers

Poppers haben vereinzelt zu schweren somatischen Komplikationen geführt: Beschrieben sind Visusverlust durch Makulopathie, Methämoglobinämie (i.e. klinische Hypoxie) sowie zerebrale und kardiale Gefäßspasmen. Die Kombination mit anderen, insbesondere sexualisierenden Drogen (Kokain, Sildenafil) potenziert die Risiken.

Schädlicher Gebrauch nicht abhängigkeitserzeugender Substanzen

4.85 Aus welchen Gründen werden nicht abhängigkeitserzeugende Medikamente missbraucht?

Es gibt eine Vielzahl sehr unterschiedlicher Motivationen, Medikamente zu missbrauchen. Im klinischen Alltag zu beobachtende Gründe sind:

- Gewichtsregulation (z. B. Laxanzien, Diuretika, Thyroxin)
- Psychotroper Effekt (z. B. Antitussiva, Analgetika)
- Selbstschädigung und Suizid (z. B. Insulin, Paracetamol u. a.)
- Kognitive Leistungssteigerung (z. B. medizinales Amphetamin, Nikotinkaugummis u. a.)
- Physische Leistungssteigerung und Muskelaufbau (z. B. Hormone)
- Selbstbehandlung mit Substanzen, um deren Nebenwirkungen vermeintlich zu lindern (z. B. Nasenspray, Analgetika bei analgetikabedingtem Kopfschmerz)

4.86 Wie wird ein Laxanzienabusus behandelt, welche Komplikationen können auftreten?

Laxanzienabusus wird in der psychiatrischen Klinik häufig beobachtet. Dabei unterscheiden sich die Motivation bzw. das komorbide Krankheitsbild. Patienten mit einer Essstörung benutzen Laxanzien zur Gewichtskontrolle; Patienten mit einer Opioidabhängigkeit behandeln ihre chronische opioidbedingte Obstipation.

Der Behandler beider Patientengruppen wird oft mit hohen konsumierten Laxanziendosen und „Laxanzien-Polypharmazie" konfrontiert, die zu Unsicherheiten in der Versorgung führen. Durch physiologische Gewöhnungseffekte bei chronischem Laxanzienmissbrauch ist keine Ad-hoc-Korrektur möglich bzw. sogar gefährlich. Laxanzienabusus und abruptes Absetzen gehen mit der Gefahr von Elektrolytstörungen, Säure-Basen-Entgleisung und dadurch hervorgerufenen Komplikationen einher, sodass grundsätzlich Korrekturbedarf besteht. Sinnvoll sind:

- Somatische Abklärung der zugrunde liegenden Beschwerden inkl. Labor
- Kausale Behandlung einer etwaigen auslösenden komorbiden Störung, z. B. Opioidreduktion, Therapie der Ernährungsstörung
- Psychoedukation über physiologische Abführhilfen (Ernährungsberatung, Flüssigkeit, Bewegung) sowie Informationen über Gefahren von Laxanzien
- Schrittweise Reduktion der benutzten Mittel und Umstellung auf besser verträgliche Abführmittel.

4.87 Welche epidemiologische Rolle spielen anabole androgene Steroide?

Zu den anabolen androgenen Steroiden (AAS) zählen über 100 verschiedene synthetische Derivate des Testosterons. AAS gehören zu den sogenannten Anabolika, die weitere Stoffgruppen beinhalten. Der Verkauf ist in Deutschland nicht legal, AAS sind aber im Internet einfach zu erwerben. Da ein athletisches Aussehen und Leistungsvermögen einen hohen gesellschaftlichen Stellenwert haben und die Beschaffung der Substanzen niedrigschwellig möglich ist, sind die AAS inzwischen auch außerhalb des Hochleistungssports angekommen. Auch Frauen und Jugendliche konsumieren vermehrt AAS. In leistungssteigernden Nahrungsergänzungsmitteln wurden wiederholt Beimengungen von AAS festgestellt. Die Vielzahl der sehr unterschiedlichen zur Ausdauer- und Kraftsteigerung verwendeten Substanzen mit nützlichem und schädlichem Potenzial erschwert die Übersicht und medizinische Haltung zu den einzelnen Substanzen.

Die einzelnen Substanzen unterscheiden sich in ihrer anabolen (somatisch aufbauenden) und androgenen (virilisierenden) Potenz, ihrer Wirkungsdauer und Applikationsform. Insgesamt haben AAS eine zunehmende Verbreitung und Relevanz im Gesundheitswesen. Sie verursachen schwerwiegende akute und chronische Schäden, sowohl psychisch als auch somatisch. Etwa 30 % aller AAS-Konsumenten werden als abhängig eingestuft. Polyvalenter Abusus von Alkohol, Opioiden und anderen Hormonen ist unter AAS-Konsumenten verbreitet.

4.88 Welche psychischen und somatischen Schäden verursachen anabole androgene Steroide?

Die Wirkungen von AAS weisen signifikante geschlechts- und altersbezogene (Adoleszente vs. Erwachsene) Unterschiede auf. AAS wirken auf das Belohnungssystem und beeinflussen neben steroidspezifischen Mechanismen auch u. a. GABAerge, serotonerge und glutamaterge Signalpfade. Sie können Affekt, Angsterleben und Aggressivität beeinflussen und interagieren mit Ernährungs- und Bewegungsverhalten. Entstehung oder Ausbruch von Depressionen oder Angsterkrankungen scheinen durch AAS begünstigt zu werden. AAS schädigen Herz, Leber und Gonaden in erheblichem Ausmaß. Über Todesfälle wird regelmäßig berichtet. Durch die Zufuhr von Steroiden wird die eigene Synthese der analogen Substanzen reduziert, sodass ein plötzliches Absetzen der Hormone ebenfalls Gefahren mit sich bringt. Chronischer Testosteronmangel ist eine häufige Spätfolge nach AAS-Abusus.

4.89 Welche Substanzen werden zum „Neuroenhancement" benutzt?

Substanzen, die zum sogenannten Neuroenhancement benutzt werden, sollen Aufmerksamkeit, Lernfähigkeit und Reaktionsgeschwindigkeit bei gesunden Menschen erhöhen. Es werden drei Gruppen unterschieden:

- Legale, frei verfügbare Stoffe wie z. B. Koffein, Taurin oder Ginkgo biloba
- Legale, aber für nur bestimmte Indikationen zugelassene Stoffe wie z. B. Methylphenidat oder Acetylcholinesterasehemmer
- Illegale Substanzen, z. B. Amphetaminderivate

PRAXISTIPP

Kaffee ist ein vielseitiges Getränk

Koffein in üblichen Mengen hat ein günstiges Wirkungsprofil. In moderaten Dosen von 100–300 mg/Tag (< 1,5–3 mg/kg Körpergewicht) bewirkt Koffein eine Steigerung der kognitiven und physischen Leistungsfähigkeit. Aufmerksamkeit, Vigilanz und Reaktionszeit werden in den meisten Studien wirksam erhöht. In Bezug auf Gedächtnisleistungen ist die Wirksamkeit unsicher. Komplexe Entscheidungsfähigkeit und Risikoverhalten werden kaum beeinflusst. Im Bereich des Sports ist die Wirksamkeit von Koffein zur Steigerung von Ausdauer und Kraft sowie zur Minderung von Erschöpfungserleben und Schmerzen beschrieben. Die Wirkung ist individuell unterschiedlich. Überdosierungen (> 400 mg oder 5,5 mg/kg Körpergewicht) können mit Nervosität, Angst, Tachykardie und gastrointestinalen Symptomen einhergehen. Energydrinks haben durch die Vielzahl der Nebensubstanzen ein komplexeres Risikoprofil. Beigefügte Vitamine, die bei überhöhtem Konsum die physiologischen Spiegel übersteigen, können gesundheitsschädliche Wirkungen haben.

Quellen

Allain F, et al. How fast and how often: the pharmacokinetics of drug use are decisive in addiction. Neurosci Biobehav Rev 2015; 56: 166–179.

Aubin HJ, et al. Weight gain in smokers after quitting cigarettes: meta-analysis. BMJ 2012; 345: e4439.

Bundesministerium für Gesundheit. Pressemitteilung vom 19.1.2017. letzter Zugriff 6.2.2017 unter www.bundesgesundheitsministerium.de/fileadmin/Dateien/4_Pressemitteilungen/2017/2017_1/170119_02_PM_Cannabis_als_Medizin.pdf.

Bunnell RE, et al. Intentions to smoke cigarettes among never-smoking US middle and high school electronic cigarette users: National Youth Tobacco Survey, 2011–2013. Nicotine Tob Res 2015; 17(2): 228–235.

Cao Y, Giovannucci EL. Alcohol as a risk factor for cancer. Semin Oncol Nurs 2016; 32(3): 325–331.

Curran HV, et al. Keep off the grass? Cannabis, cognition and addiction. Nat Rev Neurosci 2016; 17(5): 293–306.

Davies AJ, et al. 'Poppers maculopathy' – an emerging ophthalmic reaction to recreational substance abuse. Eye (Lond) 2012; 26(6): 888.

Dijkstra A, et al. The effectiveness of the Allen Carr smoking cessation training in companies tested in a quasi-experimental design. BMC Public Health 2014; 14: 952.

Donabedian A. Measuring and evaluating hospital and medical care. Bull N Y Acad Med 1976; 52(1): 51–59.

Donoghue K, et al. The efficacy of acamprosate and naltrexone in the treatment of alcohol dependence, Europe versus the rest of the world: a meta-analysis. Addiction 2015; 110(6): 920–930.

Dündar Y, et al. Newer hypnotic drugs for the short-term management of insomnia: a systematic review and economic evaluation. Health Technol Assess 2004; 8(24): iii–x, 1–125.

Farley AC, et al. Interventions for preventing weight gain after smoking cessation. Cochrane Database Syst Rev 2012; 1: CD006219.

Ferri M, et al. Alcoholics Anonymous and other 12-step programmes for alcohol dependence. Cochrane Database Syst Rev 2006; 3: CD005032.

Franke AG, et al. Substances used and prevalence rates of pharmacological cognitive enhancement among healthy subjects. Eur Arch Psychiatry Clin Neurosci 2014; 264 (Suppl 1): S83–90.

Gahr M, et al. Relapse prevention in alcohol dependence: acamprosate and naltrexone as a combined pharmacological strategy. Nervenarzt 2013; 84(5): 584–589.

Grönbladh A, et al. The neurobiology and addiction potential of anabolic androgenic steroids and the effects of growth hormone. Brain Res Bull 2016; 126 (Pt 1): 127–137.

Hajak G, et al. Abuse and dependence potential for the non-benzodiazepine hypnotics zolpidem and zopiclone: a review of case reports and epidemiological data. Addiction 2003; 98(10): 1371–1378.

Halpern JH, et al. A review of hallucinogen persisting perception disorder (HPPD) and an exploratory study of subjects claiming symptoms of HPPD. Curr Top Behav Neurosci 2016; Nov 8.

Heydari M, Isfeedvajani MS. Zolpidem dependence, abuse and withdrawal: a case report. J Res Med Sci 2013; 18(11): 1006–1107.

Hiilamo H, et al. The evolution of health warning labels on cigarette packs: the role of precedents, and tobacco industry strategies to block diffusion. Tob Control 2014; 23(1): e2.

Hindmarch I, Harrison C. The effects of paroxetine and other antidepressants in combination with alcohol on psychomotor activity related to car driving. Acta Psychiatr Scand Suppl 1989; 350: 45.

Hoch E, et al. Risks associated with the non-medicinal use of cannabis. Dtsch Arztebl Int 2015; 112(16): 271–278.

Koukouli F, et al. Nicotine reverses hypofrontality in animal models of addiction and schizophrenia. Nat Med 2017; 23(3): 347–354.

Kraan T, et al. Cannabis use and transition to psychosis in individuals at ultra-high risk: review and meta-analysis. Psychol Med 2016; 46(4): 673–681.

Krebs TS, Johansen PØ. Psychedelics and mental health: a population study. PLoS One 2013; 8(8): e63972.

Krilis M, et al S. 'Popper'-induced vision loss. Drug Alcohol Rev 2013; 32(3): 333–334.

Ksir C, Hart CL. Cannabis and psychosis: a critical overview of the relationship. Curr Psychiatry Rep 2016; 18(2): 12.

Li W, et al. Mindfulness treatment for substance misuse: a systematic review and meta-analysis. J Subst Abuse Treat 2017; 75: 62–96.

Lida M. Weight gain after smoking cessation and atherosclerotic low-density lipoprotein marker. J Atheroscler Thromb 2016; 23(11): 1257–1258.

Lingford-Hughes A, et al. Improving GHB withdrawal with baclofen: study protocol for a feasibility study for a randomised controlled trial. Trials 2016; 17(1): 472.

Maier LJ, et al. To dope or not to dope: neuroenhancement with prescription drugs and drugs of abuse among Swiss university students. PLoS One 2013; 8(11): e77967.

Menezes RF de, et al. Alcohol consumption and risk of cancer: a systematic literature review. Asian Pac J Cancer Prev 2013; 14(9): 4965–4972.

Miller WR, et al. Addictive behaviors and life problems before and after behavioral treatment of problem drinkers. Addict Behav 1983; 8(4): 403–412.

Minozzi S, et al. Anticonvulsants for cocaine dependence. Cochrane Database Syst Rev 2015; 4: CD006754.

Mueller F, et al. Neuroimaging in moderate MDMA use: a systematic review. Neurosci Biobehav Rev 2016; 62: 21–34.

Nicol LM, et al. Amyl nitrite induced cerebral and coronary vasospasm. QJM 2010; 104(1): 83–84.

NIDA 2012. Principles of drug addiction treatment: a research-based guide. 3rd ed. (letzter Zugriff: 30.1.2017 unter www.drugabuse.gov/publications/principles-drug-addiction-treatment-research-based-guide-third-edition).

Noar SM, et al. The impact of strengthening cigarette pack warnings: systematic review of longitudinal observational studies. Soc Sci Med 2016; 164: 118–129.

Nolan S. Alcohol use in opioid agonist treatment. Addict Sci Clin Pract 2016; 11(1): 17.

Onakomaiya MM, Henderson LP. Mad men, women and steroid cocktails: a review of the impact of sex and other factors on anabolic androgenic steroids effects on affective behaviors. Psychopharmacology (Berl) 2016; 233(4): 549–569.

4

Palpacuer C, et al. Risks and benefits of nalmefene in the treatment of adult alcohol dependence: a systematic literature review and meta-analysis of published and unpublished double-blind randomized controlled trials. PLoS Med 2015; 12(12): e1001924.

Park SH, et al. Serotonin syndrome: Is it a reason to avoid the use of tramadol with antidepressants? J Pharm Pract 2014; 27(1): 71–78.

Pettinati HM, et al. A double-blind, placebo-controlled trial combining sertraline and naltrexone for treating co-occurring depression and alcohol dependence. Am J Psychiatry 2010; 167(6): 668–675.

Pickarda H, Fazelb S. Substance abuse as a risk factor for violence in mental illness: some implications for forensic psychiatric practice and clinical ethics. Curr Opin Psychiatry 2013; 26(4): 349–354.

Qato DM, et al. Drug-alcohol interactions in older U.S. adults. J Am Geriatr Soc 2015; 63(11): 2324–2331.

Roerig JL, et al. Laxative abuse: epidemiology, diagnosis and management. Drugs 2010; 70(12): 1487–1503.

Rösner S, et al. Acamprosate supports abstinence, naltrexone prevents excessive drinking: evidence from a meta-analysis with unreported outcomes. J Psychopharmacol 2008; 22(1): 11–23.

Rösner S, et al. Acamprosate for alcohol dependence. Cochrane Database Syst Rev 2010; 9: CD004332.

Schultz W. Predictive reward signal of dopamine neurons. J Neurophysiol 1998; 80: 1–27.

Schultz W. Dopamine reward prediction error coding. Dialogues Clin Neurosci 2016; 18(1): 23–32.

Sewell RA, et al. Cannabinoids and psychosis. Int Rev Psychiatry 2009; 21(2): 152–162.

Shield KD, et al. Alcohol use and breast cancer: a critical review. Alcohol Clin Exp Res 2016; 40(6): 1166–1181.

Soyka M, et al. Comparing nalmefene and naltrexone in alcohol dependence: Are there any differences? Results from an indirect meta-analysis. Pharmacopsychiatry 2016; 49(2): 66–75.

Studerus E, et al. Acute, subacute and long-term subjective effects of psilocybin in healthy humans: A pooled analysis of experimental studies. J Psychopharmacol 2011; 25(11): 1434–1452.

Taneri PE, et al. Association of alcohol consumption with the onset of natural menopause: a systematic review and meta-analysis. Hum Reprod Update 2016; 22(4): 516–528.

Thomas KH, et al. Risk of neuropsychiatric adverse events associated with varenicline: systematic review and meta-analysis. BMJ 2015; 350: h1109.

Tylš F, et al. Psilocybin – summary of knowledge and new perspectives. Eur Arch Psychiatry Clin Neurosci 2014; 264 (Suppl 1): S83–90.

Wang M, et al. Cigarette smoking and electronic cigarettes use: a meta-analysis. Int J Environ Res Public Health 2016; 13(1): 120.

White AR, et al. Acupuncture and related interventions for smoking cessation. Cochrane Database Syst Rev 2014; 1: CD000009.

Zhang MF, et al. Effectiveness of mindfulness-based therapy for reducing anxiety and depression in patients with cancer: a meta-analysis. Medicine (Baltimore) 2015; 94(45): e0897-0.

Zitierte Leitlinien

S3-Leitlinie „Screening, Diagnostik und Behandlung des schädlichen und abhängigen Tabakkonsums“. AWMF-Register Nr. 076-006 der Deutschen Gesellschaft für Suchtforschung und Suchttherapie e. V. (DG-Sucht) und der Deutschen Gesellschaft für Psychiatrie und Psychotherapie, Psychosomatik und Nervenheilkunde e. V. (DGPPN), 2015. Stand: 9.2.2015; www.awmf.org/uploads/tx_szleitlinien/076-006l_S3_Tabak_2015-02.pdf.

S3-Leitlinie „Screening, Diagnose und Behandlung alkoholbezogener Störungen". AWMF-Register Nr. 076-001 der Deutschen Gesellschaft für Suchtforschung und Suchttherapie e. V. (DG-Sucht) und der Deutschen Gesellschaft für Psychiatrie und Psychotherapie, Psychosomatik und Nervenheilkunde e. V. (DGPPN), 2015. Hrsg. v. Arbeitsgemeinschaft der Wissenschaftlichen Medizinischen Fachgesellschaften (AWMF). Stand: 28.2.2016; www.awmf.org/uploads/tx_szleitlinien/076-001l_S3-Leitlinie_Alkohol_2016-02.pdf.

Bonnet U et al. Cannabisbezogene Störungen. Fortschr Neurol Psychiat 2004; 72: 318–329.

Lingford-Hughes AR, et al.; British Association for Psychopharmacology, Expert Reviewers Group. BAP updated guidelines: Evidence-based guidelines for the pharmacological management of substance abuse, harmful use, addiction and comorbidity: recommendations from the BAP. J Psychopharmacol 2012; 26(7): 899–952.

5 Psychosen

Jan Reuter und Michael Frey

Wahnhaftes Erleben

5.1 Was ist der Unterschied zwischen Psychose und Schizophrenie?

Psychose ist ein Überbegriff für schwere psychische Störungen, die dazu führen, dass die Betroffenen den Bezug zur Realität verlieren. Wahn ist das Leitsymptom der Psychosen inkl. der Schizophrenie. Die Schizophrenie ist eine Unterform und vom Begriff her vielleicht die bekannteste Form der Psychose. Die Schizophrenie wird historisch durch sogenannte Erstrangsymptome charakterisiert. Die Erstrangsymptome umfassen Ich-Störungen, komplexe Halluzinationen (dialogisches Stimmenhören oder leibliche Beeinflussungserlebnisse) und Wahnwahrnehmungen. Diese Symptome müssen mindestens für 1 Monat bestehen.

Andere Formen der Psychose unterscheiden sich von den schizophrenen Psychosen durch ihre Ätiologie (z. B. Wochenbettpsychosen, substanzinduzierte Psychosen), ihrer Symptomatik (z. B. anhaltende wahnhafte Störungen) oder ihres Verlaufs (z. B. akute vorübergehende psychotische Störung). Die Diagnostik der psychotischen Erkrankungen erfährt im Zuge neuer Erkenntnisse in der Forschung immer wieder Veränderungen, wie auch zuletzt im DSM-5.

INFO

Wahn

Wahn (engl. „delusion") ist eine *„Fehlbeurteilung der Realität, die mit erfahrungsunabhängiger und damit unkorrigierbarer Gewissheit auftritt und an der mit subjektiver Gewissheit festgehalten wird, auch wenn sie im Widerspruch zu Erfahrungen der gesunden Mitmenschen sowie ihrem kollektiven Glauben und Meinen steht. Es besteht kein Bedürfnis nach Begründung dieser Fehlbeurteilung. In der Regel spielt der Bezug zur eigenen Person bei den Wahninhalten eine entscheidende Rolle" (Berger 2015: 27).*

Wahn kann nach formalen und inhaltlichen Merkmalen unterschieden werden. **Formale Merkmale** umfassen Wahngedanken (= „eine Überzeugung"), Wahneinfälle (= „eine plötzliche wahnhafte Vorstellung"), Wahnwahrnehmungen (= „abnorme Deutungen einer realen Wahrnehmung"), Wahnstimmung (= „eine diffuse Grundstimmung des wahnhaften Erlebens"), den systematisierten Wahn (= „der Grad der logischen Verknüpfung von Wahnsymptomen") und die jeweils vorhandene Wahndynamik (= „die emotionale Anteilnahme am Wahn"). Die **inhaltlichen Merkmale** beschreiben die Themen des Wahns, z. B. Verfolgungswahn, Beziehungswahn, Größenwahn oder Eifersuchtswahn.

5.2 Können auch psychisch gesunde Menschen psychotische Symptome zeigen?

Vermutlich ja. Die formale Definition einer Psychose bezieht sich auf eine spezifische Psychopathologie und ist damit ein Krankheitsbegriff. Es gibt jedoch gemäß der **Kontinuitätshypothese** auch bei gesunden Menschen psychotisches Erleben, das nicht immer einer eindeutigen Erkrankung zugeschrieben werden kann. So werden verändertes Realitätserleben und auch Stimmenhören durch Menschen beschrieben, die mit diesen Symptomen zurechtkommen und keine therapeutische Hilfe benötigen.

Schätzungen geht davon aus, dass mehr als 5 % der Bevölkerung das Erleben von Wahnideen kennen. Patienten berichten, dass wahnhaftes Erleben in vielen Fällen als positiv, bereichernd und intensiv erlebt wird und für sie nicht gleichbedeutend mit einer Störung zu sehen ist. Wahnhaftes Erleben kann vermutlich nicht exklusiv für psychische Erkrankungen gesehen werden.

Eine Psychose kann sicher als Krankheit beschrieben und behandelt werden, wenn sie

- den Kriterien der ICD-10 oder des DSM-5 entspricht,
- einer anderweitigen organischen Erkrankung entspringt,
- für den Patienten oder die Umwelt des Patienten ein relevantes Leiden besteht,
- die Lebensführung soweit kompromittiert, dass Hilfe und Schutz benötigt werden.

INFO

Gewalterfahrungen in der Kindheit erhöhen das Risiko einer Psychose

Kinder mit psychischen, physischen und sexuellen Gewalterfahrungen haben als Erwachsene ein höheres Risiko, sowohl dissoziatives als auch psychotisches Erleben aufzuweisen.

5.3 Ist der Glaube an Gott ein Wahn?

Gemäß der Definition von Wahn: nein. Wahn ist primär eine individuelle Erscheinung. Eine kollektive (Gottes-)Wahrnehmung, wenngleich ohne objektive Grundlage, ist daher nicht als Wahn im Sinne einer Psychopathologie zu bezeichnen. Religiöses Verhalten wird innerhalb der ausübenden Gruppe auch nicht als unangemessen angesehen, so wie es für Wahn verlangt wird. Religiöse und spirituelle Themen sind jedoch besonders häufige Wahninhalte für gläubige Menschen. Hierbei entwickeln die Personen extreme Überzeugungen, die nicht von der Glaubensgemeinschaft geteilt werden.

5.4 Welche Psychosen sind besonders häufig?

Schizophrenien, schizoaffektive Störungen und manische Psychosen sind häufige Diagnosen im stationär-psychiatrischen Bereich. Organisch wahnhafte Störungen treten vor allem bei Deliren und Demenzen auf und sind somit in verschiedenen Bereichen der Medizin (z. B. Stationen für Abhängigkeitserkrankungen, Innere Medizin, Geriatrie) anzutreffen. Substanzinduzierte Psychosen sind seltener als substanzinduzierte Delire, anhaltend wahnhafte Störungen sind seltener als Schizophrenien.

5.5 Welche Diagnose kann bei einem 50-jährigen Mann vorliegen, der als „Widerständler" seit Jahren gegen die „mafiösen Praktiken" der deutschen Bundesregierung prozessiert?

Cave: Die psychiatrische Pathologisierung von politisch aktiven Menschen ist ein Instrument, das historisch oft zum Entzug der Legitimation von Meinungen eingesetzt wurde. So wurden z. B. Kommunisten in verschiedenen Ländern als „psychotisch" verfemt und interniert. Auf der anderen Seite gibt es tatsächlich Menschen, die unter psychischen Krankheiten leiden, ihre Denk- und Sichtweise immer mehr einengen, sich politisieren und den Bezug zur Realität verlieren. In Kliniken stellen sich manchmal Betroffene mit zahlreichen Aktenordnern und anderen Arten von „Beweismaterial" vor. Sie suchen Hilfe oder „Verbündete" für ihre Auseinandersetzungen oder Missionen. Eine exakte anamnestische Abklärung, Unvoreingenommenheit und Offenheit auch für Verflechtungen von Sinn und Unsinn ist im Erstkontakt und der weiteren Intervention bei diesen Patienten besonders wichtig.

5

In diesem Fallbeispiel ist eine psychische Erkrankung des Betroffenen wahrscheinlich. Die differenzialdiagnostisch wichtigste Störung ist hier die **anhaltende wahnhafte Störung** (ICD-10: F22) oder die paranoide Persönlichkeitsstörung (ICD-10: F60.0). Bei der anhaltenden wahnhaften Störung zeigen die Betroffenen ein „ausgeschnittenes" Wahnerleben, ohne dass viele andere Aspekte der Psyche anhaltend und wesentlich gestört sind. Die Patienten sind meist im mittleren oder höheren Alter. Bei Störungen, die auf den Körper bezogen sind, sind die Betroffenen oft jünger. Der Wahn ist meist systematisiert und komplex. Die Themen sind vielfältig, z. B. paranoid, hypochondrisch, größenwahnsinnig, im Sinne eines Liebes- oder Eifersuchtswahns oder querulatorisch. Die hilfesuchenden Betroffenen lehnen eine psychiatrische „Verurteilung" durch Ärzte strikt ab. Die meisten Patienten mit einer entsprechenden Störung suchen daher den Arzt nicht zur Behandlung der Psyche auf, sondern nutzen den Arztkontakt in ihrem Sinne. Sie suchen nach Verständnis, nach jemandem, der ihrer Theorie Glauben schenkt, bei einem hypochondrischen Wahn ein körperliches Leiden diagnostiziert oder ein anderweitiges ärztliches Gutachten in ihrem Sinne erstellt. Die Inhalte des Wahns werden heftig verteidigt. Durch das ansonsten rationale Verhalten fällt es dem Untersucher anfangs oft nicht leicht, diese Verhaltensweise eindeutig einer Erkrankung zuzuordnen. Im Erstkontakt wird das Wahnsystem häufig in angepasster Form vorgebracht, sodass der wirkliche Umfang des Wahns erst nach mehreren Gesprächen offensichtlich wird. Es ist zu vermuten, dass ein Großteil der Patienten mit einer derartigen Störung wegen ihres sonst angepassten Verhaltens nie mit der Psychiatrie in Berührung kommt.

Das klinische Bild des Fallbeispiels erinnert auch an die für eine paranoide Persönlichkeitsstörung typischen Symptome „Groll, Streitsüchtigkeit und Misstrauen". Diese Symptome dieser Differenzialdiagnose müssten dann jedoch im Längsschnitt seit der Adoleszenz bestehen und dürfen nicht zu einem späteren Zeitpunkt im Erwachsenenleben neu auftreten. Paranoider Wahn, i. e. gänzlich realitätsfremde Wahrnehmungen, gehören nicht zur paranoiden Persönlichkeitsstörung. Eine sichere Unterscheidung zwischen der wahnhaften Störung und der paranoiden Persönlichkeitsstörung kann (vor allem im Querschnitt) unklar bleiben.

Um die Diagnose einer anhaltenden wahnhaften Störung stellen zu können, muss der Wahn seit mindestens 3 Monaten bestehen (oft besteht er seit vielen Jahren). Er darf nicht kulturell bedingt sein. Es dürfen keine schwerwiegenden anderen Symptome vorliegen, die eine andere psychiatrische Diagnose rechtfertigen würden. Die Störung kann jedoch von vorübergehenden Krisen und Depressionen begleitet sein. Halluzinationen (z. B. olfaktorische oder taktile Sinnestäuschungen) sind kein Ausschlussgrund für diese Diagnose, solange diese nicht eher die diagnostischen Kriterien einer Schizophrenie erfüllen, wie z. B. beim Stimmenhören. Studien zeigen, dass die anhaltende wahnhafte Störung durchaus von signifikanten kognitiven Defiziten begleitet wird, die in ihrer Ausprägung mit der Schizophrenie vergleichbar sind.

5.6 Welche Ätiologie wird für die anhaltende wahnhafte Störung vermutet?

Die Ätiologie der wahnhaften Störung (ICD-10: F22) ist weitgehend unbekannt. In der Biografie zeigen sich oft belastende Erlebnisse, auf die der Betreffende in der Anamnese auch Bezug nimmt, jedoch ohne eine Kausalität seiner (aus seiner Sicht nicht vorhandenen) Symptome zu sehen. Insbesondere das quälende Erlebnis von Ungerechtigkeiten in der Vergangenheit kann direkt oder indirekt in Zusammenhang mit dem Wahn stehen. Wut und Groll finden sich häufig bei den Patienten.

5.7 Wie wird eine wahnhafte Störung behandelt?

Die therapeutischen Interventionsmöglichkeiten orientieren sich an der Therapie anderer Psychosen, mit dem Unterschied, dass diese Form der Psychose nur schlecht auf die Behandlung mit Neuroleptika anspricht. Insgesamt ist die Prognose meist schlecht und der Verlauf chronisch.

5.8 „Schweigen und Apathie seit 3 Tagen im Wechsel mit plötzlichem Lachen, Schminken mit Zahnpasta und Schlaflosigkeit“ als Leitsymptomatik nach dem Physikum: Was sind wichtige Differenzialdiagnosen eines bisher gesunden Studenten?

Nach Belastungen kann es zu psychischen Krisen kommen, die auch mit wahnhaften Symptomen einhergehen können. Differenzialdiagnostisch kommen bei dem oben genannten Fallbeispiel in Betracht:

- **Akute vorübergehende psychotische Störung**
- **Manische oder gemischt manisch-depressive Episode mit psychotischen Symptomen** als Erstmanifestation einer **bipolar affektiven Erkrankung**
- **Erstmanifestation einer Schizophrenie**
- **Substanzinduziertes Delir oder substanzinduzierte Psychose**

Eine eindeutige Diagnosestellung eines akuten psychotischen Syndroms ist im Querschnitt nicht sicher möglich. Die hier differenzialdiagnostisch aufgeführten Diagnosen haben unterschiedliche Leitsymptome, die sie charakterisieren – aber auch Überschneidungen. Die akute Krisenintervention des Patienten im Fallbeispiel unterscheidet sich jedoch kaum, da eine symptomatische Therapie indiziert ist.

- Eine **akute vorübergehende psychotische Störung** ist hier am wahrscheinlichsten. Für diese Diagnose spricht in diesem Fallbeispiel vor allem der abrupte Beginn der Symptome bei einem bisher gesunden und belastbaren Menschen. Für akute vorübergehende psychotische Störungen wird oft eine Entwicklung des vollständigen klinischen Bildes in weniger als 48 h beobachtet. Schizophrenen Psychosen hingegen geht meist eine lange Prodromalphase mit Persönlichkeitsveränderungen und reduzierter Leistungsfähigkeit voraus. Auslöser einer akuten vorübergehenden Psychose kann eine Belastung sein, was in der ICD-10 auch an fünfter Stelle verschlüsselt werden kann. Heftige und wechselhafte Gefühlsäußerungen sind bei akuten Psychosen typisch. Wenn die Symptome wie in diesem Fall sehr vielgestaltig sind, spricht das für die Unterkategorie einer akuten polymorphen (= vielgestaltigen) psychotischen Störung.

- Die hier beschriebenen Symptome wirken für eine **manisch-depressive Störung mit psychotischen Symptomen** zwar sehr bizarr, sind jedoch nicht ganz auszuschließen. Im Allgemeinen sind die manischen und depressiven Episoden deutlich länger, als in diesem Fallbeispiel beschrieben, aber es gibt Unterformen, die als „Ultrarapid Cycling" bezeichnet werden und bei denen der Wechsel zwischen Manie und Depression in kurzer Zeit, innerhalb von einigen Tagen oder Wochen möglich ist. Der hier beschriebene mehrfache Wechsel innerhalb von 3 Tagen wäre dafür aber zu rasch und macht die Diagnose unwahrscheinlich.
- Wenn die hier beschriebenen Symptome mehr als 1 Monat anhalten, kann es sich um eine fulminante Erstmanifestation einer Schizophrenie handeln.
- **Drogenintoxikationen, Entzugsdelire und drogeninduzierte Psychosen** können ein vielgestaltiges Bild aufweisen und grundsätzlich mit dem Fallbeispiel vereinbar sein. Es müssen also ein Drogenscreening und entsprechende Anamnese erfolgen, um die Wahrscheinlichkeit dieser Diagnose einzuschätzen. Bei positiver Drogenanamnese kann auch bei negativem Befund eine drogeninduzierte Psychose vorliegen.

Schizophrenie

5.9 Was ist eine Schizophrenie?

Die Schizophrenie ist eine häufige und oft chronische psychische Erkrankung. Die Leitsymptome sind Wahn, Ich-Störungen und das Hören von Stimmen. Die Symptomatik umfasst jedoch Defizite in vielfältigen Bereichen des menschlichen Geistes:

- Kognitive Einbußen, z. B. Aufmerksamkeits- und Konzentrationsstörungen
- Formale Denkstörungen: z. B. Gedankenhemmung, Gedankenabreißen oder eingeschobene Gedanken, Konkretismus, Assoziationslockerung
- Wahn
- Gestörte Ich-Funktionen: Derealisationserleben, Depersonalisationserleben, Gedankenlautwerden, Gedankeneingebung, Gedankenentzug, Gedankenausbreitung
- Halluzinationen (insbesondere kommentierende oder dialogische Stimmen)
- Reduzierte Intentionalität und Antrieb
- Gestörte Affektivität: inadäquater, verflachter oder depressiver Affekt

Die Schizophrenie fordert ethische Fragen in der Psychiatrie besonders heraus, da sie Fragen über Selbstbestimmung und Norm des abweichenden Individuums notwendig macht. Die Schizophrenie ist in ganz unterschiedlichen Kulturen bereits historisch als Störung beschrieben.

5.10 Warum ist der Begriff Schizophrenie missverständlich?

Der Terminus Schizophrenie setzt sich aus den altgriechischen Begriffen „schizein" (abspalten) und dem Suffix „-phrenie" zusammen, der auf das Bewusstsein zielt. Der

Begriff wird oft als „gespaltene Persönlichkeit" im Sinne einer *multiplen* Persönlichkeit verstanden. Die Interpretation des Begriffs ist jedoch anders gemeint gewesen. Der Schweizer Psychiater Eugen Bleuler führte den Begriff Schizophrenie erstmals 1911 ein, um auf das Zerbrechen logischer Verknüpfungen in der Psyche hinzuweisen. Es liegen also nicht mehrere Persönlichkeiten vor, sondern ein Mischbild aus geschädigten und erhaltenen Persönlichkeitsanteilen.

INFO

Epidemiologie der Schizophrenie

Die Lebenszeitprävalenz liegt bei ca. 1 %. Je nach Anwendung der diagnostischen Definition und Lebenserwartung der Bevölkerung variieren die Angaben weltweit zwischen 0,5 und 1,6 %. Für einige Bevölkerungsgruppen und Regionen werden deutlich erhöhte Prävalenzen genannt.

5.11 Welchen Einfluss haben Alter und Geschlecht auf die Manifestation einer Schizophrenie?

- In etwa zwei Drittel der Fälle tritt die erste Krankheitsepisode vor dem 30. Lebensjahr auf, nur in seltenen Fällen bereits vor dem 15. Lebensjahr.
- Männer sind bei der Erstmanifestation durchschnittlich 3–4 Jahre jünger als Frauen; insgesamt sind Männer etwas häufiger von einer Schizophrenie betroffen (Verhältnis Männer : Frauen = 1,4 : 1).
- Der Gipfel der Ersterkrankung wird bei Männern in der Altersgruppe der 20- bis 25-Jährigen, bei Frauen zwischen dem 25. und 30. Lebensjahr erreicht.
- In der Altersgruppe der 45- bis 50-Jährigen, bei Frauen also etwa ab der Menopause, erkranken deutlich mehr Frauen als Männer erstmals an einer Schizophrenie.

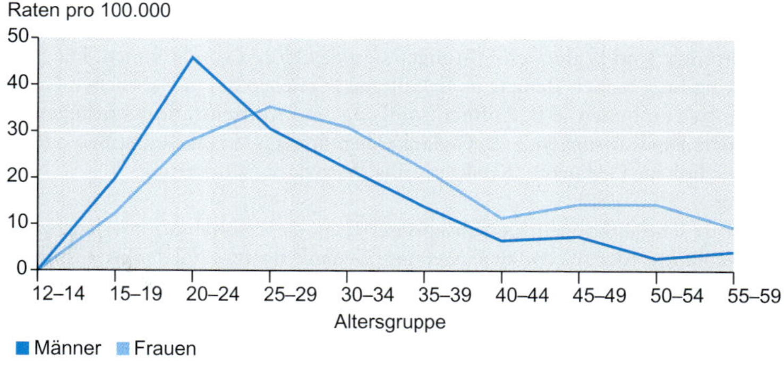

Abb. 5.1 Verteilung der Anzahl stationärer Erstaufnahmen schizophren Erkrankter nach Alter und Geschlecht (Häfner et al. 1991) [L231]

5.12 Wie hoch ist die Suizidrate schizophrener Patienten?

Die Suizidrate bei Patienten mit einer Schizophrenie wird auf ca. 5–10 % geschätzt und ist damit ca. 25- bis 50-mal höher als in der Allgemeinbevölkerung.

5.13 Warum erkranken Menschen an einer Schizophrenie?

Die Schizophrenie ist in ihrer Ätiologie nur wenig verstanden. Es gibt zahlreiche Puzzleteile aus tausenden Untersuchungen und Studien, die verschiedene Kernaspekte in der Erklärung der Erkrankung darlegen:

- Die Schizophrenie ist vermutlich eher als ein Überbegriff zu verstehen, der verschiedene Krankheitsentitäten mit heterogener Symptomatik und unterschiedlichen Verläufen und Prognosen umfasst.
- Eine genetische Disposition und der Einfluss von Stressoren beeinflussen den Ausbruch und Verlauf der Erkrankung („Vulnerabilitäts-Stress-Coping-Modell").
- Eine gestörte Dopamintransmission steht mit den beobachteten Symptomen im Zusammenhang. Eine Dopaminblockade kann wahnhafte Symptome reduzieren. Ein subkortikaler (mesolimbisch) Dopaminüberschuss wird mit der Positivsymptomatik in Verbindung gebracht, ein frontales Dopamindefizit mit Negativsymptomen.
- Veränderungen der Glutamattransmission sind neben der Dopaminhypothese die wichtigste Transmitterhypothese. Symptome einer Schizophrenie können auch durch glutamaterge Substanzen verursacht werden.
- Bisher ist es nicht gelungen, die einzelnen durch die Schizophrenie beeinträchtigten Domänen (z. B. Aufmerksamkeit, Lernen, soziale Kognition, Halluzinationen, Wahn, Affekt) in ein Gesamtmodell einer Erkrankung zu integrieren. Hinsichtlich Ätiologie, Hierarchie und Verknüpfung der Auffälligkeiten können immer nur Teilbereiche erklärt werden.
- Ein signifikanter Anteil der Patientenpopulation profitiert kaum oder nicht von pharmakologischen Interventionen.

INFO

Erblichkeit der Schizophrenie

Die Wahrscheinlichkeit, an einer Schizophrenie zu erkranken, ist bei Verwandten 1. Grades auf 5–15 %, bei eineiigen Zwillingsgeschwistern eines schizophren Erkrankten auf 45–50 % erhöht.

5.14 Wie wird eine Schizophrenie diagnostiziert?

Nach ICD-10 müssen für eine Diagnose mindestens ein eindeutiges Leitsymptom (zwei oder mehr, wenn weniger eindeutig) oder mindestens zwei Nebensymptome fast durchgehend und deutlich für 1 Monat vorhanden sein. Als **Leitsymptome** nennt die ICD-10:

- Gedankenlautwerden, Gedankeneingebung oder Gedankenentzug, Gedankenausbreitung
- Kontrollwahn, Beeinflussungswahn, Gefühl des Gemachten, Wahnwahrnehmungen
- Kommentierende oder dialogische Stimmen
- Anhaltender, kulturell unangemessener und völlig unrealistischer Wahn, bizarrer Wahn, Stimmenhören, Gedankenmanipulationen, Kontrollwahn und Wahnwahrnehmungen

Die **Nebensymptome** sind:

- Anhaltende Halluzinationen jeder Sinnesmodalität, begleitet von flüchtigen Wahngedanken oder überwertigen Ideen.

- Gedankenabreißen oder Einschiebungen in den Gedankenfluss, was zu Zerfahrenheit, Danebenreden oder Neologismen führt.
- Katatone Symptome wie Erregung, Haltungsstereotypien oder wächserne Biegsamkeit, Negativismus, Mutismus und Stupor.
- „Negative" Symptome wie auffällige Apathie, Sprachverarmung, verflachte oder inadäquate Affekte, zumeist mit sozialem Rückzug und verminderter sozialer Leistungsfähigkeit. Diese Symptome dürfen nicht durch eine Depression oder neuroleptische Medikation verursacht sein.

INFO

Komorbidität der Schizophrenie

Die Lebenszeitprävalenz von Patienten mit Schizophrenie für eine Abhängigkeit von Alkohol oder illegalen Drogen wird auf 40–60 % geschätzt. 80 % der schizophren Erkrankten rauchen; etwa zwei Drittel sind starke Raucher.

5.15 Welche kognitiven Defizite haben Patienten mit einer Schizophrenie?

Die Einschränkungen der geistigen Leistungsfähigkeit bei Patienten mit einer Schizophrenie betreffen fast alle Bereiche. Nachgewiesene Defizite beziehen sich z. B. auf den Intelligenzquotienten (IQ), exekutive Funktionen, Aufmerksamkeit, Abstraktionsfähigkeit, Gedächtnis und sprachliche Fähigkeiten. Die Defizite können dabei individuell sehr unterschiedlich ausfallen, sodass einige Bereiche leistungsfähig und andere deutlich gestört sind. Die einzelnen Funktionsdefizite können speziell durch die für Schizophreniekranke entwickelten neuropsychologischen Untersuchungen differenziert werden. So wird z. B. ein Aufmerksamkeitsdefizit genauer in selektive Aufmerksamkeit, Daueraufmerksamkeit, geteilte Aufmerksamkeit und Aufmerksamkeitswechsel differenziert. Neuropsychologische Untersuchungen können dabei helfen, eine Rehabilitation besser an die vorhandenen Fähigkeiten anzupassen.

Ein frühes Erstmanifestationsalter verursacht wahrscheinlich andere kognitive Defizite als ein späteres. Es gibt Beobachtungen, dass jüngere erstmanifestierte schizophrene Patienten insgesamt stärkere Defizite aufweisen als Patienten mit einem späteren Beginn.

5.16 Wie werden Ich-Störungen beschrieben?

Ich-Störungen sind ein Erstrangsymptom der Schizophrenie. Sie liegen vor, *„wenn die eigenen seelischen Vorgänge als von anderen gemacht, gelenkt und kontrolliert erlebt werden. Die Einheit des Ichs ist dabei aufgehoben, die intrapsychischen Vorgänge sind in ich-haft und ich-fremd gespalten. Dies trifft v.a. auf die Vorgänge des Denkens und Willens (und damit zusammenhängend auf Antrieb, Strebungen und Handlungen) zu"* (vgl. Berger 2015: 307). Zu den Ich-Störungen zählen die Phänomene der Gedankeneingebung, Gedankenentzug, Gedankenausbreitung und der Willensbeeinflussung.

5.17 Was beschreibt das Positiv-Negativ-Konzept der Schizophrenie?

Bei Schizophrenien werden „Plussymptome" und „Minussymptome" unterschieden. **Plussymptome** beschreiben alle Symptome, die krankheitsbedingt als Phänomen zusätzlich zur üblichen Wahrnehmung und „Ich-Sein" neu auftreten: Halluzinationen, Wahn, Denkstörungen und Ich-Störungen. **Minussymptome** beschreiben die Reduktion vorhandener Fähigkeiten: Affektverflachung, Sprachverarmung, Apathie, sozialer Rückzug und Aufmerksamkeitsstörungen.

Bei den meisten Patienten bestehen Mischformen aus beiden Symptomgruppen, sodass die Plus- und Minusgruppen nicht zur Typisierung herangezogen werden. Es zeigt sich jedoch ein phasentypischer Verlauf: Prodromale Phasen zeigen eher Minussymptome, eine akute Exazerbation ist durch Plussymptome charakterisiert und residuale Zustände wiederum durch Minussymptome (vgl. Berger 2015: 311).

5.18 Welche Zusatzdiagnostik wird für die Erstdiagnose einer Schizophrenie empfohlen?

Für die Schizophrenie sind (noch) keine pathognomonischen Biomarker bekannt. Diagnostische Untersuchungen dienen vor allem zum Ausschluss organischer Ursachen für die psychotische Symptomatik:

- Komplette körperliche und neurologische Untersuchung, ggf. mit testpsychologischer Untersuchung in den Bereichen Exekutivfunktionen, Gedächtnisleistungen und Aufmerksamkeit
- Blutbild und Differenzialblutbild
- C-reaktives Protein
- Leberwerte
- Nierenwerte
- TSH
- Drogenscreening
- Strukturelle Bildgebung des Gehirns (cCT/cMRT)

Ein raumfordernder oder entzündlicher Prozess muss ausgeschlossen werden. Bei entsprechendem Verdacht sollten ein HIV-Test, eine Lues-Serologie, eine Untersuchung des Liquor cerebrospinalis, ein EEG, ein EKG, eine Röntgen-Thorax-Untersuchung oder eine spezielle weiterführende bildgebende Diagnostik mittels cCT oder cMRT erfolgen.

Bei Frauen ist ein Schwangerschaftstest wichtig, um Risiken einer Bildgebung, einer Medikation oder mögliche Ursachen einzuschätzen.

5.19 Welche Instrumente eignen sich zur Einschätzung der Beeinträchtigungen durch eine Schizophrenie?

Durch eine Schizophrenie verursachte Symptome und Behinderungen können auf verschiedenen Ebenen quantifiziert werden. Es gibt Instrumente für das 1.) allgemeine Funktionsniveau, für 2.) die Ausprägung der Schizophrenie (= summierte Einschätzung aller schizophreniebezogenen Symptome) und 3.) Instrumente, welche die einzelnen gestörten Domänen (Aufmerksamkeit, Gedächtnis etc.) sehr genau testen. Für alle Bereiche stehen mehrere Instrumente zur Verfügung.

Die Einschätzung des allgemeinen und sozialen Funktionsniveaus ist wichtig, um einen Remissionserfolg und die Erfordernisse nach der stationären Entlassung anzugeben. Ein Instrument dafür ist das **Global Assessment of Functioning** (**GAF**). Hier werden die psychischen, sozialen und beruflichen Kompetenzen auf einer Skala von 0 bis 100 angegeben. Positive und negative Symptome der Schizophrenie werden durch die 30 Fragen der **Positive and Negative Syndrome Scale** (**PANSS**) erfasst. Die

PANSS wird auch zur Beurteilung der Wirksamkeit von Medikamenten verwendet. Die Anwendung der Testbatterien zur Prüfung der einzelnen Domänen liegt meist in der Hand erfahrener Psychologen.

5.20 Was sind Konzepte der Psychose-Früherkennung?

Der Früherkennung von Psychosen wird große Bedeutung beigemessen, da in einigen Fällen vermutlich eine Chance besteht, Ausbruch oder Chronifizierung einer schweren Erkrankung zu verhindern. Ausgehend von der Feststellung, dass oftmals bereits Jahre vor dem Ausbruch einer manifesten psychotischen Erkrankung Symptome auftreten, haben sich zwei Konzepte zur Erfassung von prodromalen Syndromen etabliert:

- Die **Ultra-High-Risk-Kriterien** (**UHR**) wurden ursprünglich entwickelt, um Patienten zu identifizieren, die ein hohes Risiko haben, innerhalb der nächsten 12 Monate erstmals an einer Psychose zu erkranken. Die UHR-Kriterien beschreiben dabei vor allem abgeschwächte und vorübergehende psychotische Zustände, die sich als Prädiktoren bewährt haben (→ Info-Box).
- Ausgangspunkt für die Entwicklung des Konzepts der **Basissymptome** war das Ziel, Risiken für eine psychotische Störung möglichst früh vorherzusagen. Als Basissymptome gelten von den Patienten selbst bemerkte Veränderungen der Wahrnehmung, des Denkens oder der Verarbeitung von Informationen. Entscheidend ist, dass die Ursache für diese selbst wahrgenommenen Störungen von den Betroffenen ausschließlich bei sich gesucht wird und nicht im Außen, wie dies im Rahmen der psychotischen Entwicklung der Fall ist. So ist ein Basissymptom z. B. die Gedankeninterferenz, d. h., der Gedankengang wird von fremdartig wirkenden, situationsinadäquaten Gedanken durchbrochen. Im Rahmen der Basissymptomatik ist die Person zwar irritiert davon, zieht aber in keinem Moment in Zweifel, dass es sich um ihren eigenen Gedanken handelt. Im Rahmen einer psychotischen Störung hingegen wird die Ursache für den Gedanken typischerweise externalisiert, d. h. im Außen, bei anderen Personen oder Mächten gesucht.

INFO

Ultra-High-Risk-Kriterien (UHR-Kriterien)

Als **Ultra-High-Risk-Kriterien** für eine psychotische Erkrankung gelten:

1. **BLIPS (Brief Limited Psychotic Symptoms):** nicht länger als 7 Tage anhaltende, spontan remittierende psychotische Symptome. Dabei können formale und inhaltliche Denkstörungen (Wahn), Halluzinationen oder desorganisiertes Verhalten auftreten.
2. **APS (Attenuated Psychosis Syndrome):** abgeschwächte psychotische Symptome, die sich z. B. durch eigentümliche Vorstellungen oder magisches Denken, eine eigenartige Denk- und Sprechweise, ungewöhnliche Wahrnehmungserlebnisse, Beziehungsideen, paranoide Ideen oder Größenideen äußern können. Diese Symptome müssen mindestens einmal pro Woche auftreten.
3. **Absinken des Funktionsniveaus** (Global Assessment of Functioning) im letzten Jahr um mindestens 30 % und zugleich Vorhandensein eines Erstgradverwandten mit einer nichtorganischen Psychose oder einer schizotypen Persönlichkeitsstörung.

Basissymptome (Auswahl)

- Gedankeninterferenz
- Zwangsähnliche Gedankenperseveration

- Gedankendrängen
- Gedankenblockierung
- Störung der rezeptiven und expressiven Sprache
- Störung der Symbolerfassung
- Eigenbeziehungstendenzen
- Optische und akustische Wahrnehmungsstörungen
- Störung der Diskriminierung von Vorstellungen/Erinnerungen und Wahrnehmungen
- Derealisationserleben
- Unfähigkeit die Aufmerksamkeit zu spalten
- Fesselung durch Wahrnehmungsdetails

5.21 Wie sollten Patienten mit einem erhöhten Psychoserisiko behandelt werden?

Für die Behandlung von Patienten mit einem erhöhten Psychoserisiko stehen psychotherapeutische und medikamentöse Behandlungsansätze zur Verfügung. Als psychotherapeutische Behandlung hat sich die kognitive Verhaltenstherapie als wirksam erwiesen. Die *European Psychiatric Association* empfiehlt ein gestuftes Vorgehen. Die kognitive Verhaltenstherapie gilt in Anbetracht der geringeren Nebenwirkungen als Therapie der ersten Wahl. Sollte sich diese als nicht ausreichend oder nicht durchführbar erweisen, soll auf niedrig dosierte atypische Neuroleptika zurückgegriffen werden. Eine präventive Langzeittherapie mit Neuroleptika wird nicht empfohlen.

Die unsichere Studienlage begründet eine gesunde Zurückhaltung gegenüber allen nebenwirkungsreichen und stigmatisierenden Interventionen. Für Patienten und Angehörige gilt wie für alle von psychischen Problemen Betroffenen, dass professionell gestaltete Informationsangebote und Beratung eine Entlastung darstellen. Ein positiver Eindruck von einer psychologischen Beratung kann bei der späteren Entwicklung schwerer Probleme eine gute Brücke darstellen, um Hilfe in Anspruch zu nehmen. In Deutschland gibt es in Hamburg, Köln, Bonn, Düsseldorf, München, Bochum und Berlin Früherkennungszentren für Psychosen, die eine professionelle und spezialisierte Beratung anbieten. Kontaktmöglichkeiten und weiterführende Informationen können unter www.psychose.de eingesehen werden.

MERKE

Für die Früherkennung und Frühintervention von Psychosen gilt: „je früher, desto vorsichtiger".

5.22 Warum ist das diagnostische Konzept der Schizophrenie umstritten?

Die Schizophrenie fasst ein sehr heterogenes Störungsbild zusammen. Die einzelnen Verläufe und ihre Auswirkungen auf die Lebensgestaltung unterscheiden sich deutlich. Der Konsens, dass es sich bei der Schizophrenie sehr wahrscheinlich um eine Zusammenfassung ganz unterschiedlicher Erkrankungsbilder handelt, hat in den letzten Jahren durch neurobiologische Erkenntnisse noch zugenommen. Die Schizophrenie kann vermutlich viel differenzierter beurteilt und therapiert werden, wenn schlüssige Entitäten voneinander unterschieden werden.

MERKE

Ich-Störungen behandeln, aber nicht das Ich

Die Behandlung der Ich-Störungen ohne einseitige Pathologisierung des Ichs der Betroffenen ist eine Herausforderung in der Therapie der Schizophrenie.

5.23 Wie erklären kognitive Modelle die Entstehung und Aufrechterhaltung von Wahn?

Wahn wird als Hirnleistungsstörung in Wechselwirkung mit negativen Gefühlen, Gedanken und Erlebnissen erklärt. Pathologische und irritierende kognitive Prozesse, die bei einer Schizophrenie auftauchen (z. B. Halluzinationen, Denkstörungen oder vorschnelle Beurteilungen) werden durch die Betroffenen in einen logischen Kontext zu bringen versucht. Diese Regulationsversuche misslingen letztlich und führen zu Verzerrungen und Fehlattributionen. Fehlattributionen können sich z. B. als Misserfolgserwartung, Beziehungsideen oder Verfolgungswahn äußern. Das negative Selbstbild des Betroffenen (z. B. Eigenstigmatisierung und Insuffizienzgefühle) kann auf die Umwelt projiziert werden und damit Feindseligkeit und Misstrauen verschlimmern. Diese Prozesse führen zu intensiven negativen Gefühlen. Die psychischen Fehlleistungen und damit einhergehende Gefühle münden gemäß dem kognitiven Modell in die Symptome des Wahns, wie er bei der Schizophrenie zu beobachten ist.

PRAXISTIPP

Psychosen sind persönliche Erfahrungen

Thomas Bock, Gründer und Leiter der Psychose-Ambulanz der Uniklinik Hamburg, betont im Umgang mit Psychoseerfahrenen, dass die Symptome nicht als formale kognitive Dysfunktionen vereinfacht werden können, sondern für die Betroffenen eine sehr persönliche Erfahrung darstellen und mit negativen, aber auch positiven Gefühlen einhergehen. Seine Beobachtungen ergaben:

- Mehr als 80 % Betroffene sehen einen Zusammenhang zwischen Lebensereignissen und der Entstehung der Psychose.
- Knapp 50 % erleben die Psychose auch positiv.
- Nur knapp 40 % stimmen eher negativen Auswirkungen der Psychose zu.
- 60 % betonen auch konstruktive Veränderungen, die mit der Psychose einhergehen.

5.24 Hören schizophrene Patienten wirklich Stimmen?

Ja. Die Hirnforschung zeigt mit Stimmenhören assoziierte Aktivitäten des Gehirns, die mit denen von realem Stimmenhören bei Gesunden vergleichbar sind. Die neurobiologischen Erklärungen sind vielfältig, ohne eine sichere Ursache oder Behandlungsmethode begründen zu können. Eine Hypothese erklärt das Stimmenhören als die Wahrnehmung der „inneren Stimme". Dabei wird aufgrund gestörter Regelkreisläufe involvierter Denk-, Sprach- und Hörareale die innere Stimme als „von außen kommend" wahrgenommen.

MERKE

Unterschiedliche Realitäten von Patient und Untersucher

Der Untersucher vermag nicht logisch wirkenden Eindrücken des Betroffenen „nur als Symptom abtun". Diese Wertung belastet die Beziehung zwischen Betroffenem und

Untersucher. Der Untersucher sollte die subjektive, „innere" Wahrheit des Betroffenen als solche zur Kenntnis nehmen, da sie für die Gefühle des Betroffenen ausschlaggebend ist. Er kann erklären, dass es sich aus seiner Sicht um ein Krankheitssymptom handelt, er muss aber die Bedeutung für den Betroffenen antizipieren. Ziel der Kommunikation ist es, die Mitte zwischen angemessener Korrektur und Empathie zu finden.

5.25 Wann ist das Stimmenhören schizophrener Patienten gefährlich?

Imperative Stimmen können in extremen Fällen Patienten mit einer schizophrenen Psychose dazu anhalten, sich oder andere erheblich zu schädigen, wenn die wahrgenommen Stimmen beispielsweise Dinge sagen, wie „töte dich" oder „stoß' den Mann aufs Gleis". In einigen Fällen haben psychotische Patienten nach Gewalttaten davon berichtet, dass eine Stimme die Tat befohlen habe. Jede Exploration eines Verdachts auf Psychose muss nach dem Hören von Stimmen fragen und bei positiver Antwort imperative Stimmen, soweit möglich, ausschließen. Imperatives Stimmenhören mit gewalttätigem Handeln erfordert bis zum Sistieren der Symptome eine schützende Intervention (Monitoring, Medikation und ggf. Restriktion). Kommentierende und dialogisierende Stimmen wie z. B. „Was will der denn noch in seinem Leben schaffen?" sind oft abwertend. Der Inhalt des Gesagten ist dann neben dem Stimmenhören per se destabilisierend und selbstwertmindernd. Kommentierende Stimmen können Suizidgedanken verstärken. Auf Stimmenhören spezifizierte Psychoedukation und Verhaltenstherapie kann helfen, mit diesen Eindrücken umzugehen.

5.26 Warum können sich Patienten mit einer Schizophrenie oft so schlecht entscheiden?

Ambivalenz ist ein typisches Symptom der Schizophrenie und behindert die Lebensgestaltung der Betroffenen. Gespräche mit schizophrenen Patienten sind geprägt von mühsamem Abwägen: Sie verlieren sich im „Für und Wider" und kommen zu keiner Entscheidung. Der Zuhörer braucht Geduld, und gerade in wichtigen Gesprächen (Entscheidung für eine Therapie oder Wohnform) mag es schwerfallen, die Ambivalenz geduldig auszuhalten. Die Patienten leiden unter der Barriere der Ambivalenz selbst am meisten und verlieren ein Stück Kompetenz zur eigenständigen Lebensführung.

Testpsychologische und bildgebende neurobiologische Untersuchungen schizophrener Patienten zeigen, dass ganz unterschiedliche Aspekte der Entscheidungsfindung gestört sind. Die Defizite werden in Verbindung mit gestörten Wahrnehmungs-, Bewertungs-, Verarbeitungs-, Lern- und Feedbackprozessen gebracht. Die Ergebnisse belegen, dass die oft als hinderlich empfundenen Verhaltensweisen kein Zeichen des „Nichtwollens" oder der fehlenden Verantwortungsübernahme sind, sondern neurobiologischen Defiziten entspringen.

Neben den Latenzen im Denken und Entscheiden werden bei schizophrenen Patienten auch überhastete, vorschnelle Entscheidungen beobachtet („Jumping-to-conclusions-Bias"). Diese vorschnellen Urteile sind mit intensiven Emotionen behaftet und behindern das konstruktive Handeln der Betroffenen zusätzlich.

5.27 Welche Rolle spielt die Amygdala in der Schizophrenie?

Die Amygdala ist ein Neuronenkerngebiet und für die primäre Bewertung von Gefahren zuständig. Zur Evaluation und Weiterverarbeitung von Bedrohungswahrnehmungen steht die Amygdala mit frontalen Hirnanteilen (dem ventromedialen Präfrontalkortex) in Verbindung. Die Schizophrenie geht mit einer Störung der hier aufgeführten zerebralen Gebiete und Neurotransmitter einher. Eine übermäßig gefährliche Bewertung einer Situation (Amygdala) oder fehlende kontextuelle Interpretation (präfrontal) sind mögliche Hypothesen, die paranoides Erleben auf neurobiologischer Ebene konkretisieren. Solche Konzepte müssen stets als Anschauungsmodell gesehen werden; als Erklärung reichen sie nicht ansatzweise aus.

5

Zitat

„Eine Psychose auf die Entgleisung eines Transmitters zu reduzieren ist ungefähr so überzeugend, wie die Verliebtheit mit dem damit verbundenen Herzklopfen zu erklären."

Bock 2005: 113

5.28 Wie sprechen Sie als Behandler am besten mit einem verängstigten und wahnhaften schizophrenen Patienten, der das Personal als „Soldaten" und die Klinik als „Hölle" bezeichnet?

Geben Sie Orientierung und Korrektur zur Behandlungssituation ohne Autorität oder Vehemenz. Weisen Sie auf Ihre Absicht hin, professionelle Hilfestellung zu geben. Spiegeln Sie die real erlebten Gefühle des Patienten. Fragen Sie ihn nach seinen Bedürfnissen. Einem sehr verängstigten Patienten sollten verbale Zuwendung, professionelle Nähe, Schutz und medikamentöse Unterstützung angeboten werden. Es ist zu beachten, dass Angst rasch in Aggression umschlagen kann.

5.29 Welche Defizite einer Schizophrenie schränken die soziale Interaktion ein?

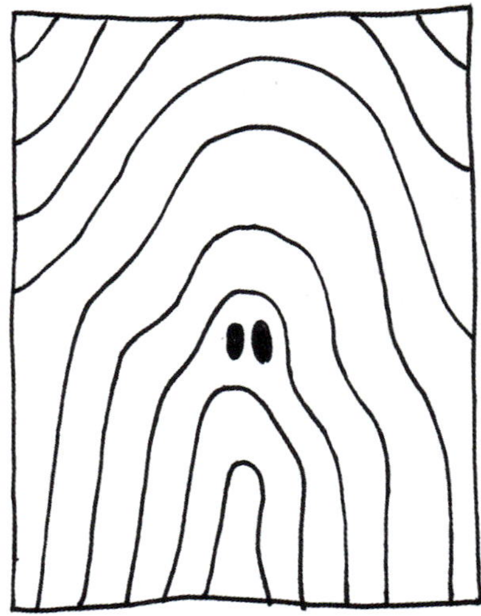

Die eingeschränkte Fähigkeit, die Emotionen anderer Menschen richtig zu erkennen und zu interpretieren, stellt ein relevantes Symptom der Schizophrenie (und anderer psychischer Störungen) dar. Dieses Symptom ist bei schizophrenen Patienten oft zu beobachten, es gilt als resistent gegenüber antipsychotischer Behandlung und trägt zur sozialen Isolierung und zum Fehlverhalten von Schizophrenen bei. Auch andere Domänen der sozialen Kognition, wie z. B. die „Theory of Mind" (ToM; → Frage 15.43) sind beeinträchtigt. Aufgrund ihrer Bedeutung für die Betroffenen ist dieser Bereich auch ein zentraler Aspekt der Schizophrenieforschung. Die Defizite werden auch in leichtgradiger Ausprägung bei Verwandten ersten Grades von Schizophrenie-Patienten festgestellt; dieser Zusammenhang kann als ein Hinweis auf eine genetische Ätiologie von Defiziten der sozialen Kognition gewertet werden.

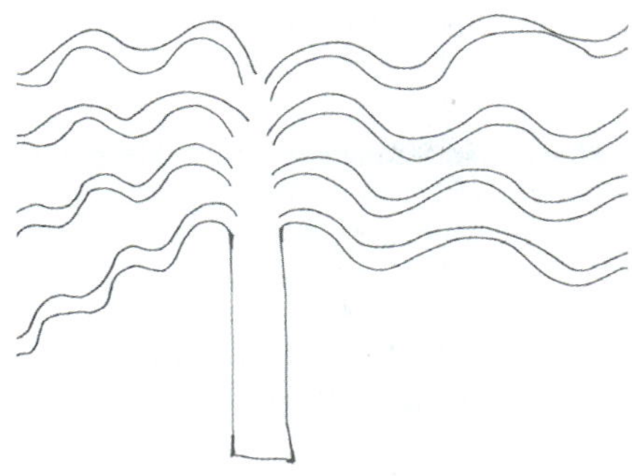

Abb. 5.2 Baumzeichnung einer Frau mit Schizophrenie: „Er zerfließt. Er hört nie auf." [G722]

INFO

Konkretismus in der schizophrenen Psychose

Das Unvermögen, sprachliche Symbole, Metaphern oder Sprichwörter zu abstrahieren, bzw. ganz konkret zu verstehen, ist ein mögliches Zeichen einer schizophrenen Psychose. Aus diesem Grund lassen sich viele Untersucher in der diagnostischen Abklärung den Sinn von Sprichwörtern erklären. So könnte ein Patienten mit einer Schizophrenie das Sprichwort „Der Apfel fällt nicht weit vom Stamm" als einfache Ortsangabe von Obst verstehen. Viele Patienten mit einer Schizophrenie können Sprichwörter sehr gut verstehen und kennen die Fragen zudem aus vorherigen Anamnesen.

5.30 Welche Faktoren gelten für den Verlauf einer Schizophrenie als ungünstig?

Folgende Faktoren gelten als ungünstig: niedriger prämorbider IQ, männliches Geschlecht, Geburtskomplikationen, familiär belastendes Klima und Angehöriger einer Minderheit. Als ungünstige Verlaufsparameter gelten eine lange Prodromalphase und eine ausgeprägte Negativsymptomatik.

5.31 Was sind die wichtigsten Ziele der Akutbehandlung der Schizophrenie?

Die Akutbehandlung umfasst die ersten Tage in der Behandlung einer Schizophrenie. Eine Eigen- und Fremdschädigung des Betroffenen muss abgewendet werden. Der Aufbau der therapeutischen Beziehung ist die Grundlage für die weiteren Ziele. In dieser Phase ist zu beachten, dass der Behandlungsanfang eine besonders wichtige Erinnerung schafft. Erlebt der Patient diese Phase als besonders traumatisierend, wird die Psychiatrie oft ein Leben lang in einem bedrohlichen Licht gesehen. Psychoedukation soll das Krankheits- und Therapiekonzept erläutern und Raum für Fragen und Unsicherheiten bieten. Die eigentliche Therapie erfolgt multidisziplinär und bezieht mindestens medizinische, psychologische, ergotherapeutische und soziale Behandlung ein. Das soziale Umfeld des Patienten (Familie, Freunde und Beruf) ist fast immer mit betroffen und sollte mit einbezogen werden. Ziel der Akutbehandlung ist die Symptomreduktion und Eintritt in die Stabilisierungsphase. Da die meisten stationären Behandlungen aufgrund von Rezidiven erfolgen, besteht bereits eine Medikation und ein Helfersystem.

INFO
Phasen der Behandlung einer Schizophrenie
Die Behandlung der Schizophrenie wird in Akutbehandlung (erste Wochen), postakute Stabilisierungsphase (Wochen bis Monate) und Remissionsphase (Jahre) unterteilt.

5.32 Welche Psychotherapie ist zur Behandlung einer Schizophrenie geeignet?

Psychotherapie hat eine eindeutige Empfehlung in den aktuellen Leitlinien, wird aber aufgrund der vermeintlich geringen Belastungsfähigkeit der Betroffenen noch (zu) wenig angewendet. Die beste Evidenz besteht laut der vorbildlichen Leitlinie zur Schizophrenie aus Großbritannien für kognitive Verhaltenstherapie (KVT) und die sogenannte Familienintervention (FI). Die Familienintervention wird in der (NICE-)Leitlinie als „psychotherapeutisch orientierte Psychoedukation mit Einbezug der Familie" definiert und ähnelt somit einer erweiterten Psychoedukation. Die FI ist wirksam zur allgemeinen Symptomreduktion und Rückfallprophylaxe. Die KVT kann spezifisch auf die Defizite der Betroffenen eingehen, z. B. auf den Umgang mit Bezugspersonen, reduziertem Affekt, mit Angst und wahnhaften Denkinhalten. Sie ist zur Behandlung von positiven und negativen Symptomen wirksam.

MERKE
Psychotherapie für schizophrene Psychosen
„Es bleibt das Fazit, dass Psychosepsychotherapie kein Evidenzproblem, aber ein Implementierungsproblem hat."

Klingberg und Wittorf (2012: 907)

5.33 Welche Strategien werden bei Misstrauen und Verfolgungswahn empfohlen?

Zur Vertrauensbildung unter erschwerten Bedingungen werden folgende Empfehlungen für den Umgang mit wahnhaften Patienten gemacht:

- Jedes Vorgehen soll transparent gemacht werden.
- Die eigenen Eindrücke der Beziehungsdynamik sollen als Rückmeldung offen mitgeteilt werden (Metakommunikation).
- Der Patient soll aktiv in ihn betreffende Entscheidungen eingebunden werden.

5.34 Was ist eine Soteria?

Eine Soteria ist ein niedrigschwelliges und personell intensiv betreutes Angebot für Patienten mit einer Schizophrenie, das wenig therapeutischen Druck ausübt. Hier steht eine Medikation nicht so dringlich im Vordergrund, dem Krankheits- und Heilungsverlauf wird mehr Zeit und Raum eingeräumt. Studien, die Ergebnisse dieser Behandlungsform in Bezug auf den Krankheitsverlauf untersucht haben, unterstützen die Wirksamkeit dieser Intervention. Die Soteria ähnelt einer intensiv betreuten Wohnform. Der Begriff stammt aus dem Griechischen („Heil"). Die Idee der Bewegung entstammt ursprünglich dem Konzept der Antipsychiatrie. Das Behandlungsmodell findet eine wachsende Akzeptanz und Verbreitung in der Behandlung der Schizophrenie (Einblicke in die Soteria der Charité in Berlin: https://thinkbuild.com/soteria-berlin/).

INFO

Recovery

Das Recovery-Konzept fördert gesunde Anteile der Patienten und lehnt sich damit an das Konzept der Salutogenese an. Die Methoden des Recovery-Konzepts haben sich als nicht eindeutig definiert genug erwiesen, sodass eine Bewertung durch methodisch adäquate Studien nicht ausreichend möglich ist. Somit findet sich zumindest in Leitlinien weder eine Empfehlung noch eine Ablehnung.

5.35 Warum ist im Behandlungskonzept der Schizophrenie der Einbezug der Familie so wichtig?

Die längerfristige Einbeziehung von Bezugspersonen des Schizophrenie-Patienten gehört zu den Basismaßnahmen in der Versorgung Betroffener. Eine Schizophrenie hat Auswirkungen auf jede Person, die im Austausch mit dem Betroffenen steht. Da es sich um eine chronische Erkrankung handelt, werden die Beziehungen langfristig von der Krankheitsdynamik geprägt. Dazu bedarf es einer intensiven Aufklärung über die Ätiologie, die Behandlung und den Umgang mit der Krankheit. Das Erstmanifestationsalter liegt zwischen 18 und 35 Jahren mit einem oft Jahre früher eintretenden Prodromalstadium. Dies bedeutet, dass die Erkrankten mitten in einer intensiven Lebensphase zwischen Ablösung von der Ursprungsfamilie und dem Aufbau einer eigenen stehen. Viele Betroffen erkranken in der Phase, in welcher der Auszug aus dem Elternhaus anstehen würde. Mit der Erkrankung kommen die Eltern in den Konflikt zwischen Loslösung und intensivem Kümmern.

Wenn ein Elternteil an einer Schizophrenie leidet, hat dies weitreichende Folgen für die Kinder. Beide Eltern sind oft von Schuld- und Insuffizienzgefühlen geplagt und haben möglicherweise Angst um das Sorgerecht ihrer Kinder. Die Kinder beziehen die verunsichernden Symptome nicht selten auf sich. Für Eltern und Kinder stellt sich zudem die Frage nach einem hereditären Erkrankungsrisiko.

Der Partner des Betroffenen ist besonders intensiv mit der Erkrankung konfrontiert. Die Beziehung kann von Erschöpfung, Distanzierung, Vorwürfen und Schuldgefühlen geprägt sein. Die möglicherweise eintretende Invalidisierung und Arbeitslosigkeit reduzieren das Einkommen und tragen zur weiteren Auflösung der Strukturen bei.

Es zeigt sich, dass jede Beziehung von den Veränderungen betroffen ist. Aus diesem Grund sind vielfältige Angebote etabliert worden, welche die Bedürfnisse der Bezugspersonen adressieren. Die Einbeziehung von Bezugspersonen wird explizit zu den Leistungen der medizinischen Rehabilitation gezählt.

5.36 Sollte der ärztliche Therapeut auch religiöse oder spirituelle Methoden zur Behandlung anwenden?

Nein. Ein Psychotherapeut sollte seiner Ausbildung und seinem Beruf entsprechend evidenzbasierte psychologische und/oder medizinische Methoden anwenden. Spirituelle/religiöse Heilmethoden sollten nicht von psychologischen oder medizinischen Therapeuten, sondern von qualifiziertem Personal aus spirituellen/religiösen Disziplinen (z. B. dem Krankenhausseelsorger) eingesetzt werden. Viele Patienten deuten ihre Symptome, ihre Erkrankung und ihren Lebensweg spirituell/religiös. Glaubensfragen können als sinnstiftend und als Grundlage einer Heilung empfunden werden. Es ist wichtig, die jeweiligen Werte der Patienten zu verstehen und als mögliche Ressource zu fördern. Gleichzeitig muss der professionelle Psychotherapeut die Grenzen seines Auftrags kennen.

5.37 Was sind Antipsychotika?

Antipsychotika (Neuroleptika) sind Medikamente, die gegen psychotische Symptome (Sinnestäuschungen, Ich-Störungen, Denkstörungen, Wahn) wirken. Antipsychotika haben eine Wirkung auf das psychotische Erleben unabhängig von seiner genauen Ätiologie und diagnostischen Einordnung. Daher werden Antipsychotika sowohl für organische Psychosen, aber auch für Manien (eine affektive Psychose) oder schizophrene Psychosen (Schizophrenie) eingesetzt.

5.38 Wie wirksam sind Antipsychotika?

Antipsychotika sind eine Säule in der Behandlung der Schizophrenie. Es gibt sowohl Remissionen ohne Medikamente als auch eine Verschlimmerung und Chronifizierung von Symptomen *trotz* Medikation. Positivsymptome remittieren besser als Negativsymptome. Da im stationären Setting vor allem Patienten gesehen werden, deren Remission ausbleibt oder die ein Rezidiv erleiden, entsteht oft ein negativer Bias gegenüber der Wirksamkeit einer Medikation. Viele Patienten können mithilfe einer antipsychotischen Medikation ein überwiegend „normales" Leben führen.

5.39 Was spricht gegen einen Auslassversuch einer antipsychotischen Medikation bei der Erstmanifestation einer Schizophrenie?

Studien weisen auf einen progredienten Neuronenverlust in akuten psychotischen Phasen hin. Diese Erkenntnis steht im Einklang mit den größeren Defiziten bei Patienten mit früher Erstmanifestation einer Psychose. Aufgrund der vermuteten Schädigung durch Unterlassen einer antipsychotischen Medikation empfehlen die Leitlinien eindeutig die Gabe von diesen Medikamenten. Die Empfehlungen gelten für mindestens 12 Monate antipsychotischer Erhaltungstherapie nach psychotischer Erstmanifestation. Auf der anderen Seite ist zu beachten, dass eine Zwangsmedikation als Erstkontakt zur Psychiatrie den weiteren Kontakt zum medizinischen System auf Jahre negativ färbt. Dieser Umstand zeigt die Verantwortung der Behandler zwischen „Neuronenschutz" und Vertrauensaufbau.

5.40 Warum ist die Therapieadhärenz schizophrener Patienten oft gering?

Zwei Aspekte komplizieren die Therapieadhärenz (ehemals Compliance):

1. Das Krankheitsempfinden ist pathognomonisch reduziert. Eine Psychose bildet für einige Patienten einen Teil der Persönlichkeit. Positivsymptome können als intensiv und magisch erlebt werden, Stimmenhören als Zuwendung und Korrektur. Einen Arzt mit Medikamenten in dieses intime Geschehen eingreifen zu lassen, ist eine persönliche und schwierige Entscheidung. Das Nachlassen einer psychotischen Episode ist manchmal mit depressiven Gefühlen verbunden.

2. Antipsychotische Medikamente haben spürbare Nebenwirkungen, insbesondere Müdigkeit, Gleichgültigkeit und Gewichtszunahme. Gleichzeitig lindern Antipsychotika die quälenden Negativsymptome nur wenig. Patienten stehen den pharmakologisch-therapeutischen Optionen oft ambivalent gegenüber und ergreifen vor allem dann Maßnahmen, wenn die Symptome als besonders bedrohlich oder quälend erlebt werden.

MERKE

Non-Adhärenz kann Autonomie darstellen

In der sozialpsychiatrischen Sicht der Psychosebehandlung wird fehlende Therapieadhärenz auch als Ausdruck von Autonomie des Betroffenen verstanden. Rückfälle müssen nicht um jeden Preis verhindert werden (Bock 2005).

5.41 Welche medikamentöse Therapie kommt in der Schizophrenie neben der Gruppe der Antipsychotika zur Anwendung?

- Benzodiazepine sind zeitlich limitiert bei akuter Angst, starker gedanklicher Einengung, quälender Insomnie und katatonen Symptomen indiziert.
- Moodstabilizer (z. B. Valproat) können bei Impulsivität und relevanter Affektinstabilität angemessen sein
- Antidepressiva sind bei klinisch relevanten depressiven Symptomen indiziert, es wird dann ein SSRI empfohlen.

5.42 Welche Besonderheiten sind bei Kindern und Jugendlichen bei der medikamentösen Behandlung von Psychosen zu beachten?

Antipsychotika (Neuroleptika) sind ein wesentlicher Bestandteil in der Behandlung von Psychosen. Auch bei Kindern und Jugendlichen gilt, dass ein möglichst früher Behandlungsbeginn die Prognose entscheidend verbessert. Patienten dieser Altersgruppe sind jedoch empfindlicher, insbesondere hinsichtlich motorischer und metabolischer Nebenwirkungen. Außerdem ist ein Erkrankungsbeginn vor dem 18. Lebensjahr ein Prädiktor für häufigere Therapieresistenz.

Motorische Nebenwirkungen: An motorischen Nebenwirkungen werden häufig Frühdyskinesien beobachtet, am seltensten unter Quetiapin und Clozapin. Bei Aripiprazol steigen die motorischen Nebenwirkungen linear zur Dosis. Hinsichtlich Spätdyskinesien liegen für Kinder und Jugendliche keine aussagekräftigen Langzeituntersuchungen vor.

Gewichtszunahme und metabolische Nebenwirkungen: Für die Langzeitbehandlung stellen Gewichtszunahme und Veränderungen im Lipid- und Glukosestoffwechsel einen Hauptrisikofaktor dar. Und beides tritt bei Kindern und Jugendlichen häufiger auf als bei Erwachsenen. Außerdem besteht aufgrund des frühen Erkrankungsbeginns eine längere Exposition gegenüber der Medikation, was den Effekt über die Zeit kumulieren lässt. Die höchste Gewichtszunahme konnte in zahlreichen Studien dabei unter Olanzapin beobachtet werden (▶ Tab. 5.1). Aripiprazol zeigt die geringste Gewichtszunahme und keine relevanten metabolischen Störungen.

Tab. 5.1 Ergebnisse einer Übersichtsarbeit von Maayan und Correll (2011) zur durchschnittlichen Gewichtszunahme bei Kindern und Jugendlichen unter antipsychotischer Behandlung

Medikament	Gewichtszunahme (in kg)
Olanzapin	0,9–9,5
Clozapin	1,9–7,2
Quetiapin	2,3–6,1
Aripiprazol	0–4,4

5

Antipsychotische Potenz: Was die Wirksamkeit angeht, konnte nur für Clozapin eine Überlegenheit bei therapieresistenten Patienten gezeigt werden. Ansonsten richtet sich die Auswahl des Antipsychotikums vor allem nach pharmakokinetischen/-dynamischen Aspekten und dem Nebenwirkungsprofil.

INFO

Olanzapin

Olanzapin ist ein typischer und häufig verschriebener Vertreter der atypischen Antipsychotika. Es wird in diesem Buch als repräsentative Beispielsubstanz eingeführt und detailliert behandelt. Die hier aufgeführten Aspekte von Olanzapin gelten bzgl. Nebenwirkungen, Kontraindikationen und Komplikationen auch in wesentlichen Aspekten für die atypischen Antipsychotika Risperidon, Quetiapin und Aripiprazol.

5.43 Für welche psychischen Störungen ist das atypische Antipsychotikum Olanzapin zugelassen?

- **Schizophrenie:** als Monotherapie oder Kombinationstherapie mit Lithium bzw. Valproat für die Behandlung von **akuten manischen Episoden bei bipolaren Störungen**. Zur Behandlung von akuten manischen Episoden bei bipolaren Störungen ist keine andere Kombinationstherapie zugelassen.
- Wenn bei Patienten mit bipolaren Störungen eine akute manische Episode auf Olanzapin angesprochen hat, ist Olanzapin zur **Rezidivprophylaxe** (von bipolaren Störungen) angezeigt. Wegen unzureichender Daten zu möglichen Spätkomplikationen bei dieser Patientenpopulation sollte die prophylaktische Behandlung nach initialem Ansprechen auf 12 Monate beschränkt bleiben. Falls der Arzt sich für eine fortgesetzte Anwendung über 12 Monate hinaus entscheidet, ist hier intensiv und periodisch das Nutzen/Risiko-Verhältnis des Arzneimittels für den jeweiligen Patienten zu überprüfen (Fachinformation).

5.44 Welche Faktoren beeinflussen den Metabolismus von Olanzapin?

- **Alter:** Ältere Patienten metabolisieren langsamer, eine initiale Dosisreduktion von 50 % gegenüber Patienten unter 65 Jahren wird empfohlen.
- **Leberinsuffizienz:** Die Pharmakokinetik von Olanzapin ist bei Patienten mit eingeschränkter Nierenfunktion aufgrund hepatischer Verstoffwechselung weitgehend unverändert. Bei eingeschränkter Leberfunktion kann die Halbwertszeit entsprechend verlängert sein. Eine Dosisreduktion wird bei diesen Patienten empfohlen. Olanzapin selbst kann insbesondere zu Beginn der Behandlung zu vorüberge-

henden asymptomatischen Erhöhungen der Aminotransferasen ALT/GPT und AST/GOT führen. Bei wiederholter Messung relevant erhöhter Transaminasenwerte ist die Behandlung mit Olanzapin abzubrechen (Fachinformation).

- **Rauchen:** beschleunigter Stoffwechsel.
- **Weibliches Geschlecht:** längere Halbwertszeit.
- **Genetische Variabilität:** Es liegt eine große Spannbreite in der Geschwindigkeit des Abbaus von Medikamenten zwischen unterschiedlichen Individuen vor (Poor- bzw. Fast-Metabolizer). Der individuelle Genotyp kann bestimmt werden.
- **Andere Substanzen** (z. B. Medikamente, Nahrungsmittel), die Enzyme aktivieren oder hemmen, die im Metabolismus von Olanzapin involviert sind.

5.45 Welche Bioverfügbarkeit hat Olanzapin?

Nach oraler Gabe werden ungefähr 85 % resorbiert. Die Bioverfügbarkeit beträgt aufgrund eines ausgeprägten First-Pass-Metabolismus ca. 60 %.

5.46 Wie ist die Eliminationshalbwertszeit und wann werden maximale Plasmaspitzenspiegel von Olanzapin erreicht?

Die Eliminationshalbwertszeit ($t_{½}$) liegt im Mittel bei ca. 30 h, wodurch eine tägliche Einmalgabe gerechtfertigt ist. Maximale Plasmaspitzenspiegel werden nach 5–8 h erreicht.

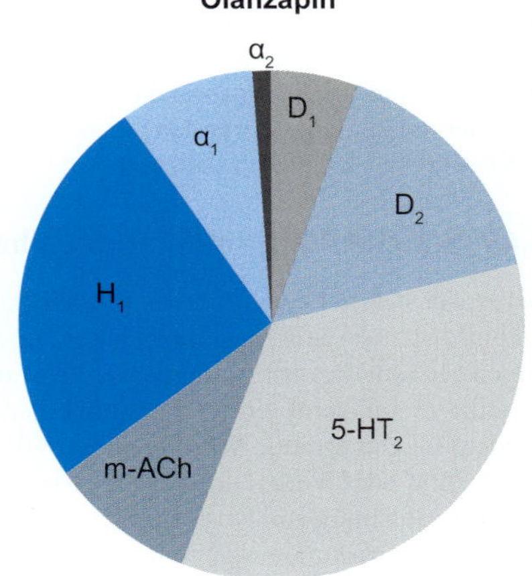

Abb. 5.3 Rezeptoraffinitätsprofil Olanzapin [L235]

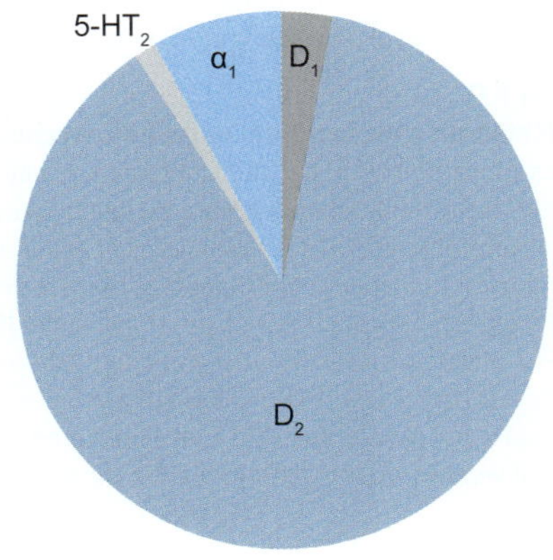

Abb. 5.4 Rezeptoraffinitätsprofil Haloperidol [L235]

5.47 Welches Rezeptoraffinitätsprofil hat Olanzapin?

Olanzapin zeigt eine hohe Affinität für dopaminerge D_1-, D_2-, D_4- und für serotonerge $5\text{-}HT_{2A}/2_C$-Rezeptoren. Es bindet zudem an cholinerge, α_1-adrenerge und histaminerge H_1-Rezeptoren. Damit hat die Substanz ein breites Rezeptoraffinitätsprofil und ist Clozapin ähnlich. Die antipsychotische Wirkung kann über die Blockade postsynaptischer Dopamin-D_2-Rezeptoren in mesolimbischen und mesokortikalen Hirnregionen erklärt werden. Die

Dopaminblockade verursacht jedoch durch Wirkung in anderen Arealen EPMS und die oft beobachtete Prolaktinerhöhung im Serum. Die Sedierung und Gewichtszunahme sind auf die Blockade histaminerger H_1-Rezeptoren zurückzuführen. Die serotonerge Komponente soll den Effekt auf die Negativsymptomatik erklären. ▶ Abb. 5.3 zeigt das breite Rezeptoraffinitätsprofil von Olanzapin im Vergleich zu Haloperidol (▶ Abb. 5.4).

5.48 Welche Patienten sind Risikogruppen für eine Olanzapin-Behandlung?

- Demenzerkrankte (geringe Belastbarkeit des Gehirns, hohe Vulnerabilität für Nebenwirkungen und Komplikationen)
- Parkinson-Patienten (endogenes Dopamindefizit wird verstärkt)
- Diabetiker (erhöhtes Risiko eines metabolischen Syndroms)
- Patienten mit einem vorbestehenden metabolischen Syndrom
- Patienten mit einer vorbestehenden Neutropenie (potenzielle Schädigung des Knochenmarks durch Olanzapin)

5.49 Welche Kontraindikationen bestehen für Olanzapin?

Neben der stets geltenden Überempfindlichkeit gegen die Inhaltsstoffe werden in der Fachinformation ein Engwinkelglaukom und ein Alter < 18 Jahre als Kontraindikationen genannt. Bei symptomatischer Prostatavergrößerung oder paralytischem Ileus sollte es aufgrund seiner anticholinergen Wirkung „nur mit Vorsicht" gegeben werden. Es gibt strenge Warnhinweise, Olanzapin nicht zur Behandlung von Psychosen und/oder Verhaltensstörungen bei Demenzen zu verabreichen. Olanzapin erhöht unabhängig von Dosis und Behandlungsdauer die Mortalität und das Risiko eines zerebrovaskulären Zwischenfalls (Fachinformation des Herstellers). Studien zeigten eine Verdoppelung der Todesfälle für gerontopsychiatrische Patienten unter Behandlung mit Olanzapin. Auch die Verwendung bei Psychosen im Rahmen der Parkinson-Krankheit wird wegen fehlender Wirksamkeit und einer Verschlechterung der Parkinson-Symptome und Halluzinationen nicht empfohlen.

Diabetiker müssen bei Gabe von Olanzapin sorgfältigen Nutzen/Risiko-Analyse und Kontrolluntersuchungen unterzogen werden, da unter Olanzapin ein erhöhtes Risiko für das Auftreten von Hyperglykämien besteht.

INFO

Metabolisches Syndrom unter Antipsychotika

Es wird empfohlen, bei allen Patienten, die mit atypischen Antipsychotika (einschließlich Olanzapin) behandelt werden, den Blutzuckerspiegel und das Gewicht regelmäßig zu kontrollieren. Dies gilt vor allem bei Patienten mit Diabetes, Patienten mit Risikofaktoren für Diabetes (z. B. Adipositas, Diabetes in der Familienanamnese) sowie bei allen Patienten, bei denen es zu Symptomen einer Hyperglykämie (z. B. Polydipsie, Polyurie, Polyphagie, Schwäche) oder einer deutlichen Gewichtszunahme kommt.

In manchen Fällen klingt die Hyperglykämie nach dem Absetzen des Neuroleptikums ab. Es gibt jedoch auch Fälle, in denen eine Hyperglykämie anhalten kann und behandelt werden muss (Fachinformation Olanzapin).

5.50 Welche Komplikation kann die Kombination von Olanzapin und Valproat verursachen?

Atypische Antipsychotika sind potenziell knochenmarkstoxisch und können Neutropenien verursachen. Olanzapin sollte daher nicht neutropenen Patienten verordnet oder mit anderen knochenmarkstoxischen Substanzen (z. B. Valproat) kombiniert werden.

5.51 Nach welchem Zeitraum kann der Behandler die Wirkung einer antipsychotischen Medikation beurteilen?

Nach 6–8 Wochen wird die Medikation anhand von Symptomveränderungen beurteilt, wobei sich die Wahrnehmung von Patient und Behandler oft unterscheidet. Ein zu rascher Wechsel auf andere Medikamente oder Polypharmazie sollten vermieden werden.

MERKE

First- und Second-Line-Medikation der Schizophrenie
Risperidon, Olanzapin und Quetiapin sind Antipsychotika mit einem hohen Evidenzgrad und Mittel erster Wahl in der medikamentösen Behandlung der Schizophrenie. Clozapin ist ebenfalls ein wirksames Antipsychotikum, kann aber aufgrund des Agranulozytoserisikos nur als Second-Line-Medikation eingesetzt werden.

5.52 Welches Prozedere ist zu empfehlen, wenn ein Patient seine antipsychotische Medikation trotz bestehender Indikation absetzen will?

Sinnvoll ist es, die Gründe des Absetzens zu erkunden. Einige Nebenwirkungen können durch bestimmte Maßnahmen reduziert werden. Oft hilft eine Dosisreduktion, um Nebenwirkungen zu reduzieren. Objektivieren Sie die Fortschritte des Patienten und weisen Sie auf die verkürzte Behandlungszeit durch die Medikation hin. Helfen Sie bei Gewichtszunahme mit einer Ernährungsberatung und Bewegungs-/Sporttraining. Bieten Sie einen Wechsel der Medikation an, wenn die oben genannten Maßnahmen oder Argumente nicht wirken. Letztlich kann man nach Ausschluss von akuter Eigen- oder Fremdgefährdung kein erfolgreiches Behandlungsregime gegen den Willen des Patienten etablieren. Es ist schließlich der Patient selbst, der das Medikament einnimmt.

5.53 Was sind die besonderen Eigenschaften von Clozapin?

Clozapin ist das erste atypische Antipsychotikum und weiterhin Mittel der ersten Wahl bei Therapieresistenz. Es wirkt antisuizidal, beeinflusst die Negativsymptomatik günstig und hat wenig extrapyramidale Nebenwirkungen. Es kann mit Komplikationen einhergehen, insbesondere der knochenmarkstoxisch bedingten Agranulozytose. Aus diesem Grund sind detaillierte Aufklärung, vorsichtige Aufdosierung, Spiegelkontrollen und Monitoring des Patienten (Laborkontrollen, Beratung) von lebenswichtiger Bedeutung. Clozapin-Spiegel ändern sich durch Wechselwirkungen mit Enzyminduktoren (inkl. Rauchen) und durch Infekte. Eine stattgefundene Agranulozytose ist keine absolute Kontraindikation für eine erneute Einstellung mit Clozapin.

PRAXISTIPP

Rauchen senkt den Clozapin-Spiegel

Raucher haben in Studien einen um ca. ⅓ (20–40 %) niedrigeren Clozapin-Spiegel als Nichtraucher. Ein Rauchstopp kann den Spiegel um mehr als 50 % ansteigen lassen.

5.54 Helfen Omega-3-Fettsäuren gegen Psychosen?

Es gibt erste Hinweise, dass eine Behandlung mit in Lein- oder Fischöl enthaltenen Omega-3-Fettsäuren die Wahrscheinlichkeit eines Übergangs vom Prodromalzustand in eine manifeste Psychose verringern kann. Dies konnte eine placebokontrollierte Studie von Amminger et al. (2010) mit 81 Teilnehmern zeigen, die zum Zeitpunkt des Studienbeginns die UHR-Kriterien für eine psychotische Erkrankung erfüllten (→ Info-Box zu Frage 5.20). Die Einnahme von Omega-3-Fettsäuren erfolgte über 3 Monate. Die Teilnehmer wurden insgesamt über 12 Monate beobachtet. In der Verumgruppe ging die Symptomatik nur bei 2 von 41 Probanden in eine Psychose über, unter den 40 Probanden der Placebogruppe bei 11. Außerdem war eine Besserung der Prodromalsymptomatik zu beobachten. Derzeit werden weitere Studien durchgeführt, um diesen Effekt auf einer größeren Datenbasis zu überprüfen.

5.55 Wie groß ist der Anteil von schizophrenen Patienten, die eine Therapieresistenz gegenüber Antipsychotika aufweisen?

Etwa ein Drittel der Patienten mit einer schizophrenen Psychose remittieren nicht durch First-Line-Antipsychotika. Damit ergibt sich eine Indikation für eine Monotherapie mit Clozapin (als Mittel erster Wahl bei Wirkungslosigkeit der Erstmedikation). Eine Augmentation mit Clozapin kann erwogen werden, ist aber noch nicht mit sicherer Evidenz belegt. Unter Clozapin als Monotherapie oder Augmentation remittiert ein großer Teil der Patienten jedoch weiterhin nicht, sodass eine medikamentöse Intervention für einige Patienten fast keine Linderung erbringt (und zu deren Verzweiflung beiträgt).

5.56 Wie unterscheidet sich die Behandlung einer wahnhaften Störung von der Behandlung einer Schizophrenie?

Die Behandlung von wahnhaften Störungen ist am ehesten an der Behandlung anderer Psychosen zu orientieren. Dies umfasst neben einer möglichst tragfähigen therapeutischen Beziehung: sehr vorsichtige Aufklärung, Einsatz angepasster supportiver oder Verhaltenstherapie, Prüfung einer antidepressiven und antipsychotischen Medikation, Angebot adjuvanter Therapien (z. B. Bewegungs- und Ergotherapie) und Schutz vor Gefährdungsaspekten für den Betroffenen und seine Umwelt.

5.57 Warum ist Rehabilitation wichtig für schizophrene Patienten?

Rehabilitation kümmert sich um die (Re-)Integration chronisch Erkrankter in die Gesellschaft. Patienten mit einer chronischen Schizophrenie sind in besonderem Maße durch ihre Andersartigkeit und reduzierte Leistungsfähigkeit aus der Gesellschaft ausgeschlossen. Sie sind von Arbeitsunfähigkeit, sozialer Isolierung, Obdachlosigkeit und hohen Krankheitskosten bedroht. Eine mögliche Invalidisierung betrifft diese Patientengruppe oft und auch schon im frühen Erwachsenenalter. Die

Rehabilitation für schizophrene Patienten benötigt eine hohe Flexibilität, Kontinuität und Personenzentrierung. Sie bildet damit einen wesentlichen Bestandteil der Versorgung, benötigt dafür aber erhebliche Ressourcen des Gesundheitssystems.

Eine Rehabilitation soll so früh wie möglich beginnen. Bereits in der akutstationären Behandlung von Patienten mit einer Schizophrenie soll die im Einzelfall erforderliche und zum frühestmöglichen Zeitpunkt einsetzende Frührehabilitation angestrebt werden. Sprecher der psychiatrischen Versorgung fordern die Rehabilitation weiter zu ent-institutionalisieren und mehr auf die Person auszurichten. Eine angemessene Rehabilitation kann einen großen Beitrag zur Lebensqualität der Betroffenen leisten. Die Deutsche Gesellschaft für Psychiatrie und Psychotherapie (DGPPN) sieht Maßnahmen zur Teilhabe als zentrales Ziel für die Versorgung von chronisch psychisch kranken oder behinderten Menschen.

5.58 Was ist der Unterschied zwischen Rehabilitation und Teilhabe?

Beide Begriffe beziehen sich auf den Einbezug von Menschen mit chronischen Erkrankungen oder Behinderungen. Die Rehabilitation beschreibt dabei die (Teilhabe-)Leistungen, die umgesetzt werden müssen um eine Teilhabe zu ermöglichen. Die Begriffe lassen sich so gesehen nicht eindeutig trennen.

5.59 Welche Maßnahmen der Rehabilitation existieren in Deutschland für Patienten mit einer Schizophrenie?

Eine Rehabilitation beinhaltet unterschiedliche Interventionen und Maßnahmen. Die Form der Maßnahmen richtet sich nach der jeweiligen Behandlungsphase, der Invalidität, vorhandenen Ressourcen. Sie zielt auf eine personenzentrierte Rehabilitation. ▶Abb. 5.5 zeigt am Beispiel der universitären Versorgungsstruktur in Hamburg die vielfältigen Möglichkeiten zur Betreuung chronisch schizophrener Patienten.

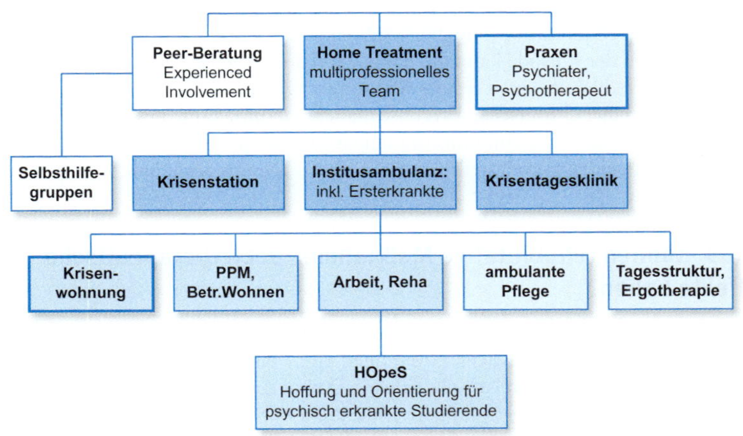

Abb. 5.5 Organigramm einer vielfältigen Versorgungsstruktur für Patienten mit einer Psychose in der Universitätsklinik Hamburg (PPM = personenbezogene Hilfe für psychisch kranke Menschen) [L231]

5.60 Was sind die Aufgaben der Sozialarbeiter in der Versorgung von Patienten mit einer Schizophrenie?

Die Voraussetzungen für Leistungen für die betroffenen Patienten werden in den zwölf Sozialgesetzbüchern (SGB I–XII) geregelt. Die Sozialgesetzbücher bestimmen auch die trägerspezifische Gestaltung der Rehabilitation. Sozialarbeiter kennen sowohl die Kriterien der jeweils anzuwendenden Sozialgesetzbücher als auch die Infrastruktur der Institutionen und Träger im jeweiligen Einzugsgebiet der Patienten. Damit sind sie für die Versorgung von chronisch Erkrankten, z. B. durch Assistenz bei der Inanspruchnahme sozialer Leistungen, Geltendmachung von Härtefällen, Suche nach geschützten Wohn- oder Arbeitsplätzen unerlässlich (und sehr beschäftigt).

5.61 Wie unterscheidet sich das SGB IX von den anderen Sozialgesetzbüchern?

Das SGB IX ist eine Zusammenfassung und Übersicht bezüglich der Versorgung für Menschen mit chronischen Erkrankungen oder Behinderungen. Die anderen Sozialgesetzbücher befassen sich dagegen mit spezifischen Bereichen (z. B. Arbeitsförderung oder Krankenversicherung). Das SGB IX beinhaltet auch grundlegende Definitionen und gibt eine trägerübergreifende Sichtweise der Versorgung. Es greift die Definitionen der WHO auf und definiert die Begriffe Bedürftigkeit, Fähigkeit, Ziel und Prognose der Rehabilitation. Damit bildet es eine gutachterliche und sozialmedizinische Grundlage für die Versorgung von Menschen mit einer sogenannten Teilhabestörung.

5.62 Inwiefern kann die Rehabilitationsfähigkeit bei Patienten mit einer Schizophrenie eingeschränkt sein?

Die Rehabilitationsfähigkeit bezieht sich auf das Vermögen, das rehabilitative Angebot erfolgversprechend zu nutzen. Eine ausgeprägte Positivsymptomatik schränkt die Rehabilitationsfähigkeit während der Episode der Symptomatik ein, mit Abklingen der Episode kann die Fähigkeit jedoch wiederhergestellt sein. Wenn ein Patient es ablehnt, einen festen Wohnsitz in Anspruch zu nehmen (so wie es Patienten mit einer chronischen Psychose manchmal tun), kann dies eine anhaltende Einschränkung der Rehabilitationsfähigkeit darstellen. Auch ein Drogenmissbrauch („Doppeldiagnose“) stellt eine Barriere der Inanspruchnahme von Teilhabeleistungen dar.

5.63 Können rehabilitative Maßnahmen auch therapeutische Effekte haben?

Ja. Arbeit, Kontakt zu Menschen und Ausüben einer sozialen Rolle sind grundlegende Bestandteile der geistigen Gesundheit. Jede Maßnahme, die diese Aspekte unterstützt, hat auch therapeutische Effekte. Davon zu unterschieden ist die **medizinische Rehabilitation.** Diese beinhaltet eine Unterstützung bei der Krankheits- und Behinderungsbewältigung, die Aktivierung von Selbsthilfepotenzialen sowie die Förderung der sozialen Kompetenz. Auch die durch den Patienten autorisierte Beratung von privaten Bezugspersonen sowie von Vorgesetzten und Kollegen gehört zur medizinischen Rehabilitation.

INFO

Rehabilitationsprognose schizophrener Patienten

Die Rehabilitationsprognose gründet sich auf der Schwere der Erkrankung, den bisherigen Verlauf, die Rückbildungsfähigkeit und das Rehabilitationspotenzial unter Beachtung und Förderung individueller Ressourcen.

5.64 Welche Maßnahmen der gesetzlichen Krankenkasse können für Patienten mit einer Schizophrenie bzgl. der Arbeitsfähigkeit angewendet werden?

Eine tragfähige (Wieder-)Aufnahme der Arbeit kann in einem Stufenmodell erfolgen. Hier bezahlt die gesetzliche Krankenkasse die Phase, in welcher der Betroffene wieder in seine vorherige Arbeit einsteigt (Hamburger Modell). Je nach Erkrankungsschwere und Arbeitsplatz kann der Stufenplan ganz unterschiedliche gestaltet werden. Die meisten Stufenpläne werden über einige Monate umgesetzt. Das Hamburger Modell ist nicht auf psychische Erkrankungen begrenzt.

5.65 Wie viele Patienten können nach Erstmanifestation einer Schizophrenie ihre soziale und berufliche Rolle wieder einnehmen?

Unterschiedliche Quellen schätzen, dass weniger als 20 % der schizophrenen Patienten nach einer ersten Episode ihre vorherige Rolle wieder vollständig und für mehr als 2 Jahre einnehmen können. Nach Schätzungen des Robert Koch-Instituts für Deutschland ist eine Erwerbstätigkeit für ca. 70 % der schizophren Erkrankten nur eingeschränkt oder nicht möglich. Bei ca. zwei Dritteln der Patienten kommt es nach einer ersten psychotischen Episode zwar zu einer Remission. Der weitere Verlauf gestaltet sich jedoch sehr unterschiedlich und ist geprägt von potenziellen weiteren Episoden und anhaltender Schädigung. Die Einschätzung, welcher Anteil der Patienten remittiert, zeigt eine große Varianz, je nachdem welche Zeiträume beobachtet werden, ob man von Positiv- oder Negativsymptomatik spricht oder was genau als Wiederaufnahme der vorherigen sozialen/beruflichen Rolle betrachtet wird.

5.66 Welche Angehörigen- und Betroffenenverbände für Psychose-Betroffene können ärztlich empfohlen werden?

In Deutschland gibt es folgende Dachorganisationen für Patienten und Angehörige von Psychose-Betroffenen, die auf der geprüften und gut fundierten Informationsseite für Psychosen (www. psychose.de) aufgeführt sind:

- Bundesverband der Angehörigen psychisch Kranker (www.bapk.de)
- Aktion Psychisch Kranke (www.psychiatrie.de)
- Bundesverband Psychiatrie-Erfahrener e. V. (www.bpeonline.de)

Psychosen und Stigma

5.67 Welche Bedeutung hat eine Stigmatisierung für Betroffene einer Psychose?

Stigmatisierung (eigentlich: Brand- oder Wundmal) ist die Zuordnung negativer Eigenschaften durch Individuen auf *andere* Individuen, die eine bestimmte Eigenschaft haben. Psychisch auffällige und erkrankte Individuen sind einer starken Stigmatisierung unterworfen. Stigmatisierung ist neben den Symptomen der Erkrankung selbst eine zusätzliche Last für die Betroffenen und ihre Angehörigen. Sie verschlimmert soziale Isolation, Schuld- und Schamgefühle, depressiven Affekt und Suizidalität. In einigen Fällen sind das Stigma und seine Auswirkung schlimmer als die Erkrankung selbst.

5

Stigmatisierung verzögert oder verhindert die Akzeptanz psychiatrischer Therapie und ist eine Barriere des therapeutischen Fortschritts. Hilfsangebote werden oft erst bei hohem Leidensdruck in Anspruch genommen oder nur durch Dritte initiiert. Die Bekämpfung der Stigmatisierung von psychisch Kranken gehört zu den wichtigsten Anliegen von Patientenverbänden und wird auch von der WHO als Priorität genannt.

MERKE

Tötung schizophrener Patienten im Dritten Reich

In Deutschland bedeutete das Leiden an einer Schizophrenie im Dritten Reich häufig die Tötung durch den Staat.

5.68 Welche Vorurteile sind über Patienten mit einer Schizophrenie verbreitet?

- Gefährlichkeit
- Selbstverschuldung
- Unheilbar und degenerativ
- Belastung für die Allgemeinheit
- Opfer der Mutter oder der Eltern
- Gespaltene und multiple Persönlichkeit

5.69 Werden auch psychiatrische Behandler und Institutionen stigmatisiert?

Jeder Psychiater hat die Erfahrung der eigenen Stigmatisierung hinsichtlich seiner Berufsausübung gemacht. Der Bau oder die Eröffnung einer Psychiatrie oder gar Forensik ist meist von heftigen Vorurteilen und Gegenwehr der Anwohner begleitet. Ganz anders dürfte die Eröffnung einer orthopädischen Klinik von der umgebenden Bevölkerung aufgenommen werden. Der anhaltende Mangel an Psychiatern ist (mit) durch den schlechten Ruf des Fachs zu erklären und für die Gesundheitsversorgung schädlich.

Die Psychiatrie trägt zumindest historisch eine Mitschuld an der eigenen Stigmatisierung und die der Patienten. Die Entfremdung und Pathologisierung menschlicher Verhaltensvarianten und die Institutionalisierung der davon betroffenen Menschen hat die Psychiatrie in ein schlechtes Licht gerückt. Niemand möchte durch Ärzte oder Institutionen in seinen persönlichen Verhaltensweisen pathologisiert und noch weniger dafür aus seinem Lebensumfeld herausgenommen werden. Damit obliegt es dem Beruf und der Institution selbst, sich aus der historisch verursachten Rolle herauszuarbeiten.

5.70 Was ist das Ziel von Antistigmatisierungskampagnen über psychische Erkrankungen?

Allgemeine Ziele von Antistigmatisierungskampagnen sind:
- Die Einsicht, dass psychische Erkrankungen sehr häufig und verbreitet sind
- Toleranz und Kontakt zu Betroffenen
- Wissen um die Behandelbarkeit von psychischen Erkrankungen
- Kenntnis und Inanspruchnahme der Infrastruktur des vorhandenen Hilfesystems (z. B. Ansprechpartner, Beratungsstellen)
- Erkennen und Unterstützung von hilfsbedürftigen Betroffenen

Für eine weitergehende Aufklärung bezüglich des Umgangs mit psychisch auffälligen Menschen gibt es unterschiedliche Ansätze. Zwischen den radikalen Ansätzen, die an dieser Stelle nicht erörtert werden, gibt es die eher menschliche und die eher formelle Ansatzweise der Arbeit gegen Stigmatisierung:
- Die **sozialpsychiatrische Sicht** formuliert als Ziel die Wahrnehmung psychotischen Erlebens als menschliche Eigenschaft. Psychosen sind keine fremdartigen Störungen, sondern persönliche Extrem- und Krisensituationen. Diese Wahrnehmung der Psychose kann am besten durch die Begegnung zwischen Menschen mit und ohne Psychoseerfahrungen geschehen (vgl. Bock 2005). Zudem ist eine Haltung wichtig, die diese Sicht glaubhaft vertritt.
- Die **medizinische Sicht** auf Maßnahmen gegen eine Stigmatisierung ist durch den Fokus auf Aufklärung, Informationen und Psychoedukation geprägt. Durch geeignete Informationen soll gezeigt werden, dass Psychosen nicht mit außergewöhnlicher Gefährdung für Mitmenschen einhergehen, behandelbar sind und nicht durch die „Schuld" von Bezugspersonen verursacht werden. Beide Ziele haben ihre Berechtigung und werden am besten kombiniert angewendet.

5.71 An wen sollen sich Antistigmatisierungskampagnen über psychisch Kranke am besten wenden?

An erster Stelle müssen **die Betroffenen** lernen, sich selbst weniger zu stigmatisieren. Dazu gehören entsprechende Informationen und Haltung der Behandler und Institution gegenüber den Patienten. **Angehörigen und Bezugspersonen der Betroffenen** werden meistens auch von wohlmeinenden Menschen stigmatisiert. Für diese Gruppe existieren vielfältige Angebote. Der Begriff „Trialog" wird bezüglich der Arbeit mit psychisch erkrankten Menschen häufig benutzt und beschreibt den gemeinsamen Austausch von Betroffenen, Angehörigen und professionellen Bezugspersonen in sogenannten Psychoseminaren. Professionell geleitete oder als Selbsthilfe gestaltete Angehörigengruppen sind eine weitere Ressource, um Vorurteile, Ängste und Isolierung zu reduzieren.

Eine weitere Gruppe betrifft das **professionelle Personal des Gesundheitswesens.** Zahlreiche Studien zeigen, dass Medizinstudenten oder Ärzte trotz wachsenden Faktenwissens selbst psychisch auffällige Patienten stigmatisieren. Nur der persönliche Kontakt zu Betroffenen in der eigenen Familie oder Freundeskreis reduziert Vorurteile noch während des Studiums. Mit dem Ausüben des Berufs reduzieren sich Vorbehalte vor allem durch den Kontakt zu entsprechenden Patienten bzw. konzentrieren sich auf bestimmte Patientengruppen. So gelten Patienten mit einer Borderline-Störung oder Paraphilien auch innerhalb der Psychiatrie als stigmatisiert. Aus diesem Grund sollte die Ausbildung frühzeitig die Begegnung mit psychisch Erkrankten beinhalten und von pragmatischen und aktuellen Informationen begleitet sein.

Die größte Gruppe betrifft die **Allgemeinbevölkerung**. Hier stehen vor allem Ausbildungsorte und der Arbeitsplatz im Fokus. In Deutschland gibt es unterschiedliche Antistigmatisierungsprojekte, die allgemein auf psychische Erkrankungen oder auch auf spezielle Störungen (z. B. Abhängigkeit oder Schizophrenie) abzielen. Diese Kampagnen können durch Auswahl geeigneter Medien (Broschüren, fiktive und nichtfiktive Literatur und Filme) für ganz unterschiedliche Altersgruppen ausgelegt werden.

PRAXISTIPP

Antistigmakampagnen

Die wirkungsvollsten Antistigmatisierungskampagnen für Menschen mit psychischen Störungen beinhalten Informationsangebote über diese Störungsbilder **und** persönliche Begegnungen mit Betroffenen. Auch kurze und einfach gehaltene Interventionen sind effektiv.

In vielen gesellschaftlichen Gruppen hat sich die Sicht auf psychische Erkrankungen in den letzten Jahren bereits deutlich normalisiert, und viele Vorurteile konnten reduziert werden. Die Einstellung zu bestimmten Themen wie z. B. der Gefährlichkeit von psychisch Erkrankten hat sich dagegen nur wenig geändert. Die Empfehlung lautet daher, nicht mehr eine allzu allgemeine Aufklärung zu leisten, sondern die Bedürfnisse bestimmter Populationen genauer zu erfassen und angepasste Programme durchzuführen.

5.72 Welchen Einfluss hat die Arbeitsstelle auf Verlauf und Rehabilitation von Patienten mit einer chronischen Psychose?

Der Arbeitsplatz vergibt eine soziale Rolle und Lohn und fordert dafür die Leistungsfähigkeit des Arbeitenden ein. Patienten mit einer psychischen Erkrankung sind deutlich häufiger arbeitslos, sie sind besonders vulnerabel für arbeitsbezogene Belastungen, werden seltener befördert und arbeiten häufig in schlecht bezahlten Anstellungen. Diese Defizite, insbesondere die Arbeitslosigkeit, haben einen pathogenen Effekt, sodass die psychischen Beschwerden noch weiter zunehmen. Es kommt zu einem negativen und selbstverstärkenden Kreislauf. Aus diesem Grund sind der Schutz der psychischen Gesundheit und der Schutz psychisch Erkrankter am Arbeitsplatz essenziell. Auch wenn eine bestimmte Gruppe erkrankter Menschen für spezifische Berufe ungeeignet ist, herrscht Konsens darüber, dass der Ausschluss von psychisch Erkrankten am Arbeitsmarkt unangemessen hoch ist. Um die Arbeitssituation zu verbessern, sind alle Beteiligten gefordert. Daher überschneiden sich auf die Arbeit bezogene Antistigmakampagnen auch mit rehabilitativen Themen und unterscheiden sich von allgemeinen Kampagnen.

Der Personalverantwortliche sollte über ein gutes Informationsniveau zu dieser Thematik verfügen. Dazu gehört auch, einen Arbeitsplatz so zu gestalten, dass die psychische Gesundheit geschützt wird. Die Arbeitenden selbst sind angehalten, sich analog zum Schutz der körperlichen Gesundheit auch um die geistige zu kümmern.

Quellen

Allen P, et al. Neuroimaging auditory hallucinations in schizophrenia: from neuroanatomy to neurochemistry and beyond. Schizophr Bull 2012; 38(4): 695–703.

American Psychiatric Association. Diagnostisches und statistisches Manual psychischer Störungen – DSM-5®. Bern: Hogrefe 2014.

Amminger GP, et al. Long-chain ω-3 fatty acids for indicated prevention of psychotic disorders: a randomized, placebo-controlled trial. Arch Gen Psychiatry 2010; 67(2): 146–154.

Barber S, et al. Clozapine combined with different antipsychotic drugs for treatment-resistant schizophrenia. Cochrane Database Syst Rev 2017; 3: CD006324.

Becker T et al. Rehabilitation bei schizophrenen Erkrankungen. Köln: Deutscher Ärzte-Verlag 2007.

Berger M. Psychische Erkrankungen: Klinik und Therapie – enhanced ebook. München: Elsevier Urban & Fischer 2015.

Bock T. Umgang mit psychotischen Patienten. Köln: Psychiatrie-Verlag 2005.

Bock T, Naber D. Antistigmakampagne von unten – an Schulen. Psychiatrische Praxis 2003; 30(7): 402–408.

Burkhardt E et al. Was tun, bevor es losgeht? FRITZ – Das Frühinterventions- und Therapiezentrum in Berlin. Z Psychiatr Psychol Psychother 2017; 65(2): 105–112.

Calton T, et al. H. A systematic review of the Soteria paradigm for the treatment of people diagnosed with schizophrenia. Schizophr Bull 2008; 34(1): 181–192.

Cassetta B, Goghari V. Theory of mind reasoning in schizophrenia patients and non-psychotic relatives. Psychiatry Res 2014; 218(1–2): 12–19.

Conley RR, Buchanan RW. Evaluation of treatment-resistant schizophrenia. Schizophr Bull 1997; 23: 663–674.

Correll CU, et al. Cardiometabolic risk of second-generation antipsychotic medications during first-time use in children and adolescents. JAMA 2009; 302(16): 1765–1773.

Dilling H, Freyberger HJ. Taschenführer zur ICD-10-Klassifikation psychischer Störungen. Bern: Huber 2012.

Evans SL, et al. Jumping to conclusions in schizophrenia. Neuropsychiatr Dis Treat 2015; 11: 1615–1124.

Evans-Lacko S, et al. Evaluation of a brief anti-stigma campaign in Cambridge: Do short-term campaigns work? BMC Public Health 2010; 10(1): 339.

Freeman D. Delusions in the nonclinical population. Curr Psychiatry Rep 2006; 8(3): 191–204.

Gaebel W, Wölwer W. Gesundheitsberichterstattung des Bundes Heft 50: Schizophenie. Berlin: Robert Koch-Institut 2010; www.rki.de/DE/Content/Gesundheitsmonitoring/Gesundheitsberichterstattung/GBEDownloadsT/Schizophrenie.pdf?__blob=publicationFile (letzter Zugriff: 16.12.2017).

Grover S, et al. A comparative study of cognitive deficits in patients with delusional disorder and paranoid schizophrenia. Ind Psychiatry J 2011; 20(2): 107–114.

Häfner H et al. Schizophrenie und Lebensalter. Nervenarzt 1991; 62(9): 536–548.

Irani F, et al. A meta-analysis of emotion perception and functional outcomes in schizophrenia. Schizophr Res 2012; 137(1–3): 203–211.

Kay SR, et al. The positive and negative syndrome scale (PANSS) for schizophrenia. Schizophr Bull 1987; 13(2): 261.

Klingberg S, Wittorf A. Evidenzbasierte Psychotherapie bei schizophrenen Psychosen. Nervenarzt 2012; 83(7): 907–918.

Kircher TJ, et al. Neural correlates of metaphor processing in schizophrenia. Neuroimage 2007; 34(1): 281–289.

Lataster T, et al. Childhood victimisation and developmental expression of non-clinical delusional ideation and hallucinatory experiences: victimisation and non-clinical psychotic experiences. Soc Psychiatry Psychiatr Epidemiol 2006; 41(6): 423–428.

Lautenbacher S, Möser C. Neuropsychologie der Schizophrenie. Neuropsychologie psychischer Störungen. Berlin, Heidelberg: Springer 2004, S. 285–299.

Lavoie MA, et al. Social cognition in first-degree relatives of people with schizophrenia: a meta-analysis. Psychiatry Res 2013; 209(2): 129–135.

Lin PY, Su KP. A meta-analytic review of double-blind, placebo-controlled trials of antidepressant efficacy of omega-3 fatty acids. J Clin Psychiatry2007; 68(7): 1056–1061.

Maayan L, Correll CU. Weight gain and metabolic risks associated with antipsychotic medications in children and adolescents. J Child Adolesc Psychopharmacol 2011; 21(6): 517–535.

Markulev C, et al. NEURAPRO-E study protocol: a multicentre randomized controlled trial of omega-3 fatty acids and cognitive-behavioural case management for patients at ultra high risk of schizophrenia and other psychotic disorders. Early Interv Psychiatry 2015; 11(5): 418–428.

Marshall M, Rathbone J. Early intervention for psychosis. Cochrane Database Syst Rev 2006; 4: CD004718.

Meyer JM. Individual changes in clozapine levels after smoking cessation: results and a predictive model. J Clin Psychopharmacol 2001; 21(6): 569–574.

Pilgrim D, Rogers AE. Psychiatrists as social engineers: a study of an anti-stigma campaign. Social Sci Med 2005; 61(12): 2546–2556.

Rajji TK, et al. Age at onset and cognition in schizophrenia: meta-analysis. Br J Psychiatry 2009; 195(4): 286–293.

Rao ML et al. Olanzapin: Pharmakologie, Pharmakokinetik und Therapeutisches Drug Monitoring. Fortschritte der Neurologie Psychiatrie 2001; 69(11): 510–517.

Remschmidt H. Multiaxiales Klassifikationsschema für psychische Störungen des Kindes- und Jugendalters nach ICD-10 der WHO: mit einem synoptischen Vergleich von ICD-10 mit DSM-IV. Bern: Huber 2001.

Savla GN, et al. Deficits in domains of social cognition in schizophrenia: a meta-analysis of the empirical evidence. Schizophr Bull 2013; 39(5): 979–992.

Schimmelmann BG von, Resch F. Psychosen in der Adoleszenz: Entwicklungspsychopathologie, Früherkennung und Behandlung. Stuttgart: Kohlhammer 2013.

Skelton M, et al. Treatments for delusional disorder. Cochrane Database Syst Rev 2015; 5: CD009785.

Tandon R, et al. Schizophrenia, „Just the facts" 2: epidemiology and etiology. Schizophr Res 2008; 102: 1–18.

Thompson AH, et al. Attitudes about schizophrenia from the pilot site of the WPA worldwide campaign against the stigma of schizophrenia. Soc Psychiatry Psychiatr Epidemiol 2002; 37(10): 475–482.

van Os J, Reininghaus U. Psychosis as a transdiagnostic and extended phenotype in the general population. World Psychiatry 2016; 15(2): 118–124.

Vauth R, Stieglitz RD. Chronisches Stimmenhören und persistierender Wahn. Göttingen: Hogrefe 2007.

Wittköpper K et al. Olanzapin. Dtsch Med Wochenschr 2008; 133(39): 1958–1962.

Zitierte Leitlinien

DGPPN – Deutsche Gesellschaft Psychiatrie, Psychotherapie und Nervenheilkunde, Falkai P. S3-Leitlinie Psychosoziale Therapien bei schweren psychischen Erkrankungen: S3-Praxisleitlinien in Psychiatrie und Psychotherapie. Berlin, Heidelberg: Springer 2012; www.dgppn.de/_Resources/Persistent/624d163d1df61ca1e079a5ca496f6b6595e83d6b/S3-LL-PsychosozTherapien_Langversion.pdf (letzter Zugriff: 10.12.2017).

DGPPN – Deutsche Gesellschaft Psychiatrie, Psychotherapie und Nervenheilkunde (Hrsg.). S3 Praxisleitlinien in Psychiatrie und Psychotherapie. Band 1 – Behandlungsleitlinie Schizophrenie. Darmstadt: Steinkopff 2005.

NICE – National Institute for Clinical Excellence. Psychosis and schizophrenia in adults: prevention and management; National Clinical Practice Guidelines Number CG178. February 2014; www.nice.org.uk/guidance/cg178/resources (letzter Zugriff: 11.12.2017).

Schmidt SJ, et al. EPA guidance on the early intervention in clinical high risk states of psychoses. Eur Psychiatry 2015; 30(3): 388–404.

6 Affektive Störungen und Erschöpfungssyndrome

Jan Reuter und Michael Frey

Einführung: Affektive Störungen

6.1 Wie erklärt man als Arzt einem 10-jährigen Kind, dass die Mutter unter einer Depression leidet?

Wenn die Familie ein solches (sinnvolles) Gespräch wünscht und eine angemessene Gesprächsatmosphäre hergestellt ist, könnte der beste Anfang sein, dem Kind Gelegenheit zu geben, selbst Fragen zu stellen. Kinder psychisch kranker Eltern sind oft sehr verunsichert und haben Schuldgefühle. Sie sehen sich häufig als Ursache für die Krise oder Erkrankung des Elternteils. Über psychische Erkrankungen wird in Familien häufig nicht gesprochen, was zusätzlich zur Verunsicherung beiträgt. Es ist wichtig, anschauliche und ehrliche Worte über die psychische Krankheit zu finden. Analogien zu „echten Erkrankungen", z. B. somatischen Erkrankungen, können helfen, psychische Erkrankungen verständlicher zu machen. Man kann eine physische Erkrankung erfragen, die dem Kind vertraut sind (z. B. Fieber oder Magenschmerzen) und diese auf die Psyche übertragen. In diesem Rahmen können Sie die zu beobachtenden Symptome der Depression in Worte fassen (z. B. dass die Mutter aufgrund einer Erkrankung traurig ist, aktuell den Alltag und Beruf nicht ausreichend bewältigen kann und sich stark zurückzieht). Die Schuldfrage soll aufgegriffen werden („niemand hat Schuld"). Mit dem Vergleich zu einer körperlichen Erkrankung können auch therapeutische Maßnahmen gut erklärt werden (Medikation, Behandlung in einem Krankenhaus, Krankschreibung). Es gibt ein wachsendes Angebot an kindgerechten Büchern über verschiedene psychische Erkrankungen. Es ist sinnvoll, sich mit unterschiedlichem Informationsmaterial und (Online- sowie Offline-)Angeboten für die jeweiligen Zielgruppen (Kinder, Jugendliche, Partner, Arbeitskollegen) auseinanderzusetzen und diese den Patienten und deren Angehörigen zur Verfügung zu stellen.

INFO

Definition von unipolaren und bipolaren affektiven Störungen

Eine Depression ist eine Phase, die durch drei Leitsymptome geprägt ist:

1. Gedrückte Stimmung
2. Interessenverlust
3. Verminderung des Antriebs

Die Symptome sollten mindestens 14 Tage anhalten und nicht durch eine Lebenskrise erklärt werden können. Wenn im Verlauf zusätzlich zu einer depressiven Phase eine manische Phase auftritt, spricht man von einer bipolaren affektiven Störung.

Epidemiologie und Ätiologie affektiver Störungen

6.2 Wie hoch ist die Lebenszeitprävalenz für unipolare affektive Störungen?

Die Lebenszeitprävalenz für unipolare Depressionen wird auf 15 % (7–18 %) geschätzt. Bipolare affektive Störungen haben eine Lebenszeitprävalenz von ca. 3–5 %. Depressionen gehören zu den häufigsten psychischen Erkrankungen. Die Weltgesundheitsorganisation (WHO) zählt Depressionen auch aus globaler Sicht zu den relevantesten Erkrankungen.

6.3 Gibt es Depressionen auch im Kindes- und Jugendalter?

Ja. Die Prävalenz unterscheidet sich in den unterschiedlichen Altersgruppen. Eine besonders kritische Zeit, in der vermehrt depressive Erkrankungen auftreten, ist die Adoleszenz. Unter den 8- bis 15-Jährigen erfüllen „nur" 2,7 % die Diagnosekriterien einer Depression, aber 7,5 % der 13- bis 18-Jährigen.

6.4 Wie erblich sind uni- und bipolare affektive Störungen?

Bipolare affektive Störungen haben eine höhere Erblichkeit als unipolare. Eineiige Zwillinge erkranken mit einer Wahrscheinlichkeit von 80 % beide an einer bipolaren affektiven Störung, während nur 50 % gemeinsam von einer unipolaren Depression betroffen sind. Bei zweieiigen Zwillingen unterschieden sich die Raten nicht (15–20 %). Angehörige ersten Grades von Menschen mit einer Depression haben ein um 50 % erhöhtes Risiko, an einer Depression zu erkranken. Ist die Mutter betroffen, gilt dies als größeres Risiko.

6.5 Welches ätiologische Modell der Depression ist allgemein akzeptiert?

Das **Vulnerabilitäts-Stress-Modell** ist für Depressionen ein allgemein akzeptierter Erklärungsansatz. Eine umweltbedingte Auslösung genetisch determinierter Vulnerabilität kann das Auftreten einer Depression bedingen. Die einzelnen Faktoren der Ätiologie konnten bisher nicht einzelnen Genen zugeordnet werden. Im Fokus stehen die Gene der serotonergen Transmission.

Ein sehr wichtiger umweltbedingter Risikofaktor für die Entstehung von Depressionen ist nicht ausreichend kontrollierbares Stresserleben. Als besonders belastend gilt in der Ätiologie der Depression die frühe Trennung von Bezugspersonen. Andere frühe Stressoren sind emotionale Vernachlässigung, fehlender Vertrauensaufbau zu Bezugspersonen und Gewalterlebnisse. In späteren Lebensabschnitten gelten berufliche Überforderung und Arbeitslosigkeit, häusliche Gewalt und Trennungen sowie chronische körperliche Erkrankungen und chronische Schmerzen als mögliche Stressoren. Strategien im Umgang mit belastenden Situationen spielen eine wichtige Rolle für die Resilienz gegenüber Depressionen, denn je hilfloser der Betroffene sich fühlt, desto eher wird der Stress als „nicht kontrollierbar" erlebt und erhöht damit das Risiko, an einer Depression zu erkranken.

6.6 Was sind wichtige Unterschiede von psychodynamischen und verhaltenstherapeutischen Entstehungsmodellen der Depression?

Die psychodynamische (= tiefenpsychologische) Psychotherapie geht von intrapsychischen Prozessen und Konflikten als Ursache für die depressiven Gefühle aus. Ausgehend von gemeinsamen, ursprünglich auf die Psychoanalyse zurückgehenden Grundannahmen (z. B. Unbewusstes, Internalisierung von Beziehungserfahrungen, Abwehrmechanismen) haben sich unterschiedliche Schulen mit je eigenen Schwerpunkten und Interpretationen entwickelt. Ihnen gemeinsam ist jedoch, dass die Depression als Ausdruck eines zugrunde liegenden Konflikts gesehen wird, den es in der Therapie herauszuarbeiten und zu überwinden gilt.

Die verhaltenstherapeutischen Therapeuten sehen dagegen erlernte dysfunktionale Denk-, Gefühls- und Verhaltensmuster als Ursache depressiver Gefühle. So führen z. B. depressive Denkmuster („ich bin nichts wert“, „ich kann das sowieso nicht“) zu entsprechenden Gefühlen und Handlungen, die sich im Laufe der Zeit verfestigen. Schädliche Denkmuster verursachen unangemessene Gefühle und steuern zu Verhaltensweisen bei, die negative Gefühle zu einer Diagnose einer Depression verschlimmern. Beide Sichtweisen widersprechen sich nicht, betonen aber einen unterschiedlichen Blickwinkel auf depressive Symptome.

6.7 Wie wird eine Manie psychodynamisch gedeutet?

Die Manie kann als „Flucht nach vorn“ gedeutet werden. Seelische Leere, Krisensituationen und depressive Gefühle können für eine Weile durch rasende Aktivität und Selbstüberhöhung überdeckt und kompensiert werden. Dabei ahnt der Betroffene, dass hinter seiner Getriebenheit negative Gefühle stehen. Dieser Mechanismus wird als unbewusst interpretiert. In abgeschwächter Form erinnern verbreitete menschliche Verhaltensweisen, die negative Gefühle regulieren können, an Aspekte manischen Verhaltens, z. B. vermehrtes Einkaufen, ständige Suche nach sexueller Betätigung, Drogenkonsum oder gesteigerter körperlicher Aktivität. Fällt der Patient nach einer manischen Phase in eine Depression zurück, ist er sowohl mit seinen ursprünglichen Problemen als auch häufig mit den Konsequenzen konfrontiert, welche die manischen Verhaltensweisen (z. B. unkontrolliertes Geldausgeben, Konflikte mit Angehörigen und Freunden oder Kündigung der Arbeitsstelle) hinterlassen haben. Bei einer (psychodynamischen) Deutung der Manie sollte stets beachtet werden, dass für die Ätiologie dieses Krankheitsbildes eine hohe genetische Determination besteht.

6.8 Haben chronisch depressive Patienten und Kinder Gemeinsamkeiten?

Der Psychologe McCullough interpretiert die Unfähigkeit chronisch depressiver Patienten, zu handeln und Probleme zu lösen, mit dem Entwicklungsniveau von 4- bis 7-jährigen Kindern. Dabei stützt er sich auf Piagets Beschreibungen der „präoperativen Entwicklungsphase“. Sowohl die Patienten als auch die Kinder (entwicklungsbedingt) seien nur begrenzt in der Lage, logisch zu denken und objektiv zu handeln. Die Gründe des angenommenen „Entwicklungsstopps“ bei Depressiven unter 21 Jahren („early onset“) sieht er in seelischen oder körperlichen Traumatisierungen. Bei Depressionen, die nach dem 21. Lebensjahr aufgetreten sind („late onset“), sieht er nicht zu bewältigende emotionale Erlebnisse als Ursache der Regression. Während Kinder einfach reifer werden, bedarf der chronisch depressive Patient einer speziellen Intervention, um seine emotionalen Belastungen doch noch lösen zu können. Zu diesem Zweck hat McCullough ein Konzept entworfen, das neben den entwicklungstheoretischen Ansätzen auch verhaltenstherapeutische und interpersonelle Psychotherapiemethoden vereinigt. Sein „Cognitive Behavioral Analysis System of Psychotherapy“ (CBASP) ist das einzige störungsspezifische Konzept für chronische Depressionen, dessen Wirksamkeit belegt ist (→ Frage 6.41).

6.9 Wie wird eine behandlungsresistente Depression definiert?

Die Definition bezieht sich nur auf frustrane pharmakologische Interventionen, aber nicht auf erfolglose Psychotherapien. Eine Depression, die auf zwei unterschiedliche und ausreichend lange verabreichte und ausreichend hoch dosierte Antidepressiva nicht teilremittiert, gilt als behandlungsresistent. Die Leitlinie empfiehlt in solchen Fällen Psychotherapie.

6.10 Welche neurologischen Störungen gelten als „depressiogen“?

Einige somatische Erkrankungen können auch bei psychisch sonst unbelasteten Menschen Depressionen auslösen und gelten als „depressiogen“. Mögliche somatische Ätiologien für depressive oder Erschöpfungssymptome sind z.B.: zerebrale Atrophie (insbesondere subkortikale Atrophie, z. B. durch demenzielle Veränderungen), akute oder chronisch entzündliche Prozesse (multiple Sklerose), neurotoxische Schädigungen (z. B. durch Drogen), Raumforderungen (z. B. Blutungen, Hydrozephalus oder Malignome), Schädigungen durch Hypoxie (z. B. Insult, Reanimation) und Traumata (SHT).

MERKE

Morbus Parkinson und Depressionen

Die Parkinson-Krankheit geht mit einer Zerstörung serotonerger Kerngebiete (Locus coeruleus) einher. Die besser bekannten Affektionen der dopaminergen Kerne (Substantia nigra) sind nicht die einzige Pathophysiologie des Morbus Parkinson. Die Defizite der serotonergen Transmission erklären möglicherweise die hohe Prävalenz depressiver Symptome von Parkinson-Patienten. Die Prävalenz von Depressionen bei der Parkinson-Krankheit ist höher, als es die Einschränkung der Lebensqualität durch neurologische Beschwerden erklären kann.

6.11 Wie hängen HIV-Infektion, Stress und Depression zusammen?

Das HI-Virus und psychischer Stress durch die Infektion verursachen chronische inflammatorische Prozesse, die durch Entzündungsmediatoren (z. B. Interleukin-6) vermittelt werden. Ziele der schädigenden Wirkung im ZNS sind u. a. die sympathikotone Modulation, eine Veränderung der Glukokortikoidrezeptor-Dichte und Mikrogliazellen (Makrophagen). Mikrogliazellen setzen unter stressassoziierten Bedingungen inflammatorische und zytotoxische Substanzen frei, die zum Zelluntergang im ZNS führen. Die chronisch entzündliche Aktivität ist auch unter wirksamer antiretroviraler Therapie (ART) anhaltend hoch.

Psychischer Stress, der durch eine HIV-Infektion verursacht wird, stellt eine hohe und andauernde Belastung für die Betroffenen dar. Häufig genannte Stressoren einer HIV-Infektion (und anderer schwerwiegender chronischer Erkrankungen) sind die Chronizität der Erkrankung, die lebenslang notwendige diagnostische und therapeutische Compliance, der mögliche Krankheitsverlauf, die unsichere Lebenserwartung, die Interpretation auftretender Krankheitssymptome, Eigen- und Fremdstigmatisierung und Veränderung der Sexualität. Diese Stressoren sind unabhängig von den oben beschriebenen chronisch entzündlichen Prozessen mit Depressionen und Angst assoziiert, welche die kognitive Leistungsfähigkeit weiter beeinträchtigen. Selbstvertrauen, körperliche Fitness, soziale Bindungen und positiver Affekt gelten als protektive Faktoren gegen Stress, auch bei Patienten mit chronischen Infektionen.

6.12 Warum kann ein Diabetes mellitus eine Depression auslösen?

Patienten, die an Diabetes leiden, sind ca. doppelt so häufig depressiv wie Nichtdiabetiker. Die Rate von Depressionen beim Typ-I-Diabetes ist noch höher als beim Typ-II-Diabetes. Zwischen Depressionen und Diabetes bestehen wechselseitige Beziehungen mit negativen Verstärkungen. Zum einen stellt die ständige Sorge um den Blutzucker und die mit Entgleisungen verbundenen Komplikationen einen chronischen Stressfaktor dar. Für den durch Messung, Behandlung und Komplikationen des Blutzuckermanagements ausgelösten Stress gibt es im Englischen den Begriff „diabetes distress" (Diabetes-Belastungssyndrom) als spezifischen Terminus. Es gibt Hinweise, dass ein Diabetes auch durch endokrinologische und inflammatorische Prozesse Depressionen auslösen oder verschlimmern kann.

Zum anderen reduziert eine Depression die therapeutische Compliance. Depressive Patienten mit einem Diabetes haben einen schlechter eingestellten Blutzucker, leiden häufiger an Komplikationen und versterben früher. Dies gilt auch für Patienten mit depressiven Symptomen, die im Spontanbefund nicht eindeutig erkennbar sind. Daher ist es wichtig, dass die den Diabetes behandelnden Ärzte für depressive Symptome stets ein Screening durchführen (z. B. BDI), entsprechende Interventionen einleiten und mit psychiatrischen Ärzten zusammenarbeiten. Die hohe Kosten- und Gesundheitsrelevanz der negativen Interaktion von Depressionen und Diabetes wird in der Gesundheitspolitik zunehmend wahrgenommen und als kombinierte Therapieregime („collaborative care") in Behandlungspfade integriert. Die Zusammenarbeit von somatischen und psychiatrischen Ärzten bei komorbiden Beschwerdebildern wird auf immer mehr Diagnosen angewendet. Sie kann Kosten sparen und Risiken minimieren.

6.13 Welche Zusammenhänge bestehen zwischen Ernährung und Depressionen?

- Eine Depression kann mit Über- oder Untergewicht einhergehen. Untergewicht wird oft durch den üblichen Appetitmangel der Depression verursacht. Ein Übergewicht ist meist eine Nebenwirkung der Medikation (z. B. durch Mirtazapin, einige Trizyklika, Quetiapin, Lithium). Oft sind ein Gewichtsmonitoring und ggf. eine Ernährungsberatung mit angepasster Diät notwendig.
- Essstörungen und Depressionen sind oft vergesellschaftet.

- Lebensmittelunverträglichkeiten können mit depressiven Symptomen (Lethargie) einhergehen.
- Einige Lebensmittel gelten als depressiogen. So gibt es Hinweise, dass z. B. gesättigte Fettsäuren mit depressiven Symptomen in Zusammenhang stehen.
- Es gibt einen zunehmenden Markt für Nahrungsergänzungs- und Lebensmittel, die sich günstig auf Depressionen auswirken sollen. Wirksamkeitshinweise gibt es z. B. für ungesättigte Omega-3-Fettsäuren, Antioxidanzien und probiotische/fermentierte Lebensmittel. Bei einem Großteil der Nahrungsergänzungs- und Lebensmittel zur Förderung der psychischen Gesundheit basiert die angenommene Wirksamkeit jedoch auf Mythen, Übertreibungen und finanziellen Interessen der Hersteller.
- Nahrungsmittel können Wechselwirkungen mit Antidepressiva aufweisen und die Pharmakokinetik verändern (z. B. Grapefruit- und Preiselbeersaft).
- Das Mikrobiom gilt als eine wichtige Schnittstelle zwischen psychischer Gesundheit und externen Faktoren (Nahrung, Noxen, Medikamente und diverse Stressoren).

6.14 Welchen Einfluss hat die Darmflora auf Depressionen?

Das Verdauungssystem und seine Mikroorganismen sind im Sinne des ganzheitlichen Verstehens der Psyche in das (populär-)wissenschaftliche Interesse gerückt (z. B. das Buch: „Darm mit Charme"). Die Mikroorganismen des Darms stehen im Austausch zu seinem Träger und seiner Psyche. Dieses System wird Mikrobiom-Darm-Hirn-Achse (MGB-Achse) genannt. Der Begriff Mikrobiom bezeichnet die auf den Oberflächen des Menschen lebenden Mikroorganismen (> 1.000 Arten). Jedes Mikrobiom ist individuell und dynamisch, zeigt eine hohe Diversität und ist innerhalb von Stunden adaptionsfähig. Der Mensch steht im genetischen Austausch mit dem komplexen Mikrobiom und ist damit als „Holobiont" (Superorganismus) zu bezeichnen. Der Darm steht zudem strukturell (peripheres, enterales und zentrales Nervensystem) und humoral (metabolisch, inflammatorisch und neuroendokrin) in beiden Richtungen mit dem Gehirn/ZNS in Verbindung.

Das Mikrobiom ist bedingt vererbbar. Der Kontakt des Neugeborenen zum Geburtskanal der Mutter bei der vaginalen Geburt ist ein wichtiger Informationstransfer. Im Tiermodell hat das Mikrobiom des Embryos messbaren Einfluss auf seine neurobiologischen Strukturen und damit assoziierte Verhaltensweisen. Dies gilt insbesondere für begrenzte Phasen in der zerebralen Entwicklung. Die MGB-Achse kann durch Ernährung positiv beeinflusst werden und unterstreicht den Einfluss einer gesunden Ernährung. Die HPA-Achse als Stressregulator beeinflusst das Mikrobiom, und stressassoziierte Entzündungsmediatoren können die Diversität des Mikrobioms verringern. Dies mag eine Erklärung für die therapieresistenten und unspezifischen gastrointestinalen Beschwerden („Reizdarm", Obstipation, Übelkeit) sein, die psychische Beschwerden oft begleiten. Die Analyse und die therapeutischen Möglichkeiten des Mikrobioms sind ein aktueller Fokus der Forschung.

6.15 Welche Wechselwirkungen werden zwischen Depressionen und dem Immunsystem vermutet?

Psychische Gesundheit und Erkrankungen werden zunehmend im Zusammenhang mit physiologischen Prozessen gesehen. Eine wichtige Rolle spielt dabei das Immunsystem. Chronischer Stress (und Substanzen, welche die Kortisolausschüttung verändern wie z. B. Alkohol) wirken auf die Hypothalamus-Hypophysen-Nebennieren-Achse, die den Kortisolspiegel und proinflammatorische Zytokine beeinflusst. Eine dysfunktionale serotonerge Transmission (die mit Depressionen in Verbindung gebracht wird) ist mit Hyperkortisolismus und erhöhten proinflammatorischen Zytokinkonzentrationen assoziiert. Die Blut-Hirn-Schranke ist unter Stress zudem durchlässiger für periphere Entzündungsmediatoren. Die Beeinflussung der entzündlichen zentralnervösen Prozesse ist eine Zielvariable in der Prävention und Therapie depressiver Symptome.

6.16 Welche Wirkung hat der Arbeitsplatz auf Depressionen?

Der Arbeitsplatz kann sowohl Ursache einer Depression sein als auch einen Schutz vor Depressionen darstellen. Ihm kommt durch seine zentrale Stellung im Leben eine besondere Bedeutung für die psychische Gesundheit zu. Ein passender Arbeitsplatz bedeutet eine soziale Rolle und gesellschaftliche Stellung, übt die Kompetenzen der Problembewältigung, erzeugt eine Tagesstruktur und sorgt für ein Einkommen. Konflikte am Arbeitsplatz können jedoch auch Depressionen auslösen und sind ein relevanter Grund für Suizide. Mögliche Belastungen können auf die **Arbeitsstelle und Arbeitsmarkt**, das **Team und die Kunden** (Mitarbeiter, Vorgesetzte und Kunden) oder den eigentlichen **Beruf** bezogen sein. Jeder Bereich sollte in der Anamnese überprüft werden.

Auf die Stelle und den Arbeitsmarkt bezogene Ursachen sind z. B.: Arbeitslosigkeit, Pendeln, Schichtdienst, übermäßig psychisch und physisch belastende Tätigkeiten, unangemessene Entlohnung, fehlende Entwicklungsmöglichkeiten, eingeschränkter Handlungsspielraum und Verantwortung, Überstunden und mangelnde Freizeit. Team- und kundenbezogene Stressoren stehen oft in einem engen Zusammenhang mit der Persönlichkeitsstruktur und Vorerfahrungen der Betroffenen. Diese Konflikte bilden häufig zentrale Themen in der Psychotherapie. Arbeitsplatzkonflikte können strafrechtliche Relevanz haben und gelten als Risikofaktor für Suizide. Hier ist insbesondere der Fall des Mobbings zu erwähnen.

PRAXISTIPP

Antistigma-Terminologie: „Burnout und Krise“ statt „Psycho“-Wörter

Der Begriff „Burnout-Syndrom“ ist weniger stigmatisiert als „Depression“ oder „psychische Erkrankung“. Der Begriff signalisiert Leistungs- und Aufopferungsbereitschaft statt Schwäche. Daher fällt es Patienten möglicherweise leichter, mit diesem Begriff Hilfe zu suchen. Dies gilt auch für Patienten, welche die Kriterien eines Burnout-Syndroms *nicht* vollständig erfüllen. Im Umgang mit verunsicherten Patienten, die glauben, an einem Burnout-Syndrom zu leiden, ist es hilfreich, sensibel in der Wortwahl zu sein und der Terminologie des Betroffenen nicht sofort zu widersprechen. Dies bedeutet nicht, dass der Behandler falsche Diagnosen zum Schutz vor Stigmatisierung vergeben darf. Ein anderer Begriff, der weniger Stigma beinhaltet als die meisten psychischen Störungsbilder, ist „Krise“. Mit diesem Wort assoziierte Konzepte (z. B. Krisengespräch oder Krisenbehandlung) können durch die Betroffenen manchmal besser akzeptiert und angenommen werden. Es gilt die richtige Abwägung zwischen patientenbezogenem Krankheitskonzept und ärztlicher Sicht zu finden. Dies ist immer eine Einzelfallentscheidung.

Diagnostik affektiver Störungen

6.17 Wie lautet eine einfache Regel zur Unterscheidung von leicht-, mittel- und schwergradigen depressiven Episoden?

Die Fähigkeit, alltägliche soziale und berufliche Aktivitäten wahrzunehmen, nimmt mit dem Schweregrad der depressiven Episode ab. Diese Fähigkeit ist entweder nur mit Mühe möglich (leichte Episode) oder bereits spürbar eingeschränkt (mittelschwere Episode) oder größtenteils nicht mehr vorhanden (schwere Episode).

6.18 Welche Symptome gehören zum somatischen Syndrom einer Depression?

Ein somatisches Syndrom wird bestätigt, wenn mindestens vier der folgenden Symptome festgestellt werden: Interesselosigkeit an normalerweise angenehmen Tätigkeiten, mangelnde Fähigkeit, auf freudige Ereignisse zu reagieren, frühmorgendliches Erwachen, Morgentief, psychomotorische Hemmung oder Agitiertheit, Appetit-, Gewichts- oder Libidoverlust. Bei schwergradigen Depressionen sind diese Symptome in der Regel vorhanden, sodass das somatische Syndrom bei schweren Depressionen nicht extra angegeben wird. Die Kriterien des somatischen Syndroms überlappen sich mit Haupt- und Nebenkriterien der Depression.

6.19 Wie ist die anhaltende Sorge einer depressiven Patientin, ihre Krankenkasse werde die stationäre Behandlung nicht bezahlen, diagnostisch zu werten?

Bei schweren depressiven Episoden kann die Realitätswahrnehmung so eingeengt und negativ sein, dass er zu wahnhaften Symptomen kommt. Dabei ist der Wahn oft **affektsynton,** d. h., er entspricht depressiven Einstellungen (z. B. Verelendung, Schuld oder mangelnde Existenzberechtigung). Wahnhafte Symptome gehen mit einer besonders hohen Suizidgefährdung einher, müssen mit Antipsychotika behandelt werden und werden im ICD-10 gesondert codiert (ICD-10: F32.3 = schwere depressive Episode mit psychotischen Symptomen).

6.20 Welche Terminologie beschreibt eine schwere depressive Episode treffend?

Die Befunderhebung der Psyche erfordert neben einer genauen Beschreibung auch eine standardisierte Wortwahl, um den Befund möglichst objektivierbar darzulegen. Dazu hat die Arbeitsgemeinschaft für Methodik und Dokumentation in der Psychiatrie (AMDP) eine etablierte Terminologie eingeführt. Ziel der AMDP ist eine Vereinheitlichung der Sprache bei der Beschreibung von Befunden und dem Schweregrad psychischer Symptome. Im psychopathologischen Befund einer schwergradigen depressiven Episode finden sich typische Defizite und Veränderungen in unterschiedlichen Domänen. Um Struktur und Sprache zu vereinheitlichen, wird zur Angabe des Befunds die AMDP-Terminologie empfohlen. Die meisten Domänen, die im psychopathologischen Befund erhoben werden, können von einer schweren depressiven Episode betroffen sein. Die bei einer schweren Depression typischerweise betroffenen **Domänen** des psychopathologischen Befunds lassen sich im Wortlaut der AMDP (Beispielbefunde in Klammern) wie folgt beschreiben:

- **Bewusstseinsstörungen** (Bewusstseinseinengung)
- **Orientierungsstörungen, Aufmerksamkeits- und Gedächtnisstörungen** (z. B. Auffassungsstörungen, Konzentrationsstörungen, Merkfähigkeitsstörung, Gedächtnisstörung)
- **Formale Denkstörungen** (z. B. gehemmt, verlangsamt, eingeengt, Grübeln)
- **Befürchtungen und Zwänge** (z. B. Hypochondrie, Zwangsgedanken, Zwangsimpulse, Zwangshandlungen)
- **Wahn** (bei wahnhaften Depressionen z. B. Schuldwahn, Verarmungswahn, hypochondrischer Wahn)
- **Sinnestäuschungen** (selten, aber möglich bei wahnhaften Depressionen z. B. Geruchs- und Geschmackshalluzinationen)
- **Störungen der Affektivität** (z. B. ratlos, Gefühl der Gefühllosigkeit, affektarm, Störung der Vitalgefühle, deprimiert, hoffnungslos, ängstlich, dysphorisch, gereizt, innerlich unruhig, klagsam/jammernd, Insuffizienzgefühle, Schuldgefühle, Verarmungsgefühle, ambivalent, affektlabil, affektinkontinent oder affektstarr)
- **Antriebs- und psychomotorische Störungen** (z. B. antriebsarm, antriebsgehemmt, antriebsgesteigert, motorisch unruhig, theatralisch, mutistisch)
- **Zirkadiane Besonderheiten** (z. B. morgens schlechter, abends besser)
- **Andere Störungen** (sozialer Rückzug, Aggressivität, Suizidalität, Selbstschädigung)

Die hier aufgeführten Symptome sind eine Auswahl typischer Befunde einer schwergradigen Depression. Sie sind jedoch nicht notwendigerweise in dieser Form und Reihenfolge vorhanden, sondern sollen eine Formulierungshilfe im Sinne der AMDP darstellen.

6.21 Welche Kriterien müssen nach ICD-10 für eine manische Episode erfüllt sein?

Das Leitsymptom der Manie ist eine situationsinadäquat gehobene Stimmung und *„kann zwischen sorgloser Heiterkeit und fast unkontrollierter Erregung schwanken“* (ICD-10). *„Die Stimmung kann auffällig gehoben, expansiv und auch gereizt sein. Das Erregungsniveau ist deutlich erhöht und kann schnell in aggressive Stimmung kippen“* (Leitlinie). Neben dem Leitsymptom müssen für eine Manie ohne psychotische Symptome noch mindestens drei weitere Symptome für mindestens eine Woche bestehen. Zu den weiteren Symptomen gehören Antriebssteigerung, Rededrang, Ideenflucht und Ablenkbarkeit, vermindertes Schlafbedürfnis, gesteigerte Libido, Größenideen und überhöhte Selbsteinschätzung sowie riskantes Verhalten. Bei gereiztem Affekt werden vier (statt drei) weitere Symptome verlangt. Privates und berufliches Leben müssen durch die Symptome deutlich beeinträchtigt sein.

Die Manie mit psychotischen Symptomen beschreibt eine Steigerung der Symptomausprägung. Der eigentliche Wahn kann sich als Größenwahn oder paranoide Wahrnehmung zeigen, auch intensivierte Wahrnehmungen bis zu Halluzinationen und schwere formale Denkstörungen werden beobachtet.

6.22 Welche unterschiedlichen Verlaufsformen der bipolaren affektiven Störung können in der ICD-10 verschlüsselt werden?

Es werden sowohl die aktuelle Episode (gegenwärtige Phase) als auch der Langzeitverlauf für bipolare affektive Störungen (ICD-10: F31) verschlüsselt. Für die aktuel-

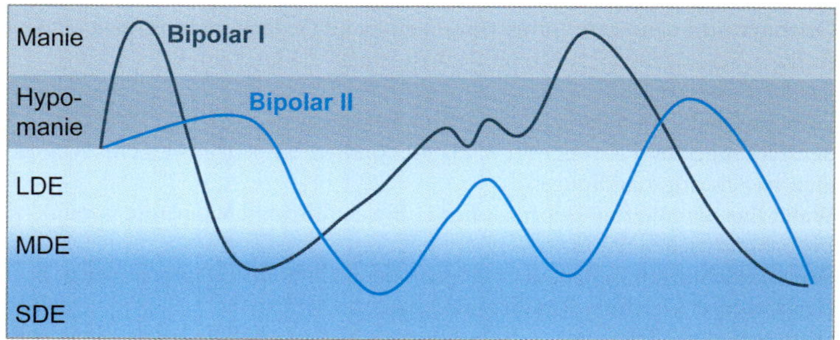

Abb. 6.1 Verlaufsformen der bipolaren affektiven Störung (LDE = leichte depressive Episode; MDE = mittelgradige depressive Episode; SDE = schwere depressive Episode) [P492/L231]

6

le Episode wird der gegenwärtige hypomane, manische, depressive oder gemischte Zustand angegeben. Zusätzlich wird bei einer gegenwärtig manischen Episode ein möglicher psychotischer Zustand angegeben, bei depressiver Episode (analog der unipolaren Depression) werden der Schweregrad der Episode und Vorhandensein eines somatischen Syndroms erfasst. Bei der „klassischen" bipolaren Störung können verschiedene Formen des Langzeitverlaufs differenziert werden (▶ Abb. 6.1): zum einen hinsichtlich der Ausprägung der manischen Phase und zum anderen anhand der Häufigkeit des Phasenwechsels. Treten im Langzeitverlauf nur hypomane Phasen auf, wird dies als „Bipolar-II-Störung" bezeichnet und damit von der Verlaufsform mit ausgeprägten Manien (Bipolar-I-Störung) unterschieden. Bei besonders rasch aufeinanderfolgenden Phasen (mehrere pro Jahr) wird die Bezeichnung „Rapid Cycling" verwendet. Beide Diagnosen werden unter „sonstige bipolare affektive Störungen" (ICD-10: F31.8) verschlüsselt.

6.23 Wann kann eine rezidivierende Depression diagnostiziert werden?

Erleidet ein Patient mehr als eine depressive Episode, liegt eine rezidivierende Depression vor. Für die Diagnose einer rezidivierenden Depression (ICD-10: F33) muss die vorherige depressive Episode vollständig und länger anhaltend remittiert sein, und es dürfen keine manischen Phasen aufgetreten sein. Bleibt eine Remission zwischen den Phasen aus, kann eine Dysthymia oder chronische Depression vorliegen. Die Dysthymia zeigt persistierende, aber weniger ausgeprägte Symptome als eine Depression. Dysthymia und chronische Depressionen werden im DSM-5 unter einer neuen Diagnose „Persistierende depressive Störung" zusammengeführt. Das Zeitkriterium für diese Störung liegt laut DSM-5 bei 2 Jahren.

6.24 Was bezeichnet man als „dekompensierte Depression"?

Der Begriff beschreibt den Ausbruch einer Depression nach Kollaps eigener Kompensationsmechanismen. Die vorhandenen Möglichkeiten des Betroffenen, mit schwierigen und belastenden Ereignissen und Gefühlen umzugehen, sogenannte Copingstrategien, reichen nicht mehr aus, um die Anforderungen, die an ihn gestellt werden, zu bewältigen. Dazu kann es im Rahmen von einschneidenden Ereignissen im Lebenslauf (Life-Events) kommen (z. B. Scheidung, Kündigung).

Jeder Mensch nutzt ein bestimmtes Repertoire an Denk- und Handlungsmustern, die auch in belastenden Lebenssituationen zum Einsatz kommen. Diese können mehr oder weniger funktional bzw. dysfunktional sein. Sinnvolle Copingstrategien sind z. B. Zulassen von Gefühlen, Suche nach sozialer Unterstützung und die Versorgung körperlicher Bedürfnisse. Dysfunktionale Strategien (z. B. Drogenmissbrauch, Verleugnung von Verantwortung, Schuldzuweisung an andere oder übertriebene hedonistische oder berufliche Aktivität) führen dabei meist zu einer Verschlechterung und Zuspitzung der Situation. Aber auch Menschen mit funktionalen Copingstrategien können angesichts einer ausgeprägten Belastung an ihre Grenzen stoßen. Übersteigt die emotionale Belastung die Möglichkeiten der verfügbaren Copingstrategien, kommt es zur Dekompensation und damit z. B. zu einer depressiven Episode.

Das Ziel der psychotherapeutischen Behandlung ist es dann, zum einen dysfunktionale Strategien zu erkennen und zum anderen das Denken und Handeln so weit zu verändern, dass ausreichend funktionale Strategien zur Verfügung stehen, um die jeweiligen Herausforderungen bewältigen zu können.

6.25 Welche Differenzialdiagnosen sollten bei einem manischen Syndrom ausgeschlossen werden?

Alle Erkrankungen, die mit einer unangemessenen Enthemmung einhergehen, können manischen Episoden ähnlich sein. Zur diagnostischen Differenzierung ist die Erfassung der Verlaufsdynamik der Verhaltensstörung (Längsschnitt) unerlässlich. Das Alter und ein Drogenscreening geben eine Orientierung für mögliche Differenzialdiagnosen manischen Verhaltens.

Schizophrenie, ADHS, Persönlichkeitsentwicklungsstörungen und Drogenabusus sind mögliche Differenzialdiagnosen einer bipolaren affektiven Störung. Die Leitlinie schätzt die Anzahl der Jahre, in der eine bipolare affektive Erkrankung unerkannt bleibt, auf 5 Jahre. Der frühzeitigen fachärztlichen und sicheren Diagnose einer bipolaren affektiven Erkrankung kommt eine besondere Bedeutung zu. Eine manische Episode mit psychotischen Symptomen kann oft nicht sicher von einer akuten psychotischen Phase einer Schizophrenie unterschieden werden. Die zwischen bipolarer affektiver Erkrankung und Schizophrenie häufig überlappenden Symptombilder haben die Diagnose der schizoaffektiven Erkrankungen etabliert. Diese Diagnose sollte jedoch nur gestellt werden, wenn Ausbruch und Remission der affektiven und psychotischen Symptome zeitlich sehr eng verknüpft sind.

Bei Erwachsenen sind hirnorganische Störungen auszuschließen. Die Genese hirnorganischer Störungen ist vielfältig (▶ Kap. 3). Primäre Hirntumoren oder Hirnmetastasen, multiple Sklerose und Epilepsie sind häufigere organische Gründe für ein organisches manisches Syndrom.

INFO

Arbeit und Struktur

Der Online-Blog und letzte Roman von Wolfgang Herrndorf *Arbeit und Struktur* (2013) beschreibt autobiografisch die psychischen Veränderungen, insbesondere auch die manischen Symptome, die durch sein Glioblastom ausgelöst werden. Hier werden die diagnostischen, therapeutischen und vor allem persönlichen Erfahrungen einer hirnorganischen Erkrankung eindringlich geschildert (www.wolfgang-herrndorf.de/).

6.26 Welche Biomarker existieren für Depressionen?

In der Psychiatrie gibt es bisher kaum spezifische Biomarker. Es zeichnen sich jedoch Entwicklungen ab, die in den nächsten Jahren zu datenbasierten Biomarkern für psychische Erkrankungen führen könnten. Mit zunehmend intelligenterer Methodik (z. B. „Machine Learning") in der Datenerhebung, Analyse und Untersuchung erfolgen rasche Fortschritte in den Neurowissenschaften. So zeigte eine computerisierte Befundanalyse (Machine-Learning-Applikation) bei depressiven Patienten unterschiedliche und jeweils pathognomonische Aktivierungsmuster im Gehirn der Betroffenen. Klinische Relevanz ergab sich aus den Daten dieser Studie, da die unterschiedlichen dysfunktionalen Netzwerke eine jeweils unterschiedliche Prognose über die Wirksamkeit bestimmter Interventionen erlaubten.

6.27 Welche Instrumente zur Selbst- und Fremdbeurteilung werden bei depressiven Erkrankungen häufig eingesetzt?

Der bekannteste Fragebogen für ein Selbstrating ist das **Beck-Depression Inventory (BDI)**. Der BDI ist ein *Screening*-Bogen für Depressionen in der Allgemeinbevölkerung, wird aber häufig auch bei Patienten mit einer Depression zur Verlaufsmessung oder Diagnose einer leichten, mittleren oder schweren Episode eingesetzt. Die **Hamilton Depression Scale (HAMD)** ist ein verbreitetes Fremdrating-Tool zur Einschätzung der Ausprägung einer Depression.

6.28 Welche Befunde weisen auf eine organische Genese einer Depression hin?

Beginn und Verlauf der depressiven Symptome können auf eine organische Ursache hinweisen. Verdächtig für eine organische Ursache sind ein plötzlicher Beginn und der zeitliche Zusammenhang mit einem somatischen Geschehen (z. B. Infektzeichen oder neurologische Defizite). Vor allem neurologische Defizite in Kombination mit neu aufgetretenen affektiven Symptomen sind verdächtig für eine hirnorganische Ursache und bedürfen zeitnaher weiterer Diagnostik (Bildgebung, ggf. Liquoruntersuchung). Bei abweichenden internistischen Befunden sind vor allem Prozesse, welche die Leistungsfähigkeit des Organismus reduzieren, zu berücksichtigen, denn sie können Antrieb und Affekt beeinträchtigen. Mögliche somatische Ursachen für eine Depression sind: Anämie (Blutbild), Hypothyreose (TSH-Bestimmung), Leberfunktionsstörungen (Leberwerte), konsumierende Prozesse (Blutbild, Körpergewicht) sowie autoimmune und entzündliche Prozesse (BSG, CRP).

MERKE

Depressiogene Medikamente

Eine Vielzahl von Medikamenten verursacht depressive Symptome. Wichtige Medikamente, die Depressionen verursachen oder verstärken können, sind z. B. Kortikosteroide, Betablocker, Interferone, Isotretinoin und Zytostatika. Bei Depression wird eine enge Indikationsstellung und Vorsicht bei depressiogenen Substanzen empfohlen. Jedes Medikament, das Depressionen auslöst, kann auch manische Symptome verursachen. So werden z. B. unter Kortikosteroiden bei vormals unauffälligen Patienten häufig manische Phasen beobachtet.

Klinik und Verlauf affektiver Erkrankungen

6.29 Welche Unterschiede in der Symptomatik bestehen bei Depressionen im Kindes- und Jugendalter?

Während die Symptomatik bei Jugendlichen weitestgehend der von Erwachsenen gleicht, hängt die Symptomatik bei Kindern von ihrem Entwicklungsstand ab. Es gibt jedoch keine speziellen ICD-10-Diagnosekriterien für eine Depression im Kindesalter. Je jünger die Kinder sind, desto mehr sind zur Diagnosestellung fremdanamnestische Angaben und Verhaltensbeobachtungen notwendig:

- **Klein- und Vorschulkinder** zeigen häufig eine vermehrte Irritabilität und Reizbarkeit, eine Verarmung in der Kreativität, was z. B. am Spielverhalten beobachtet werden kann. Sie weinen häufiger, zeigen eine verminderte Mimik und wirken freud- und interessenlos. Auch aggressive Verhaltensweisen können auftreten. Bezugspersonen berichten auch häufig von einer vermehrten Suche nach Aufmerksamkeit und Zuwendung.
- Beim Übergang zum **Schulkind** können dann bereits leichter Selbstberichte erfragt werden, so z. B. zu Gefühlen wie Traurigkeit, Wut oder Selbstwertproblemen. Im Schulkontext fallen dann auch meist Konzentrations- und Leistungsschwierigkeiten auf. Sozialer Rückzug ist häufig. Auch lebensmüde Gedanken können in diesem Alter erstmals auftreten.
- **Jugendliche** berichten über die gleichen Kernsymptome wie Erwachsene und zeigen zusätzlich häufig eine vermehrte Verweigerungshaltung, wodurch häusliche Konflikte eskalieren können. Eine bereits entwicklungstypisch vorhandene Selbstunsicherheit kann noch verstärkt werden und in völligen sozialen Rückzug münden. Wesentliche Entwicklungsschritte werden nicht gegangen.

6.30 Wie unterscheiden sich die depressiven Episoden der unipolaren von denen der bipolaren affektiven Störung?

Es gibt trotz eines vordergründig ähnlichen Beschwerdebildes bei beiden Patientengruppen behandlungsrelevante Unterschiede. Die Leitlinie unterscheidet diesbezüglich krankheitsimmanente und behandlungsassoziierte Unterschiede. **Krankheitsimmanente Unterschiede** sind ein höheres Suizid- und Rezidivrisiko bei bipolaren Störungen, ein fehlender Geschlechtsunterschied, ein früheres Ersterkrankungsalter und häufigere Sucht- und Angsterkrankungen bei bipolaren affektiven Störungen. **Behandlungsassoziierte Unterschiede** sind in erster Linie das mögliche „Switch-Risiko“ zu gemischten und manischen Episoden und die Frequenzbeschleunigung durch eine medikamentöse antidepressive Behandlung.

6.31 Welche Risikofaktoren sind für erneute manische oder depressive Phasen für bipolar Erkrankte bekannt?

Rezidive einer bipolaren affektiven Störung sind häufig. Die meisten Patienten erleben mehrere Phasen im Lebensverlauf; 10 % der Patienten weisen mehr als 10 Episoden auf. Als negative Prädiktoren für eine erhöhte Rückfallwahrscheinlichkeit gelten: junges Ersterkrankungsalter, weibliches Geschlecht, gemischte Episoden, schwerwiegende Lebensereignisse, psychotische Symptome, insuffizientes Ansprechen auf die phasenprophylaktische Therapie und Rapid Cycling (▶ Abb. 6.2).

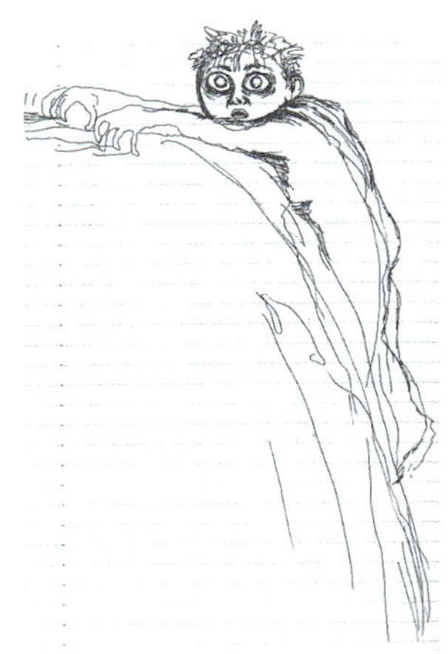

Abb. 6.2 „Ich rutschte in die Tiefe, und es gab nichts, an dem ich mich festhalten konnte" [G727]

6.32 Wie unterscheiden sich die Stimmungsschwankungen bei Zyklothymia, Bipolar-II-Störung und emotional-instabiler Persönlichkeitsstörung?

Alle drei Störungsbilder sind durch emotionale Instabilität geprägt und können im Querschnitt unzureichend differenzierbar sein. Die Zyklothymia bezeichnet chronische Stimmungsschwankungen, die nicht ausreichen, um die diagnostischen Kriterien einer bipolaren affektiven Störung zu erfüllen. Die Bipolar-II-Störung geht mit hypomanen und depressiven Phasen einher, die bezüglich der Stimmung nicht sicher von einer emotional-instabilen Persönlichkeit abgrenzbar sind. Eine Bipolar-II-Störung geht im Verlauf jedoch nicht mit weiteren Symptomen einer emotional instabilen Persönlichkeit einher, z. B. selbstverletzendem Verhalten, hoher Impulsivität, dissoziativem Erleben, unsicherem Selbstbild.

6.33 Warum sind bipolare affektive Erkrankungen mit besonders stigmatisierenden Ereignissen verknüpft, die für den Patienten ein hohes Leidenspotenzial haben?

Während depressive Phasen mit Rückzug, Stillstand und Passivität einhergehen, kommt es in manischen Phasen zu Grenzüberschreitungen gegenüber der eigenen Person und der Umwelt. Manische Phasen sind von destruktivem und verschwenderischem Verhalten geprägt. Dieses Verhalten umfasst finanzielle, soziale, juristische, sexuelle und gesundheitliche Aspekte. Eine manische Phase kann somit finanziellen Ruin bedeuten, Beziehungen belasten oder zerstören, mit Straftaten einhergehen, mit sexuell riskantem oder erniedrigendem Verhalten einhergehen und zu Unfällen führen. Mit der zunehmenden Verbreitung sozialer Medien und anderen Internetangeboten bekommt dieses Verhalten eine noch größere Öffentlichkeit und ist längerfristig einsehbar. Dokumentiertes Fehlverhalten ist für viele Betroffene ein weiterer Aspekt für Stigmatisierung.

6.34 Wie unterscheidet sich eine Depression von einer Trauerreaktion?

Eine Depression ist eine affektive Störung, die durchgehend einen längeren Zeitraum anhält und mit eingeschränkten Alltagsbewältigungsfähigkeiten einhergeht. Vorherrschend sind anhaltende negative Gefühle und Anhedonie. Die Trauer ist von Gefühlen des Verlusts und der Leere geprägt, die in ihrer Intensität im Zeitverlauf abnehmen (vgl. DSM-5). Das DSM-5 erlaubt die Diagnose einer komplizierten Trauer. Die **komplizierte Trauer** ist ein umstrittenes diagnostisches Konzept von Trauer, die über das übliche Maß hinausgeht. Die Markierung zwischen pathologischer und „normaler" Trauer ist nicht befriedigend zu definieren. Lebenskrisen und Trauerprozesse werden individuell und kulturspezifisch sehr unterschiedlich verarbeitet, eine Pathologisierung Trauender ist zu vermeiden.

6.35 Wie wird die Fahrtüchtigkeit durch Depressionen beeinflusst?

Das Führen von Fahrzeugen ist eine verantwortungsvolle Aufgabe, aber auch wichtiger Teil der Lebensqualität und manchmal berufliche Notwendigkeit. Aussagen zur Fahrtüchtigkeit bei psychischen Störungen stehen stets im Spannungsfeld zwischen Erhaltung der freien Lebensgestaltung des Patienten und Abwendung von Gefährdung. Die Fahrtüchtigkeit kann auch bei Menschen ohne psychische Störungen eingeschränkt (Schlafmangel, Ablenkung) sein und *obliegt laut Gesetz vor jedem Fahrantritt der eigenen Einschätzung des Fahrers*. Bei Patienten mit depressiven Symptomen kommt es neben anderen Symptomen zu Einschränkungen der Vigilanz, der Konzentration, der Reaktionsgeschwindigkeit und der Stresstoleranz. Bei schweren depressiven Episoden gelten Patienten als nicht fahrtüchtig. Bei manischen, depressiv-wahnhaften, depressiv-stuporösen Symptomen und akuter Suizidalität besteht beim Führen eines Fahrzeugs eine akute Eigen- und Fremdgefährdung. Berufliche Personenbeförderung erfordert höhere Anforderungen und Kontrollen bezüglich der psychischen Gesundheit. Im Zweifel sollte die Fahrtätigkeit pausiert werden, bis eine verkehrsmedizinische Untersuchung eine Gefährdung ausgeschlossen hat.

6.36 Welcher Anteil aller Suizide wird Depressionen zugerechnet?

Depressionen sind die wichtigste Ursache für Suizide. Der Anteil von Suiziden durch Depressionen wird auf 70 % geschätzt. Das Risiko eines Suizids ist gegenüber dem der Normalbevölkerung 30-fach erhöht (▶ Abb. 6.3). Die empathische Exploration und sorgfältige Verlaufsbeobachtung von Suizidalität ist ein zentraler Bestandteil der Diagnostik und Therapie von Patienten mit Depressionen.

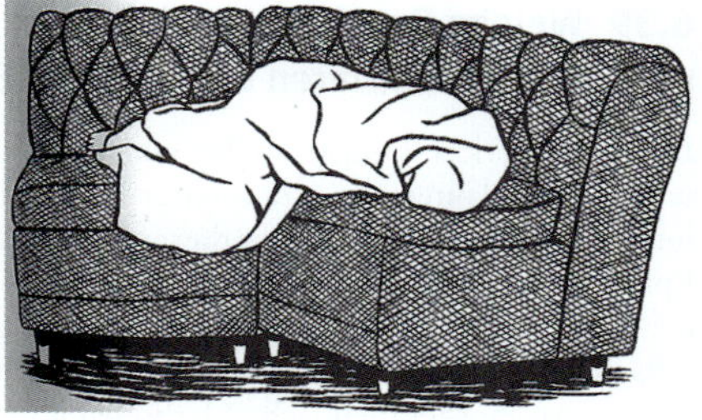

Abb. 6.3 „Ich konnte mich kaum aus dem Bett auf das Sofa schaffen" [G727]

Therapie affektiver Erkrankungen

6.37 Welche allgemeinen Prinzipien gelten in der Therapie depressiver Patienten?

Behandlungsziele sind a.) die Remission (Akutphase der Behandlung) der akuten Symptomatik und b.) die Prophylaxe von Rückfällen (Erhaltungstherapie und Rezidivprophylaxe). Dazu soll in enger Absprache mit dem Patienten und seinem Bezugssystem ein Behandlungsplan erstellt werden. Die Elemente der Behandlung umfassen ein therapeutisches Bündnis, Psychoedukation, die Vermittlung von Hoffnung und Entlastung, die Förderung von Compliance, ein geregelter Aktivitätsrhythmus sowie Kontrolluntersuchungen und den Aufbau von Bewältigungsstrategien.

6.38 Wie wird eine erstmalige leichte depressive Episode behandelt?

Empfohlen wird eine initiale psychoedukative Beratung oder nichtspezifische Intervention mit Verlaufsbeobachtung. Diese kann auch durch einen Nichtpsychiater erfolgen, z. B. den Hausarzt. Eine Psychotherapie ist dann zu erwägen, wenn der Patient diese explizit wünscht oder von einer Verschlimmerung auszugehen ist. Es ist zu beachten, dass eine Krankenkasse die Kosten für eine Psychotherapie bei einer nur leichten Episode möglicherweise nicht übernimmt. Eine pharmakologische Behandlung ist bei einer erstmaligen leichtgradigen depressiven Episode nicht angemessen. Handelt es sich um eine erneute Phase einer rezidivierenden depressiven Erkrankung, kann je nach Erfahrungen und Vorbehandlungen auch schon bei leichten Symptomen eine pharmakologische (Wieder-)Behandlung erfolgen.

PRAXISTIPP

Indikation für eine stationäre Aufnahme bei Depression

Es gilt den Rahmen einer Behandlung zu finden, der für den Patienten so wenig einschneidend wie möglich ist (ambulant › teilstationär › stationär). Eine stationäre Behandlung ist indiziert bei den meisten schwergradigen depressiven Episoden, bei wahnhaften Symptomen, bei drohender Verwahrlosung und erschwerenden psychosozialen Faktoren, welche die Behandlung gefährden (z. B. häusliche Gewalt). Bei akuter Eigen- oder Fremdgefährdung (inkl. Suizidalität) ist eine stationäre Behandlung auch gegen den Willen des Patienten auf einer psychiatrischen Akutstation notwendig.

6.39 Welche Psychotherapie ist am besten für die Behandlung von uni- und bipolaren depressiven Episoden geeignet?

Depressive Erkrankungen stellen einen der häufigsten Gründe für die Inanspruchnahme ambulanter oder stationärer Psychotherapie dar. Es besteht eine Empfehlung für eine alleinige Psychotherapie bei leichten bis mittelgradigen depressiven Episoden. Die (kognitive) Verhaltenstherapie gilt als die am besten belegte Methode. Die psychodynamischen Methoden sind als kassenzugelassene Methode ebenfalls in der Behandlung depressiver Erkrankungen etabliert. Es existieren zahlreiche weitere psychotherapeutische Methoden und Konzepte:

- Methoden, die unterschiedliche therapeutische Haltungen vertreten (z. B. systemische Therapie, Hypnose, Recovery)
- Methoden, die für bestimmte Patientengruppen (z. B. Jugendliche) geeignet sind

- Methoden, die unterschiedliche Verlaufsformen beachten (bipolare, chronische Verläufe)
- Methoden, die für Depressive mit bestimmten Komorbiditäten (z. B. Abhängigkeiten, somatoforme Störungen oder Zwänge) entwickelt wurden

Der Erfolg einer Psychotherapie hängt neben der geeigneten Methode von zahlreichen Faktoren ab, die nicht alle auf den ersten Eindruck offensichtlich sind. Als Konsens gilt, dass die Beziehung zum Psychotherapeuten einen wesentlichen Faktor darstellt, von dem das notwendige Vertrauen in eine Therapie stark abhängig ist. Die meisten Psychotherapeuten wenden auch keine Methode in „reiner" Form an, sondern kombinieren Elemente aus unterschiedlichen Schulen. Allgemeine Informationen über Psychotherapie, die fast ausschließlich zu der Behandlung von depressiven Episoden geeignet sind, werden in ▶ Kap. 19 beschrieben.

INFO

Evidenz für Verhaltenstherapie

Verhaltenstherapeutische Interventionen sind aufgrund ihrer Strukturiertheit besser messbar als psychodynamische und damit einfacher bezüglich ihres Evidenzgrades zu beschreiben. Für einige Indikationen gilt die Verhaltenstherapie als überlegen (z. B. Abhängigkeit, Zwangs- und Angststörungen) und wird in den entsprechenden Leitlinien bevorzugt.

6.40 Welcher Aspekt der Remission wird während einer antidepressiven Behandlung oft übersehen?

Psychische Erkrankungen können auch ohne spezifische Therapie remittieren. Der Aspekt der Selbstheilung steht im Widerspruch zu der auf die Wirksamkeit der Intervention fokussierten Sichtweise der Therapeuten. Da Therapie und eigene Ressourcen eng miteinander verflochten sind, kann der Anteil der Selbstheilung kaum quantifiziert werden. Psycho- und Pharmakotherapie können jedoch den Verlauf einer depressiven Phase abkürzen, Komplikationen vermeiden und Suizide verhindern. Die Rolle der Therapie kann als Katalysator von Selbstheilungsprozessen verstanden werden.

Zitat

Überspitzt formuliert, oft auch falsch, aber sicherlich zu beachten:

„Das Geheimnis der Medizin besteht darin, den Patienten abzulenken, während die Natur sich selber hilft."

François-Marie Arouet (Voltaire)

6.41 Welche Psychotherapie eignet sich für Patienten mit chronischer Depression?

Das Cognitive Behavioral Analysis System of Psychotherapy (CBASP) wird erfolgreich zur Behandlung von chronischen Depressionen eingesetzt. Ziel der Intervention ist es, die Handlungsfähigkeit des „gelähmten" Patienten wiederherzustellen. Um einen „operativen" Zustand des Betroffenen herzustellen, ist eine intensive soziale Interaktion mit dem Therapeuten notwendig. Das Konzept beinhaltet typische Methoden der KVT, z. B. die Situationsanalyse. Es nutzt aber auch die Übertragung und Gegenübertragung in der therapeutischen Beziehung und bezieht sich somit auf psychodynamische Elemente. Die Therapie strebt vier Grundziele bei chronisch depressiven Patienten an (vereinfacht nach Berger 2015: 421 ff):

- Erkennen der Konsequenzen des eigenen Verhaltens
- Einschätzen der Empathie
- Erlernen sozialer Problemlösefertigkeiten
- Interpersoneller Heilungsprozess bezüglich früherer Traumata

Die Durchführung der Therapie folgt einer definierten Struktur. McCullough, der Begründer von CBASP, benutzt dabei auch Elemente, die nicht zum üblichen Instrumentarium der psychodynamischen oder verhaltenstherapeutischen Arbeit gehören, sodass bei Anwendung von CBASP eine zusätzliche Fortbildung sinnvoll ist.

6.42 Welche Psychotherapie ist auch zur Behandlung von Depressionen bei Patienten ab 65 Jahren geeignet?

Das Alter an sich ist kein Prädiktor für einen Behandlungserfolg durch Psychotherapie. Die durch die Krankenkassen bezahlten Therapiemethoden (KVT, tiefenpsychologisch fundierte Psychotherapie und Psychoanalyse) sind auch bei Menschen über 65 Jahren wirksam. Für KVT existieren laut Leitlinie jedoch mehr und methodisch bessere Studien. Verschiedene Einschränkungen bei älteren Patienten führen häufiger zu Therapiepausen oder -abbrüchen. Bei kognitiven Defiziten kann die Psychotherapie adaptiert werden. Die Psychotherapie für Menschen im höheren Alter unterscheidet sich grundsätzlich nicht von der für jüngere Erwachsene. Bei leichten und mittelschweren Depressionen im höheren Alter ist eine Psychotherapie die in den Leitlinien primär empfohlene Maßnahme. Bei schweren Formen soll ebenfalls Psychotherapie angeboten werden, aber in Kombination mit einem Antidepressivum. Ob eine alleinige Pharmakotherapie einer alleinigen Psychotherapie bei leichteren Depressionen über- oder unterlegen ist, ist umstritten.

6.43 Welche Prinzipien des Recovery-Ansatzes werden bei der Behandlung einer Depression angewendet?

Recovery(-Therapie) beschreibt eine Haltung im Sinne der Sozialpsychiatrie und Salutogenese (Gesundheitsförderung). Statt Symptomen und Defiziten werden erhaltene gesunde Aspekte einer Person in den Vordergrund gestellt. Insbesondere für chronische Erkrankungen, die eine Akzeptanz von bleibenden Beeinträchtigungen und Lebensanpassungen einfordern, bietet die Recovery-Haltung Antworten und Maßnahmen.

Je nach Autor werden der Recovery-Therapie bestimmte Grundhaltungen zugeordnet, wichtig sind:

- Entwicklung einer positiven Identität jenseits der psychischen Erkrankung
- Einordnung der psychischen Erkrankung in die Biografie des Patienten
- Selbstmanagement der psychischen Erkrankung
- Entwicklung neuer positiver sozialer Rollen
- Stärkung von Identität, Verantwortung und Sinnhaftigkeit
- Einbeziehung von Betroffenen, Angehörigen und Mitbehandlern (z. B. Trialog mit dem Hausarzt)
- Angebot von Behandlungsalternativen und Betonung des „Informed Consent“ bei der Auswahl von Therapien. Dazu gehören auch Patientenverfügungen und geeignetes Informationsmaterial über Erkrankung und Behandlungsmöglichkeiten.

- Peer-Arbeit soll im Recovery-Ansatz gefördert und angewendet werden. Peer-Arbeit in der Psychiatrie erfolgt durch professionell geschulte Mitarbeiter, die selbst von psychischen Erkrankungen betroffen sind. Peers können Vorbildfunktion haben, die Bedürfnisse von Erkrankten besser verstehen und stellen eine Ergänzung des multidisziplinären Teams dar.

Die Betonung von Selbstbestimmung und die Sicht auf die Sinnhaftigkeit der Biografie erkrankter Menschen soll nicht zu einer Übergabe von Verantwortung führen, welcher der Patient nicht gewachsen ist. Auch eine Überbetonung der Sinnhaftigkeit von Krisen ist nicht glaubhaft. Die Prinzipien des Recovery-Konzepts unterscheiden sich bezüglich der jeweiligen Diagnose einer psychischen Erkrankung nicht. Die spezifische Diagnose beeinflusst die Auswahl der Peers, des Informationsangebots und der Therapieoptionen.

6.44 Bei welchen Symptomen einer Depression wird eine medikamentöse antidepressive Therapie empfohlen?

Eine pharmakologische Intervention ist bei schwerer depressiver Episode, bei chronischem Verlauf oder bei schlechtem Ansprechen auf eine Psychotherapie indiziert.

PRAXISTIPP

Leitlinien vs. Patientenvorstellungen

Trotz differenzierter Empfehlungen in den Leitlinien, wann Psychopharmaka indiziert sind, haben Patienten meist eine eigene Vorstellung, ob sie Antidepressiva einnehmen wollen oder nicht. Viele Patienten haben positive und negative Vorurteile gegenüber Antidepressiva. Sie glauben z. B., dass Antidepressiva abhängig machen oder nicht mit der Berufsausübung oder Autofahren vereinbar sind. Andere überschätzen den Effekt der Medikation. Patienten, die Tabletten auf Druck der Behandler akzeptieren, leiden häufiger an Nebenwirkungen und setzen die Medikation meist rasch wieder ab.

Eine gute Aufklärung über die Substanz, Abgrenzung gegen andere Psychopharmaka und Bedenkzeit helfen, eine Entscheidung im Sinne des „Informed Consent" zu erreichen und die Compliance zu sichern. Schwere psychische Störungen können die Entscheidung des Patienten behindern, z. B. eine starke gedankliche Einengung, Stupor, Wahn oder starke Ängste. Dann kann ein kurzfristiger Einsatz von Benzodiazepinen eine wichtige Intervention darstellen, um die Barrieren zum Patienten abzubauen und um weitere Maßnahmen zu besprechen.

6.45 Welche antidepressiven Medikamente können empfohlen werden, wenn ein Patient nur pflanzliche Mittel nehmen möchte?

Johanniskraut *(Hypericum perforatum)* ist ein wirksames pflanzliches Antidepressivum, bei dem genauso wie bei nichtpflanzlichen Antidepressiva Nebenwirkungen (z. B. Lichtempfindlichkeit), Komplikationen (z. B. serotonerges Syndrom) und Wechselwirkungen mit anderen Substanzen (z. B. als Enzyminduktor) auftreten.

MERKE

Enzyminduktion durch Johanniskraut

Johanniskraut induziert die hepatische CYP3A4-Verstoffwechselung und verändert die Plasmaspiegel von Medikamenten, die ebenfalls in dieser Verstoffwechselung abgebaut werden. Medikamente können daher durch Johanniskrautkonsum in ihrer Konzentration abgeschwächt werden und nicht mehr wirken. Diese Wechselwirkung gilt für Amitriptylin, Ciclosporin, Digoxin, Fexofenadin, Indinavir, Methadon, Midazolam, Nevirapin, Phenprocoumon, Simvastatin, Tacrolimus, Theophyllin, Kontrazeptiva und Warfarin. Auch Zytostatika zur Behandlung eines Malignoms können durch Johanniskraut unterhalb ihrer wirksamen Dosis abgebaut werden. Eine Spiegelreduktion kann dramatische Effekte haben, z. B. eine Organabstoßung nach Transplantation bei ungenügender Immunsuppression durch zu niedrige Ciclosporin-Spiegel.

6.46 Werden Antidepressiva nur für Patienten mit einer Depression eingesetzt?

Nein. Antidepressiva werden zur Behandlung depressiver Symptome unterschiedlicher Genese eingesetzt, aber auch gegen Angst, Zwänge, Craving nach Drogen, Ess- und Schlafstörungen sowie Schmerzen und weitere Störungen. Depressive Symptome können bei fast allen psychischen Störungen auftreten. Die Negativsymptome einer Schizophrenie (affektive Verflachung, Antriebsmangel, kognitive Defizite) können in vielen Fällen eine antidepressive Therapie erforderlich machen. Patienten mit einer Demenz leiden häufig an Depressionen, die Wirksamkeit einer medikamentösen Behandlung scheint hier jedoch begrenzt zu sein. Antidepressiva haben sich bei Zwangs- und Angststörungen bewährt und sind zum Teil auch für diese Indikation zugelassen. Der SSRI Sertralin hat eine Zulassung für die Behandlung einer posttraumatischen Belastungsstörung, die mit Anhedonie, Dysphorie und Depressionen einhergehen kann. Persönlichkeitsstörungen sind häufig von depressiven Symptomen begleitet und erfordern eine antidepressive Behandlung. Das trizyklische Antidepressivum Doxepin scheint das Verlangen nach Drogen, insbesondere nach Opioiden zu lindern. Der zulassungsüberschreitende (Off-Label-)Einsatz von Antidepressiva kann sinnvoll sein, muss aufgrund erhöhter Risiken für Behandler und Patient aber gut begründet werden.

6.47 Welche Antidepressiva werden zur Behandlung einer Depression empfohlen?

Die genauen Empfehlungen im Überblick werden durch die jeweils aktuelle Leitlinie gegeben. SSRI (z. B. Escitalopram, Sertralin) und SSNRI (z. B. Venlafaxin und Duloxetin) sind in den meisten Fällen Mittel erster Wahl bei mittleren und schweren Depressionen. Trizyklische Antidepressiva (TZA) sind genauso wirksam, haben aber mehr Nebenwirkungen und Kontraindikationen. Daher werden TZA nicht als Mittel erster Wahl empfohlen. Reversible MAO-Inhibitoren (Moclobemid) sind wirksam und allgemein verträglich, aber ebenfalls wegen eines ungünstigeren Profils von Wechselwirkungen im Vergleich zu SSRI/SSNRI nicht Mittel der ersten Wahl. Daneben gibt es Antidepressiva, die in den Leitlinien einen hohen Empfehlungsgrad haben, die keiner der oben genannten Klassen zugeordnet werden können, z. B. Bupropion (Adrenalin- und Dopamin-Wiederaufnahmehemmer) und Mirtazapin (Alpha-2-Hemmer). Bupropion gilt als nebenwirkungsarm in Bezug auf sexuelles Erleben (im Vergleich zu SSRI/SSNRI); Mirtazapin ist schlafanstoßend und kann bei Einschlafstörungen im Rahmen einer Depression indiziert sein.

6.48 Wie groß ist der Wirksamkeitsunterschied zwischen Placebo und Antidepressiva?

Die Wirksamkeit der zugelassenen Antidepressiva ist durch Evidenz belegt. Der Placeboeffekt gilt auch bei pharmakodynamisch begründbar wirksamen Substanzen als wichtiger Bestandteil der Wirkung. Je kränker der Patient, desto eher tritt der Placeboeffekt in den Hintergrund. Für leichtgradige Depressionen und für die Behandlung älterer Patienten zeigen Studien, dass SSRI, SSNRI und TZA nur eine geringfügig bessere Wirkung haben als Placebo.

6.49 Gibt es bezüglich der Wirksamkeit von Psychotherapie und antidepressiver Medikation einen relevanten *geschlechtsspezifischen* Unterschied?

Die Studienlage ist bezüglich spezifischen Betrachtungen, pharmakokinetischen und -dynamischen sowie anderen Forschungsaspekten widersprüchlich. Aus diesem Diskurs leiten sich jedoch keine Empfehlungen ab, für die ein Konsens besteht. Es gibt jedoch bezüglich Antidepressiva geschlechtsspezifische Nebenwirkungen, z. B. sexuelle Funktionsstörungen bei Männern.

6.50 Können Antidepressiva eine Abhängigkeit erzeugen?

Nein. Antidepressiva erzeugen keine Abhängigkeit, können aber bei einer Dosisreduktion Absetzphänomene verursachen. Der eigentliche Begriff der Abhängigkeit bezieht sich auf Substanzen oder Verhaltensweisen, die hedonistisch oder euphorisch wirken. Durch Konditionierung und biologische Adaptionsprozesse kommt es im Verlauf des Konsums oder Verhaltens zu einem Störungsbild mit eigenem Krankheitswert. Dieser Prozess trifft für Antidepressiva im engeren Sinne nicht zu. Einige Antidepressiva, insbesondere Venlafaxin, verursachen jedoch bei zu rascher Reduktion oder plötzlichem Absetzen Symptome, die dem ursprünglichen Krankheitsbild ähnlich sind. So kann es z. B. im Fall von Venlafaxin zu depressivem Affekt, Angst oder Antriebsverlust kommen. Bei sedierenden Antidepressiva, die als Einschlafhilfe eingesetzt wurden, kann es zu Ein- und Durchschlafstörungen kommen. Es ist wichtig, Patienten darüber aufzuklären, dass Antidepressiva nicht abhängig machen, aber wegen Absetzphänomenen und eines Rezidivrisikos nicht abrupt abgesetzt werden sollten. Patienten haben oft Vorurteile gegenüber einem potenziellen Abhängigkeitssyndrom von Antidepressiva, da sie die unterschiedlichen Klassen von Psychopharmaka nicht unterscheiden und z. B. Benzodiazepine mit Antidepressiva verwechseln.

6.51 Welche Antidepressiva können kombiniert werden?

Grundsätzlich wird eine Monotherapie zur Behandlung von Depressionen empfohlen. Nur Antidepressiva mit unterschiedlichen Zielsystemen und Wirkmechanismen kommen für eine Kombination infrage. Die Kombination von serotonergen Medikamenten (z. B. TZA, Johanniskraut, SSRI und SSNRI) kann ein serotonerges Syndrom verursachen und ist daher mit Risiken behaftet. Die Kombination von Antidepressiva mit unterschiedlichen Wirkprofilen wird im Einzelfall umgesetzt, insbesondere die zeitlich versetzte Kombination von sedierendem Mirtazapin (zur Nacht) mit SSRI oder SSNRI am Morgen.

6.52 Wann werden Antidepressiva augmentiert?

Eine Augmentation wird durchgeführt, wenn mit Antidepressiva allein keine ausreichende Remission eintritt. Dazu werden Antidepressiva mit Medikamenten kombiniert, die als Einzelsubstanz meist nicht zur Monotherapie einer Depression eingesetzt werden, z. B. Lithium, Quetiapin oder Thyroxin.

6.53 Warum wirken die meisten Antidepressiva (SSRI, SSNRI, MAO-Hemmer) erst nach einigen Tagen?

Die Wirkung antidepressiver Medikation ist neurobiologisch nur unzureichend verstanden. Da die serotonerge Wiederaufnahmehemmung einen Effekt innerhalb von Stunden hat, müssen weitere neuroplastische Prozesse stattfinden. Es werden u. a. genetische Transkriptionsprozesse (im Rahmen von Rezeptordichteveränderungen und anderen neuronalen Veränderungen) vermutet. Für solche Prozesse wäre der beobachtete längere Zeitraum plausibel.

6.54 Welche Indikationen, Wirkungen, Neben- und Wechselwirkungen hat Venlafaxin als typischer Vertreter der SSNRI?

Venlafaxin wird hier als häufig verschriebene und wirksame Substanz in detaillierter Aufführung als Beispielsubstanz der SSNRI genannt. Viele Hinweise gelten auch für Cymbalta®, einen anderen SSNRI. Insbesondere die psychischen, sexuellen und kardiovaskulären Nebenwirkungen sowie die Wechselwirkungen von Cymbalta® sind denen von Venlafaxin ähnlich.

- **Indikationen:** Venlafaxin hat eine Zulassung für die Behandlung von Depressionen, generalisierter und sozialer Angststörung sowie Panikstörungen. Daneben gibt es auch Hinweise für eine Wirksamkeit bei chronischen und neuropathischen Schmerzen, Fibromyalgie, zur Migräneprophylaxe, aber auch für Zwangssymptome, klimakterische Beschwerden und das prämenstruell-dysphorische Syndrom.
- **Wirkung:** Venlafaxin hat eine antriebsteigernde und antidepressive Wirkung. Bei entsprechenden Störungen wirkt es angst-, zwang- und schmerzlindernd.
- **Psychische Nebenwirkungen** sind Apathie, Agitiertheit, ungewöhnliche Träume, Aggressionen, Suizid/Suizidgedanken, klinische Verschlechterung, hypomane oder manische Zustände (insbesondere bei positiver Familienanamnese für bipolare Störungen).
- **Somatische Nebenwirkungen:** Es gilt als insgesamt gut verträglich. Nichtsdestotrotz können vielfältige Nebenwirkungen auftreten. Sehr häufig sind Kopfschmerzen, Schwindel, Mundtrockenheit (erhöhtes Kariesrisiko), Übelkeit, Schwitzen. Weitere Nebenwirkungen können sein:
  - **Kardiovaskuläres System:** Ein dosisabhängiger Blutdruckanstieg ist häufig, daher sollten Kontrollen erfolgen. Auch eine erhöhte Herzfrequenz wird beobachtet.
  - **Sexuelle Funktionsstörungen:** Libidoabnahme, Ejakulations- und Orgasmusstörungen.
  - **Krampfanfälle:** Es besteht ein erhöhtes Risiko für Krampfanfälle.
  - **Knochenbrüche:** Diese können bei Patienten > 50 Jahre häufiger auftreten.
  - **Hyponatriämie:** Es können eine Hyponatriämie und/oder das Syndrom der inadäquaten ADH-Sekretion (SIADH) auftreten. Betroffen sind gewöhnlich Patienten mit Volumenmangel oder dehydrierte Patienten, einschließlich ältere Patienten sowie Patienten unter Diuretikatherapie.
  - **Serumcholesterin:** Klinisch relevante Erhöhungen des Serumcholesterins (hauptsächlich LDL-Cholesterin) wurden bei 5,3 % der mit Venlafaxin behandelten Patienten beobachtet.

  - **Abnorme Blutungen:** Arzneimittel, welche die Serotonin-Aufnahme hemmen, können zu einer Hemmung der Plättchenfunktion führen. Es können Haut- und Schleimhautblutungen sowie gastrointestinale Blutungen bis hin zu lebensbedrohlichen Hämorrhagien auftreten. Patienten mit Blutungsneigung einschließlich Patienten unter Antikoagulanzien und Thrombozytenaggregationshemmern sollten dahingehend sorgfältig überwacht werden.
  - **Engwinkelglaukom:** Unter Venlafaxin kann eine Mydriasis auftreten. Aus diesem Grund sollten Patienten mit erhöhtem Augeninnendruck oder einem Risiko für ein akutes Engwinkelglaukom (Winkelblockglaukom) sorgfältig überwacht werden.
- **Wechselwirkungen:** Eine Kombination mit Substanzen, welche die serotonerge Neurotransmission beeinflussen, kann es zu einem serotonergen Syndrom kommen. Serotonerge Substanzen, die verschrieben werden, sind: Triptane, Lithium, TZA, SSRI, SNRI, Fentanyl, Dextromethorphan, Tramadol, Tapentadol, Meperidin, Methadon, Pentazocin, Johanniskraut. Zu beachten sind ebenfalls alle Arzneimittel, die den Metabolismus von Serotonin beeinflussen, wie das Antibiotikum Linezolid und Methylenblau, mit reversibler nichtselektiver MAO-Hemmung oder Serotonin-Vorstufen (wie Tryptophan-Supplemente).

6.55 Welche Kontraindikationen bestehen für Venlafaxin?

Es werden neben der stets geltenden Überempfindlichkeit auf die Substanz selbst als Kontraindikationen für Venlafaxin schwere Leber- und Nierenfunktionsstörungen angegeben. Auch bei unbehandelter oder schlecht eingestellter arterieller Hypertonie und Patienten mit kardialen Risikofaktoren (insbesondere kardiale Insuffizienz und schwere Herzrhythmusstörungen) (vgl. Benkert und Hippius 2017) ist Venlafaxin nicht indiziert. Schwangere sollten keine SSRNI einnehmen, es sei denn, es ist notwendig. SSNRI gehen in die Muttermilch über, daher sollten Patientinnen, die stillen, keine SSRNI nehmen. Für Kinder und Jugendliche unter 18 Jahren ist Venlafaxin kontraindiziert.

6.56 „Mit beginnender Aktivierung des Antriebs, aber noch nicht gebessertem Affekt kann es zu Beginn der Therapie mit einer antidepressiven Medikation zu akuter Suizidalität kommen." Stimmt diese Aussage?

Unter antidepressiver Medikation kann eine akute Suizidalität auftreten. Dieses Phänomen ist aber in einigen Fällen **nicht** als „vorübergehender Nebeneffekt einer positiv einsetzenden Wirkung" zu verstehen, sondern als schwerwiegende unerwünschte Nebenwirkung.

SSRI werden in seltenen Fällen mit plötzlich auftretender Eigen- und Fremdaggression in Zusammenhang gebracht. Es existieren jedoch keine eindeutigen Empfehlungen für die verantwortungsvolle Entscheidung einer Fortsetzung oder eines Wechsels des Antidepressivums bei Auftreten von Suizidalität. Ob Suizidalität als Nebenwirkung der antidepressiven Medikation oder als Symptom der Depression auftritt, ist schwierig zu differenzieren. Sicher ist jedoch das allgemeingültige Prozedere bei Suizidalität jeder Genese: sorgfältige Anamnese, intensive Betreuung, engmaschiges Monitoring und Behandlung von Begleitsymptomen wie Angst, Agitation, Schlaflosigkeit und wahnhaften Symptomen.

MERKE

Antidepressiva sind für Gesunde mit hohen Risiken verbunden

Gesunde Probanden unter antidepressiver Medikation zeigen in Studien eine doppelt so hohe Rate an neu aufgetretener Aggressivität und Suizidalität wie Probanden unter Placebo.

6.57 Welches Antidepressivum wirkt sofort?

Eine sedierende Komponente von Mirtazapin und einigen TZA wirkt mit erster Einnahme der Medikation. Eine sofortige antidepressive Wirkung ist für kein Medikament bekannt.

6.58 Welches Antidepressivum ist Patienten zu empfehlen, die unter SSRI an Potenzstörungen gelitten haben?

Beim Auftreten sexueller Funktionsstörungen unter SSRI wird der Wechsel zu Bupropion empfohlen. Bupropion führt, soweit bekannt, deutlich seltener zu sexuellen Funktionsstörungen als SSRI oder SNRRI. Bupropion ist ein nichtsedierendes Antidepressivum und der einzige zugelassene kombinierte Dopamin-Noradrenalin-Wiederaufnahmehemmer (NDRI). In der Wirksamkeit ist es mit SSRI oder Venlafaxin vergleichbar.

Für Bupropion gelten folgende Kontraindikationen. Die Senkung der Krampfschwelle unter Bupropion verbietet das Medikament bei Epilepsie, ZNS-Tumoren oder anderen Krampfrisiken (z. B. Alkoholabusus, Diabetes). Auch die Gefahren einer Kombination mit anderen die Krampfschwelle reduzierenden Pharmaka (Antidepressiva, Antipsychotika, Theophyllin, systemische Steroide, Antimalariamittel und Chinolone sowie sedierende Antihistaminika) müssen beachtet werden (vgl. Benkert und Hippius 2017). Bupropion kann zu Anspannung und Aggressionen führen. Patienten mit anamnestisch bekannter Bulimie oder Anorexia nervosa dürfen kein Bupropion erhalten.

6.59 Ist Agomelatin in Wirkmechanismus und Effektstärke mit SSRI und SSNRI vergleichbar?

Studien vergleichen die Wirksamkeit von Agomelatin, SSRI und SSNRI. Agomelatin ist das einzige Antidepressivum, das durch einen Agonismus an den Melatonin-Rezeptoren wirkt. Es wirkt schlafanstoßend und wird besonders für Depressionen empfohlen, die mit zirkadianen Rhythmusstörungen einhergehen. Metaanalysen bezeichnen Agomelatin als gut verträglich.

6.60 Welche Antidepressiva haben zusätzlich eine günstige Wirkung auf Schmerzen?

Für trizyklische Antidepressiva (TZA) gibt es seit langer Zeit eine sehr fundierte Datenlage für eine schmerzreduzierende Wirkung. TZA haben eine analgetische Komponente, die nicht allein durch den antidepressiven Effekt erklärt werden kann, sodass eine direkte analgetische Wirkung angenommen wird. TZA (vor allem Amitriptylin, Nortriptylin und Desipramin) werden bei psychosomatischen und neuropathischen Schmerzen, Fibromyalgie sowie einigen Formen von Kopf- und

Rückenschmerzen erfolgreich angewendet. Bei Kontraindikationen für ein TZA kann auch auf einen SSNRI (Duloxetin oder Venlafaxin) ausgewichen werden. Für Duloxetin oder Venlafaxin ist ebenfalls eine wirksame Schmerzdistanzierung nachgewiesen worden. Die Befunde zu analgetischen Effekten von SSRI sind widersprüchlich; besser belegt ist die Wirksamkeit von SSNRI bei Schmerzsyndromen.

6.61 Warum wirkt Mirtazapin in niedriger Dosis (15 mg) oft stärker sedierend als in höheren Dosen (45 mg)?

Mirtazapin ist ein Antidepressivum mit sedierender Wirkung, das als präsynaptischer Alpha-2-Antagonist die noradrenerge und serotonerge Transmission steigert. Außerdem hat die Substanz eine schwache antagonistische Wirkung am Histamin-(H_1-)Rezeptor, der für seine sedierende bis schlafanstoßende Wirkung verantwortlich ist.

Der kontraintuitive Effekt von Mirtazapin, in niedrigeren Dosierungen stärker sedierend zu wirken als in hohen Dosen, ist eine klinische Erfahrung, die nicht explizit in der Fachinformation oder Studienlage formuliert wird. Patienten, die unter 15 mg Mirtazapin sehr sediert sind, lehnen eine Dosiserhöhung auf 30–45 mg oft ab, da sie befürchten, übersediert zu werden. Dies ist jedoch nicht der Fall, sodass Patienten ggf. darüber aufgeklärt werden sollten. Steht die Schlafstörung der Depression im Vordergrund, kann die niedrige Dosis oft besser wirken als die Zieldosis. Patienten, die unter 15 mg Mirtazapin keine ausreichende Sedierung verspüren, profitieren in der Regel nicht von einer Dosissteigerung.

INFO

Fahrtüchtigkeit unter Antidepressiva

Die Fahrtüchtigkeit wird durch sedierende Antidepressiva reduziert. Direkt nach Einnahme oder in der Phase der Eindosierung/Akutbehandlung der Medikation sind die Aufmerksamkeit und Konzentration des Fahrers auch bei sonst guter Verträglichkeit des Medikaments verringert, sodass auf das Führen eines Fahrzeugs verzichtet werden sollte. Nach Eingewöhnung und Remission durch die antidepressive Medikation ist die Fahrtüchtigkeit meist besser als vor Beginn der Therapie. Bei gut eingestellter Antidepressiva-Therapie ist das Führen eines Fahrzeugs erlaubt. Dabei gilt, dass der Fahrzeugführer vor jedem Antritt einer Fahrt selbst beurteilen muss, ob er sich als dazu fähig einschätzt. Dies gilt auch für Menschen ohne psychische Beschwerden.

6.62 Können Antidepressiva bei Menschen mit einer Schizophrenie eine Exazerbation psychotischer Symptome auslösen?

Eher nein. Antidepressiva gelten nicht als Auslöser psychotischer Episoden bei schizophrenen Patienten. Eine starke Änderung des Affekts, Antriebs oder andere Wirkungen von Antidepressiva können jedoch eine Dynamik verursachen, die wahnhaft verarbeitet wird. Patienten, die unter einer Psychose leiden, berichten von einer sehr unterschiedlichen inneren Wahrnehmung der Wirkungen einer antidepressiven Medikation. Antidepressiva sind eine Möglichkeit, die Negativsymptomatik teilweise zu lindern. Es ist zu empfehlen, eine Neueinstellung mit Antidepressiva langsam zu gestalten und engmaschig zu begleiten. Patienten, die unter einer bipolaren Störung leiden, können unter Antidepressiva manisch exazerbieren, sodass für schizoaffektive Störungen eine etwas höhere Gefährdung angenommen werden muss.

6.63 Wie beeinflussen sich orale Kontrazeption und Antidepressiva gegenseitig?

Für SSRI und TZA gibt es keine Hinweise, dass die kontrazeptive Wirkung der „Pille“ verändert wird. Eine orale Kontrazeption scheint auch keinen Einfluss auf die Wirkung von Antidepressiva zu haben. **Cave:** Johanniskraut kann die Wirkstoffkonzentration der oralen Kontrazeption durch Enzyminduktion senken, sodass es zu ungewollten Schwangerschaften kommen kann.

6.64 Welche Antidepressiva werden für Patienten mit kardialen Erkrankungen empfohlen?

Patienten mit kardiovaskulären Erkrankungen haben ein höheres Risiko, an Depressionen zu erkranken. Die Kombination von kardiovaskulären Erkrankungen und Depressionen erhöht die Mortalität. Somit hat ein Screening entsprechender Patienten und ggf. eine antidepressive Intervention hohe Priorität. Die meisten Antidepressiva haben Nebenwirkungen, die den Blutdruck und die kardiale Reizleitung betreffen. Somit sind eine Abwägung des Nebenwirkungsprofils und ein entsprechendes Monitoring (EKG) wichtig.

Der SSRI Sertralin wird in der Risiko-Nutzen-Gewichtung als potenziell geeignetes Antidepressivum für Patienten mit kardiovaskulären Erkrankungen bewertet. Patienten mit einem Risiko für ventrikuläre Arrhythmien haben durch Bupropion das geringste Risiko bezüglich Überleitungsstörungen. Eine Reizleitungsverzögerung (QTc-Zeit) können TZA, einige SSRI, NSRI und Mirtazapin verursachen. Eine Hypertension kann durch SSNRI und MAO-Hemmer ausgelöst werden, eine orthostatische Hypotension durch TZA, Trazodon und MAO-Hemmer. Patienten mit kardiovaskulären Erkrankungen sollten grundsätzlich keine TZA und MAO-Hemmer erhalten.

6.65 Welche Antidepressiva sind für Patienten mit Epilepsie geeignet?

Ein Drittel aller Patienten mit einer Epilepsie leidet an depressiven Symptomen. Damit ist eine antidepressive Behandlung dieser Patientengruppe relevant. TZA, Bupropion und Maprotilin können die Krampfschwelle senken und sind bei bekannten Krampfanfällen kontraindiziert. SSNRI können Krampfanfälle auslösen, sind aber nicht absolut kontraindiziert. Für SSRI ist die Studienlage unsicher. Solange keine sicheren Empfehlungen vorliegen, ist eine individuelle Auswahl eines Antidepressivums mit Monitoring der möglichen Nebenwirkungen zu empfehlen. Eine Anfallsanamnese ist wichtiger als ein EEG (Benkert und Hippius 2017). Die Eindosierung sollte besonders vorsichtig erfolgen.

6.66 Warum ist die medikamentöse Behandlung der bipolaren affektiven Störung komplex?

Die Medikationsempfehlung für die bipolare Störung ist komplex, da

- Patienten in einer manischen Phase ihre Medikation absetzen und per se keine Medikation akzeptieren,
- die bipolare Störung im Verlauf unterschiedliche Formen (z. B. gemischte Zustände, Bipolar I oder II, Rapid Cycling) aufweist,

- mehrere heterogene Gruppen von Medikamenten zur Verfügung stehen (z. B. Antidepressiva, Stimmungsstabilisierer, atypische Antipsychotika),
- im Querschnitt die Akutbehandlung, die Phasenprophylaxe und deren Übergänge beachtet werden müssen und
- zahlreiche Neben- und Wechselwirkungen sowie Komplikationen der einzelnen Medikationen bestehen (z. B. Switch-Risiko, Toxizität, Teratogenität, Enzyminduktion und metabolisches Syndrom).

Eine gut abgestimmte medikamentöse Behandlung einer bipolaren Störung ist ein entscheidender Bestandteil für die Lebensqualität des Betroffenen.

MERKE

Unterschiedliche Konzepte in der Behandlung verschiedener Phasen einer bipolaren Störung

In der medikamentösen Behandlung der bipolaren affektiven Störung müssen drei unterschiedliche Konzepte voneinander unterschieden werden:

- Behandlung einer manischen Phase (▶Abb. 6.4)
- Behandlung einer depressiven Phase (▶Abb. 6.5)
- Phasenprophylaxe der bipolaren Störung (▶Abb. 6.6)

Für jede der drei Indikationen liegt in der Langversion der Leitlinie der bipolaren Störung ein individueller Algorithmus zur Auswahl der Therapie vor. Die Empfehlungen basieren auf zahlreichen Metastudien.

6

6.67 Wie wird eine manische Phase therapiert?

Eine medikamentöse Behandlung einer manischen Phase ist dringend indiziert. Unbehandelte manische Phasen eskalieren in der Regel. Die Leitlinien zur Behandlung einer manischen Episode geben First-Line- und Second-Line-Medikationen sowie weitere Maßnahmen an (▶Abb. 6.4). Nach Sicherstellung entsprechender Schutzmaßnahmen für den Patienten erfolgt zur Planung der Therapie eine entsprechende Beratung, Aufklärung und Einwilligung des Patienten oder seines gesetzlichen Vertreters.

6.68 Welche Medikamente werden zur Behandlung einer depressiven Phase im Rahmen einer bipolaren affektiven Störung empfohlen?

SSRI und Bupropion werden zur antidepressiven Behandlung bei Patienten mit einer bipolaren affektiven Störung empfohlen. Die Datenlage erlaubt keine Aussage darüber, ob ein Antidepressivum in Monotherapie gegeben werden sollte. Auch für atypische Antipsychotika werden Empfehlungen in der betreffenden Leitlinie ausgesprochen: z. B. für Quetiapin (Empfehlungsgrad B) (▶Abb. 6.5). Zu beachten sind der Off-Label-Use von Antipsychotika zur Behandlung einer akuten Depression und die entsprechenden Nebenwirkungen (metabolisches Syndrom und Sedierung).

MERKE

Antidepressiva sind für remittierte bipolare Patienten nicht uneingeschränkt empfohlen.

Die Fortführung eines Antidepressivums nach Überwindung der bipolaren Depression brachte in einer RCT keinen Vorteil gegenüber der alleinigen Gabe eines Stimmungsstabilisators.

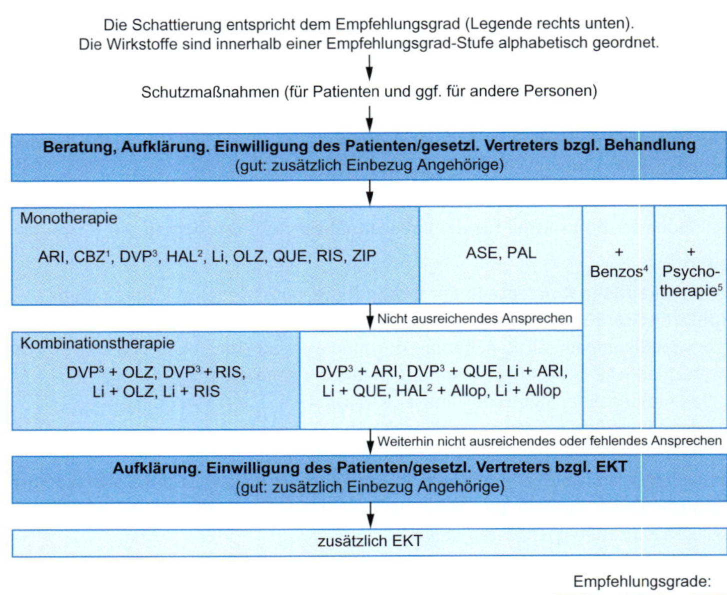

Abb. 6.4 Phasenspezifische Therapie der Manie gemäß S3-Leitlinie
1: Beachte hohes Interaktionsrisiko; 2: im Rahmen einer Notfallsituation oder zur Kurzzeittherapie; 3: Vorsicht: gilt nicht für Frauen im gebärfähigen Alter; 4: zeitlich eng begrenzt; 5: Kontakt halten; bei leichteren Phasen verhaltensnahe Maßnahmen.
Allop = Allopurinol; ASE = Asenapin; ARI = Aripiprazol; Benzos = Benzodiazepine; CBZ = Carbamazepin; EKT = Elektrokonvulsionstherapie; HAL = Haloperidol; KKP = klinischer Konsenspunkt; Li = Lithium; OLZ = Olanzapin; PAL = Paliperidon; QUE = Quetiapin; RIS = Risperidon; DVP = Valproat; ZIP = Ziprasidon [W1044/L231]

Trotzdem wird zur weiteren Behandlung nach Abklingen der Akutphase eine unveränderte Gabe der zur Remission führenden Medikation empfohlen. Besonders bei schweren, psychotischen, mit Suizidalität einhergehenden oder häufig rezidivierenden Depressionen wird eine mehrmonatige unveränderte medikamentöse Therapie empfohlen.

INFO

Switch-Risiko

Im Verlauf einer Depression im Rahmen einer bipolaren Störung kann es relativ plötzlich zum Umschlagen der Symptomatik in eine manische oder gemischte Episode kommen. Es ist unklar, welchen Anteil am Risiko eines solchen Umschlagens die Wahl, die Dosierung und die Behandlungsdauer des antidepressiven Wirkstoffs sowie prädisponierende Faktoren des Patienten haben (Statement 13 aus der Leitlinie für bipolare Störungen 2012).

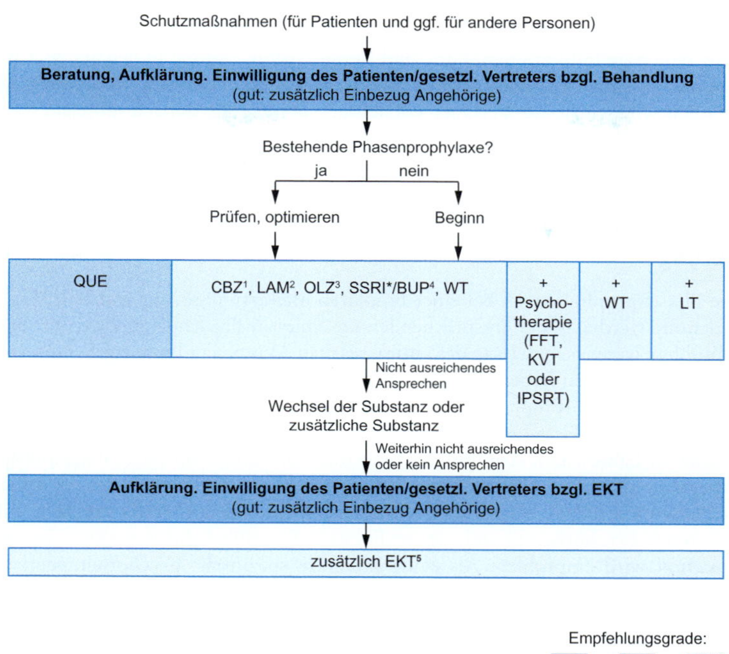

Abb. 6.5 Behandlung von Depressionen bei bipolar erkrankten Patienten gemäß S3-Leitlinie
1: Beachte hohes Interaktionsrisiko; 2: Beachte Erfordernis langsamer Aufdosierung; 3: Evidenz der Überlegenheit der Kombination mit Fluoxetin ist spärlich; 4: nicht zur alleinigen Phasenprophylaxe geeignet; 5: Grad B in lebensbedrohlichen Situationen; * Fluoxetin, Paroxetin, Sertralin
BUP = Bupropion; CBZ = Carbamazepin; EKT = Elektrokonvulsionstherapie; FFT = familienfokussierte Therapie; IPSRT = interpersonelle und soziale Rhythmustherapie; KKP = klinischer Konsenspunkt; KVT: kognitive Verhaltenstherapie; LAM = Lamotrigin; LT = Lichttherapie; OLZ = Olanzapin; QUE = Quetiapin; SSRI = selektiver Serotonin-Wiederaufnahmehemmer; WT = Wachtherapie [W1044/L231]

6.69 Welche Maßnahmen sollten ergriffen werden, um im Rahmen einer bipolaren Erkrankung unter antidepressiver Medikation das „Switch-Risiko" in depressiven Phasen zu vermeiden?

- Gegen Antidepressiva zur **Akutbehandlung** einer bipolaren Depression spricht die Feststellung einer nur leichtgradigen Depression.
- Gegen Antidepressiva zur **Phasenprophylaxe** einer bipolaren Depression (Leitlinie) spricht:
  - Anamnestisch sind schwere Manien, gemischte Episoden oder Rapid-Cycling bekannt.
  - Die aktuelle Medikation beinhaltet bereits ein Medikament mit erhöhtem Switch-Risiko.
  - Der aktuelle Befund weist auf hypomane oder manische Symptome hin.

Eine medikamentöse antidepressive Behandlung von Patienten, die ein Risiko für manische Episoden haben, erfordert eine gründliche Anamnese und Befunderhebung, eine enge Indikationsstellung und Verlaufsbeobachtung. In den ersten 4 Wochen nach Beginn der pharmakotherapeutischen Intervention sind mindestens wöchentliche Gespräche zur Verlaufsbeobachtung notwendig, danach sollte ein weiteres Monitoring mit sinkender Frequenz bestehen bleiben. Welche Antidepressiva das geringste Risiko für einen „Switch" haben, ist umstritten.

6.70 Wie gestaltet sich die Phasenprophylaxe der bipolaren Störung?

Eine Phasenprophylaxe ist bei einer bipolaren affektiven Störung indiziert. Einige Wirkstoffe werden in der entsprechenden Leitlinie zur Phasenprophylaxe nur dann empfohlen, wenn sie bereits in der antimanischen Akutbehandlung zur Symptomreduktion beigetragen haben. Lithium ist das Mittel mit der besten Evidenz für die Phasenprophylaxe (Empfehlungsgrad A). Die Leitlinie nennt für diese Indikation weitere wirksame First-Line-Medikamente mit einem geringeren Empfehlungsgrad (B oder 0): Lamotrigin, Aripiprazol, Carbamazepin und Valproat. Olanzapin und Risperidon als Depotpräparat können bei bewiesener Wirkung in der Akutphase zur Phasenprophylaxe eingesetzt werden. Es soll eine Monotherapie erfolgen. Eine begleitende Psychotherapie mit einem Fokus auf ausführliche interaktive Psychoedukation wird empfohlen. Als evidenzbasierte spezifische psychotherapeutische Methoden werden KVT, familienfokussierte Therapie, interpersonelle Therapie und soziale Rhythmustherapie genannt.

Wenn es zu keinem Ansprechen auf das ausgewählte Mittel kommt, ist eine andere Monotherapie auszuwählen. Wenn der Patient auch darauf nicht ausreichend anspricht, soll eine Kombinationstherapie initiiert werden. Die Leitlinie empfiehlt eine Kombination von Valproat und Quetiapin *oder* Ziprasidon *oder* Lithium. Lithium kann mit Ziprasidon kombiniert werden. Ziprasidon soll in beiden Kombinationsformen nur bei vorherigem Ansprechen auf manische Symptome angewendet werden. Eine Kombination mit Quetiapin wird zur Phasenprophylaxe nur dann empfohlen, wenn es in dieser Kombination bereits in der antimanischen Therapie Wirkung gezeigt hat.

Bei anhaltender Persistenz von schweren manischen Symptomen und Ausschöpfung aller medikamentösen Optionen ist nach entsprechender Aufklärung und Einwilligung eine Elektrokrampftherapie (EKT) indiziert (▶ Abb. 6.6).

6.71 Welche unterschiedlichen therapeutischen Spiegel sind für Lithium je nach Patientengruppe und Störung indiziert?

Lithium hat eine enge therapeutische Breite. Die indizierten Spiegel unterscheiden sich je nach vorliegender Diagnose und Patient:

- 0,4–0,6 mmol/l störungsübergreifend bei geriatrischen Patienten
- 0,6–0,8 mmol/l als Langzeitprophylaxe affektiver und schizoaffektiver Psychosen
- 0,5–0,7 mmol/l bei Augmentation mit Antidepressiva
- 0,5–1,0 mmol/l bei Monotherapie bei akuter Depression
- 1,0–1,2 mmol/l bei antimanischer Therapie

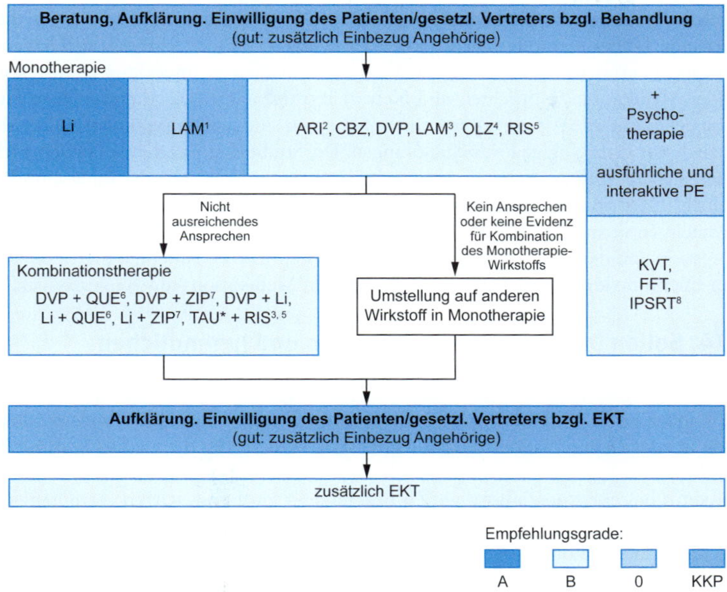

Abb. 6.6 Therapiealgorithmus Phasenprophylaxe gemäß S3-Leitlinie
1: gegen depressive Episoden bei Ansprechen in Akutphase, KKP für Einsatz gegen depressive Episoden auch ohne Ansprechen in Akutphase; 2: gegen manische Episoden bei Ansprechen in Manie; 3: bei Rapid Cycling; 4: bei Ansprechen in Manie; 5: Depotpräparat bei Ansprechen in Akutphase; 6: bei Ansprechen auf diese Kombination in Akutbehandlung; 7: bei Ansprechen auf ZIP in Manie; 8: bei Beginn in akuter Phase und längerfristiger Planung; 9: Behandlung wie üblich: jede Monotherapie und Kombination von Antidepressiva, Stimmungsstabilisierer und Anxiolytika erlaubt
ARI = Aripiprazol; CBZ = Carbamazepin; DVP = Valproat; EKT = Elektrokonvulsionstherapie; FFT = familienfokussierte Therapie; IPSRT = interpersonelle und soziale Rhythmustherapie; KVT: kognitive Verhaltenstherapie; LAM = Lamotrigin; Li = Lithium; OLZ = Olanzapin; PE = Psychoedukation; QUE = Quetiapin; RIS = Risperidon; ZIP = Ziprasidon [W1044/L231]

6.72 Wie wird der Erfolg einer Phasenprophylaxe einer bipolaren affektiven Störung beurteilt?

Der Erfolg der Phasenprophylaxe lässt sich im remittierten Zustand nicht mehr durch eine messbare Symptomreduktion beurteilen. Aufgrund dieser Unsicherheit empfiehlt die entsprechende Leitlinie eine Beurteilung des Krankheitsverlaufs nach der doppelten Zeitdauer, des letzten oder typischen Phasenintervalls. Ein Phasenintervall umfasst sowohl die Dauer der Phase mit affektiven Symptomen (z. B. 3 Monate) als auch die symptomfreie Zeit danach bis zum erneuten Auftreten einer Phase (z. B. 1 Jahr). Dann wäre eine Phasenprophylaxe aufgrund des Verlaufs über 2½ Jahre zu beurteilen. Bei Rezidiven innerhalb von 6 Monaten sollte das Behandlungsregime nicht geändert werden.

6.73 Was ist bei der Medikation mit Antidepressiva von Menschen über 65 Jahren zu beachten?

Wie für alle anderen Psychopharmaka gilt es auch für Antidepressiva, bei älteren Menschen enge Indikationen zu stellen, geringe Dosen zu verwenden, eine ggf. ausbleibende Wirkung zu erfassen und zeitnah mit Absetzen zu reagieren, Interaktionen mit bestehender Medikation zu beachten und Nebenwirkungen aktiv zu erfassen. Diese Hinweise gelten für alle Altersgruppen, ältere Patienten sind jedoch besonders vulnerabel für auch nur geringfügige Fehlbehandlungen. Die Studienlage zeigt eine nur schwache und unsichere Wirksamkeit von Antidepressiva bei erhöhter Nebenwirkungsempfindlichkeit. TZA sind aufgrund der anticholinergen Komponente bei älteren Patienten allgemein zu vermeiden. Die Reduktion von Lebensqualität im Rahmen einer Altersdepression und die erhöhte Suizidrate bei älteren depressiven Patienten macht die Prüfung einer individuell angepassten antidepressiven Medikation jedoch unerlässlich.

6.74 Sollen Depressionen bei Kindern und Jugendlichen medikamentös behandelt werden?

Für Kinder unter 13 Jahren gibt es keine ausreichende empirische Evidenz, daher sollte in erster Linie Psychotherapie empfohlen werden. Für die medikamentöse Behandlung von Jugendlichen ist die Wirksamkeit von SSRI stark umstritten. Nur für Fluoxetin besteht eine Zulassung. Zu beachten ist ein hohes Risiko für potenzielle Wechselwirkungen mit anderen Medikamenten. Fehlende Wirksamkeit bei Kindern und Jugendlichen konnte für Mirtazapin nachgewiesen werden. Auch TZA, Paroxetin, MAO-Hemmer und Venlafaxin sollen laut Leitlinie bei Kindern und Jugendlichen nicht eingesetzt werden.

Aufgrund der geringeren Nebenwirkungen ist auch bei Jugendlichen zunächst eine psychotherapeutische Behandlung zu empfehlen. Evidenz besteht dabei für kognitiv-verhaltenstherapeutische und für interpersonelle Psychotherapie. Bei schweren Depressionen kann bereits zu Beginn eine Kombinationstherapie (Psychotherapie und SSRI) erwogen werden.

6.75 Wie wird eine antidepressive Therapie für Patienten mit einer Krebserkrankung angepasst?

Depressionen, Schmerzen, Fatigue und Insomnie werden für Patienten mit verschiedenen Malignomerkrankungen hinsichtlich der Lebensqualität als besonders einschränkend beschrieben. Je näher der Todeszeitpunkt ist, desto ausgeprägtere Symptome werden beobachtet. Die o. g. Symptome begleiten die meisten schwerwiegenden Malignomerkrankungen und beeinflussen sich in negativer Weise gegenseitig. Die Behandlung hat daher unterschiedliche Ansatzpunkte und erfolgt interdisziplinär. Viele Patienten empfinden es als stigmatisierend, von einem Psychiater behandelt zu werden. Wirksame psychiatrische Basismaßnahmen benötigen keinen Psychiater. Basismaßnahmen umfassen transparente und menschliche Gesprächsführung, konstruktiv formulierte prognostische Aussagen und supportive Psychotherapie. Ein spezielles Antidepressivum wird nicht empfohlen, bei hepatischer Insuffizienz muss bei entsprechend verstoffwechselten Medikamenten die Dosis angepasst oder auf renal ausgeschiedene Substanzen gewechselt werden. Ein Buch, das sich ausschließlich mit dem Thema befasst und auch Patienten empfohlen werden kann: Heim ME, Weis J. Fatigue bei Krebserkrankungen: Erkennen – Behandeln – Vorbeugen. Stuttgart: Schattauer 2014.

6.76 Sind Antidepressiva bei Gesunden zur Steigerung des Affekts und Antriebs wirksam?

Eher nein. Gesunde Probanden zeigen unter SSRI ein erhöhtes Risiko für Aggressivität und Suizidalität; SSRI sind für gesunde Menschen kontraindiziert. Ob Antidepressiva das Potenzial einer positiven Wirkung bei Gesunden haben, ist bei fehlenden Daten hypothetisch und neurobiologisch komplex, da es verschiedene Antidepressiva mit unterschiedlichen Wirkmechanismen gibt. Zudem ist unklar, warum Antidepressiva bei einigen depressiven Patienten wirken, bei anderen nicht. Zahlreiche Studien zeigen, dass die getesteten Antidepressiva mit serotonerger Wirkung auch bei Gesunden in den betreffenden Stoffwechsel eingreifen. Die Studienergebnisse zu den daraus resultierenden Wirkungen sind jedoch sehr heterogen und reichen von primär negativen Effekten über neutrale Befunde bis hin zu einer positiven Wirkung auf Affekt und Antrieb. Die Inkaufnahme potenzieller Nebenwirkungen durch Antidepressiva ohne eine entsprechende Indikation stellt einen Kunstfehler dar.

6.77 Wie unterscheidet sich der anhaltende Effekt von antidepressiver Medikation und kognitiver Verhaltenstherapie (KVT) nach Beendigung der Therapie?

Ein oft betonter Vorteil der KVT ist der länger anhaltende Effekt nach Ende der Therapie gegenüber Medikation. Dies ist plausibel, wenn eine Therapie zu bleibenden Veränderungen im Denken und Verhalten geführt hat und somit die Betroffenen dauerhaft anders auf Belastungen reagieren können. Der anhaltende antidepressive Effekt nach Abschluss der Maßnahme wird als Carry-over-Effekt bezeichnet.

6.78 Warum wird die Elektrokrampftherapie (EKT) in Deutschland weniger angewendet, als bei schweren Depressionen indiziert wäre?

Die EKT ist eine verträgliche und wirksame Therapieoption bei behandlungsresistenten schweren Depressionen. Dennoch ist die Anwendung noch eher eine Ausnahme und bei Patienten überwiegend aversiv besetzt. Es gibt Gründe, welche die Anwendung einer EKT mit einem vermehrten Aufwand in Verbindung bringen: vermeintliche ethische Bedenken, unbegründete Ängste bei Patienten, höherer Aufwand für Behandler und Patienten bzgl. Aufklärung und Durchführung, Notwendigkeit einer schriftlichen Einverständniserklärung für die Narkose. Sie sollten bei einer Indikation jedoch keine Einschränkungen für eine Behandlung darstellen. Der Terminus Elektrokrampftherapie ist historisch negativ besetzt und mit einem bewusst erlebten Krampfanfall assoziiert. Diese Hürden sollten den Behandler aber nicht abhalten, eine EKT anzubieten.

6.79 Welche Indikationen und Kontraindikation bestehen bezüglich einer EKT im Rahmen einer antidepressiven Behandlung?

Die wichtigste Indikation der EKT als Behandlungsalternative ist eine therapieresistente schwere Depression. Bei vorherigen Remissionen durch EKT-Behandlungen ist eine EKT bei einem erneuten Rezidiv ebenfalls indiziert. EKT kommt auch bei katatonen Schizophrenien zum Einsatz.

6

INFO

Elektrokrampftherapie (EKT)

Die EKT ist ein sicheres Verfahren, bei Kurzzeitnarkosefähigkeit gibt es keine absoluten Kontraindikationen. EKT kann in der Jugendmedizin, in der Geriatrie, bei Herzschrittmacherträgern, Schwangeren und Patienten mit länger zurückliegendem Herz- oder Hirninfarkt angewendet werden. Bei besonderen Konstellationen soll EKT laut Leitlinie jedoch nur nach individueller Nutzen-Risiko-Abwägung angewendet werden. Relative Kontraindikationen sind ein kürzer zurückliegender Herz- oder Hirninfarkt oder erhöhter intrakranieller Druck.

6.80 Wie läuft eine EKT praktisch ab?

Eine EKT wird gemeinsam von einem Anästhesisten und einem Psychiater durchgeführt. Die Leitlinie sieht eine Therapieserie mit insgesamt 10 Behandlungen vor, mit 2–3 EKTs pro Woche. Bei der EKT wird unter Relaxation und Kurzzeitnarkose uni- (rechte Hemisphäre) oder bilateral ein generalisierter Krampfanfall elektrisch ausgelöst. Bei ausbleibendem Erfolg kann die Elektrodenposition gewechselt und die Reizintensität erhöht werden. Die EKT hat bzgl. einer Remission oft keinen stabilen Langzeiteffekt, sodass ggf. eine Erhaltungstherapie notwendig wird. Dann werden über einen Zeitraum von 6 Monaten Behandlungen mit sinkender Frequenz, z. B. 1-mal pro Woche bis 1-mal pro Monat durchgeführt.

Eine Psychotherapie wird während der EKT oft parallel weitergeführt. Der zusätzliche Nutzen für eine EKT-begleitende Pharmakotherapie ist umstritten. Die Leitlinie rät zur Vorsicht bei Kombination von EKT und Pharmakotherapie (insbesondere für Lithium und TZA), rät aber im Sinne des Ausschöpfens aller Möglichkeiten nicht von der Kombination ab. Nach Abschluss der EKT-Serien empfiehlt die Leitlinie immer eine Erhaltungstherapie mit Psycho- und Pharmakotherapie.

6.81 Welche Nebenwirkungen und Komplikationen hat eine EKT?

Die häufigsten Nebenwirkungen der EKT sind Kopfschmerzen, Schwindel und Muskelkater. Leichte bis mittelschwere mnestische Defizite und Verwirrung in den Stunden nach der EKT sind ebenfalls oft zu beobachten. Bei belastenden Nebenwirkungen sollen die Behandlungsfrequenz und/oder die Reizintensität reduziert werden. Kognitive Defizite werden als über 2 Wochen rückläufig beschrieben; in seltenen Fällen persistieren quälende partielle retrograde Amnesien. Als Komplikation werden Herzrhythmusstörungen, Blutdruckdysregulationen und prolongierte Krämpfe beschrieben.

6.82 Wie kann Schlafentzug sowohl zur Folter als auch Therapie genutzt werden?

Eine begrenzte Phase mit gemäßigtem Schlafentzug kann einen vorübergehenden antidepressiven Effekt haben. Wenn der Schlaf gegen den Willen gestört wird, stellt dies einen erheblichen Eingriff in die Regelkreise des Betreffenden dar. Ein exzessiver Schlafentzug gilt als Folter. Patienten, die aus Angst, Grübeln oder Anspannung nicht ein- oder durchschlafen können, empfinden diese Störung oft als ein besonders quälendes Symptom. Warum der therapeutische Entzug eine positive Wirkung hat, bleibt unklar.

6.83 Für welche Patienten ist eine Schlafentzugstherapie nicht geeignet?

Patienten mit Krampfleiden, akuter Suizidalität, gemischter oder manischer Episode, multimorbiden Leiden oder psychotischen Symptomen sollten keinen Schlafentzug durchführen. Patienten, die Hypnotika oder sedierende Antidepressiva einnehmen, sind ebenfalls nicht für einen Schlafentzug geeignet.

6.84 Wie kann das Personal einer psychiatrischen Station einen Schlafentzug für depressive Patienten optimal gestalten?

Das Setting eines Schlafentzugs trägt entscheidend zum Erfolg bei. Schlafentzug kann partiell (zweite Nachthälfte) oder vollständig sein. Die Leitlinie empfiehlt eine Nacht mit Schlafentzug pro Woche. Sinnvoll ist die Durchführung in einer Gruppe mit Angeboten für Tätigkeiten während des Wachseins, z. B. Handarbeit oder Lesen. Eine Lichttherapie ist eine positive Ergänzung, die den Schlafentzug einfacher und möglicherweise effektiver macht. Patienten, die nach einem zweiten Versuch keine Besserung spüren, sollten nicht an weiteren Schlafentzügen teilnehmen.

6.85 Welche Wirksamkeit hat Lichttherapie für nicht saisonal bedingte Depressionen?

Lichttherapie zeigt für „Winterdepressionen" bei ausreichend langer Anwendung eine gute Wirksamkeit. Bei anderen Depressionsformen ist die Wirkung ebenfalls belegt, aber laut den Studien der Leitlinien „nur bescheiden". Da Lichttherapie von vielen Patienten als angenehm erlebt wird und nebenwirkungsarm ist, sollte diese Option in der Behandlung von Depressionen stets erwogen und ggf. versuchsweise eingesetzt werden.

INFO

Sonnenbrand als Nebenwirkung

Lichtsensibilisierende Medikamente (z. B. Hypericum, Phenothiazin-Neuroleptika und Lithium) sind nicht oder nur mit Vorsichtsmaßnahmen für eine Kombination zur Lichttherapie geeignet, wenn diese UV-Strahlung abgibt. Das Strahlenspektrum der verwendeten Lichtquelle unterscheidet sich je nach Apparat und sollte bei der Verwendung bekannt sein.

6.86 Was spürt der Patient bei einer hochfrequenten repetitiven transkraniellen Magnetstimulation?

Die repetitive transkranielle Magnetstimulation (rTMS) wirkt über eine elektromagnetische Induktion auf Neuronen. Der Patient bekommt dazu eine Magnetspule an den Kopf gehalten und hört ein Klicken. Er spürt bei richtiger Lokalisation nichts. Für eine richtige Lokalisation muss der Kopf in einer Standardposition stillgehalten werden, manchmal werden dazu Fixierungselemente benutzt, die als unangenehm erlebt werden. Die Behandlungsfrequenz beträgt 10–30 min Stimulation für 3–6 Wochen. Die rTMS ist noch im experimentellen Stadium und an nur wenigen Kliniken verfügbar, kann aber bei bestimmten Patienten gute Effekte erzielen. Sie ist mit allen anderen Therapieoptionen kombinierbar. Langzeiteffekte bezüglich der Remission sind umstritten.

6.87 Welche Erkenntnisse der neurobiologischen Forschung helfen depressiven Patienten?

Fast keine. Die Forschung steht in der Kritik, nur wenig konkrete Interventionen für Patienten mit psychischen Erkrankungen zu etablieren. Daraus ergibt sich u. a. die Forderung nach **translationaler Medizin** und **partizipativer Forschung.** Das Konzept der translationalen Medizin beschäftigt sich mit dieser Problematik. Translationale Medizin beschreibt die Zusammenarbeit zwischen Forschung, Patient und der Gesellschaft („benchside, bedside and community"). Die Erkenntnisse aus der Forschung sollen anwendbaren Einfluss auf die gesundheitliche Versorgung der Gesellschaft haben.

Die aktuellen Fortschritte in der Psychotherapie und Psychiatrie basieren am ehesten auf der Weiterentwicklung bekannter Grundkonzepte und dem vermehrten Bezug auf ethische und psychosoziale Aspekte. Neurobiologische Erkenntnisse skizzieren ein immer differenzierteres Bild von grundlegenden Prozessen: z. B. Aufmerksamkeit, Lernen, Gedächtnis, Sinneswahrnehmungen, Schmerzempfinden, Schlaf und Appetitregulation. Für bestimmte psychische Erkrankungen (z. B. Schizophrenie oder Depression) konnten einzelne Störungen in diesen Domänen festgestellt werden, ohne deswegen ein übergreifendes Krankheitskonzept zu entwickeln. Dennoch hat sich bis jetzt aus den Erkenntnissen weder für Diagnostik oder Therapie der affektiven Störungen ein spürbarer Fortschritt oder gar ein Paradigmenwechsel ergeben. Auch wird die Einbindung von Patientengruppen gefordert, die bislang zu wenig in der Forschung beachtet wurden, z. B. nichtwestliche Kulturen, Frauen und Migranten. Diese Art Forschung wird als „partizipative Forschung" bezeichnet und könnte zu einer verbesserten (Versorgungs-)Forschung und anwendbaren Ergebnissen führen.

6.88 Um welche Aufgaben kümmert sich der Sozialarbeiter in der Arbeit mit schwer depressiven Patienten?

Der Sozialarbeiter ist ein professioneller Berater und Wegbegleiter, der dem Patienten Unterstützungsmaßnahmen für die sozialen Folgen chronischer Erkrankungen verfügbar macht. Im Vordergrund steht die Teilhabe, z. B. durch die Wiedereingliederung in die Arbeitswelt. Auch familienrechtliche Sachverhalte (Beratung zu Sorgerecht, Scheidung) werden durch Sozialarbeiter koordiniert. Der Sozialarbeiter hat somit eine oft unterschätzte zentrale Rolle in der Wiederherstellung von Aspekten, die dem Patienten einen wesentlichen Teil von Lebensqualität sichern können. Zu weiterführenden Informationen zur Rehabilitation siehe auch ▶ Kap. 5 (→ Frage 5.58 ff.).

6.89 Welche Beratungsangebote sind für Menschen mit einer bipolaren affektiven Erkrankung hilfreich?

Die Häufigkeit und Krankheitslast der manisch-depressiven (bipolaren) Erkrankung machen dieses Störungsbild zu einem sehr wichtigen Thema in der Psychiatrie. Es gibt zur bipolaren Störung ein umfangreiches und vielfältiges Angebot an Leitlinien, Präventions-, Informations- und Therapieangeboten für Betroffene, Angehörige und Professionelle. Schwerpunkte der Versorgung sind der sogenannte **Trialog,** die **Wissensvermittlung** (**Psychoedukation**) und die **Selbsthilfe.**

Die **Wissensvermittlung** umfasst die Aufklärung über die komplexe medizinische Materie und das Versorgungssystem, aber auch Hilfestellung in der persönlichen Bewältigung der Erkrankung. Im Sinne des Trialogs wendet sich die Wissensvermittlung an alle Betroffenen. Wichtige Aspekte der Aufklärung umfassen: Erkennen und Behandeln der Frühwarnzeichen von Rezidiven, Vermeidung von Risikofaktoren für Rezidive, medikamentöse Behandlungsoptionen und deren Wirkungen und Nebenwirkungen, rechtliche Grundkenntnisse über Geschäftsfähigkeit, Patientenverfügungen und Betreuungsaspekte sowie die Infrastruktur des offiziellen (Therapie und Teilhabe) und selbstorganisierten (Patientenorganisationen) Hilfenetzwerks. Die Wissensvermittlung beinhaltet auch Patienten- und Angehörigenratgeber sowie Schulungsprogramme, die evidenzbasierte Empfehlungen und Strategien enthalten sollen.

PRAXISTIPP

Online-Ressource zu Psychosen

Die Webseite www.psychose.de fasst wichtige Informationen und Adressen für Betroffene und Angehörige von bipolaren und schizophrenen Psychosen zusammen.
Die Deutsche Gesellschaft für Bipolare Störungen (DGBS) hat ausführliche Informationen und ein Beratungsangebot zur bipolaren Erkrankung für Betroffene, Angehörige und Mitarbeiter des Gesundheitssystems (https://dgbs.de).

Selbsthilfe soll den Patienten mündiger und zum Experten im Krankheitsmanagement machen. Der Besuch von **Selbsthilfegruppen** für Patienten und Angehörige ist zu empfehlen. Speziell für Angehörige existieren auch **Familienhilfen.** Standardisierte Konzepte zur **individuellen Selbsthilfe** sollen die Selbstbeobachtung und damit verbundenes regulierendes Verhalten schulen. Auch die Akzeptanz der erlebten Erkrankung und die Lebensgestaltung unter besonderen Schwierigkeiten sind Themen, die im Rahmen der Selbsthilfe bearbeitet werden. Stabile Patienten können selbst in der Beratung erkrankter Patienten tätig werden. In dieser sogenannten **Peer-Arbeit** beraten und begleiten ehemalige Patienten akut Erkrankte. Peer-Arbeit ist anerkannt und befindet sich im Prozess der Professionalisierung, ist aber an vielen Orten wenig verbreitet. Peer-Arbeit muss bezüglich Anleitung und Verantwortung gut organisiert sein, da auf den Peer-Helfern eine hohe Verantwortung liegt. Peer-Arbeit, die sich an die Öffentlichkeit wendet, ist eine besonders effektive Maßnahme, um die Stigmatisierung von psychisch erkrankten Menschen zu reduzieren.

Erschöpfungssyndrome

6.90 Kann ein Erwerbsloser an einem Burnout-Syndrom leiden?

Ja. Das Burnout-Syndrom wird auch als „Gratifikationskrise“ bezeichnet. Der Erwerbslose erfährt eine solche Krise außerhalb der Arbeitsstelle. Fehlende Anerkennung, mögliche Sinnkrise und frustrane Arbeitssuche machen Erwerbslosigkeit zu einem relevanten Stressor für ein Burnout-Syndrom.

6.91 Wie unterscheidet sich ein Burnout-Syndrom von einer Depression?

Das Leitsymptom des Burnout-Syndroms ist Erschöpfung, das Leitsymptom einer Depression ist ein niedergeschlagener Affekt. Das Burnout-Syndrom gilt als eine berufsbezogene Stressbelastungsstörung, eine Depression bezieht sich auf alle Bereiche im Leben. Burnout-Syndrom und Depressionen können sich je nach Ausprägung sehr ähnlich sein und als überlappendes Syndrom gesehen werden. Bei Progredienz des Burnout-Syndroms können sich psychische und somatische Erkrankungen entwickeln. Zu den häufigen psychischen Störungen, die sich bei einem Burnout-Syndrom entwickeln, gehören affektive Störungen (vor allem Depressionen), Angststörungen, Suchterkrankungen, Essstörungen, chronische Müdigkeit und Schlafstörungen. Erschöpfung und Schlafmangel gehen mit kognitiven Defiziten und erhöhter Unfallgefahr einher.

6.92 Welche Risikofaktoren sind bezüglich des Burnout-Syndroms bekannt?

Es gibt Risikofaktoren, die 1.) dem Arbeitenden zugeordnet werden können, aber auch dem 2.) Beruf an sich und 3.) der Arbeitsstelle:

1. Risikofaktoren des individuell **Betroffenen** sind übertriebener Perfektionismus und Altruismus, aber auch hohe Emotionalität und ein labiles Selbstwertgefühl.
2. **Berufe,** in denen Burnout-Syndrome häufig auftreten, sind in der Regel Dienstleistungsberufe. Das Burnout-Syndrom wurde auch als „Syndrom von Menschen, die mit Menschen arbeiten" beschrieben. Dies gilt insbesondere für Berufe, die mit hoher Verantwortung einhergehen (Beschäftigte im Gesundheits- und Sozialwesen, Lehrer) und Berufe mit schlechtem Image.
3. Die wichtigsten Risikofaktoren werden an der eigentlichen **Arbeitsstelle** gesehen. Führung durch Vorgesetzte, Stellung im Team und Arbeitsverteilung werden als konkrete Auslöser eines Burnout-Syndroms gewertet. Weitere Aspekte aus diesem Bereich umfassen Arbeitsüberlastung, Mangel an Handlungsspielraum, unklare Erfolgskriterien, Fehlen von Feedback und Anerkennung, Überforderung, Zeitdruck, Arbeitsunzufriedenheit, wachsende Komplexität von Arbeitsabläufen, fehlende Rückzugsmöglichkeiten, fehlende Unterstützung durch Mitarbeiter und Vorgesetzte, mangelnde Autonomie, keine erlebte Fairness und Ungerechtigkeiten sowie Wertekonflikte.

6.93 Welche somatischen Symptome gehen mit einem Burnout-Syndrom einher?

Als chronifiziertes stressbezogenes Syndrom steht ein Burnout-Syndrom mit einer ständig erhöhten Stressantwort in Verbindung. Analog zur Depression kommt es zu einer Dauerbelastung der Hypothalamus-Hypophysen-Nebennieren-Achse mit einer veränderten Kortisolausschüttung und inflammatorischen Prozessen. Die ständige Anspannung zeigt sich in Muskelverspannungen, Fehlhaltungen und Rückenschmerzen. Besonders gravierende Auswirkungen des chronischen Stresses sind kardiovaskuläre Folgeschäden. Insbesondere Hypertonie und Herzrhythmusstörungen werden beobachtet. Verändertes Essverhalten und erschöpfungsbedingte Passivität können ein metabolisches Syndrom mit diabetogener Stoffwechsellage bedingen. Die Blutgerinnung wird durch chronischen Stress verändert, sodass Thrombosen, Embolien, Hirn- und Herzinfarkte wahrscheinlicher werden. Die meisten der genannten Symptome beeinflussen sich gegenseitig, sodass ein Burnout-Syndrom ein erhebliches somatisches Risiko darstellt.

6.94 Wie wird ein Burnout-Syndrom therapiert?

Entsprechend der Aufteilung in Risikofaktoren, die sich auf die Arbeit, den Berufstätigen oder die Arbeitsstelle beziehen, setzt die Therapie an diesen Punkten an.

Eine Kombination aus psychotherapeutischer Arbeit mit dem Betroffenen in Kombination mit präventiven Maßnahmen am Arbeitsplatz hat sich als wirksamste Intervention erwiesen. Bringt der eigentliche Beruf so viele Belastungen mit sich, dass Verbesserungen in den anderen Bereichen nicht ausreichen, ist ein Wechsel des Berufs eine Option.

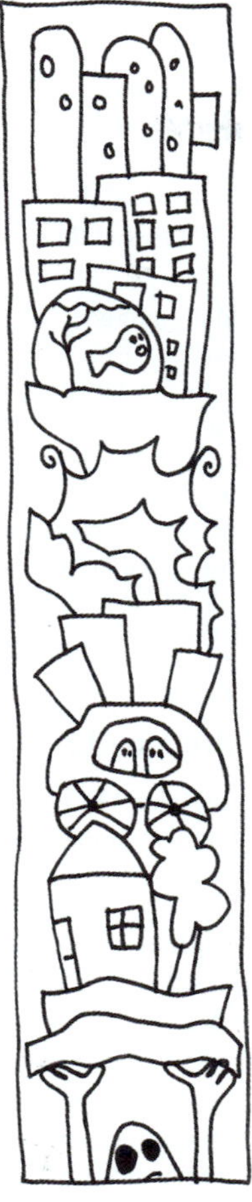

6.95 Wie wird malignom-assoziierte Fatigue behandelt?

Die Behandlung der malignom-assoziierten Fatigue umfasst verschiedene Konzepte, befindet sich teilweise in experimentellem Status und ist nicht leitlinienetabliert. Eine Vollremission wird bei weiterhin bestehender Malignomerkrankung meist nicht erreicht, es gibt aber wirksame Therapieoptionen:

- **Pharmakologische Interventionen:** Antidepressiva sind wirksam, wenn eine komorbide Depression besteht. Psychostimulanzien können nach Beachtung von Kontraindikationen (z. B. kardiale Vorschädigung, Hypertonie, Epilepsie, Psychose und bipolare Erkrankung) kurzfristig eingesetzt werden. Methylphenidat gilt Modafinil (kein Wirksamkeitsnachweis) gegenüber als überlegen. Eine kurzfristige Gabe von Dexamethason gilt als möglicherweise wirksam, ist jedoch reich an potenziellen Nebenwirkungen und kann Depressionen auslösen/verstärken. Im experimentellen Stadium befinden sich die Gabe von Thyreotropin-Releasing-Hormon (TRH) und die Erythropoese stimulierende Medikamente (bei Anämie). Hypnotika kommen zum Einsatz bei fatigueassoziierter Schlaflosigkeit, ohne dass die Wirksamkeit zur Reduktion der Fatigue belegt ist.
- **Pflanzliche Mittel:** Aufgrund des günstigen Nebenwirkungsprofils sind der Einsatz von pflanzlichen Stimulanzien auch bei nur mittelgradiger Wirksamkeit eine empfehlenswerte Augmentation zu anderen Maßnahmen gegen Fatigue. Ginseng in verschiedenen Verarbeitungen ist nachweislich wirksam gegen Fatigue. Guarana gilt ebenfalls als wirksam.
- **Andere Therapieformen:** Regelmäßige Bewegung, soweit es die Malignomerkrankung zulässt, gilt als besonders wirksame Maßnahme zur Reduktion von

Fatigue. Bewegungstherapie kann als einfaches Ausdauertraining (Schwimmen, Walking) oder als Yoga, Tai-Chi u. Ä. erfolgen. Eine angemessene psychosoziale Intervention wird empfohlen. In der Intervention sollten Probleme besprochen werden, die im Rahmen einer lebensverändernden und bedrohlichen Erkrankung das Leben der Patienten maßgeblich beeinflussen: Alltagsbewältigung, körperliche und psychische Symptome, Umgang mit Angehörigen und Freunden, Spiritualität und Angst vor Krankheit und Tod. Es wird ein verhaltenstherapeutischer Ansatz empfohlen.

MERKE

Fatigue bei Malignomen

Malignomassoziierte Fatigue beschreibt eine anhaltende kognitive und somatische Erschöpfung. Die Erschöpfung steht im Zusammenhang mit dem Tumor oder seiner Behandlung. Die Fatigue ist nicht durch besondere Aktivitäten verursacht bzw. wird durch Ausruhen nicht wesentlich verbessert. Man unterscheidet eine primäre und sekundäre malignomassoziierte Fatigue. Die primäre Fatigue ist durch tumorassoziierte endokrine, inflammatorische, serotonerge und oxidative Prozesse verursacht. Die sekundäre Fatigue wird durch Schlafstörungen, mangelnde Ernährung, komorbide Infektionen, Anämie, Stress, Leiden, Schmerzen, fehlende Bewegung, Alkohol- und Substanzmissbrauch verursacht.

6.96 Wie wird ein Chronic-Fatigue-Syndrom (CFS) diagnostiziert?

Das CFS (chronisches Müdigkeitssyndrom) ist eine Ausschlussdiagnose. Bei dieser Erkrankung können immunologische, endokrine, muskuläre und neurologische Symptome auftreten. Eine genauere Hypothese fehlt, Biomarker existieren nicht. Die Diagnose darf nur gestellt werden, wenn keine somatische oder psychische Störung die Erschöpfung ausreichend erklärt. Die Diagnose ist im ambulanten allgemeinmedizinischen Setting häufig (3–20 %), sie ist jedoch umstritten und zum Teil mit Vorurteilen behaftet. Als Risikofaktoren gelten frühe traumatische Erfahrungen, weibliches Geschlecht und bestimmte Persönlichkeitsmerkmale.

Es gibt verschiedene diagnostische Leitlinien. Das Leitsymptom des CFS ist eine chronische Erschöpfung (über 6 Monate), die rasch nach körperlichen und kognitiven Anstrengungen auftritt. Die Erholung nach der Anstrengung dauert über 24 Stunden; in dieser Zeit muss der Patient mindestens die Hälfte seiner Leistungsfähigkeit eingebüßt haben. Die Diagnose sollte nur gestellt werden, wenn weitere kognitive, sensorische oder somatische Symptome bestehen. Es müssen je ein psychisch-neurologisches Symptom aus drei Bereichen der folgende Beschwerdegruppe vorhanden sein: kognitive Defizite, Schmerzen, Schlafstörungen oder Wahrnehmungsstörungen. In Kombination dazu muss je ein somatisches Symptom aus drei der folgenden Bereiche bestehen: grippeähnliche Beschwerden, Anfälligkeit für virale Infektionen, gastrointestinale oder urogenitale Beschwerden und Unverträglichkeit gegenüber diversen Substanzen. Der dritte Symptomkomplex, aus dem mindestens ein Symptom vorliegen muss, umfasst kardiovaskuläre Beschwerden, Atembeschwerden, Dysregulation von Kälte- und Wärmegefühl sowie Intoleranz von Extremtemperaturen.

6.97 Welche Schwierigkeiten liegen im Arzt-Patient-Verhältnis bei der Abklärung eines Chronic-Fatigue-Syndroms (CFS) oder einer Fibromyalgie vor?

Das CFS und die Fibromyalgie (FM) sind Syndrome mit erheblichem Belastungspotenzial für Betroffene. Gleichzeitig zeichnen sich beide Syndrome durch diffuse Beschwerdebilder, eine komplexe Ausschlussdiagnostik, häufige psychische Komorbiditäten, eine unbefriedigende Studienlage, fehlende Akzeptanz in der Ärzteschaft und nicht eindeutige Behandlungsempfehlungen aus. Patienten und Behandler sind mit einem chronifizierten, vielschichtigen und fluktuierenden Krankheitsbild konfrontiert.

Der umfassende Leidensdruck der Patienten kollidiert also mit einem schlecht greifbaren Krankheitsbild. Die erlebten Enttäuschungen und Vorbehalte des Patienten erhöhen den Druck auf den Behandler, dem nur begrenzte Möglichkeiten zur Verfügung stehen. Für Betroffene kann eine sorgfältig erwogene Diagnosestellung eines CFS oder einer Fibromyalgie eine hilfreiche Struktur sein. Es zeigt sich, dass Behandler, denen es trotz aller Vorbehalte und Unsicherheiten gelingt, eine diagnosespezifische *und* individuell gestaltete Entlastung anzubieten, Erfolge in der Linderung des CFS und der Fibromyalgie verbuchen können. Die weitere wissenschaftliche Entwicklung bezüglich beider Syndrome wird die Schnittstellen zwischen persönlicher Biografie, Immunsystem und Psyche hoffentlich weiter aufdecken helfen.

6.98 Welche Behandlungsoptionen für ein Chronic-Fatigue-Syndrom sind wirksam?

Die Therapie ist symptomatisch. Aufgrund mangelnder therapeutischer Sicherheit sollen keine Schäden angerichtet werden: **„primum non nocere"**. Das Ziel ist eine Stärkung der Ressourcen durch angemessene physische und psychische Herausforderung unter Vermeidung von Überforderung: **„secundum cavere"** (vorsichtig sein). Depressive Symptome können bei entsprechender Bedeutung psychotherapeutisch und/oder pharmakologisch behandelt werden. Veränderte Symptome, die auf eine Differenzialdiagnose hinweisen, sollten zu einer erneuten Einschätzung führen.

Quellen

Benkert O, Hippius H (Hrsg.). Kompendium der psychiatrischen Pharmakotherapie. 11. A. Berlin, Heidelberg: Springer 2017.

Berger M. Psychische Erkrankungen: Klinik und Therapie – enhanced ebook. München: Elsevier Urban & Fischer 2015.

Bethge M. Rehabilitation and work participation. Bundesgesundheitsblatt Gesundheitsforschung Gesundheitsschutz 2017; 60(4): 427–435.

Bielefeldt AØ, et al. Precursors to suicidality and violence on antidepressants: systematic review of trials in adult healthy volunteers. J R Soc Med 2016; 109(10): 381–392.

Bluthenthal RN, et al. Witness for wellness: preliminary findings from a community-academic participatory research mental health initiative. Ethnicity and Disease 2006; 16(1): S1.

Book S, Luttenberger K. Ein neuer Weg in der Behandlung depressiver Symptome. Neurologe und Psychiater 2015; 16(11): 30–34.

Brühlmann T. Gesundheitsschädigender Stress durch Über- oder Unterforderung/Müdigkeit bei Burnout und Boreout. Revue médicale Suisse 2015; 11(471): 923–926.

Camacho EM, et al. Long-term cost-effectiveness of collaborative care (vs usual care) for people with depression and comorbid diabetes or cardiovascular disease: a

Markov model informed by the COINCIDE randomised controlled trial. BMJ Open 2016; 6: e012514.
Castro-Marrero J, et al. Treatment and management of chronic fatigue syndrome/myalgic encephalomyelitis: All roads lead to Rome. Br J Pharmacol 2017; 174(5): 345–369.
Dilling H, Freyberger HJ. Taschenführer zur ICD-10-Klassifikation psychischer Störungen. Bern: Huber 2012.
Ducat L, et al. The mental health comorbidities of diabetes. JAMA 2014; 312(7): 691–692.
Fawcetta J, Barkin RL. Review of the results from clinical studies on the efficacy, safety and tolerability of mirtazapine for the treatment of patients with major depression. J Affect Disord 1998; 51(3): 267–285.
Fishbain DA, et al. Do antidepressants have an analgesic effect in psychogenic pain and somatoform pain disorder? A meta-analysis. Psychosom Med 1998; 60(4): 503–509.
Ghaemi SN, et al. Antidepressant discontinuation in bipolar depression: a Systematic Treatment Enhancement Program for Bipolar Disorder (STEP-BD) randomized clinical trial of long-term effectiveness and safety. J Clin Psychiatry 2010; 71(4): 372–380.
Gillen PA, et al. Interventions for prevention of bullying in the workplace. Cochrane Database Syst Rev 2017; 1: CD009778.
Hankin BL, et al. Depression from childhood into late adolescence: influence of gender, development, genetic susceptibility, and peer stress. J Abnorm Psychol 2015; 124(4): 803.
Högberg G, et al. Suicidal risk from TADS study was higher than it first appeared. Int J Risk Saf Med 2015; 27(2): 85–91.
Helgadóttir B, et al. Long-term effects of exercise at different intensity levels on depression: a randomized controlled trial. Prev Med 2017; 105: 37–46.
Hoffmann F, et al. Prevalence and comorbidities of adolescent depression in Germany. Z Kinder Jugendpsychiatr Psychother 2012; 40(6): 399–404.
Hildebrandt MG, et al. Are gender differences important for the clinical effects of antidepressants? Am J Psychiatry 2003; 160(9): 1643–1650.
Holt RI, et al. Diabetes and depression. Curr Diab Rep 2014; 14(6): 491.
Kammer-Spohn M. Recovery – ein neuer Behandlungsansatz in der Psychiatrie. Schweizerische Ärztezeitung 2013; 94: 38.
Kearns B, et al. The cost-effectiveness of changes to the care pathway used to identify depression and provide treatment amongst people with diabetes in England: a model-based economic evaluation. BMC Health Serv Res 2017; 17(1): 78.
Ledochowski L et al. Körperliche Aktivität als therapeutische Intervention bei Depression. Nervenarzt 2017; 88(7): 765–778.
Leonard BE. The concept of depression as a dysfunction of the immune system. Curr Immunol Rev 2010; 6(3): 205–212.
Leonard BE. Inflammation and depression: a causal or coincidental link to the pathophysiology? Acta Neuropsychiatr 2017; 30(1): 1–16.
Libuda L et al. Ernährung und psychische Erkrankungen: Schwerpunkt depressive Störungen. Nervenarzt 2017; 88: 87–101
Linde K, et al. Efficacy and acceptability of pharmacological treatments for depressive disorders in primary care: systematic review and network meta-analysis. Ann Fam Med 2015; 13(1): 69–79.
Maguire MJ, et al. Antidepressants for people with epilepsy and depression. Cochrane Database Syst Rev 2014; 12: CD010682.
McCullough JP Jr. Treatment for Chronic Depression: Cognitive Behavioral Analysis System of Psychotherapy (CBASP). New York: Guilford 2000.
MC Horton S, et al. Chronic fatigue syndrome/myalgic encephalomyelitis (CFS/ME) in adults: a qualitative study of perspectives from professional practice. BMC Fam Pract 2010; 11: 89.
Mehler-Wex C, Kölch M. Depressive Störungen im Kindes- und Jugendalter. Dtsch Arztebl 2008; 105(9): 149–155.

Neupane SP. Neuroimmune interface in the comorbidity between alcohol use disorder and major depression. Front Immunol 2016; 7: 655.

Otte C, et al. Major depressive disorder. Nat Rev Dis Primers 2016; 2: 16065.

Parker G, et al. Gender differences in response to differing antidepressant drug classes: two negative studies. Psychol Med 2003; 33(8): 1473–1477.

Penfold S, et al. The association between borderline personality disorder, fibromyalgia and chronic fatigue syndrome: systematic review. Br J Psychol Open 2016; 2(4): 275–279.

Perahia DGS, et al. Efficacy of duloxetine in painful symptoms: an analgesic or antidepressant effect? Int Clin Psychopharmacol 2006; 21(6): 311–317.

Pirritano D, et al. Gambling disorder during dopamine replacement treatment in Parkinson's disease: a comprehensive review. Biomed Res Int 2014; 2014: 728038.

Polanczyk GV, et al. Annual Research Review: a meta-analysis of the worldwide prevalence of mental disorders in children and adolescents. J Child Psychol Psychiatry 2015; 56(3): 345–365.

Ranjekar PK, et al. Decreased antioxidant enzymes and membrane essential polyunsaturated fatty acids in schizophrenic and bipolar mood disorder patients. Psychiatry Res 2003; 121(2): 109–122.

Santangelo G, et al. Pathological gambling in Parkinson's disease. A comprehensive review. Parkinsonism Relat Disord 2013; 19(7): 645–653.

Sorbero ME, et al. Acupuncture for major depressive disorder: a systematic review. Rand Health Q 2016; 5(4): 7.

Tham A, et al. Efficacy and tolerability of antidepressants in people aged 65 years or older with major depressive disorder – a systematic review and a meta-analysis. J Affect Disord 2016; 205: 1–12.

Teply RM, et al. Treatment of depression in patients with concomitant cardiac disease. Prog Cardiovasc Dis 2016; 58(5): 514–528.

Tura B, Saffet MT. The analgesic effect of tricyclic antidepressants. Brain Res 1990; 518(1): 19–22.

Woolf SH. The meaning of translational research and why it matters. JAMA 2008; 299(2): 211–213.

Zhou S, et al. Pharmacokinetic interactions of drugs with St John's wort. J Psychopharmacol 2004; 18(2): 262–276.

Zitierte Leitlinien

DGBS e.V. und DGPPN e.V. S3-Leitlinie zur Diagnostik und Therapie Bipolarer Störungen. Langversion 1.0, Mai 2012; www.leitlinie-bipolar.de/wp-content/uploads/2012/09/S3_Leitlinie-Bipolar_V1_4.pdf (letzter Zugriff: 20.12.2017).

DGPPN, BÄK, KBV, AWMF (Hrsg.) für die Leitliniengruppe Unipolare Depression. S3-Leitlinie/Nationale VersorgungsLeitlinie Unipolare Depression – Kurzfassung, 2. A. Version 1. 2017; www.depression.versorgungsleitlinien.de (letzter Zugriff: 20.12.2017).

DGPPN, BÄK, et al. S3-Leitlinie/Nationale VersorgungsLeitlinie Unipolare Depression – Langfassung. 2. A., Konsultationsfassung; Stand: 20.7.2015; www.leitlinien.de/mdb/downloads/nvl/depression/archiv/depression-2aufl-konsultation.pdf (letzter Zugriff: 20.12.2017).

Deutsche Gesellschaft für Kinder- und Jugendpsychiatrie, Psychosomatik und Psychotherapie. S3-Leitlinie Behandlung von depressiven Störungen bei Kindern und Jugendlichen 2013; www.awmf.org/uploads/tx_szleitlinien/028-043l_S3_Depressive_Störungen_bei_Kindern_Jugendlichen_2013-07.pdf (letzter Zugriff: 20.12.2017).

7 Angst- und Zwangsstörungen

Jan Reuter und Michael Frey

Angststörungen

7.1 Warum wird das Lesen von Kriminalliteratur als angenehm empfunden?

Über Kriminalität, Gewalt und Horror zu lesen ist vielen Menschen ein Bedürfnis. Eine eindeutige Erklärung ist dafür nicht bekannt, und es werden unterschiedliche Aspekte diskutiert. Schockierende Ereignisse und deren Schilderung lösen Angst und damit einen Arousal (Aktivierung des Sympathikus) aus, der als belebend empfunden werden kann. In den Bann einer Geschichte gezogen zu werden ist ein menschliches Grundbedürfnis. Bedrohliche Themen können dazu beitragen, tiefer in den Bann gezogen zu werden und sehr intensiv in eine Handlung eingebettet zu sein. Die gewünschte Wirkung zwischen Aufregung bzw. Anregung und Entspannung kann der Einrahmung bedrohlicher Inhalte in eine sinnstiftende Geschichte entstammen. Eine erzählte Geschichte gibt der Gefahr Logik und bietet mögliche Ideen zu einem Schutz. So kann der angsteinflößende Inhalt eine intensive psychische und vegetative Wirkung entfalten, wird aber durch Protagonisten und Auflösung begleitet. Kontextuelle Einbettung wichtiger Geschehnisse in Geschichten entspricht den menschlichen Grundbedürfnissen und ist ein Werkzeug zum Verstehen und Lernen.

7.2 Welches epidemiologische Alleinstellungsmerkmal haben Angsterkrankungen?

Angsterkrankungen sind die häufigste psychische Störung; so wird für spezifische Phobien eine 12-Monats-Prävalenz von ca. 10 % angegeben.

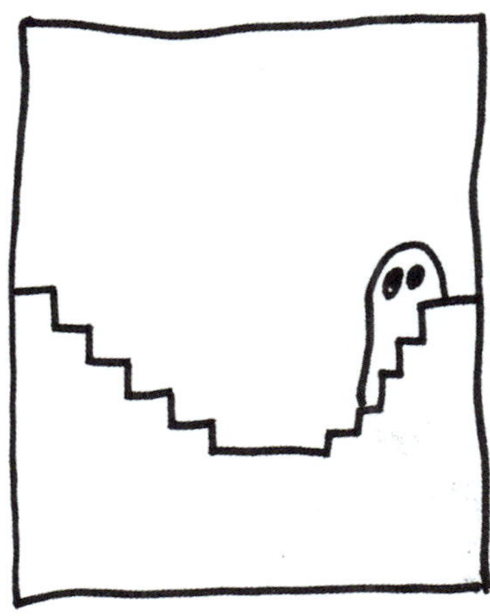

7.3 Ab welcher Ausprägung kann Angst als pathologisch bezeichnet werden?

Angst ist eine schützende Emotion. Angst wird pathologisch, wenn sie die Alltagsgestaltung und Lebensqualität deutlich einschränkt, unangemessen intensiv ist oder chronisch anhält.

7

7.4 Welche Angsterkrankungen werden im ICD-10 unterschieden?

Wichtige Störungsbilder sind die phobischen Störungen (Agoraphobie, soziale Phobie und isolierte Phobien), die Panikstörung, die generalisierte Angststörung und die Kombinationsdiagnose „Angst und depressive Störung, gemischt". Die Agoraphobie kann mit und ohne Panikattacken auftreten und entsprechend verschlüsselt werden.

7.5 Wie wird das Auftauchen von Panikattacken neurobiologisch erklärt?

Es wird postuliert, dass es meistens einen Auslöser für Panikattacken gibt, der jedoch unterhalb der Wahrnehmungsschwelle bleibt. So kann eine leichtgradige Tachykardie oder Bronchienverengung bereits einen Kreislauf initiieren, der in eine Panikattacke mündet.

7.6 In welchem Zusammenhang stehen Drogenkonsum und Panikattacken?

Unter dem Einfluss stimulierender (z. B. MDMA, Amphetamine) oder halluzinogener (z. B. Cannabis, Lachgas) Drogen kann es häufiger zu einem erstmalig erlebten Panikanfall kommen. Weitere Panikattacken können dann auch ohne Substanzeinfluss auftreten und eine mögliche alleinstehende Panikstörung auslösen.

7.7 Welche somatischen Erkrankungen sind typischerweise mit akutem Angsterleben und Panik verbunden?

Erkrankungen, die mit Hypoxie einhergehen, sind bezüglich eines intensiven Angsterlebens besonders belastend. Intensivmediziner beobachten regelmäßig eine beginnende Panik bei der Entwöhnung von der Beatmung („Weaning"). Auch COPD-Patienten leiden oftmals an Ängsten, und ein Asthmaanfall geht mit intensiver Angst einher. Kardiovaskuläre Entgleisungen, welche die Oxygenierung des Blutes behindern, haben somit ebenfalls eine stark angsteinflößende Wirkung.

7.8 Gibt es einen Unterschied zwischen Angststörungen bei Kindern im Vergleich zu Erwachsenen?

Ja, zumal Ängste in der kindlichen Entwicklung ein normales Phänomen sind. Deshalb geht es bei der Diagnostik um die Entscheidung, ob Art, Dauer und Ausmaß der Ängste als pathologisch zu werten sind. Ängste müssen damit vor einem entwicklungspsychologischen Hintergrund eingeordnet werden.

So ist die Furcht vor fremden Personen bei Kleinkindern normal, bei einem 15-Jährigen jedoch als pathologisch anzusehen. Eine 2 Wochen anhaltende Trennungsangst zu Beginn des Kindergartenbesuchs liegt ebenfalls im Rahmen des Normalen. Dauert die Trennungsangst dagegen länger als 4 Wochen an, wäre das Zeitkriterium nach der ICD-10 für eine emotionale Störung mit Trennungsangst des Kindesalters (F93.0) erfüllt. Tendenziell werden die Ängste mit zunehmendem kognitivem Abstraktionsvermögen auch abstrakter (▶ Tab. 7.1).

Tab. 7.1 Alterstypische Ängste

Alter (Jahre)	Typische Ängste im Rahmen der Entwicklung
0–2	• Fremde Personen • Trennung von Bezugspersonen
3–6	• Tiere • Dunkelheit • Geister und Fantasiegestalten • Alleinsein, Verlorengehen • Einbrecher • Naturkatastrophen
7–12	• Leistungsängste (Schule/Sport) • Feuer/Verbrennen • Unfälle • Tod und tote Menschen • Sich zu blamieren
13–18	• Soziale Ausgrenzung • Soziale Ängste

7

7.9 Welche für das Kindesalter typischen Angststörungen sind in der ICD-10 vorgesehen?

Emotionale Störungen des Kindesalters stellen in der ICD-10 eine gesonderte Kategorie dar. Begründet wird dies u. a. damit, dass es sich bei Trennungsangst, sozialer Ängstlichkeit oder auch bei manchen Phobien oftmals mehr um eine starke Ausprägung entwicklungstypischer Ängste handelt als um eine eigenständige Angststörung. Bei den meisten dieser Störungen (außer bei F93.1 und F93.80) muss der Beginn vor dem 6. Lebensjahr liegen, und sie müssen mindestens 4 Wochen andauern (außer F93.80; mindestens 6 Monate).

Folgende Kategorien sind vorgegeben:

- **Emotionale Störung mit Trennungsangst des Kindesalters (F93.0):** Hierbei zeigen Kinder eine unrealistische und dauerhafte Sorge vor dem Verlust von wichtigen Bezugspersonen; z. B. haben sie Angst, dass den Eltern etwas zustoßen könnte oder dass sie von ihnen verlassen werden. Dadurch motiviert, zeigen sie Verhaltensweisen, die dieser Angst entgegenwirken, indem sie z. B. nicht mehr zur Schule gehen, sondern zu Hause bei den Eltern bleiben.
- **Phobische Störungen des Kindesalters (F93.1):** Eine zu Beginn entwicklungsspezifische Angst nimmt ein solches Ausmaß an, dass dadurch eine deutliche soziale Beeinträchtigung entsteht, z. B. Angst vor Unfällen bei einem 7-Jährigen, die ihn daran hindert, Verkehrsmittel zu benutzen. Sind die Ängste nicht alterstypisch (z. B. Klaustrophobie), werden sie den spezifischen Phobien (F40.2) zugeordnet.
- **Störung mit sozialer Ängstlichkeit (F93.2):** Differenzialdiagnostisch wichtig für den Abgleich mit der sozialen Phobie (F40.1) ist, dass der Beginn der Störung meist in eine Entwicklungsphase fällt, in der dieses sozial ängstliche Verhalten als angemessen angesehen wird, dann aber ein Ausmaß und eine zeitliche Dauer annimmt, die darüber hinausgeht.
- **Generalisierte Angststörung des Kindesalters (F93.80):** Während bei Erwachsenen vegetative Symptome (z. B. Palpitationen, Tremor, Mundtrockenheit,

Schweißausbrüche) im Vordergrund stehen, können die Hauptmerkmale bei Kindern unkontrollierbare intensive Sorgen und Ängste sein, die verschiedene Lebensbereiche betreffen können. Die Betroffenen suchen dann oft vermehrt Beruhigung durch ihre Bezugspersonen oder beklagen somatische Beschwerden.

7.10 Welche Folgen hat das Vermeidungsverhalten bei Angststörungen (z. B. das Unvermögen, bestimmte Verkehrsmittel zu nutzen oder Veranstaltungen zu besuchen)?

Wenn objektiv harmlose Aktivitäten aus Angst vermieden werden, verstärkt sich die Angst diesbezüglich und kann sich bei ungünstigem Verlauf auf weitere Bereiche ausbreiten. Die betroffenen Patienten schränken sich im Laufe der Jahre immer weiter ein und verlieren schrittweise ihren Bewegungsspielraum. Deshalb wird empfohlen, dass die Patienten diese angstauslösenden Stimuli nicht vermeiden, sondern dass ihnen das Erleben korrigierender Erfahrungen ermöglicht wird.

7.11 Was sind besonders häufige Situationen oder Objekte einer Angststörung?

Im Grunde kann jedes Objekt oder Geschehnis mit Angst besetzt sein, die Gründe dafür liegen in der Kultur und der eigenen Person. Besonders häufig sind Ängste mit folgenden Umständen verknüpft: Tiere, die potenziell gefährlich sind (Insekten-, Schlangen und Spinnenphobie); Dinge, die gefährlich wirken, es aber nicht sind (Spritzenphobie), die fremd wirken (Xeno- und Homophobie), die schmutzig zu sein scheinen (Bakterien), die mit sozialer Kontrolle und Prüfungen einhergehen (Schul- und Examensangst), die mit Sexualität oder mit Vergänglichkeit und Tod (Thanatophobie) verbunden sind. Die Verbindung eines Wortes in griechischer Übersetzung mit dem Wort Phobie ermöglicht die Schöpfung zahlreicher Fachwörter (z. B. Paraskavedekatriaphobie, „Angst vor Freitag, dem 13.").

7.12 Sind Ängste kulturspezifisch?

Es gibt sowohl kulturübergreifende Angststörungen, z. B. soziale Ängste, als auch sehr spezifische Befürchtungen. Im asiatischen Kulturraum haben z. B. viele Männer große Angst, dass sich ihr Penis in den Körper zurückzieht und sie sterben könnten („Koro" in Malaysia und Indonesien). Diese Angst tritt insbesondere nach sündhaftem Verhalten auf. Diese Angst mutet für Mitteleuropäer eher ungewöhnlich an.

7.13 Warum sollte die generalisierte Angststörung (GAS) besser „chronische Befürchtungs-Störung" heißen?

Das Leitsymptom der GAS sind ständige Befürchtungen, dass der eigenen Person oder einem Angehörigen ein schlimmes Ereignis zustoßen könnte. Die „beständige" Sorge steht stärker im Vordergrund des Erlebens als ein *akutes* Angstgefühl (wie bei einer Phobie oder Panik). Im Englischen wird die Störung „Anxiety Disorder" genannt, wobei „anxiety" sowohl mit Angst als auch Besorgnis übersetzt werden kann.

7.14 Warum sollten Hausärzte im Erkennen einer generalisierten Angststörung (GAS) besonders geschult sein?

Die GAS ist eine in der Allgemeinheit weniger bekannte, aber verbreitete Störung (12-Monats-Prävalenz ca. 2 %). Hausärzte sind besonders häufig mit Patienten konfrontiert, die an einer GAS leiden („der um Erkrankungen und Symptome sehr besorgte Patient"). Eine wirksame Intervention erfordert eine sichere diagnostische Zuordnung. Viele GAS-Fälle bleiben unerkannt, da die Belastungen von den Patienten oft nur vage oder als somatische Symptome beschrieben werden. Das Erscheinungsbild der GAS kann daher sehr heterogen ausfallen.

7.15 Welche Kriterien werden in der ICD-10 für eine generalisierte Angststörung (GAS) gefordert?

Der Patient muss für die Diagnose einer GAS nach ICD-10 primäre Symptome von Angst an den meisten Tagen, mindestens mehrere Wochen lang, meist mehrere Monate, aufweisen. Folgende Kriterien sind häufig festzustellen, sie werden aber nicht zwingend verlangt: Befürchtungen, motorische Spannung (z. B. Spannungskopfschmerz, Zittern) und vegetative Übererregbarkeit (z. B. Schwindel, Oberbauchbeschwerden, Schwitzen, Tachykardie). Depressive Symptome sind häufig mit Angststörungen vergesellschaftet; wenn die affektiven Symptome ausreichend schwer sind, um eine eigene Diagnose zu rechtfertigen, sollte diese als komorbide Störung festgestellt werden.

7.16 Wie ist eine Höhenangst, die mehr aus der Angst, „sich hinunterstürzen zu müssen", resultiert als aus der Höhe an sich, diagnostisch einzuordnen?

Hier ist die Angst vor selbstschädigendem Verhalten größer als vor der eigentlichen Höhe. Als eigen erlebte Gedanken, die mit Aggressionen gegen sich selbst oder andere einhergehen, ohne dass sie in dem Sinne gewollt sind oder ausgeführt werden, können Zwangsimpulse darstellen und zum Spektrum der Zwangsstörungen gezählt werden. Zwangs- und Angstsymptome sind eng miteinander verknüpft und teilen ätiologische und therapeutische Konzepte.

7.17 Welche Therapieformen empfiehlt die Leitlinie zur Behandlung von Angststörungen?

Die Leitlinie bewertet sowohl Psychotherapie als auch Pharmakotherapie als wirksam in der Behandlung von Angststörungen. Bei Panikstörungen ist die Kombination aus Psychotherapie und Pharmakotherapie den jeweiligen Monotherapien überlegen. Bei isolierten Phobien werden ausschließlich verhaltenstherapeutische Ansätze empfohlen. Für andere Angststörungen gibt es keine eindeutige Empfehlung. Bleibt eine Psychotherapie erfolglos, sollte ein Wechsel zu einer Pharmakotherapie oder zu einer Kombinationstherapie versucht werden.

7.18 Kann nach einer erstmaligen schweren Panikattacke eine Panikstörung diagnostiziert werden?

Nein. Die ICD-10 fordert für eine Panikstörung das Auftreten mehrerer schwerer vegetativer Angstanfälle innerhalb eines Monats. Außerdem darf keine objektive

Gefahr zu der Panikattacke geführt haben, die Anfälle müssen unvorhersehbar sein, und zwischen den Zeiträumen müssen angstfreie Zeiträume liegen. Eine Phobie darf bei dieser Diagnose nicht vorhanden sein.

7.19 Wie wird eine Panikattacke behandelt?

Um eine Panikattacke zu behandeln, ist kein spezialisiertes Personal erforderlich, aber nach Abklingen der Symptome eine professionelle Aufklärung über den Vorfall, wobei dem Patient vermittelt wird, dass der Vorfall trotz unerträglicher subjektiver Belastung eigentlich harmlos war. Auch der selbstlimitierende Charakter („Minuten") sollte betont werden. Die Entpathologisierung einer Pankattacke trägt wesentlich zu einer anhaltenden Entlastung des Patienten bei. Während der Panikattacke sollte eine Sicherheit und Ruhe vermittelnde Atmosphäre angestrebt werden. Medikamente werden nicht empfohlen, in der Praxis jedoch häufig eingesetzt. Insbesondere die verbreitete Verwendung von Benzodiazepinen ist mit der Gefahr einer Chronifizierung aufgrund dieser dysfunktionalen Bewältigungsstrategie verbunden.

7.20 Werden tiefenpsychologische Verfahren zur Psychotherapie von Angststörungen empfohlen?

Die Leitlinie empfiehlt als Mittel der ersten Wahl für eine Psychotherapie verhaltenstherapeutische Interventionen. Tiefenpsychologische Verfahren sollen nur angewandt werden, wenn sich eine Verhaltenstherapie als unwirksam erwiesen hat oder nicht verfügbar ist.

7.21 Welches ist das zentrale verhaltenspsychotherapeutische Element in der Behandlung von Phobien?

Die Exposition mit dem angstauslösenden Stimulus bildet das wichtigste Werkzeug in der Therapie. Das vorsichtige Heranführen an die vermiedenen Auslöser soll zu einem Gewöhnungseffekt führen (Habituation oder Desensibilisierung). Je nach Ausprägung der Angsterkrankung kann dies z. B. das freie Sprechen vor einer Gruppe sein (soziale Phobie) oder eine Fahrt im Aufzug (Platzangst).

7.22 Welche Medikamente sind zur Behandlung einer Angststörung wirksam?

Die wichtigsten Anxiolytika (Benzodiazepine) sind entgegen der Terminologie nicht zur Behandlung von Angststörungen geeignet. Mittel der ersten Wahl (Empfehlungsgrad A) sind laut Leitlinie selektive Serotonin-Wiederaufnahmehemmer (SSRI; z. B. Citalopram, Escitalopram, Paroxetin, Sertralin) und SSNRI (Duloxetin und Venlafaxin). Bei ausbleibender Wirksamkeit sollte ein anderer SSRI oder SSNRI probiert werden (Empfehlungsgrad A). Eine ebenfalls wirksame Alternative ist Pregabalin (Empfehlungsgrad B). Als einziges trizyklisches Antidepressivum (TZA) wird Clomipramin empfohlene, das jedoch nur verwendet werden soll, wenn SSRI oder SSNRI nicht wirken oder nicht vertragen werden. Wenn sämtliche oben genannten Medikamente nicht zur Anwendung kommen können, sind Opipramol, Buspiron oder Moclobemid (reversibler MAO-Hemmer) eine Option.

Weitere wirksame pharmakologische Mono- und Kombinationstherapien existieren, stellen aber für Angststörungen einen Off-Label-Use dar. In der Leitlinie werden andere Antidepressiva, Antipsychotika und Stimmungsstabilisierer in den entsprechenden Studien (RCTs) als wirksam erwähnt:

- **Panikstörung:** Mirtazapin, Quetiapin, Phenelzin (als irreversibler MAO-Hemmer mit riskantem Nebenwirkungsprofil), Valproat und Inositol
- **Generalisierte Angststörung:** Risperidon oder Olanzapin in Kombination mit einem Antidepressivum oder Quetiapin als Monotherapie
- **Soziale Phobie:** Mirtazapin, Gabapentin, Pregabalin, Olanzapin

Zwangsstörungen

7.23 Wie häufig sind Zwangsstörungen?

Die Angaben zur Lebenszeitprävalenz variieren zwischen 0,5 und 3 %. Grob geschätzt weist 1 % der Allgemeinbevölkerung eine behandlungsbedürftige Zwangsstörung auf.

7.24 Welches neurobiologische Modell wird für Zwänge postuliert?

Zwangsassoziierte Defizite werden für kortikale (z. B. DLPFC, OFC), subkortikale (z. B. Thalamus, Hippokampus) und zerebelläre Bereiche beschrieben. Auch dysfunktionale Verbindungen untereinander gelten als neurobiologische Korrelate von Zwangssymptomen. Auf Transmitterebene sind die serotonerge und dopaminerge Transmission in der Pathologie der Zwangsstörung involviert. Psychotherapeutische und psychopharmakologische Therapieerfolge konnten auf neurobiologischer Ebene im Sinne einer Systemnormalisierung gezeigt werden. Neurobiologische Korrelate der Zwangsstörungen werden auch zur Erklärung der erblichen Aspekte interpretiert (z. B. genetische Varianten der serotonergen Transmission).

7.25 Warum werden Zwangsstörungen auch als „heimliche Erkrankung" bezeichnet?

Zwangsstörungen haben eine hohe Verheimlichungstendenz. Die Inhalte der Zwänge sind meist intim und werden als schambehaftet erlebt. Viele Betroffene haben Angst davor, „verrückt zu sein". Es gelingt ihnen, oft trotz hohen Leidensdrucks das Leben so einzurichten, dass die Zwänge unter Kontrolle gehalten bzw. nicht öffentlich werden. Eine Mutter, die als Zwangsimpuls aggressive Gedanken gegenüber ihrem Kind hat, behält diese meist aus Scham und Angst für sich. Ein Büroangestellter, der aus Verschmutzungsangst nicht die dortige Toilette benutzen will, lernt seine Bedürfnisse zu kontrollieren oder in der Pause die Toilette in seiner Wohnung zu benutzen. Die meisten Patienten mit Zwangsstörungen kommen wegen psychischer Komorbiditäten in Behandlung, meist wegen depressiver Symptome.

7.26 Welche diagnostischen Leitlinien gelten nach ICD-10 für Zwangssymptome?

- Für eine eindeutige Diagnose sollen wenigstens 2 Wochen lang an den meisten Tagen Zwangsgedanken oder -handlungen oder beides nachweisbar sein; sie müssen quälend sein oder die normalen Alltagsaktivitäten stören.

- Zwangssymptome müssen als eigene Gedanken oder Impulse für den Patienten erkennbar sein.
- Wenigstens einem Gedanken oder einer Handlung muss noch, wenn auch erfolglos, Widerstand geleistet werden, selbst wenn sich der Patient gegen andere nicht länger wehrt.
- Der Gedanke oder die Handlungsausführung dürfen nicht an sich angenehm sein (einfache Erleichterung von Spannung und Angst wird nicht als angenehm in diesem Sinn betrachtet).
- Die Gedanken, Vorstellungen oder Impulse müssen sich in unangenehmer Weise wiederholen.

7.27 Worin besteht der Unterschied zwischen Zwangsgedanken und Zwangsimpulsen?

Zwangsimpulse werden in der ICD-10 unter der Kategorie Zwangsgedanken zusammengefasst. Zwangsimpulse sind für die Betroffenen oft noch quälender als nichtimpulsive Zwangsgedanken, da sie auf ein ungewolltes Handeln drängen. Die ICD-10 definiert **Zwangsgedanken** wie folgt: Zwangsgedanken sind Ideen, Vorstellungen oder Impulse, die den Patienten immer wieder stereotyp beschäftigen. Sie sind fast immer quälend, weil sie gewalttätigen Inhalts oder obszön sind oder weil sie einfach als sinnlos erlebt werden. Die betroffene Person versucht erfolglos, **Widerstand** zu leisten. Sie werden als eigene Gedanken erlebt, selbst wenn sie als unwillkürlich oder abstoßend empfunden werden.

7.28 Wird die ICD-10 den klinischen Bildern von Zwangsstörungen gerecht?

Nein. Zwangsstörungen sind heterogener, als die aktuelle Diagnostik es abbildet. Dafür gibt es gute klinische Evidenz und zunehmende neurobiologische und hereditäre Differenzierungen der verschiedenen Subtypen. Subtypen werden nach Alter („early onset" bei Ausbruch unter 12 Jahren), Geschlecht, Verbindung zu Ticstörungen, Krankheitseinsicht und Art der Zwänge unterschieden. Wichtige **Subtypen** der Zwangsbilder umfassen:

- Kontrollzwänge sowie aggressive, sexuelle und religiöse Zwangsgedanken („bad thoughts")
- Wiederholungs- und Ordnungszwänge bezüglich Genauigkeit, Ordnung und Symmetrie
- Reinigungs- und Putzzwänge sowie Zwangsgedanken bezüglich Kontamination und Verschmutzung
- Sammelzwang oder Horten sowie Zwangsgedanken, etwas zu übersehen, zu vergessen, zu verlieren, einschließlich einem „Vervollständigungszwang"

7.29 Welche Unterschiede bestehen zwischen einer zwanghaften Persönlichkeit und einer Zwangsstörung?

Als Faustregel gilt: Bei einer zwanghaften Persönlichkeit leiden die anderen, bei einer Zwangsstörung leidet der Betroffene selbst. Diese Unterscheidung beruht darauf, dass die Zwanghaftigkeit bei der Persönlichkeitsstörung als **ichsynton** erlebt wird, d. h., der Betroffene empfindet sein (zwanghaftes) Handeln und seine entsprechenden Ansichten als zu sich gehörig. **Zwangsstörungen** werden dagegen als **ich-**

dyston erlebt, d. h. der Betreffende erlebt sie als seiner Persönlichkeit widersprechend, fremdartig und krankhaft.

7.30 Was sind entwicklungspsychologische Besonderheiten von Zwängen bei Kindern?

Entwicklungspsychologisch sind zwei Aspekte wichtig, die beide differenzialdiagnostisch im Zusammenhang mit Zwängen bei Kindern relevant sind:

1. Bei Kindern und manchmal auch Jugendlichen ist das Kriterium des Widerstands, der gegen die Zwänge geleistet wird, oftmals nicht erfüllt. Auch die Irrationalität der Befürchtungen wird häufig nicht erkannt. Je jünger die Patienten sind, desto häufiger ist dies der Fall.
2. Zwanghaft anmutende Rituale sind Teil der kindlichen Entwicklung. Am häufigsten treten diese im Alter zwischen 2 und 4 Jahren auf und nehmen dann wieder ab. Häufig sind Zubettgeh-Rituale, es können aber auch Rituale auftreten, die z. B. Ordnungs- oder Zählzwängen gleichen. Auch ist bei Kindern im Vorschulalter nicht selten magisches Denken zu beobachten, das ebenfalls mit Zwängen verwechselt werden kann. Viele dieser Handlungen und Überzeugungen dienen dazu, dem Kind ein Gefühl der Geborgenheit und Sicherheit zu geben, das Unkontrollierbare etwas kontrollierbarer zu machen.

7.31 In welchem Zusammenhang stehen zwanghafte Störungen von Gedanken-, Impuls- und Handlungskontrolle, die jedoch nicht den eigentlichen Zwangsstörungen zugerechnet werden?

Es gibt ein weites Spektrum von Erkrankungen, die mit zwanghaftem Verhalten einhergehen. Um die Parallelen dieser zahlreichen Störungsbilder abzubilden, wird eine Einordnung der verschiedenen Symptomausprägungen auf einer Achse vorgeschlagen, deren einer Pol der Zwang und deren anderer Pol die Impulsivität bildet. Auf dieser Achse können die zahlreichen Störungen zueinander in Verbindung gesetzt werden, die mit Störungen der Gedanken-, Impuls- und Handlungskontrolle einhergehen. Wichtige Störungen, die diesem Spektrum zugeordnet werden, sind: körperschema- und krankheitsbezogene Zwänge (z. B. Anorexie, Hypochondrie), Impulskontrollstörungen (Kleptomanie, Trichotillomanie, pathologisches Spielen), neurologische Impuls- und Verhaltenskontrollstörungen (z. B. Tourette-Syndrom, Autismus), Paraphilien, die emotional-instabile Persönlichkeitsstörung, die anankastische Persönlichkeitsstörung sowie die Schizophrenie mit Zwangsstörung. Die Substanzabhängigkeiten werden trotz fehlender Impulskontrolle nicht diesem Spektrum zugeordnet. Die diagnostische Differenzierung der eigentlichen Zwangsstörungen, das Verstehen von störungsübergreifenden Mechanismen des Zwangs und dessen therapeutische Konsequenzen sind Gegenstand intensiver Diskussion und Forschung.

7.32 Welche Parallelen haben die Behandlung von Zwangshandlungen und die Behandlung von Angststörungen?

Das Unterlassen der Zwangshandlungen geht mit dem Erleben von Angst einher. Daher ist der korrigierende Umgang mit Angst auch ein zentrales Element in der Behandlung von Zwangsstörungen. Auch hier stellen die Exposition der vermiedenen Situationen und Habituation (Gewöhnungseffekte) durch anhaltendes Wiederholen der Exposition eine Grundlage der Behandlung (Reaktionsmanagement) dar. Für Zwangsgedanken werden ebenfalls Konzepte der Exposition und Habituation angewendet, z. B. durch artikuliertes Aussprechen der Zwangsgedanken auf Tonband (Exposition) und anschließendes häufiges Anhören des Gesprochenen.

INFO

SSRI wirken gegen Zwangssymptome

SSRI sind zur Behandlung von Zwangssymptomen wirksam. Sie können eingesetzt werden, wenn sich Psychotherapie als nicht ausreichend wirksam erwiesen hat, wenn neben der Zwangssymptomatik eine ausgeprägte depressive Symptomatik besteht oder der Patient Remissionen unter entsprechender Medikation gezeigt hat. Wenn eine Psychotherapie nicht verfügbar ist und der Patient einen erheblichen Leidensdruck hat, kann ein Behandlungsversuch mit einem SSRI ebenfalls angezeigt sein.

7.33 Welche nichtmedikamentösen therapeutischen Maßnahmen gibt es neben der Exposition?

Stressmanagement und Entspannung haben sich gegenüber Placebo als überlegen erwiesen. Diese Methoden sollten jedoch keine Verhaltenstherapie mit Exposition ersetzen, sondern in Kombination angewandt werden. Im Umgang mit der Exposition sind erlernte Entspannungsverfahren und andere Techniken zur Emotionskontrolle ein wichtiges Werkzeug.

PRAXISTIPP

Exposition

Für Expositionen werden bessere Remissionsraten angegeben, wenn sie (neben einem strukturierten Selbstübungsmanagement) auch mindestens einmal in Begleitung des Therapeuten in der realen Lebenssituation des Betroffenen durchgeführt werden. Nur Expositionen, die mit einer tatsächlich einsetzenden psychophysiologischen Erregung einhergehen (und damit anstrengend und unangenehm sind), gelten als erfolgreich. Eine längere Dauer der Exposition (2 Stunden) und hochfrequente Expositionen gelten als wirksamer, sind aber mit entsprechendem Ressourcenaufwand verbunden.

7.34 Warum behandeln nur wenige Therapeuten Patienten mit Zwangsstörungen?

Studien bemängeln die fehlende Spezialisierung der meisten Psychotherapeuten für Zwangsstörungen. Die wirksame Therapie gilt als aufwendig und langwierig; Zwänge sind hartnäckig. Außer den zwangsspezialisierten Therapiekonzepten auf der Grundlage der kognitiven Verhaltenstherapie gibt es nur wenige erfolgversprechende Konzepte. Oft ist die Verbesserung der Lebensqualität ein besser zu erreichendes Ziel als die eigentliche Symptomreduktion.

7.35 Welche typischen Verläufe weisen Zwangsstörungen auf?

Die Zwangsstörungen gelten grundsätzlich als chronische Störungen. Es werden drei Verlaufsformen unterschieden. Am häufigsten ist ein chronisch-fluktuierender Verlauf mit allmählicher Besserung. Daneben gibt es intermittierende Verläufe und solche mit progredienter Verschlimmerung.

Quellen

Bandelow B et al. The diagnosis of and treatment recommendations for anxiety disorders. Dtsch Arztebl Int 2014; 111(27–28): 473–480.

Berger M. Psychische Erkrankungen: Klinik und Therapie – enhanced ebook. München: Elsevier Urban & Fischer 2015.

Crozier I. Making up koro: multiplicity, psychiatry, culture, and penis-shrinking anxieties. J Hist Med Allied Sci 2012; 67(1): 36–70.

Dilling H, Freyberger HJ. Taschenführer zur ICD-10-Klassifikation psychischer Störungen. Bern: Huber 2012.

Jans T, Reichert A. Zwangsstörungen im Kindes- und Jugendalter. Kindheit und Entwicklung 2014; 23(2): 86–101.

Karch S, Pogarell O. Neurobiologie der Zwangsstörung. Nervenarzt 2011; 82(3): 299–307.

Kordon A et al. Evidenzbasierte Pharmakotherapie und andere somatische Therapieverfahren bei Zwangsstörungen. Nervenarzt 2011; 82(3): 319–324.

Külz AK, Voderholzer U. Psychotherapie der Zwangsstörung. Nervenarzt 2011; 82(3): 308–318.

Remschmidt H (Hrsg.). Multiaxiales Klassifikationsschema für psychische Störungen des Kindes- und Jugendalters nach ICD-10 der WHO: mit einem synoptischen Vergleich von ICD-10 mit DSM-IV. Bern: Huber 2001.

Soomro GM, et al. Selective serotonin re-uptake inhibitors (SSRIs) versus placebo for obsessive compulsive disorder (OCD). Cochrane Database Syst Rev 2008; 1: CD001765.

Voderholzer U et al. Epidemiologie und Versorgungssituation von Zwangsstörungen. Nervenarzt 2011; 82(3): 273–280.

Zitierte Leitlinien

Bandelow B et al. S3-Leitlinie: Kurzfassung der Empfehlungen zur Behandlung von Angststörungen. S3-Leitlinie Angststörungen. Berlin, Heidelberg: Springer 2015, S. 1–22.

Schneider S, Döpfner M. Leitlinien zur Diagnostik und Psychotherapie von Angst- und phobischen Störungen im Kindes- und Jugendalter: ein evidenzbasierter Diskussionsvorschlag. Kindheit und Entwicklung 2014; 13(2): 80–96.

8 Trauma und Belastungsstörungen

Jan Reuter

Belastende Ereignisse

8.1 Welche Ereignisse verursachen psychische Folgestörungen?

Belastende Ereignisse verursachen dann psychische Beschwerden, wenn die Ressourcen des Betroffenen nicht ausreichen, um die Ereignisse zu verarbeiten. Dabei ist das subjektive Erleben relevanter als die objektive Gefährdung. Eine bekannte psychische Belastungsstörung ist die posttraumatische Belastungsstörung, für die Ereignisse von katastrophalem Ausmaß (z. B. eine Vergewaltigung oder Krieg) als Auslöser verlangt werden. Im Alltag von Patienten häufiger sind andere Formen von Ereignissen, die sich durch Konflikte im privaten und beruflichen Umfeld zeigen. Dazu gehören z. B. Beziehungskonflikte, häusliche Gewalt oder Mobbing. Opfer von Straftaten durch fremde Personen wie Stalking oder körperliche Angriffe sind ebenfalls verbreitete Auslöser von psychischen Beschwerden.

Katastrophale Ereignisse, die mit psychischen Symptomen einhergehen, können nach ihrem zeitlichen Aspekt, nach dem Bezug des Auslösers/Täters zum Opfer, Sinnlosigkeit/-haftigkeit, „schrecklichen" Eindrücken (Blut, Schreie) und weiteren speziellen Aspekten unterschieden werden. Einmalige katastrophale Ereignisse (z. B. Erdbeben) werden auch Monotrauma oder Typ-I-Trauma genannt, lang andauernde (anhaltender Missbrauch) als komplexes Trauma oder Typ-II-Trauma. Je hilfloser eine Situation erlebt wird, desto wahrscheinlicher ist eine psychische Folgestörung. So ist Folter besonders grausam, da die Ausweglosigkeit der Situation gewollter Bestandteil der Folter ist. Eine gelungene Befreiung aus einer bedrohlichen Situation ist dagegen ein protektiver Faktor. Belastende Ereignisse, die auf die Allgemeinbevölkerung bezogen sind (z. B. Erdbeben), sind weniger traumatisierend als Ereignisse, die speziell auf ein Opfer bezogen sind (z. B. häusliche Gewalt, Vergewaltigung, Folter). Traumata, die mit einer sinnhaften Mission in Verbindung stehen (z. B. Folter als Strafe für eine politische Gesinnung) können psychisch besser zu ertragen sein als Qualen, die auf den Betroffenen sinnlos wirken.

Um individuelle Vulnerabilität oder Resilienz zu verstehen, muss das Trauma unter diesen Aspekten ebenso verstanden werden wie die betroffene Person. Die individuelle Schädigung drückt sich in unterschiedlichen Störungsbildern aus, für die differenzierte therapeutische Ansätze existieren. Nicht jedes Trauma löst eine Belastungsstörung aus, nicht jede Belastungsstörung kann plausibel auf ein greifbares Trauma zurückgeführt werden.

8.2 Welche Arten häuslicher Gewalt werden unterschieden?

Häusliche Gewalt bezieht sich auf die Ausübung von Gewalt in der Familie, insbesondere innerhalb der Partnerschaft. Der in Studien und Forschung übliche auf Gewalt in der Partnerschaft bezogene Begriff lautet **Intimate Partner Violence** (IPV). Frauen haben somit ein höheres Risiko, Gewalt durch ihren Partner zu erleiden als im öffentlichen Raum. Häusliche Gewalt kann körperliche und sexuelle Gewalt sein, aber auch psychische und wirtschaftliche Gewalt gehören zur häuslichen Gewalt. **Wirtschaftliche Gewalt** bezieht sich auf den Entzug finanzieller Ressourcen des Opfers, stellt eine große Hürde zum Verlassen des Täters dar und hat für das Opfer auch relevante Auswirkungen nach der Trennung.

Psychische und wirtschaftliche Gewalt sind in ihrer Anwendung oft subtiler, werden anfangs manchmal nicht als solche wahrgenommen und hinterlassen keine sichtbaren Verletzungen. Auch Schubsen und Schütteln zählen zur körperlichen Gewalt. In einigen Kulturen wird das Vorenthalten von Sexualität (z. B. Verweigerung von Geschlechtsverkehr) ebenfalls als Erniedrigung erlebt. Der Umstand, dass Frauen und Kinder meist Opfer häuslicher Gewalt sind, sollte den Beobachter/Therapeuten nicht übersehen lassen, dass auch Männer Opfer häuslicher Gewalt werden. Männlichen Gewaltopfern fällt es oft besonders schwer, diesen stigmatisierenden Umstand zuzugeben.

8.3 Wie wird Mobbing definiert?

Mobbing bezeichnet die anhaltende Ausübung von Aggressionen gegenüber einer Person an einem Ausbildungs- oder Arbeitsplatz. Mobbing kann sozial (Ausgrenzung), organisatorisch (Überbelastung bzw. Entzug von Aufgaben und Verantwortung), verbal (Drohungen und Kritik), digital (Cybermobbing), ökonomisch (Ressourcenentzug), sexuell (Belästigung) oder physisch ausgeübt werden. Je nach sozialem Verband, in dem Mobbing stattfindet, unterscheiden sich die Formen der Gewalt. So wird Mobbing in Gefängnissen anders ausgeübt als an Universitäten, was jedoch nicht bedeutet, dass das Niveau eines sozialen Verbandes vor Mobbing schützt.

INFO

Mobbing

Mobbing ist ein relevantes soziales Problem. Es führt nachweislich zu psychischen Erkrankungen und Suizidalität. Für Arbeitsstellen konnte gezeigt werden, dass Mobbing-Opfer höhere Fehlzeiten aufweisen, häufiger ihre Stelle kündigen oder verlieren, eine reduzierte Lebensqualität haben und öfter an spezifischen und unspezifischen Folgeerkrankungen leiden.

Mobbing verursacht hohe wirtschaftliche Kosten für die gesamte Gesellschaft durch Behandlungskosten und Arbeitsausfall. Das Ausmaß der Schäden durch Mobbing wird zunehmend arbeitsmedizinisch anerkannt. Legislative Maßnahmen (z. B. strafrechtliche Anzeigen) kommen vermehrt zur Verfolgung von Tätern zur Anwendung. Mobbing findet auch in sozialen Medien statt, die für viele Betroffene eine bedeutsame Plattform ihrer Person darstellt. Dementsprechend hoch ist der Schaden für Menschen, die in diesen Medien bloßgestellt werden („Cybermobbing"). Aufgrund von Anonymität und großer Reichweite ist Cybermobbing sowohl leicht umsetzbar als auch besonders zerstörerisch.

8.4 Welche Möglichkeiten werden zum Schutz vor Mobbing empfohlen?

Es existieren bis zur Drucklegung keine evidenzbasierten Empfehlungen gegen Mobbing in Deutschland. Es gibt jedoch einen Konsens für folgende Empfehlungen an Opfer von Mobbing:

- Eindeutige verbale und handlungsorientierte Abwehr auf die Angriffe als Zeichen gegen die anscheinende stillschweigende Akzeptanz des Mobbings

- Genaue Dokumentation der Angriffe (z. B. auch Screenshots bei Cybermobbing), ggf. auch als juristische Beweismittel
- Inanspruchnahme eines professionellen Ansprechpartners, falls vorhanden
- Nutzung von rechtlicher Beratung und daraus resultierenden Maßnahmen

Haltung, Aufmerksamkeit und Richtlinien von Schulen oder Unternehmen können die Prävalenz und das Ausmaß von Mobbing mindern. Diesbezüglich kommt der Leitung einer Institution hinsichtlich ihrer Haltung, Priorisierung und Organisation der Arbeit eine sehr wichtige Rolle zu. Sie muss den Wert einer gesunden Psyche am Arbeitsplatz vorleben und ermöglichen. Es sollte eine offensive Präventions- und Informationspolitik zu diesem Thema im Betrieb stattfinden; entsprechende Ansprechpartner innerhalb der Organisation sind zu etablieren. Eindeutige und faire Stellenbeschreibungen, genaue Organigramme, Dienstwege und Arbeitsverteilung sind aus organisatorischer Sicht grundlegende Maßnahmen gegen Mobbing am Arbeitsplatz.

8.5 Was hat Menschenhandel mit Psychiatrie zu tun?

Opfer von Menschenhandel sind häufig psychisch belastete Menschen ohne ausreichenden Zugang zum Gesundheitssystem. Menschenhandel bezeichnet die professionalisierte Ausbeutung von Menschen. Deutschland ist ein wichtiges Empfängerland für Menschenhandel. Medizinisches Personal, das in der Notaufnahme/Triage, Pädiatrie, Psychiatrie und Notfallmedizin arbeitet, sollte Warnhinweise und Interventionsmechanismen für Menschenhandel kennen. Den Opfern von Menschenhandel („victims of trafficking", VoT) wird durch die Täter, welche die Unsicherheit, (finanzielle) Abhängigkeiten und kulturelle Fremdheit der Betroffenen geschickt ausnutzen, der Schutz vieler Institutionen (z. B. Jugendämter, Gesundheitsberatung oder Rechtshilfe) vorenthalten. Belastungsstörungen und Suizidalität sind (vermutlich) bei Opfern von Menschenhandel erhöht. Zu diesem Thema und seinen psychischen Folgen gibt es zwar nur wenige Daten, doch handelt es sich um ein ernst zu nehmendes und an Bedeutung gewinnendes Problem. Menschenhandel wird in mafiösen Strukturen koordiniert; einige Aspekte liegen im Graubereich zur Illegalität, was eine eindeutige Strafverfolgung komplizierter macht. Eine effiziente strafrechtliche Verfolgung liegt trotz größerer medialer Präsenz des Themas kaum vor.

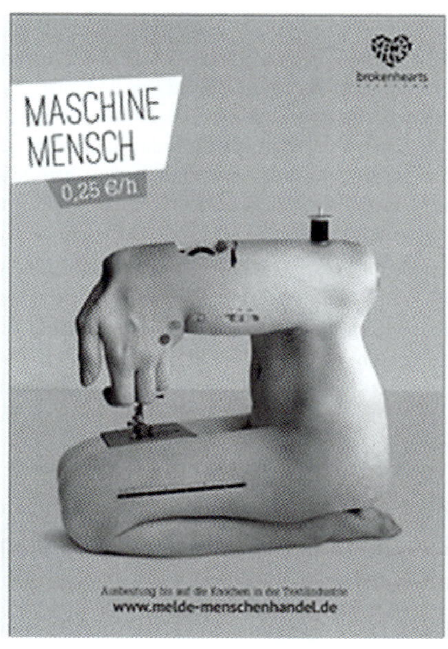

Abb. 8.1 Machine Mensch [W1045]

INFO

Menschenhandel

Menschenhandel betrifft in Deutschland oft Migranten mit unsicherem Aufenthaltsstatus.

Frauen und jüngere Menschen sind häufiger betroffen. Die Notlage der Betreffenden wird ausgenutzt, um sie unter falschen Versprechungen, finanziellen Verwicklungen, Drohungen und Gewalt unter die Kontrolle mafiöser Strukturen zu bringen. Oft werden die Betroffenen wegen angeblicher Straftaten oder ihres illegalen oder ungeklärten Aufenthalts unter Druck gesetzt, ihre Papiere beschlagnahmt oder auch Angehörige in der Heimat der Betroffenen bedroht. Die Betroffenen werden zur Arbeit, zu sexuellen Diensten und anderen Aufgaben eingesetzt. Die Arbeit findet überwiegend im privaten Dienstleistungssektor (Gastronomie, Reinigungshilfen, Au-pair) statt.

Hinweiszeichen für Menschenhandel im ersten Kontakt zu Betroffenen sind z. B.:

- Kein oder nur teilweiser Besitz der persönlichen Ausweise und Reisedokumente oder Beschlagnahmung der Dokumente durch Arbeitgeber/Zuhälter.
- Falsche oder gefälschte Identitätsausweise, die vermutlich durch eine andere Person beschafft wurden.
- Kaum oder gar keine finanziellen Mittel, karge Garderobe
- Person wird in ihrer Bewegungsfreiheit eingeschränkt. Sie hält sich von anderen Mitarbeitern fern oder wird ferngehalten. Evtl. drängt sich eine „Beschützerperson" auf.
- Spuren von Misshandlungen.
- Person ist unruhig, verängstigt, misstrauisch, wortkarg.
- Person verfügt kaum über Orts- und Sprachkenntnisse.
- Eindruck, dass Person vom Arbeitgeber instruiert wurde, was sie zu erzählen habe.

(Auszug aus dem Leitfaden Kooperationsmechanismen gegen Menschenhandel)

8

8.6 Welche Belastungsstörungen und Interventionen sind bei Opfern von Menschenhandel relevant?

Die Beschwerdebilder von professionell ausgebeuteten Menschen entsprechen in der Leitsymptomatik den typischen Symptomen chronisch belasteter Menschen. Häufig sind depressive Syndrome, Angst, Drogen- und Alkoholabusus, Schlafstörungen und psychosomatische Beschwerden. Die klinischen Bilder der Belastungssituationen von Menschenhandel benötigen keine spezialisierte Diagnostik oder Intervention, die Versorgungssituation bringt jedoch bestimmte Schwierigkeiten mit sich, mit denen das medizinische Personal vertraut sein sollte.

Die Patienten werden im Kontakt zum Gesundheitssystem meist von Tätern des Menschenhandels begleitet. Sie sind oft unzureichend über ihre Rechte aufgeklärt, sprechen nicht ausreichend Deutsch und werden unter Druck gesetzt, ihre Situation zu verheimlichen. Eine Notfallversorgung oder Abwendung einer akuten Gefährdung steht gegenüber einer angemessenen Therapie im Vordergrund. Eine Intervention zum Schutz der Opfer von Menschenhandel muss Warnzeichen für Menschenhandel kennen, Vertrauensaufbau zu Betreffenden ermöglichen und rechtswirksame Maßnahmen prüfen.

8.7 Welche Interventionen sollte medizinisches Personal im Zusammenhang mit Opfern von Menschenhandel kennen und anwenden?

Die Handlungsmöglichkeiten des medizinischen Personals sind, was die professionelle Ausbeutung von Menschen betrifft, eingeschränkt. Komplexe und mafiöse

Strukturen, wirkungsvolle Einschüchterung und der oft illegale Status der Opfer erschweren ein eindeutiges Vorgehen. Ein gutes Wissen über Menschenhandel in Deutschland und mögliche Interventionen sowie weiterführende Angebote sollten angewandt werden.

Je nach Bedrohlichkeit der Situation für das Opfer und den Handlungsmöglichkeiten des Personals können die Einbeziehung unabhängiger Dolmetscher im Einzelgespräch mit den Betroffenen, Aufklärung über seine Rechte, Hinweis auf die Schweigepflicht des Personals und Mitgabe von Informationen über Ansprechpartner einen ersten Schritt zur Unterstützung des Opfers darstellen. Die Organisation Ban Ying e. V. bietet online weiterführende Informationen, der deutsche Zoll ist Ansprechpartner für rechtliche Fragen. Die Schweigepflicht ist zu beachten.

8.8 Was bezeichnet der Begriff „sekundäre Viktimisierung"?

Sekundäre Viktimisierung fasst alle Geschehnisse nach einer initialen Gewalttat zusammen, die das Opfer in seiner Rolle als Geschädigter weiter negativ beeinflussen. Sekundäre Viktimisierung kann durch psychische, soziale oder wirtschaftliche Konsequenzen stattfinden. Die erneute Viktimisierung durch Dritte muss nicht intendiert sein, sondern kann auch durch vermeintlich objektive Prozesse wie Berichterstattung in den Medien oder eine Anzeige bei der Polizei erfolgen.

Selbst konstruktive Interventionen wie ärztliche Hilfsangebote oder Therapie können im ungünstigen Falle zur sekundären Viktimisierung führen. Die erneute Traumatisierung kann in eine negative Spirale von Vulnerabilität und Erwartungsangst münden, welche die Opferrolle weiter festigt. Dieser Prozess ist besonders prägend in frühen Entwicklungsphasen der Persönlichkeit, z. B. bei Mobbing in der Grundschule.

PRAXISTIPP

Opferhilfe

Eine zu empfehlende Organisation zur professionellen Unterstützung von Opfern durch Straftaten ist der **„Weiße Ring e. V."** (www.weisser-ring.de). Im Rahmen der Beratung für Opfer von Straftaten sollte über diese oder ähnliche Angebote aufgeklärt werden.

8.9 Welchen juristischen Tatbestand erfüllt Stalking?

Seit 2007 kann in Deutschland obsessive Verfolgung („Stalking") durch Aggressoren strafrechtlich geahndet werden. Viele Einzeltaten des Stalkings (z. B. Anrufe, Geschenke, Nachforschungen) erfüllen per se keinen Straftatbestand. In ihrer Summe können diese Taten aber zu einer beträchtlichen Schädigung des Verfolgten führen. Aufgrund des zerstörerischen Potenzials von Stalking wurde die Gesetzeslage angepasst und der Straftatbestand der „Nachstellung" (§ 238 StGB) geschaffen. Das Stalking muss, um justiziabel zu sein, eine schwerwiegende Beeinträchtigung der Lebensgestaltung des Opfers verursachen. Nachstellungsopfer können auf Grundlage des Gewaltschutzgesetzes (GewSchG) beim zuständigen Amtsgericht Schutzanordnungen gegen den Stalker erwirken. Auch sogenannte Gefährderansprachen (Aufsuchen des Stalkers durch die Polizei) können auf Stalker abschreckend wirken.

8.10 Welche Verhaltensregeln sind Stalking-Opfern zu empfehlen?

- Das Opfer sollte professionelle Hilfe in Anspruch nehmen.
- Juristische Schritte und polizeiliche Nothilfe sind wichtige Schutzmaßnahmen.
- Nach einmaliger eindeutiger Ablehnung soll kein weiterer Kontakt aufrechterhalten werden.
- Jeder Kontaktversuch soll dokumentiert werden (Screenshots des Smartphones und Computers, Nachrichten auf einem Anrufbeantworter, Videos etc.).
- Das soziale Umfeld muss ausreichend informiert sein, um nicht instrumentalisiert oder ausgehorcht zu werden.
- Das Opfer soll einen professionellen Umgang mit eigenem Datenschutz und Sicherheitsmaßnahmen lernen und anwenden.

8.11 Was bedeutet „Stalking by proxy"?

Die Energie und perfide Raffinesse des Stalkers sind nicht zu unterschätzen. In einigen Fällen benutzen Stalker andere Personen oder Institutionen, um das Opfer auszuforschen, zu verfolgen (z. B. Angehörige, Anwälte, Detekteien) oder zu belästigen. Dieser Sachverhalt wird „Stalking by proxy" genannt.

8

8.12 Welche Risiken bestehen für Ärzte oder Psychotherapeuten, Opfer von Stalking zu werden?

Ärzte und Psychotherapeuten haben ein erhöhtes Risiko, Opfer durch Stalking zu werden. Eine Studie berichtet, dass ca. 26 % der befragten Psychotherapeuten im Laufe ihres bisherigen Berufslebens bereits Opfer von Stalking waren, ein Drittel der Fälle mit schwerwiegenden Bedrohungen. Gewalt durch Stalking ist ein Risiko für medizinisches und psychologisches Personal. Dies liegt darin begründet, dass diese Berufsgruppe vielen Menschen auf sehr persönlicher Ebene begegnet und Hoffnungsträger für bestehende Probleme ist. Kommt es zu Enttäuschungen oder anderen destruktiven Beziehungskonstellationen, kann der Therapeut in das pathologische Verhalten des Patienten verstrickt werden. Stalking ist eine mögliche Variante dieses Prozesses. Bei wahnhaften Symptomen und schwergradigen Persönlichkeitsstörungen des Stalkers besteht ein hohes Gefährdungspotenzial. Daraus resultiert die Notwendigkeit für Personal und Arbeitgeber, eine erhöhte Sensibilität für die Thematik zu entwickeln. Verhaltensregeln und Schutzmöglichkeiten für den Notfall sollten bekannt sein und angewendet werden.

8.13 Sollte man Patienten, die Angst vor Angriffen haben, Pfefferspray zur Selbstverteidigung empfehlen?

Eher nein, da andere Methoden wirkungsvoller sind und weniger Risiken im Umgang mit sich bringen. Der Einsatz von Waffen sollte nur der letzte Schritt in der sonst nicht abzuwendenden Gewalt sein. Die Anwendung von Pfefferspray gegen Menschen ist in Deutschland illegal. Ein Schutz gegen Gewalt liegt vor allem in der Prävention und Deeskalation von gefährlichen Situationen und Angriffen. Selbstbehauptung kann mögliche Täter abschrecken. So wird durch das Einüben von lautem und eindeutigem Ablehnen der ungewollten Annäherung bereits ein Signal gegen die Opferrolle gesetzt. Den Täter zu erschrecken und Aufmerksamkeit zu erregen ist der nächste Schritt im Umgang mit bedrohlichen Menschen. So ist lautes Schreien und die Verwendung von Trillerpfeifen ein einfaches und wirksames Mittel. Es existieren auch für diesen Zweck konstruierte Geräte, die den Täter erschrecken. Selbstverteidigungskurse können ebenfalls im Umgang mit Angriffen dienlich sein, um Schutzreflexe zu üben und Techniken zu lernen. Waffen, die zur Selbstverteidigung getragen werden, werden oft falsch bedient und führen damit ggf. zur Schädigung des Trägers.

Belastungsreaktionen und Traumafolgestörungen

8.14 Welche Erkrankungen werden durch belastende Ereignisse ausgelöst?

Krankheitsfolgen durch belastende Lebensereignisse können sich psychisch, psychosomatisch oder somatisch äußern.

Psychiatrische Diagnosen nach Belastungen sollten erst dann diagnostiziert werden, wenn die Beschwerden den Patienten in seiner Lebensgestaltung behindern, vor allem, wenn er Schutz und Hilfe benötigt. Im Kapitel F4 der ICD-10 werden drei traumaspezifische Diagnosen beschrieben, die ein belastendes Ereignis voraussetzen: die **akute Belastungsreaktion** (ICD-10: F43.0) als eine rasch vorübergehende und unmittelbare Reaktion auf ein belastendes Ereignis, die einige Wochen anhaltende **Anpassungsstörung** (ICD-10: F43.2) und die länger anhaltende **posttraumatische Belastungsstörung** (PTBS/PTSD) (ICD-10: F43.1).

Zudem existieren *mannigfaltige andere psychiatrische Beschwerden,* die durch belastende Ereignisse verursacht, verschlimmert oder ausgelöst werden können. Dazu zählen z. B. Suchterkrankungen, Psychosen, Depressionen, Angst- und Zwangserkrankungen, Ess-, Schlaf-, sexuelle sowie bei anhaltenden und massivsten Belastungen auch Persönlichkeitsstörungen. Auch psychosomatische Erkrankungen werden mit Krisen in Verbindung gebracht. Sie können alle Organsysteme betreffen. Besonders häufig sind Rücken- und Kopfschmerzen sowie diffuse und polytope Schmerzsyndrome. Auch Hypertonie sowie Herzrhythmusstörungen und eine damit verbundene erhöhte kardiovaskuläre Mortalität können Folgeschäden einer ständigen Übererregung, Insomnie oder Anspannung darstellen. Durch die stressbedingte Reduktion der Immunabwehr kann auch das Risiko für Infekte oder Malignome ansteigen.

8.15 Wie unterscheidet sich Lebenszeitprävalenz der PTBS zwischen Frauen und Männern?

Für Frauen wird die Lebenszeitprävalenz einer PTBS mit 11,7 % angegeben, für Männer mit 4 % (USA). Je nach Region und Bevölkerungsgruppe existieren große Unterschiede.

8.16 Welche Risikofaktoren gibt es für die Entwicklung einer PTBS?

Risikofaktoren für eine PTBS sind weibliches Geschlecht, Charakteristika des Traumas, Aufenthalt in einer instabilen und unsicheren Situation, Angehörigkeit einer Minderheit, Kopfverletzungen, Erleben von Schmerzen und Hilflosigkeit.

PRAXISTIPP

PTBS bei Nothelfern und der Polizei

Berufe, in denen man häufig mit Unfällen und Gewalt konfrontiert ist, stellen ein Risiko für die Entwicklung einer PTBS dar. Da diese Berufe häufig von Männern ausgeübt werden und es in diesen Professionen oftmals als Stigma gilt, Verletzlichkeit („Schwäche") zu zeigen, bleibt eine PTBS nicht selten unbehandelt. Dies gilt insbesondere für die Polizei und Rettungssanitäter, wo Bedarf für eine verbesserte Psychoedukation besteht.

8.17 Wie unterscheidet sich die Erinnerung an Katastrophen bei einer PTBS von „normalen Erinnerungen"?

Gewöhnliche Erinnerungen werden in ein zerebrales Netzwerk (und damit in das persönliche Weltbild) eingebunden. Die regelhafte Konsolidierung von Erlebnissen benötigt Zeit und zerebrale Kapazität. Erinnerte Geschehnisse und damit assoziierte Gefühle können weitgehend durch den Betreffenden reguliert werden. Dies gilt nicht für katastrophale Erlebnisse, die oft plötzlich passieren und sofortige Reaktionen erfordern, die gänzlich nicht in das eigene bisherige Weltbild passen und jegliche eigenen Kapazitäten überfordern. Ein Modell beschreibt die Entstehung von PTBS-Symptomen durch eine „im Ausnahmezustand stehende" Verarbeitung der erlebten Katastrophe(n). Schockierende Erlebnisse, die über die individuelle Bewältigungskapazität hinausgehen, seien reflexartig „über die Feuerleiter" gespeichert worden, statt in ein regulierendes Netzwerk integriert zu werden. Stresshormone, die durch das Ereignis ausgeschüttet wurden, tragen zu einer eingeschränkten Verarbeitung von traumatischen Erlebnissen bei. Das überwiegend subkortikal gespeicherte **Traumagedächtnis** des PTBS-Patienten entzieht sich der an die neue Realität angepassten Neubewertung und der eigenen Kontrolle. Die Verbindung des Traumagedächtnisses mit bewussten (kortikalen) Hirnarealen ist unzureichend. Aus diesem Konzept folgt die übergreifende Methodik der meisten Traumatherapien. Unter einer erneuten (meist gedanklichen) Exposition gegenüber dem Trauma in sicherer Umgebung kann eine Umstrukturierung stattfinden, welche die kortikalen Areale integriert. Dieser korrigierende Prozess führt zu einer vollständigeren Bewusstwerdung und somit Kontrolle und Umbewertung des Erlebten.

8.18 Kann ein Trauma auch konstruktive Folgen für den Betroffenen haben?

Überwundene Krisen gelten als Stärkung des Betroffenen. Der Mensch hat evolutionsbiologische Ressourcen, um erhebliche Schwierigkeiten zu überwinden und psychische und somatische Verletzungen zu heilen. Das Ziel von Krisen und Kriseninterventionen kann als eine Stärkung interpretiert werden, die über den Status der Ausgangssituation hinausgeht. Diese Sicht gibt der therapeutischen Arbeit einen Aspekt, der über bloße „Wiederherstellung" hinausgeht und dem Patienten eine positive Perspektive für den Mut und die Mühe geben kann. Zur Sinnhaftigkeit und Wachstumschance im Zusammenhang mit Krisen existiert diverse Literatur, die für Patienten bedeutsam sein kann. Trauer, Verlust und Sterblichkeit lassen sich jedoch nicht durch „therapeutische Tricks" wegreden.

8.19 Durch welche Kriterien wird eine akute Belastungsreaktion diagnostiziert?

Die akute Belastungsreaktion ist *„eine vorübergehende Störung von beträchtlichem Schweregrad, die sich bei einem psychisch nicht manifest gestörtem Menschen auf eine außergewöhnliche körperliche oder seelische Belastung entwickelt, und im Allgemeinen innerhalb von Stunden oder Tagen abklingt“* (ICD-10). Es muss ein unmittelbarer zeitlicher Zusammenhang (sofort bis einige Minuten) zwischen der Belastung und dem Symptombeginn vorliegen. Das in der ICD-10 geforderte klinische Bild ist gemischt und gewöhnlich wechselnd; nach dem anfänglichen Zustand von „Betäubung“ werden Depression, Angst, Ärger, Verzweiflung, Überaktivität und Rückzug beobachtet. Kein Symptom ist längere Zeit vorherrschend. Die Symptome müssen für die Diagnose einer akuten Belastungsreaktion innerhalb von 24–48 h abklingen und dürfen nach 3 Tagen nur noch minimal vorhanden sein. Eine akute Belastungsreaktion tritt nicht zwingend nach einer schwerwiegenden Belastung auf.

8.20 Welche Gefahren bringt eine akute Belastungsreaktion für die Betroffenen mit sich?

Zu den Symptomen einer akuten Belastungsreaktion gehören nach ICD-10 eine Veränderung und Einengung des Bewusstseins, eingeschränkte Aufmerksamkeit, eine Unfähigkeit, Reize zu verarbeiten, und Desorientierung. Diese Symptome können sich bis zu stuporösen Zuständen („der Patient ist wie gelähmt bzw. eingefroren“) zuspitzen. Patienten, die unter diesen Symptomen leiden, sind oft hilflos und der Gefahr von Unfällen ausgesetzt. Jede Teilnahme am Straßenverkehr oder riskanten beruflichen Tätigkeiten ist in diesem akuten Zustand mit Risiken verbunden; die eigene Fahr- und Arbeitstüchtigkeit ist meist nicht vorhanden.

Patienten mit einer akuten Belastungsreaktion sollten im Straßenverkehr unterstützt und begleitet werden, bis die Symptome abgeklungen sind. Begleitende und sichernde Maßnahmen können z. B. durch Freunde/Familie erfolgen. Die Ausführung von Tätigkeiten, die verlässliche kognitive Fähigkeiten benötigen und mit hoher Verantwortung einhergehen, sollte vermieden werden.

Aufgrund der vorübergehenden kognitiven Beeinträchtigung kann eine (Zeugen-) Aussage für die Polizei oder die Eigenanamnese bei der medizinischen Erstversorgung fehlerhaft sein. Eine Studie berichtet, dass über 50 % der Betroffenen eines Verkehrsunfalls eine verzerrte Zeitwahrnehmung haben.

8.21 Welche Beschwerden definieren eine Anpassungsstörung?

Die Anpassungsstörung (ICD-10: F43.2) ist eine breit gefasste, häufig diagnostizierte und relevante psychische Störung. Ob es sich um eine Störung oder eine angemessene Reaktion handelt, ist nicht immer eindeutig zu differenzieren; relevant ist die **Beeinträchtigung** durch die Reaktion. Gefordert wird ein *„Zustand subjektiven Leidens und emotionaler Beeinträchtigung, die soziale Funktionen und Leistungen behindern“* (ICD-10). Die Diagnose verlangt ein zeitnahes (1 Monat) vorangegangenes belastendes Ereignis, das verschiedenartige psychische Symptome auslöst. Diese bleiben aber zu schwach ausprägt, um eine eigenständige Diagnose zu stellen (z. B. eine Depression oder Angststörung). Die Heterogenität der Diagnose erschwert die Durchführung ausreichend valider Studien oder Metaanalysen, die eine Grundlage für eine therapeutische Empfehlung darstellen könnten.

8.22 Welche Kriterien müssen nach DSM-5 und ICD-10 für eine posttraumatische Belastungsstörung (PTBS) erfüllt sein?

Die PTBS wurde erst nach dem Vietnamkrieg als psychiatrische Diagnose (im DSM-III) etabliert. Zuvor wurden verschiedene deskriptive Begriffe verwendet, um die Symptome der Opfer von Krieg und Gewalt zu benennen (z. B. Kriegszitterer oder Shell-shock-Syndrom). Die sichere Diagnose einer PTBS kann schwierig zu stellen sein, da die Symptome **1.**) vielfältig sind (z. B. kognitiv, affektiv und somatisch), **2.**) auch erst nach langer Zeit nach dem Trauma ausbrechen können und **3.**) die PTBS mit zahlreichen komorbiden oder differenzialdiagnostischen Störungen einhergeht (z. B. Insomnie, Depression oder Angst). In der Regel ist die anhaltende und relevante Beeinträchtigung durch traumatische Erinnerungen das Leitsymptom, das die Diagnose einer PTBS rechtfertigt. Weitere Symptome können dann unter dem Aspekt der PTBS sinnvoll zugeordnet werden.

Eine PTBS kann nur diagnostiziert werden, wenn der Betroffene ein Geschehnis von *„außergewöhnlicher Bedrohung oder mit katastrophalem Ausmaß"* erlebt hat, *„das bei fast jedem eine tiefe Verzweiflung hervorrufen würde"* (ICD-10). Das DSM-5 legt den Schwerpunkt auf das (ätiologisch relevantere) *subjektive* Erleben der Bedrohung statt auf die objektive Gefährdung. Auch kann nach DSM-5 das Trauma als Zeuge oder indirekt (nahestehende Person) erlebt worden sein. Die Symptome einer PTBS werden nach DSM-5 in vier Cluster (DSM-IV verlangte nur drei Gruppen) unterteilt:

- Traumaspezifisches Vermeidungsverhalten gegenüber inneren und externen Triggern, die an das Trauma erinnern
- Anhaltende Erinnerungen an das Trauma (intrusive Gedanken, Flashbacks, Albträume)
- Negative innere Einstellungen und Emotionen (Schuld- und Schamerleben, Anhedonie, Dysphorie)
- Veränderungen in vegetativem Erregungsniveau, das sich in erhöhter Wachsamkeit, Übererregung, Schlafstörungen und Anspannung zeigt

Die Symptome müssen nach ICD-10 und DSM-5 innerhalb von 6 Monaten nach dem traumatischen Ereignis auftreten; das DSM-5 erlaubt den Zusatz „mit verzögertem Beginn", wenn sich das volle klinische Bild erst nach 6 Monaten entfaltet. In diesem Fall müssen aber vor Ablauf dieser Zeitdauer bereits initiale Symptome vorhanden gewesen sein, die aber nicht für eine Diagnose gereicht hätten. Die ICD-10 nennt für eine PTBS-Diagnose vergleichbare Kriterien, die jedoch in nur drei Clustern gefasst werden (Intrusionen, Vermeidungshalten und Symptome der anhaltenden Übererregung).

Die ständig wiederkehrenden Erinnerungen an ein traumatisches Ereignis sind ein Kernkriterium, ohne das keine PTBS diagnostiziert werden kann. Intrusionen (vor allem sich aufdrängende Gedächtnisinhalte) können in jeder Situation auftreten, aber besonders häufig in Ruhephasen (Einschlafen, Pausen) oder durch Trigger (spezifische Auslöser). Trigger sind meist spezifisch für das erlebte Trauma und können jede Sinnesmodalität ansprechen, z. B. Sirenen als akustischer Auslöser oder der Geruch von verbranntem Fleisch (nach einem schweren Unfall) als olfaktorischer Trigger. Vermeidung bestimmter Situationen ist meist auf Trigger bezogen. Je nach Art und Intensität der Trigger werden nur ganz bestimmte Situationen vermieden (z. B. in Bezug auf verbranntes Fleisch: Fleischerei, Grillen, u. Ä.). In schweren Fällen kann schließlich ein völliger Rückzug aus der Gesellschaft stattfinden.

8.23 Wie unterscheidet sich die klassische von der komplexen PTBS?

Da es unterschiedliche Auswirkungen auf den Betroffenen hat, ob ein einmaliger Vorfall (Monotraumatisierung) oder eine andauernde Bedrohung (komplexes Trauma) stattgefunden hat, wurde im DSM-5 die komplexe PTBS als eine neue Diagnose aufgenommen (KPTBS). Auch in der neuen ICD-11 soll diese Unterscheidung getroffen werden. Dabei entspricht die neue Diagnose einer komplexen PTBS am ehesten der „anhaltenden Persönlichkeitsveränderung nach Extrembelastung" des ICD-10 (F62.0). Die häufigste Form der andauernden Bedrohung sind Gewalterfahrungen in der Kindheit.

Die KPTBS umfasst ebenfalls die unter Frage 8.22 beschriebenen Cluster der klassischen PTBS, es kommen jedoch weitere Symptome dazu. Die lang andauernde Bedrohung geht mit einer Veränderung des Charakters einher. So ist oft die Selbstwahrnehmung negativ getönt und die Emotionsregulierung gestört. Damit verbunden sind chronisch depressive Gefühle, Suizidalität, Selbsthass und selbstverletzendes Verhalten sowie eine gestörte Beziehungsgestaltung. Viele Symptome haben Überlappungen zur emotional instabilen Persönlichkeitsstörung. Es werden auch Abspaltungen von negativ besetzten seelischen Anteilen beschrieben, die sich in einer dissoziativen Identitätsstörung äußern können. Mit den ausgeprägten und oft chronifizierten Symptomen der KPTBS gehen komorbide Störungen wie Suchterkrankungen, Angst- und Persönlichkeitsstörungen noch häufiger einher als bei der klassischen PTBS.

8.24 Welche subsyndromalen Beschwerden können durch Traumata verursacht werden?

Chronische Traumatisierungen (z. B. durch psychische häusliche Gewalt oder Verfolgung als Minderheit) wird oft sehr lange kompensiert und ohne Ausbruch von Symptomen oder Erkrankungen toleriert. Es ist nicht ungewöhnlich, dass Patienten erst Jahre nach belastenden Ereignissen oder Lebensphasen dekompensieren und Krankheitssymptome präsentieren. Die Auswirkungen von Trauma und Gewalt auf ein Individuum sind jedoch auch ohne akute Symptome prägend. In erster Linie leidet das Selbstbild. Der Betroffene sieht sich als für die Ereignisse verantwortlich („Ich habe es so verdient") und verliert zusehends an Selbstvertrauen, Selbstbewusstsein und Selbstwirksamkeitserleben. Diese Defizite erhöhen die Verletzlichkeit für erneute negative Erfahrungen. Die Symptome, welche die Betroffenen zeigen, können durch Überkompensationsverhalten (z. B. hohe Arbeitsbelastung) gekennzeichnet sein. In partnerschaftlichen Beziehungen (z. B. in der Sexualität oder im Bindungsverhalten) zeigen sich oft Hinweise auf frühe Verletzungen auch ohne klinisch manifeste Symptome.

8.25 Warum verursachen Belastungsstörungen, insbesondere die PTBS oft chronische Schmerzen?

Patienten mit einer PTBS leiden an einem chronischen Stresserleben („Verharren im Schock"). Stresserleben führt zu einem kontinuierlich erhöhten Sympathikotonus sowie zu einer anhaltenden Erhöhung stressassoziierter Hormone und inflammatorischer Mediatoren, die Einfluss auf Schmerzen haben. Die psychische Anspannung erhöht chronisch den Muskeltonus, sodass es zu Rückenschmerzen und weiteren

Verspannungen kommt. Diese können langfristig das gesamte muskuloskelettale System betreffen (z. B. Fehlhaltungen, Gelenkschäden, Bandscheibenvorfälle). Außerdem können begleitende depressive Symptome das Schmerzerleben verstärken.

Der oft zusätzlich bestehende Rückzug schwer traumatisierter Menschen aus dem beruflichen und sozialen Leben lenkt zusätzlich die Wahrnehmung oftmals auf den Schmerz. Für Menschen, die aus kulturellen oder persönlichen Gründen nur reduzierte „psychologisch orientierte Ausdrucksmöglichkeiten" gelernt haben, ist Schmerz zudem eine Ausdrucksform, um anderen ihre Sorgen und Not mitzuteilen.

8.26 Welche initialen Hilfsmaßnahmen sind für Patienten nach einem Trauma durch professionelle Therapeuten angemessen?

Für Anamnese und Hilfe soll eine orientierende und ruhige Atmosphäre angeboten werden. Der Therapeut sollte sich vorstellen, Anlass und Ort der Intervention darlegen und individuell auf die Bedürfnisse des Betroffenen eingehen. Ein *Debriefing* (Aufforderung, den Betroffenen den katastrophalen Hergang verbal wiederholen zu lassen) wird nicht mehr empfohlen. Die Gabe von Sedativa, insbesondere Benzodiazepinen, ist nicht empfohlen und kann die Verarbeitung des Traumas behindern. Eine Anamnese sollte knapp die psychische und die soziale Situation umfassen. Praktische Fragen wie „Wer passt auf Sie in den nächsten Stunden auf? Wer bringt Sie nun nach Hause?" sollten beantwortet werden. Ihre Dokumentation zu den Vorkommnissen und den Aussagen des Patienten kann für spätere Begutachtungen von wesentlicher Relevanz sein.

Bei Arbeitsunfällen mit relevantem Schaden an Menschen bieten größere Firmen mit prädisponierten Berufen (z. B. U-Bahn-Fahrer) oft eine spezifische Unterstützung an. Eine sinnvolle Intervention beantwortet Fragen des Patienten, objektiviert den Vorfall und schützt ihn vor Folgen akuter Verwirrung und heftiger Gefühle. Auch eine knappe Psychoedukation über den Umgang mit belastenden Ereignissen ist wichtig. Dies muss Hinweise über die vorübergehende eingeschränkte Auffassungsgabe, Fahrtüchtigkeit und das mögliche Auftauchen protrahierter Symptome umfassen. Die Nachsorge des Patienten besteht in der Empfehlung einer anhaltenden Betreuung durch Angehörige oder Professionelle bis zum Nachlassen der Symptome.

8.27 Welche Maßnahmen sind zur Behandlung von Folgen sexueller Gewalt zu empfehlen?

Die akute Behandlung der Folgen sexueller Gewalt ist multidisziplinär und mehrzeitig. Eine psychologische Krisenintervention ist akut und im Verlauf anzubieten, am besten durch gleichgeschlechtliches Personal. Hierzu bedarf es geschulten Personals. Haben die betroffenen Patienten einen Migrationshintergrund, ist eine kultursensitive Betreuung wichtig. Die Intervention dient sowohl der gynäkologischen und infektiologischen Betreuung als auch der forensischen Beweisaufnahme für eine polizeiliche Verfolgung des Täters. Viele notwendige Maßnahmen sind dringlich; sie alle orientieren sich an der seit dem sexuellen Übergriff vergangenen Zeit. Nach Klärung der Relevanz einer Beweissicherung mit den Betroffenen sollten die betroffenen Körperregionen durch entsprechend geschultes Personal fotografiert werden. Urteilsfähige Patienten müssen einer Bilddokumentation per Unterschrift zustimmen.

Zur forensischen Bilddokumentation existieren technische Standards, die online eingesehen werden können und eingehalten werden sollten. Forensische Abstriche sollten sachgemäß erfolgen. Bei entsprechender Exposition sollte eine Postexpositionsprophylaxe gegen sexuell übertragbare Krankheiten und bei Frauen eine Notfallkontrazeption besprochen und dokumentiert werden. Nach Verstreichen der entsprechenden Zeitfenster sind mögliche Infektionen festzustellen und ggf. zu behandeln. Auch für die Zeit, in der Ungewissheit über eine Infektion herrscht, ist diesbezüglich eine Betreuung anzubieten. Die Vielseitigkeit der Nöte der Betroffenen erfordert eine gut abgestimmte Zusammenarbeit, die Schwerpunkte auf Einfühlsamkeit und medizinisch-forensische Professionalität legt.

8.28 Was sind die Grundsätze in der Therapie der PTBS?

Patienten müssen zur Therapie von Katastrophen- oder Gewalterfahrungen an einem sicheren Ort sein. Falls ein Täter vorhanden ist, muss im Umfeld des Patienten ein weiterer Täterkontakt ausgeschlossen werden. Im Allgemeinen wird empfohlen, dass jede Traumatherapie in drei Phasen ablaufen sollte:

- Stabilisierung (Fähigkeit zum Management heftiger Gefühle, Ausschluss von psychotischen, selbstverletzenden und suizidalen Zuständen)
- Exposition (meist im Gespräch und Imagination)
- Integration und Rehabilitation (psychosoziale Maßnahmen)

Traumafokussierte Psychotherapien wirken durch Exposition. Eine Exposition kann aber nur auf dem Boden einer Psyche geschehen, die grundsätzlich stabil genug ist. Als evidenzbasierte Methode gelten traumafokussierte Psychotherapien, die auf kognitiv-verhaltenstherapeutischen Konzepten basieren. Zusätzlich kommen Psychoedukation und ggf. Relaxationsmanagement zum Einsatz. Der Erfolg der Therapie hängt von der richtigen Kombination aus Stabilisierung und Exposition ab.

8.29 Welche Maßnahmen sind zu ergreifen, wenn ein Patient in einer Traumatherapie dissoziiert?

Im Rahmen des Wiedererlebens belastender Ereignisse (Exposition) kann es zu beeinträchtigenden Reaktionen kommen. Häufig ist die wiederholte Einengung des Bewusstseins bis zum Versinken in einem tranceähnlichen Zustand (Dissoziation) bei Konfrontation mit belastenden Gedanken. Patienten, die zum Dissoziieren neigen, sollten Techniken (Skills) lernen, um ihre Aufmerksamkeit zu lenken und Emotionen zu regulieren. Als Skills eignen sind alle Interventionen, welche die gewünschte Intensität an Reiz erzeugen und durch den Patienten wiederholt angewendet werden können. Häufig werden Schmerzreize durch Gummibänder oder olfaktorische Reize durch Riechstoffe benutzt. Ein Patient, der dem Therapeuten bekannt ist, fällt diesem durch typische Vorzeichen, die eine Dissoziation ankündigen (z. B. Blick, Haltung, Sprechduktus) auf, sodass er oder der Patient selbst eine Dissoziation abwenden kann.

Kommt es dennoch zu einer Dissoziation, ist es wichtig, den Betroffenen rasch in die Realität und das Hier und Jetzt „zurückzuholen". Sinnvoll ist hierzu eine klare und orientierende Ansprache mit Namen und aktueller Situation. Körperkontakte (Schütteln, Stoßen) sind riskant, da diese fehlinterpretiert werden und retraumatisierend wirken können. Im Rahmen von traumaassoziiertem Dissoziieren kann es in dramatischen Fällen auch zur Verkennung und Fehlhandlungen kommen. So vermag der Betroffene z. B. einen Impuls zur dringend notwendigen Flucht oder heftigen Gegenwehr spüren und ausagieren, was vor allem deeskalierende und schützende Maßnahmen notwendig macht. Diese können je nach Situation und Ausmaß ein Talk-down (beruhigendes Gespräch), physisches Sichern (z. B. vorsichtiges An-der-Hand-Halten) oder eine anxiolytische Medikation erforderlich machen.

8.30 Wieso können Steine und Blumen in der Traumatherapie zur Anwendung kommen?

Steine und Blumen können als Symbole im Rahmen einer speziellen Psychotherapie eingesetzt werden. Steine können ein Symbol für ein Trauma darstellen, das es fassbarer macht. Vielen Patienten fehlen die Worte für schlimme Ereignisse („unfassbar"), sodass Symbole hier unterstützend wirken können. Dies geschieht z. B. in der traumafokussierten **narrativen Expositionstherapie** (NET). NET benutzt narrative Methoden und eine intensive Exposition, um die Geschehnisse in eine Ordnung und den Organismus in eine Habituation zu bringen.

In der NET werden symbolhaft unterschiedliche Steine und Blumen neben anderen Symbolen verwendet, die belastende (Steine) und positive Geschehnisse (Blumen) darstellen. Diese Symbole werden in einer einmaligen 90–120 Minuten andauernden Sitzung entlang eines Seils (sogenannte Lifeline) gelegt, das den bisherigen Lebensweg des Patienten darstellt.

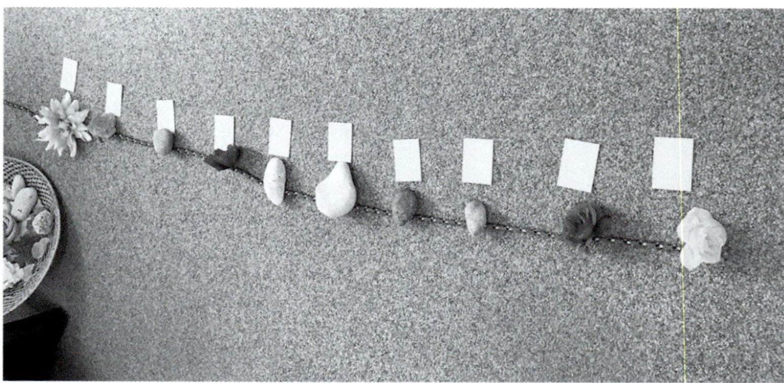

In den weiteren Sitzungen erfolgt die chronologische Aufarbeitung der „Steine" und „Blumen" in der Lebensgeschichte. Der Therapeut stellt dann im Rahmen der Exposition ganz konkrete Fragen zu perzeptiven Erinnerungen („Wie hat es gerochen?") und zu den damaligen sowie aktuellen Körperwahrnehmungen des Patienten. Neben den somatischen Bezügen werden auch kognitive Assoziationen („Was haben Sie in dem Moment gedacht?") abgerufen und nach möglichen Interpretationen gefragt („Hatten Sie eine Erklärung für ihr Schicksal?"). In der intensiven Befragung soll ein möglichst vorstellbarer und spürbarer „Film" des Traumas entstehen. Dieser Prozess ist sehr anstrengend für den Patienten und kann durch Rückversicherungen auf den aktuell sicheren Ort gestützt werden. Dem Patienten sollten jedoch seine für den therapeutischen Prozess benötigten negativen Gefühle nicht genommen werden. Eine Sitzung darf nicht ohne eine „Rückkehr" aus dem Traumaerleben enden. Ziel dieses Abrufens unterschiedlicher Assoziationen und Kognitionen ist die zerebrale Neuordnung und Habituation des Erlebnisses. Um Retraumatisierungen oder andere Komplikationen mit dieser „schmerzhaften" Methode zu vermeiden, sollte das Vorgehen professionell geübt sein und mit regelmäßiger Supervision erfolgen.

NET findet auch unter erschwerten Bedingungen wie z. B. in Flüchtlingscamps mit großen Patientenzahlen schwer traumatisierter Individuen statt. Für Kinder und Jugendliche gibt es eine angepasste Variante KIDNET. Für Anwendungen im forensischen Bereich, wo der Patient als Täter agiert hat, gibt es ebenfalls spezifische Anwendungen, die auf NET basieren. Die Anwendung von NET ist nicht auf Ärzte und Psychologen beschränkt und wird daher in sehr unterschiedlichen Konstellationen mit guten Erfolgen eingesetzt. NET ist im Allgemeinen auf 8–12 h begrenzt.

8.31 Auf welchem Konzept gründet die Methode des EMDR?

EMDR (Eye Movement Desensitization and Reprocessing) ist eine Methode der Traumatherapie und verwendet die Kombination aus gedanklicher Exposition und positiver Umbewertung unter wechselnder Aktivierung beider Hirnhälften. Dazu werden meist wechselnde Blickrichtungen zur alternierenden Aktivierung der beiden Hemisphären genutzt. Dieser Effekt soll den physiologischen Verarbeitungs- und Speicherungsprozess der imaginierten Bilder und der damit assoziierten ehemaligen (hilflosen) und neuen (kompetenten) Gefühle unterstützen. Neben Augenbewegungen wirken auch andere Methoden der wechselnden Hemisphärenaktivierung (Berührung, Bewegung). EMDR ist evidenzbasiert, wird in Leitlinien durchgehend empfohlen und findet weite Verbreitung in verschiedenen Institutionen. EMDR wird auch zunehmend für andere psychische Störungen, z. B. Angst- und affektive Erkrankungen, angewendet.

8.32 Wie genau läuft die standardisierte EMDR-Therapie ab?

Die EMDR-Behandlung hat einen standardisierten achtstufigen Ablauf, der von der Urheberin der Methode, Francine Shapiro, festgelegt wurde. Die Phasen bestehen aus der Vorbereitung (Anamnese, Behandlungsplanung, Stabilisierung), der eigentlichen Intervention (Einschätzung, Durcharbeiten/Prozessieren, Verankerung und Körpertest) und dem Abschluss (Abschluss und Nachbefragung). Die Traumaanamnese soll kurz und sachlich bleiben, um nicht zu früh die emotionalen Komponenten mit auszulösen. Die Auswahl einer Stimulationsmethode fällt in die Phase der Vorbereitung. Die alternierende Aktivierung der Hemisphären kann durch Blickrichtungswechsel, Musik oder Berührungen durchgeführt werden. Eine vertrauensvolle Patient-Therapeut Beziehung soll in der vorbereitenden Phase etabliert werden. Der Ort der Therapie muss als sicherer Ort wahrgenommen werden.

Die Kernphase beginnt mit der Einschätzung der auslösenden Krisensituation, in der die Belastung auf mehreren Ebenen aktiviert wird: in der Erzählung, als Bild, emotional, in Bezug auf körperliche Wahrnehmungen. Dabei müssen auch vorbestehende negative Assoziationen und Schuldzuweisungen des Betroffenen mit der Krisensituation erkannt werden. Ein Beispiel dafür wäre die Erkenntnis, sich die Schuld des Ereignisses nur sich selbst zuzuschreiben, obwohl dies objektiv unberechtigt ist. In Bezug auf diese Überzeugung wird ein positiver Gegengedanke entworfen und verinnerlicht „Ich bin nicht schuldig – ich habe mein Bestes gegeben". Nun folgt die alternierende Stimulation, während die Gedanken an das Trauma und Reaktionen darauf anhalten (Durcharbeiten/Prozessieren), bis es zu einer Rückbildung der Reaktion (Entspannung) kommt. Dieser Prozess wird mehrfach durchlaufen.

Bei anhaltender Entlastung soll ein positives Selbstbild und konstruktiver Gedanke festgehalten (verankert) werden. Auch zur Verankerung wird die bilaterale Stimulation eingesetzt. Die Überprüfung von körperlichen Reaktionen (z. B. Schwitzen oder Tachykardie) zeigt bei erneuter Konfrontation des Traumas, ob der Umstrukturierungsprozess zu geringerer Reaktivität geführt hat. Der Abschluss und die Nachbefragung bestehen aus dem Aufgreifen und Bearbeiten anhaltender Beschwerden. Auch werden in dieser Phase adjuvante Stressmanagementtechniken vermittelt.

INFO

EMDR

Für den Einsatz einer EMDR-Therapie bei einer komplexen PTBS liegt weniger Evidenz vor als für die monotraumatisch ausgelöste „klassische" PTBS.

8.33 Welche internetbasierten Interventionen (IBI) sind wirksam zur Behandlung einer PTBS?

Es gibt eine wachsende Zahl unterschiedlichster internetbasierter Angebote für Betroffene von psychischen Beschwerden. Auch für die PTBS nimmt die Anzahl von IBI, die meist auf den Methoden der kognitiven Verhaltenstherapie basieren, zu.

Die Therapie läuft nach einem festen Schema an Aufgaben und Sitzungen ab. Statt dem Gespräch mit dem Therapeuten folgen schriftliche Mitteilungen. Diese „Briefe" haben unterschiedliche Intentionen. Die Grundlage bildet meist die Offenbarung und Beschreibung des erlebten Traumas. Mittelpunkt dieses Prozesses ist die eigentliche Exposition mit darauf aufbauender Gewöhnung (Habituation). Darauf bauen Überlegungen und Wünsche auf, wie in Bezug auf die aktuelle Lebenssituation das Trauma in die Biografie zu integrieren und zu überwinden ist. Ein positiver Ausblick in die Zukunft soll geschaffen werden.

Die Methode basiert zum Teil auf der schon lange vor dem Internet zur Anwendung kommenden Methode der *Schreibtherapie* („Expressive Writing"). In Kombination mit der eigentlichen Therapie können IBI auch Psychoedukation, Fallbeispiele, Erinnerungen an Termine und Stressmanagement inkl. Relaxationstraining enthalten. IBI werden mit und ohne therapeutische Begleitung angeboten. Die therapeutische Begleitung erfolgt meist durch Antwort und Reaktion auf die schriftlichen Aussagen des Patienten. Auch eine ausbleibende Remission, eine Verschlimmerung und Notfälle können durch einen begleitenden Therapeuten flankiert werden.

Die Wirksamkeit von IBI, die auf traumafokussierter KVT oder Expressive Writing basieren, wurde in einer Metaanalyse nachgewiesen. Es ist davon auszugehen, dass IBI für PTBS und weitere Störungen optimiert und fester Bestandteil der Therapieoptionen werden. IBI werden die persönliche Psychotherapie nicht ersetzen, stellen aber eine sinnvolle Ergänzung oder Alternative dar. IBI können Patienten, die keinen Zugang zum regulären Gesundheitssystem haben, Hilfe anbieten.

INFO

Psychoedukation bei Belastungsstörungen

Psychoedukation ist Bestandteil jeder PTBS-Behandlung. Eine ausführliche Aufklärung über die Zusammenhänge des Erlebten und der Symptome kann dazu dienen, die Eigenstigmatisierung „Schuld" zu reduzieren. Viele Betroffene schämen sich für ihre Beschwerden oder können sie nicht richtig zuordnen. Sie befürchten, „verrückt" zu werden, und ziehen sich noch weiter zurück.

Da sich die Störungsbilder der PTBS oft sehr ähnlich sind, können wenige Informationen bereits einen Großteil der Beschwerden dieser Patientengruppe abdecken. Wichtige Themen der Psychoedukation sind: Aggressions- und Stressmanagement, Schlafhygiene, Zusammenhang von Denken, Fühlen und Handeln, Emotionsregulation, Umgang mit Schmerzen, Trauer und Vermeidung dysfunktionaler Strategien wie Missbrauch von Alkohol, Analgetika oder Sedativa. Die Psychoedukation in einer Gruppe durchzuführen ist sinnvoll, da die Betroffenen untereinander die Ähnlichkeiten ihrer Beschwerden erkennen. Dadurch erscheinen diese Symptome „normaler". Für die Psychoedukation bei PTBS existieren gute Manuale.

8.34 Welche medikamentösen Interventionen sind zur Behandlung einer PTBS zugelassen?

Eine Zulassung für die Behandlung einer PTBS hat der SSRI Sertralin. Die medikamentöse Behandlung orientiert sich jedoch weitgehend an den individuellen Leitsymptomen des Patienten, z. B. Insomnie, Depressionen oder Aggressivität. Die meisten Anwendungen erfolgen in diesen Fällen off-label. Es gibt Studien, die Betablockern einen positiven Effekt gegen Albträume und Flashbacks bei PTBS-Patienten zuschreiben. Eingesetzte Medikamente sollen nicht das Vermeidungsverhalten mit den erlebten Geschehnissen behindern, sondern dienen überwiegend der Stabilisierung, die eine Auseinandersetzung mit der eigenen Biografie und die Teilnahme am sozialen Leben ermöglicht. Patienten mit einer PTBS haben ein erhöhtes Risiko, einen Missbrauch mit sedierenden Substanzen zu betreiben, daher ist der Einsatz von abhängigkeitserzeugenden Substanzen besonders kritisch zu sehen und in den allermeisten Fällen kontraindiziert.

Quellen

Bannink R, et al. Cyber and traditional bullying victimization as a risk factor for mental health problems and suicidal ideation in adolescents. PLoS One 2014; 9(4): e94026.

Berger M. Psychische Erkrankungen: Klinik und Therapie – enhanced ebook. München: Elsevier Urban & Fischer 2015.

Breiding MJ, et al. Prevalence and characteristics of sexual violence, stalking, and intimate partner violence victimization – National Intimate Partner and Sexual Violence Survey, United States, 2011. MMWR Surveill Summ 2014; 63(8): 1–18.

Buhmann CB. Traumatized refugees: morbidity, treatment and predictors of outcome. Dan Med J 2014; 61(8): B4871.

Burg MM, Soufer R. Post-traumatic stress disorder and cardiovascular disease. Curr Cardiol Rep 2016; 18(10): 94.

Bundesministerium für Familie, Senioren, Frauen und Jugend: „Lebenssituation, Sicherheit und Gesundheit von Frauen in Deutschland" (2004); www.bmfsj.de (letzter Zugriff: 20.12.2017).

Cloitre M. Effective psychotherapies for posttraumatic stress disorder: a review and critique. CNS Spectr 2009; 14 (1 Suppl 1): 32–43.

Dilling H, Freyberger HJ. Taschenführer zur ICD-10-Klassifikation psychischer Störungen. Bern: Huber 2012.

Doering C. Gesetz zum zivilrechtlichen Schutz vor Gewalttaten und Nachstellungen (Gewaltschutzgesetz – GewSchG), 2017; www.stalking-justiz.de (letzter Zugriff: 20.12.2017).

Drožđek B. Challenges in treatment of posttraumatic stress disorder in refugees: towards integration of evidence-based treatments with contextual and culture-sensitive perspectives. Eur J Psychotraumatol 2015; 6: 24750.

Frommberger U, et al. Post-traumatic stress disorder – a diagnostic and therapeutic challenge. Dtsch Arztebl Int 2014; 111(5): 59–65.
Galatzer-Levy IR, et al. Quantitative forecasting of PTSD from early trauma responses: a machine learning application. J Psychiatr Res 2014; 59: 68–76.
Hecker T, Maercker A. Komplexe posttraumatische Belastungsstörung nach ICD-11: Beschreibung des Diagnosevorschlags und Abgrenzung zur klassischen posttraumatischen Belastungsstörung. Psychotherapeut 2015; 60: 547–561.
Hopper E, Hidalgo J. Invisible chains: psychological coercion of human trafficking victims. Intercultural Hum Rts L Rev 2006; 1: 185.
Khoo S. Academic mobbing: hidden health hazard at workplace. Malays Fam Physician 2010; 5(2): 61–67.
Knaevelsrud C, Maercker A. Internet-based treatment for PTSD reduces distress and facilitates the development of a strong therapeutic alliance: a randomized controlled clinical trial. BMC Psychiatry 2007; 7(1): 13.
Kuester A, et al. Internet-based interventions for posttraumatic stress: a meta-analysis of randomized controlled trials. Clin Psychol Rev 2016; 43: 1–16.
Liedl A et al. Psychoedukation bei posttraumatischen Belastungsstörungen. Manual für Einzel- und Gruppensetting. Stuttgart: Schattauer 2010.
McGuire, et al. Potential of eye movement desensitization and reprocessing therapy in the treatment of post-traumatic stress disorder. Psychol Res Behav Manag 2014; 7: 273–283.
Méndez I, et al. Risk and protective factors associated to peer school victimization. Front Psychol 2017; 8: 441.
Moore SE, et al. Consequences of bullying victimization in childhood and adolescence: a systematic review and meta-analysis. World J Psychiatry 2017; 7(1): 60–76.
Neuner F, et al. Narrative Exposition. In: Maercker A (Hrsg.). Posttraumatische Belastungsstörungen. Heidelberg: Springer 2009, S. 301–318.
Okomo U, et al. Sexual counselling for treating or preventing sexual dysfunction in women living with female genital mutilation: a systematic review. Int J Gynaecol Obstet 2017; 136 (Suppl 1): 38–42.
Ostermeyer B, et al. Stalking and violence. Psychiatr Clin North Am 2016; 39 (4): 663–673.
Praus P, et al. Stalking of psychiatrists and psychotherapists: Results of an online survey. Nervenarzt 2017; Mar 13.
Şar V. The many faces of dissociation: opportunities for innovative research in psychiatry. Clin Psychopharmacol Neurosci 2014; 12(3): 171–179.
Schauer E, et al. Narrative exposure therapy in children: a case study. Intervention 2004; 2(1): 18–32.
Schauer M, Ruf-Leuschner M. Lifeline in der Narrativen Expositionstherapie. Psychotherapeut 2014; 59(3): 226–238.
Schubbe O. EMDR, Brainspotting und Somatic Experiencing in der Behandlung von Traumafolgestörungen. Psychotherapeutenjournal 2014; 2: 156–163.
Sin J, et al. Psychological interventions for post-traumatic stress disorder (PTSD) in people with severe mental illness. Cochrane Database Syst Rev 2017; 1: CD011464.
Steuwe C, et al. Effectiveness and feasibility of Narrative Exposure Therapy (NET) in patients with borderline personality disorder and posttraumatic stress disorder – a pilot study. BMC Psychiatry 2016; 16(1): 254.
Strenge H. On the relationship between EMDR and eye movements – an analysis of the current state of neurobiological research. Psychother Psychosom med Psychol 2016; 66(8): 307.
Ter Heide FJ, et al. Complex PTSD and phased treatment in refugees: a debate piece. Eur J Psychotraumatol 2016; 7: 28687.
Ursano RJ, et al. Peritraumatic dissociation and posttraumatic stress disorder following motor vehicle accidents. Am J Psychiatry 1999; 156(11): 1808–1810.
Zimmerman C, et al. The health of trafficked women: a survey of women entering post-trafficking services in Europe. Am J Pub Health 2008; 98(1): 55–59.

Zitierte Richt- und Leitlinien

Flatten G et al. S3-Leitlinie Posttraumatische Belastungsstörung. Trauma & Gewalt 2011; 3: 202–210.

Checkliste zur Identifizierung von Opfern des Menschenhandels des Staatssekretariats für Migration, Bern, Schweiz; www.sem.admin.ch/dam/data/sem/rechtsgrundlagen/weisungen/auslaender/ohne-erwerb/checkliste-opfer-menschenhandel-d.pdf (letzter Zugriff: 20.12.2017).

9 Essstörungen

Michael Frey

Allgemeines

9.1 Wie werden Essstörungen diagnostisch eingeteilt?

In der ICD-10 werden im Wesentlichen die **Anorexia nervosa** (F50.0) und die **Bulimia nervosa** (F50.2), mit entsprechenden Subkategorien, unterschieden. Mit der Einführung des DSM-5 ist zum einen die **Binge-Eating-Störung** als eigenständige Diagnose hinzugekommen, und zum anderen werden die Essstörungen in der Kategorie **Fütter- und Essstörungen** geführt. Dies setzt Störungen im Essverhalten in einen lebensphasenübergreifenden Zusammenhang. Die Einordnung ist auch deshalb sinnvoll, da Fütterstörungen mit einem erhöhten Risiko für die Entwicklung einer Anorexie einhergehen.

9.2 Wie häufig sind Essstörungen?

In Europa wird für Frauen für die Anorexia nervosa eine Lebenszeitprävalenz von 1–4 % angegeben, für die Bulimie 1–2 % und für die Binge-Eating-Störung 1–4 %. Männer leiden mit 0,3–0,7 % deutlich seltener an einer Essstörung. Aus epidemiologischen Untersuchungen weiß man, dass bei der afrikanischen (Prävalenz: 4,45 %) und lateinamerikanischen (Prävalenz: 3,35 %) Bevölkerung ein deutlich erhöhtes Risiko für eine Binge-Eating-Störung besteht. Die Anorexie tritt in Afrika kaum auf (Prävalenz < 0,01 %); auch unter der lateinamerikanischen Bevölkerung ist die Anorexie ein seltenes Krankheitsbild (0,1 %). Zu Asien und der Pazifikregion existieren ungenügende epidemiologische Daten.

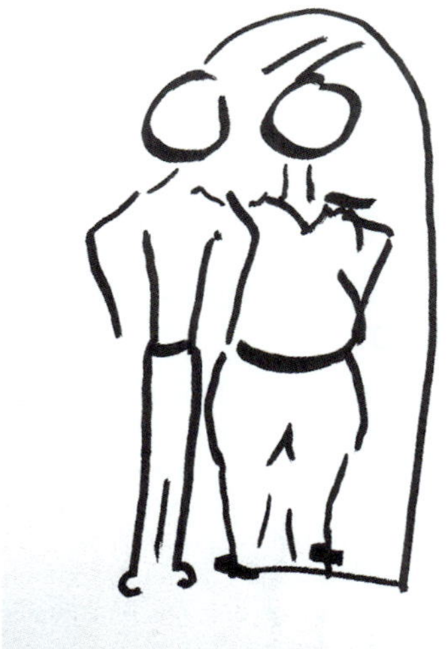

Abb. 9.1 Körperschemastörung [P492]

9.3 Welche Rolle spielt das Körperideal bei Essstörungen?

In vielen Studien konnte der Einfluss der Unzufriedenheit mit dem eigenen Körper vor dem Hintergrund eines dünnen Körperideals gezeigt werden. Die Rolle der Medien in diesem Zusammenhang ist beträchtlich. Die Entstehung und Veränderung von Körperidealen ist dabei komplex. Der Trend zu einem immer schlankeren Körperideal steht historisch mit der Industrialisierung in Zusammenhang und aktuell – im Zuge der Globalisierung – mit einem zunehmenden westlichen Einfluss. Niedrigere Prävalenzen von Anorexie-Erkrankungen in der afrikanischen und lateinamerikanischen Bevölkerung gehen mit dem Befund einher, dass in diesen Populationen auch andere Körperideale bestehen. So zeigen Studien, dass bei afrikanischen Frauen der durchschnittliche BMI höher ist und die Frauen zugleich eine höhere Zufriedenheit mit ihrem Körpergewicht angeben.

INFO

Körperschemastörung

Die verzerrte Wahrnehmung des eigenen Körpers als zu dick ist eine der treibenden Kräfte bei anorektischen Essstörungen. Die Betroffenen erleben sich sogar im ausgeprägten Untergewicht noch als zu dick (▶ Abb. 9.1). Dabei sind nicht alle Körperregionen gleich betroffen; häufig werden vor allem der Bauch, die Hüften und die Oberschenkel als „zu fett“ wahrgenommen. Diagnostisch und therapeutisch kommen verschiedene Methoden zum Einsatz, um die Abweichung zwischen Selbst- und Fremdwahrnehmung zu verdeutlichen. So werden z. B. beim „Seiltest“ die Patienten gebeten, den vermuteten Umfang ihres Bauchs oder Oberschenkels mit einem Seil zu veranschaulichen. Im Anschluss wird der tatsächliche Umfang mit einem weiteren Seil abgemessen und zum Vergleich neben das Seil gelegt, das den geschätzten Umfang repräsentiert. Dabei zeigen sich meist gravierende Abweichungen.

9.4 Gibt es eine genetische Veranlagung für Essstörungen?

Anorexie, Bulimie und Binge-Eating-Störung sind durch genetische Faktoren mitverursacht. Der Einfluss ist dabei z. T. erheblich. Bei der Anorexie geht man von einer Heritabilität zwischen 50–75 % aus. Aber auch bei der Bulimie (50–60 %) und der Binge-Eating-Störung (55–60 %) ist die genetische Vulnerabilität relevant. Darüber hinaus ist bekannt, dass selbstinduziertes Erbrechen ein stark erbliches Verhalten ist. Allerdings konnten bisher keine gesicherten Risikogene für Anorexie und Bulimie identifiziert bzw. repliziert werden. Derzeit finden genomweite Assoziationsstudien statt.

Anorexie

9.5 Was sind die diagnostischen Kriterien der Anorexia nervosa nach ICD-10?

- Gewichtsverlust oder bei Kindern fehlende Gewichtszunahme. Dies führt zu einem Körpergewicht von mindestens 15 % unter dem normalen oder dem für das Alter und die Körpergröße erwarteten Gewicht.
- Der Gewichtsverlust ist selbst herbeigeführt durch Vermeidung von „fettmachenden“ Speisen.
- Selbstwahrnehmung als „zu fett“, verbunden mit einer sich aufdrängenden Furcht, zu dick zu werden. Die Betroffenen legen für sich selbst eine sehr niedrige Gewichtsschwelle fest.
- Umfassende endokrine Störung der Hypothalamus-Hypophysen-Gonaden-Achse; diese manifestiert sich bei Frauen als Amenorrhö, bei Männern als

Libido- und Potenzverlust. Eine Ausnahme stellt das Persistieren der Menstruation bei anorektischen Frauen dar, die eine Hormonsubstitution (meist als kontrazeptive Medikation) erhalten.

PRAXISTIPP

Body-Mass-Index (BMI)

Quetelet-Index oder Body-Mass-Index (BMI) = Gewicht in kg/Körpergröße in m^2

9.6 Was wird als Untergewicht definiert?

Ein wesentliches Kriterium für die Anorexie ist die selbst herbeigeführte Gewichtsabnahme, die zu Untergewicht führt. Die Grenzwerte, die das Untergewicht definieren, sind nicht einheitlich und sollten immer im Zusammenhang mit dem Gewichtsverlauf beurteilt werden, da eine rasche selbstinduzierte Gewichtsabnahme trotz Normalgewicht auf eine Essstörung hinweisen kann.

Bei Erwachsenen kann man sich zur Definition des Untergewichts gut am BMI orientieren. Als Grenzwert wird im ICD-10 ein BMI ≤ 17,5 kg/m^2 angegeben. Bei Kindern und Jugendlichen vor dem 16. Lebensjahr werden BMI-Perzentilen herangezogen. Dabei wird im DSM-5 orientierend ein Wert < 5. BMI-Perzentile angegeben. Die ICD-10 gibt ein Körpergewicht vor, das mindestens 15 % niedriger ist, als für das Alter und die Körpergröße zu erwarten. Als Referenz für die BMI-Perzentilen sollen in Deutschland die Kormeyer-Hauschild-Perzentilen herangezogen werden.

Die S3-Leitlinie „Diagnostik und Therapie der Essstörungen" empfiehlt, zur Diagnose den Cut-off-Wert bei Erwachsenen auf einen BMI von < 17,5 kg/m^2 und bei Kindern und Jugendlichen auf das Unterschreiten der 10. Altersperzentile festzulegen.

9

INFO

Das Minnesota-Experiment

Während des Zweiten Weltkriegs fand in Minnesota (USA) ein Experiment zu Mangelernährung statt. Die Alliierten fanden in Deutschland viele massiv unterernährte Menschen vor, und Wissen zu Auswirkungen, Physiologie und Umgang mit ausgeprägter Starvation war kaum vorhanden. Diese Fragen sollten mit einem Experiment an der Universität von Minnesota geklärt werden. Im Rahmen des Experiments erhielten die Probanden über 6 Monate eine Mangelernährung mit 1.800 kcal/Tag. Die Nahrung in dieser Zeit wurde an die in Deutschland vorgefundenen Bedingungen der Unter- und Mangelernährung angepasst und bestand aus Kartoffeln, Rüben, Schwarzbrot und Nudeln. Außerdem war körperliche Aktivität vorgegeben, um ca. 3.000 kcal/Tag zu verbrauchen.

Im Laufe des Experiments verloren die Probanden im Schnitt ca. ein Viertel ihres Körpergewichts. Es kam zur Abnahme der Pulsfrequenz und des basalen metabolischen Umsatzes, zu Ödemen, Schwäche, Müdigkeit, und erhöhter Empfindlichkeit gegenüber Kälte. Auf psychischer Ebene fanden sich depressive Symptome, Reizbarkeit, emotionale Instabilität, sozialer Rückzug, eingeschränkte Interessen, Verlust der Libido und Konzentrationsprobleme. Das Essen wurde zum Hauptlebensinhalt. Ein Teilnehmer hatte bis zum Ende des Experiments 100 Kochbücher gesammelt. Die Rückkehr zu einem normalen Essverhalten dauerte lange.

Eine wichtige Erkenntnis aus diesem Experiment war u. a., dass **anorexietypische Verhaltensweisen** (z. B. ausgeprägte Beschäftigung mit dem Essen, auffälliges Essverhalten etc.) **auch Folgen der Starvation** sind.

9.7 Was sind neurobiologische Ursachen der Anorexia nervosa?

Eine besondere Problematik für die Erforschung der neurobiologischen Zusammenhänge bei Anorexie stellt die Tatsache dar, dass die Patienten zum Untersuchungszeitpunkt bereits erkrankt waren und daher oftmals nicht klar ist, welche der Veränderungen starvationsbedingt und welche für die Erkrankung ggf. ursächlich sind. Zusammenfassend kann man sagen, dass Veränderungen im dopaminergen und serotonergen Neurotransmittersystem zu beobachten sind. Außerdem konnte eine Reduktion der grauen Substanz im Bereich des limbischen Systems, einschließlich der Amygdala, des Hippokampus und des zingulären Kortex sowie im Bereich des Putamen vielfach repliziert werden.

Während eine Verminderung der grauen Substanz häufig auch nach der Gewichtsrehabilitation persistiert, sind die Befunde zur weißen Substanz uneinheitlich. Die betroffenen Strukturen und Neurotransmittersysteme stehen in engem Zusammenhang mit der Emotionsverarbeitung, der Affektregulation und dem Belohnungssystem.

9.8 Was sind häufige Verhaltensweisen bei Patienten mit Anorexie, um eine Gewichtsreduktion herbeizuführen?

Jede Essstörung ist anders, nichtsdestotrotz gibt es gehäuft auftretende Verhaltensweisen. Die klinische Praxis zeigt, dass ein großer Anteil der Patientinnen zunächst ein **selektives Essverhalten** zeigt. Viele beginnen z. B. sich „gesund" zu ernähren und meiden Süßigkeiten und andere Lebensmittel, die als ungesund und „dickmachend" gelten. Es entsteht dadurch eine Anzahl „verbotener Lebensmittel", die sich die Betroffenen nicht gönnen. Im weiteren Verlauf werden die Kalorien weiter reduziert und z. B. Mahlzeiten ausgelassen. Die erzielte Gewichtsabnahme wird engmaschig durch Wiegen kontrolliert. Zur Kontrolle des Hungergefühls kommen Strategien wie Appetitzügler, exzessive Flüssigkeitszufuhr vor den Mahlzeiten oder das Kauen von Nahrung, ohne diese zu schlucken, zum Einsatz. Bei der aktiven Form der Anorexie wird auch **selbstinduziertes Erbrechen** genutzt. Auch ungewöhnlichere Methoden wie eine „Ekelkonditionierung" (die Vorstellung, dass Süßigkeiten z. B. durch Kot verunreinigt oder verdorben sind) helfen den Patientinnen, ihre Nahrungszufuhr zu begrenzen.

Zeitgleich mit der verminderten Kalorienaufnahme versuchen die Patientinnen, mehr Energie zu verbrauchen. Häufig finden sich initial vermehrt sportliche Aktivitäten, die im Verlauf oftmals ein exzessives Maß erreichen. Manche Patientinnen stellen sich nachts den Wecker, um Sit-ups zu machen oder Joggen zu gehen. Der Bewegungsdrang kann so weit zunehmen, dass die Betroffenen ununterbrochen aktiv sind: Sie stehen, spannen die Muskeln an, sitzen auf der Vorderkante des Stuhls etc. Da auch Frieren Kalorien verbraucht, ziehen sich Magersüchtige häufig zu dünn an und versuchen die Umgebungstemperatur möglichst zu reduzieren.

Neben den „natürlichen" Mitteln zur Gewichtsreduktion finden auch **Medikamente** Anwendung, so z. B. Schilddrüsenhormone, um den Grundumsatz zu erhöhen, Laxanzien und Diuretika. Diabetiker verhindern die Gewichtszunahme nicht selten durch reduzierte Insulindosen.

9.9 Gibt es einen Zeittrend bezüglich der Inzidenz von Anorexie?

Es scheint einen Anstieg der Inzidenz zwischen den 1930er- und 1970er-Jahren gegeben zu haben. Eine Aussage darüber ist jedoch nur schwer zu treffen, da die Erhebungsmethoden, die diagnostische Erfassung und die Zuführung zum Gesundheitssystem nicht einheitlich berücksichtigt werden können. Wenn man die letzten Jahrzehnte betrachtet, scheint die Inzidenz der Anorexie in Europa stabil zu bleiben; bei Jugendlichen ist jedoch eine Zunahme zu beobachten.

9.10 Was sind komorbide Erkrankungen bei Anorexia nervosa?

Mehr als 70 % der Patienten mit Essstörungen leiden komorbid an anderen psychiatrischen Erkrankungen. Am häufigsten an einer Angststörung (> 50 %), affektiven Störungen (> 40 %), aber auch an selbstverletzendem Verhalten (> 20 %) und Substanzabusus (> 10 %). Für komorbide Zwangsstörungen schwanken die Befunde zwischen 15 und 69 %, wenn man von der Lebenszeitprävalenz ausgeht. Das Suizidrisiko ist unabhängig von den Komorbiditäten erhöht. In einer schwedischen Studie konnte sogar ein erhöhtes Suizidrisiko für Geschwister von essgestörten Patienten beobachtet werden. In ca. der Hälfte der Fälle gehen der Anorexie andere psychische Erkrankungen wie Angst- oder Zwangserkrankungen voraus.

9.11 Was sind Risikofaktoren für eine Anorexie?

- Essstörung oder psychiatrische Erkrankungen bei den Eltern
- Tod eines Geschwisterkindes 6 Monate vor der Schwangerschaft, Kindsverluste bei vorangegangen Schwangerschaften, erhöhtes Ausmaß mütterlicher Besorgtheit
- Hoher Bildungsstand der Eltern
- Hohe Erwartungen der Eltern
- Unzufriedenheit mit dem eigenen Körper in der Kindheit; bei Jungen nur, wenn Übergewicht vorlag
- Übergewicht und dessen negative Bewertung in der Adoleszenz
- Weibliches Geschlecht (Verhältnis Frauen/Männer: 10 : 1)
- Leistungssport, klassisches Ballett, Sportarten mit Fokus auf das Gewicht
- Prämorbide Persönlichkeitsstruktur mit überwiegend negativen Affekten
- Perfektionismus
- Zwanghafte Züge und Angststörungen in der Kindheit

PRAXISTIPP

Hinweise für Essstörungen

Bei jungen Frauen mit folgenden Befunden sollte an eine Essstörung gedacht werden:
- Niedriges Körpergewicht
- Gewichtssorgen ohne bestehendes Übergewicht
- Zyklusstörungen oder Amenorrhö
- Mangelernährung
- Gastrointestinale Symptome
- Wiederholtes Erbrechen
- Zahnschäden

9.12 Welche somatische Diagnostik ist bei Anorexie-Patienten zu empfehlen?

- Körpergröße und -gewicht
- Blutdruck und Puls

- Körpertemperatur
- Inspektion der Körperperipherie (Durchblutung, Ödeme)
- Auskultation des Herzens, Orthostasetest, Elektrokardiografie (EKG), Echokardiografie
- Blutbild
- Blutsenkung
- Glukose, Harnstoff, Kreatinin, Elektrolyte, Amylase, TSH, Leberfunktionstest, Blutglukose, Urinstatus

9.13 Welche somatischen Befunde sind bei Anorexie-Patienten häufig?

- Bei der **körperlichen Untersuchung** fällt neben der Kachexie häufig eine Lanugo-Behaarung auf (feiner Haarflaum, der normalerweise den Fetus bedeckt und nach Geburt ausfällt. Bei massivem Untergewicht scheint er den Körper vor Unterkühlung zu schützen). Manche Patienten bilden Ödeme aus. Besteht selbstinduziertes Erbrechen können die Ohrspeicheldrüsen geschwollen und der Handrücken von Schwielen (durch häufige Reibung an den Zähnen) überzogen sein. Neben einem niedrigen Blutdruck, an den die Patienten meist gut adaptiert sind, ist eine Bradykardie typisch. Aufgrund des Hungerzustands und des verminderten Ruhegrundumsatzes ist auch die Körpertemperatur oftmals erniedrigt.
- Im **Blutbild** ist häufig eine Leukopenie zu sehen. Auch andere Zellreihen können betroffen sein, und es kann eine leichte Anämie oder Thrombozytopenie auftreten.
- Im **Serum** findet sich häufig eine Hypercholesterinämie. Zudem können Leberenzyme und die Amylase erhöht sein. Selbstinduziertes Erbrechen kann zu Hypochloridämie, Hypokaliämie und zu einer metabolischen Alkalose führen. Eine leichte metabolische Azidose kann auf Laxanzienabusus hinweisen.
- **Endokrinologisch** fallen niedrige T_3-Werte auf, während die Gesamtkonzentration von T_4 meist im niedrig-normalen Bereich liegt. Die Sexualhormone sind erniedrigt; bei Frauen finden sich niedrige Östrogenspiegel, bei Männern verminderte Testosteronspiegel im Blut.

MERKE

Keine Schilddrüsensubstitution bei Anorexie

Ein erniedrigter T_3-Wert, der bei ansonsten normalen Schilddrüsenparametern als **Low-T_3-Syndrom** bezeichnet wird, ist durch das Untergewicht der Anorexie bedingt und darf **nicht** mit Schilddrüsenhormonen substituiert werden.

9.14 Was muss bei Patient mit Anorexie bei Gewichtskontrollen beachtet werden?

Anorexie-Patientinnen versuchen beim Wiegen häufig ein höheres Gewicht vorzutäuschen. Die häufigste Methode hierzu ist das „Zutrinken". Deshalb ist es sinnvoll, das spezifische Gewicht im Urin (bei < 1.010 g/l sollte das Gewicht in Zweifel gezogen werden) zu messen und ggf. eine Blasensonografie durchzuführen. Aber auch andere Tricks kommen zur Anwendung und sind selbst bei fast vollständig entkleideten Patientinnen nicht immer leicht zu unterbinden. So gibt es z. B. Betroffene, die kleine Bleigewichte im BH oder in den Haaren verbergen.

9.15 Wie wird eine Anorexie behandelt?

Die Behandlung der Anorexia nervosa ist meist langwierig. Es stehen ambulante, teilstationäre, stationäre und komplementäre Angebote wie z. B. Wohngruppen zur Verfügung. Die Entscheidung darüber, welches Setting das richtige ist, hängt von zahlreichen Faktoren ab: u. a. von BMI, Geschwindigkeit des Gewichtsverlusts, aktuellem Gewichtsverlauf, sozialem und familiärem Umfeld, Komorbidität, Bewegungsdrang, Art der gewichtsreduzierenden Maßnahmen (Laxanzien, Diuretika etc.) und der Krankheitseinsicht.

Psychotherapie ist in allen Settings wesentlicher Bestandteil und die Therapie der Wahl. Es gibt u. a. Studien zu kognitiver Verhaltenstherapie, Familientherapie, tiefenpsychologischen Verfahren und interpersoneller Psychotherapie. Die aktuelle Studienlage ist jedoch nicht ausreichend, um einem der Verfahren den Vorzug zu geben. Zu Beginn der Behandlung steht meist zunächst die Psychoedukation im Vordergrund, damit die Betroffenen die Mechanismen und die Dynamik der Erkrankung verstehen. Ein zentrales Problem im Rahmen der Psychotherapie ist die anfangs meist fehlende Eigenmotivation. Daher zielt eine psychotherapeutische Behandlung zunächst darauf ab, diese zu fördern. Im weiteren Verlauf geht es dann um ein Verständnis und eine Veränderung der individuellen Gründe und Ursachen für die Erkrankung.

Das Ziel der Behandlung ist zunächst in erster Linie eine **Gewichtsrehabilitation**. Hierfür sollten im ambulanten Rahmen 200–500 g/Woche und im stationären Setting 500–1.000 g/Woche angestrebt werden. Als Entlassungsgewicht sollte ein BMI zwischen 18 und 20 kg/m^2 bzw. bei Kindern und Jugendlichen die 25. BMI-Altersperzentile angestrebt werden.

INFO

Amenorrhö

Die Amenorrhö ist in der ICD-10 als Ausdruck der umfassenden Störung der Hypothalamus-Hypophysen-Gonaden-Achse ein Diagnosekriterium der Anorexia nervosa. Im DSM-5 ist dieses Kriterium nicht mehr zu finden, was nun eine Anwendbarkeit der Diagnose nicht nur auf Männer, sondern auch auf Frauen in der Menopause ermöglicht.

In der klinischen Praxis spielt das Ausbleiben der Menstruation aus verschiedenen Gründen durchaus eine Rolle. Bei jugendlichen Patientinnen steht die Magersucht psychodynamisch nicht selten im Zusammenhang mit dem Wunsch, nicht erwachsen werden zu wollen. Ein Gewichtsverlust von 10–15 % des Normalgewichts kann zum Sistieren der Regelblutung bzw. zum Nichteintritt der Menarche führen und die pubertäre Entwicklung hemmen. Das Gewicht, das zum Wiederauftreten der Periodenblutung führt, ist individuell unterschiedlich. Dieses Gewicht ist notwendig, damit die hormonalen Zyklen des Körpers wieder in einem gesunden Gleichgewicht stehen.

Im psychotherapeutischen Prozess spielt diese Gewichtsschwelle daher oftmals eine wichtige Rolle. Zum einen ist es ein sichtbares Zeichen für die Patientinnen, dass das Untergewicht die normalen physiologischen Prozesse beeinflusst, und zum anderen konfrontiert das Wiederauftreten der Menstruation sie mit den Themen Weiblichkeit und Erwachsenwerden.

9.16 Welche Medikation ist bei Anorexie sinnvoll?

Neuroleptika (**Antipsychotika**) werden in der klinischen Praxis eingesetzt, meist mit dem Hauptziel, den Bewegungsdrang und die innere Anspannung zu reduzieren. Es gibt jedoch keine Evidenz dafür, dass Neuroleptika zu einer besseren Gewichtsentwicklung oder einer Reduktion anorexietypischer Kognitionen beitragen.

Durch **Antidepressiva** ist bei Patientinnen, die untergewichtig sind, keine Wirksamkeit zu erwarten. Eine begleitende depressive oder zwanghafte Symptomatik bessert sich meist durch Gewichtsrehabilitation. Sollten trotz Normalgewicht noch zwanghafte oder depressive Symptome bestehen, ist der Einsatz einer entsprechenden Medikation indiziert.

9.17 Welche internistischen Parameter stellen eine Indikation für eine stationäre Behandlung bei Anorexia nervosa dar?

- Herzfrequenz < 40 Schläge/min
- Tachykardie > 110 Schläge/min
- Blutdruck < 90/60 mmHg
- Orthostasetest: RR-Abfall > 20 mmHg oder Herzfrequenzanstieg > 20 Schläge/min
- Körpertemperatur < 36 °C
- Körpergewicht < BMI 15 kg/m² bzw. < 3. BMI-Perzentile bei Kindern und Jugendlichen
- Ausgeprägte Blutbildveränderungen
- Kalium < 3,0 mmol/l
- Blutglukose < 60 mg/dl

9.18 Wie fängt man bei Anorexie mit dem Kostaufbau an?

Für den Kostaufbau gibt es keine evidenzbasierten Vorgaben, er muss jedoch bei ausgeprägter Starvation oder längerer Nahrungskarenz wegen eines möglichen **Refeeding-Syndroms** unter engmaschiger Elektrolytkontrolle erfolgen. Neuere Studien sprechen dafür, dass die Kalorienmenge zu Beginn bereits höher angesetzt und schneller gesteigert werden kann; dies ist jedoch nicht gut untersucht, sodass für sehr untergewichtige Patienten in jedem Fall ein vorsichtiges Vorgehen bei der Realimentation zu empfehlen ist.

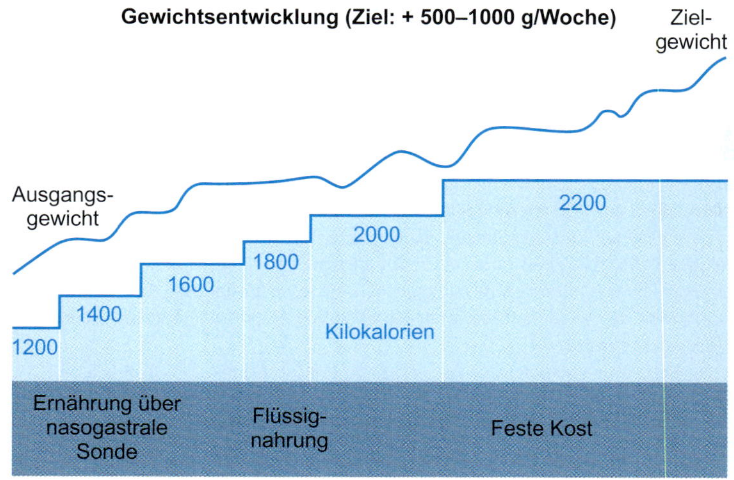

Abb. 9.2 Beispiel eines Kostaufbaus [P492/L231]

Je nach Zustand des Patienten und der Menge der in den letzten Tagen durchschnittlich pro Tag zugeführten Kalorien sollte mit einer entsprechenden Kalorienmenge (ca. 800–1.200 kcal) gestartet werden. Die Kalorienmenge kann im Abstand von ein paar Tagen um 200–300 kcal/Tag gesteigert werden, bis eine Gewichtszunahme von 500–1.000 g/Woche erreicht wird (▶ Abb. 9.2). Prinzipiell sollte die Ernährung so normal wie möglich gestaltet werden.

Wenn Patienten feste Nahrung verweigern, besteht die Möglichkeit, Trinknahrung anzubieten bzw. auf freiwilliger Basis über eine nasogastrale Sonde entsprechende Flüssignahrung zuzuführen. Manche Patienten erleben dies als Entlastung, da sie nicht selbst für die Nahrungsaufnahme verantwortlich sind. Nach Ausschöpfen aller anderen Maßnahmen ist zuletzt bei einem kleinen Teil der Patienten aufgrund einer vitalen Bedrohung bei zugleich bestehender Verweigerung zur Nahrungsaufnahme eine Zwangsernährung notwendig. Hierzu stehen die nasogastrale Sondenernährung oder die Ernährung über eine perkutane endoskopische Gastrostomie (PEG) zur Verfügung, im Extremfall muss dies unter Fixierung erfolgen.

INFO

Was ist ein Refeeding-Syndrom?

Das Refeeding-Syndrom stellt eine komplexe und schwere Störung des Glukosemetabolismus sowie des Elektrolyt- und Wasserhaushalts dar. Der Hungerstoffwechsel ist ein kataboler Zustand mit vermehrter Freisetzung von Glukagon und reduzierter Insulinsekretion. Der Energiebedarf wird vor allem durch Proteine und Fette gedeckt. Wird nun wieder kohlenhydrathaltige Nahrung zugeführt, muss der Körper auf den Kohlenhydratstoffwechsel umstellen. Es kommt zu einer vermehrten Insulinausschüttung und einer Hyperglykämie; beides führt zu Natrium- und Wasserretention, die periphere Ödeme, einen Perikarderguss und eine Volumenüberlastung des Herzens hervorrufen kann. Die Insulinausschüttung bewirkt eine Verschiebung von Phosphat, Kalium und Magnesium in das Zellinnere und in der Folge reduzierte Serumkonzentrationen. Außerdem wird durch die Glykolyse Phosphat zur Produktion von Adenosintriphosphat (ATP) verbraucht, was zu einem Phosphatmangel führen kann; Muskelschwäche bis hin zur Rhabdomyolyse kann die Folge sein. Eine Realimentation im Rahmen der Anorexie sollte daher unter engmaschiger Kontrolle der Elektrolyte, insbesondere von Phosphat im Serum erfolgen.

Die Risikokriterien für das Auftreten eines Refeeding-Syndroms sind ▶ Tab. 9.1 zu entnehmen.

Tab. 9.1 Kriterien für ein hohes Risiko eines Refeeding-Syndroms gemäß NICE-Leitlinien

	Mindestens ein Kriterium	Mindestens zwei Kriterien
BMI	‹ 16 kg/m²	‹ 18,5 kg/m²
(Unbeabsichtigter) Gewichtsverlust in den letzten 3–6 Monaten	› 15 %	› 10 %
Sehr geringe oder fehlende Nahrungsaufnahme	› 10 Tage	› 5 Tage
Sonstiges	Niedrige Serumwerte von Kalium, Phosphat oder Magnesium vor Beginn der Ernährungstherapie	Alkoholabusus, Medikamente: einschließlich Insulin, Chemotherapie, Antazida oder Diuretika

9.19 Kann die Behandlung auf Wunsch des an Anorexie erkrankten Menschen abgebrochen werden?

Schwer erkrankte magersüchtige Patienten müssen nicht selten gegen ihren Willen behandelt und zwangsernährt werden. Dies ist eine komplexe Fragestellung und hat ethische und juristische Implikationen.

In der medizinethischen Beurteilung solcher Situationen werden nach Beauchamp und Childress vier Prinzipien herangezogen:

1. Respekt vor der Autonomie und Selbstbestimmung des Patienten
2. Prinzip der Schadensvermeidung
3. Fürsorgeprinzip/Patientenwohl
4. Prinzip der Gerechtigkeit

Sollte eine Anorexie-Patientin den Wunsch äußern, palliativ behandelt zu werden und sich gegen eine Zwangsernährung aussprechen, konfligieren einzelne Prinzipien. So ist einerseits die Autonomie der Patientin zu wahren und damit ihrem Wunsch nach palliativer Behandlung stattzugeben, andererseits legt das Fürsorgeprinzip nahe, dass eine Zwangsernährung das Leben der Patientin retten könnte.

Aus juristischer Sicht darf entgegen dem Patientenwillen gehandelt werden, wenn die betroffene Person nicht in der Lage ist, die Tragweite ihrer Entscheidung zu erkennen und abzuschätzen und damit einwilligungsunfähig ist. Dies muss ggf. gutachterlich geklärt und eine vormundschaftsgerichtliche Entscheidung angestrebt werden.

Bei minderjährigen Patienten entscheidet das Familiengericht über eine ggf. notwendige geschlossene Unterbringung, die Eltern entscheiden über Zwangsmaßnahmen. Sollten unterbringungsähnliche Maßnahmen mit freiheitsentziehender Wirkung (z. B. Fixierung) regelmäßig notwendig sein, entscheidet darüber auf Antrag der Eltern seit dem 1.10.2017 ebenfalls das zuständige Familiengericht (§ 1631b, Abs. 2 BGB).

9.20 Was sind bei Anorexie häufig angewandte Täuschungsmanöver, um Nahrungszufuhr vorzutäuschen?

In sozialen Situationen und im therapeutischen Kontext wird von der Umwelt sehr auf die Nahrungszufuhr der Betroffenen geachtet. Da das Essen aufgrund der Gewichtsphobie angstbesetzt ist, werden unterschiedliche Tricks eingesetzt, um die Kalorienzufuhr so gering wie möglich zu halten. Es gibt Anorexie-Internetseiten, die hierzu Tipps und Tricks verraten:

- Verstecken von Lebensmitteln im Ärmel
- Kauen und Ausspucken von Essen in die Serviette
- Verteilen von Butter oder Aufstrichen unter den Fingernägeln
- Getoastetes, noch warmes Brot, um die Butter schmelzen und durchsickern zu lassen
- Verteilen des Essens auf dem Teller oder Kumulieren auf einer Tellerseite, um den Anschein zu erwecken, dass weniger auf dem Teller liegt als vorher

9.21 Wieso haben Patienten mit Anorexie einen erhöhten Bewegungsdrang?

Ein Großteil der anorektischen Patienten zeigt einen erhöhten Bewegungsdrang. Dies führt zu einer weiteren Gewichtsreduktion und ist in der Therapie häufig nur schwer zu beherrschen. Evolutionsbiologische Überlegungen legen nahe, dass die Psychomotorik einen Zusammenhang mit der Verfügbarkeit von Nahrung hat. Reichlich vorhandene Nahrung führt zu Trägheit und wenig Bewegung, Nahrungsmangel dagegen zu einem Bewegungsdrang, um nach neuer Nahrung suchen zu können.

Der ausgeprägte Bewegungsdrang erschwert die Gewichtszunahme, und die Patienten benötigen daher Unterstützung, um sich weniger zu bewegen, was selbst im stationären Setting oftmals eine Herausforderung darstellt. Ist die vermehrte sportliche Aktivität zu Beginn der Anorexie ein Mittel zur Gewichtsreduktion, so nimmt sie im Laufe der Erkrankung zunehmend Züge eines Suchtverhaltens an. Auf neurobiologischer Ebene konnte in zahlreichen Studien gezeigt werden, dass körperliche Bewegung das dopaminerge mesolimbische System aktiviert und somit Überschneidungen zwischen der Neurobiologie substanzinduzierten süchtigen Verhaltens und Bewegungsdrang bestehen.

9.22 Wieso haben Menschen mit Anorexie ein erhöhtes Osteoporoserisiko?

Das Untergewicht geht mit einem erhöhten Risiko für Osteoporose einher. Ursächlich sind u. a. niedrige IGF-1-Spiegel, Hypogonadismus und Veränderungen in verschiedenen Hormonspiegeln (Leptin, Insulin etc.). Eine Gewichtsrehabilitation führt zu einer Zunahme der Knochendichte, wenn auch Residuen möglich sind.

Derzeit gibt es nur einige Belege, die für eine **Vitamin-D-Substitution** und ausreichende Kalziumzufuhr sprechen. Die Empfehlung der Vitamin-D-Substitution beruht darauf, dass bei Anorexie-Patienten trotz diesbezüglich gleichwertiger Nahrung erniedrige Vitamin-D-Spiegel gemessen wurden, die sich unter Substitution normalisiert haben. Die Auswirkungen auf die Knochendichte müssen noch untersucht werden.

Bei jugendlichen Anorexie-Patientinnen hat sich eine physiologische transdermale **Östrogensubstitution** in einer Studie als hilfreich erwiesen. Östrogen-Progesteronhaltige Kontrazeptiva hingegen haben weder bei Erwachsenen noch bei Jugendlichen eine Wirkung gezeigt. **Bisphosphonate** bewirkten bei Erwachsenen eine Zunahme der Knochendichte, sollten aber für Patientinnen mit wiederholten Frakturen reserviert bleiben, bei denen sich andere Therapiemaßnahmen als nicht ausreichend erwiesen haben.

9.23 Wie ist die Prognose einer Anorexie?

Die Mortalitätsrate für Anorexie ist die höchste aller psychischen Erkrankungen. Es gibt Studien, die eine fast 10-fach höhere Mortalität gegenüber der Normalbevölkerung sowie eine 3-fach höhere gegenüber anderen psychischen Erkrankungen angeben. In einer Katamnesestudie zeigten nach 10 Jahren noch 47 % der Probanden, die in der Adoleszenz an einer Anorexie gelitten hatten und 42 % der Probanden mit Bulimie Symptome einer Essstörung. Eine Symptomfluktuation war dabei häufig. Prädiktoren für einen ungünstigen Krankheitsverlauf sind Komorbidität, niedriger BMI (≤ 13 kg/m^2), Essanfälle und Purging-Verhalten (gewichtsreduzierende Methoden wie Erbrechen, Laxanzien etc.).

Bulimie

9.24 Was sind die diagnostischen Kriterien der Bulimia nervosa nach ICD-10?

- Häufige Episoden von Essattacken/Esstaumel (in einem Zeitraum von 3 Monaten mindestens 2-mal pro Woche), bei denen große Mengen an Nahrung in sehr kurzer Zeit konsumiert werden
- Andauernde Beschäftigung mit dem Essen, eine unwiderstehliche Gier oder Zwang zu essen (Craving)
- Die Patienten versuchen, der Gewichtszunahme durch die Nahrung mit einer oder mehreren der folgenden Verhaltensweisen entgegenzusteuern:
  - Selbstinduziertes Erbrechen
  - Missbrauch von Abführmitteln
  - Zeitweilige Hungerperioden
  - Gebrauch von Appetitzüglern, Schilddrüsenpräparaten oder Diuretika (Wenn die Bulimie bei Diabetikern auftritt, kann es zu einer Vernachlässigung der Insulinbehandlung kommen.)
- Selbstwahrnehmung als „zu fett", mit einer sich aufdrängenden Furcht, zu dick zu werden (was meist zu Untergewicht führt)

9.25 Was ist das Ersterkrankungsalter für eine Bulimia nervosa?

9

Im Regelfall tritt eine bulimische Symptomatik erstmals während der Adoleszenz oder im frühen Erwachsenenalter auf. Ein Erkrankungsbeginn vor der Pubertät oder nach dem 40. Lebensjahr ist selten.

9.26 Kann jemand ohne Erbrechen auch an einer Bulimie leiden?

In der öffentlichen Wahrnehmung wird Bulimie in erster Linie mit Erbrechen assoziiert. Das entscheidende Kriterium der Bulimie sind jedoch die Essattacken. Die Methoden, um einer Gewichtszunahme entgegenzuwirken, können unterschiedlich sein, das Erbrechen ist nur eine davon.

9.27 Was sind die Ursachen einer Bulimie?

Hinsichtlich der Ätiologie einer Bulimia nervosa ist von einem multifaktoriellen Geschehen auszugehen. Neben einer genetischen Disposition, die u. a. in Zwillingsstudien belegt werden konnte, sind individuelle psychologische Faktoren, familiäre Einflüsse und soziokulturelle Aspekte von Relevanz. Zunächst wenig spezifische Persönlichkeitsmerkmale wie z. B. ein geringer Selbstwert können in einem familiären Umfeld, das beispielsweise eine kritische Haltung zum eigenen Körper vermittelt, bei Menschen, die in einer Gesellschaft mit einem propagierten schlanken Schönheitsideal leben, bewirken, dass sie durch Schlankheitsstreben versuchen, die erlebten Defizite zu kompensieren. Hinsichtlich der für die Bulimie charakteristischen Essanfälle gibt es neurobiologische Befunde, die darauf hinweisen, dass aufgrund einer Dysbalance im serotonergen Transmittersystem durch die vermehrte Aufnahme von kohlenhydratreichen Nahrungsmitteln und daraus resultierender Tryptophan- und Serotoninsynthese versucht wird, Stress und negative Affekte zu modulieren.

9.28 Welche Medikation kann bei Bulimia nervosa eingesetzt werden?

In Deutschland ist **Fluoxetin** in Kombination mit Psychotherapie zur Behandlung der Bulimie zugelassen. Es kann dabei eine Wirkung hinsichtlich einer Reduktion der Essanfälle und des selbstinduzierten Erbrechens erwartet werden. Der Effekt auf das Erbrechen ist dabei jedoch geringer als der Behandlungserfolg unter kognitiver Verhaltenstherapie. Die Dosis muss dabei meist höher (z. B. 60 mg/Tag) gewählt werden als zur Behandlung depressiver Erkrankungen. Um die Wirkung beurteilen zu können, sollte der Behandlungsversuch mindestens 4 Wochen andauern.

Ein positiver Begleiteffekt ist die gleichzeitige Besserung häufiger komorbider Erkrankungen wie Angststörungen und Depressionen. Andere Antidepressiva (MAO-Hemmer, Trizyklika) zeigen ein schlechteres Nebenwirkungsprofil und werden daher nicht empfohlen. Insgesamt stellt Psychotherapie die Intervention der ersten Wahl dar.

Im Rahmen der psychotherapeutischen Behandlung geht es zum einen darum, eine Verhaltensänderung zu unterstützen und außerdem die der Erkrankung zugrunde liegenden intrapsychischen Prozesse zu verstehen. Für die Verhaltensänderung können z. B. alternative Stressregulationsstrategien hilfreich sein. Intrapsychische Prozesse können sich um Themen wie Selbstwert, Verlassenheitsgefühle, Umgang mit Aggression o. Ä. drehen.

9.29 Wie ist die Prognose der Bulimia nervosa?

Die Bulimia nervosa weist einen fluktuierenden Verlauf auf. In Längsschnittstudien kam es bei einem großen Teil (33–75 %) der unbehandelten Patienten innerhalb von 5 Jahren zu einer Spontanremission der Symptomatik, jedoch hatten auch 33–42 % einen Rückfall. Selbst nach erfolgter Therapie waren hohe Rückfallraten und Chronifizierung zu beobachten. Eine Remission, die länger als 1 Jahr anhält, geht mit einer günstigeren Prognose einher. Komorbide psychische Erkrankungen und Übergewicht konnten als Prädiktoren für eine ungünstige Prognose gewertet werden. Das Persönlichkeitsmerkmal Impulsivität scheint darüber hinaus auf einen ungünstigen Verlauf hinzudeuten.

Binge-Eating-Störung

9.30 Was sind die diagnostischen Kriterien der Binge-Eating-Störung nach DSM-5?

Die Binge-Eating-Störung ist in der ICD-10 nicht als eigene Kategorie aufgeführt, sondern wird unter den nicht näher bezeichneten Essstörungen (F50.9) eingeordnet.

Im DSM-5 ist die Binge-Eating-Störung eine eigenständige Diagnose, für die folgende Kriterien erfüllt sein müssen:

- Wiederholte Episoden von Essanfällen. Ein Essanfall ist durch die folgenden beiden Merkmale gekennzeichnet:
  - Verzehr einer Nahrungsmenge in einem bestimmten Zeitraum (z. B. innerhalb eines Zeitraums von 2 h), wobei diese Nahrungsmenge erheblich größer ist als die Menge, die die meisten Menschen in einem vergleichbaren Zeitraum unter vergleichbaren Bedingungen essen würden

  - Das Gefühl, während der Episode die Kontrolle über das Essverhalten zu verlieren (z. B. das Gefühl, nicht mit dem Essen aufhören zu können oder keine Kontrolle über Art und Menge der Nahrung zu haben)
- Die Essanfälle treten gemeinsam mit mindestens drei der folgenden Symptome auf:
  - Wesentlich schneller essen als normal
  - Essen bis zu einem unangenehmen Völlegefühl
  - Essen großer Nahrungsmengen, wenn man sich körperlich nicht hungrig fühlt
  - Allein essen aus Scham über die Menge, die man isst
  - Ekelgefühle gegenüber sich selbst, Deprimiertheit oder große Schuldgefühle nach dem übermäßigen Essen
- Es besteht ein deutlicher Leidensdruck wegen der Essanfälle.
- Die Essanfälle treten im Durchschnitt mindestens einmal pro Woche über einen Zeitraum von 3 Monaten auf.
- Die Essanfälle treten nicht gemeinsam mit wiederholten unangemessenen kompensatorischen Maßnahmen wie bei der Bulimia nervosa und nicht ausschließlich im Verlauf einer Bulimia nervosa oder Anorexia nervosa auf.

9.31 In welchem Alter beginnt eine Binge-Eating-Störung typischerweise?

In epidemiologischen Studien ist ein Ersterkrankungsalter in der Adoleszenz zu verzeichnen. Gegen Ende des Teenageralters und Anfang 20 ist der Erkrankungsbeginn am häufigsten. Frauen haben ein höheres Risiko für eine Binge-Eating-Störung als Männer, das Geschlechterverhältnis ist jedoch erheblich ausgeglichener als bei der Anorexia nervosa oder der Bulimia nervosa.

9.32 Was sind Komorbiditäten der Binge-Eating-Störung?

Neben den körperlichen Begleiterkrankungen, die vor allem auf das Übergewicht zurückzuführen sind (Typ-2-Diabetes, Bluthochdruck etc.), können auch zahlreiche psychiatrische Erkrankungen komorbid auftreten. Hierzu zählen u. a. affektive Störungen, Angst- oder Persönlichkeitsstörungen. Das Risiko ist dabei in beide Richtungen erhöht, d. h., andere psychiatrische Störungen stellen ein Risiko für eine Binge-Eating-Störung dar, wie auch umgekehrt.

9.33 Wie ist der Zusammenhang zwischen Binge-Eating-Störung und Adipositas?

Die Binge-Eating-Störung kann bei Normalgewichtigen ebenso wie bei adipösen Menschen auftreten. Betroffene, die sich in Behandlung begeben, sind jedoch in der überwiegenden Zahl adipös. Die meisten Menschen, die unter Adipositas leiden, haben jedoch keine Binge-Eating-Störung. Adipöse mit Binge-Eating-Störung unterscheiden sich von anderen adipösen Menschen u. a. durch eine höhere psychiatrische Komorbidität und eine geringere Lebensqualität.

9.34 Was ist bei der Therapie einer Binge-Eating-Störung zu berücksichtigen?

Den Patienten sollte neben Selbsthilfeangeboten eine psychotherapeutische Behandlung angeboten werden. Es gibt wenig evidenzbasierte Empfehlungen hinsichtlich der Wirksamkeit der unterschiedlichen Therapieansätze für die Binge-Eating-Störung. Positive Befunde liegen für essstörungsfokussierte kognitiv-behaviorale Gruppen- und Einzeltherapien vor.

Wichtig ist, den Patienten zu vermitteln, dass es bei der Therapie nicht um die Gewichtsabnahme, sondern um das Erlangen eines geregelten Essverhaltens geht. Hierzu gilt es entsprechende emotionale Zusammenhänge und auslösende Faktoren zu erarbeiten, um einen anderen Umgang mit den Auslösern zu erlernen.

Adipositas

9.35 Was ist Übergewicht?

Übergewicht bzw. Adipositas bezeichnet den erhöhten Fettanteil des Körpergewichts und wird in unterschiedliche Stadien eingeteilt. Dabei kommt es nicht nur auf den absoluten Fettanteil an, sondern auch auf die Verteilung. So weiß man, dass insbesondere das viszerale Fett mit dem kardiovaskulären Risiko korreliert. Die Einteilung nach BMI wird daher durch den Taillenumfang ergänzt. Übergewicht besteht bei einem BMI ≥ 25 kg/m^2. Von einer Adipositas spricht man ab einem BMI ≥ 30 kg/m^2.

9.36 Was sind Ursachen für eine Adipositas?

- Familiäre Disposition, genetische Ursachen
- Lebensstil (z. B. Bewegungsmangel, Fehlernährung)
- Ständige Verfügbarkeit von Nahrung
- Schlafmangel
- Stress
- Depressive Erkrankungen
- Niedriger Sozialstatus
- Essstörungen (z. B. Binge-Eating-Disorder, Night-Eating-Disorder)
- Endokrine Erkrankungen (z. B. Hypothyreose, Cushing-Syndrom)
- Medikamente (z. B. Antidepressiva, Neuroleptika, Phasenprophylaktika, Antiepileptika, Antidiabetika, Glukokortikoide, einige Kontrazeptiva, Betablocker)
- Andere Ursachen (z. B. Immobilisierung, Schwangerschaft, Nikotinverzicht)
- In Deutschland konnte gezeigt werden, dass eine Essstörung im Kindes- oder Jugendalter ein Risikofaktor für Übergewicht im jungen Erwachsenenalter ist.

INFO

Was ist eine Night-Eating Disorder?

Dabei handelt es sich um ein wenig beforschtes und auch in den Klassifikationssystemen nicht aufgeführtes Syndrom. Die Betroffenen leiden unter nächtlichen Heißhungerattacken, die dazu führen, dass ein erheblicher Anteil der täglichen Kalorienzufuhr in dieser Zeit stattfindet. Ähnlich wie bei anderen Essattacken werden auch hier vorzugsweise Kohlenhydrate zugeführt.

9.37 Wie hoch ist der genetische Einfluss bei Adipositas?

Der soziokulturelle Einfluss auf den Anteil übergewichtiger Menschen einer Bevölkerung ist beträchtlich. Veränderungen diesbezüglich können über kurze Zeiträume beobachtet werden, manchmal innerhalb einer Generation. Nichtsdestotrotz betrifft dies – bei gleichen Umweltfaktoren – nicht alle Menschen. Ein genetischer Einfluss auf die Gewichtsregulation ist belegt, jedoch sehr komplex, vor allem auch im Hinblick auf die Gen-Umwelt-Interaktion. In Familienstudien ergab sich eine Heritabilität zwischen 25 und 40 %.

9.38 Welcher Zusammenhang besteht zwischen Adipositas und psychiatrischen Erkrankungen?

Es konnte ein Zusammenhang in beide Richtungen festgestellt werden. Für adipöse Menschen besteht im Vergleich zu gesunden Probanden ein bis zu doppelt so hohes Risiko, an einer psychiatrischen Störung zu erkranken, vor allem ein Risiko für Angststörungen, Depressionen und somatoforme Störungen. Auch das Risiko, an einer vaskulären oder einer Alzheimer-Demenz zu erkranken, steigt mit einem BMI oberhalb der Norm.

Bei Menschen, die an einer Depression leiden, ist andererseits ein Risiko für die Entwicklung von Übergewicht belegt. Auch vor dem Hintergrund von Medikamentennebenwirkungen ist eine Vielzahl psychiatrisch erkrankter Menschen von Übergewicht betroffen. Hier sind in erster Linie die atypischen Neuroleptika (Antipsychotika) zu nennen.

9.39 Welche Therapiemethoden haben sich zur Gewichtsreduktion bei Adipositas bewährt?

In der Leitlinie wird ein Basisprogramm, bestehend aus Ernährungs-, Bewegungs- und Verhaltenstherapie empfohlen. Im Rahmen der Verhaltenstherapie sollen konkrete Therapieziele vereinbart werden, die u. a. durch kognitive Umstrukturierung, Selbstbeobachtung, Stimuluskontrolle und Verstärkerstrategien erreicht werden sollen. Verstärkerstrategien können insbesondere helfen, die notwendige Motivation langfristig aufrechtzuerhalten. Auch nach erreichter Gewichtsnormalisierung ist eine langfristige Begleitung und Unterstützung der Patienten wichtig, da die Adipositas als chronische Erkrankung eine hohe Rezidivneigung hat.

9.40 Wann ist eine Behandlung des Übergewichts angezeigt?

Eine **Behandlungsindikation** besteht in folgenden Situationen:

- BMI $\geq$ 30 kg/m^2 oder
- Übergewicht mit einem BMI zwischen 25 und $<$ 30 kg/m^2 und gleichzeitigem Vorliegen von:
  - übergewichtsbedingten Gesundheitsstörungen (z. B. Hypertonie, Typ-2-Diabetes mellitus) oder
  - abdominaler Adipositas oder
  - Erkrankungen, die durch Übergewicht verschlimmert werden oder
  - hohem psychosozialem Leidensdruck

Als **Kontraindikationen** gelten konsumierende Erkrankungen und Schwangerschaft.

9.41 Was sind Therapieziele einer Adipositasbehandlung?

Es sollte unter Berücksichtigung von Komorbidität, individuellen Risiken, Erwartungen und Ressourcen des Patienten eine langfristige Gewichtsreduktion in einem realistischen Rahmen angestrebt werden. Bei einem BMI zwischen 25 und 35 kg/m² sollte innerhalb von 6–12 Monaten eine Gewichtsabnahme von mehr als 5 % des Ausgangsgewichts und bei einem BMI > 35 kg/m² von mehr als 10 % des Ausgangsgewichts angestrebt werden.

MERKE

Vermeidung von Jo-Jo-Effekten

Für einen langfristigen Therapieerfolg ist eine Lebensstiländerung im Hinblick auf Ernährung und Bewegung erforderlich. Eine verhaltenstherapeutische Begleittherapie im Einzel- oder Gruppensetting soll Patienten bei diesem Prozess unterstützen.

9.42 Welche Ernährung wird zur Gewichtsreduktion bei Adipositas empfohlen?

Damit es zu einer Gewichtsabnahme kommt, muss die Energiebilanz negativ ausfallen. Ein Energiedefizit von ca. 500–600 kcal/Tag führt zu ca. 0,5 kg/Woche Gewichtsabnahme für 12–24 Wochen. Eine Reduktion der Energiezufuhr kann dabei durch Reduktion von Fett oder Kohlenhydraten bzw. beidem zusammen erzielt werden. Bei der **Low-Carb-Diät**, also der kohlenhydratreduzierten Ernährung, ist zu Beginn eine höhere Gewichtsabnahme als bei anderen Diäten zu beobachten, der Unterschied ist nach ca. 1 Jahr jedoch nicht mehr vorhanden.

Insgesamt zeigt die Forschung, dass es auf lange Sicht für die Gewichtsreduktion keinen Unterschied macht, in welchem Verhältnis die Nahrungsbestandteile (Eiweiß, Fett, Kohlenhydrate) stehen. Sollten **Formula-Produkte** – also ein Ersatz der Mahlzeiten durch vorgefertigte Flüssignahrung o. Ä. – mit einer täglichen Energiezufuhr von ca. 800–1.200 kcal eingesetzt werden, so ist eine Gewichtsabnahme zwischen 0,5 und 2 kg/Woche möglich. Aufgrund eines höheren Risikos für unerwünschte Wirkungen sollte dies ärztlich begleitet werden.

9.43 Wie viel Bewegung sollte zur Gewichtsreduktion bei Adipositas angestrebt werden?

Zur Gewichtsabnahme sollten mehr als 150 min/Woche Bewegung verordnet werden. Dabei sollten 1.200–1.800 kcal/Woche durch körperliche Bewegung verbraucht werden. Für einen gewichtsreduzierenden Effekt ist es notwendig, große Muskelgruppen ausdauernd moderat bis stark zu beanspruchen.

9.44 Wann sind chirurgische Therapiemethoden bei Adipositas indiziert?

Bei extremer Adipositas und ausgeschöpften konservativen Behandlungsoptionen soll laut Leitlinie ein chirurgischer Eingriff erwogen werden.

Indikationen:

- Adipositas Grad III (BMI ≥ 40 kg/m²) oder
- Adipositas Grad II (BMI ≥ 35 und < 40 kg/m²) mit erheblicher Komorbidität (z. B. Typ-2-Diabetes mellitus) oder

- Adipositas Grad I (BMI > 30 und < 35 kg/m²) bei Patienten mit Typ-2-Diabetes mellitus
- Sonderfälle

Sonderfälle: In Fällen mit besonders schweren Begleit- bzw. Folgeerkrankungen aufgrund der Adipositas oder bei einem BMI > 50 kg/m² oder individuellen psychosozialen Bedingungen, die keine Aussicht auf den Erfolg einer Lebensstiländerung versprechen, kann eine chirurgische Therapie auch ohne vorherige konservative Therapien erwogen werden.

Dabei sind **psychiatrische Kontraindikationen** wie eine aktive Substanzabhängigkeit oder eine unbehandelte Bulimia nervosa zu berücksichtigen. Dies ist besonders relevant, da Übersichtsarbeiten einen Anteil von 14–56 % an Patienten mit Binge-Eating-Störungen und Bulimia nervosa unter den chirurgisch behandelten Adipositas-Patienten verzeichnen.

9.45 Profitieren bestimmte adipöse Patienten mehr von der chirurgischen Therapie?

Bisherige Untersuchungen zu den Prädiktoren des Therapieerfolgs einer chirurgischen Intervention zur Gewichtsreduktion haben zu uneinheitlichen Ergebnissen geführt.

9.46 Bestehen bei einer chirurgischen Therapie zur Gewichtsreduktion bei Adipositas psychiatrische Risiken?

9

Chirurgische Eingriffe zur Gewichtsreduktion haben sich aus somatischer Sicht als erfolgreich erwiesen. Es hat sich jedoch auch gezeigt, dass ggf. vorhandene psychische Gründe für das exzessive und therapieresistente Übergewicht nach der Operation zu einem Symptomshift führen können und es bei einem nicht unerheblichen Anteil der Patienten zu einer Suchtverlagerung (Alkohol, Spielsucht etc.) kommt. Es gibt hierzu auch Theorien, die über ein sogenanntes **Reward-Deficiency-Syndrom** genetisch veranlagte neurobiologische Zusammenhänge zwischen übermäßiger Gier nach Nahrung und anderem Suchtverhalten sehen.

Untersuchungen haben außerdem gezeigt, dass Patienten nach einer chirurgischen Intervention zur Gewichtsreduktion ein erhöhtes Suizidrisiko haben. 70 % der Suizide fanden dabei innerhalb der ersten 3 Jahre nach der Operation statt. Die genauen Zusammenhänge sind nicht bekannt. Es ist jedoch auch hier davon auszugehen, dass die therapieresistente Adipositas als Symptom in den meisten Fällen von psychischem Leiden begleitet wird und die Operation nur die körperliche Symptomatik adressiert.

Quellen

American Psychiatric Association. Diagnostisches und statistisches Manual psychischer Störungen – DSM-5®. Göttingen: Hogrefe 2014.

Baumeister H, Härter M. Mental disorders in patients with obesity in comparison with healthy probands. Int J Obesity 2007; 31(7): 1155.

Brandl J. Zwangsbehandlung bei schwerer Anorexia nervosa. Neurotransmitter 2008; 7–8: 60–61.

Bulik C, et al. Genetic epidemiology of eating disorders. Curr Opin Psychiatry 2016; 29(6): 383–388.

Dilling H et al.; World Health Organization. Internationale Klassifikation psychischer Störungen: ICD-10, Kapitel V (F, klinisch-diagnostische Leitlinie). Göttingen: Hogrefe 2015.

Föcker M et al. Handbuch Essstörungen und Adipositas. Essstörungen im DSM-5. Berlin, Heidelberg Springer 2015, S. 27–33.

Franklin JC, et al. Observations on human behavior in experimental semistarvation and rehabilitation. J Clin Psychol 1948; 4(1): 28–45.

Friedli N et al. Ernährungstherapie polymorbider, internistischer Patienten – eine Balance zwischen Energiedefizit-und Refeeding-Syndrom. Aktuelle Ernährungsmedizin 2016; 41(3): 181–186.

Garber AK, et al. A systematic review of approaches to refeeding in patients with anorexia nervosa. Int J Eat Disord 2016; 49(3): 293–310.

Gerwing C, Kersting A. Gynäkologische Aspekte bei Anorexia nervosa und Bulimia nervosa. Handbuch Essstörungen und Adipositas. Berlin, Heidelberg: Springer 2015, S. 223–229.

Gibbons M, et al. Mental Health Assessment and Psychosocial Interventions for Bariatric Surgery. Washington, DC: Department of Veterans Affairs (US) 2014.

Groesz LM, et al. The effect of experimental presentation of thin media images on body satisfaction: a meta-analytic review. Int J Eat Disord 2002; 31(1): 1–16.

Herpertz-Dahlmann B. Adolescent eating disorders. Child Adolesc Psychiatr Clin 2015; 24(1): 177–196.

Hoek HW. Review of the worldwide epidemiology of eating disorders. Curr Opin Psychiatry 2016; 29(6): 336–339.

Kalm LM, Semba RD. They starved so that others be better fed: remembering Ancel Keys and the Minnesota experiment. J Nutr 2005; 135(6): 1347–1352.

Kaye W. Neurobiology of anorexia and bulimia nervosa. Physiol Behav 2008; 94(1): 121–135.

Kaye WH, et al. Nothing tastes as good as skinny feels: the neurobiology of anorexia nervosa. Trends Neurosci 2013; 36(2): 110–120.

Keel PK, Forney KJ. Psychosocial risk factors for eating disorders. Int J Eat Disord 2013; 46(5): 433–439.

Keski-Rahkonen A, Mustelin L. Epidemiology of eating disorders in Europe: prevalence, incidence, comorbidity, course, consequences, and risk factors. Curr Opin Psychiatry 2016; 29(6): 340–345.

Kessler RC, et al. The prevalence and correlates of binge eating disorder in the World Health Organization World Mental Health Surveys. Biol Psychiatry 2013; 73(9): 904–914.

Keys A, et al. The Biology of Human Starvation. 2 vols. Minneapolis, MN: University of Minnesota Press 1950.

Knoll S et al. Veränderungen im DSM-5. Z Kinder Jug-Psych 2014; 42(5): 361–368.

Kolar DR, et al. Epidemiology of eating disorders in Latin America: a systematic review and meta-analysis. Curr Opin Psychiatry 2016; 29(6): 363–371.

Misra M, et al. State of the art systematic review of bone disease in anorexia nervosa. Int J Eat Disord 2016; 49(3): 276–292.

Mitchison D, Hay PJ. The epidemiology of eating disorders: genetic, environmental, and societal factors. Clin Epidemiol 2014; 6: 89.

Mustelin L, et al. The DSM-5 diagnostic criteria for anorexia nervosa may change its population prevalence and prognostic value. J Psychiatr Res 2016; 77: 85–91.

Olguin P, et al. Medical comorbidity of binge eating disorder. Eat Weight Disord 2017; 22(1): 13–26.

Phillipou A, et al. The neurobiology of anorexia nervosa: a systematic review. Aust N Z J Psychiatry 2014; 48(2): 128–152.

Remschmidt H. Multiaxiales Klassifikationsschema für psychische Störungen des Kindes- und Jugendalters nach ICD-10 der WHO: mit einem synoptischen Vergleich von ICD-10 mit DSM-IV. Bern: Huber 2001.

Reville M-C, et al. Literature review of cognitive neuroscience and anorexia nervosa. Curr Psychiatry Rep 2016; 18(2): 18.
Saunders CL, et al. Meta-analysis of genome-wide linkage studies in BMI and obesity. Obesity 2007; 15(9): 2263–2275.
Scheurink AJ, et al. Neurobiology of hyperactivity and reward: agreeable restlessness in anorexia nervosa. Physiol Behav 2010; 100(5): 490–495.
Schmitz D, Ernst J-P. Kommentar II zum Fall: „Behandlungsabbruch bei Anorexie?" Ethik in der Medizin 2010; 22(2): 135–137.
Swami V. Cultural influences on body size ideals: unpacking the impact of Westernization and modernization. Eur Psychologist 2015; 20(1): 44.
Thomas JJ, et al. Updates in the epidemiology of eating disorders in Asia and the Pacific. Curr Opin Psychiatry 2016; 29(6): 354–362.
Veronese N, et al. Vitamin D status in anorexia nervosa: a meta-analysis. Int J Eat Disord 2015; 48(7): 803–813.
Watson H, Bulik C. Update on the treatment of anorexia nervosa: review of clinical trials, practice guidelines and emerging interventions. Psychol Med 2013; 43(12): 2477–2500.
Wild V, Krones T. Kommentar I zum Fall: „Behandlungsabbruch bei Anorexie?" Ethik in der Medizin 2010; 22(2): 133–134.
Wirth A et al. Prävention und Therapie der Adipositas. Dtsch Arztebl 2014; 111(42): 705–713.

Zitierte Leitlinien

DAG e.V. Interdisziplinäre Leitlinie der Qualität S3 zur „Prävention und Therapie der Adipositas. Stand: 4/2014; 8: 179–222.
Hay P, et al. Royal Australian and New Zealand College of Psychiatrists clinical practice guidelines for the treatment of eating disorders. Aust N Z J Psychiatry 2014; 48(11): 977–1008.
Herpertz S et al. S3-Leitlinie Diagnostik und Behandlung der Essstörungen. Berlin, Heidelberg: Springer 2011.
National Collaborating Centre for Acute Care UK. Nutrition support for adults: Oral nutrition support, enteral tube feeding and parenteral nutrition. 2006; www.nice.org.uk/guidance/cg32/evidence/full-guideline-pdf-194889853 (letzter Zugriff: 3.10.2017).
National Institute for Health and Care Excellence: Clinical Guidelines. Eating disorders: recognition and treatment 2017; www.nice.org.uk/guidance/ng69 (letzter Zugriff: 3.10.2017).

10 Schlafstörungen

Michael Frey

Allgemeines

10.1 Wie entwickelt sich der Schlaf über die Lebensspanne?

Die Spannbreite, was als normaler Schlaf bezeichnet werden kann, ist groß und unterliegt neben interindividuellen Unterschieden auch einer Entwicklung im Laufe des Lebens. Über die Lebensspanne hinweg zeigt sich eine Entwicklung von einem polyphasischen hin zu einem monophasischen Schlaf. In den ersten Monaten findet ein dramatischer Wandel der Schlafrhythmen statt. Die **Schlafdauer** pro Tag verkürzt sich, der über den Tag fragmentierte Schlaf konzentriert sich zunehmend mehr auf die Nacht, und der Mensch entwickelt damit einen zirkadianen Rhythmus. Während ein Neugeborenes noch ca. 15 h pro Tag schläft, braucht ein 12-jähriges Kind im Schnitt nur noch 9 h/Tag zu schlafen. Die in Populationsstudien erfasste Varianz nimmt dabei mit zunehmendem Alter ab. Die Häufigkeit nächtlichen Erwachens, an der Eltern häufig die Schlafqualität bemessen, nimmt von 0–2 Jahren sukzessive ab.

Eine große epidemiologische Studie von Roenneberg (2007) zeigt, dass sich im Laufe des Lebens auch der **Chronotyp** verändert. Sind Kinder noch überwiegend Frühtypen, verschiebt sich mit der Pubertät der Chronotyp für die Zeit der Adoleszenz um durchschnittlich 2,5 h hin zum Spättyp mit einem Maximum im Alter von ca. 20 Jahren. Man weiß, dass die Melatonin-Ausschüttung in der Adoleszenz später stattfindet. Es scheint auch so zu sein, dass Jugendliche langsamer Schlafdruck aufbauen und daher länger wach bleiben können. Ab ca. 60 Jahren verschiebt sich der Chronotyp um 1,5 h zurück hin zum Frühtyp. Die Schlafdauer scheint dabei eine vom Chronotyp unabhängige Eigenschaft zu sein. Während ein 15-Jähriger ca. 9,5 h/Tag schläft, benötigt ein 60-Jähriger nur noch 7,5 h/Tag.

10.2 Was ist normaler Schlaf?

Im Alltag sind wir gewohnt, zwischen Schlaf und Wachsein zu unterscheiden. Der Schlaf ist – genauer betrachtet – jedoch ein komplexer Prozess, der durch eine ihm eigene Schlafarchitektur charakterisiert ist. Ausgehend von der Beobachtung, dass Schlafende in einem bestimmten Schlafstadium rasche horizontale Augenbewegungen zeigen, wird zwischen REM- („rapid eye movement") und Non-REM-Phasen unterschieden. Diese beiden Zustände sind Ausdruck unterschiedlicher neuronaler Aktivität. Wird jemand während der **REM-Phase** geweckt, berichtet er häufig von lebhaften Träumen. Ein plötzliches Erwachen aus der **Non-REM-Phase** ist jedoch meist mit kurzer Desorientierung und Verwirrtheit verbunden. Die Annahme, dass nur in der REM-Phase geträumt wird, ist aber nicht zutreffend.

Die **Schlafstadien 1 und 2** sind der leichte Schlaf während des Einschlafens. Das Schlafstadium 2 ist im EEG durch das Auftreten von Schlafspindeln oder K-Komplexen gekennzeichnet. In diesen Phasen nimmt die Reaktion des Gehirns auf

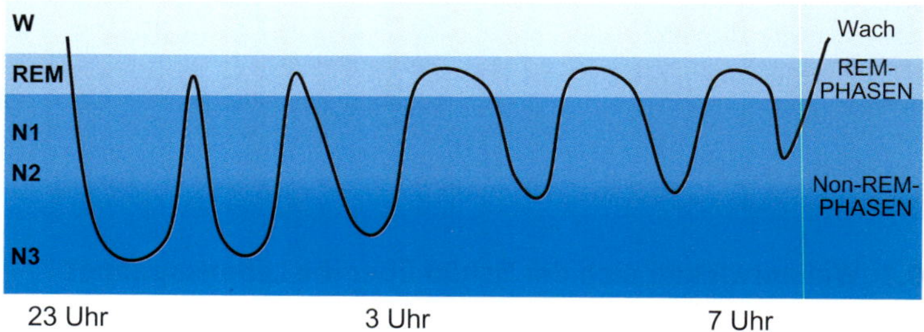

Abb. 10.1 Normaler Schlaf. Der Schlaf hat einen zyklischen Verlauf: Leichter Schlaf (N1 und N2), tiefer Schlaf (N3) und REM-Schlaf wechseln sich ab. Ein Zyklus dauert ca. 90 min. Zu Beginn der Nacht findet mehr Tiefschlaf statt, gegen Ende überwiegt der REM-Schlaf. [P492/L231]

Außenreize sukzessive ab. **Schlafstadium** 3 wird auch als Tiefschlafphase bezeichnet. Hier überwiegen langsame und hochamplitudige Wellen (δ-Wellen) im EEG. Tiefschlafanteil und REM-Schlaf pro Nacht betragen jeweils ca. 20 %.

10.3 Räumt das Gehirn im Schlaf auf?

10

Viele Befunde deuten darauf hin. Die Frage, warum wir schlafen, ist bis heute nicht eindeutig geklärt. Es scheint jedoch eine Notwendigkeit für Körper und Geist zu bestehen. Zum einen gibt es Befunde, dass Schlaf z. B. immunmodulatorische Effekte hat und Schlafstörungen zu Entzündungsprozessen führen. Zum anderen weiß man, dass Schlaf für die kognitive und emotionale Verarbeitung sowie die Konsolidierung von Gedächtnisinhalten notwendig ist. Somit könnte man sagen, dass im Schlaf die Erfahrungen des Tages im Gehirn „aufgeräumt" werden, Wichtiges von Unwichtigem unterschieden und dementsprechend neuroplastische Prozesse die Strukturen des Gehirns den Erlebnissen und Erfordernissen des Alltags anpassen. Es gibt jedoch auch Untersuchungen, die dem Schlaf eine reinigende Funktion auf neurochemischer Ebene zuschreiben. So werden im Schlaf toxische Substanzen, die sich während des Wachseins angesammelt haben, über den Liquor entfernt.

INFO

Wie schlafen Tiere?

Schlaf ist eine biologische Notwendigkeit über alle Säugetiere hinweg. Die Art zu schlafen unterscheidet sich jedoch. Im Extremfall – wie bei den Walen – ist der Non-REM-Schlaf jeweils nur auf eine Hemisphäre begrenzt und der REM-Schlaf stark reduziert. Es ist eine Tendenz zu beobachten, dass die kleineren Spezies eher mehr schlafen und zu polyphasischem Schlaf tendieren. Der Mensch hat unter allen Primaten die geringste Schlafmenge.

10.4 Wie lange kann man ohne Schlaf leben?

Es gibt wenige Studien, die eine völlige **Schlafdeprivation** über mehrere Tage untersucht haben. Einen bekannten Selbstversuch mit 11 Tagen (264 h) ohne Schlaf führte Randy Gardner (17-jähriger Schüler) durch, um damit in das Guinness-Buch der

Rekorde zu kommen. Begleitet wurde das Unterfangen von dem renommierten Schlafforscher William Dement. Bereits am zweiten Tag hatte Gardner Schwierigkeiten, mit den Augen richtig zu fokussieren; an Tag 4 war er gereizt, hatte Gedächtnisschwierigkeiten und Konzentrationsstörungen. An diesem Tag traten auch erste Halluzinationen und Wahngedanken auf. An Tag 9 kamen formale Denkstörungen hinzu. Die Symptome traten intermittierend auf und waren vollständig reversibel. An Schlafentzug zu versterben scheint beim Menschen nicht der Fall zu sein. Lediglich bei Ratten hatte man in Experimenten mit vollständigem Schlafentzug beobachtet, dass diese verstarben.

10.5 Welche Effekte werden bei Schlafdefizit beobachtet?

In Experimenten konnte nachgewiesen werden, dass bereits nach 17–19 h ohne Schlaf die Leistung in kognitiven Tests einem Blutalkoholwert von 0,5 ‰ entspricht. Die Reaktionszeit war bis um die Hälfte verlangsamt. Allgemein wirkt sich Schlafentzug auf die kognitive Leistungsfähigkeit aus und führt zu Konzentrationsdefiziten, Fehlleistungen, Gedächtnisstörungen und vermehrter Ablenkbarkeit. Es kommt aber auch zu einer gedrückten Stimmung, und wie eine Metaanalyse gezeigt hat, ist dieser Effekt sogar ausgeprägter als die Beeinträchtigung der kognitiven Fähigkeiten. Die motorischen Fertigkeiten werden am wenigsten in Mitleidenschaft gezogen.

10.6 Wie lange sollte man schlafen?

Die optimale Schlafdauer ist individuell unterschiedlich. Die Mehrheit der Menschen schläft zwischen 6,5 und 9 h/Tag. Vermutlich aufgrund soziokultureller Gegebenheiten ist eine etwas kürzere Schlafdauer an Werktagen gegenüber freien Tagen zu beobachten. Große epidemiologische Studien zeigen, dass eine regelmäßig extrem kurze oder lange Schlafdauer (≤ 6 bzw. ≥ 10 h) das Risiko für Übergewicht, koronare Herzkrankheit (KHK), Schlaganfälle und Diabetes signifikant erhöht.

10.7 Wie häufig sind Schlafstörungen?

Schlafstörungen zählen zu den häufigsten Beschwerden. Zwischen 33 und 50 % der erwachsenen Bevölkerung leiden an Schlafstörungen. Chronische Schmerzpatienten und psychiatrisch erkrankte Menschen leiden zu 50–75 % an Schlafstörungen. Chronische Schlafstörungen sind ein Risikofaktor für Übergewicht, Diabetes, Herz-Kreislauf-Erkrankungen, Depressionen, Rückfall bei Abhängigkeitserkrankungen, erhöhte Suizidrate etc.

10.8 Wie werden Schlafstörungen klassifiziert?

Die Komplexität der Schlafforschung als interdisziplinäres Feld, das unterschiedliche Fachdisziplinen beschäftigt (HNO, Neurologie, Psychiatrie, Pädiatrie, Innere Medizin, Psychologie etc.), spiegelt sich in der heterogenen Einteilung und Definition in den unterschiedlichen Klassifikationssystemen wider. Außerdem handelt es sich um ein intensiv beforschtes Feld, was zu teilweise paradigmatischen Veränderungen in der Klassifikation geführt hat. Im klinischen Alltag der Psychiatrie richtet sich die Klassifikation der Schlafstörungen nach der **ICD-10.** Hier sind die nichtorganischen, vorrangig durch emotionale Störungen verursachten Schlafstörungen unter F51 klassifiziert und die organisch bedingten Schlafstörungen unter den G-

Diagnosen (Krankheiten des Nervensystems). Als weitere Klassifikationssysteme stehen das **DSM-5** und die *International Classification of Sleep Disorder* (ICSD-3) zur Verfügung. Die sehr differenzierte Aufschlüsselung der Schlafstörungen in der **ICSD-3** spielt vor allem in der Schlafmedizin eine Rolle.

Gemäß ICD-10 können folgende Kategorien unterschieden werden:

- Nichtorganische Insomnie (F51.0)
- Nichtorganische Hypersomnie (F51.1)
- Nichtorganische Schlaf-Wach-Rhythmusstörungen (F51.2)
- Schlafwandeln (F51.3)
- Pavor nocturnus (F51.4)
- Albträume (F51.5)

10.9 Gibt es Geschlechtsunterschiede?

Frauen sind eher Frühtypen und gehen ca. 30–40 min früher ins Bett, außerdem schlafen sie ca. 15–30 min länger. Während der Unterschied in der idealen Schlafdauer vom Alter unabhängig ist, unterliegt die Tendenz der Frauen zum Frühtyp dem Alter. Der Beginn des Geschlechtsunterschieds liegt in der Pubertät und endet mit ca. 55 Jahren und damit in der Menopause; eine hormonelle Ursache wird daher angenommen.

INFO

Schlafen wir heute weniger als vor 50 Jahren?

In der Diskussion um Schlafstörungen wird nicht selten auch eine generelle Schlafdeprivation in Industriegesellschaften als Argument herangezogen. Eine Übersichtsarbeit von Youngstedt et al. (2016) zu diesem Thema kommt zu dem Ergebnis, dass dem nicht so ist. Wir schlafen heute ebenso viel wie vor 50 Jahren; auch der Anteil an Kurzschläfern (< 6 h) hat nicht zugenommen. Lediglich für Kinder und Jugendliche konnte eine verkürzte Schlafdauer (ca. 70 min/Nacht weniger als 1895) festgestellt werden. Der Eindruck eines kollektiven Schlafmangels mag durch ein vermehrtes Bewusstsein für die Bedeutung des Schlafs und der mit Schlafstörungen einhergehenden Risiken verbunden sein.

Insomnie

10.10 Ist Insomnie eine eigenständige Diagnose?

Die Insomnie ist in der ICD-10 als eigenständige Diagnose aufgeführt. Die Entscheidung darüber, ob eine bestehende Insomnie als eigenständiges Krankheitsbild diagnostiziert wird, soll aber laut ICD-10 der behandelnde Arzt aufgrund von klinischem Erscheinungsbild, Verlauf und therapeutischen Erwägungen und Prioritäten zum Zeitpunkt der Konsultation entscheiden. Im DSM-5 wurde die Unterscheidung zwischen primärer und sekundärer Insomnie, d. h. einer Insomnie im Rahmen einer anderen psychiatrischen Erkrankung, aufgehoben.

10.11 Was sind die diagnostischen Kriterien einer Insomnie nach ICD-10?

Für die Diagnose einer Insomnie müssen folgende Kriterien erfüllt sein: Es bestehen über 1 Monat hinweg mindestens dreimal pro Woche Einschlafstörungen, Durchschlafstörungen oder eine schlechte Schlafqualität. Die Betroffenen haben aufgrund der Schlafstörungen einen erheblichen Leidensdruck oder sind in ihrer sozialen und beruflichen Funktionsfähigkeit dadurch beeinträchtigt. Bei der Diagnose Insomnie nach ICD-10 handelt es sich um eine klinische Diagnose, die anhand der subjektiven Schilderungen des Patienten gestellt wird.

10.12 Wie häufig ist Insomnie?

Vorübergehende Schlafstörungen sind ein sehr häufiges Phänomen. Epidemiologische Studien haben gezeigt, dass ca. 70 % der Befragten im Laufe eines Jahres an Ein- oder Durchschlafstörungen bzw. einer schlechten Schlafqualität gelitten haben. Eine chronische Insomnie im Sinne der ICD-10-Kriterien besteht in industrialisierten Ländern bei ca. 10 % der Bevölkerung und in Deutschland bei ca. 6 %.

10.13 Was sind die Ursachen einer Insomnie?

Ein anerkanntes Modell ist das 3P-Modell nach Spielman. Es geht davon aus, dass Vulnerabilität („Predisposing"), auslösende („Precipitating") und aufrechterhaltende („Perpetuating") Faktoren zusammenwirken und zu einer chronischen Insomnie führen.

- **Predisposing:** Die Vulnerabilität kann aufgrund genetischer Faktoren (z. B. GABA-Rezeptor- oder Clock-gene-Polymorphismen), bestimmter prädisponierender Persönlichkeitsfaktoren (z. B. Neurotizismus, maladaptiver Perfektionismus) oder neurophysiologischer Mechanismen wie z. B. Besonderheiten in der Stressreaktion gegeben sein. Es wird beispielsweise davon ausgegangen, dass Insomnie-Patienten aufgrund von Defiziten in der Stressregulation nach Stressexposition eine psychische und physiologische Übererregung länger aufrechterhalten, was zu vermehrten (Mikro-)Arousals während des Schlafs führt. In der Folge wird der Schlaf als weniger erholsam wahrgenommen, und die Betroffenen erleben ggf. in REM-Phasen häufiger Wachheit.
- **Precipitating:** Als auslösende Faktoren kommen meist Stresssituationen im Alltag (z. B. Überlastung am Arbeitsplatz, Schichtarbeit oder Beziehungsprobleme) infrage, die zu ersten Schlafstörungen führen.
- **Perpetuating:** Damit aus einer akuten eine chronische Insomnie wird, bedarf es aufrechterhaltender Mechanismen. Maladaptive kognitive Prozesse und Verhaltensweisen kommen hier zum Tragen. Die Patienten machen sich z. B. vermehrte Sorgen um die Folgen des Schlafmangels und versuchen, den Schlaf tagsüber durch ein Nickerchen nachzuholen, oder die Patienten versuchen, die Insomnie durch Alkohol zu „behandeln". Die kognitiven Verzerrungen und das Ausmaß der Sorge werden noch dadurch verstärkt, dass Insomnie-Patienten die subjektive Schlafdauer häufig als deutlich kürzer erleben, als dies objektiv der Fall ist. Es gibt Befunde, dass Insomnie-Patienten im Durchschnitt 25 min weniger schlafen als Gesunde, dies jedoch als ein Schlafdefizit von ca. 2 h erleben. Zu dieser subjektiven Wahrnehmung scheinen oben erwähnte (Mikro-)Arousals während des Schlafs beizutragen.

MERKE

Subjektive Verschlimmerung der Insomnie

Insomnie-Patienten erleben subjektiv die Schlafdauer meist deutlich kürzer, als dies objektiv der Fall ist. Die Sorge, zu wenig Schlaf zu bekommen, wird dadurch massiv verstärkt und fördert wiederum aufgrund von Anspannung und negativer Erwartungshaltung die Schlafstörung.

10.14 Wie schädlich ist Schichtarbeit?

Die zunehmende Verfügbarkeit von Dienstleistungen rund um die Uhr lässt auch vermuten, dass der Anteil schichtarbeitender Menschen zugenommen habe. Studien zeigen jedoch, dass der Anteil der in Schichten arbeitenden Bevölkerung seit 50 Jahren stabil bei 15–20 % liegt. Ein Grund hierfür mag auch sein, dass durch technische Innovation der Bedarf an Personal zur Aufrechterhaltung der Produktion, Dienstleistungen etc. abgenommen hat. Es ist bekannt, dass Schichtarbeiter vermehrt an Einschlafstörungen, einer kürzeren Schlafdauer und Tagesmüdigkeit leiden. Die Studienlage ist jedoch unzureichend, um eine eindeutige Aussage über das Ausmaß der durch Schichtarbeit verursachten Schlafstörungen zu treffen. Bekannt ist hingegen, dass individuelle Faktoren eine Rolle spielen, wie gut man mit Schichtarbeit zurechtkommt. In einer Übersichtsarbeit wurden folgende Faktoren als protektiv herausgearbeitet: junges Lebensalter, männliches Geschlecht, Spättyp und an Persönlichkeitsmerkmalen: wenig Neurotizismus[1], Extraversion, internale Kontrollüberzeugung, also die Überzeugung, Geschehnisse beeinflussen zu können. Welche Schichten besonders belastend sind, hängt u. a. vom Chronotyp ab. So ist nachvollziehbarerweise für „Lerchen“ (Frühtypen) die Nachtschicht und für „Eulen“ (Spättypen) eine Frühschicht besonders ungünstig. Zumal Schichtarbeit auch das Risiko für Übergewicht und Diabetes erhöht, gibt es aktuell auch Forschungsbestrebungen, die diesen Zusammenhang über das Mikrobiom (bakterielle Darmbesiedelung) zu erklären versuchen.

10.15 Wie ist das diagnostische Vorgehen?

Zur besseren Einschätzung der vom Patienten geschilderten Symptome wird das Führen eines Schlaftagebuchs über 7–14 Tage empfohlen. Auf der Homepage der Deutschen Gesellschaft für Schlafmedizin (www.dgsm.de) sind hierzu Vorlagen zu finden. Ein weiteres Instrument sind Fragebögen wie z. B. der **Pittsburgh Sleep Quality Index** (PSQI), der ab 5 von 21 Punkten als pathologisch gilt. Zur Beurteilung des Schweregrades der Insomnie kann der **Insomnia Severity Index** (ISI) herangezogen werden.

PRAXISTIPP

Diagnostisches Vorgehen bei Insomnien (Leitlinie Nicht erholsamer Schlaf/ Schlafstörungen, 2016)

1. **Medizinische Anamnese und Diagnostik:**
   - Frühere und jetzige körperliche Erkrankungen (z. B. Schmerzen)
   - Medikamente, Alkohol, Nikotin, Drogen

---

[1] Wird zu den „Big Five“ der Persönlichkeitspsychologie gezählt; ein ausgeprägter Neurotizismus bezeichnet dabei eine emotionale Labilität.

- Labor, z. B. Schilddrüsenwerte, Blutbild, γ-GT, Leberwerte
- Ggf. EEG, EKG, CT/MRT des Schädels nach Klinik

2. **Psychiatrische/psychologische Anamnese:**
   - Jetzige und frühere psychische Störungen
   - Persönlichkeitsfaktoren
   - Arbeits- und partnerschaftliche Situation
   - Aktuelle Konflikte
3. **Schlafanamnese:**
   - Auslösende Faktoren einschließlich Traumata
   - Arbeitszeiten/zirkadiane Faktoren (Schicht- und Nachtarbeit)
   - Aktuelles Schlafverhalten
   - Vorgeschichte der Schlafstörung
   - Schlaftagebuch
   - Fremdanamnese (periodische Beinbewegungen/Atempausen)
4. **Aktigrafie** (falls erforderlich)
5. **Polysomnografie** (falls erforderlich)

10.16 Was ist eine Aktigrafie?

Durch verschiedene technische Systeme (z. B. Aktometer in Form von Armbanduhren, Apps für Handys etc.) kann die Bewegung des Patienten dokumentiert und danach ausgewertet werden. Als Messinstrument dient ein Armband, das die Pulsfrequenz und die Bewegung erfasst. Die erhobenen Daten werden dann durch ein PC-Programm oder eine Handy-App nach einem speziellen Algorithmus ausgewertet. Die Zuverlässigkeit der Instrumente und der Algorithmen ist dabei unterschiedlich; Handy-Apps sind zwar einfach einzusetzen, überschätzen jedoch tendenziell die TST (Total Sleep Time) und unterschätzen damit das Ausmaß der Schlafstörung.

10

10.17 Wann ist eine Polysomnografie notwendig?

Eine weiterführende Diagnostik in einem Schlaflabor im Rahmen einer Polysomnografie (PSG) ist notwendig, wenn sich nach Ausschöpfung der anderen diagnostischen Maßnahmen der Verdacht ergibt, es könnte sich um eine organisch bedingte Insomnie (z. B. im Rahmen eines Schlafapnoe-Syndroms) handeln. Ebenso ist dies angezeigt für Insomnien bei Risikogruppen, z. B. bei Lkw-Fahrern oder Menschen, die mit gefährlichen Maschinen arbeiten. Therapieresistenz und erhebliche Diskrepanz zwischen subjektiver und objektiver Schlafdauer stellen ebenfalls eine Indikation dar.

PRAXISTIPP

Glossar zur Beurteilung eines Polysomnografie-Befunds

- **TIB** (Total Time in Bed): Zeit, die im Bett verbracht wurde
- **Werte, die das Schlafvermögen messen:**
  - **SPT** (Sleep Period Time, Schlafperiodendauer): Zeit vom Einschlafen bis zum Erwachen am nächsten Morgen (Norm: 5–9 h)
  - **SPT 1**: Schlafperiodendauer vom ersten N1 bis zum endgültigen Aufwachen (Norm: 5–9 h)

- **SPT 2**: Schlafperiodendauer vom Einschlafen (N2) bis zum endgültigen Aufwachen (Norm: 5–9 h)
- **TST** (Total Sleep Time): die während der Schlafperiodendauer tatsächlich schlafend verbrachte Zeit
- **TST 2** (Total Sleep Time 2): SPT 2 abzüglich der Wachzeiten (Norm: 5–9 h)
- **Schlafeffizienz:** der Anteil an Zeit, den man im Bett schlafend verbracht hat: TST/TIB
- **SEI** (Sleep Efficiency Index): TST 2/TIB × 100 (Norm: altersabhängig, > 85–90 %)

- **Werte zur Messung der Einschlaffähigkeit:**
  - **SOL 1** (Sleep Onset Latency 1): Zeit vom Ins-Bett-Gehen bis zum Auftreten von N1 (Norm: < 30 min)
  - **SOL 2** (Sleep Onset Latency 2): Zeit vom Ins-Bett-Gehen bis zum Auftreten von N2 (Norm: < 30 min)
- **Messung Schlafqualität und Schlafzyklik:**
  - **SOL N3** (Sleep Onset Latency 3): Zeit vom ersten N1 bis ersten N3
  - **REM-Latenz:** Zeit zwischen erstem N1 und erstem REM-Stadium (90 ± 20 min)
  - **Schlafphasenanteil:** prozentualer Anteil der einzelnen Schlafphasen bezogen auf SPT 1
- **Parameter zur Bestimmung der Schlaffragmentierung (bezogen auf SPT 1):**
  - **AI** (Arousal-Index): durchschnittliche Häufigkeit *aller* Weckreaktionen pro Stunde
  - **RAI** (respiratorischer Arousal-Index): durchschnittliche Häufigkeit respiratorisch verursachter Weckreaktionen pro Stunde
  - **PLMS-AI** (Periodic Leg Movements during Sleep-Arousal-Index): Anteil der durch periodische Beinbewegungen bedingten Aufwachreaktionen
  - **EAI** (endogener Arousal-Index): durchschnittliche Häufigkeit endogener Weckreaktionen pro Stunde

10

10.18 Welche somatischen Differenzialdiagnosen sind zu berücksichtigen?

Schlafstörungen können im Rahmen von psychosozial belastenden Lebenssituationen, einer psychiatrischen Erkrankung oder aber auch aufgrund von organischen Erkrankungen auftreten. An folgende Erkrankungen sollte dabei gedacht werden:

- Chronische Nierenerkrankungen/Magen-Darm-Erkrankungen
- Chronischer Schmerz, z. B. bei rheumatischen Erkrankungen
- Endokrinologische Erkrankungen
- Epilepsien
- Extrapyramidalmotorische Erkrankungen
- Herz- und Lungenerkrankungen
- Kopfschmerzen
- Maligne Erkrankungen
- Polyneuropathien
- Schlaganfall
- Multiple Sklerose
- Starker Juckreiz bei Hauterkrankungen

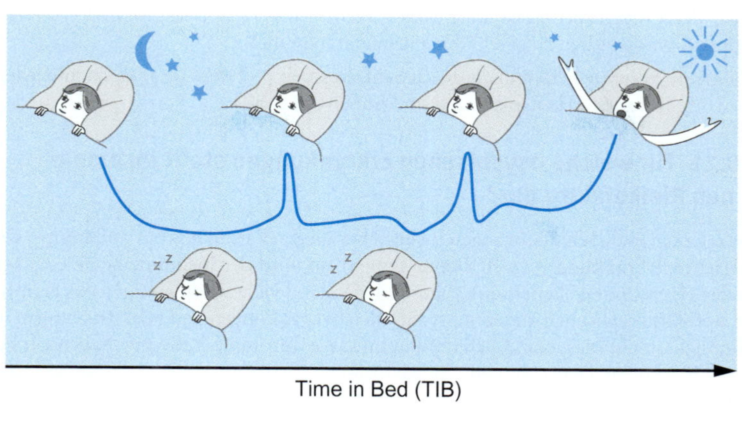

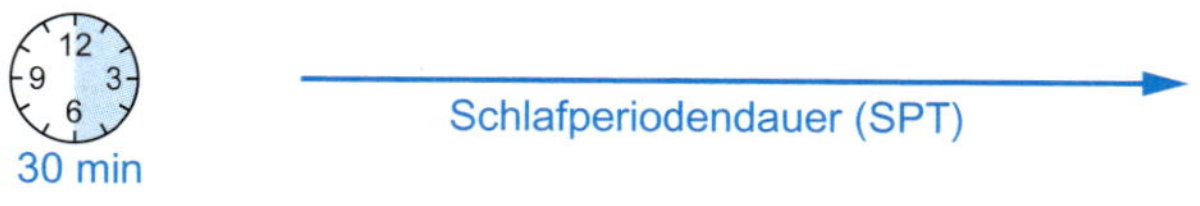

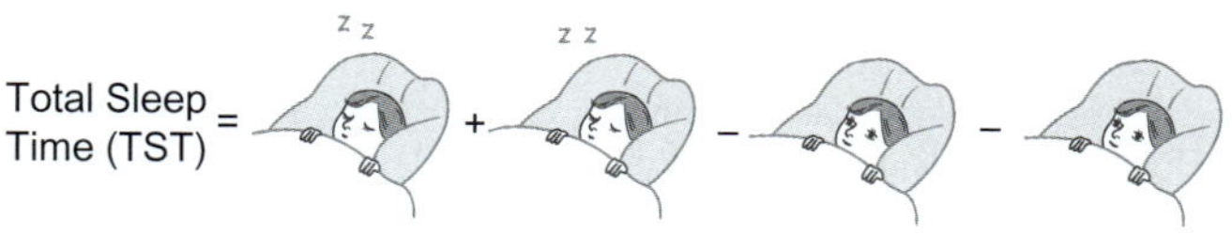

Abb. 10.2 Wichtige Parameter der Polysomnografie [P492/L231]

10.19 Welche Substanzen können zu Schlafstörungen führen?

Neben durch Patienten konsumierten Alkohol, anderen Rauschmitteln oder stimulierenden Substanzen (Kaffee etc.) können Schlafstörungen auch iatrogen durch Medikamente verursacht werden. So können z. B. Antibiotika (z. B. Gyrasehemmer), Antidementiva (z. B. Piracetam), Blutdruckmittel (z. B. Betablocker) und Asthmamedikamente (z. B. Theophyllin, Beta-Sympathomimetika), Hormonpräparate (z. B. Thyroxin, Steroide) oder Diuretika den Schlaf beeinträchtigen. Auch Antidepressiva, die antriebssteigernd wirken, können zu Ein- und Durchschlafproblemen führen.

10.20 Für welche somatischen Erkrankungen stellt Insomnie einen Risikofaktor dar?

Insomnie ist ein Risikofaktor für Herz-Kreislauf-Erkrankungen und Diabetes. Der genaue Entstehungsmechanismus ist noch nicht geklärt, aber es besteht eine Wechselwirkung zwischen Entzündungsmediatoren (z. B. IL-1, IL-6, TNF) und Schlafstörungen. Schlechte Schlafqualität und Schlafmangel führen zu einer erhöhten Ausschüttung von Zytokinen. Umgekehrt wirken proinflammatorische Zytokine auch schlaffördernd. Eine kurze Schlafdauer fördert außerdem Übergewicht und damit ggf. ein metabolisches Syndrom. Auch hier ist der kausale Zusammenhang noch nicht letztlich geklärt. Man hat in Studien jedoch gesehen, dass bei Schlafmangel zwar der Energieverbrauch steigt, aber auch – und zwar überproportional – der Appetit, was letztlich zu einer Gewichtszunahme führt.

Aufgrund kognitiver Einbußen durch Schlafmangel (→ Frage 10.5) steigt außerdem die Unfallrate am Arbeitsplatz und im Straßenverkehr.

10.21 Für welche psychischen Erkrankungen stellt Insomnie einen Risikofaktor dar?

Betrachtete man Schlafstörungen bisher überwiegend als Symptom anderer psychiatrischer Erkrankungen (z. B. Depressionen), so wird der Insomnie heute eine vermehrt eigenständige Bedeutung zugeschrieben, und viele Studien zeigen das reziproke Verhältnis zwischen anderen psychischen Erkrankungen und Schlafstörungen im Hinblick auf Ätiologie und Behandlungsansätze. Insomnie-Patienten haben ein höheres Risiko für Depressionen, Angststörungen, Abhängigkeitserkrankungen und Suizide. In einer norwegischen Studie wurde bei Jugendlichen mit Schlafstörungen ein um das 4- bis 5-Fache erhöhtes Risiko für die Entwicklung einer Depression festgestellt.

Die Pathogenese ist dabei noch nicht letztlich geklärt. Ein Aspekt in der Entstehung komorbider psychiatrischer Erkrankungen aufgrund von Schlafstörungen kann jedoch sein, dass bereits moderater Schlafmangel nicht nur zu einer Beeinträchtigung der kognitiven Funktionen (→ Frage 10.5) führt, sondern auch Störungen der Emotions- und Verhaltensregulation verursacht. Es kommt zu einer affektiven Beeinträchtigung in Form von schlechter Stimmung und Gereiztheit. Insbesondere dem REM-Schlaf ist große Bedeutung in der Emotionsverarbeitung beizumessen. Hierbei legen Befunde nahe, dass im REM-Schlaf eine Verarbeitung der emotionalen Erlebnisse des Vortages stattfindet und eine Rekalibrierung der Noradrenalin-Aktivität hin zu einer optimalen Sensitivität und Spezifität in der emotionalen Reaktion auf Reize bewirkt. Andauerndes Schlafdefizit kann somit die emotionale Verarbeitung deutlich beeinträchtigen, und eine affektive Störung als Folge ist denkbar.

10.22 Wie ist das therapeutische Vorgehen bei Insomnie?

Als Therapie der ersten Wahl wird die kognitive Verhaltenstherapie bei Insomnie (KVT-I) empfohlen. Sie zeigt nicht nur kurzzeitige Effekte, sondern eine nachgewiesene lang anhaltende Wirkung. KVT-I ist eine spezielle Form der kognitiven Verhaltenstherapie, die im Sinne einer multimodalen Therapie neben kognitiver Umstrukturierung auch Stimuluskontrolle, Entspannungsverfahren, Psychoedukation, Methoden der Schlaf-Wach-Strukturierung und Schlafrestriktion beinhaltet. Ziel der Psychoedukation und kognitiven Umstrukturierung im Rahmen der Therapie ist es, inadäquate Erwartungen hinsichtlich des Schlafs (z. B. „Nur wenn ich durchschlafe, ist das ein gesunder Schlaf" oder „Ich kann nur mit Medikamenten schlafen") bzw. der Konsequenzen von Schlafstörungen (z. B. „Wenn ich nicht ausreichend schlafe, ist mein Leben ruiniert") zu korrigieren.

Die Therapie beginnt mit Entspannungsmethoden wie der progressiven Muskelrelaxation, Achtsamkeitsübungen und Fantasiereisen, um die Patienten in ihrer Stressregulation zu unterstützen. Den Teufelskreis des Nicht-schlafen-Könnens versucht die KVT-I mit Schlafrestriktion und Stimuluskontrolle zu durchbrechen.

10.23 Was ist Stimuluskontrolltherapie?

Die Stimuluskontrolltherapie hat zum Ziel, negative Assoziationen und Konditionierungen, die mit chronischen Schlafstörungen einhergehen, aufzuheben. Im Rahmen der Chronifizierung von Schlafstörungen finden dysfunktionale Konditionierungen statt. Menschen mit chronischen Schlafstörungen haben bereits vor dem Zubettgehen Sorge, dass sie nicht schlafen können; allein der Anblick des Bettes ist mit Sorge assoziiert und Auslöser für negative Erwartungen. Es geht darum, eine eindeutig positive Assoziation mit dem Zubettgehen und einen stabilen Schlaf-Wach-Rhythmus herzustellen. Empfehlungen hierzu lauten:

- Nur ins Bett zu gehen, wenn man müde ist.
- Regelmäßige Schlafenszeiten einhalten.
- Nickerchen tagsüber vermeiden.
- Das Bett nur zum Schlafen (und Sex) verwenden.
- Wenn man nach ca. 15 min noch nicht eingeschlafen ist, wieder aufstehen, sich entspannenden oder langweiligen Tätigkeiten aussetzen und dann erneut ins Bett gehen und ggf. das Prozedere wiederholen.
- Das Kontrollieren der Uhrzeit möglichst vermeiden.

10.24 Wie funktioniert Bettzeitrestriktion?

Bettzeitrestriktion versucht den Schlafdruck und den Tiefschlafanteil zu erhöhen, die Einschlafzeit zu verkürzen und das Durchschlafen zu verbessern. Dem Schlaftagebuch wird die Gesamtschlafdauer („total sleep time“, TST) entnommen und der Patient dazu angehalten, nur so viel Zeit im Bett zu verbringen, um > 85 % Schlafeffizienz (TST/TIB („time in bed“) x 100 %) zu erreichen. Die TIB sollte dabei 5 h nicht unterschreiten. Eine Evaluation findet nach 7 Tagen statt. Sollte die Schlafeffizienz > 85 % liegen, kann die TIB um 20–30 min ausgedehnt werden. Liegt sie unter 80 %, wird sie um 20 min verkürzt. Diese Intervention ist – ebenso wie in etwas geringerem Maße die Stimuluskontrolltherapie – mit möglichen Nebenwirkungen im Sinne einer Tagesmüdigkeit verbunden; darüber sollte der Patient aufgeklärt werden (Teilnahme am Straßenverkehr etc.).

10

PRAXISTIPP

Schlafhygienemaßnahmen (Leitlinie Nicht erholsamer Schlaf/Schlafstörungen 2016)

- Keine koffeinhaltigen Getränke mehr nach dem Mittagessen
- Weitestgehender Verzicht auf Alkohol. Kein Einsatz von Alkohol als schlafförderndes Mittel
- Üppige Mahlzeiten am Abend vermeiden
- Regelmäßige körperliche Aktivität
- Allmähliche Verringerung geistiger und körperlicher Anstrengung vor dem Zubettgehen
- Ein persönliches Einschlafritual einführen
- Im Schlafzimmer für eine angenehme Atmosphäre sorgen (ruhig, verdunkelt)
- In der Nacht nicht auf den Wecker oder die Armbanduhr schauen

10.25 Welche Medikamente werden empfohlen?

Psychotherapie hat in der Behandlung von Schlafstörungen Vorrang. Sollte die KVT-I keine ausreichende Wirkung zeigen oder nicht anwendbar sein, gelten Benzodiazepinrezeptor-Agonisten (BZRA) als Medikamente der ersten Wahl. In Deutschland sind sechs Benzodiazepine und zwei Z-Substanzen für die Kurzzeitbehandlung (3–4 Wochen) bei Erwachsenen zugelassen. Bei der Verschreibung sollten das Nebenwirkungsprofil und insbesondere auch die Halbwertszeit (HWZ) Berücksichtigung finden und die Auswahl des Medikaments an den Bedarf des Patienten angepasst werden. So empfehlen sich Präparate mit kurzer HWZ vor allem bei Einschlafstörungen und solche mit längerer HWZ bei Durchschlafstörungen. Hinsichtlich der Wirksamkeit besteht kein wesentlicher Unterschied zwischen den einzelnen Substanzen. In der Anwendung ist insbesondere auf die Gefahr der Abhängigkeitsentwicklung zu achten. Die Indikation sollte allgemein sorgfältig gestellt und im Verlauf überprüft werden. Es wird empfohlen, nur kleine Packungseinheiten zu verordnen. Die Dosis sollte möglichst niedrig, aber ausreichend gewählt und frühzeitig reduziert werden. Alle Fälle von Abhängigkeitsentwicklung sollten an die Arzneimittelkommission gemeldet werden.

MERKE

Pharmakokinetik und Abhängigkeit von Benzodiazepinen

Ein Benzodiazepinrezeptor-Agonist mit einer geringen HWZ hat ein höheres Risiko für eine raschere Toleranzentwicklung und eine Abhängigkeitsentwicklung.

10.26 Welche Antidepressiva können zur Behandlung der Insomnie eingesetzt werden?

In der Gruppe der sedierenden Antidepressiva hat nur Doxepin in Deutschland eine Zulassung für die Behandlung isolierter Insomnien. Im Off-Label-Gebrauch finden jedoch auch Mirtazapin, Agomelatin, Amitriptylin, Trazodon und Trimipramin Anwendung. Die Dosierung ist dabei deutlich niedriger als in der Depressionsbehandlung. Eine Langzeitbehandlung der Insomnie mit sedierenden Antidepressiva wird jedoch ebenso wenig empfohlen wie mit Benzodiazepinrezeptor-Agonisten.

10.27 Welche Neuroleptika können zur Behandlung der Insomnie eingesetzt werden?

Zugelassene Neuroleptika (Antipsychotika) für die Insomnie-Behandlung sind: Melperon und Pipamperon, die vor allem Anwendung in der Geriatrie finden. Zu beiden Medikamenten ist die Studienlage jedoch unzureichend, und daher hat diese Empfehlung der Leitlinie für die Anwendung bei alten Menschen mit Schlafstörungen nur den Empfehlungsgrad C (Expertenmeinung). Neuroleptika als schlaffördernde Medikation sind indiziert bei akuten psychotischen Erkrankungen mit komorbiden Schlafstörungen. Bei Patienten mit Schizophrenie sind eine Verbesserung der Schlafdauer und eine Erhöhung des Tiefschlafanteils beschrieben. Für die Anwendung bei isolierten Schlafstörungen bei nichtgeriatrischen Patienten wird jedoch keine allgemeine Empfehlung ausgesprochen.

10.28 Wie ist die Studienlage bei frei verkäuflichen Medikamenten?

Zu den frei verkäuflichen **Antihistaminika** zählen: Diphenhydramin und Doxylamin. Bei beiden reicht, ebenso wie für verschreibungspflichtige Antihistaminika, die Studienlage nicht aus, um eine verlässliche Aussage über ihre Wirksamkeit bei dieser Indikation treffen zu können. Insgesamt werden eher ein mäßiger Effekt bei Insomnien und eine rasche Toleranzentwicklung beschrieben.

Für **Phytopharmaka** wie Baldrian oder Melisse wird in den Leitlinien aufgrund fehlender Evidenz keine Empfehlung gegeben, auch wenn die Europäische Arzneimittelagentur (European Medicines Agency, EMA) aufgrund der Etabliertheit und des traditionellen Gebrauchs eine Empfehlung für Baldrianwurzel *(Valerianae radix)*, Passionsblume *(Passiflora incarnata)* und Melissenblätter *(Melissae folium)* ausgesprochen hat. In der klinischen Praxis hat sich die Gabe von Phytotherapeutika aufgrund der guten Verträglichkeit bei leichten Schlafstörungen bewährt. Bei Baldrianpräparaten ist zu beachten, dass diese, um eine Wirkung zu erzielen, mindestens 2 Wochen lang regelmäßig eingenommen werden sollten.

10.29 Ist der Einsatz von Melatonin bei Insomnien sinnvoll?

Melatonin scheint mehr einen Effekt auf die Chronobiologie im Sinne eines Phasenshifts zu haben als eine sofortige hypnotische Wirkung. Melatonin wird vom Körper selbst phasisch ausgeschüttet. Helles Licht unterdrückt die Melatonin-Ausschüttung (▶ Abb. 10.3). Sobald der Lichtstimulus fehlt, wird Melatonin vermehrt freigesetzt, erreicht in der Mitte der Nacht seine maximale Konzentration und sinkt in der zweiten Nachhälfte wieder ab. Melatonin wirkt dabei nicht direkt schlafinduzierend, sondern informiert den Köper über Dunkelheit. Zahlreiche physiologische Prozesse werden daraufhin in Gang gesetzt, um Schlaf zu ermöglichen.

Melatonin wird nicht generell zur Behandlung von Insomnien empfohlen, hat in Deutschland als retardiertes Melatonin (Circadin®) jedoch eine Zulassung für Insomnie-Patienten der Altersgruppe ≥ 55 Jahre für eine Behandlungsdauer von 3 Monaten. Eine Wirksamkeit in dieser Patientengruppe könnte damit zusammenhängen, dass die körpereigene Melatoninproduktion mit dem Alter abnimmt. Melatonin ist meist sehr gut verträglich.

10.30 Wie sind komplementäre Therapiemethoden bzgl. Insomnie zu beurteilen?

Aufgrund der meist unzureichenden Studienlage wird in den Leitlinien diesbezüglich keine Empfehlung gegeben. Es liegen jedoch einige positive Befunde vor, z. B. für Bewegung/Sport, Yoga, Tai-Chi, Hypnotherapie und Akupunktur. Ein Ziel dieser Behandlungsansätze ist eine verbesserte Regulation des vegetativen Nervensystems. Während Sport, Yoga und Tai-Chi darauf fokussieren, ausgleichend auf Körper und Geist zu wirken, werden bei der Akupunktur Reize gesetzt, die u. a. auf das autonome Nervensystem einwirken. Die Hypnotherapie nutzt einen speziellen Bewusstseinszustand, um Verhaltensänderungen zu ermöglichen und auf bewusst nicht zugängliche Körperfunktionen Einfluss zu nehmen.

10.31 Was ist für eine Langzeitbehandlung wichtig?

Empfehlungen für eine medikamentöse Therapie gelten nur für die Kurzzeitbehandlung von bis zu 4 Wochen; darüber hinaus ist vor allem die Toleranz- und Abhängigkeitsentwicklung ein limitierender Faktor. Außerdem ist eine erhöhte Mortalität nicht für die Insomnie allein, jedoch für Insomnie bei gleichzeitiger Einnahme von Hypnotika belegt.

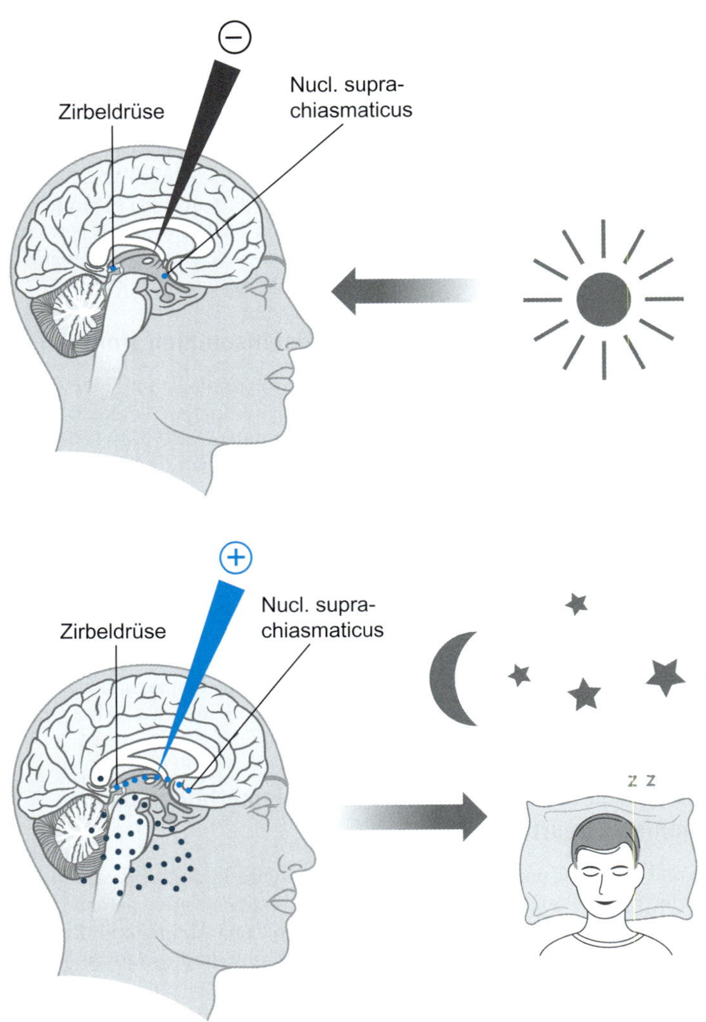

Abb. 10.3 Melatonin-Ausschüttung. Der Nucleus suprachiasmaticus als Bestandteil des Hypothalamus ist der zentrale Zeitgeber und liegt über dem Chiasma opticum. Er erhält Afferenzen aus der Retina und durch Lichteinfluss wird der Zeitgeber an den Tagesrhythmus angepasst. Über die Ausschüttung des Hormons Melatonin aus der Zirbeldrüse (Glandula pinealis) wird dieser Rhythmus an den Körper übermittelt und reguliert damit u. a. unser Schlafverhalten. [L231]

Für die KVT-I hingegen wurden gute Langzeiteffekte nachgewiesen und Katamnesen von bis zu 3 Jahren durchgeführt. Dies betont noch einmal die Notwendigkeit einer adäquaten psychotherapeutischen Behandlung von Insomnien.

10.32 Sind Schlafstörungen erblich?

Eine Ausnahme stellt hier die autosomal-dominant vererbte tödliche familiäre Schlaflosigkeit („fatal familial insomnia") dar. Ansonsten wurden bei Schlafstörungen familiäre Häufungen und unterschiedliche genetische Varianten (z. B. GABA-Rezeptor- oder Clock-gene-Polymorphismen) beobachtet, jedoch ist die Ätiologie von Schlafstörungen multifaktoriell, und die genetische Vulnerabilität stellt nur einen Faktor dar.

10.33 Was ist bei Insomnie und Teilnahme am Straßenverkehr zu berücksichtigen?

Ein Fahrzeug zu führen, wenn man geistig oder körperlich nicht dazu in der Lage ist, kann mit einer Freiheitsstrafe bis zu 5 Jahren oder einer Geldstrafe geahndet werden (§ 315c StGB). Eine chronische Insomnie kann zu ausgeprägter **Tagesschläfrigkeit** führen. Diese ist gekennzeichnet durch Monotonieintoleranz, imperatives Einschlafen und ein generell vermehrtes Schlafbedürfnis. Richtlinien zur Begutachtung der Bundesanstalt für das Straßenwesen (BASt) geben vor, dass eine Fahreignung bei bestehender schwerer, therapierefraktärer oder unbehandelter Tagesschläfrigkeit nicht gegeben ist. Sollten sich in der ärztlichen Praxis durch eigen- und fremdanamnestische Angaben Hinweise darauf ergeben, muss eine Aufklärung des Patienten über die fehlende Fahreignung erfolgen und schriftlich dokumentiert werden. Außerdem sollten rasch weitere diagnostische und therapeutische Schritte eingeleitet werden, um die Fahreignung möglichst bald wiederherzustellen.

Parasomnien

10.34 Was sind Parasomnien und wie werden sie klassifiziert?

Parasomnien sind abnorme Episoden von Verhaltensmustern oder physiologischen Ereignissen, die während des Schlafs oder des Schlaf-Wach-Übergangs auftreten.

In der 3. Auflage der *International Classification of Sleep Disorders* (ICSD-3) wurden entsprechend den Forschungsergebnissen der letzten Jahre die Parasomnien neu klassifiziert. Parasomnien können nach der Schlafphase, in der sie auftreten, eingeteilt werden. Non-REM-Phasen (NREM) umfassen alle Schlafphasen außerhalb der durch schnelle Augenbewegung gekennzeichneten REM-Phasen. Die meiste Traumaktivität findet während der REM-Phase statt. Es hat sich jedoch auch gezeigt, dass Wachbewusstsein, REM- und Non-REM-Schlaf keine sich zwangsläufig gegenseitig ausschließenden Zustände sind. Vor diesem Hintergrund werden Parasomnien auch als Ergebnis einer Überlappung dieser Zustände interpretiert.

- **NREM-Parasomnien:**
  - Verwirrtes Erwachen
  - Schlafwandeln/Somnambulismus
  - Pavor nocturnus/Nachtschreck
  - Schlafbezogene Essstörungen
- **REM-Parasomnien:**
  - REM-bezogene Verhaltensstörung
  - Rezidivierende Schlafparalyse
  - Albträume

- **Andere Parasomnien:**
- Syndrom des explodierenden Kopfes
- Schlafbezogene Halluzinationen
- Enuresis nocturna (nächtliches Einnässen)
- Parasomnie als Folge einer anderen Erkrankung
- Parasomnie als Folge von Medikamenten oder Substanzgebrauch

10.35 Was sind Besonderheiten in der Diagnostik der NREM-Parasomnien?

Im Vordergrund steht die Anamnese und in diesem Fall insbesondere die Fremdanamnese, zumal bei NREM-assoziierten Schlafstörungen partielle oder komplette Amnesie ein Diagnosekriterium ist. Die nächtlichen Episoden sind allgemein durch unvollständiges Erwachen und fehlende oder inadäquate Reaktionen gekennzeichnet. An Eindrücke/Träume während der REM-Parasomnien kann man sich hingegen erinnern.

10.36 Wie können NREM-Parasomnien behandelt werden?

Viele Parasomnien scheinen Ausdruck des reifenden Gehirns zu sein und sind selbstlimitierend. Ein auslösender Faktor für NREM-Parasomnien ist Schlafmangel, daher wird empfohlen, diesen zu vermeiden. Außerdem ist es bei NREM-Parasomnien mit entsprechenden nächtlichen Aktivitäten besonders wichtig, die Schlafumgebung des Betroffenen sicher zu gestalten, zumal die Handlungen nicht kontrolliert und Risiken nicht abgeschätzt werden können. Dazu gehört auch, Türen und Fenster von innen zu verschließen, um ernsthafte Verletzungen oder Unfälle zu vermeiden. Untersuchungen haben gezeigt, dass bei bis zu 80 % der Schlafwandler ein reduziertes Schmerzempfinden während der Episode besteht.

Bei Parasomnien, die an NREM-Schlafphasen gebunden sind und meist zur gleichen Zeit nach dem Einschlafen auftreten, hat sich ein geplantes Wecken 15–20 min vor der zu erwartenden Episode als hilfreich erwiesen. Es gibt einige Hinweise darauf, dass Entspannungsverfahren, Psychotherapie (z. B. Hypnotherapie) hilfreich sein können. Für eine medikamentöse Therapie bei sehr ausgeprägten Formen des Pavor nocturnus ist die Studienlage am besten für den Einsatz von Clonazepam, auch bei Somnambulismus gibt es Berichte über eine Reduktion der Symptomatik unter dieser Medikation.

10.37 Wie häufig ist Schlafwandeln?

Schlafwandeln ist eine Erkrankung vor allem des Kindesalters. Im Mittel tritt Schlafwandeln erstmals zwischen dem 9. und 10. Lebensjahr auf. Es hat eine Lebenszeitprävalenz von ca. 22 %, jedoch nur ca. 2–4 % der Erwachsenen leiden darunter. Es scheint eine erbliche Komponente zu geben, zumal bei ca. 47 % der Betroffenen mindestens ein Elternteil ebenfalls Episoden von Somnambulismus in der Vorgeschichte aufweist.

10.38 Sollen Schlafwandler geweckt werden?

Schlafwandler können einfach ruhig umhergehen, Koffer packen, etwas essen oder auch Sex haben, während sie schlafen. Schlafwandeln ist eine Schlafstörung der NREM-Phase und wie auch die anderen Störungen dieser Gruppe (Pavor nocturnus und verwirrtes Erwachen) dadurch gekennzeichnet, dass bei dem Versuch, den Patienten zu wecken, neben der Verwirrtheit eine deutliche Abwehr bis hin zu aggressiven Verhaltensweisen auftritt. Daher sollte eher versucht werden, den Schlafenden behutsam wieder in sein Bett zu begleiten. Sollte eine selbst- oder fremdgefährdende Situation auftreten, muss der Betroffene jedoch geweckt werden.

10.39 Können auch Erwachsene an einem Pavor nocturnus leiden?

Der „Nachtschreck" (Pavor nocturnus) ist eine der häufigsten Schlafstörungen im Kindesalter mit einem Häufigkeitsgipfel um 18 Monate. Bis zu einem Drittel der Kinder in diesem Alter leiden an dieser Schlafstörung. Allerdings ist dieses Phänomen auch bei ca. 2 % der Erwachsenen zu beobachten. Es konnte außerdem ein Zusammenhang mit Schlafwandeln nachgewiesen werden: Etwa ein Drittel der Kinder mit Pavor nocturnus entwickelt später Schlafwandeln, und Somnambulismus bei einem Elternteil erhöht das Risiko, dass ein Kind an Pavor nocturnus leidet.

10.40 Wie kann ein Pavor nocturnus von Albträumen abgegrenzt werden?

Der „Nachtschreck" tritt typischerweise in der ersten Hälfte des Nachtschlafs auf, zumal hier der Tiefschlaf (NREM-Phasen) überwiegt. Während Patienten mit Albträumen außerdem aufwachen, rasch orientiert sind und über die Trauminhalte berichten können, ist dies beim Nachtschreck nicht der Fall. Das Ausmaß der Erregung als Ausdruck der Aktivierung des autonomen Nervensystems ist bei Albträumen weniger ausgeprägt als beim Pavor nocturnus.

10.41 Was unterscheidet eine schlafbezogene Essstörung von nächtlichen Essattacken?

Der entscheidende Unterschied liegt im Grad der Bewusstheit, denn es handelt sich um eine NREM-Schlafstörung. Menschen mit schlafbezogenen Essattacken stehen auf und gehen in die Küche, ggf. zum Kühlschrank und beginnen zu essen; sie erinnern sich im Nachhinein häufig nicht an diese Episoden oder nur an Teile davon. Erstmals tritt diese im Durchschnitt im Alter von 22–27 Jahren auf, und es dauert dann meist noch viele Jahre, bevor die Patienten sich Hilfe suchen. Die schlafbezogene Essstörung hat ätiologisch viel mehr mit Schlafwandeln gemeinsam als mit anderen Essstörungen (z. B. Binge-Eating-Störung oder Bulimia nervosa). Ein Teil der Betroffenen zeigt jedoch auch tagsüber ein gestörtes Essverhalten.

Nächtliche Essattacken hingegen kennen viele Menschen. Es befällt sie Heißhunger, sie stehen auf und gehen zum Kühlschrank. Dies geschieht jedoch, im Gegensatz zu einer schlafbezogenen Essstörung, bei vollem Bewusstsein und ist am nächsten Tag auch erinnerlich.

INFO

Mord?

Am 24.5.1987 fuhr der 23-jährige Student Kenneth Parks gegen 3:30 Uhr morgens mit seinem Auto ca. 25 km bis zum Haus seiner Schwiegereltern und würgte seinen Schwiegervater bis zur Bewusstlosigkeit. Die fliehende Schwiegermutter wurde von dem Studenten eingeholt und mit einem Küchenmesser erstochen. Das Besondere an dem Fall: Der Täter schlief.

Um 4:45 Uhr morgens meldete sich Parks verwirrt in einer Polizeiinspektion und äußerte die Befürchtung, jemanden umgebracht zu haben. Er gab jedoch an, sich nicht genau daran erinnern zu können, was passiert war. Den Polizeibeamten war dabei aufgefallen, dass alle Beugesehnen seiner Finger durchgeschnitten waren, er jedoch anscheinend keinen Schmerz empfand. Dies sollte im Gerichtsverfahren eine wichtige Rolle spielen, denn es war ein Hinweis darauf, dass er nicht vollständig wach gewesen war. Ein im Rahmen des Gerichtverfahrens erstelltes Gutachten kam zu der Einschätzung, dass Parks die Tat während einer Episode von Schlafwandeln begangen hatte. Daher wurde er freigesprochen.

10.42 Wie ist es einzuschätzen, wenn ein schlafender Mann plötzlich seine Frau schlägt?

Sogenannte **REM-bezogene Verhaltensstörungen** sind eine seltene Erkrankung (geschätzte Prävalenz 0,38 % in der Allgemeinbevölkerung und 0,5 % bei älteren Menschen) und können für diesen Gewaltausbruch die Ursache sein. 80–90 % der Betroffenen sind über 60 Jahre alt; sie können schimpfen, treten und schlagen, manchmal so heftig, dass sie ihre Bettnachbarn verletzen. Die Betroffenen berichten dann überwiegend von Träumen, bei denen sie bedroht wurden und sich verteidigen mussten oder jemanden angegriffen haben.

Diese Schlafstörung kann einen akuten oder chronischen Verlauf nehmen. Die chronische Form geht dabei nicht selten mit neurologischen Erkrankungen einher. Dabei handelt es sich vor allem um Synucleinopathien, also um neurodegenerative Erkrankungen mit intrazellulärer Ablagerung von falsch gefaltetem α-Synuclein wie Morbus Parkinson, Multisystematrophie oder Lewy-Body-Demenz. Die Schlafstörung kann dabei bis zu 10 Jahre vor der neurodegenerativen Erkrankung auftreten. Die akut auftretenden REM-bezogenen Verhaltensstörungen sind oft durch Alkohol- oder Hypnotikaentzug ausgelöst. Auch Antidepressiva (MAO-Hemmer, SSRI oder TZA) ebenso wie z. B. Betablocker können eine REM-bezogene Verhaltensstörung triggern. Psychopharmakologische Behandlungsmöglichkeiten sind u. a. Clonazepam oder Melatonin.

10.43 Was ist eine Schlafparalyse?

Eine für die Patienten erschreckende und zumeist sehr unangenehme Erfahrung ist eine Schlafparalyse. Der REM-Schlaf ist begleitet von einer zentralen Lähmung, damit Trauminhalte nicht gleich in Handlungen umgesetzt werden. Normalerweise verschwindet diese Lähmung mit dem Erwachen. Bei einer Schlafparalyse scheint der Prozess jedoch desynchronisiert zu sein, und der Betroffene erwacht, ohne sich bewegen oder sprechen zu können. Ca. 7,6 % der Allgemeinbevölkerung erleben dies mindestens einmal in ihrem Leben. Für manche ist diese Symptomatik so beängstigend, dass Ängste bzgl. des Schlafens entstehen. Neben einer Aufklärung über die Harmlosigkeit des Phänomens ist Schlafhygiene hilfreich, denn Schlafmangel und auch Nickerchen tagsüber fördern das Auftreten von Schlafparalysen.

10.44 Wie behandelt man Albträume?

Albträume können als normale Entwicklungsphänomene im Kindesalter oder als Reaktionen auf Stresssituationen über die gesamte Lebensspanne hinweg oder als spezifische Symptome im Rahmen einer PTBS auftreten. Es gibt einige psychotherapeutische Interventionen, die sich als effektiv erwiesen haben. Wirksame Elemente der Behandlung sind dabei entweder eine Exposition gegenüber dem Trauminhalt oder eine Veränderung des Trauminhalts/-ausgangs, um den Traum und insbesondere die angstauslösende Komponente der Albträume zu bearbeiten. In den meisten Fällen geht es dabei auch darum, ein Gefühl der Kontrolle zu fördern und damit Ohnmachtsgefühlen gegenüber der erlebten Bedrohung entgegenzuwirken. Eine häufig genutzte Methode ist z. B. die **Imagery Rehearsal Therapy** (IRT), die verbal, schriftlich oder bei Kindern auch mittels Malen den Trauminhalt bzw. den Ausgang des Albtraums so verändert, dass angstauslösende Elemente durch angenehmere Inhalte ersetzt werden.

Eine besondere Methode ist die **Lucid Dreaming Therapy** (LDT), bei der versucht wird, dem Patienten Techniken an die Hand zu geben, um den Albtraum als Klartraum (sich während des Traums bewusst werden, dass es ein Traum ist) zu erleben und ihn damit während des Träumens beeinflussen zu können. Für die Behandlung von Albträumen im Rahmen der PTBS sei hier auf spezielle Behandlungsmethoden für die zugrunde liegende Erkrankung verwiesen.

10.45 Gibt es Medikamente zur Behandlung von Albträumen?

Bei Albträumen, die während einer PTBS auftreten, konnten in mehreren Metaanalysen gute Effekte für die Behandlung mit Prazosin, einem α-Adrenorezeptor-Antagonisten, nachgewiesen werden. Die Wirkung schien jedoch nur so lange anzuhalten, wie das Medikament eingenommen wurde. Für die meisten anderen Medikamente, die eingesetzt werden, ist die Datenlage ungenügend (z. B. TZA, atypische Neuroleptika, SSRI, niedrig dosiertes Kortisol).

PRAXISTIPP

Albträume durch Medikamente

Es gibt zahlreiche Medikamente, die als unerwünschte Arzneimittelwirkung Albträume verursachen. Als möglicher Mechanismus wird eine Beeinflussung von histaminergen, acetylcholinergen und GABAergen Neurotransmittersystemen vermutet.
Eine Auswahl von Medikamenten, die Albträume auslösen können:

- Mefloquin (Malariamittel)
- Vareniclin(Raucherentwöhnung)
- Efavirenz (HIV-Therapie)
- Mirtazapin (Antidepressivum)
- Bisoprolol oder Metoprolol (Betablocker)

10.46 Was ist das Syndrom des explodierenden Kopfes?

Es handelt sich dabei um eine sehr seltene Parasomnie, bei der die Betroffenen während des Einschlafens oder Aufwachens das Phänomen eines plötzlichen, sehr lauten Geräuschs oder einer Explosion im Kopf erleben. Schmerzen treten dabei normalerweise nicht auf. Das Phänomen ist eine benigne Parasomnie, die aber wegen ihrer Seltenheit nicht gut erforscht ist. Die Therapie besteht zumeist darin, den Patienten über die Harmlosigkeit der Symptomatik aufzuklären.

Innere und äußere Uhr

10.47 Was hilft bei Jetlag?

Die „innere Uhr" ist zu großen Teilen – beeinflusst über den Nucleus suprachiasmaticus, der die Melatonin-Ausschüttung der Zirbeldrüse stimuliert – durch Lichtimpulse reguliert. Starke Lichteinwirkung hemmt die Ausschüttung von Melatonin, Dunkelheit stimuliert sie. Umstellungen im Schlaf-Wach-Rhythmus benötigen einige Zeit und sind leichter möglich in Richtung einer Verschiebung der Schlafenszeit nach hinten als umgekehrt. Damit sind Reisen über Zeitzonen hinweg nach Westen besser verträglich als in östliche Richtung.

Jetlag entsteht nach Reisen, bei denen man mehrere Zeitzonen durchquert. Schlafstörungen, Tagesmüdigkeit und Verdauungsbeschwerden sind die häufigsten Symptome. Die innere Uhr ist aus dem Takt geraten und muss sich über einige Tage durch den äußeren Tag-Nacht-Rhythmus wieder synchronisieren.

Es gibt einige Studien, die zeigen, dass die Einnahme von **Melatonin** die Auswirkungen des Jetlags in der subjektiven Bewertung reduziert. Es gibt jedoch kaum systematische Studien zu Nebenwirkungen, außerdem muss auf Wechselwirkungen geachtet werden.

Die Einnahme von Hypnotika wie **Zopiclon** oder **Zolpidem** vor dem Schlafengehen in den ersten Nächten nach Ankunft am Zielort kann die Schlafqualität und -dauer verbessern, jedoch nicht die anderen Symptome wie z.B. die reduzierte Leistungsfähigkeit tagsüber. Auch hier sind jedoch die unerwünschten Arzneimittelwirkungen in Betracht zu ziehen und gegen die Vorteile abzuwägen.

An allgemeinen Maßnahmen kann empfohlen werden, bei Flügen nach Westen, solange es Tageslicht gibt, zu versuchen, wach zu bleiben und bei einsetzender Dunkelheit zu schlafen. Bei Flügen in östliche Richtung sollte man sich ca. 3 Tage zuvor morgens hellem (artifiziellem) Licht aussetzen und am Zielort ebenfalls versuchen, wach zu bleiben und bei Dunkelheit ins Bett zu gehen.

10.48 Führt die Sommerzeitumstellung zu Schlafstörungen?

Die Sommerzeit hat eine lange und bewegte Geschichte. Erstmals im Deutschen Reich 1916 eingeführt, wurde sie dann wieder abgeschafft, um 1980 erneut eingeführt zu werden. Die bereits 1784 von Benjamin Franklin formulierte Idee des Energiesparens ist das am häufigsten angeführte Argument für die Sommerzeit. Gegner und Befürworter diskutieren seither über die Sinnhaftigkeit der im Frühjahr vorgenommenen Umstellung auf die Sommerzeit, wobei die Uhr vorgestellt wird.

Studien zeigen, dass die Effekte auf den Schlaf vor allem hinsichtlich einer Beeinträchtigung der Schlafdauer und -qualität für ca. 1 Woche zu beobachten sind. Dieser Effekt besteht zu beiden Umstellungszeitpunkten, im Frühjahr und im Herbst, zumal die „zurückgewonnene" Stunde im Herbst meist nicht zu einer längeren Schlafdauer führt, da der Zeitpunkt des Ins-Bett-Gehens bzw. Einschlafens sich nicht vorverlagert. Somit besteht jeweils in der Woche nach der Zeitumstellung ein kumulativer Effekt an Schlafmangel. Besonders beeinträchtigt sind Menschen mit extremen Chronotypen und Menschen deren Schlafdauer und -qualität auch unabhängig von der Zeitumstellung schon reduziert ist.

PRAXISTIPP

Weiterführende Infos zu Schlafstörungen

Auf der Webseite der Deutschen Gesellschaft für Schlafforschung und Schlafmedizin (DGSM) sind weiterführende Informationen einzusehen: www.dgsm.de. Hier sind auch Ratgeber für Patienten zum Herunterladen zu finden.

Quellen

Aurora RN, et al. Best practice guide for the treatment of nightmare disorder in adults. J Clin Sleep Med 2010; 6(4): 389.

Baglioni C, et al. Insomnia as a predictor of depression: a meta-analytic evaluation of longitudinal epidemiological studies. J Affect Disord 2011; 135(1): 10–19.

Barton RA, Capellini I. Sleep, evolution and brains. Brain Behav Evol 2016; 87(2): 65–68.

Bonnet MH, Arand DL. Clinical effects of sleep fragmentation versus sleep deprivation. Sleep Med Rev 2003; 7(4): 297–310.

Brion A, et al. Sleep-related eating disorder versus sleepwalking: a controlled study. Sleep Med 2012; 13(8): 1094–1101.

Caruso CC. Negative impacts of shiftwork and long work hours. Rehabil Nurs 2014; 39(1): 16–25.

Chung K-F, et al. Cross-cultural and comparative epidemiology of insomnia: the Diagnostic and Statistical Manual (DSM), International Classification of Diseases (ICD) and International Classification of Sleep Disorders (ICSD). Sleep Med 2015; 16(4): 477–482.

Coren S. Sleep deprivation, psychosis and mental efficiency. Psychiatric Times 1998; 15(3): 1–3.

Crönlein T et al. Schlafmedizin 1 × 1. Berlin, Heidelberg: Springer 2017.

Crowley SJ. Sleep behavior across the lifespan: How a model can expand our current understanding. Sleep Med Rev 2016; 28: 1–4.

Dahl RE, Lewin DS. Pathways to adolescent health sleep regulation and behavior. J Adolesc Health 2002; 31(6): 175–184.

Egan KJ, et al. The role of race and ethnicity in sleep, circadian rhythms and cardiovascular health. Sleep Med Rev 2017; 33: 70–78.

Galbiati A, et al. Behavioural and cognitive-behavioural treatments of parasomnias. Behav Neurol 2015; 2015: 786928.

Galland BC, et al. Normal sleep patterns in infants and children: a systematic review of observational studies. Sleep Med Rev 2012; 16(3): 213–222.

George KC, et al. Meta-analysis of the efficacy and safety of prazosin versus placebo for the treatment of nightmares and sleep disturbances in adults with posttraumatic stress disorder. J Trauma Dissociation 2016; 17(4): 494–510.

Goldstein AN, Walker MP. The role of sleep in emotional brain function. Ann Rev Clin Psychol 2014; 10: 679–708.

Gregory AM, Sadeh A. Annual research review: Sleep problems in childhood psychiatric disorders – a review of the latest science. J Child Psychol Psychiatry 2016; 57(3): 296–317.

Harrison Y. The impact of daylight saving time on sleep and related behaviours. Sleep Med Rev 2013; 17(4): 285–292.

Herxheimer A. Jet lag. BMJ Clin Evid 2014; 12: 2394–2400.

Horváth A, et al. Progress in elucidating the pathophysiological basis of nonrapid eye movement parasomnias: not yet informing therapeutic strategies. Nat Sci Sleep 2016; 8: 73.

Johnson EO, et al. The association of insomnia with anxiety disorders and depression: exploration of the direction of risk. J Psychiatr Res 2006; 40(8): 700–708.

Juda M, et al. Chronotype modulates sleep duration, sleep quality, and social jet lag in shift-workers. J Biol Rhythms 2013; 28(2): 141–151.

Kazaglis L, Bornemann MAC. Classification of parasomnias. Curr Sleep Med Rep 2016; 2(2): 45–52.

Khachatryan D, et al. Prazosin for treating sleep disturbances in adults with posttraumatic stress disorder: a systematic review and meta-analysis of randomized controlled trials. Gen Hosp Psychiatry 2016; 39: 46–52.

Kung S, et al. Treatment of nightmares with prazosin: a systematic review. Mayo Clin Proc 2012; 87(9): 890–900.

Lancee J, et al. A systematic review of cognitive-behavioral treatment for nightmares: toward a well-established treatment. J Clin Sleep Med 2008; 4(5): 475.

Leach MJ, Page AT. Herbal medicine for insomnia: a systematic review and meta-analysis. Sleep Med Rev 2015; 24: 1–12.

Levenson JC, et al. The pathophysiology of insomnia. Chest 2015; 147(4): 1179–1192.

Levrier K, et al. The impact of cognitive-behavioral therapies for nightmares and prazosin on the reduction of post-traumatic nightmares, sleep, and PTSD symptoms: a systematic review and meta-analysis of randomized and non-randomized studies. A multidimensional approach to post-traumatic stress disorder – from theory to practice: InTech; 2016; www.intechopen.com/books/a-multidimensional-approach-to-post-traumatic-stress-disorder-from-theory-to-practice/the-impact-of-cognitive-behavioral-therapies-for-nightmares-and-prazosin-on-the-reduction-of-post-tr (letzter Zugriff: 29.9.2017).

Liira J, et al. Pharmacological interventions for sleepiness and sleep disturbances caused by shift work. JAMA 2015; 313(9): 961–962.

Linton SJ, et al. The effect of the work environment on future sleep disturbances: a systematic review. Sleep Med Rev 2015; 23: 10–19.

Mai E, Buysse DJ. Insomnia: prevalence, impact, pathogenesis, differential diagnosis, and evaluation. Sleep Med Clin 2008; 3(2): 167–174.

Markwald RR, et al. Impact of insufficient sleep on total daily energy expenditure, food intake, and weight gain. Proc Nat Acad Sci 2013; 110(14): 5695–700.

Mayer G et al. Internationale Klassifikation der Schlafstörungen: Übersicht über die Änderungen in der ICSD-3. Somnologie – Schlafforschung und Schlafmedizin 2015; 19(2): 116–125.

Monk TH, Welsh DK. The role of chronobiology in sleep disorders medicine. Sleep Med Rev 2003; 7(6): 455–473.

Monti JM, et al. The effects of second generation antipsychotic drugs on sleep variables in healthy subjects and patients with schizophrenia. Sleep Med Rev 2017; 33: 51–57.

Nappi CM, et al. Treating nightmares and insomnia in posttraumatic stress disorder: a review of current evidence. Neuropharmacology 2012; 62(2): 576–585.

Opp MR, Krueger JM. Sleep and immunity: A growing field with clinical impact. Brain Behav Immunity 2015; 47: 1.

Pagel J, Helfter P. Drug induced nightmares — an etiology based review. Hum Psychopharmacol 2003; 18(1): 59–67.

Pilcher JJ, Huffcutt AI. Effects of sleep deprivation on performance: a meta-analysis. Sleep 1996; 19(4): 318–326.

Palmer CA, Alfano CA. Sleep and emotion regulation: an organizing, integrative review. Sleep Med Rev 2017; 31: 6–16.

Ramm M, Boentert M. Fahrtauglichkeit bei schlafmedizinischen Erkrankungen. Klinische Neurophysiologie 2016; 47(03): 142–150.

Reynolds AC, et al. The shift work and health research agenda: considering changes in gut microbiota as a pathway linking shift work, sleep loss and circadian misalignment, and metabolic disease. Sleep Med Rev 2017; 34: 3–9.

Riemann D, et al. The neurobiology, investigation, and treatment of chronic insomnia. Lancet Neurol 2015; 14(5): 547–558.

Roenneberg T, et al. Epidemiology of the human circadian clock. Sleep Med Rev 2007; 11(6): 429–438.

Sachs G. Sleep disorders associated with psychiatric diseases. Schlafstörungen bei psychischen Erkrankungen. Psychiatria Danubina 2013; 25(4): 435–440.

Saksvik IB, et al. Individual differences in tolerance to shift work – a systematic review. Sleep Med Rev 2011; 15(4): 221–235.

Sarris J, Byrne GJ. A systematic review of insomnia and complementary medicine. Sleep Med Rev 2011; 15(2): 99–106.

Sauseng W et al. Nachtschreck, Schlafwandeln und Albträume. Monatsschr Kinderheilk 2016; 164(12): 1096–1102.

Schenck CH. The Curious Case of Kenneth Parks. World Science Festival 2011, New York.

Schlack R et al. Häufigkeit und Verteilung von Schlafproblemen und Insomnie in der deutschen Erwachsenenbevölkerung. Bundesgesundheitsblatt-Gesundheitsforschung-Gesundheitsschutz 2013; 56(5–6): 740–748.

Siebenand S. Nebenwirkungen: Erwarte das Unerwartete. Pharmazeutische Zeitung 2015, 14; www.pharmazeutische-zeitung.de/index.php?id=57192 (letzter Zugriff: 29.9.2017).

Siegel JM. Do all animals sleep? Trend Neurosci 2008; 31(4): 208–213.

Shochat T, et al. Functional consequences of inadequate sleep in adolescents: a systematic review. Sleep Med Rev 2014; 18(1): 75–87.

Sivertsen B, et al. Sleep problems and depression in adolescence: results from a large population-based study of Norwegian adolescents aged 16–18 years. Eur Child Adolesc Psychiatry 2014; 23(8): 681–689.

Stuck BA et al. Praxis der Schlafmedizin. Berlin, Heidelberg: Springer 2009.

Tonetti L, et al. Sex difference in sleep-time preference and sleep need: a cross-sectional survey among Italian pre-adolescents, adolescents, and adults. Chronobiol Int 2008; 25(5): 745–759.

Williamson AM, Feyer A-M. Moderate sleep deprivation produces impairments in cognitive and motor performance equivalent to legally prescribed levels of alcohol intoxication. Occup Environ Med 2000; 57(10): 649–655.

Wu JQ, et al. Cognitive behavioral therapy for insomnia comorbid with psychiatric and medical conditions: a meta-analysis. JAMA Intern Med 2015; 175(9): 1461–1472.

Youngstedt SD, et al. Has adult sleep duration declined over the last 50+ years? Sleep Med Rev 2016; 28: 69–85.

Zitierte Leitlinien

Riemann D et al. S3-Leitlinie Nicht erholsamer Schlaf/Schlafstörungen. Somnologie 2017; 21(1): 2–44.

Schutte-Rodin S, et al. Clinical guideline for the evaluation and management of chronic insomnia in adults. J Clin Sleep Med 2008; 4(5): 487.

11 Sexualität und Psychiatrie

Jan Reuter

Sexualität und sexuelle Funktionsstörungen

INFO

Geschlechtsidentitätsstörungen

In diesem Buch werden die Geschlechtsidentitätsstörungen in ▶Kap. 16 zur geschlechtsspezifischen Psychiatrie dieser Thematik behandelt. Diese Zuordnung spiegelt die aktuelle Entpathologisierung und das Verstehen als biologische Variabilität.

11.1 Welche Bedeutung für den Umgang mit Sexualität hat „Dr. Sommer" aus der Jugendzeitschrift BRAVO?

Dr. Sommer ist für viele Erwachsenen eine „frühe Quelle" für Informationen über Sexualität. Er ist eine symbolische Pseudonymfigur, die von der Zeitschrift BRAVO ins Leben gerufen wurde und lange ein Alleinstellungsmerkmal dieser Zeitschrift war. Er hat eine öffentliche Diskussion zu verschiedenen persönlichen Problemen geführt und Fragen zur Sexualität – unterschiedlich progressiv und im zeitlichen Kontext – beantwortet. Dr. Sommer ist mit der zunehmenden Entwicklung von Toleranz „mitgewachsen", und seine Antworten legen Zeugnis ab von den auf die Einstellung zur Sexualität in Deutschland bezogenen gesellschaftlichen Veränderungen über viele Jahre.

Die Antworten von Dr. Sommer sind keine (Sexual-)Therapie, sondern eher eine Beratung. Sie entsprechen einem wichtigen Aspekt im Umgang mit Sexualität: das Gespräch („Let's talk about sex"). Im persönlichen und therapeutischen Miteinander ist das offene Gespräch eine Grundlage zum Umgang mit Sexualität. Fragen und Antworten im *anonymen* Setting können schamhafte Barrieren abbauen und sind eine einfache Möglichkeit der Beratung. Vermutlich tragen Dr. Sommer und vergleichbare zeitgemäße Angebote in Online-Medien einen Teil zur Aufklärung und Diskussion bei. Die zahlreichen, auch heute noch vorhandenen anonymen Beratungsangebote zum Thema Sexualität zeigen, wie groß einerseits die Neugier trotz des Informationsüberflusses ist, dass aber auch die Scham weiterhin eine große Rolle spielt.

11.2 Warum ist die Sexualität ein wichtiges, aber vernachlässigtes Thema in der Psychiatrie?

Es verlangt vom Behandler und Patienten Mühe und Mut, unbefangen und offen über Sexualität zu sprechen. Trotz vordergründiger Offenheit ist Sexualität weiterhin ein Thema, das mit Scham und verzerrter Sichtweise wahrgenommen wird. Sexualität wird in einigen Bereichen exzessiv in die Öffentlichkeit getragen, aber aus anderen Alltagsbereichen „verbannt". In US-amerikanisch betriebenen sozialen „Mainstream"-Netzwerken (z. B. Facebook) ist die Abbildung von nackten weiblichen Brüsten ein Tabu.

11

Sexualität verbindet Körper und Geist. Es kann ein „unbewusst ehrliches“ Medium zwischen Menschen sein, das andere Aspekte als das alltäglich kontrollierte Miteinander darstellt. Es ist ein Bestandteil von Lebensqualität, ohne dass es eine klare Antwort darauf gibt, wie eine gute Sexualität überhaupt aussieht. Psychische und andere zwischenmenschliche Probleme manifestieren sich meist auch in der Sexualität. Dies geschieht oft eindeutiger, als es vom Betroffenen im eigenen Bild von sich oder seiner Beziehung eingestanden wird. In dieser Funktion kann sie Aufschluss über unbewusste psychische und zwischenmenschliche Prozesse geben.

Die meisten psychischen Erkrankungen bringen spürbare sexuelle Veränderungen mit sich, die erfragt, gewürdigt und behandelt werden sollten. Sexuelle Gewalt ist ein wichtiger Grund für die Genese anhaltender psychischer Störungen. Zudem wird die Sexualität von somatischen Erkrankungen und Nebenwirkungen unterschiedlicher Psychopharmaka beeinflusst.

11.3 Welche sexuellen Funktionsstörungen sind verbreitet?

Häufige sexuelle Funktionsstörungen bei Männern sind erektile Dysfunktion und Ejaculatio praecox, bei Frauen sind es schmerzhafter Geschlechtsverkehr (Dyspareunie) und Orgasmusstörungen. Gesteigertes oder verringertes sexuelles Verlangen ist bei beiden Geschlechtern verbreitet.

INFO

Ätiologie der sexuellen Funktionsstörungen

Sexuelle Funktionsstörungen können organisch bedingt sein, Symptom einer psychischen Erkrankung darstellen, eine Nebenwirkung von Substanzen sein oder für sich allein stehen. Handelt es sich um eine sexuelle Funktionsstörung ohne organisches Korrelat **und** für die eigene und/oder gemeinschaftliche Sexualität maßgeblich störend, wird sie in der ICD-10 im Kapitel F52 verschlüsselt. Alle ätiologisch anderswo zuzuordnenden sexuellen Störungen sollten unter ihrer kausalen Diagnose verschlüsselt werden.

11.4 Was weiß man über die wichtigsten Ursachen funktioneller Sexualstörungen?

Sexualität ist kulturabhängig und beinhaltet sehr unterschiedliche somatisch assoziierte und psychische Normen. Dies erschwert allgemein akzeptierte Definitionen und repräsentative Erhebungen. Es gibt nur sehr allgemeine Aussagen zu möglichen Ätiologien sexueller Funktionsstörungen:

- Bei jüngeren Menschen überwiegen psychische Ursachen für sexuelle Störungen.
- Meist werden ätiologisch „Ursachenbündel“ angenommen, die Persönlichkeitseigenschaften, Lebenserfahrungen, auslösende Bedingungen und Eigendynamik des Symptoms umfassen (vgl. Berger 2015: 588).

11.5 Welche Persönlichkeitseigenschaften können für sexuelle Probleme disponieren?

Jede extreme Persönlichkeitseigenschaft kann sich negativ auf die partnerschaftliche Sexualität auswirken. Dies gilt insbesondere für Betroffene von Persönlichkeitsstörungen. Antisoziale Züge und eine daraus erwachsende fehlende Empathie können sexuelle Gewalt wahrscheinlicher machen. Schizoide Züge mit entsprechendem Kontaktmangel vermindern möglicherweise die für eine befriedigende Sexualität notwendige Nähe. Dependente Tendenzen vermindern die eigene Abgrenzung und selbstbestimmte Sexualität. Borderline-Patienten gehen häufiger sexuell riskante Kontakte ein. Außerhalb eindeutiger pathologischer Extreme gelten geringe Selbstsicherheit und ein hoher Leistungsanspruch als Risikofaktoren.

11.6 Welche psychologischen Erklärungsmodelle gibt es für sexuelle Störungsbilder?

Die unterschiedlichen psychotherapeutischen Schulen deuten sexuelle Probleme entsprechend ihren allgemeinen ätiologischen Erklärungsmodellen. Verhaltenstherapeuten sehen sexuelle Probleme als Ergebnisse ungünstiger Lernprozesse. Bestimmte Auslöser (z. B. berufliche Belastung, somatische Erkrankungen oder Partnerkonflikte) können sexuelle Probleme initiieren. Diese chronifizieren durch Verstärkungs- und Vermeidungsprozesse. Selbstverstärkungsmechanismen, die Sexualität zunehmend negativ assoziieren, kommt dabei eine besondere Bedeutung zu. Diese Mechanismen sind selbstverstärkenden Prozessen für Panikstörungen („Angst vor der Angst") und Schlafstörungen sehr ähnlich.

Aus psychodynamischer Sicht sind sexuelle Beschwerden das sichtbare Ergebnis von inneren Konflikten, unbewussten Impulsen und Beziehungsgestaltung. Insbesondere die Frage der Fähigkeit, Nähe und Verschmelzung zuzulassen, wird mit der Gesundheit der individuellen Psyche und der Fähigkeit, eine befriedigende Sexualität zu leben, in Verbindung gebracht.

11.7 Wie gelingt eine Sexualanamnese in der Psychiatrie?

Schamgefühl und Unsicherheit in der Sexualanamnese sind auch bei psychiatrisch professionellem Personal verbreitet. Oft wird die Sexualanamnese falsch gewichtet, d. h. vernachlässigt oder unpassend erfragt. Patienten sind dankbar für eine angemessene Anamnese; nichtprofessionelle Anamnesen können eine große Belastung für den Befragten darstellen. Folgende Punkte sind für eine Sexualanamnese in der Psychiatrie wichtig:

- Die Sexualität sollte individuell am Leitsymptom und seinen Differenzialdiagnosen erhoben werden. Die Erhebung der Sexualanamnese für die Abklärung einer Demenz, einer Belastung durch Mobbing am Arbeitsplatz, einer Depression oder Traumatisierung durch sexuelle Gewalt unterscheidet sich erheblich.
- Da wenig gültiger Konsens über sexuelle Normen besteht, sollte der Fokus der allgemeinen Anamnese auf offenen Fragen liegen, die Leidensdruck durch sexuelle Faktoren erheben. „Gibt es im Bereich der Sexualität Probleme, die Sie für erwähnenswert halten?" ist eine bessere Frage als: „Wie oft haben Sie Geschlechtsverkehr?"
- Die Sensibilität der Thematik unterstreicht Unterschiede in Geschlecht, Generations- und kultureller Zugehörigkeit deutlich. Es ist sinnvoll, eine Anamnese durch einen gleichgeschlechtlichen Untersucher zu erheben. Dies gilt insbesondere für die erweiterte Anamnese oder im Rahmen von sexueller Gewalt.

PRAXISTIPP

Untersuchung im Beisein von Zeugen

Eine ärztliche körperliche Untersuchung sollte zum Schutz beider Seiten in Begleitung einer professionellen Person (oft einer Pflegekraft) erfolgen, die das Geschlecht des Patienten hat. Eine Dokumentation dieser Maßnahme ist Teil der Absicherung aller Beteiligten.

11.8 Welche Phasen der sexuellen Aktivität können gestört sein?

Funktionelle Sexualstörungen werden anhand ihrer typischen Abfolge (Phasen) unterschieden (inhaltliche Unterscheidung) sowie nach der Häufigkeit, Umstände und Bedingungen ihres Auftretens (formale Unterscheidungen). Für beide Geschlechter werden folgende Phasen zur Einordnung von Störungsbildern unterschieden:

- Sexuelle Appetenz
- Sexuelle Erregung
- Orgasmus

In jeder Phase können Belastungen auftreten, die bei entsprechenden formalen Bedingungen und bei Leidensdruck als Störung definiert werden können. Ständige Veränderung, Variabilität und nicht eindeutige Normen der eigenen Sexualität bedingen eine große Individualität in der Bewertung der eigenen Sexualität als normal, unbefriedigend oder pathologisch.

11.9 In welchen Phasen der sexuellen Aktivität können Schmerzstörungen auftreten?

Bezüglich der Erregungs- und Orgasmusphase sind neben Lust- auch Schmerzempfinden bzw. Misch- und Übergangszustände möglich. Anhaltendes Schmerzerleben kann bei Frauen durch mangelnde Lubrikation und/oder muskuläre Anspannungen verursacht sein, wobei Schmerzerleben beide Prozesse weiter negativ verstärkt. Führen Schmerzen wiederholt zu einer unbefriedigenden Sexualität, kann die Diagnose einer „Störung mit sexuell bedingten Schmerzen" zutreffen. Bei Frauen wird zur Beschreibung von Schmerzen bei (versuchtem) Geschlechtsverkehr der Terminus **Vaginismus** verwendet. Nichtorganischer Vaginismus (ICD-10: F52.5) ist ein häufig berichtetes Beschwerdebild.

PRAXISTIPP

SSRI verursachen sexuelle Funktionsstörungen

Ein schmerzhafter Orgasmus bei Männern kann eine von verschiedenen sexuellen Nebenwirkungen einer Therapie mit SSRI sein. Es ist wichtig, aktiv darüber aufzuklären und nachzufragen. Bei entsprechenden Nebenwirkungen kann ggf. auf ein Antidepressivum ohne sexuelle Nebenwirkungen, z. B. Bupropion, umgestellt werden.

11.10 Was ist bei der Empfehlung von Lubrikationsmitteln in Bezug auf Kondome zu beachten?

Lubrikationsmittel können den Geschlechtsverkehr erleichtern und sind in jeder Drogerie erhältlich. Die Verwendung von Fetten oder fettbasierten Mitteln kann den Infektionsschutz von Kondomen stören. Für eine sichere Verwendung von Kondomen werden daher ausschließlich auf wasserlöslicher Basis hergestellte Gleitmittel empfohlen.

11.11 Welche organischen Ursachen verursachen häufig erektile Dysfunktion?

Häufige Ursachen sind Bluthochdruck, Diabetes, Eingriffe an der Prostata und multiple Sklerose.

11.12 Wie wird eine erektile Dysfunktion behandelt?

Mittel der ersten Wahl für die organisch und psychisch bedingte erektile Dysfunktion sind Phosphodiesterase-5-Hemmer (z. B. Sildenafil, Tadalafil, Vardenafil und Avanafil).

11.13 Ist die Maca-Wurzel ein wirksames Aphrodisiakum?

Die Maca-Wurzel ist ein Nahrungsergänzungsmittel, das meist als pulverisierte getrocknete Pflanze *(Lepidium meyenii)* frei im Handel angeboten wird und wegen ihrer aphrodisierenden Eigenschaften in den letzten Jahren einen globalen Boom verzeichnen konnte. Zum Teil sind überteuerte Präparate auf dem Markt, die mit unhaltbaren Versprechen beworben werden.

Mit zunehmender Bekanntheit wurde auch die historisch bekannte Wirksamkeit geprüft. In mehreren Studien wurde festgestellt, dass die Maca-Wurzel zur Linderung nicht näher spezifizierter sexueller Funktionsstörungen und zur Steigerung der Libido wirksam ist. Mit Erfolg wurde sie auch als Begleitintervention bei Erkrankungen und Behandlungen eingesetzt, die mit nichtorganischen sexuellen Funktionsstörungen in Zusammenhang stehen. In einer Studie waren die Wirkungen erst ab einer Dosis von 3 g/Tag feststellbar. Es wurden in den Studien keine Nebenwirkungen oder Komplikationen berichtet. Bei vielen Studien wird jedoch die Qualität der Methodik kritisiert.

Kritische Stimmen zum „Maca-Hype" betreffen zudem den exzessiven Anbau der Pflanze auch außerhalb ihres eigentlichen Habitats (Anden, Peru), der ein Risiko durch den Einsatz von Pestiziden mit sich bringt. Zudem werden die bisherigen Studien bezüglich ihrer Methoden kritisiert. Insgesamt kann Maca aus qualitativ hochwertigen Quellen aber als ein gut verträgliches Nahrungsergänzungsmittel bezeichnet werden, dass trotz schwacher Evidenz empfehlenswert ist.

11.14 Welche Grundprinzipien wenden evidenzbasierte Sexualtherapien für funktionelle sexuelle Störungen an?

Erfahrungsorientierte und **symptomzentrierte** Methoden gelten als Goldstandard der Sexualtherapie. Ihr wichtigstes Element bilden „korrigierende emotionale Erlebnisse" im sexuellen Miteinander. Die geplanten therapeutischen Interventionen orientieren sich eng an den beschriebenen Defiziten beider Partner und sind insgesamt zeitlich begrenzt. Die angestrebten sexuellen Erlebnisse werden im Gespräch therapeutisch strukturiert und angeleitet, um dann im privaten Rahmen ausprobiert zu werden. Die dabei beobachteten Hindernisse und Erfolge bilden die Arbeitsgrundlage der gemeinsamen therapeutischen Arbeit. Durch das stete Ausprobieren wird die Therapie als erfahrungsorientiert beschrieben und lehnt sich an die Desensibilisierungsmethoden der kognitiven Verhaltenstherapie (KVT) an.

Die bekannteste erfahrungsorientierte und symptomzentrierte Therapie ist die Paartherapie nach Masters und Johnson. Die ursprünglich methodisch aufwendige Methode wurde inzwischen deutlich vereinfacht, ohne an Bedeutung verloren zu haben. Auch andere erfahrungsorientierte und symptomzentrierte Methoden (als die von Master und Johnson) gelten als wirksam und können im Einzel- und Gruppensetting mit mehreren Paaren angewendet werden. Wenn sexuelle Probleme ein Bestandteil eines umfassenderen Konflikts oder Symptom einer allgemeinpsychiatrischen Diagnose darstellen, gelten verhaltenstherapeutische und psychodynamische Interventionen als angemessen.

11.15 Was bedeutet „Gender-based Violence"?

„Gender-based Violence" (GBV) ist ein Ausdruck für sexuelle Gewalt oder Gewalt, die im weiteren Sinne mit dem Geschlecht des Opfers zusammenhängt. GBV ist eine relevante Ursache für psychische und somatische Erkrankungen im Allgemeinen und damit verbundene sexuelle Störungen im Besonderen. GBV umfasst emotionale, finanzielle, physische und sexuelle Gewalt. GBV findet innerhalb („intimate partner violence") und außerhalb der Partnerschaft statt.

11.16 Welche sexuell übertragbaren Krankheiten sollten Psychiater abklären, um Opfer sexueller Gewalt angemessen infektiologisch zu beraten?

Zu den wichtigsten sexuell übertragbaren Krankheiten gehören Infektionen mit HIV, Hepatitis B, Hepatitis C und Chlamydien sowie Lues/Syphilis, Gonorrhö und Trichomoniasis. Behandler, deren Patienten mit sexueller Gewalt konfrontiert sind, sollten mit der entsprechenden Symptomatik, Diagnostik, Prävention und Therapie vertraut sein.

Paraphilien

11.17 Was sind Paraphilien?

Als Paraphilien werden sexuell deviante Neigungen (DSM-5) bzw. sexuelle Präferenzstörungen (ICD-10) bezeichnet. Der Begriff Paraphilie beschreibt jedes intensive und anhaltende sexuelle Interesse, das kein Interesse an genitaler Stimulation oder am Vorspiel für sexuelle Handlungen mit phänotypisch normalen, körperlich erwachsenen, einwilligenden Partnern beinhaltet (American Psychiatric Association 2014: 941).

11.18 Was ist eine paraphile Störung?

Dieser Begriff existiert nur im DSM-5 (→ Frage 11.17); das zugrunde liegende Paraphilie-Konzept ist genauer als das der ICD-10. Im DSM-5 werden für die Diagnosestellung zwei grundsätzliche Kriterien verlangt:

- **Kriterium A:** wiederkehrende, intensiv sexuelle erregende Fantasien, sexuelle dranghafte Bedürfnisse oder Verhaltensweisen über einen Zeitraum von mindestens 6 Monaten
- **Kriterium B:** *„Eine paraphile Störung ist eine Paraphilie, die gegenwärtig zu Leiden oder Beeinträchtigung des Betroffenen führt, oder eine Paraphilie, deren Befriedigung mit persönlichem Schaden oder dem Risiko einer Schädigung anderer verbunden ist. Eine Paraphilie ist eine notwendige, aber keine hinreichende Bedingung für das Vorhandensein einer paraphilen Störung. Eine Paraphilie für sich genommen rechtfertigt oder erfordert nicht notwendigerweise eine therapeutische Intervention."* (American Psychiatric Association 2014: 942)

INFO

Häufige, aber heimliche Paraphilien

Paraphilien sind bei Männern vermutlich häufig, werden aber fast immer verschwiegen. Sie tragen oft zum psychischen Leid der Betroffenen bei, ohne dass dieses Thema in der psychiatrischen Intervention zur Sprache kommt.

11.19 Müssen Paraphilien behandelt werden?

Nach dem DSM-5 lautet die Antwort auf diese Frage: nein, nicht notwendigerweise, denn das DSM-5 unterscheidet zwischen einer *devianten Variante menschlicher Sexualität* (= Paraphilie) und einer optional resultierenden *Störung* (= paraphile Störung), die beinhaltet, dass die Neigungen zu entsprechendem Verhalten führen. Behandlungsbedürftig ist überwiegend die paraphile Störung. Damit lässt sich die Gruppe der Betroffenen, die Schäden anrichten und im Fokus der Therapie stehen, genauer erfassen. Hinzu kommt die Vermutung, dass eine deviante Neigung in ihrer Ausrichtung therapeutisch nicht beeinflusst werden kann, schädigendes Verhalten jedoch schon.

Die ICD-10 macht diesen Unterschied nicht und damit ist die Behandlungsbedürftigkeit nach ICD-10-Kriterien nicht so eindeutig festzustellen.

11.20 Welche Paraphilien sind verbreitet?

Insgesamt gibt es kaum belastbare Daten zur Prävalenz von Paraphilien. Eine Studie mit männlichen psychiatrischen Klinikpatienten ermittelte für drei Paraphilien, die in der Probe identifiziert wurden, folgende Schätzwerte (mit Prävalenzangabe):

- Voyeurismus (8,0%)
- Exhibitionismus (5,4%)
- Masochismus (2,7%)

11.21 Welche ausgelebten Paraphilien beziehen Menschen ein, die darin nicht eingewilligt haben?

11

Paraphilien sind dann fremdschädigend, wenn andere Menschen einbezogen werden. Fetischismus ist eine relevante Paraphilie, die definitionsgemäß keine Lebewesen zur sexuellen Erregung benutzt, sondern Gegenstände. Sodomie bezeichnet die sexuelle Aktivität mit Tieren. Die meisten klinisch relevanten Paraphilien beziehen andere Menschen mit ein. Dabei stellt gerade das Fehlen einer echten Beziehungsaufnahme zu dem einbezogenen Menschen einen wesentlichen Bestandteil der Paraphilien dar. Der Umstand, dass die in die paraphilen Fantasien/Handlungen einbezogenen Personen mehr als Objekt denn als Partner behandelt werden, trägt zu deren Schädigung bei.

Paraphilien werden auf sehr unterschiedliche Weise ausgeübt, z. B. durch Beobachten (Voyeurismus), Zur-Schau-Stellen (Exhibitionismus) oder Berühren (Frotteurismus). Objekte devianten sexuellen Verhaltens können Kinder, Erwachsene, alte oder behinderte Menschen sein. Die fehlende Einwilligungsfähigkeit zur Sexualität gilt insbesondere für Kinder, behinderte oder sehr alte Menschen.

MERKE

Patienten mit Paraphilien ...
- ... werden häufiger psychiatrisch hospitalisiert, aber nicht mit der Diagnose einer Paraphilie.
- ... haben ein erhöhtes Suizidrisiko.
- ... sind häufiger selbst Opfer von Gewalt.

11.22 Ein 13-jähriger beobachtet seine Klassenkameradinnen durch ein Loch in der Wand der Umkleidekabine. Besteht ein pathologisch zu wertendes Verhalten?

Die Frage lässt sich besser im Verlauf der persönlichen Entwicklung, aber nicht in einer Momentanalyse beantworten. Bei sexuellen Störungen im Sinne von Paraphilien bemüht sich die aktuelle Diagnostik (nach DSM-5) um eine Unterscheidung zwischen **vorübergehenden sexuellen Impulsen ohne klinischen Krankheitswert** und **fixierten devianten sexuellen Schemata,** die mit Leiden im Sinne der DSM-5-Kriterien A und B (→ Frage 11.19) einhergehen. Wenn die voyeuristischen Impulse des Jungen zugunsten einer einvernehmlichen zwischenmenschlichen Sexualität verblassen, besteht kein Anhalt für eine behandlungsbedürftige Störung. Dies bedeutet jedoch nicht, dass nicht auch spielerisch-unreifes sexuelles Verhalten grenzüberschreitend und schädlich sein kann. Zeigt sich das voyeuristische Verhalten als überwiegend und somit stereotyp ausgeübtes Verhalten zur sexuellen Befriedigung, wird von einer fixierten Paraphilie bzw. einer paraphilen Störung gesprochen.

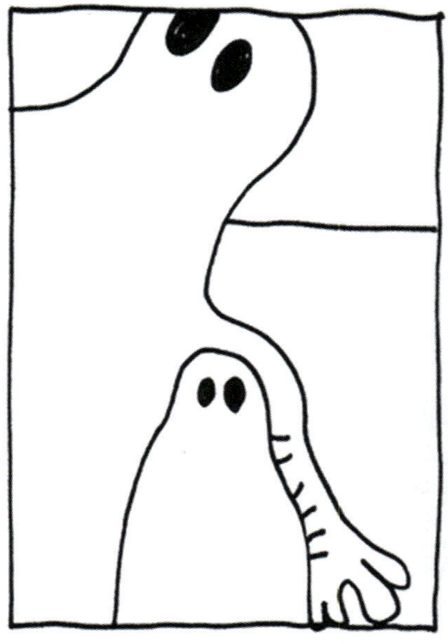

11

11.23 Wie verbreitet sind sexuelle Fantasien und Handlungen von erwachsenen Männern mit präpubertären Kindern?

In eine Studie mit > 8.700 deutschen Männern aus der Allgemeinbevölkerung gaben 4,1 % an, Fantasien bzgl. vorpubertärer Kinder zu haben; 3,2 % haben präpubertäre Kinder sexuell belästigt, und 0,1 % gaben eine pädophile Sexualpräferenz an.

11.24 Welche Entwicklung für Paraphilien lässt sich in der Biografie Betroffener oft feststellen?

Es zeigt sich eine Entwicklung, die Ähnlichkeiten mit Abhängigkeitserkrankungen aufweist. So kommt es über mehrere Jahre zu einer zunehmenden Einengung auf spezielle (sexuelle) Reize, die immer kompromissloser aufgesucht werden und gleichzeitig immer weniger befriedigend sind. Diese Entwicklung weist Parallelen zu einer **Toleranzentwicklung** auf. Das Verhalten kann zu einer starken Beeinträchtigung des sozialen und beruflichen Lebens führen und wird trotz der Entstehung von Schäden oftmals fortgesetzt. Nach Versuchen „abstinenten Verhaltens“ kann es wie bei Suchterkrankungen zu Rückfällen kommen.

Die Entwicklung kann bestimmte **Intensitätsstufen** durchlaufen, wobei in der Literatur vier Stufen unterschieden werden. Die am stärksten ausgeprägten Stufen dieser Entwicklung besetzen die fixierte Paraphilie (Stufe 3) und die süchtige Sexualität (Stufe 4). Stufe 1 wird als einmaliger oder sporadischer Impuls im Rahmen einer Belastungsreaktion gesehen; Stufe 2 als deviantes Reaktionsmuster zu einem wiederkehrenden Konfliktlösungsmuster.

11.25 Was ist Frotteurismus?

Frotteurismus beschreibt das sexuell intendierte „Sich-Reiben“ an einer fremden Person, die diesem Kontakt nicht zugestimmt hat. Die ICD-10 reiht diese „Störung der Sexualpräferenz“ zusammen mit anderen Störungen wie z. B. Sodomie oder sexuell motivierten Strangulationstechniken ein. Frotteurismus bekommt in der Psychiatrie wenig Aufmerksamkeit, ist jedoch so verbreitet, dass es in einigen Staaten (z. B. Japan) üblich geworden ist, U-Bahn-Waggons nur für Frauen bereitzustellen (▶ Abb. 11.1). Der Frotteurismus, der ohne Auskleiden und Hautkontakt stattfindet und bevorzugt versteckt in Menschenansammlungen ausgelebt wird, stellt eine besonders „niedrigschwellige“ Art der Belästigung dar. Daher lässt sich diese Form der Paraphilie auch nur schwer strafrechtlich verfolgen, kann aber für die Belästigten eine erhebliche Schädigung bedeuten. In den wenigen Studien, die zum Thema existieren, fanden sich bei mehr als 7 % der untersuchten Männer Kriterien für Frotteurismus.

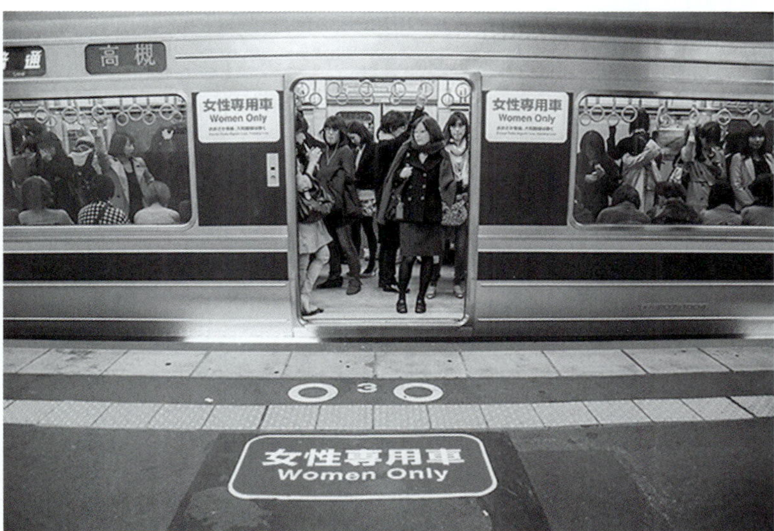

Abb. 11.1 U-Bahn-Waggon für Frauen [J810-001]

11.26 Was ist die besondere Gefahr der erotischen Asphyxie?

Die erotische Hypoxie ist eine besonders tödliche Sexualpräferenz. Der sexuell erregende lebensbedrohliche Mangel an Sauerstoff wird als **Asphyxiophilie** bezeichnet und stellt ein relevantes Thema in der Forensik dar. Entgegen der Vermutung, dass es sich dabei um eine sehr exotische und seltene Störung der Sexualpräferenz handelt, versterben laut Schätzungen allein in den USA jedes Jahr bis zu 1.000 Männer an erotischer Asphyxie. Da es sich bei diesen Todesfällen um eine besonders stigmatisierte Todesart handelt, wird vermutet, dass diese Vorfälle im Nachhinein als „Unfall" dargestellt werden, sodass von einer höheren Dunkelziffer auszugehen ist.

Paraphilien entwickeln sich meistens durch Konditionierungs- und Toleranzentwicklung bis hin zu immer extremeren Formen. Die Asphyxiophilie stellt eine Präferenz dar, die bei einer solchen Entwicklung mit einem besonders hohen Risiko einhergeht.

11.27 Warum sind Männer häufiger als Frauen von Paraphilien betroffen?

Es existiert keine gesicherte Epidemiologie oder geschlechtsspezifische Hypothese. Ausgelebte Paraphilien, die forensisch relevant sind, beinhalten jedoch aggressive Impulse, die eher der männlichen Sexualität zugerechnet werden.

11.28 Welche therapeutischen Optionen werden zur Behandlung von Paraphilien empfohlen?

Manifeste paraphile Störungen werden meistens durch forensische Psychiater behandelt und sind nicht Bestandteil der normalen Erwachsenenpsychiatrie. Paraphilien als Neigungen sind hoch stigmatisiert und werden meistens verschwiegen. Im Rahmen einer längeren therapeutischen Zusammenarbeit (z. B. im Zuge einer Psychotherapie) kann der Leidensdruck des Betroffenen dazu führen, sich mitzuteilen. In diesem Fall wird empfohlen, den Patienten zum „Nicht-Täter-werden"-Prinzip zu beraten. Dazu gehören neben einer Anamnese als beratende Hinweise z. B. die Eingrenzung von paraphilen Fantasien, die Arbeit an der Anerkennung des Kindes als schützenswertes Individuum, der Verzicht auf pornografisches Material, die Vermeidung enthemmender Substanzen (Alkohol) und eine Imagination des drohenden Strafmaßes.

PRAXISTIPP

„Kein Täter werden"

Das professionelle Präventionsnetzwerk „Kein Täter werden" unterhält an mehreren Standorten in Deutschland ein kostenloses und vertrauliches Behandlungsangebot für Menschen, die sich sexuell zu Kindern hingezogen fühlen und deshalb therapeutische Hilfe suchen. Im Rahmen der Therapie erhalten die Betroffenen Unterstützung, um mit ihrer pädophilen oder hebephilen Neigung leben zu lernen, sie zu akzeptieren und in ihr Selbstbild zu integrieren.

Ziel ist es, sexuelle Übergriffe durch direkten körperlichen Kontakt oder indirekt durch Missbrauchsabbildungen zu verhindern. Standorte des Projekts sind Düsseldorf, Gießen, Kiel, Mainz, Hamburg, Hannover, Leipzig, Regensburg, Stralsund und Ulm. Sie alle sind Teil des 2011 gegründeten Präventionsnetzwerks „Kein Täter werden", das nach gemeinsamen Qualitätsstandards arbeitet.

Weitere Informationen sind unter www.kein-taeter-werden.de zu erfahren.

Quellen

American Psychiatric Association. Diagnostisches und statistisches Manual psychischer Störungen – DSM-5®. Bern: Hogrefe 2014.

Beharry S, Heinrich M. Is the hype around the reproductive health claims of maca *(Lepidium meyenii Walp)* justified? J Ethnopharmacol 2018; 211: 126–170.

Berger M. Psychische Erkrankungen: Klinik und Therapie. München: Elsevier Urban & Fischer 2015.

Byung-Cheul S, et al. Maca *(L. meyenii)* for improving sexual function: a systematic review. BMC Complement Altern Med 2010; 10(1): 44.

Coluccia A, et al. Sexual masochism disorder with asphyxiophilia: a deadly yet underrecognized disease. Case Rep Psychiatry 2016; 2016: 5474862.

Dilling H, Freyberger HJ. Taschenführer zur ICD-10-Klassifikation psychischer Störungen. Bern: Huber 2012.

Dombert B, et al. How common is men's self-reported sexual interest in prepubescent children? J Sex Res 2016; 53(2): 214–223.

Dording CM, et al. A double-blind, randomized, pilot dose-finding study of maca root *(L. meyenii)* for the management of SSRI-induced sexual dysfunction. CNS Neurosci Ther 2008; 14(3): 182–291.

Eardley I, et al. Pharmacotherapy for erectile dysfunction. J Sex Med 2010; 7(1 Pt 2): 524–540.

Jenkins AP. When self-pleasuring becomes self-destruction: autoerotic asphyxiation paraphilia. Int Electron J Health Educ 2000; 3(3): 208–216.

Johnson RS, et al. Prevalence and treatment of frotteurism in the community: a systematic review. J Am Acad Psychiatry Law 2014; 42(4): 478–483.

Marsh PJ, et al. Paraphilias in adult psychiatric inpatients. Ann Clin Psychiatry 2010; 22(2): 129–134.

Masters WH, Johnson VE. Principles of the new sex therapy. Am J Psychiatry 1976; 133(5): 548–554.

Müller-Oerlinghausen B, Ringel I. Medikamente als Verursacher sexueller Dysfunktionen: eine Analyse von Daten des deutschen Spontanerfassungssystems. Dtsch Arztebl 2002; 99(46): A-3108/B-2627/C-2452.

Shoskes JJ, et al. Pharmacology of testosterone replacement therapy preparations. Transl Androl Urol 2016; 5(6): 834–843.

Zitierte Leitlinien

AWMF. S1-Leitlinie Erektile Dysfunktion, Diagnostik und Therapie. www.awmf.org/uploads/tx_szleitlinien/030-112l_S1_Erektilen_Dysfunktion_Diagnostik_Therapie_2015-01-verlaengert_01.pdf (letzter Zugriff: 25.9.2017).

12 Persönlichkeitsstörungen

Jan Reuter

Grundlagen

12.1 Was unterscheidet Persönlichkeitsstörungen von anderen psychischen Störungen?

Persönlichkeitsstörungen (PS) stellen extreme Varianten menschlicher Grundeigenschaften dar, z. B. Impulsivität, Gewissenhaftigkeit, Offenheit für neue Erfahrungen oder emotionale Stabilität. Je nach Ausprägung der Eigenschaften können sich bestimmte Charakterzüge, Akzentuierungen oder Persönlichkeitsstörungen ergeben. Die unterschiedlichen Persönlichkeitsstörungen sind sich z. T. ähnlich und werden deswegen syndromal als Cluster (A, B und C) zusammengefasst. Jedes Cluster umfasst wiederum eine Anzahl an zu unterscheidenden Persönlichkeitsstörungen:

- **Cluster A** fasst die paranoide, die schizoide und die schizotypische PS zusammen. Cluster-A-Störungen sind von „sonderbarem und exzentrischem Verhalten" geprägt.
- **Cluster B** beinhaltet Störungsbilder, die mit Impulsivität, Aggressionen und veränderter Emotionalität einhergehen können. Dazu gehören die Borderline-, die histrionische, die antisoziale und die narzisstische PS.
- **Cluster C** enthält Persönlichkeitsstörungen, die mit pathologisch ausgeprägtem Angst- und Vermeidungsverhalten einhergehen. Dazu gehören die vermeidende, die dependente und die zwanghafte PS.

Jedes Cluster kann durch problematische Persönlichkeitsmerkmale charakterisiert werden, die in den sogenannten Big Five (→ Frage 12.4) zusammengefasst werden: So weisen Cluster-A-Störungen eine (übertriebene) Verschlossenheit auf; Cluster-B-Störungen gehen mit emotionaler Labilität (Neurotizismus) und fehlender „Verträglichkeit" einher, und Cluster-C-Störungen sind u. a. durch geringe „Offenheit für Erfahrungen" und „Extraversion" geprägt.

Da die Charaktereigenschaften als Teil der Persönlichkeit gelten, sind sie auch nicht als Erkrankung oder Phase im Sinne einer Dysbalance vorhandener physiologischer Systeme zu sehen. Es gilt für PS, dass sie früh mit der Ausbildung des Charakters auftreten und in der Biografie stabil bleiben. Zudem müssen PS einen Leidensdruck für sich oder andere verursachen, der durch die unausgeglichenen Charaktereigenschaften erklärt werden kann. Obwohl sie nicht als Erkrankung im eigentlichen Sinne gewertet werden, besteht für Patienten oft ein beträchtlicher Leidensdruck, sodass eine Therapie indiziert ist. Das Ziel der Therapie ist dann oft eine Schadensbegrenzung und Kompensation der pathologischen Charaktereigenschaften, sodass der Patient im Alltag angemessener handeln kann.

Wenn die oben genannten Charaktereigenschaften in einer extremen Form (besonders wenig/besonders stark) ausgeprägt sind, kann dies zu einer Persönlichkeitsstörung beitragen und/oder deren Leitsymptomatik darstellen.

Die ICD-10 verlangt neben spezifischen Kriterien für die einzelnen PS auch allgemeine Kriterien, die für **jede** Persönlichkeitsstörung als „Basis"-beschwerden gelten:

- Unausgeglichenheit von Einstellungen und Verhalten in mehreren Funktionsbereichen (Affektivität, Antrieb, Impulskontrolle, Wahrnehmung, Denken, Beziehungen)
- Andauerndes und gleichförmiges Verhaltensmuster
- Muster ist tiefgreifend und in vielen Situationen unpassend
- Beginn in der Kindheit oder Jugend, gefolgt von dauerhafter Manifestation im Erwachsenenalter
- Subjektives Leiden
- Einschränkungen der beruflichen und sozialen Leistungsfähigkeit

12.2 Warum ist das „alternative DSM-5-Modell für Persönlichkeitsstörungen" eine wichtige Neuerung in der Diagnostik?

Die bisherige Diagnostik der Persönlichkeitsstörungen (PS) wird stark kritisiert, da die unterschiedlichen Störungen oft miteinander kombiniert auftreten. Zudem sind die einzelnen Symptome der PS meist Ausprägungen von Charakterzügen zuzuordnen, die per se zu den normalen menschlichen Eigenschaften gehören. Daher wurde nach einer Alternative zur kategorialen Diagnostik der PS gesucht. Eine Lösung bietet das DSM-5, indem es zwei Varianten der Diagnostik zulässt. Es ist weiterhin zulässig, eine bestimmte Anzahl von Merkmalen einer einzelnen Diagnose („histrionische PS") zuzuordnen. Es ist aber seit der Neuauflage des DSM im „alternativen DSM-5-Modell" auch möglich, die Störung anhand von 1) **zwei Arten des Funktionsniveaus der Persönlichkeit** und 2) **fünf problematischen Persönlichkeitsmerkmalen** zu beschreiben (vgl. American Psychiatric Association 2014: 1045 ff.). Diese Möglichkeit ist wichtig, da sie die einzelnen Probleme besser beschreibt, eine unnötige Subtypisierung obsolet macht, es dem Betroffenen und seinen Behandlern ermöglicht, die Defizite gut zu beschreiben, und weniger stigmatisierend wirkt. Statt pauschal von einer Borderline-PS zu sprechen, können nun alle Faktoren einzeln betrachtet werden. Aus diesem Grund misst dieses Kapitel der DSM-5-Systematik mehr Bedeutung bei, auch wenn das DSM-5 nicht für die Diagnostik in Deutschland benutzt wird. Es ist jedoch zu erwarten, dass zentrale Aspekte in die ICD-11 übernommen werden.

12.3 Welche Arten des Funktionsniveaus der Persönlichkeit werden im DSM-5 bewertet?

Die **zwei Arten des Funktionsniveaus der Persönlichkeit** beinhalten als Elemente das *Selbst* und *interpersonelle Beziehungen*.

Das Selbst umfasst die Bereiche „Identität" und „Selbststeuerung":

- Zur **Identität** gehört die Abgrenzung gegenüber anderen, das Erleben von Einzigartigkeit der eigenen Person, eine stabile Selbsteinschätzung und die Fähigkeit, Emotionen zu erleben.
- Die **Selbststeuerung** zeigt sich im Verfolgen von kurz- und längerfristigen Zielen, in der Orientierung an konstruktiven und „prosozialen" Maßstäben des Verhaltens und produktiver Selbstreflexion.

Bei den interpersonellen Beziehungen werden die Fähigkeiten „Empathie" und „Nähe" unterschieden:

- **Empathie** beinhaltet Verständnis, Anerkennung und Toleranz gegenüber den Motiven und dem Erleben anderer. Dazu gehört auch das Verstehen der Wirkungen des eigenen Verhaltens auf andere.
- **Nähe** beschreibt den Wunsch und die Fähigkeit zu tiefen und anhaltenden Beziehungen mit anderen. Dazu gehört auch interpersoneller Respekt, der sich im Umgang mit anderen zeigt (zusammengefasst nach American Psychiatric Association 2014: 1047 ff.).

INFO

Funktionsniveau der Persönlichkeit im DSM-5

Das jeweilige Funktionsniveau kann auf einer Skala von 0 (keine oder geringfügige Beeinträchtigung) bis 4 (extreme Beeinträchtigung) quantifiziert werden.

12.4 Welche negativen Persönlichkeitsmerkmale werden im DSM-5 beschrieben?

Die problematischen Persönlichkeitsmerkmale werden in fünf übergreifende Merkmalsdomänen unterteilt. Für jede Domäne existieren eine extreme, „maladaptive" Ausprägung und ihr Gegenpol. Die Domänen (und ihre Gegenpole) stammen aus dem gut validierten und replizierten Persönlichkeitsmodell der „Big Five" oder des „5-Faktoren-Modells (FFM)" (▶ Abb. 12.1). Die Domänen im DSM-5 sind:

- Offenheit für Erfahrungen (konservativ vs. neugierig)
- Gewissenhaftigkeit/Conscientiousness (Sorgfalt vs. Spontaneität)
- Extraversion (Extrovertiertheit vs. Introvertiertheit)
- Verträglichkeit (kompetitiv vs. kooperativ)
- Emotionale Stabilität/Neurotizismus (selbstsicher-stabil vs. unsicher-labil)

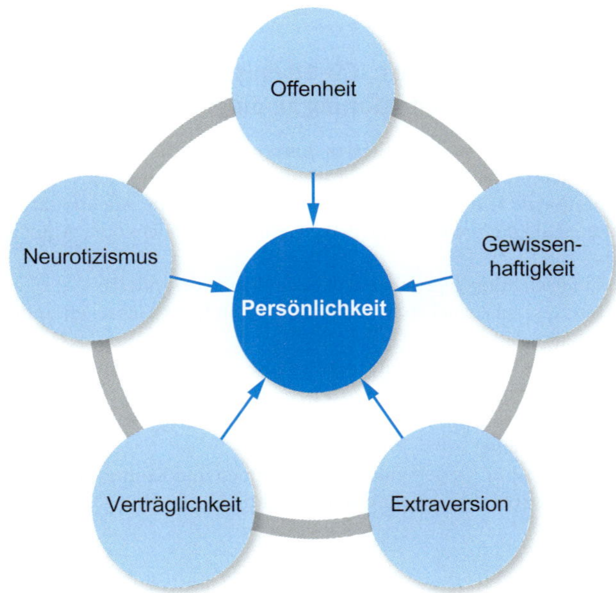

Abb. 12.1 Big-Five-Modell [L231]

Symptome der Persönlichkeitsstörungen nach Cluster A, B und C

12.5 Was ist das Leitsymptom einer schizoiden Persönlichkeitsstörung?

Das Leitsymptom ist eine tiefgreifende Kontaktstörung; diese führt zu sozialer Isolation im privaten und beruflichen Umfeld. Im Sinne einer Persönlichkeitsstörung sind die Defizite chronisch, unflexibel und extrem ausgeprägt.

12.6 Welche Differenzialdiagnosen müssen bei Verdacht auf eine schizoide Persönlichkeitsstörung ausgeschlossen werden?

Syndrome, die mit einer Kontaktstörung und emotionaler Verflachung einhergehen, sind mögliche Differenzialdiagnosen der schizoiden PS: Autismus, Psychosen – insbesondere eine (prodromale) Schizophrenie, Intoxikation und Abhängigkeitserkrankungen, affektive Störungen und hirnorganische Erkrankungen (es gibt diesbezüglich Hinweise, dass die schizoide PS nach SHT oder Mangelernährung häufiger auftritt, sodass eine frühe organische Genese als Kofaktor diskutiert wird).

INFO

Schizoide Persönlichkeitsstörung

Die schizoide PS scheint weniger häufig aufzutreten als andere Persönlichkeitsstörungen. Männer scheinen häufiger betroffen zu sein. Die Datenlage zu Ätiologie, Verlauf und Behandlungsmöglichkeiten ist aufgrund der überwiegend verheimlichten Symptomatik sehr unsicher und lässt außer dem Versuch einer Charakterisierung kaum belastbare Schlussfolgerungen zu.

12.7 Welche Kriterien nach ICD-10 müssen erfüllt sein, um eine schizoide Persönlichkeitsstörung zu diagnostizieren?

Mindestens vier der folgenden Kriterien müssen vorliegen:

- Wenn überhaupt, dann bereiten nur wenige Tätigkeiten Freude
- Zeigt emotionale Kühle, Distanziertheit oder abgeflachte Affektivität
- Reduzierte Fähigkeit, warme, zärtliche Gefühle für andere oder Ärger auszudrücken
- Erscheint gleichgültig gegenüber Lob oder Kritik von anderen
- Wenig Interesse an sexuellen Erfahrungen mit anderen Menschen (unter Berücksichtigung des Alters)
- Fast immer Bevorzugung von Aktivitäten, die allein durchzuführen sind
- Übermäßige Inanspruchnahme durch Fantasien und Introspektion
- Hat oder wünscht keine engen Freunde oder vertrauensvollen Beziehungen (oder höchstens eine)
- Mangelndes Gespür für geltende soziale Normen und Konventionen; wenn sie nicht befolgt werden, geschieht das unabsichtlich

12.8 Wie kann eine schizoide Persönlichkeitsstörung weiter differenziert werden?

Wenn eine diagnostische Spezifizierung nötig ist, kann die Persönlichkeitsstruktur anhand des multiaxialen Systems nach DSM-5 angegeben werden. Diese Angabe kann dimensional erfolgen, indem der Schweregrad der Ausprägung für einzelne Domänen erfasst wird. In der ICD-10 gibt es keine Möglichkeit der detaillierten Persönlichkeitsstruktur oder der dimensionalen Beschreibung.

12.9 Wie wird die dissoziale Persönlichkeitsstörung diagnostiziert?

Mindestens drei der in der ICD-10 genannten Merkmale müssen für eine dissoziale Persönlichkeitsstörung (die auch antisoziale Persönlichkeitsstörung genannt wird) erfüllt sein. Hierzu gehören:

- Mangelnde Empathie und Gefühlskälte gegenüber anderen
- Missachtung sozialer Normen
- Beziehungsschwäche und Bindungsstörung
- Geringe Frustrationstoleranz und impulsiv-aggressives Verhalten
- Mangelndes Schulderleben und Unfähigkeit zu sozialem Lernen
- Vordergründige Erklärung für das eigene Verhalten und unberechtigte Beschuldigung anderer
- Anhaltende Reizbarkeit

12.10 Was genau bezeichnet der Begriff „Psychopath“ im psychiatrischen Sinne?

Psychopathen sind Personen mit einer dissozialen PS, die sich in besonders impulsiver, manipulativer und aggressiver Weise äußert. Schätzungen zufolge liegt bei 20 % aller Patienten mit einer dissozialen PS eine Ausprägung ihrer Störung vor, die „psychopathisch“ genannt werden kann. In der ICD-10 wird der Begriff „dissoziale Persönlichkeitsstörung“ auch für „psychopathische“ Persönlichkeiten verwendet.

12.11 Warum beschreibt der kriminalistische Begriff „kaltblütig“ eine Eigenschaft der dissozialen Persönlichkeit?

Dissozial geprägte Menschen sind durch besonders wenig Angsterleben in aggressiven Situationen charakterisiert. So erleben sie insgesamt wenige Gefühle, die ihren Aggressionen eine Grenze setzen könnten. Im Fall von Straftaten gilt, dass sie kaltblütig, also ohne Gefühlsregungen begangen werden. Bei dissozialen Menschen können mit destruktivem Verhalten auch positive Gefühle einhergehen, z. B. Machterleben und Spannungsabbau.

12.12 Sind Patienten mit einer dissozialen Persönlichkeitsstörung für den Behandler potenziell gefährlich?

Ja, aber mit Einschränkungen. Krankheitstypisches Verhalten von dissozial agierenden Personen führt häufiger zu strafrechtlichen Prozessen als zu ärztlichen Behandlungen. Im Gefängnis und in der Forensik sind Personen mit einer dissozialen PS eine relevante Patientengruppe. In der ambulanten und stationären Allgemeinpsychiatrie werden Patienten mit einer dissozialen PS seltener und dann wegen einer komorbiden Problematik (z. B. Abhängigkeitserkrankung) oder einer richterlichen Auflage gesehen. Sollten sich Patienten mit Psychosen, Paraphilien und anderen Verhaltensstörungen gefährdend verhalten, wird dies oft durch eine antisoziale Komponente in der Persönlichkeit des Betroffenen mit erklärt. Die fehlende Empathie und ausgeprägte Aggression kann in Kombination mit anderen Störungen besonders bedrohlich sein. Somit können Patienten, die wegen einer an sich nicht gefährlichen Erkrankung (Schizophrenie, Abhängigkeit) in Behandlung sind, aufgrund ihrer antisozialen Züge eine Bedrohung für ihre Mitmenschen darstellen. Die enthemmende Wirkung von Alkohol und anderen Drogen potenziert das Aggressionspotenzial der Betroffen erheblich.

Aggressives Verhalten ist ein relevanter Aspekt auch in professionell geführten medizinischen Institutionen. Aus diesem Grund sollte Personal im Umgang mit potenziell bedrohlichen Patienten die nötigen Sicherheitsvorkehrungen kennen und einhalten.

12.13 Welche Auffälligkeiten werden schon vor dem 18. Lebensjahr für Patienten mit einer dissozialen Persönlichkeitsstörung beschrieben?

Die dissoziale PS ist bereits mit frühen Auffälligkeiten verbunden. Es werden delinquente, sadistische und andere sozial unangepasste Verhaltensweisen beschrieben. Die „Taten“ werden manchmal trotz fehlender Reue und Angst mit geschicktem und manipulativem Verhalten entschuldigt. Im Kindes- und Jugendalter gilt es mit der Vergabe der Diagnose einer Persönlichkeitsstörung sehr zurückhaltend zu sein. Hier werden meist Diagnosen aus der Gruppe der „Störungen des Sozialverhaltens“ vergeben. Wenn Kinder bereits vor dem 11. Lebensjahr deutliche antisoziale Verhaltensweisen zeigen, gibt es jedoch eine relevante Wahrscheinlichkeit, im späteren Alter eine solche Persönlichkeitsstörung zu entwickeln, insbesondere wenn das Verhalten instrumentalisierend eingesetzt wird und nicht primär ein Ergebnis einer unzureichenden Impulsregulation ist. Wenn die Betroffenen ihre Rücksichtslosigkeit mit Leistungsstreben verbinden, können sie ggf. in hohe berufliche Positionen aufsteigen.

PRAXISTIPP

Bücher und Filme zur antisozialen Persönlichkeit

- Lionel Shrivers Roman (USA, 2003) und der gleichnamige Film *We Need to Talk about Kevin* beschreiben eine besonders gewalttätige, aber auch treffende Geschichte eines Kindes mit einer am ehesten als antisoziale Persönlichkeitsstörung zu bezeichnenden Störung.
- Das Sachbuch *Snakes in Suits: When Psychopaths Go to Work* von Paul Babiak und Robert D. Hare (USA, 2006) beschreibt erwachsene und leistungsfähige Personen mit einer dissozialen PS und zeigt, wie Psychopathologie und Erfolg verknüpft sein können.

12.14 Welche Ehekonflikte wären für eine histrionische Persönlichkeitsstörung typisch?

Die histrionische PS ist eine Störung, die durch anhaltende und exzessive Selbstinszenierung und Suche nach Aufmerksamkeit geprägt ist. Somit ergeben sich in der

Beziehung typische Probleme, die in einigen Fällen zum Aufsuchen eines Therapeuten führen können. Der Partner des von einer histrionischen PS Betroffenen vermag sich ursprünglich in eine aufregende Person verliebt haben, die nicht nur gut flirten und tanzen kann, sondern auch viel Emotionalität und Aufregung in die beginnende Beziehung gebracht hat. Nach einigen Jahren (oder Monaten) stellt der Partner fest, dass die Beziehung oberflächlich wirkt, die andere Person sich meist unverstanden fühlt und durch heftige Konflikte stets nach noch mehr Aufmerksamkeit sucht. Eine größere Krise bricht auch herein, als der Partner mit der histrionischen PS sich am Arbeitsplatz in einen Kollegen verliebt und eine Affäre beginnt. Die Affäre endet rasch, führt aber zur Kündigung. In der Krise kommt es zu einer depressiven Symptomatik und einem theatralisch inszenierten Suizidversuch des histrionischen Partners.

12.15 Welche Schwierigkeiten sind bezeichnend für die Psychotherapie einer Person mit histrionischer Persönlichkeitsstörung?

Der Therapeut wird in die Beziehungsgestaltung des Patienten rasch und intensiv einbezogen („eingesogen"). Dabei wird der Patient eine vordergründig enge Beziehung suchen und ein hohes Maß an Symptomen und Leidensdruck in die Therapie einbringen. Die Beziehungsgestaltung kann manipulativ sein und je nach Geschick des Betreffenden und Arglosigkeit des Therapeuten zu destruktiven Konstellationen führen. Eine Korrektur der Beziehungsgestaltung mag als Abweisung erlebt werden und zu einer Verschlimmerung und Krisen führen. Es kann vorkommen, dass der Patient immer wieder die Grenzen des Therapeuten überschreitet und ihm das Gefühl besonderer Verantwortung übergibt. Ein Abbruch der Therapie mit negativen Gefühlen auf beiden Seiten ist wahrscheinlich, wenn die destruktiven Elemente der Beziehungsgestaltung überwiegen.

12.16 Wie häufig ist die histrionische Persönlichkeitsstörung?

In der ambulanten und stationären Psychiatrie ist die Störung verbreitet. In einem psychiatrischen Patientenkollektiv wird der Anteil auf bis zu 20 % geschätzt. In der Allgemeinbevölkerung geht man von einer Prävalenz von ca. 1 % aus.

12.17 Welche Rolle haben neurobiologische Faktoren in der Erklärung der histrionischen Persönlichkeitsstörung?

Für alle Persönlichkeitsstörungen gilt, dass sie eine bestimmte Kombination extremer Persönlichkeitsmerkmale darstellen. Diese Merkmale, die bei einer histrionischen PS z. B. Impulsivität, emotionale Labilität und Extraversion sind, werden entsprechend den meisten anderen psychischen Erkrankungen mit dem Vulnerabilitäts-Umwelt-Modell erklärt. Die Vulnerabilität wird vor allem neurobiologisch erklärt. Die Forschung bezieht sich dabei auf genetische (z. B. bzgl. adrenerger Transmission) und neuroanatomische (Dysregulation präfrontaler Areale) Aspekte der involvierten Persönlichkeitszüge. Dabei wird weniger die vollständige Neurobiologie der histrionischen Störung verstanden, aber zunehmend die Grundlagen der einzelnen dazugehörigen Charakterzüge (Traits).

INFO

Die Persönlichkeit ist genetisch mitbestimmt

Die einzelnen Persönlichkeitsstörungen und ihre assoziierten Persönlichkeitsmerkmale haben einen relevanten erblichen (genetischen und epigenetischen) Anteil, der jedoch je nach Erhebung unterschiedlich quantifiziert wird. Es gibt immer mehr Befunde für biologische Grundlagen von Verhaltensausprägungen bei Persönlichkeitsstörungen. Dies verweist auf einen determinierten Aspekt des (gestörten) Verhaltens. Die biologische Determination bestimmter Charakterzüge schließt jedoch eigene Gestaltungs- und Kompensationsmechanismen keineswegs aus.

12.18 Wie wird die histrionische Persönlichkeitsstörung diagnostiziert?

Nach ICD-10 müssen mindestens vier der folgenden Kriterien anhaltend vorliegen:

- Dramatische Selbstdarstellung, theatralisches Auftreten oder übertriebener Ausdruck von Gefühlen
- Suggestibilität, leichte Beeinflussbarkeit durch andere oder durch Ereignisse
- Oberflächliche, labile Affekte
- Ständige Suche nach aufregenden Erlebnissen und Aktivitäten, in denen die betreffende Person im Mittelpunkt der Aufmerksamkeit steht
- Unangemessen verführerisches Erscheinen oder Verhalten
- Übermäßige Beschäftigung damit, äußerlich attraktiv zu erscheinen

12.19 Welche Diagnose ist wahrscheinlich, wenn eine Person neben histrionischen Verhaltensweisen auch besonders impulsiv ist, wiederholtes selbstverletzendes Verhalten zeigt und unter ständiger Anspannung leidet?

Die histrionische PS gehört zum **Cluster B**, das neben dieser Störung auch die emotional-instabile und die narzisstische Persönlichkeitsstörung umfasst. Impulsivität, Anspannung und Selbstverletzungen sind typisch für eine emotional-instabile Störung, sodass eine kombinierte Persönlichkeitsstörung vorliegen kann. Eine Kombination von Persönlichkeitsstörungen innerhalb eines Clusters ist häufig. Kombinationen mit Persönlichkeitsstörungen anderer Cluster sind genauso wie Achse-I-Störungen verbreitet. Eine genaue Diagnostik benötigt eine Eigen- und Fremdanamnese in Quer- und Längsschnitt sowie den Ausschluss organischer oder noxenbedingter Ätiologien.

12.20 Welche Persönlichkeitsstörung ist in der stationären Psychiatrie am häufigsten anzutreffen?

Die emotional-instabile PS ist die in der ambulanten und stationären Psychiatrie am meisten anzutreffende und behandelte Persönlichkeitsstörung.

MERKE

Prävalenz und Suizidrate der Borderline-Persönlichkeitsstörung (BPS)

- Die Punktprävalenz der BPS wird auf 0,8–2 % geschätzt und die Lebenszeitprävalenz auf ca. 3 % in der Allgemeinbevölkerung. Bis zu 10 % der ambulanten psychiatrischen Patienten und bis zu 20 % der stationär behandelten psychiatrischen Patienten leiden nach Studien an einer BPS. Die Prävalenz ist in verschiedenen

Populationen sehr unterschiedlich (BPS ist häufiger in industrialisierten westlichen Kulturen).

- Das Geschlechterverhältnis der behandelten BPS wird bei Erwachsenen auf 70 % Frauen und 30 % Männer geschätzt, die Geschlechtsspezifität ist jedoch umstritten, da der weibliche Überhang dem Umstand geschuldet sein soll, dass man im Behandlungssetting nur Frauen antrifft (während betroffene Männer eher im forensischen Setting anzutreffen sind).
- Die Suizidrate Persönlichkeitsstörung liegt bei 10 % und ist gegenüber der Allgemeinbevölkerung somit um das 50-Fache erhöht.

12.21 Was bedeutet der Ausdruck „Borderline" in Bezug auf die Borderline-Persönlichkeitsstörung?

Der Ausdruck Borderline (engl., Grenzlinie) stammt daher, dass die Psychiatrie die Krankheit keiner eindeutigen Kategorie zuordnen kann. So bezieht sich der Begriff sowohl auf den Übergang zwischen gesund und psychisch krank als auch auf den Übergangsbereich der historischen Kategorien Neurose und Psychose.

INFO

Subtypen der emotional-instabilen Persönlichkeitsstörung

Nach ICD-10 ist der **Borderline-Typ** nur ein Subtyp (ICD-10: F60.3**1**) des übergreifenden Störungsbildes der emotional-instabilen PS (ICD-10: F60.3). Der andere beschriebene Subtyp ist der **impulsive Typ.** Beide Typen zeigen weitgehende Überschneidungen und werden auch als Geschlechtsausprägung einer Störung gesehen. Die Leitsymptomatik des impulsiven Typs (häufiger bei Männern) ist die impulsive Aggression, die Leitsymptomatik des Borderline-Typs (häufiger bei Frauen) ist vielschichtiger (▶ 12.23).

12.22 Wie wird eine Borderline-Persönlichkeitsstörung diagnostiziert?

Die Verdachtsdiagnose BPS erscheint zunächst einfach, wenn bei den am häufigsten betroffenen jungen Frauen die Leitsymptome Selbstverletzung und Impulsivität zu beobachten sind. Die Vielfältigkeit der möglichen Symptome und dysfunktionalen Verhaltensweisen und Komorbiditäten sind jedoch komplex in der präzisen Gesamteinschätzung. So finden sich bei einem relevanten Prozentsatz von BPS-Patienten affektive Störungen, Substanzabhängigkeit, Essstörungen, soziale Phobie, PTBS und Zwangsstörungen, deren Abgrenzung zu einer eigenen komorbiden Diagnose oder als Symptom der BPS oft unsicher bleibt. Für ein Screening auf BPS eignet sich der SKID-II-Fragebogen.

Eine Protagonistin der Erforschung und Behandlung der BPS, Marsha Linehan, sieht die Beschwerden der BPS in vier zentralen Bereichen: affektive Instabilität, verzerrte Wahrnehmung, Impulsivität und Beziehungsinstabilität. Die einzelnen Kriterien der BPS nach DSM-5 und ICD-10 lassen sich ebenfalls diesen vier Bereichen zuordnen. Linehan legt den Schwerpunkt für die Diagnosestellung auf das gleichzeitige Vorliegen von Symptomen aus allen vier Bereichen, um die unterschiedlichen Differenzialdiagnosen besser auszuschließen:

- **Affektive Instabilität** („affective disturbance"): ständiger und rascher Wechsel von überwiegend negativen Emotionen, innere Leere, Anspannung, Wut, Trauer,

Scham und Einsamkeit. Die Gefühlswechsel stehen in Zusammenhang mit einer überhöhten Reaktivität auf äußere Einflüsse.
- **Verzerrte Wahrnehmung** („disturbed cognition"): Die Wahrnehmungsstörungen werden in drei Schweregrade unterteilt, von denen die stärkste Ausprägung wahnhafte oder halluzinatorische Züge hat. Die somit als psychotisch zu wertenden Zustände sind ein Grund, dass in der Namensgebung (Borderline) auf eine Überschneidung mit dem Bereich der Psychosen verwiesen wird.
  Die leichtgradige Wahrnehmungsstörung zeigt sich in gedanklicher Einengung bezüglich des Selbstbildes, in dissoziativen Zuständen und nicht wahnhaften paranoiden Gedanken. Die zweite Ausprägung geht mit „quasipsychotischen" Zuständen einher, d. h. kurzen Phasen von wahnhaftem Erleben und Illusionen. Die Illusionen und wahnhaften Gedanken stehen noch in einem partiellen Bezug zur realen Umgebung. Wenn der letzte Bezug zur Realität verschwimmt, können wahnhafte Zustände und Halluzinationen auftreten, die diagnostisch als wahnhafte Depression bezeichnet werden können. Diese Zustände sind akutpsychiatrische Notfälle.
- **Impulsivität:** Es werden zwei Formen von Impulsivität der BPS unterschieden: selbstverletzendes Verhalten und allgemein impulsives Verhalten. Selbstverletzendes Verhalten zeigt sich in unterschiedlichen Schweregraden mit und ohne Suizidversuch, anderen Suizidversuchen und Suiziden. Allgemein impulsives Verhalten von BPS-Patienten äußert sich oft in verbaler Aggression, Essstörungen (Bulimie), riskantem Einsatz von Drogen und Sexualität und rücksichtlosem Führen von Fahrzeugen.
- **Instabile Beziehungsmuster:** BPS-Patienten bewegen sich in Beziehungen zwischen der Suche nach Nähe und Abstand und haben große Angst vor dem Verlassenwerden. Der verzweifelte Versuch, Nähe und Distanz zu regulieren und das Verlassenwerden zu verhindern, führt zu oftmals dysfunktionalen Verhaltensweisen, die in aggressiven Konflikten und Beziehungsabbrüchen kumulieren können.

12.23 Aus welchen Gründen nehmen Patienten mit BPS die Akutpsychiatrie in Anspruch?

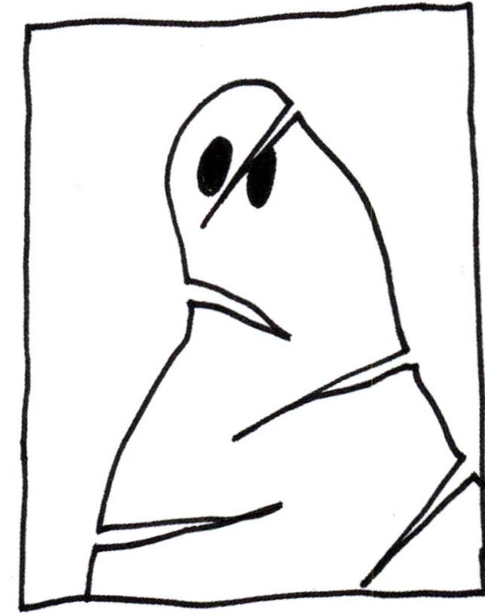

12

Patienten mit einer BPS sind häufig in der akutpsychiatrischen Versorgung anzutreffen. Aufgrund ihrer Persönlichkeitsstruktur geraten Menschen mit einer BPS rasch in eine Eskalation der eigenen Gefühle und Verhaltensweisen. Insbesondere Zurückweisungen und Ablehnung lösen Ängste vor dem Verlassenwerden aus und führen zu Insuffizienz- und Schuldgefühlen. In der Folge können selbstverletzende Verhaltensweisen, dissoziative Zustände oder der Konsum von Drogen/Medikamenten als dysfunktionale Kompensationsstrategien auftreten. In diesen Zuständen werden sie dann fremd- oder eigenmotiviert zu einer ambulanten oder stationären Intervention gebracht. Hier stehen je nach Ausprägung die Behandlung von Suizidalität, nicht bedrohlichen Intoxikationen, Selbstverletzungsdruck oder Erregungszuständen im Vordergrund. Die Krisenbehandlungen tragen meist wenig zur nachhaltigen Linderung der zugrunde liegenden Beschwerden bei und sollten kurz gehalten werden. Die eigentliche Behandlung ist eine psychotherapeutische, die eigenmotiviert in einem strukturierten Rahmen stattfindet.

12.24 Inwiefern ist die Wahrnehmung bei Menschen mit BPS in der sozialen Interaktion verzerrt?

Die als ein Leitsymptom benannte Angst vor Zurückweisung ist mit einer verzerrten Wahrnehmungsweise kombiniert. Es gibt Befunde, dass Patienten mit BPS sehr rasch und sensitiv auf negative Gesichtsausdrücke reagieren und ablehnendes Kommunikationsverhalten anderer übermäßig häufig auf sich beziehen. Auf diesen Negativbias reagieren sie dann impulsiv und dysfunktional. Diese Überempfindlichkeit ist besonders problematisch, da das auffällige Verhalten der BPS-Patienten tatsächlich negative Reaktionen und Ablehnung hervorruft, sodass die eigentlich verzerrte Wahrnehmung bestätigt wird. Es kommt also zu einer negativen Spirale aus Sorge vor Ablehnung, Überempfindlichkeit gegenüber Ablehnung, unangepasstem Verhalten und vermehrter sozialer Isolation.

12.25 Was sind häufige Gründe für vorsätzliche Selbstverletzungen bei Patienten mit einer Borderline-Persönlichkeitsstörung?

Patienten, die sich selbst verletzen, geben unterschiedliche Gründe an. Häufige Gründe, die durchaus Überschneidungsbereiche haben, sind die Vermeidung akuter und chronischer negativer Gefühle, zwischenmenschliche Aspekte und Selbstbestrafung. Akute und chronische Gefühle, die durch Selbstverletzungen kontrolliert werden, sind oft: Anspannung, Ärger, Selbsthass, Frustration, Einsamkeit, Gefühllosigkeit und innere Leere, Ablenkung von anderen Problemen, Schutz vor noch schlimmeren Verletzungen, ein „Pausieren" des selbstkontrollierten Vermeidens von selbstverletzendem Verhalten.

Zwischenmenschliche Aspekte, die durch Patienten mit Selbstverletzungen oft angegeben werden, umfassen: „anderen zeigen, wie sehr man leidet", „anderen beweisen, wie schlecht die eigenen Umstände sind", „das Verhalten anderer beeinflussen", „sich rächen", „Hilfe bekommen", „damit es anderen (deswegen) besser geht", „seinen Ärger und seine Frustration ausdrücken".

12.26 Was ist bei vorsätzlicher Selbstverletzung von Patienten mit einer Borderline-Persönlichkeitsstörung zu beachten?

Psychiater sind bei Abklärungen von vorsätzlichen Selbstverletzungen aufgefordert, eine suizidale Intention auszuschließen. Grundsätzlich kann zwischen suizidalen und nichtsuizidalen Selbstverletzungen unterschieden werden. Entscheidend für einen Suizidversuch ist die Intention, sterben zu wollen, im Moment der Handlung. Eine Selbstverletzung kann auch trotz chronischer Suizidalität nicht suizidal intendiert sein, sondern der Stimmungskontrolle dienen. Die suizidale Intention kann sich auch zwischen dem Zeitpunkt der Selbstverletzung und Präsentation auf der Rettungsstelle verändert haben oder bei Vorstellung unwahr berichtet werden. Die Betroffenen selbst können nicht immer eindeutig zwischen suizidaler oder entlastender Funktion der Selbstverletzung entscheiden. Insgesamt kann die Einschätzung der akuten Suizidalität bei Patienten mit selbstverletzendem Verhalten schwerfallen.

Sowohl eine Bagatellisierung als auch eine Dramatisierung vorsätzlicher Selbstverletzungen birgt relevante Gefahren. Die Einschätzung der suizidalen Intention durch vorsätzliche Selbstverletzungen braucht eine persönliche fachärztliche Exploration des psychopathologischen Befunds und der Anamnese des Betroffenen. Der Grad der Suizidalität vorheriger Selbstverletzung ist kein sicherer Indikator für die aktuelle Suizidalität einer Selbstverletzung. Auch nach zahlreichen wiederholten „harmlosen" Selbstverletzungen kann eine akute Suizidalität einer neu zugefügten Selbstverletzung vorliegen. Suizidalität muss sorgfältig ausgeschlossen werden, und es müssen alle möglichen diesbezüglichen Risikofaktoren beachtet werden. In einer Studie, in der Risikofaktoren zur Unterscheidung von nichtsuizidaler vorsätzlicher Selbstverletzung von einer suizidal intendierten vorsätzlichen Selbstverletzung untersucht wurden, ließen sich die folgenden intuitiven Annahmen belegen, die mit einem erhöhten Risiko einer suizidalen Intention einhergehen. Alle hier gelisteten Aspekte müssen erfragt und dokumentiert werden, wenn Suizidalität nach Selbstverletzung ausgeschlossen werden muss:

- Ausbleibende Anstrengungen oder Abwehr des Patienten, nach einer Selbstverletzung Hilfe aufzusuchen und in Anspruch zu nehmen, zeigen ein erhöhtes Risiko einer suizidalen Intention.
- Vergiftungen, Sprünge aus der Höhe oder Stichwunden sind vorsätzliche Selbstverletzungen, die mit einem höheren Risiko einer suizidalen Intention einhergehen als oberflächliche Verletzungen der Haut.
- Die Angabe, sich selbst zu verletzen, damit „es anderen (deswegen) besser geht", zeigt ein erhöhtes Risiko einer suizidalen Intention im Gegensatz zur Motivation der Selbstverletzung als Mittel der Abwendung negativer Gefühle.
- Wenn die Probleme, die zur Selbstverletzung führten, durch die Selbstverletzung für den Betreffenden nicht oder nur unzureichend gelöst wurden, kann das Risiko einer suizidalen Intention steigen.

INFO

Kritik am Begriff „Parasuizid"

Um einer Bagatellisierung der stets möglichen Suizidalität einer vorsätzlichen Selbstverletzung vorzubeugen, sollte der Begriff des parasuizidalen Verhaltens oder Parasuizid nicht zur Anwendung kommen. Die Verwendung des Begriffs kann dazu verleiten, den Vorgang zu rasch von einer unmittelbaren Suizidgefährdung zu trennen.

12.27 Welche Empfehlungen gelten für die medikamentöse Behandlung der Borderline-Persönlichkeitsstörung?

Es liegt keine ausreichende Evidenz vor, die eine eindeutige Empfehlung zur medikamentösen Behandlung von BPS erlaubt. Die Notfall- und Akutbehandlung von Patienten mit BPS ist in gefährdenden Situationen auf sedierende Medikamente (z. B. Antipsychotika oder Benzodiazepine) zur symptomatischen Behandlung angewiesen. Die Behandlung von oft komorbid bestehenden depressiven Symptomen erfolgt symptomorientiert und kann den Einsatz von Antidepressiva rechtfertigen. Für die Kernsymptome der BPS (innere Leere, Gefühl des Verlassenwerdens und Identitätsstörungen) existieren bisher keine wirksamen medikamentösen Strategien. Die Behandlung der Kernsymptome ist eine Domäne der (spezialisierten) Psychotherapie.

12.28 Welche Empfehlungen gelten für die psychotherapeutische Behandlung der Borderline-Persönlichkeitsstörung (BPS)?

Den speziellen Herausforderungen in der Behandlung von BPS-Patienten wird am besten durch störungsspezifische Ansätze der Psychotherapie begegnet. Aktuell (2016) gibt es für vier Interventionskonzepte einen Wirksamkeitsnachweis bei einer Mindestanwendungsdauer von 12–24 Monaten. Folgende Konzepte kommen für eine leitliniengerechte Therapie der BPS infrage:

- Dialektisch-behaviorale Therapie (DBT) nach Linehan
- Mentalization-based Therapy (MBT) nach A. Bateman und P. Fonagy
- Schematherapie für BPS (ST) nach J. Young
- Übertragungsfokussierte Therapie (TFP) nach O. Kernberg

Für die dialektisch-behaviorale Therapie (DBT) liegen die meisten Studien und derzeit die besten spezifischen Wirksamkeitsbelege vor. Die institutionellen Ressourcen für eine flächendeckende und leitliniengerechte Versorgung von BPS-Patienten bestehen in der Versorgungsrealität jedoch nicht.

12.29 Wie kann die dialektisch-behaviorale Therapie (DBT) beschrieben werden?

- DBT basiert auf verhaltenstherapeutischen Methoden
- **Dialektisch** bedeutet, den Patienten gleichzeitig zu validieren (stärken) und gleichzeitig zur Veränderung anzuhalten. Da beide Ansätze entgegengesetzte Standpunkte haben, wird der Begriff „dialektisch" verwendet. Der Terminus **„behavioral"** bezieht sich auf die Ursprünge in der Verhaltenstherapie („behavioral therapy").
- Die Therapie folgt einer klar strukturierten Vorgehensweise in einem 10- bis 12-wöchigen Programm im Einzel- und Gruppensetting.
- Beteiligung der unterschiedlichen therapeutischen Berufsgruppen (z. B. Ärzte, Psychologen, Pflege, Ergo- und Sporttherapeuten).
- Die Ziele der Therapie werden mit den Patienten gemeinsam beschlossen („Behandlungsvertrag"), in ihrer Wichtigkeit priorisiert („Abwendung von Suizid") und Konsequenzen bei schädigendem Verhalten („Therapiepause/Time-Out") festgelegt.
- Die Therapie basiert auf individuellen Verhaltens- und Umweltanalysen entsprechend der verhaltenstherapeutischen Sicht von Stimulus, Organismus, Reaktion und Verhalten/Konsequenz.
- Zentrales Element ist die Vermittlung von Fähigkeiten (Skills) zur sozialen Interaktion, Affektkontrolle, Selbstakzeptanz und Stressmanagement.

INFO

Spezifische Formen der DBT für bestimmte Patientengruppen

Dialektisch-behaviorale Therapie (DBT) wurde für Patienten mit Essstörungen, Abhängigkeit, PTBS und für Jugendliche angepasst.

12.30 Warum gehören Stressbälle und Peperoni auf eine DBT-Station?

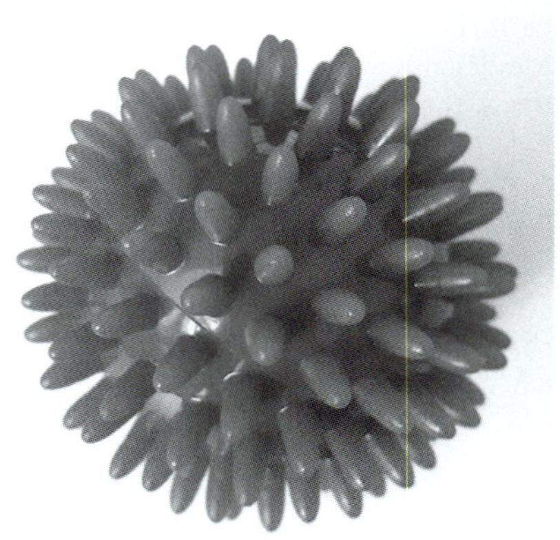

Abb. 12.2 Stressball [P491]

Das DBT-Konzept benutzt verschiedene Werkzeuge, die zur Emotionsregulierung eingesetzt werden können. Dabei geht es um den Abbau von Anspannung, Abwendung oder Auflösung von dissoziativen Zuständen und Sensibilisierung für die Umwelt. Je nach Stärke der Symptome der BPS-Patienten kommen unterschiedliche Werkzeuge und Übungen zur Anwendung. Angenehme Gerüche und Stressbälle (▶ Abb. 12.2) können zur Regulation leichterer Symptome angewendet werden. Für starke Anspannung oder Dissoziation können auch schmerzhafte Reize (Gummibandzug mit Loslassen am Handgelenk) oder sehr intensive Geschmackserlebnisse (Peperoni, Senf u. Ä.) dienen. Zu den Übungen gehören Entspannungsübungen, aber auch z. B. Spannungsabbau durch Treppenlaufen. Da Therapeuten den Patienten diese Übungen immer wieder anstatt der oftmals gewünschten sedierenden Medikation anbieten, reagieren „gequälte" BPS-Patienten auch mit Ablehnung auf die sogenannten Skills. Dennoch sollten die Behandler jede sedierende Medikation erst nach Ausschöpfen der Skills anwenden, solange keine nicht anders abwendbare Gefährdung droht.

12.31 Kann die ängstlich-vermeidende Persönlichkeitsstörung von einer generalisierten Angststörung sicher unterschieden werden?

Beide Störungen treten chronifiziert auf, sind ichsynton und zeigen ein überlappendes klinisches Bild (z. B. ständige Anspannung). Dennoch sind die Störungen ganz unterschiedlich akzentuiert. Die generalisierte Angststörung geht mit andauernden Sorgen um sich und andere einher, das Selbstbild und die Beziehungsfähigkeit zu Mitmenschen sind jedoch nicht deutlich eingeschränkt. Die ängstlich-vermeidende PS zeigt sich in einer erheblichen Selbstunsicherheit und Minderwertigkeitsthematik. Diese Unsicherheit lässt den Betreffenden keinen Mut für Unternehmungen, soziale Kontakte oder berufliche Herausforderungen. Dieses Vermeidungsverhalten zeigt sich entsprechend der Definition einer Persönlichkeitsstörung bereits im Jugendalter. Eine generalisierte Angststörung tritt meist einige Jahrzehnte später auf.

Umgang mit und Therapie der Persönlichkeitsstörungen

12.32 Sollte der Therapeut den Patienten nach Feststellung einer Persönlichkeitsstörung diese Diagnose offen mitteilen?

Ja. Dabei müssen die stigmatisierenden und bewertenden Aspekte stets aufgefangen und eine konstruktive Aufklärung und ein Behandlungsansatz mitgeliefert werden. Dieser Prozess sollte schrittweise während des Aufbaus der therapeutischen Beziehung und der eigentlichen Behandlung erfolgen statt in einem einmaligen Gespräch. Die meisten Patienten erleben ihre extremen Verhaltensweisen als Teil ihrer Persönlichkeit und haben somit Schwierigkeiten, diese als therapiebedürftig einzustufen.

Die überspitzten Verhaltensweisen der Persönlichkeitsstörung an sich (Genauigkeit bei der zwanghaften PS, intensives Empfinden bei der BPS) können auch in ihren positiven Aspekten für den Betroffenen gewürdigt werden, um dem Patienten Wertschätzung entgegenzubringen. Damit kann dann die Notwendigkeit einer Erweiterung der eingeengten Verhaltensweisen um neue und andere Möglichkeiten betont werden. Es existieren spezifische psychoedukative Programme für die Betroffenen bestimmter Persönlichkeitsstörungen und ihre Angehörigen, die empfohlen werden und deren Wirksamkeit belegt ist.

12.33 Was muss vor Beginn einer Psychotherapie zur Behandlung einer Persönlichkeitsstörung geklärt werden?

Die Persönlichkeitsstörung des Betroffenen wird die Beziehung zum Therapeuten maßgeblich gestalten und stören. Dabei wird der Patient bewusst oder unbewusst versuchen, den Therapeuten in sein festes Schema einzuordnen. Therapieschädigendes Verhalten kann auftreten, wenn der Patient die Therapie eigentlich ablehnt. Zu Dissoziationen, Krisen, selbstverletzendem und suizidalem Verhalten kann es als Reaktion auf therapeutische Prozesse oder als Reaktionen auf die Umwelt kommen. Somit ergibt sich die Notwendigkeit, eine initiale Klärung aller zu erwartenden Komplikationen vorzunehmen, um Verzögerungen, Nebenwirkungen und Komplikationen der Intervention so weit wie möglich zu reduzieren. Außerdem muss der Patient ausreichend stabil für eine längerfristige Psychotherapie sein.

Kriseninterventionen, Notfallpläne und Ansprechpartner für bestimmte Umstände müssen festgelegt werden. Rahmenbedingungen und Konsequenzen („Kontingenzen“) aus Regelverstößen sollten beidseits vereinbart werden. Diese gemeinsam festgelegten Regeln des Miteinanders sind in einem Behandlungsvertrag festzulegen. Der Behandlungsvertrag sollte auch das Behandlungsziel festlegen. Die Wichtigkeit der zu erfüllenden Bedingungen sollte auch die Priorität der Bedingungen bestimmen; so haben Absprachen zu eigen- und fremdschädigendem und insbesondere suizidalem Verhalten stets die höchste Priorität in den Behandlungsvereinbarungen, gefolgt von therapieschädigenden Verhaltensweisen.

12.34 Welche Aspekte sind die zentralen Bestandteile der Therapie von Persönlichkeitsstörungen?

Umweltwahrnehmung, Denk-, Erlebens- und Beziehungsmuster sowie Handlungsweisen sind bei den von einer Persönlichkeitsstörung Betroffenen gestört. Dieser Ablauf von Wahrnehmung, Erleben und Handeln könnte am Beispiel eines Partybesuchers mit einer narzisstischen PS so verlaufen: Der Betroffene erfährt auf der Party keine spontane Begrüßung, niemand spricht ihn auf sein neues Outfit an. Die fehlende Aufmerksamkeit wird als kränkende Ablehnung gewertet. Die daraus resultierenden Denkmuster stehen in Zusammenhang mit der Wahrnehmung: „Bei dieser Veranstaltung mit lauter Ignoranten bin ich fehl am Platz".

Der narzisstisch akzentuierte Mensch könnte in diesem Moment die Situation verlassen und sich massiv ärgern. Er hat die Chance verpasst, einen angenehmen Abend zu erleben, Kontakte zu knüpfen und einen Ausgleich zur Arbeit zu finden. Er könnte auch vermehrt Alkohol trinken und einen Gast wütend zur Seite schubsen, um den Frust seiner vermeintlich erlebten Ablehnung zu zeigen. Die anderen Besucher der Party wundern sich über das distanzierte bzw. aggressive Verhalten und das rasche Verschwinden der betreffenden Person. Kommt es zu einer Eskalation vergleichbarer Abläufe (z. B. zum Arbeitsplatzverlust oder zur völligen Isolation) sucht der Betroffene mit einer Selbstwertproblematik vielleicht eine Therapie auf. Der Leidensdruck erwächst dabei oft aus einer sich zusätzlich zur Persönlichkeitsstörung entwickelnden Depression oder auch einem Substanzmissbrauch. Der Therapeut muss Wahrnehmung, Denkmuster und Verhalten des Patienten an Beispielen, wie oben genannt, genau analysieren. Dazu gehört auch die Erfassung der Bedingungen und Reaktionen der Umwelt des Patienten.

12.35 Warum haben nichtspezialisierte Fachpersonen (z. B. Hausärzte) oft erhebliche Schwierigkeiten im Umgang mit Patienten, die an einer Persönlichkeitsstörung leiden?

Viele psychische Störungen wie z. B. leichte bis mittelgradige Depressionen, Angststörungen, Anpassungsstörungen oder Nikotinabhängigkeit lassen sich gut durch nichtspezialisiertes medizinisches Personal behandeln. Solange die Beziehung zum Patienten intakt ist und keine hochakute Symptomatik vorliegt, ist eine wirksame Intervention möglich. Patienten mit einer Persönlichkeitsstörung zeigen ihre Pathologie jedoch genau in der Beziehungsgestaltung.

Im Erkennen und im Umgang mit einer gestörten therapeutischen Beziehung wenig erfahrenes medizinisches Personal wird bei Patienten mit einer Persönlichkeitsstörung rasch in die Beziehungsdynamik hineingezogen. Dabei kann die anfängliche Beziehungsgestaltung besonders gelungen wirken, solange das Personal in das Schema des Patienten passt. So mag der antisoziale Patient besonders schmeichlerisch und beliebt im Stationsteam sein. Diese Harmonie löst sich jedoch sehr rasch auf, sobald sich der eigene Wille des Patienten offenbart, der oft ganz im Gegensatz zu den Plänen des Behandlers steht. Auch ein durch eine BPS-Patientin idealisierter Therapeut wird rasch entwertet, wenn er z. B. dem Wunsch der Patientin nach einem Wochenendurlaub nicht nachgibt.

12.36 Welche Funktion erfüllt die therapeutische Beziehung in der Therapie mit Patienten, die an einer Persönlichkeitsstörung leiden?

Jeder Psychotherapie-Patient ist auf eine professionelle Arbeitsbeziehung angewiesen, für Patienten mit einer gestörten Persönlichkeit ist sie jedoch das zentrale Element. Aufgrund der pathologischen Beziehungsgestaltung von persönlichkeitsgestörten Patienten sollte diese besonders klar und priorisiert erfolgen. Der Therapeut muss eine gute Selbstreflexion und Bandbreite an Verhaltensweisen mitbringen, um die Prozesse seines Gegenübers zu verstehen, sie optional zu beantworten oder zu korrigieren. Die Prozesse auf der Metaebene der therapeutischen Beziehung (i. e. der Blick auf die Gestaltung des Miteinanders von „oben") müssen erkannt und verstanden werden.

Im Allgemeinen soll der Therapeut die Beziehungsanforderung seines Patienten so weit mittragen wie nötig, um den für eine Psychotherapie notwendigen Zugang zum Patienten zu erlangen. Gegenüber dependenten („anhänglich-unselbstständigen") Patienten kann also z. B. bewusst Sicherheit angeboten werden.

Die Auffälligkeiten in der Beziehungsgestaltung im Rahmen von Persönlichkeitsstörungen sollten zudem zur diagnostischen Einordnung dienen. Dabei ist zu beachten, dass es zwar typische Bilder von Persönlichkeitsstörungen gibt, der Patient jedoch stets ein eigenes Muster einer Persönlichkeit hat, die nie ganz in ein Schema passt. Schließlich dient die therapeutische Beziehung als Fundament und Ort der gemeinsamen therapeutischen Arbeit. Nur in einer authentischen und vertrauensvollen Arbeitsbeziehung können neue Verhaltensweisen gelernt und ausprobiert, Krisen überwunden und Mut für neue Wege gefunden werden.

12.37 Wie können akzentuierte Wahrnehmungen der Patienten erkannt und psychotherapeutisch verändert werden?

Die inadäquaten Wahrnehmungen müssen zuerst gemeinsam identifiziert und vom Betroffenen als verzerrt und (Mit-)Ursache seines Leidens akzeptiert werden. Erst dann ist der Patient motiviert, alternative Sichtweisen auszuprobieren. Die Hinweise auf eine selektive Sichtweise müssen oft fremdanamnestisch erfolgen, da sie für den Betreffenden das normale Empfinden, d. h. einen „blinden Fleck" darstellen. Dazu dienen die Beobachtungen des Therapeuten, Beschreibungen über die Beziehungsgestaltung des Betreffenden und Beobachtungen aus möglichen Gruppenprozessen. So kann der Narzisst z. B. in der Gruppe sein Gefühl der Ablehnung deutlich empfinden und dieses in den therapeutischen Prozess einbringen.

12.38 Wie können akzentuierte Denk-, Erlebens- und Beziehungsmuster bei Persönlichkeitsstörungen verhaltenstherapeutisch analysiert und umstrukturiert werden?

12

Das Verhalten der Betroffenen wird in der verhaltenstherapeutisch orientierten Psychotherapie durch sogenannte standardisierte Verhaltens-, Schema- und Plananalysen in den verständlichen Kontext der Wahrnehmung und des Denkens gebracht. Wenn der Betreffende diese Zusammenhänge versteht und akzeptiert, kann er die Abläufe beeinflussen und konstruktiver gestalten. Dies geschieht durch expositionsbasierte Veränderungstechniken, durch Mittel der kognitiven Umstrukturierung oder den Aufbau neuer Verstärkersysteme.

12.39 Wie kann schädliches Verhalten bei Persönlichkeitsstörungen therapiert werden?

Die Verhaltensmuster sind die am besten sichtbaren Probleme der Betroffenen. Patienten mit einer BPS fügen sich häufig Selbstverletzungen zu oder äußern suizidale Impulse, die eine Auswirkung auf das soziale Umfeld haben. Der histrionische

Patient gerät z. B. nach einem Partnerkonflikt vielleicht in einen Erregungszustand und ruft einen Krankenwagen, was ihm die Aufmerksamkeit der Familie und Nachbarn sichert. Somit ist das Handeln oft der Aspekt, der die größte Aufmerksamkeit erhält, während die Wahrnehmung und Denkmuster des Betroffenen im Stillen und unbeobachtet ablaufen. Die gestörten Reaktionen ziehen emotional intensive Reaktionen nach sich, oft mit Mitleid, Aufmerksamkeit oder Ablehnung und Wut. Den Patienten kann ein vorsätzliches Verhalten unterstellt werden.

Die Literatur nennt unterschiedliche Aspekte, die als Bestandteil der Entwicklung und Aufrechterhaltung solcher Verhaltensweisen dienen. Dazu gehören u. a. disponierende biologische Faktoren, Handlungsentwürfe, Einschränkungen der Impulskontrolle, konditionierte Reaktionsmuster, frühe Lern- und Beziehungserfahrungen und eine dysfunktionale Beziehungsgestaltung. Ein ursprünglich als Spannungsabbau genutztes selbstverletzendes Verhalten kann durch zusätzlich erfahrenen sekundären Krankheitsgewinn weiter konditioniert werden, sodass die initial unbewusste Motivation auch zu einer intentionalen wird.

In der Verhaltenstherapie wird zunächst bei den sichtbaren Handlungen angesetzt. Es kann ein stufenweiser Prozess der Verhaltensänderung geübt werden. Zuerst wird ein Verhaltensexperiment geplant und in Gedanken und Gefühlen mit den zu erwartenden Reaktionen des Betreffenden und seiner Umwelt durchgespielt. Dann kann ein therapeutisches Rollenspiel erfolgen, in dem die Situation in einer Proberealität geübt wird. Im nächsten Schritt soll der Patient die neuen Verhaltensweisen in der realen Welt (soziales und professionelles Umfeld) ausprobieren. Die Reaktionen darauf können in der Therapie bearbeitet und das Verhalten immer weiter geübt werden, bis der Betreffende Wege gefunden hat, die er für sich als passend empfindet.

12.40 Mit welchen Reaktionen des sozialen Umfelds eines persönlichkeitsgestörten Patienten kann während einer Therapie gerechnet werden?

Der Betroffene hat meist ein Umfeld für sich geschaffen, in dem er sich so gut wie möglich zurechtfindet und seine Bedürfnisse befriedigen kann. Verändert er sich nun (auch im konstruktiven Sinne), kommt es zu Reaktionen in diesem Umfeld, die den therapeutischen Prozess beeinflussen. Es ist wichtig, krankheitsaufrechterhaltende Bedingungen im Umfeld des Betroffenen aufzubrechen und positiv umzugestalten. Dazu sollte im Verlauf der therapeutischen Veränderungen die krankheitsaufrechterhaltende, aber auch vordergründig stabilisierende Bedeutung der betreffenden Personen und Situationen besprochen werden.

Quellen

American Psychiatric Association. Diagnostisches und statistisches Manual psychischer Störungen – DSM-5®. Bern: Hogrefe 2014.

Andershed HA, et al. Psychopathic traits in non-referred youths: a new assessment tool. (2002): 131–158.

Bates C. Schizoid personality disorder [online 2015]. Quick Lesson About; www.ebscohost.com/assets-sample-content/Schizoid_Personality_Disorder_QL.pdf (letzter Zugriff: 22.12.2017).

Berger M. Psychische Erkrankungen: Klinik und Therapie – enhanced ebook. München: Elsevier Urban & Fischer 2015.

Bohus M, et al. Leitliniengerechte stationäre psychiatrisch-psychotherapeutische Behandlung der Borderline-Persönlichkeitsstörung. Nervenarzt 2016; 87(7): 739–745.

Cale EM, Lilienfeld SO. Sex differences in psychopathy and antisocial personality disorder: a review and integration. Clin Psychol Rev 2002; 22(8): 1179–1207.

Dilling H, Freyberger HJ. Taschenführer zur ICD-10-Klassifikation psychischer Störungen. Bern: Huber 2012.

Frick PJ, et al. The 4 year stability of psychopathic traits in non-referred youth. Behav Sci Law 2003; 21(6): 713–736.

Hart SD. Psychopathy Checklist. In: Corsini Encyclopedia of Psychology 1, 2010; DOI: 10.1002/9780470479216.corpsy0744.

Koenigsberg HW, et al. Risperidone in the treatment of schizotypal personality disorder. J Clin Psychiatry 2003; 64(6): 628–634.

Lieb K, et al. Borderline personality disorder. Lancet 2004; 364(9432): 453–461.

Linehan MM, Kehrer CA. Borderline personality disorder. In: Barlow DH (ed.). Clinical Handbook of Psychological Disorders: A step-by-step treatment manual. 2nd ed. New York: Guilford Press 1993, pp. 396–441.

Linehan MM, et al. Dialectical behavior therapy for borderline personality disorder. In: Barlow DH (ed.). Clinical Handbook of Psychological Disorders: A step-by-step treatment manual. 4th ed. New York: Guilford Press 2007, pp. 365–420.

Maddock GR, et al. Distinguishing suicidal from non-suicidal deliberate self-harm events in women with borderline personality disorder. Aust N Z J Psychiatry 2010; 44(6): 574–582.

Oldham JM. The alternative DSM-5 model for personality disorders. World Psychiatry 2015; 14(2): 234–236.

Peskin M, Raine A. Schizotypal personality disorder. In: Corsini Encyclopedia of Psychology 1–2, 2010. DOI: 10.1002/9780470479216.corpsy0823.

Robins CJ, Rosenthal MZ. Dialectical behavior therapy. In: Herbert JD, Forman EM (eds.). Acceptance and Mindfulness in Cognitive Behavior Therapy: Understanding and Applying the New Therapies Hoboken, NJ: Wiley 2011, pp. 164–192.

Sebastian A, et al. Frontal dysfunctions of impulse control – a systematic review in borderline personality disorder and attention-deficit/hyperactivity disorder. Front Hum Neurosci 2014; 8: 698.

Sher KJ, Trull TJ. Personality and disinhibitory psychopathology: alcoholism and antisocial personality disorder. J Abnorm Psychol 1994; 103(1): 92.

Stoffers J, et al. Pharmacological interventions for borderline personality disorder. Cochrane Database Syst Rev 2010; 6: CD005653.

Stoffers JM, et al. Psychological therapies for people with borderline personality disorder. Cochrane Database Syst Rev 2012; 8: CD005652.

Trestman RL, et al. Cognitive function and biological correlates of cognitive performance in schizotypal personality disorder. Psychiatry Res 1995; 59(1): 127–136.

Turner D, et al. Impulsivity and Cluster B personality disorders. Curr Psychiatry Rep 2017; 19(3): 15.

Voglmaier MM, et al. Neuropsychological dysfunction in schizotypal personality disorder: a profile analysis. Biol Psychiatry 1997; 41(5): 530–540.

Zitierte Leitlinien

Dt. Ges. f. Kinder- und Jugendpsychiatrie und Psychotherapie u. a. (Hrsg.). Leitlinien zur Diagnostik und Therapie von psychischen Störungen im Säuglings-, Kindes- und Jugendalter. 3. überarb. A. Köln: Deutscher Ärzte-Verlag 2007.

Gaebel W, Falkai P (Hrsg.). S2-Leitlinien für Persönlichkeitsstörungen. Reihe: S2 Praxisleitlinien in Psychiatrie und Psychotherapie. Darmstadt: Steinkopff 2008.

13 Verhaltenssüchte und Impulskontrollstörungen

Jan Reuter

Definition und Kategorisierung

13.1 Was haben Kleptomanie, Waschzwang und Spielsucht gemeinsam?

Alle drei Verhaltensweisen gelten als zwanghafte und impulsive Störungen des Verhaltens, werden aber in unterschiedlichen diagnostischen Abschnitten der ICD-10 verschlüsselt. Unzureichend kontrollierte Verhaltensweisen werden den folgenden diagnostischen Kontexten zugeordnet: **Zwangshandlungen** (z. B. Waschzwang), den sogenannten **Verhaltenssüchten** (z. B. Spielsucht im DSM-5) und den **Impulskontrollstörungen** (z. B. Kleptomanie oder Spielsucht in der ICD-10). Dabei sind die Grenzen der einzelnen diagnostischen Zuordnungen fließend, ihre Klassifikation ist umstritten und anhaltender Veränderung unterworfen.

13.2 Wie unterscheidet sich zwanghaftes, süchtiges und impulskontrollgestörtes Verhalten?

Die Unterscheidung dieser Verhaltensweisen ist Gegenstand intensiver und anhaltender wissenschaftlicher und medizinischer Debatte. In der Praxis ist eine eindeutige Unterscheidung nicht immer möglich und die kategoriale Zuordnung wird vermehrt durch eine dimensionale Sichtweise abgelöst (d. h. in diesem Fall, dass diese Störungen nicht scharf voneinander getrennt werden können, sondern auf einem Kontinuum ineinander übergehen). Es gibt jedoch Charakteristika der unterschiedlichen problematischen Verhaltensweisen, die für je einen der drei Bereiche typisch sind. Die Motivation für zwanghaftes Verhalten ist meist eine Befürchtung, die durch die Handlung neutralisiert werden soll. Süchtige Verhaltensweisen sind in der Regel mit Genuss, Rausch oder einer Art von Belohnung verknüpft, z. B. bei Sexsucht (Hypersexualität) oder Glücksspiel. Der Inhalt von Impulskontrollstörungen erschließt sich weniger offensichtlich. Impulsives Stehlen oder Feuerlegen dient in nicht näher bezeichneter Weise der Kontrolle negativer Emotionen oder ist mit einer Erregung verbunden und zeigt sich am ehesten in destruktivem Verhalten wie dem Ausreißen von Haaren, Stehlen oder Feuerlegen.

13.3 Wird pathologisches Glücksspiel bzw. Spielsucht den Verhaltenssüchten oder den Impulskontrollstörungen zugerechnet?

Beides! Spielsucht zeigt sowohl typische Aspekte der Abhängigkeit als auch von Impulskontrollstörungen. In der ICD-10 wird die Spielsucht den Impulskontrollstörungen zugerechnet, im aktuellen DSM-5 den Abhängigkeitserkrankungen. Die Zuordnung zu den Abhängigkeitserkrankungen erweist sich hinsichtlich Phänomenologie, Verlauf, Komorbiditäten sowie Genetik und Neurobiologie als sinnvoll. Die diagnostischen Kriterien für eine Sucht können auf die Spielsucht passend angewendet werden. So zeigt sich neben dem Drang zu spielen auch eine Toleranzentwicklung beim Spielen, die sich mit immer höheren Einsätzen für einen gewollten Effekt äußert. Versuche, das Spielen zu reduzieren oder zu beenden, scheitern oft. Die Spielsucht wird trotz eindeutiger eigener Gefährdung (als Verlust von Vermögen, Familie und Beruf) fortgesetzt und verdrängt andere Interessenbereiche des Betroffenen in zunehmenden Umfang. Das Unterlassen des Spielens kann vergleichbar zur Abstinenz von psychotropen Substanzen mit Entzugssymptomen einhergehen. Diese zeigen sich z. B. als Gereiztheit, Unruhe und Schlafstörungen.

Verhaltenssüchte

13.4 Welche süchtigen Verhaltensweisen sind verbreitet, und für welche ist eine eigene Diagnose etabliert?

Die wichtigste Verhaltenssucht ist das Glücksspiel, das als eigene psychiatrische Diagnose geführt wird. Andere verbreitete genussassoziierte Verhaltensweisen, die auch in süchtigem Maße ausgeübt werden, sind Essen, Sex, PC- und Internetgebrauch, Einkaufen und Sport. Für süchtigen Computer- und Internetgebrauch gibt es im DSM-5 eine Forschungsdiagnose, Hypersexualität kann in der ICD-10 unter F52.8 („gesteigertes sexuelles Verlangen") verschlüsselt werden. Für übermäßiges Essen mit anschließendem Erbrechen wird die Diagnose Bulimie vergeben. Die anderen gelisteten Verhaltensweisen haben trotz klinischer Relevanz keinen eigenen Diagnoseschlüssel.

13.5 Ist die übermäßige Nutzung von Mobiltelefonen eine Verhaltenssucht?

Nein, zumindest nicht im Sinne einer etablierten Diagnose. Der rasante technische Fortschritt führt jedoch dazu, dass wir im Alltag neue Verhaltensweisen zeigen, die in ihrer Auswirkung erst (wissenschaftlich) untersucht werden müssen. Der übermäßige Gebrauch von Mobiltelefonen kann sich als alltagsrelevantes Problem darstellen, um jedoch aus psychiatrischer Sicht von einer Sucht zu sprechen, müssen einige Kriterien erfüllt sein: z. B. exzessive Nutzung, Entzugssymptome, fehlende Kontrolle und die Vernachlässigung anderer Tätigkeiten.

INFO

„Apps gegen Apps"

Die Entwickler von Apps für Smartphones entwickeln ständig kreative Lösungen für unerwünschtes Verhalten der Benutzer. So gibt es eine wachsende Anzahl von mobilen Applikationen („Apps"), die der Änderung negativer Angewohnheiten dienen sollen (Vermeidung von übermäßigem Essen, Steigerung von Bewegung, Kontrolle von Finanzen u. Ä.). Ziel der Programme ist es, erwünschte Aktivitäten zu steigern und unerwünschte zu reduzieren. Diese Therapieformen befinden sich in rascher Entwicklung und nehmen eine wachsende Rolle in der Selbstbehandlung oder Therapie psychischer Störungen ein.

Auch für eine „Telefonsucht" gibt es Apps. Dabei werden ganz unterschiedliche Techniken angewendet. Bei einer App z. B. wächst eine virtuelle Pflanze auf dem Telefonbildschirm bis zu dem Augenblick, in dem man sein Telefon benutzt. Dann „stirbt" die Pflanze. Auf diese Weise soll eine höhere Barriere zum Telefongebrauch geschaffen

werden. Bei einer anderen Technik kann man Telefonruhezeiten einstellen, z. B. während der Essenszeiten. Durch Einsatz künstlicher Intelligenz in einer App wird dem Anwender exzessiver Telefongebrauch gemeldet und der süchtigen Nutzung durch bestimmte Funktionen entgegengewirkt.
Diese Therapieformen befinden sich in rascher Entwicklung und nehmen eine immer wichtigere Rolle in der Therapie von psychischen Störungen ein.

13.6 Unter welchen Bedingungen gilt das Einkaufen von z. B. Kleidung oder Büchern nicht mehr als Leidenschaft, sondern muss als Sucht gewertet werden?

Die Beurteilung der persönlichen Aktivitäten als eine individuelle Eigenschaft eines Menschen oder als eine Störung bzw. Krankheit bedarf ethischer Abwägungen. Genauso schwierig wie die Definition selbst ist auch die Bestimmung, wer darüber offiziell entscheiden darf. Die individuelle Persönlichkeit ist in hohem Maße schützenswert und förderungswürdig. Krankheiten müssen dagegen als solche benannt und behandelt werden. Es besteht ein Konsens, dass die Kriterien süchtigen Verhaltens nach der ICD-10 auf eine Störung hinweisen und nicht Zeichen eines „selbstgewählten und persönlich gewollten Lebensstils“ darstellen.

Aspekte problematischer Verhaltensweisen z. B. in Bezug auf das Kaufen von Kleidung oder Büchern sind:

- das Ausüben der Tätigkeit, um negative Emotionen zu verdrängen (sich durch Schuhkäufe glücklich machen) statt den tatsächlichen Bedarf zu bedienen (das Buch bleibt eingepackt),
- ein Kontrollverlust (Kauf von acht Kleidern anstatt eines einzigen),
- ein durch die Tätigkeit entstehender Schaden (Schulden),
- eine Einengung auf die Tätigkeit und das Verdrängen anderer Tätigkeiten,
- erfolglose Versuche einer Reduktion,
- schädliche Konsequenzen und
- negative Emotionen bei Unterlassung der Tätigkeit („dieses Buch muss ich jetzt einfach haben“).

Glücksspielsucht

13.7 Wie viel Prozent der Deutschen zeigen in einem Zeitraum von 1 Jahr (12-Monats-Prävalenz) ein pathologisches Spielverhalten?

Die 12-Monats-Prävalenz wird in den meisten Studien auf ca. 0,5 % geschätzt (0,20–0,56 %), die Lebenszeitprävalenz auf 1 %.

13.8 Welche neurobiologischen Parallelen bestehen zwischen Spielsucht und stoffgebundenen Abhängigkeiten?

„Belohnungslernen“ findet im dopaminergen Verstärkersystem des Mittelhirns (ventrales Tegmentum), in den Basalganglien (ventrales Striatum mit dem Nucleus accumbens) und im Kortex (präfrontal) statt. Psychotrope Substanzen und damit verbundene Störungen wirken sich in besonderem Maße auf dieses System aus. Auch für nichtsubstanzgebundene Belohnungen (z. B. Macht, Geld oder angenehmer Blickkontakt) konnten spezifische Aktivitätsmuster in diesen Gehirnregionen nachgewiesen werden.

Die Spielsucht ist die beim Menschen am besten untersuchte Verhaltensstörung. In fMRT-Studien konnte wiederholt gezeigt werden, dass die Reaktionen auf spielassoziierte Reize in den Basalganglien und im präfrontalen Kortex denen ähnlich sind, die psychotrope Substanzen bei stoffgebundenen Süchten hervorrufen.

Für süchtiges Kaufen, Computerspielen und erhöhte Nahrungsaufnahme liegen nur weniger aussagekräftige neurobiologische Studien vor.

13.9 Welche Arten von Glücksspiel gelten als besonders riskant?

Spielautomaten sind flächendeckend verbreitet und niedrigschwellig zu bedienen (wenig Einsatz, wenig Kontrolle, sofortige Barauszahlung). Sie gelten als besonders riskant, da ihr computergesteuertes Spielverhalten alle Strategien in perfektionierter Weise anwendet, um neurobiologisch besonders reizvoll auf den Spieler zu wirken (z. B. schnelle „Beinahe"-Gewinne, Verbindung mit akustischen uns visuellen Reizen).

13.10 Welche Menschen haben ein erhöhtes Risiko für pathologisches Glücksspiel?

Als typische Risikogruppen gelten Jugendliche und junge Erwachsene, Männer, Personen mit niedrigem Bildungsabschluss und/oder niedrigem Einkommen, Migranten (in deren Heimatkultur Glücksspiel üblich ist) und Arbeitslose. Außerdem gibt es noch die Spielsüchtigen, die mit deutlich höheren Einsätzen im Bereich des Aktien-, Optionsschein- und Hochfrequenzhandels tätig sind und über die nur gelegentlich nach Spekulationskatastrophen in der Presse berichtet wird.

13.11 Unter welchen Bedingungen ist Glücksspiel um Geld in Deutschland illegal?

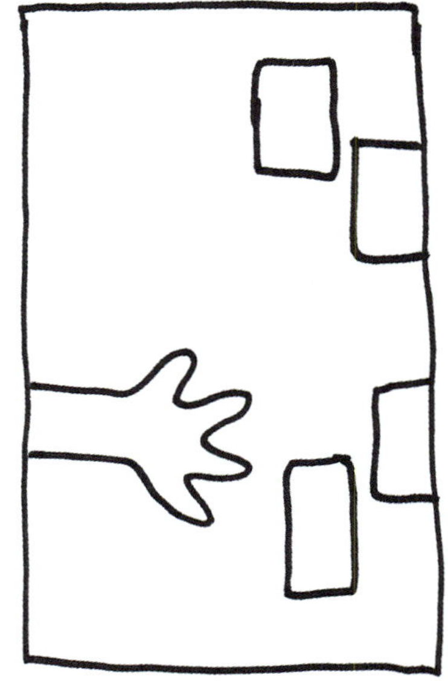

Glücksspiel um Geld ist in Deutschland nur unter staatlicher Aufsicht erlaubt. Für einige Formen des Glücksspiels hat der Staat das Monopol (z. B. Lotto), sodass niemand sonst dieses Spiel anbieten darf. Für andere werden z. T. private Lizenzen vergeben, die unter bestimmten Auflagen Glücksspiel gestatten. Diese Auflagen legen z. B. Einsatzsummen, Ausschüttungsquoten, ein Alkoholverbot in Spielstätten, Pausenzeiten zwischen den Spielen und weitere Regeln fest. Glücksspiel um Geld ohne Lizenz ist immer illegal. Im Online-Bereich haben sich bei unzureichenden Kontrollbedingungen Graubereiche des Glücksspiels entwickelt, die immer noch unklaren Regeln unterliegen.

INFO

Glücksspielstaatsvertrag

Der Glücksspielstaatsvertrag (GlüStV) koordiniert eine Beratungs- und Behandlungsstruktur, welche die Sucht eindämmen und als Gegenleistung zu den außerordentlich hohen staatlichen Einnahmen dienen soll, die aus dem Glücksspiel stammen. Der Glücksspieländerungsstaatsvertrag (GlüÄndStV) ist die Grundlage einer partiellen Öffnung für den privaten Markt, der durch Lizenzvergabe bestimmte Formen des Glücksspiels anbieten darf.

13.12 Wie verläuft die typische Entwicklung einer Spielsucht?

Wo gespielt wird, kommt es (immer) zu mehr Verlusten als Gewinnen. Diese Verluste sollen dann wieder durch Gewinne ausgeglichen werden, sodass die Dynamik durch eine Abwärtsspirale letztlich in der Verzweiflungsphase mündet. Meist wird ernsthafte therapeutische Hilfe erst in dieser letzten Phase gesucht, in der dann auch die bereits vorhandenen Schäden erheblich sind.

13.13 Mit welchen psychischen und sozialen Risiken ist pathologisches Spielen assoziiert?

Patienten, die glücksspielabhängig sind, konsumieren häufiger andere psychotrope Substanzen, verschulden sich meist, zeigen sozialen Rückzug, sind häufig depressiv und weisen eine erhöhte Suizidrate auf. Außerdem begehen sie illegale Delikte im Rahmen der „Beschaffungskriminalität".

13.14 Wie wird die Spielsucht am wirksamsten therapiert?

Wie viele andere Therapien handelt es sich auch bei der Behandlung der Spielsucht um eine multimodale Therapie. Die Therapie von Spielern erfolgt meist in speziellen ambulanten („Spielerambulanz"), teilstationären oder stationären Settings.

- **Psychotherapie**: Analog zu den stoffgebundenen Süchten zeigen verhaltenstherapeutische (VT) Konzepte die beste Evidenz und werden als Therapie der ersten Wahl empfohlen Es kommt eine für das pathologische Spielen spezifizierte VT zum Einsatz. Meist werden einzel- und gruppentherapeutische Settings kombiniert. Den Einstieg in die Therapie stellt die Erarbeitung eines tragfähigen therapeutischen Bündnisses dar. Die Psychoedukation ist ein sinnvoller Start in die Therapie, da hier die pathologischen Verhaltensweisen erklärt und die Anwendung und Wirkweise der folgenden Therapie dargelegt werden. Die Funktion des pathologischen Spielens und die dahinterstehende psychologische Dynamik müssen mit dem Patienten zunächst erarbeitet werden.
  Der Zusammenhang zwischen Spielreiz, Patient, Reaktion und daraus folgendem Verhalten wird mit dem Patienten analysiert und dokumentiert. Spielassoziierte Gefühle wie Stimmung, Spielverlangen, Spielfrequenz und auslösende Gefühle werden in Verhaltensanalysen, Protokollen und Tagebüchern detailliert dokumentiert und in Zusammenhang gebracht. Die Analyse des Spielverhaltens lässt den Spieler seine Verhaltensweise aufschlüsseln und gibt ihm die Chance,

sich an unterschiedlichen Punkten in seinem Verhalten zu erkennen und zu verändern. Negative Kognitionen („ich kann nichts und kann nur durch Schicksal reich werden") sollen als verzerrt identifiziert und korrigiert werden (kognitive Umstrukturierung). Soll das Spielen nachhaltig aus dem Verhaltensrepertoire des Betroffenen verbannt werden, müssen außerdem alternative Emotionsregulierung und insbesondere Stressmanagement erlernt werden. Angehörige sollten so weit wie möglich in die Therapie einbezogen werden.

- **Sozialpädagogische Maßnahmen:** Die fast immer vorhandenen Schulden und ein dysfunktionaler Umgang mit Geld erfordert als festes Element der Therapie eine Schuldenberatung und Schulung bezüglich des Umgangs mit Geld. Viele Patienten haben durch ihre Spielsucht an den sozialen Folgen, wie Arbeitslosigkeit, zerrüttete Ehe, soziale Isolation etc. zu leiden. Auch hier brauchen sie Unterstützung, um wieder einen Weg zurück in einen geregelten Alltag finden zu können.
- **Medikamentöse Behandlung:** Bei schweren Verläufen oder relevanten Komorbiditäten werden medikamentöse Interventionen zusätzlich angewendet (→ Frage 13.14).

PRAXISTIPP

Selbsthilfegruppen für süchtige Spieler

In den meisten deutschen Städten bieten spezifische Selbsthilfeorganisationen für pathologische Spieler (analog zum Prinzip der Selbsthilfegruppen bei Substanzmissbrauch) eine potenziell wirksame Nachsorgemaßnahme an. Diese Gruppen unterstützen die Tagestruktur, ermuntern zum Austausch über Belastungen und Erfolge im Umgang mit der Spielsucht und sind eine Plattform für den Austausch von Informationen aller Art zur Problematik.

13.15 Welche pharmakologischen Interventionen haben sich zur Behandlung des pathologischen Spielens als wirksam erwiesen?

Für einige Substanzen liegen Wirksamkeitshinweise vor, ohne dass sie für diese Indikation zugelassen sind oder ein klinischer Konsens bezüglich ihres Einsatzes besteht. Zu den Substanzen, für die eine Reduktion des pathologischen Spielens unabhängig von Begleiterkrankungen beschrieben ist, gehören:

- Der Opioidantagonist **Naltrexon** (für die Therapie der Alkoholabhängigkeit zugelassen)
- Der glutamaterge Modulator **N-Acetylcystein** (hat sich in einer Studie als wirksam erwiesen)
- Der NDMA-Antagonist **Memantin** reduzierte in einer methodisch eingeschränkten Studie Spiel-Craving und Geldverluste und verbesserte die Inhibition (nur zur Behandlung der Alzheimer-Demenz zugelassen)

Die Ergebnisse für Antidepressiva sind inkonsistent, Stimmungsstabilisatoren (Lithium und Valproat) sowie Antipsychotika (Olanzapin) zeigen keine Wirksamkeit. Ansonsten werden psychopharmakologisch in erster Linie die komorbid bestehenden Erkrankungen (z. B. Depressionen, Angst oder ADHS) behandelt.

PC- und Internetsucht

13.16 Welche Subtypen der PC- und Internetsucht werden unterschieden?

Eine PC-Abhängigkeit bezieht sich in der Praxis meistens auf das exzessive Ausüben von Computerspielen. Bei der Internetsucht werden in der Literatur fünf Typen unterschieden, bei denen sich süchtiges Verhalten auf folgende Inhalte bezieht:
- Pornografie
- Online-Beziehungen (hierzu werden auch Social Media wie Facebook gerechnet)
- Monetäre Angebote (Glücksspiel, Auktionen und Shoppingseiten)
- Absuchen von Datenbanken
- Online-Spiele

13.17 Schädigt ein hoher Konsum von Online-Medien die kognitiven Fähigkeiten der Benutzer?

Die „Stimulierungshypothese" besagt, dass Bildschirmmedienangebote anregend und pädagogisch nützlich sein können, die „Minderungshypothese" sieht eine gegenteilige Wirkung. Zwischen beiden Polen bewegt sich die Debatte mit jedem neuen Medium (historisch z. B. dem Radio, Fernsehen). Bei dieser Frage geht es nicht nur um die Nutzung der Medien, sondern auch darum, wer die diskutierten Medien nutzt. Unklar bleibt auch die Richtung der Wirkungskette, d. h., ob die erhöhte Nutzung von Bildschirmmedien die Ursache oder eine Folge von Defiziten in anderen Lebensbereichen darstellt. Die Forschungslage bleibt trotz der öffentlichkeitswirksamen Diskussionen ohne eindeutige Ergebnisse. Es liegen jedoch vermehrte Hinweise vor, die eine frühkindliche Nutzung von Bildschirmmedien als Risikofaktor für spätere Lese-, Rechen- und Aufmerksamkeitsfähigkeiten einschätzt.

13.18 Welche Faktoren werden als Risikofaktoren für ein süchtiges Ausüben von Computerspielen eingeschätzt?

Es werden personen-, medienbenutzungs- und umweltbezogene Risikofaktoren für exzessives „Gaming" unterschieden:
- **Personenbezogene Faktoren** sind männliches Geschlecht, erhöhte Impulsivität, erhöhte Akzeptanz gewaltlegitimierender Normen, verminderte Empathie und geringere soziale Kompetenz. Auch ein vermindertes Selbstkonzept der eigenen Schulleistungsfähigkeit wird als Risikofaktor eingeschätzt.
- Als **medienbenutzungsbezogene Faktoren** gelten hohe Spielzeiten, Spielen zur Bewältigung negativer Gefühle und Nutzen von Online-Rollenspielen.
- **Umweltbezogene Faktoren** sind wenig Erfolgserlebnisse und eine verminderte Akzeptanz im realen Leben, Defizite in der Schule, geringe familiäre Unterstützung, Einelternfamilien und Eltern, die selbst Computerspiele betreiben.

13.19 Welche psychischen Komorbiditäten bestehen zur Computersucht?

Überproportional häufig finden sich bei Personen mit exzessiver Nutzung von Computer und Internet zusätzlich depressive Störungen, Angsterkrankungen, pathologisches Spielen sowie ADHS. Diese Begleiterkrankungen werden auch bei stofflichen

Abhängigkeiten festgestellt. Für die Behandlung der Computer- und Internetsucht müssen die Begleiterkrankungen identifiziert und behandelt werden. Wenn eine psychische Begleiterkrankung behandelt wird, kann diese Intervention auch als Rechtfertigung für Kassenleistungen hilfreich sein, da Computer- und Internetsucht per se keine Diagnose darstellen und die Therapiekosten somit nicht von den Krankenkassen getragen werden.

Impulskontrollstörungen

13.20 Klauen kleptomanische Patienten auch Stethoskope?

Die meisten Stethoskope werden von Menschen ohne psychische Erkrankungen geklaut. Pathologisches Stehlen bezieht sich besonders auf Gegenstände, die nicht dem persönlichen Gebrauch des Täters dienen; somit kommt jeder beliebige Gegenstand als „Objekt der Begierde“ infrage, also auch ein Stethoskop.

13.21 Warum entwickeln Menschen eine Kleptomanie, und wie kann man die Erkrankung behandeln?

Es gibt wenig gesicherte Daten zur Kleptomanie, da die Fallzahlen der Behandlungssuchenden durch deren hohe Schuld- und Schamgefühle gering ausfällt. Die wichtigste Eigenschaft des Täters, die herangezogen wird, um das pathologische Bild des kleptomanischen Patienten zu erklären, ist eine erhöhte Impulsivität – daher erfolgte in der ICD-10 auch die Zuordnung in die entsprechende Diagnosegruppe. Auch „Sensationslüsternheit“ („sensation seeking“) wird bei Patienten mit pathologischem Stehlen häufiger festgestellt. Der Akt des Stehlens ist mit intensiver Anspannung assoziiert, die nach der Tat wieder nachlässt. Dieser ausgeprägten Anspannung wird u. a. auch eine antidepressive Funktion zugeschrieben. Analog zu anderen Verhaltenssüchten und Impulskontrollstörungen leiden Patienten mit einer Kleptomanie häufiger an Depressionen, Zwangssymptomen, Substanzabusus und weiteren Impulskontrollstörungen.

Therapeutische Empfehlungen basieren meist auf Studien mit geringen Fallzahlen. Verhaltenstherapeutische Interventionen, die sich an anderen Impulskontrollstörungen orientieren, gelten als adäquat.

Pharmakologisch konnte durch den Opioidantagonisten Naltrexon analog zu den Erfolgen beim pathologischem Spielen auch bei der Kleptomanie eine Reduktion des Klauverlangens und Klauens erzielen. Eine Behandlung der meist vorhandenen Komorbidität (z. B. Depressionen) muss jede Therapie begleiten.

13.22 Wie unterscheiden sich Brandsetzen, Brandstiftung und Pyromanie?

Brandsetzen beinhaltet jede Art des Feuerlegens, also akzidentelle wie auch vorsätzliche Brände. Brandstiftung ist eine Straftat und beinhaltet das vorsätzliche Legen von Feuer sowohl durch psychisch gesunde als auch durch psychisch kranke Menschen. Pyromanie (ICD-10: F63.1, Synonym: pathologische Brandstiftung) ist eine psychiatrische Diagnose, die definiert ist als vorsätzliche Brandstiftung aus psychisch gestörten Beweggründen. Dabei ist die Pyromanie nicht die einzige psychische Erkrankung, die mit Feuerlegen einhergeht (zu anderen Störungsbildern, die mit Feuerlegen assoziiert sind, → Frage 13.25).

13.23 Wie wird Pyromanie in der ICD-10 definiert?

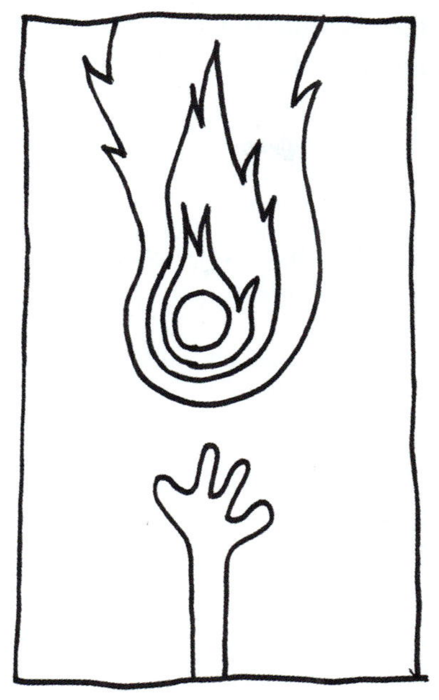

- Die Störung ist durch häufige tatsächliche oder versuchte Brandstiftung an Gebäuden oder anderem Eigentum ohne verständliches Motiv charakterisiert.
- Die Störung ist durch eine anhaltende Beschäftigung der betroffenen Person mit Feuer und Brand charakterisiert.
- Das Verhalten ist häufig mit wachsender innerer Spannung vor der Handlung und starker Erregung sofort nach ihrer Ausführung verbunden.

13.24 Welche psychiatrischen Auffälligkeiten gehen häufig mit Brandstiftung einher?

Psychische Störungen kommen bei Brandstiftern häufiger vor. Pyromanie ist die Diagnose, für die Brandstiftung pathognomonisch ist und mit besonders hoher Tatintensivität bzw. hohen Brandzahlen einhergehen kann, sie ist aber zugleich eine eher seltene Diagnose im Zusammenhang mit Brandstiftungen. Häufiger sind andere psychische Störungen.

So wird bei Feuerlegen häufig ein Substanzabusus festgestellt. Ein relevanter Teil der Taten wird in intoxikiertem Zustand von Patienten mit Alkoholmissbrauch oder **Alkoholabhängigkeit** ausgeführt. Auch Brandstiftungen bei chronischen **Psychosen** sind häufig. Schätzungen zufolge werden ca. 10 % der Brandstiftungen durch Patienten mit einer Schizophrenie verursacht.

Die **antisoziale Persönlichkeitsstörung** geht mit kriminellem und rücksichtslosem Verhalten der Betroffenen einher; Brandstiftung findet sich als im Vergleich (zu psychisch unauffälligen Menschen) überzufällig häufig bei dieser Gruppe. Weitere Störungen, die mit gering erhöhter Gefahr von Feuerlegen einhergehen, sind u. a. demenzielle Syndrome, ADHS, bipolare affektive Störungen und die emotional-instabile Persönlichkeitsstörung (Borderline- und impulsiver Typ). Für Menschen mit einer **intellektuellen Beeinträchtigung** werden ebenfalls erhöhte Raten von Brandstiftung beschrieben.

Mehrere der genannten Diagnosen liegen oft zeitgleich vor und münden nicht selten aufgrund eines Synergismus in der Brandstiftung (z. B. Alkoholintoxikation und antisoziale Persönlichkeitsstörung bei zusätzlicher intellektueller Beeinträchtigung). Aufgrund der häufigen Verbindung zu psychischen Auffälligkeiten findet in vielen Fällen eine forensische Überprüfung der Täter statt.

13.25 Warum reißen sich einige Menschen wiederholt so viele Haare aus, dass sie kahle Stellen bekommen?

Pathologisches Haareausreißen kann der Regulierung negativer Emotionen dienen und ist damit anderen selbstverletzenden Verhaltensweisen (Schneiden, Verbrennen) und Zwangshandlungen ähnlich. Das wiederholte Ausreißen von Haaren wird als **Trichotillomanie** bezeichnet und gehört zu den Impulskontrollstörungen. Grundsätzlich können alle behaarten Körperstellen betroffen sein. Die Betroffenen zeigen im Kopfhaarbereich oft ausgedehnte kahle Stellen, die dann mit Mützen oder anderen Kopfbedeckungen versteckt werden, denn die Erkrankung ist meist sehr schambesetzt.

Die Prävalenz wird auf > 0,5 % geschätzt, die Erstmanifestation findet häufig im Kinder- oder Jugendalter statt. Frauen leiden häufiger an Trichotillomanie als Männer.

Es werden der **fokussierte/impulsive Typ** und der **„automatische" Typ** des Haareausreißens unterschieden, die meisten Betroffenen zeigen Misch- und Übergangsformen. Der impulsive Typ reißt mit voller Aufmerksamkeit und Zweck der inneren Entlastung seine Harare aus. Wenn das Ausreißen nicht erfolgt, baut sich die Spannung weiter auf, bis dann dem Impuls nachgegeben wird. Der „automatische" Typ verletzt sich „wie in Trance" selbst und bemerkt den Prozess erst danach.

Die Ätiologie der Störung ist unbekannt; man hat jedoch auch bei Tieren unter Stressbedingungen vergleichbare Verhaltensweisen beobachtet. Wie bei den meisten psychiatrischen Störungen wird auch hier von einem **Vulnerabilitäts-Stress-Modell** (genetische Disposition und bestimmte Stressbedingungen) ausgegangen. Häufig sind Patienten mit Angststörungen, Depressionen und/oder Belastungsreaktionen betroffen.

In seiner Funktion weist das Haareausreißen Parallelen zum selbstverletzenden Verhalten von Patienten mit einer emotional-instabilen Persönlichkeit auf. Die klinische Erfahrung zeigt auch andere Symptome von Patienten mit einer Trichotillomanie, die zu einer emotional-instabilen Akzentuierung passen, z. B. das Spüren von innerer Leere, Impulsivität und Dissoziationen.

13.26 Welche Therapie ist für Trichotillomanie wirksam?

Trichotillomanie ist im klinischen Alltag der Erwachsenenpsychiatrie eher selten als Leitsymptomatik zu beobachten. Spezifische Therapiemethoden sind kaum etabliert. Kognitive Verhaltenstherapie gilt als beste Therapieform für den Umgang mit zwanghaftem Verhalten und Impulskontrollstörungen. Das Ziel der KVT ist das Umlernen der Verhaltensweise. Wichtig ist das Erkennen der auslösenden Faktoren (oft Stress), der damit verbundenen Gefühle (Ohnmacht, Verzweiflung) und der darauf folgenden Verhaltensweisen (z. B. Ausreißen von Haaren).

Wenn dysfunktionale, in diesem Fall selbstschädigende Verhaltensweisen vorliegen, muss das Unterlassen der Verhaltensweise geübt (Exposition) und der konstruktivere Umgang mit negativen Gefühlen trainiert werden. Dies kann z. B. durch Stress- und Relaxationsmanagement und das Erarbeiten alternativer Bewältigungsstrategien erfolgen. Auch das Belohnen von erfolgreicher Vermeidung des schädlichen Handelns wird in der Literatur vorgeschlagen – ein Verfahren, das vor allem bei Patienten ist, die keine ausreichende intrinsische Motivation oder zu wenig kognitive Fähigkeiten für eine Verhaltensveränderung aufgrund von Reaktions- und Verhaltensanalysen aufweisen. Zeigt sich eine emotional-instabile Persönlichkeitsstörung als zugrunde liegende Störung, sollte diese Störung behandelt werden.

In einer Metaanalyse haben als psychopharmakologische Behandlungsstrategien N-Acetylcystein, Clomipramin und Olanzapin Effekte gezeigt. Für das gelegentlich eingesetzte Fluoxetin fehlt die Evidenz. Den größten Effekt haben verhaltenstherapeutische Interventionen gezeigt. Wenn zusätzlich eine krankhafte Angstsymptomatik oder depressive Störung besteht, kann eine indizierte pharmakologische Intervention (z. B. Clomipramin oder SSRI) unterstützend sinnvoll sein.

13.27 Wie hängen das „Messie-Syndrom" und Impulskontrollstörungen zusammen?

Das Messie-Syndrom (Prävalenz 2–5 %) bezeichnet das exzessive Sammeln und „Nicht-wegwerfen-Können" von Dingen, für die keine adäquate Verwendung besteht. Oft geht ein Messie-Syndrom mit Vermüllung der Wohnung, sozialer Isolation und deutlichem Leidendruck einher, sodass sich eine nosologische Zuordnung aufdrängt. Im englischen Sprachgebrauch ist der Begriff „impulsive hoarding" für das Messie-Syndrom üblich. Hier wird das Sammeln und Horten als impulsiver Akt gewertet und die damit verbundenen Verhaltensmerkmale in die Nähe von pathologischem Stehlen, Kaufsucht und ähnlichen Verhaltensmustern gerückt. Im DSM-5 wurde das „impulsive hoarding" als eigene Diagnose aufgenommen.

Ein Messie-Syndrom kann in ganz unterschiedlichen Ausprägungen bestehen und lässt sich ganz unterschiedlichen Störungsbildern zuordnen. Vermüllung kann mit einem demenziellen Syndrom, Substanzabhängigkeit, Schizophrenie, Depression, Zwangsstörung, Persönlichkeitsstörungen und weiteren Störungsbildern einhergehen. Sozialarbeiter sind häufig mit Wohnungen von psychiatrischen Patienten beschäftigt, die vom Messie-Syndrom betroffen sind. Neben der Behandlung der Grunderkrankung stehen spezifische Hilfsangebote von Beratungsstellen mit Coaching-Maßnahmen gegen exzessives Horten von Gegenständen zur Verfügung.

Quellen

Baylé FJ, et al. Psychopathology and comorbidity of psychiatric disorders in patients with kleptomania. Am J Psychiatry 2003; 160(8): 1509–1513.

Berger M. Psychische Erkrankungen: Klinik und Therapie. 5. A. München: Elsevier Urban & Fischer 2015.

Böning J, et al. Glücksspielsucht. Nervenarzt 2013; 84(5): 563–568.

Burton PRS, et al. Firesetting, arson, pyromania, and the forensic mental health expert. J Am Acad Psychiatry Law 2012; 40(3): 355.

Chamberlain SR, et al. Motor inhibition and cognitive flexibility in obsessive-compulsive disorder and trichotillomania. Am J Psychiatry 2006; 163(7): 1282–1284.

Choi SW, et al. Treatment modalities for patients with gambling disorder. Ann Gen Psychiatry 2017; 16: 23.

Cowlishaw S, et al. Psychological therapies for pathological and problem gambling. Cochrane Database Syst Rev 2012 11: CD008937.

Dilling H, Freyberger HJ. Taschenführer zur ICD-10-Klassifikation psychischer Störungen. Bern: Huber 2012.

Flessner CA, et al. The Milwaukee inventory for subtypes of trichotillomania-adult version (MIST-A): development of an instrument for the assessment of "focused" and "automatic" hair pulling. J Psychopathol Behav Assess 2008; 30(1): 20–30.

Grant, JE, et al. A double-blind, placebo-controlled study of the opiate antagonist, naltrexone, in the treatment of kleptomania. Biol Psychiatry 2009; 65(7): 600–606.

King DL, et al. Treatment of Internet gaming disorder: an international systematic review and CONSORT evaluation. Clin Psychol Rev 2017; 54: 123–133.
Kiefer F et al. Neurobiologische Grundlagen der Verhaltenssüchte. Nervenarzt 2013; 84(5): 557–562.
Knutson, B et al. Anticipation of increasing monetary reward selectively recruits nucleus accumbens. J Neurosci 2001; 21(16): RC159–RC159.
Mann K et al. Konzept der Verhaltenssüchte und Grenzen des Suchtbegriffs. Nervenarzt 2013; 84(5): 548–556.
Mataix-Cols D, et al. Hoarding disorder: a new diagnosis for DSM-V? Depress Anxiety 2010; 27(6): 556-572.
Oakley-Browne MA, et al. Interventions for pathological gambling. Cochrane Database Syst Rev 2000; 2: CD001521.
O'Leary F. These 4 apps can help cure your smartphone addiction. Online-Ressource Smartphones.gadgethacks.com unter https://smartphones.gadgethacks.com/how-to/these-4-apps-can-help-cure-your-smartphone-addiction-0176927/ (letzter Zugriff: 27.9.2017).
Potenza MN. The neurobiology of pathological gambling and drug addiction: an overview and new findings. Philos Trans R Soc Lond B Biol Sci 2008; 363(1507): 3181–3189.
Rehbein F et al. Computerspiel-und Internetsucht. Nervenarzt 2013; 84(5): 569–575.
Reuter J, et al. Pathological gambling is linked to reduced activation of the mesolimbic reward system. Nature Neurosci 2005; 8(2): 147–148.
Slikboer R, et al. A systematic review and meta-analysis of behaviourally based psychological interventions and pharmacological interventions for trichotillomania. Clin Psychologist 2016; 21: 20–32.

14 Intellektuelle Beeinträchtigung

Jan Reuter

14.1 Warum reicht die IQ-Bestimmung nicht zur Diagnose einer intellektuellen Beeinträchtigung aus?

Im DSM-5 wird der (in der ICD-10 weiterhin gültige) Begriff „Intelligenzminderung " durch den Begriff „intellektuelle Beeinträchtigung" (IB) ersetzt. Intellektuelle Beeinträchtigung wird dabei nicht mehr primär am Intelligenzquotienten (IQ) festgemacht, sondern umfasst adaptive Einschränkungen im kognitiven, sozialen und alltagspraktischen Bereich. Die IB ist als Diagnose auf Menschen mit unvollständiger Entwicklung der geistigen Fähigkeiten vor dem 18. Lebensjahr bezogen (▶ Abb. 14.1). Der IQ ist weiterhin ein relevantes Kriterium, um das klinische Bild der Betroffenen zu erklären, er reicht jedoch nicht aus, um die individuell benötigte Hilfe und Therapieintensität von Menschen mit einer IB zu beschreiben.

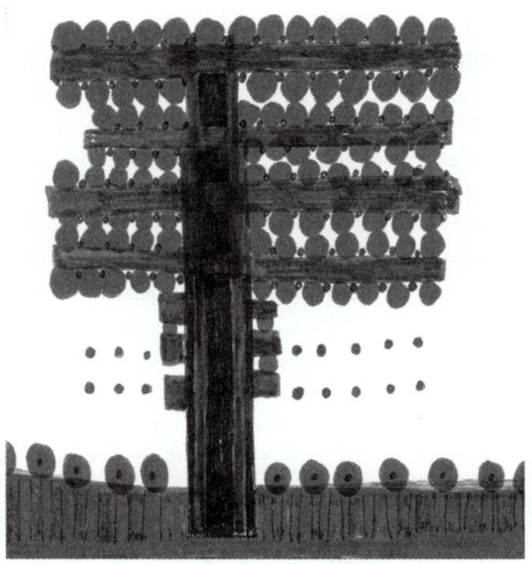

Abb. 14.1 Baumzeichnung einer Frau mit intellektueller Beeinträchtigung [G722]

Hilfs- und Therapiebedürftigkeit wird genauer durch maladaptives Verhalten erklärt als durch die Intelligenzminderung. Schlecht adaptiertes Verhalten wird durch unterschiedliche Faktoren (Geschlecht, Alter, Persönlichkeit und somatische und psychische Begleiterkrankungen) beeinflusst. Zudem gelten Messungen des IQ < 50 als nicht sicher durchführbar. Laut ICD-10, die für Deutschland weiterhin gültig ist, wird der IQ als alleiniges Diagnosekriterium herangezogen (▶ Tab. 14.1):

Tab. 14.1 Schweregrade der Intelligenzminderung gemäß ICD-10

Grad	Intelligenzquotient (IQ)
Leichte Intelligenzminderung	50–69
Mittelgradige Intelligenzminderung	35–49
Schwere Intelligenzminderung	20–34
Schwerste Intelligenzminderung	< 20

Die aktuelle deutsche S2k-Praxisleitlinie (AMWF 2014) empfiehlt im Gegensatz dazu nur noch die Trennung in leichte und schwere Intelligenzminderung ohne Angabe des IQ.

INFO

Einschränkungen durch eine intellektuelle Beeinträchtigung nach DSM-5

Das DSM-5 beschreibt zur diagnostischen Einordnung die einzelnen Schweregrade der intellektuellen Beeinträchtigung (IB) anhand der Auswirkungen auf den kognitiven, sozialen und alltagspraktischen Bereich. Zur Orientierung folgt ein gekürzter Auszug aus den Kriterien für eine **mittlere intellektuelle Beeinträchtigung** (American Psychiatric Association 2015). Eine leichte, schwere und extreme IB sind dementsprechend in Orientierung („besser bzw. schlechter als") an den hier beschriebenen Einschränkungen zu diagnostizieren:

„Kognitiver Bereich: *Die schulische Bildung befindet sich auf elementarem Niveau. Anhaltende tägliche Hilfeleistungen sind unerlässlich, um die kognitiven Aufgaben des täglichen Lebens erfüllen zu können. Andere übernehmen diese Verantwortlichkeit mitunter vollständig für die Person.*

Sozialer Bereich: *Die gesprochene Sprache ist üblicherweise das vorrangige Kommunikationselement, ist aber weniger komplex ausgeprägt als bei Gleichaltrigen. Die Beziehungsfähigkeit zu Familie und Freunden ist vorhanden, und die Person kann Freundschaften lebenslang halten und manchmal auch eine Partnerschaft im Erwachsenenleben eingehen. Die Personen können jedoch soziale Hinweisreize nicht eindeutig wahrnehmen und interpretieren. Das soziale Urteilen und die Fähigkeit, Entscheidungen zu treffen, sind eingeschränkt. Betreuer müssen die Person bei Lebensentscheidungen unterstützen. Freundschaften zu altersgerecht entwickelten Gleichaltrigen sind durch die kommunikativen und sozialen Defizite oft beeinträchtigt. Zur erfolgreichen Bewältigung von Arbeitsaufgaben ist eine Unterstützung im sozialen und kommunikativen Bereich unerlässlich.*

Alltagspraktischer Bereich: *Die Person kann als Erwachsener persönliche Bedürfnisse einschließlich Essen, Ankleidung, Ausscheidung und Hygiene befriedigen, obwohl die Person eine längere Anlernzeit benötigt, um in diesen Bereichen eigenständig zu werden. Bei Tätigkeiten, die nur begrenzt kognitive oder kommunikative Fertigkeiten erfordern, kann die Person eigenständig arbeiten. Jedoch ist eine beachtliche Unterstützung durch Mitarbeiter, Betreuer und andere notwendig, um soziale Erwartungen und komplexere Arbeitsaufgaben zu erfüllen. Schlecht angepasstes Verhalten wird von einer bedeutsamen Minderheit gezeigt, was soziale Probleme verursacht.*"

14.2 Welche besonderen Schwierigkeiten gehen mit der „Borderline-Intelligenz" einher?

Borderline-Intelligenz (oder Lernbehinderung) ist die Bezeichnung für intellektuell beeinträchtigte Menschen, die einen IQ von < 85, aber > 69 haben und daher nicht die Kriterien einer intellektuellen Beeinträchtigung erfüllen. Die Gruppe umfasst 15 % der Bevölkerung, ist häufiger obdachlos, hat meist ein geringes Einkommen, übt belastende Berufe aus und fällt oft „durch die Maschen des Hilfssystems". Eine wissenschaftlich gut definierte Ätiologie existiert genauso wenig wie gezielte therapeutische Maßnahmen.

Patienten mit Borderline-Intelligenz haben ein signifikant erhöhtes Risiko, psychisch zu erkranken und stationär-psychiatrische Hilfe in Anspruch nehmen zu müssen. Die Betroffenen sind vordergründig zu unauffällig für eine spezifische Intervention, erleben aber potenziell pathogene Einschränkungen und Belastungen im Alltagsleben. Für Heranwachsende gibt es zwar gute Förderangebote, diese können jedoch nur genutzt werden, wenn die entsprechenden Defizite erkannt werden.

14.3 Welche Genese haben prä-, peri- oder postnatal bedingte intellektuelle Beeinträchtigungen?

Je ausgeprägter die Beeinträchtigung der Intelligenz und der damit verbundenen Fähigkeiten, desto wahrscheinlicher lässt sich eine organische zerebrale Störung feststellen. Die Ursachen können endogen oder exogen bedingt sein. Bespielhaft zu nennen sind: fetales Alkoholsyndrom, Chromosomenaberrationen, Infektionen und Stoffwechselstörungen, zerebrale Entwicklungsdefekte, zu frühe oder komplizierte Geburt, Epilepsien, Mangelernährung und Vergesellschaftung mit anderen Syndromen.

14.4 Was sind besondere Schwierigkeiten in der Anamnese, Befunderhebung und Diagnostik von Menschen mit intellektueller Beeinträchtigung (IB)?

Krankheitssyndrome in Kombination mit einer eingeschränkten Kommunikationsfähigkeit des intellektuell beeinträchtigten Patienten stellen besondere Anforderungen an Anamnese, Befund und Diagnostik. Die Anamnese- und Befunderhebung beinhaltet neben der eingeschränkten Eigenanamnese Beobachtungen der Mimik, Gestik und anderen Verhaltensweisen. Psychische und somatische Beschwerden werden möglicherweise unverständlich dargestellt oder können nicht angemessen artikuliert werden. Die Fremdanamnese durch eine Bezugsperson, die den Patienten länger kennt, ist unerlässlich.

Analog zur Pädiatrie ist die behutsame und vertrauensvolle Kontaktaufnahme zu Patienten mit einer IB besonders wichtig, da viele Patienten schon frühkindlich aversive Erfahrungen mit Ärzten gemacht haben und die Situation ggf. nicht richtig einordnen können. Die aktuelle Leitlinie zur IB zitiert **typische diagnostische Fehler** im Umgang mit Betroffenen:

- Häufig ist die allumfassende Zuordnung aller Symptome unter dem Dach der IB. Hier läuft der Behandler Gefahr, Symptome (z. B. starke Gereiztheit) der IB zuzuordnen, obwohl die Gereiztheit im Einzelfall einem Symptom einer manischen Phase entsprechen mag („diagnostic overshadowing").
- Eine mangelnde eindeutige Symptompräsentation von Patienten mit einer IB führt dazu, dass Beschwerden einer IB (oder komorbiden Störung) übersehen werden („underreporting").

Die Leitlinie rät sowohl von diagnostischem Nihilismus als auch von diagnostischem Aktionismus ab. Viele Eingriffe werden als traumatisierend erlebt und gehen mit erhöhtem Stresserleben einher. Einige Patienten mit einer schwergradigen IB können eine Blutentnahme oder Zahnbehandlung nur unter Analgosedierung oder Vollnarkose ertragen; eine medikamentöse Sedierung zur Diagnostik ist sehr oft notwendig. In der Erwachsenenpsychiatrie ist die detaillierte differenzialdiagnostische Abklärung der Ätiologie einer IB (Hormonanalysen, Biopsien, Chromosomenanalyse und molekulargenetische Untersuchungen) in der Regel abgeschlossen. Der Schwerpunkt liegt vor allem auf dem Monitoring vorhandener Beschwerden und dem Erkennen neu aufgetretener psychischer Komorbiditäten.

MERKE

Klinisch „stumme" Patienten mit intellektueller Beeinträchtigung

Intellektuell beeinträchtigte Patienten mit lebensbedrohlichen Komplikationen (z. B. Ileus) geben oft wenig dramatische oder missverständliche Beschwerden an. Die Wichtigkeit und Akuität der abzuklärenden Symptome muss der Behandler aus dem Gesamtbild ableiten.

14.5 Welche psychiatrischen Komorbiditäten weisen Patienten mit intellektueller Beeinträchtigung (IB) auf?

Psychische Begleiterkrankungen sind bei Patienten mit IB 3- bis 4-mal häufiger und werden auf 10–60 % geschätzt. Die Art der Begleiterkrankungen wird durch Geschlecht, Alter und Ausprägung der IB beeinflusst. Besonders häufig im frühen Lebensalter sind ADHS, Autismus und stereotype Bewegungsstörungen. Im Erwachsenenalter sind Abhängigkeitserkrankungen, Angst- und Belastungsstörungen (PTBS) sowie affektive Erkrankungen prävalenter als bei Menschen ohne IB. Männer sind im Allgemeinen häufiger betroffen. Psychische Begleiterkrankungen werden als eigentlicher *Krankheits*aspekt innerhalb der IB gewertet und als wesentlicher Grund für Beeinträchtigungen der Lebensqualität sowie der persönlichen und beruflichen Entwicklung gesehen. Wenn antisoziale Persönlichkeitszüge als Komorbidität zur IB bestehen, ist das Risiko für gewalttätiges Verhalten erhöht.

14.6 Wie repräsentativ sind Störungsbilder von Patienten mit einer intellektuellen Beeinträchtigung (IB) in Forschung, Lehre und Versorgung?

Die epidemiologische Bedeutung der IB lässt sich mit der der Schizophrenie vergleichen, die Thematik wird in Forschung, Lehre und Versorgung jedoch vernachlässigt. Die Prävalenz der IB schwankt je nach Definition um 1 %. In der aktuellen Leitlinie zur IB wird die unzureichende Präsenz des Themas im Rahmen der ärztlichen Ausbildung kritisiert; und auch in der Forschung gilt die IB als vernachlässigt. Eine PubMed-Stichwortsuche im Februar 2017 ergab für „intellectual disability" 92.016 Veröffentlichungen im Vergleich zu 124.860 Veröffentlichungen für das Stichwort „schizophrenia". Aktuelle Studien zur Versorgung von Menschen mit einer IB attestieren mit Angaben von bis zu 90 % schlecht versorgter Patienten in den USA (2016) eine Unterversorgung. Die Versorger von intellektuell beeinträchtigten Menschen sind sehr heterogen: Pädiater, Kinder- und Jugendpsychiater, Neurologen, Hausärzte, Pädagogen und weitere Berufsgruppen teilen sich (neben den Familienangehörigen) die Begleitung der Patientengruppe.

Die Zusammenarbeit der Disziplinen wird als unzureichend eingeschätzt und ist zum Teil von institutionalisiertem Missbrauch überschattet. Die IB selbst ist nicht heilbar und in ihren finanziellen und pflegerischen Ressourcen besonders anspruchsvoll.

14.7 Wie wird eine intellektuelle Beeinträchtigung psychotherapeutisch behandelt?

Entgegen der landläufigen Meinung, Psychotherapie sei „zu komplex" für Menschen mit einer IB, ist eine angemessene Therapie wirksam und hilft dem Betroffenen, mit seinen Barrieren und Frustrationen besser zurechtzukommen. Eine angepasste verhaltenstherapeutische Maßnahme ist die am besten evidenzbasierte Form der Psychotherapie. Die aktuelle Leitlinie zur IB zitiert folgende Anpassungen einer Psychotherapie:

- Weniger Komplexität
- Kürzere Therapieeinheiten (z. B. 20 min)
- Höhere Therapiefrequenzen (z. B. 2–3 ×/Woche)

- Kürzere Sätze mit weniger und einfacheren Worte (durch den Therapeuten)
- Mehr Aktivitäten wie Hausaufgaben, kreativ zeichnerische Elemente und Spielen
- Mehr direktives Vorgehen
- Engeres Einbeziehen von Bezugspersonen

PRAXISTIPP

Nachrichten in leichter Sprache

In § 11 des Behindertengleichstellungsgesetzes (BGG) ist festgelegt, dass die Träger öffentlicher Gewalt „Informationen vermehrt in leichter Sprache bereitstellen“ sollen. Um Menschen mit einer IB am gesellschaftlichen Leben teilhaben zu lassen, gibt es z. B. die „Nachrichten in leichter Sprache“ (www.nachrichtenleicht.de). Für Behandler ist es sinnvoll zu lernen, eine solche angemessene Sprachform zu praktizieren und Betroffenen Angebote in dieser Form zu vermitteln.

14.8 Mit welchen Formen „sozial unangepassten Verhaltens“ sind Ärzte in der Erwachsenenpsychiatrie häufig durch intellektuell beeinträchtigte Patienten konfrontiert?

Patienten mit IB geraten durch soziale und kommunikative Barrieren oft in chronische Langeweile, Anspannung, Frustration und damit verbundene Auseinandersetzungen. Die Sensibilität für zwischenmenschliche Distanz und Nähe ist oft reduziert. Fehlende emotionale und sexuelle Befriedigung tragen zur Anspannung bei. Spontanes oder unreflektiertes Verhalten von Menschen mit IB erfolgt häufiger, kann inadäquat sein und verletzt eigene und fremde Grenzen.

Selbstverletzendes Verhalten ist bei Patienten mit IB häufig. In der Wohnumgebung kann es bei Krisen zu Gewalt gegenüber Gegenständen, Auseinandersetzungen mit Mitbewohnern oder Personal kommen. In diesen Situationen wird oft eine stationär psychiatrische Krisenintervention initiiert und seitens der Angehörigen oder der betreuenden Einrichtung wird der Wunsch nach medikamentöser Optimierung geäußert. Oftmals steht dahinter Hilflosigkeit und Überforderung.

14.9 Welche Ursachen für selbstverletzendes Verhalten können bei intellektuell beeinträchtigten Menschen bestehen?

Selbstverletzendes Verhalten (redundantes Reiben, Kratzen, Schlagen) ist bei Patienten mit einer schwerer ausgeprägten IB ein häufiges Problem. In der Erwachsenenpsychiatrie sind die Behandler meist mit chronifizierten Verhaltensformen konfrontiert. Die aktuelle Leitlinie zitiert Selbststimulation, Aufmerksamkeitssuche, Linderung unangenehmer Zustände und Vermeidung ungewollter Aktivitäten als wichtige Ursachen. Die auslösenden Gründe können sich überschneiden oder auch gänzlich ungeklärt bleiben. Patienten mit IB in größeren Institutionen weisen häufiger autoaggressive Verhaltensweisen auf. Interventionen bei selbstverletzendem Verhalten sollten kausal und frühzeitig ansetzen, um Lerneffekte und Chronifizierung zu vermeiden.

14.10 Welche Maßnahmen werden bei eigen- und fremdaggressivem Verhalten von intellektuell beeinträchtigten Personen eingesetzt?

Lebensqualität, Krisen, Persönlichkeitsstruktur, Schwere der IB und Begleiterkrankungen beeinflussen das Ausmaß an sozial unerwünschtem Verhalten. Menschen mit sozialen und kommunikativen Barrieren sind auch unter optimalen Lebensbedingungen Frustrationen ausgesetzt, die von den begleitenden Menschen viel Geduld und pädagogisches Geschick einfordern. Krisen und Aggressionen tauchen auf, wenn Menschen mit IB an ihre Grenzen stoßen. In diesen Situationen hilft es, die Auslöser zu eruieren (z. B. Schmerzen, Langeweile), den Betroffenen und seine Anamnese gut zu kennen, klare Regeln zu schaffen sowie Beruhigung und Kompensationsmöglichkeiten anzubieten.

In Krisen wird meist eine psychopharmakologische Intervention gefordert; es muss jedoch geprüft werden, ob die Situation durch Alternativen deeskaliert werden kann. Manchmal helfen auch Stofftiere, Puppen, erschöpfender Sport, Gespräche, ein „Tapetenwechsel", Aromatherapie oder eine Massage. Physische Restriktionen und Isolation erhöhen die Grundanspannung und sind (außerhalb in lebensbedrohlichen Situationen) nicht sinnvoll. Bei Impulsivität und Aggressionen werden folgende Medikamente eingesetzt: niedrig- und hochpotente Antipsychotika, Antikonvulsiva, Benzodiazepine, sedierende Antidepressiva und Methylphenidat. Eine Zulassung für einen zeitlich begrenzten Einsatz hat jedoch nur Risperidon für „Störungen des Sozialverhaltens und Autismus". Viele medikamentöse Interventionen werden jedoch zu hoch dosiert, falsch kombiniert und zu lange durchgeführt (→ Frage 14.13). Für eine Kombination aus medikamentöser Intervention und verhaltenstherapeutischer Intervention ist der beste Effekt beschrieben.

MERKE

Sexuell unangepasstes Verhalten kann eine Herausforderung im Umgang mit intellektuell beeinträchtigten Menschen darstellen. Je nach Ausprägung werden eine mögliche Zuordnung des ungewöhnlichen Verhaltens, Aufklärung, Regeln und Verhaltenstraining eingesetzt. Im Notfall können Medikamente zur Anwendung kommen, die eine Reduktion der Libido bewirken. In solchen Fällen müssen psychosoziale Lösungswege einer Deeskalation und ethische Maßstäbe streng beachtet werden.

14.11 Welche Maßnahmen sind geeignet, um die Folgeschäden durch Antipsychotika für Patienten mit einer intellektuellen Beeinträchtigung so gering wie möglich zu halten?

Medikamentöse Interventionen sollen erfolgen, wenn ein relevantes Gefährdungspotenzial vom Patienten ausgeht. Die entsprechenden Gründe müssen dokumentiert werden. Eine medikamentöse Intervention soll so niedrig dosiert und kurz wie möglich sein. Eine zeitliche Begrenzung der Intervention sollte bereits bei Beginn festgelegt werden. Medikamentöse Interventionen müssen stets von anderen deeskalierenden Maßnahmen begleitend werden. Nach 3–4 Wochen sind die Intervention und ihre Nebenwirkungen zu evaluieren. Bleibt die erwünschte Wirkung aus, ist das Medikament spätestens nach 6 Wochen abzusetzen. Wenn die Medikation eine Entlastung bringt, ist nach 3 Monaten und dann alle 6 Monate eine Neubewertung der Situation notwendig. Diese beinhaltet eine Prüfung der Laborparameter, ein

EKG, die Messung von Gewicht und Bauchumfang sowie eine Einschätzung der psychomotorischen, affektiven und kognitiven Nebenwirkungen.

14.12 Worauf ist beim Absetzen von Antipsychotika, die sozial unangepasste Patienten mit einer IB eingenommen haben, zu achten?

Nach Reduktion und Absetzen von Antipsychotika sind die klinischen Verläufe (impulsives und aggressives Verhalten) sowie die Rückbildung von Nebenwirkungen heterogen: Einige Patienten verbessern sich insgesamt (ausbleibende aggressive Exazerbation und weniger Nebenwirkungen), andere stabilisieren sich nach einer Übergangsphase einer Verschlechterung. Eine andere Gruppe exazerbiert aggressiv und verschlechtert sich. Einige den Antipsychotika zugeordnete Nebenwirkungen verbessern sich nicht oder verschlimmern sich sogar (Dyskinesien). Die Trennung zwischen Nebenwirkungen und einigen Krankheitssymptomen ist im Querschnitt nicht immer sicher zu treffen.

Die Prädiktoren für einen positiven Verlauf eines Reduktions-/Absetzversuchs sind nicht eindeutig. Gut dokumentierte (ggf. gescheiterte) Reduktions- und Absetzversuche von Antipsychotika sind ein Hinweis für die Wirkungseffizienz der verwendeten Medikation. Schwerwiegende Komorbiditäten (Psychose, antisoziale Persönlichkeitszüge) schränken die Reduktionsmöglichkeiten oft ein. Antiepileptika können als medikamentöse Option hilfreich sein, Schwierigkeiten der Antipsychotika-Reduktion zu kupieren.

PRAXISTIPP

Schmerzen und intellektuelle Beeinträchtigung

Patienten mit IB leiden häufiger an Schmerzen als Patienten ohne IB und können diese weniger prägnant äußern. Die mit einer IB oftmals vergesellschafteten physischen Defizite (z. B. Paresen, instabile Körperhaltung, chronische Anspannung, fehlende Mobilität, Wunden) sind ein häufiger Grund für Schmerzen. Hinzu kommt, dass den Betroffenen oftmals weniger Strategien im Umgang mit den Schmerzen zur Verfügung stehen. Wiederholte Schmerzerfahrungen und Hilflosigkeit sind belastend für die Psyche und können Depressionen, PTBS, chronischen Stress, Angst und reduzierte Adaptationsfähigkeit in kognitiven, sozialen und alltagspraktischen Bereichen verursachen. Bei leichterer IB ist das Selbsturteil der Betroffenen richtungweisend; daher sollte jeder Weg der Kommunikation genutzt werden (z. B. visuelle Analogskalen für Schmerzen, Bilder). Bei schwerer IB stehen Beobachtung und Fremdanamnese im Vordergrund.

Die Behandlung von Schmerzen setzt noch vor der eigentlichen Intervention an: Kommunikationskompetenz für Schmerzen soll aufseiten der Bezugspersonen **und** der Betroffenen geübt werden. Der Patient muss lernen, seinen Schmerz besser wahrzunehmen und zu äußern; die Bezugspersonen sollten eine hohe Sensibilität entwickeln und das frühzeitige Erkennen von Schmerzen bei Patienten mit einer IB lernen. Die aktuelle Leitlinie zur IB empfiehlt als eigentliche Intervention (je nach Ursache) eine medikamentöse Behandlung sowie physiotherapeutische und pflegerische Maßnahmen.

14.13 Wie können intellektuell beeinträchtigte Patienten vor Ausnutzung und Gewalt am besten geschützt werden?

Die aktuelle Leitlinie zur IB zitiert in Übereinstimmung mit anderen Leitlinien folgende Leitregeln zum Schutz vor Missbrauch:

- Den potenziellen Opfern Selbstsicherheit und Fertigkeiten zum Selbstschutz beibringen
- Potenzielle Täter vom Kontakt mit geistig Behinderten fernhalten
- Verhaltensrichtlinien für Mitarbeiter von betreuenden Institutionen aufstellen
- Missbrauch aktiv aufdecken und stoppen
- Klare institutionelle Regeln mit einem verbindlichem Verhaltenskodex für die Mitarbeiter festlegen
- Ein kind- bzw. behindertengerechtes Beschwerdemanagement etablieren
- Sowohl interne als auch externe Ansprechpersonen in Fällen von Grenzverletzungen (z. B. Missbrauchsbeauftragte) bestimmen
- Regelmäßige Präventionsangebote für Erwachsene (z. B. Eltern, Lehrer, Betreuer) entwickeln
- Eine sorgfältige Personalauswahl treffen (z. B. Einholen des erweiterten Führungszeugnisses)

Quellen

American Psychiatric Association. Diagnostisches und statistisches Manual psychischer Störungen – DSM-5®. Göttingen: Hogrefe 2014.

Amor-Salamanca A, Menchon JM. Pain underreporting associated with profound intellectual disability in emergency departments. J Intellect Disabil Res 2017; 47(Pt 2):108–112.

Androschuk A, et al. From learning to memory: what flies can tell us about intellectual disability treatment. Front Psychiatry 2015; 6: 85.

Berger M. Psychische Erkrankungen: Klinik und Therapie. 5. A. München: Elsevier Urban & Fischer 2015.

Brown H, et al. ‚Alarming but very necessary‘: working with staff groups around the sexual abuse of adults with learning disabilities. J Intellect Disabil Res 1994; 38(4): 393–412.

Chapman SLC, Wu LT. Substance abuse among individuals with intellectual disabilities. Res Dev Disabil 2012; 33(4): 1147–1156.

Dilling H, Freyberger HJ. Taschenführer zur ICD-10-Klassifikation psychischer Störungen. Bern: Huber 2012.

Gigi K, et al. Borderline intellectual functioning is associated with poor social functioning, increased rates of psychiatric diagnosis and drug use – a cross-sectional population based study. Eur Neuropsychopharmacol 2014; 24(11): 1793–1797.

Hemmings C, et al. How should community mental health of intellectual disability services evolve? Int J Environ Res Public Health 2014; 11: 8624–8631.

Hogue T, et al. A comparison of offenders with intellectual disability across three levels of security. Crim Behav Ment Health 2006; 16(1): 13–28.

Iwata BA, et al. Environmental determinants of self-injurious behavior. In: Schroeder SR, Oster-Granite ML, Thompson T (eds.). Self-Injurious Behavior. Gene-brain-behavior relationships. Washington, DC: American Psychological Association 2002, pp. 93–103.

Lin E, et al. Substance-related and addictive disorders among adults with intellectual and developmental disabilities (IDD): an Ontario population cohort study. BMJ Open 2016; 6(9): e011638.

Martinez-Morga M, Martinez S. Brain development and plasticity. Rev Neurol 2016; 62 (Suppl 1): S3–8.

Munir KM. The co-occurrence of mental disorders in children and adolescents with intellectual disability/intellectual developmental disorder. Curr Opin Psychiatry 2016; 29(2): 95–102.

Nieuwenhuis JG, et al. A blind spot? Screening for mild intellectual disability and borderline intellectual functioning in admitted psychiatric patients: Prevalence and associations with coercive measures. PLoS One 2017; 12(2): e0168847.

Peltopuro M, et al. Borderline intellectual functioning: a systematic literature review. Intellect Dev Disabil 2014; 52(6): 419–443.

Reiss S, et al. Emotional disturbances and mental retardation: diagnostic overshadowing. Am J Ment Defic 1982; 86(6): 567–574.

Sovner R, Hurley AD. Do the mentally retarded suffer from affective illness? Arch Gen Psychiatry 1983; 40: 61–67.

Whitehouse RM, et al. Adapting individual psychotherapy for adults with intellectual disabilities: a comparative review of the cognitive-behavioural and psychodynamic literature. J Appl Res Intellect Disabil 2006; 19: 55–65.

Zitierte Leitlinien

AWMF. S2k-Praxisleitlinie 028/042 Intelligenzminderung. Stand: 12/2014. www.awmf.org/uploads/tx_szleitlinien/028-042l_S2k_Intelligenzminderung_2014-12.pdf (letzter Zugriff: 27.9.2017).

NICE Guideline [NG11]. Challenging behaviour and learning disabilities: Prevention and interventions for people with learning disabilities whose behaviour challenges. National Institute for Health and Care Excellence. May 2015. www.nice.org.uk/guidance/ng11/resources/challenging-behaviour-and-learning-disabilities-prevention-and-interventions-for-people-with-learning-disabilities-whose-behaviour-challenges-1837266392005 (letzter Zugriff: 27.9.2017).

15 Schnittstellen der Kinder- und Jugendpsychiatrie mit der Erwachsenenpsychiatrie

Michael Frey

Transition

15.1 Was ist Transition?

Transition bezeichnet den Übergang von einem kindzentrierten zu einem am Erwachsenen orientierten Gesundheitssystem. Diesen Systemwechsel gibt es sowohl in der somatischen Medizin, wenn die Kinder aus der Pädiatrie „herauswachsen", als auch am Übergang zwischen Kinder- und Jugendpsychiatrie (KJP) und Erwachsenenpsychiatrie. Für chronisch Kranke ist dieser Übergang oft eine Sollbruchstelle. Für eine kontinuierliche und optimale Versorgung sind daher Strukturen und Rahmenbedingungen notwendig, die diesen Übergang gelingen lassen.

15.2 Wie gestaltet sich derzeit der Übergang von der KJP in die Erwachsenenpsychiatrie?

In den letzten Jahren wird vermehrt ein Augenmerk auf den Übergangsprozess zwischen den beiden Versorgungsstrukturen gelegt. Studien zeigen, dass die Inanspruchnahme psychiatrischer Behandlung bei jungen Erwachsenen (18–25 Jahren) sowohl deutlich unter der von über 25-Jährigen als auch unter der von 17- bis 18-Jährigen liegt. Dies verweist auf einen Bruch zwischen den beiden Versorgungssystemen KJP und Erwachsenenpsychiatrie. Zumal mit 14 Jahren bereits 50 % aller psychischen Lebenszeiterkrankungen manifest sind, ist ein gelungener Übergang jedoch besonders wichtig, um Behandlungskontinuität zu gewährleisten und damit die Prognose günstig zu beeinflussen.

15.3 Wann ist man erwachsen?

Die Volljährigkeit tritt mit der Vollendung des 18. Lebensjahrs ein (§ 2 BGB), so die gesetzliche Regelung. Äußere Normen und individuelle Entwicklung können dabei jedoch durchaus divergieren. Aus soziologischer und psychologischer Perspektive kann das Erwachsenwerden über konkrete Entwicklungsaufgaben definiert werden. Diese sind jedoch vom jeweiligen kulturellen Umfeld abhängig. Havighurst benutzte 1948 vier Kriterien (Auszug aus dem Elternhaus, Berufstätigkeit, stabile Partnerschaft, Elternschaft), um das Erreichen des Erwachsenseins zu operationalisieren. Diese Kriterien finden auch heute in epidemiologischen Studien noch Anwendung, mit Ausnahme des Kriteriums der Elternschaft. Studien zeigen in den letzten 20 Jahren eine Verschiebung der abgeschlossenen Entwicklungsaufgaben Berufstätigkeit und stabile Partnerschaft (gemessen an Eheschließung) um 4–5 Jahre nach hinten; damit verlängert sich die Phase der „Adoleszenz", also die Phase, in der eine kognitive, emotionale und soziale Reifung hin zum Erwachsensein stattfindet.

15.4 Was passiert während der Adoleszenz im Gehirn?

Während der Adoleszenz finden im Gehirn komplexe Reifungsprozesse statt, die sich bis in die 3. Lebensdekade (ca. 25. Lebensjahr) erstrecken. Durch vermehrte Myelinisierung nimmt die weiße Substanz ab der Kindheit bis zum Erwachsenenalter kontinuierlich an Volumen zu, während die graue Substanz zunächst in der Kindheit zu- und dann während der Adoleszenz wieder abnimmt, was u. a. auf „Pruning" zurückgeführt wird, d. h. eine Abnahme der Synapsendichte. Dieser

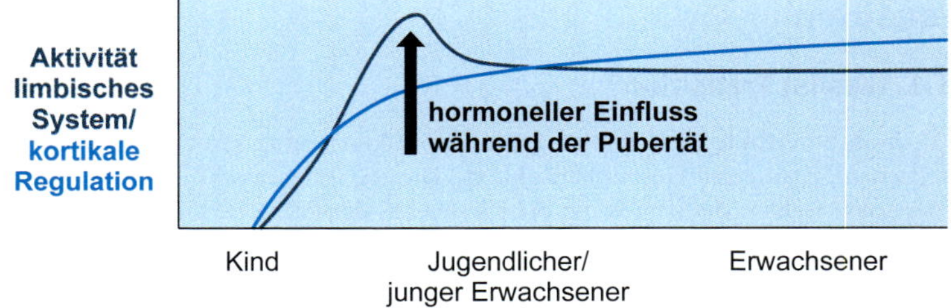

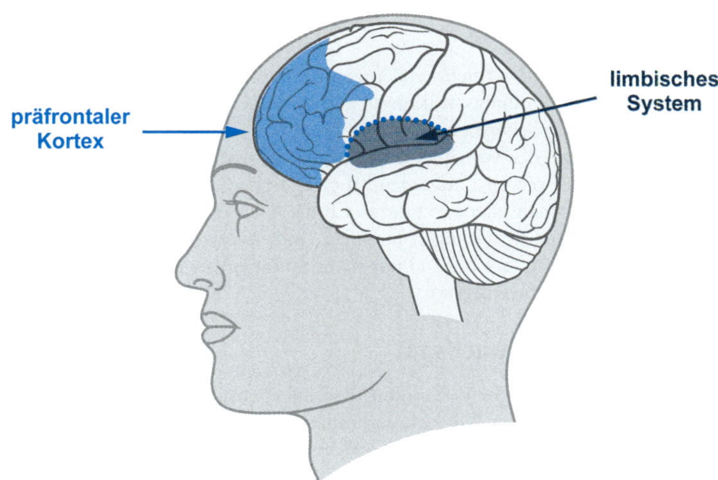

Abb. 15.1 Während der Adoleszenz kommt es durch Reifungsvorgänge vorübergehend zu einem Ungleichgewicht zwischen den Einflüssen des limbischen Systems und der Steuerungsfähigkeit des präfrontalen Kortex. Dies führt u. a. zu impulsivem Verhalten und Problemen in der Emotionsregulation. [P492/L231]

Reifungsprozess nimmt eine grobe Richtung von okzipital nach frontal, wobei die an Sensorik und Motorik beteiligten Regionen und subkortikale Strukturen vor denen für die höheren kognitiven Funktionen reifen. Im Laufe des Reifungsprozesses kommt es dabei zu einem Ungleichgewicht zwischen hormonal stimulierter Entwicklung der limbischen Gehirnregionen und regulierenden kortikalen Regionen wie dem präfrontalen Kortex, der erst in der 3. Lebensdekade ausgereift ist (▶ Abb. 15.1).

Der präfrontale Kortex ist neben der Emotionsregulation auch beteiligt an Risikoabschätzung, Anpassung kurzfristiger gegenüber langfristigen Zielen und Justierung von Impulsen an soziale Erfordernisse.

Vor diesem Hintergrund mag man mehr Verständnis für so manche jugendliche Verhaltensweise entwickeln. Es stellt sich jedoch die Frage, warum die zerebralen Reifungsprozesse in dieser Form ablaufen. Es gibt Überlegungen, dass die Anpassungsprozesse des Gehirns während der Adoleszenz spezielle entwicklungsfördernde Eigenschaften mit sich bringen. So scheint eine ausgeprägte Flexibilität durch die verzögerte Reifung des präfrontalen Kortex begünstigt zu sein. Auch ist das adoleszente Gehirn besonders empfänglich für sozial-affektive Reize und damit verbundene Formen des Lernens.

Dieses Stadium der Hirnentwicklung geht jedoch auch mit einer erhöhten Vulnerabilität für psychiatrische Erkrankungen einher, denn insbesondere die noch nicht ausgereifte affektive Regulationsfähigkeit kann in eine affektive Störung oder Angststörung münden. Aber auch Suchterkrankungen werden durch das Zusammenspiel einer ausgeprägten Empfänglichkeit für Belohnungsreize, der Suche nach neuen Erfahrungen und einer verminderten Risikoeinschätzung begünstigt.

INFO

Psychische Erkrankung während der Adoleszenz

Adoleszente befinden sich in einer Umbruchs- und Übergangsphase. Wenn in dieser Phase psychische Erkrankungen auftreten, haben sie häufig weitreichende Auswirkungen auf die weitere Entwicklung, und manche Entwicklungsaufgaben werden nicht bewältigt (z. B. Auszug aus dem Elternhaus, Schulabschluss oder Berufsausbildung). Psychische Erkrankungen während der Adoleszenz ...

- ... neigen zur Chronifizierung (ca. 70 % aller psychischen Erkrankungen zwischen 13. und 17. Lebensjahr persistieren).
- ... beeinträchtigen die psychosoziale Entwicklung über die gesamte Lebensspanne.
- ... führen zur Reduktion des psychischen Funktionsniveaus vor allem in den Anfangsjahren.

Aktivitäts- und Aufmerksamkeitsstörung

15.5 Was sind die diagnostischen ICD-10-Kriterien für eine Aufmerksamkeitsdefizit-/Hyperaktivitätsstörung (ADHS)?

Die Kernsymptome sind Unaufmerksamkeit, Hyperaktivität und Impulsivität, die situationsübergreifend, durchgehend und mindestens 6 Monate lang auftreten. Der Beginn der Störung muss vor dem 7. Lebensjahr liegen.

Unaufmerksamkeit Mindestens sechs der folgenden Symptome:
Die Kinder ...
- ... sind häufig unaufmerksam gegenüber Details oder machen Sorgfaltsfehler bei den Schularbeiten und sonstigen Arbeiten und Aktivitäten.
- ... sind häufig nicht in der Lage, die Aufmerksamkeit bei Aufgaben und beim Spielen aufrechtzuerhalten.
- ... hören häufig scheinbar nicht, was ihnen gesagt wird.
- ... können oft Erklärungen nicht folgen oder ihre Schularbeiten, Aufgaben oder Pflichten am Arbeitsplatz nicht erfüllen.
- ... sind häufig beeinträchtigt, Aufgaben und Aktivtäten zu organisieren.
- ... vermeiden ungeliebte Arbeiten wie Hausaufgaben, die häufig geistiges Durchhaltevermögen erfordern.
- ... verlieren häufig Gegenstände, die für bestimmte Aufgaben wichtig sind, z. B. für Schularbeiten, Bleistifte, Bücher, Spielsachen und Werkzeuge.
- ... werden häufig von externen Stimuli abgelenkt.
- ... sind im Verlauf der alltäglichen Aktivitäten oft vergesslich.

Überaktivität Mindestens drei der folgenden Symptome:
Die Kinder ...
- ... fuchteln häufig mit Händen und Füßen oder winden sich auf ihren Sitzen.
- ... verlassen ihren Platz im Klassenraum oder in anderen Situationen, in denen Sitzenbleiben erwartet wird.
- ... laufen häufig herum oder klettern exzessiv in Situationen, in denen dies unpassend ist (bei Jugendlichen und Erwachsenen entspricht dem nur ein Unruhegefühl).
- ... sind häufig unnötig laut beim Spielen oder haben Schwierigkeiten bei leisen Freizeitbeschäftigungen.
- ... zeigen ein anhaltendes Muster exzessiver motorischer Aktivitäten, die durch den sozialen Kontext oder Verbote nicht durchgreifend beeinflussbar sind.

Impulsivität Mindestens eins der folgenden Symptome:
Die Kinder ...
- ... platzen häufig mit der Antwort heraus, bevor die Frage beendet ist.
- ... können häufig nicht in einer Reihe warten oder warten, bis sie bei Spielen oder in Gruppensituationen an der Reihe sind.
- ... unterbrechen und stören andere häufig.
- ... reden häufig exzessiv, ohne angemessen auf soziale Beschränkungen zu reagieren.

15.6 Sind alle Patienten mit Aufmerksamkeitsproblemen auch hyperaktiv?

Eine Aufmerksamkeitsstörung geht nicht zwangsläufig mit Hyperaktivität einher. Die Unterscheidung in eine Aufmerksamkeitsdefizitstörung mit Hyperaktivität (ADHS) bzw. ohne diese Komponente (ADS) zeigt sich in Metaanalysen als valide. Im DSM-5 wird jedoch im Gegensatz zum Vorläufermanual DSM-IV nicht mehr von Subtypen gesprochen, sondern von Erscheinungsformen, was möglichen Veränderungen im Verlauf Rechnung trägt. Die Unterscheidung zwischen ADHS und ADS ist daher in der Diagnostik möglich und sinnvoll, die Ausprägung der Symptomatik und die kategoriale Zuordnung können sich jedoch im Verlauf der Erkrankung verändern.

15.7 Welche Differenzialdiagnosen kommen bei ADHS infrage?

- Somatische Erkrankungen (z. B. Hyperthyreose)
- Unerwünschte Arzneimittelwirkungen (z. B. Phenobarbital)
- Tiefgreifende Entwicklungsstörung, Intelligenzminderung
- Psychotische Erkrankungen
- Depression
- Substanzmissbrauch
- Posttraumatische Belastungsstörung
- Angststörung

15.8 Gibt es ADHS bei Erwachsenen?

War man noch bis vor ca. 20 Jahren der Meinung, dass sich ADHS mit der Pubertät „verwächst", weiß man durch zahlreiche Verlaufsstudien, dass bei ca. 50 % die Symptomatik persistiert, wenn auch in weniger ausgeprägter bzw. veränderter Form. Nach DSM-5 müssen daher für die Diagnose ADHS ab dem Alter von 17 Jahren weniger Kriterien erfüllt sein als bei jüngeren Patienten. Weltweit wird von einer Prävalenz bei Erwachsenen von ca. 2,5 % ausgegangen.

15.9 Wie äußert sich ADHS bei Jugendlichen und Erwachsenen?

Bei Jugendlichen und jungen Erwachsenen äußert sich die Symptomatik häufig weniger eindrücklich als bei Kindern. Während Kinder z. B. durch unruhiges Hin- und Herrutschen auf dem Stuhl oder kaum zu bändigendes Umherrennen auffallen, kann sich dies bei Erwachsenen lediglich in einer inneren Unruhe ausdrücken. Gereifte kognitive Fähigkeiten und erlernte Kompensationsstrategien tragen zu einer Besserung der Symptomatik bei. Nichtsdestotrotz zeigen Studien, dass im Alltag eine deutliche Beeinträchtigung durch die Erkrankung fortbesteht.

Gerade bei Erwachsenen, bei denen ADHS nicht im Kindes- oder Jugendalter diagnostiziert wurde, ist es nicht ungewöhnlich, dass die ADHS-Symptomatik vor dem Hintergrund komorbider bzw. konsekutiver Störungen übersehen wird. Die Tatsache, dass sich der Patient aufgrund des frühen Beginns der Erkrankung nur in diesem Zustand kennt, mag dazu führen, dass er Symptome wie Desorganisiertheit, Konzentrationsprobleme und innere Unruhe als „normal" einordnet.

MERKE

ADHS bei Erwachsenen

Bei erwachsenen Patienten wird ein ADHS häufig übersehen, da die sonst als Leitsymptomatik wahrgenommene Hyperaktivität meist nicht auftritt. Außerdem beklagen Patienten, die ihr Leben lang an eine reduzierte Konzentrationsfähigkeit gewohnt sind, dieses Defizit oftmals nicht.

15.10 Wie häufig ist ADHS – ein Trend?

Die Häufigkeit von ADHS beträgt bei Kindern ca. 5 % und bei Erwachsenen 2,5 %. Die Prävalenz ist dabei im westlichen Kulturkreis recht einheitlich und über die letzten Jahrzehnte stabil. Die Inzidenz diagnostizierter und damit auch behandelter Patienten hat hingegen zugenommen, liegt aber immer noch unter der durch Prävalenzstudien geschätzten Häufigkeit der Erkrankung. Vermehrt werden die Diagnosen auch bei Mädchen und Erwachsenen gestellt, bei denen bisher aufgrund der oft weniger ausgeprägten externalisierenden Verhaltensweisen die Erkrankung oft übersehen wurde.

15.11 Was sind die Ursachen für ADHS?

Was kategorial als ADHS gefasst wird, ist im Grunde eine heterogene Gruppe von Symptomen mit interindividuell sehr unterschiedlicher Ausprägung. Es gibt zahlreiche Befunde, die dafür sprechen, dass es sich bei ADHS letztlich um ein Zusammentreffen von Extremausprägungen normaler Verhaltens- und Erlebensweisen handelt. So vielfältig die Symptomatik sich darstellt, so heterogen sind die Befunde zu den Ursachen. Man geht von einem multifaktoriellen Modell mit biologischen und Umweltfaktoren aus.

15.12 Was sind biologische Einflussfaktoren bei ADHS?

Die Bedeutung neurobiologischer Modelle für die Ursachenklärung wird durch die Zuordnung der Diagnose ADHS zu den neurologischen Entwicklungsstörungen im DSM-5 unterstrichen.

- **Neuroanatomisch:** Es konnten strukturelle Auffälligkeiten und Alterationen von Reifungsvorgängen im Bereich des präfrontalen Kortex, der Basalganglien, des Kleinhirns und der Konnektivität dieser Bereiche, z. B. im Rahmen der frontostriatalen Regelkreisläufe, abgegrenzt werden.
- **Neurotransmitter:** Die meisten Befunde sprechen für ein Ungleichgewicht der monoaminergen Botenstoffe Dopamin, Noradrenalin und Serotonin.
- **Genetik:** Studien zeigen eine hohe Erblichkeit (in Zwillingsstudien bis zu 76 %), wobei sich das Erkrankungsrisiko aus einer Interaktion vieler genetischer Varianten ergibt.

15.13 Was sind Umweltfaktoren bei ADHS?

Es konnten einige Risikofaktoren identifiziert werden, es ist jedoch kein kausaler Zusammenhang bzgl. der Entstehung gesichert:

- **Prä- und perinatal:** Nikotin-, Alkohol- und sonstiger Substanzabusus der Mutter, Stress während der Schwangerschaft, niedriges Geburtsgewicht und Frühgeburtlichkeit
- **Umweltgifte:** Organophosphate, Pestizide, polychlorierte Biphenyle (PCB), Blei
- **Psychosoziale Faktoren:** frühe ernsthafte Deprivation

Es ist davon auszugehen, dass vor allem Gen-Umwelt-Interaktionen einen wesentlichen Einfluss auf die Entstehung und Ausprägung der Erkrankung haben.

15.14 Hat die Ernährung einen Einfluss auf ADHS?

Nahrungsmittel und ADHS ist in Ratgebern und Presse ein vielbesprochenes Thema. Wissenschaftlich gibt es einige Hinweise, dass Nahrungsmittel die Symptomatik von ADHS beeinflussen können, jedoch keine bewiesenen ätiologischen Zusammenhänge.

Viele Untersuchungen gibt es zu **künstlichen Farbzusatzstoffen** in Lebensmitteln. Studien zeigen einen geringen und nicht immer konsistenten Effekt hinsichtlich einer Diät, die auf künstliche Farbstoffe verzichtet. Solche Zusatzstoffe scheinen Hyperaktivität in geringem Maß zu fördern, auch bei gesunden Kindern.

Einige wenige Studien liegen zu **Zucker** vor, die Aussagekraft ist unzureichend.

Omega-3-Fettsäuren wurden hinsichtlich ihrer therapeutischen Wirkung untersucht. Nach aktuellem Stand der Forschung ist jedoch diesbezüglich nur von einem sehr geringen Effekt auszugehen, aus dem sich keine therapeutische Empfehlung ableiten lässt.

15.15 Wie wird ADHS behandelt?

Für ADHS wird eine multimodale Therapie empfohlen. Hierbei lassen sich folgende Interventionen unterscheiden:

- Psychoedukation (Kind, Eltern, Schule)
- Kognitive Verhaltenstherapie, Übungsprogramme zur Selbstinstruktion und Aufmerksamkeitstraining
- Pharmakotherapie
- Elterntraining

15.16 Sind bei ADHS immer Stimulanzien indiziert?

Bei einer sehr ausgeprägten situationsübergreifenden Symptomatik, die zu krisenhaften Zuspitzungen neigt, ist eine Pharmakotherapie laut Leitlinie indiziert. In diesen Situationen ist die Beeinträchtigung im Alltag des Patienten und der Familie massiv. Mittel der ersten Wahl stellen dabei Psychostimulanzien dar. Diese können eingeteilt werden in methylphenidat- und amphetaminbasierte Wirkstoffe. Sollte die Symptomatik weniger schwerwiegend sein, kommen zunächst nichtmedikamentöse therapeutische Maßnahmen wie Psychotherapie, Elterntraining und Interventionen in der Schule zum Einsatz.

15.17 Sollte unter Psychostimulanzien auch bei langjährig erfolgreicher Therapie ein Auslassversuch unternommen werden?

Sowohl bei Kindern und Jugendlichen als auch bei Erwachsenen wird einmal im Jahr ein Auslassversuch empfohlen, um die weitere Indikation für die Medikation zu überprüfen. Bei der Behandlung von ADHS handelt es sich um eine multimodale Therapie, in der die Pharmakotherapie bei entsprechender Schwere der Symptomatik einen Baustein darstellt. In einigen Fällen ist es möglich, von den einzelnen Therapieelementen soweit zu profitieren, dass Aufmerksamkeit, Hyperaktivität und Impulsivität im Verlauf auch ohne Medikation durch den Patienten kontrolliert werden können und somit keine weitere Medikation mehr notwendig ist.

15.18 Welcher Zusammenhang besteht zwischen ADHS und Abhängigkeitserkrankungen?

Man weiß, dass ca. 20–30 % der erwachsenen Patienten mit Substanzmissbrauch bzw. Abhängigkeitserkrankungen eine Komorbidität mit ADHS aufweisen. Vielfach untersucht zeigt sich, dass eine Methylphenidat-Behandlung bei Kindern mit ADHS das Risiko einer späteren Suchterkrankung nicht erhöht, sondern einen protektiven Effekt hinsichtlich einer späteren Abhängigkeitserkrankung hat. Erklärungsansätze hierfür sind, dass psychosoziale Folgen der Erkrankung wie niedriger sozioökonomischer Status, Delinquenz etc. das Risiko für eine Abhängigkeitserkrankung erhöhen. Auch der Aspekt der Selbstmedikation kann eine Rolle spielen.

Eine entsprechende Therapie der Grunderkrankung ADHS verbessert die Prognose und reduziert das Risiko einer Suchterkrankung.

15.19 Warum macht Methylphenidat nicht abhängig?

Methylphenidat ist hinsichtlich der Neuropharmakologie Kokain sehr ähnlich und erfüllt aufgrund seines Wirkmechanismus mit Blockade des Dopamintransporters und dem damit einhergehenden Anstieg des extrazellulären Dopamins im Striatum die Voraussetzungen für eine Suchtentwicklung. Zwei voneinander abhängige Faktoren entscheiden jedoch darüber, ob ein Stimulans abhängig macht oder nicht: Verabreichungsweg und Dosis. Dabei fördern rasche Wirkstoffanstiege an den Zielstrukturen und hohe Dosen die Abhängigkeitsentwicklung. Methylphenidat oral und in therapeutischen Dosen eingenommen führt zu keinem „High"-Gefühl und damit zu keiner Abhängigkeitsentwicklung. Dies liegt zum einen an der niedrigen Anflutungsgeschwindigkeit (T_{max} 1,5–2 h) und zum anderen an der geringen Dopaminfreisetzung im Nucleus accumbens in diesem Dosisbereich.

Bei intravenöser Verabreichung (T_{max} 4–10 min) höherer Dosen kann durchaus ein „High"-Gefühl erzielt werden. In der Praxis stellt ein i. v. Missbrauch von Methylphenidat jedoch keine relevante Größe dar.

15.20 Wieso hilft ein Stimulans gegen Hyperaktivität – ein Widerspruch?

Es verwundert, dass eine Substanz, die als Droge eingesetzt u. a. zu Hyperaktivität führt, zur Behandlung eben dieses Symptoms bei ADHS verwendet wird. Letztlich ist es eine Frage der Dosis. Während in niedrigen (therapeutischen) Dosierungen vor allem Vigilanz und kognitive Leistungsfähigkeit gesteigert werden, folgen bei höheren Dosen Hyperaktivität, Euphorie bis hin zu psychotischen und Verwirrtheitszuständen. Die Verteilung der Neurotransmitterfreisetzung im Gehirn ist dosisabhängig: So kommt es bei niedrigen Dosen kaum zu einer Dopaminfreisetzung im Nucleus accumbens, sondern vor allem zu einer vermehrten Noradrenalin- und Dopaminfreisetzung im präfrontalen Kortex, was die kognitionsfördernde Wirkung erklärt und auch die Frage beantwortet, warum Noradrenalin-Wiederaufnahmehemmer (z. B. Atomoxetin) ebenfalls eine förderliche Wirkung auf die Kognition zeigen.

INFO

Woher kommt der Name Ritalin?

Anekdotisch wird erzählt, dass der Entdecker des Wirkstoffs Methylphenidat, der Baseler Chemiker Leandro Panizzon, wie damals (1944) nicht unüblich, die Substanz zunächst an sich selbst und dann an seiner Frau ausprobierte. Während es bei ihm keine Wirkung zeigte, konnte seine Frau ihr Tennisspiel deutlich verbessern. Zu Ehren seiner Frau Marguerite (Kosename „Rita") wurde Methylphenidat unter dem Handelsnamen Ritalin verkauft.

15.21 Wie funktioniert Neurofeedback?

Mittels operanter Konditionierung soll die Selbstkontrolle über physiologische Reaktionen erlernt werden. Ziel ist es, bestimmte Frequenzbereiche und Potenziale, die im EEG gemessen werden können, zu fördern. Die Neurofeedbackgeräte erfassen mittels EEG die Gehirnaktivität und setzen diese in eine grafische Darstellung um. Kindgerecht kommen visuelle und manchmal auch akustische Repräsentationen z. B. in Videosequenzen oder Computerspielen zum Einsatz (z. B. fliegt ein Flugzeug nur dann, wenn der gewünschte Frequenzbereich erreicht wird). Es können zwei Ansätze im Rahmen des Neurofeedbacks unterschieden werden:

- Zum einen wird versucht, die Aktivität im Beta-Frequenzbereich zu fördern, denn ADHS-Patienten weisen einen erhöhten Beta-/Theta-Quotienten vor allem in der frontalen Hirnregion auf. Beta-Aktivität steht dabei im Zusammenhang mit geistiger Tätigkeit und Aufmerksamkeit, wobei Theta-Wellen eher mit Müdigkeit in Zusammenhang gebracht werden. Im Rahmen des Biofeedbacks sollen die Kinder lernen, diese beiden Zustände wahrzunehmen und zu beeinflussen.
- Zum anderen sollen langsame kortikale Potenziale (z. B. „contingent negative variation", CNV) über dem sensomotorischen Kortex beeinflusst werden. Diese Potenziale werden auch als „Bereitschaftspotenziale" bezeichnet, denn z. B. in Situationen, in denen ein Reiz die Erwartung eines weiteren Reizes, der eine Handlung von uns erfordert, auslöst, entstehen solche Potenziale. Ein häufig verwendetes Beispiel hierfür ist das Warten an einer roten Ampel, die auf Orange springt und meine Erwartung für Grün und damit das Signal zum Losfahren auslöst. Zahlreiche Studien zeigen, dass Kinder und Jugendliche mit ADHS in diesen Potenzialen Veränderungen hinsichtlich Amplitude und Latenz aufweisen. In der Neurofeedback-Sitzung werden die Patienten nun z. B. aufgefordert, sich etwas Entspannendes oder Anspannendes vorzustellen, um die CNV zu beeinflussen.

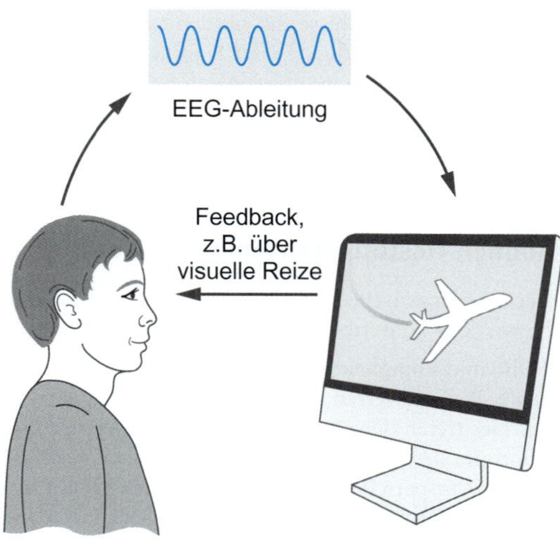

Abb. 15.2 Funktionsweise der Neurofeedbacktherapie bei ADHS-Patienten [P492/L231]

15

PRAXISTIPP

Neurofeedback bei ADHS

Die Studienlage zur Wirkung von Neurofeedback ist heterogen. Eine aktuelle Metaanalyse kommt jedoch zu dem Schluss, dass Neurofeedback derzeit nicht als effektive Behandlungsmethode für ADHS empfohlen werden kann.

15.22 Können Menschen mit Autismus auch an ADHS leiden?

Bisher werden tiefgreifende Entwicklungsstörungen im ICD-10 noch als Ausschlusskriterium aufgeführt. Nach DSM-5 besteht jedoch die Möglichkeit, beide Diagnosen zu vergeben, zumal nachgewiesen werden konnte, dass es sich trotz Überschneidungen um zu differenzierende Symptomkomplexe handelt. Patienten mit einer Autismus-Spektrum-Störung und einer zusätzlichen ADHS-Symptomatik profitieren daher auch von einer Stimulanzientherapie oder von Atomoxetin.

15.23 Warum gelten ADHS-Patienten als häufiger kriminell?

In männlichen Gefängnispopulationen sind für ADHS Prävalenzen von 30–70 % festgestellt worden. Man geht davon aus, dass insbesondere der impulsive und hyperaktive Symptomkomplex zu Adaptationsschwierigkeiten in der Sozialisierung führt und damit delinquentes Verhalten begünstigt. Kinder mit ADHS kommen aufgrund ihres impulsiven Verhaltens häufig in Konfliktsituationen mit anderen. Die Eltern berichten meist von ersten Konflikten im Kindergarten, und später sind entsprechende Beurteilungen in den Zeugnistexten der Schule zu lesen. Ein Beispiel für ein alltägliches Konfliktfeld, von dem Eltern in großer Regelmäßigkeit berichten, ist die Hausaufgabensituation. Hier tragen Eltern und Kind oft regelrechte Kämpfe aus, da sich Sohn oder Tochter wenig ausdauernd, leicht ablenkbar und immer wieder unkonzentriert zeigen. Man kann sich also vorstellen, dass Kinder mit ADHS ständig mit Konflikten konfrontiert sind und wenig den Selbstwert fördernde Erfahrungen machen. Patienten mit ADHS erzielen bei gleicher Begabung niedrigere Schul- und Berufsabschlüsse, sie werden häufiger von der Schule suspendiert oder am Arbeitsplatz gekündigt. In der Summe haben Menschen mit ADHS mit einer Vielzahl von sekundären psychosozialen Belastungsfaktoren zu kämpfen, die eine delinquente Entwicklung fördern.

Ticstörungen

15.24 Wie können Ticstörungen eingeteilt werden?

Das ICD-10 unterscheidet zwischen motorischen und vokalen Ticstörungen und der kombinierten Form, dem Tourette-Syndrom.

Es werden **einfache und komplexe Tics** unterschieden. Zu den einfachen motorischen Tics zählen z. B. Kopfwerfen, Schulterzucken oder Augenblinzeln. Als komplexe motorische Tics treten Bewegungen auf wie in die Hände klatschen, Hüpfen, Klopfen oder Kopropraxie (obszöne Gesten) etc. Einfache vokale Tics können aus Lautäußerungen wie Räuspern oder Schnüffeln bestehen bis hin zu komplexen Formen wie z. B. Koprolalie (obszönen Ausdrücken) oder ganzen Sätzen. Es können dabei auch Formen der Echolalie oder Echopraxie auftreten, d. h., dass Patienten die Äußerungen oder Bewegungen von anderen Personen wiederholen.

MERKE

Rund 65 % der Patienten mit chronischer Ticstörung leiden unter komorbiden Störungen, vor allem ADHS und Zwangserkrankungen. Beim Tourette-Syndrom sind es sogar ca. 90 % der Patienten, die an einer komorbiden psychischen Störung leiden. Daher ist eine umfassende Diagnostik erforderlich.

15.25 Wie häufig sind Ticstörungen?

Die **vorübergehenden Ticstörungen**, d. h. Ticstörungen, die vor allem im Alter zwischen 4 und 5 Jahren auftreten und nicht länger als 12 Monate anhalten, sind mit einer Prävalenz von ca. 3–10 % am häufigsten; **chronische Ticstörungen** betreffen ca. 3–4 % der Kinder im Grundschulalter. Aufgrund des frühen Erkrankungsalters und der hohen Spontanremissionsrate sind Kinder und Jugendliche ca. 10-mal häufiger betroffen als Erwachsene. Es besteht eine deutliche Knabenwendigkeit mit 3–4,5 : 1. Beim **Tourette-Syndrom** geht man bei Kindern und Jugendlichen von einer Häufigkeit von ca. 1 % aus; eine Metanalyse ergab für die Häufigkeit bei Erwachsenen 0,05 %.

INFO

Erstmals beschrieben wurde das Tourette-Syndrom 1885 von Georges Gilles de la Tourette, einem französischen Arzt und Schüler Jean-Martin Charcots.

15.26 Wie sind motorische Ticstörungen von anderen Bewegungsstörungen abzugrenzen?

Motorische Ticstörungen werden der Gruppe der extrapyramidalen Hyperkinesen zugeordnet und müssen im klinischen Alltag häufig von anderen motorischen Bewegungsstörungen aus diesem Bereich abgegrenzt werden. Dazu zählen z. B. Tremor, Dystonie, Athetose, Ballismus, Chorea etc. Bei motorischen Tics handelt es sich laut ICD-10 um *„unwillkürliche, rasche, wiederholte, nichtrhythmische motorische Bewegungen ... oder eine Lautproduktion, die plötzlich einsetzt und keinem offensichtlichen Zweck dient"*. Definitionsgemäß liegen Tics keine anderen organischen Ursachen oder Medikamentennebenwirkungen zugrunde.

Die Gemeinsamkeit der extrapyramidalen Hyperkinesen besteht darin, dass es sich um unwillkürliche Bewegungen handelt, die je nach betroffener Muskulatur komplexer oder weniger komplex sein können. Aufmerksamkeit und Emotionen beeinflussen diese Bewegungsstörungen in ihrer Intensität, lediglich Tics können meist willentlich von den Patienten über einige Zeit unterdrückt werden. Manche Patienten schaffen dies über längere Zeiträume und können so – z. B. in ihrem Arbeitsumfeld – unauffällig sein und die Tics dann zu einem späteren Zeitpunkt „nachholen". Tics werden klassischerweise von einem „Vorgefühl" begleitet, was bei anderen Bewegungsstörungen nicht zu beobachten ist.

15.27 Wie sind Tics von Zwangshandlungen abzugrenzen?

Komplexe motorische Tics können wie Zwangshandlungen anmuten, verfolgen jedoch im Unterschied zu Zwängen keinen Zweck. Zwangshandlungen sind daher meist in ihrer Ausführung gezielter und werden oft langsamer ausgeführt. Ein Zwangspatient wird als Ursache für die Zwangshandlung in der Regel einen Zwangsgedanken und daraus resultierende Befürchtungen angeben können und die Zwangshandlung dazu einsetzen, um dieser Befürchtung entgegenzuwirken bzw. sie zu neutralisieren. Schwierigkeiten kann die Unterscheidung bereiten, wenn es im Rahmen der Zwangshandlung um ein „Just-right"-Gefühl geht, d. h., wenn keine konkrete Befürchtung damit verbunden ist, sondern eine Handlung so lange ausgeführt wird, bis sie sich „richtig" oder „vollständig" anfühlt.

15.28 Wie ist der typische Verlauf von Ticstörungen?

Ticstörungen beginnen meist im Kindesalter (häufig zwischen dem 6. und 8. Lebensjahr). Die ersten einfachen motorischen Tics zeigen sich dabei regelhaft im Kopf-/Halsbereich (z. B. Augenblinzeln) und breiten sich – sollte die Erkrankung fortschreiten – nach distal aus. Die Tics können dabei wechseln. Bei einem großen Teil der Patienten beschränkt sich die Ticstörung auf den Kopf-/Halsbereich. Sollten vokale Tics auftreten, dann oft erst im Abstand von ca. 2–4 Jahren. Die stärkste Ausprägung der Tics ist meist zwischen dem 11. und 14. Lebensjahr zu beobachten; nach der Pubertät kommt es oft zu einer Verbesserung bis hin zu einem Sistieren der Symptomatik.

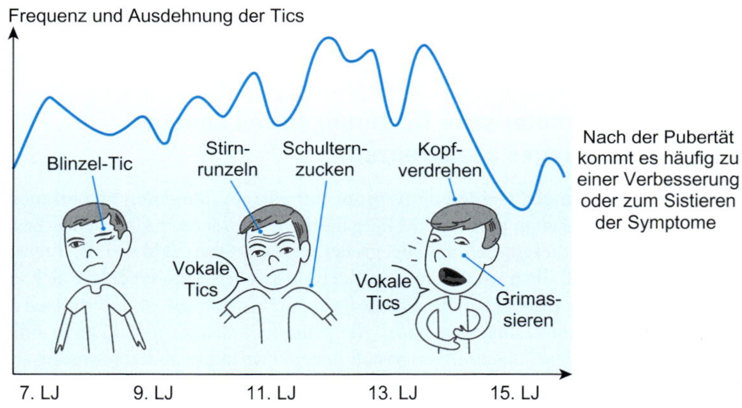

Abb. 15.3 Beispiel für den Krankheitsverlauf von Ticstörungen (LJ = Lebensjahr) [P492/L231]

PRAXISTIPP

Ticstörungen

Zentrale Kennzeichen der motorischen Ticstörung, die für die Differenzialdiagnostik von Bedeutung sind:

- Tics geht meist ein Vorgefühl voraus.
- Ticstörungen haben einen typischen Verlauf (Ersterkrankungsalter, Lokalisation der Erstmanifestation).
- Tics können in der Regel für überschaubare Zeiträume willkürlich unterdrückt werden und interferieren kaum mit willkürlichen Bewegungen.

15.29 Was ist die Ursache für Ticstörungen?

Die genaue Pathophysiologie von Ticstörungen ist nicht geklärt. In Zwillingsstudien konnte für das Tourette-Syndrom eine genetische Prädisposition gezeigt werden. Auch bei den anderen Ticstörungen geht man von einer genetischen Veranlagung aus. Es gibt jedoch keine einheitlichen genetischen Befunde, die monokausal als verursachend bewertet werden könnten. Ein führendes neurobiologisches Modell nimmt eine Dysfunktion in frontostriatalen Regelkreisläufen an. Dabei wird auch dem Neurotransmitter Dopamin, der einen modulierenden Einfluss auf den sensomotorischen kortikostriatothalamokortikalen Regelkreislauf hat, eine besondere Bedeutung beigemessen. Die Wirksamkeit von Neuroleptika (Antipsychotika) in der Behandlung von Ticstörungen stützt diese These.

Unternimmt man den Versuch, die einzelnen Komponenten der Ticstörung bestimmten Gehirnarealen und neuronalen Netzwerken zuzuordnen, ist davon auszugehen, dass der frontale Kortex insbesondere bei der Unterdrückung hinsichtlich der Ausführung von Tics eine Rolle spielt. Für die motorische Umsetzung der Tics spielen Dysregulationen im motorischen Regelkreis zwischen Kortex und Basalganglien eine Rolle. Im Hinblick auf das den Tics vorausgehende Vorgefühl wurden in neueren Studien Hinweise auf eine Beteiligung der sensorischen, limbischen und paralimbischen Areale gezeigt. Vor allem die Insula scheint hier maßgeblich beteiligt zu sein.

INFO

Raucher vergessen zu rauchen

In einer Studie an Menschen mit dauerhaften Gehirnläsionen wurde festgestellt, dass die Probanden, bei denen die Schädigung die Insula betraf, das Rauchen signifikant häufiger aufgaben als Teilnehmer, bei denen diese Gehirnregion noch intakt war. Ein Teilnehmer sagte dazu, er habe den Eindruck, sein Körper habe den Drang zu rauchen vergessen. Zahlreiche andere Studien konnten zeigen, dass die Aktivierung von präfrontalen Hirnregionen und anteriorem zingulärem Kortex zusammen mit der Insula mit einem körperlichen Dranggefühl bei Suchtreizen einherging. Auch bei gesunden Probanden kommt es zu einer Aktivierung der Insula bei der Unterdrückung von Dranggefühlen, z. B. wenn die Blase voll ist und der Drang zum Urinieren unterdrückt werden muss.

Im Hinblick auf das Vorgefühl bei Ticstörungen gibt es Befunde, die phänomenologische Überlappungen mit anderen alltäglich empfundenen „Dranggefühlen", z. B. Gähnen, Husten, Niesen etc. und dem Vorgefühl bei Ticstörungen zeigen. Die Inselregion spielt dabei eine zentrale Rolle. Daraus lässt sich folgern, dass der von Tic-Patienten als körperlicher Drang empfundene Auslöser für Tics neurobiologisch durchaus mit anderen Dranggefühlen vergleichbar ist.

15.30 Warum nehmen Tics im Laufe der Adoleszenz ab?

Dies ist letztlich nicht geklärt. Basierend auf pathophysiologischen Überlegungen ist jedoch eine Reifung neuronaler Hemmungsmechanismen ein plausibler Erklärungsansatz.

15.31 Bestehen Tics auch im Schlaf?

Motorische Tics können bei den meisten (> 80 %) Tic-Patienten in allen Schlafstadien beobachtet werden. Sie sind dabei weniger ausgeprägt und weniger komplex. Tic-Patienten leiden häufiger an Ein- und Durchschlafstörungen sowie Parasomnien, also abnormen Episoden von Verhaltensmustern oder physiologischen Ereignissen, die während des Schlafs oder des Schlaf-Wach-Übergangs auftreten.

15.32 Wie hoch ist der Leidensdruck bei einer Ticstörung?

Die klinische Praxis bei Kindern und Jugendlichen zeigt, dass die Eltern häufig mehr unter den Tics leiden als die Patienten selbst. Auch Studien zur Lebensqualität von

Tourette-Patienten weisen darauf hin, dass die komorbiden Erkrankungen zu mehr Leidendruck führen als die Tics selbst. Erwachsene leiden dabei am häufigsten unter Depressionen und Zwängen.

15.33 Wie behandelt man Ticstörungen?

Eingesetzte Behandlungselemente sind Psychoedukation, Medikation und Psychotherapie. Das Vorgehen hängt dabei vor allem von der Ausprägung der Symptomatik und dem Leidensdruck des Patienten ab. Bei leichter Symptomatik ist meist eine Psychoedukation ausreichend. Viele Betroffene und ihr Umfeld empfinden die Diagnose bereits als Entlastung. Wichtig ist auch das Wissen, dass ein Unterlassen einer Behandlung nicht zu einem schlechteren Krankheitsverlauf hinsichtlich der Ticsymptome führt und zahlreiche Ticstörungen während oder nach der Adoleszenz spontan sistieren. Der Kontakt zu einer Selbsthilfegruppe kann hilfreich sein.

Sollte erheblicher Leidensdruck oder eine ausgeprägte Ticsymptomatik bestehen, werden atypische Neuroleptika (Antipsychotika) oder Psychotherapie bzw. eine Kombination beider Maßnahmen empfohlen.

Die Gabe atypischer Neuroleptika kann zu einer Ticreduktion um ca. 50 % führen. Die Studienlage ist nicht aussagekräftig genug, um einer Substanz den Vorzug zu geben. In der Behandlung von Erwachsenen werden am häufigsten Sulpirid, Aripiprazol und Risperidon eingesetzt. Bei schwer betroffenen erwachsenen Patienten, bei denen alle anderen Therapieoptionen ausgereizt sind, besteht auch die Möglichkeit der Tiefenhirnstimulation, die in spezialisierten Einrichtungen durchgeführt werden sollte.

15.34 Wie sieht eine psychotherapeutische Behandlung bei Ticstörungen aus?

Es gibt verschiedene Verfahren; für zwei verhaltenstherapeutische Methoden – **Habit Reversal Training** (HRT) und **Exposure and Response Prevention** (ERPT) – konnte eine Ticreduktion von ca. 30 % nachgewiesen werden. Beide Therapieprogramme haben als Ziel eine Verbesserung der Kontrolle über die unwillkürlichen Bewegungen und Äußerungen. Der Fokus wird dabei in der ERP-Therapie auf das „Vorgefühl" gesetzt, mit dem Ziel, dieses länger aushalten zu können. In der HRT geht es zunächst darum, durch Selbstwahrnehmungstraining Zusammenhänge zwischen externen Stimuli, internen Auslösern und Tics zu erkennen. Zentrales Element der Behandlung ist das Training inkompatibler Reaktionen, das bei motorischen Tics meist die Anspannung der antagonisierenden Muskeln betrifft. Bei vokalen Tics ist diese Methode schwieriger anzuwenden; bewusstes Ein- und Ausatmen stellt beispielsweise eine Möglichkeit einer inkompatiblen Reaktion bei vokalen Tics dar. Begleitende Elemente beider Therapien sind neben Entspannungsverfahren typische verhaltenstherapeutische Methoden wie z. B. Konditionierung.

MERKE

Ticstörungen im Verlauf

Ticstörungen haben einen phasenhaften Verlauf. Über Wochen und Monate schwankt die Intensität und Frequenz der Symptomatik unabhängig von der Behandlung. Dies ist für die Behandler von essenzieller Bedeutung, da nur im Langzeitverlauf die Wirkung z. B. einer Medikation beurteilt werden kann. Dosisanpassungen und Medikamentenumstellungen sollten daher immer mit Blick auf den längerfristigen Verlauf erfolgen.

15.35 Fluchen alle Tourette-Patienten?

In der öffentlichen Wahrnehmung wird die unvermittelte Äußerung von Schimpfworten fast als pathognomonisch für ein Tourette-Syndrom gesehen. Tatsächlich zeigen dieses Symptom aber nur 10–33 % der Tourette-Patienten. In einer Studie wiesen 24 % eine **Koprolalie** und 15,5 % eine **Kopropraxie** auf. Es gibt Hinweise darauf, dass das Vorhandensein von Koprophänomenen mit einer höheren Komorbidität und einer ausgeprägteren Schwere der Erkrankung einhergehen. Die neurobiologische Ursache für die Koprophänomene ist nicht geklärt. Ein Zusammenhang mit Dysfunktionen in Regelkreisen, die zu einer defizitären Inhibition führen, ist jedoch naheliegend. Es ist interessant, dass nicht nur Tourette-Patienten dieses Symptom zeigen, sondern dass es z. B. auch bei Patienten mit Gehirnläsionen (etwa nach einem Schlaganfall), neurodegenerativen Erkrankungen und Epilepsien beobachtet werden kann. Für die Betroffenen sind die Koprophänomene vor allem aufgrund der sozialen Stigmatisierung belastend.

Autismus

15.36 Welche diagnostischen Kriterien existieren für Autismus?

Zentrale Symptome eines Autismus sind eine Beeinträchtigung der Kommunikation und der sozialen Interaktion sowie stereotype und repetitive Verhaltensweisen. Die in der ICD-10 noch vorgenommene Unterteilung in Subtypen konnte in Studien nicht konsistent bestätigt werden und wurde daher im **DSM-5** zu einer Gruppe der **Autismus-Spektrum-Störungen** zusammengefasst. Damit wurden eine kategoriale Abgrenzung gegenüber anderen Entitäten psychiatrischer Erkrankungen und eine dimensionale Unterteilung innerhalb der Störungsgruppe gewählt.

15.37 Was ist ein Asperger-Autismus?

In Abgrenzung zum frühkindlichen oder auch Kanner-Autismus zeigen Asperger-Autisten keine allgemeine Entwicklungsretardierung bzw. Entwicklungsverzögerung der Sprache oder der kognitiven Funktionen. Die soziale Interaktion ist durch wenig Interesse am Gegenüber geprägt, und es bestehen repetitive und stereotype Verhaltensweisen mit Sonderinteressen. Autisten haben oft eine monotone Prosodie, sie verwenden Neologismen, und ihre Sprache kann eigenartig, manchmal gestelzt wirken. Zudem ist der Blickkontakt auffällig; er wird bereits bei kleineren Kindern nicht gesucht und ist ein Symptom, das bereits im Alter zwischen 12–18 Monaten zur differenzialdiagnostischen Erwägung einer Autismus-Spektrum-Störung führen kann. Insgesamt zeigen autistische Menschen wenig Interesse an Triangulierung, d. h., Kinder zeigen nicht auf Objekte oder Personen, um die Aufmerksamkeit anderer zu lenken, und folgen viel seltener der Blickrichtung anderer. Nach DSM-5 wird der Asperger-Autismus jedoch nicht mehr von anderen Formen des Autismus abgegrenzt, sondern als eine Ausprägungsform der Autismus-Spektrum-Störung verstanden.

15.38 Wie häufig ist Autismus?

Unter Berücksichtigung der Heterogenität der Studienergebnisse aufgrund unterschiedlicher zugrunde liegender diagnostischer Kriterien ist von einer Prävalenz von 0,9–1,1 % auszugehen. Dabei ist das männliche Geschlecht 2- bis 3-mal häufiger betroffen. Zwar konnte in Zwillingsstudien gezeigt werden, dass Mädchen eine höhere familiäre und Umweltbelastung benötigen, um eine Autismus-Spektrum-Störung zu entwickeln, es ist jedoch auch bekannt, dass aufgrund der weniger ausgeprägten oder sich anders präsentierenden Symptomatik Autismus-Spektrum-Störungen bei Mädchen, vor allem mit hochfunktionalem Autismus, weniger häufig diagnostiziert werden. Dies mag auch daran liegen, dass sie hinsichtlich der sozialen Interaktionsprobleme über bessere Kompensationsstrategien verfügen als Jungen.

15.39 Sind genetische Ursachen für eine Autismus-Spektrum-Störung bekannt?

Bekannt sind zum einen monogene Formen mit Mutationen in einzelnen Genen, die vererbt sein können oder neu auftreten, zum anderen Mikrodeletionen oder -duplikationen in einem oder mehreren Genen oder Chromosomenaberrationen sowie häufige Varianten, die jedoch für sich genommen das Risiko nur geringfügig erhöhen. Es ist eine ganze Reihe genetischer Syndrome bekannt, die zu einem hohen Prozentsatz zu einer Autismus-Spektrum-Störung führen, z. B.

- Fragiles-X-Syndrom (30–60 %)
- Tuberöse Hirnsklerose (25–60 %)
- Rett-Syndrom (80–100 %)
- Adenylosuccinatlyase-Defizienz (80–100 %)
- Cornelia-de-Lange-Syndrom (50 %)
- Cohen-Syndrom (50 %)
- Lujan-Fryns-Syndrom (63 %)
- Angelman-Syndrom maternal (50–80 %)
- Prader-Willi-Syndrom (20–40 %)
- Smith-Magenis-Syndrom (ca. 90 %)

15.40 Was sind sonstige Risikofaktoren für eine Autismus-Spektrum-Störung?

- Höheres Alter von Mutter und Vater (vermittelnder Mechanismus vermutlich genetischer oder epigenetischer Art)
- Medikamentenexposition in der Schwangerschaft (Antiepileptika, SSRI, möglicherweise auch andere psychoaktive Substanzen)
- Röteln-Infektion der Mutter in der Schwangerschaft
- Migrationsstatus der Eltern

15.41 Wie hoch ist das Risiko, ein zweites Kind mit Autismus zu bekommen?

Autismus ist eine Erkrankung mit hoher Heritabilität (40–80 %), wobei die genetischen Ursachen heterogen sind. Das globale Wiederholungsrisiko – d. h., der ursächliche genetische Defekt ist nicht bekannt – liegt nach dem ersten Kind mit Autismus bei 10–20 %. Sollten bereits zwei Kinder mit Autismus geboren worden sein, haben die Eltern ein Risiko von mehr als 30 %, dass auch das dritte Kind an Autismus leidet. Das spezifische Wiederholungsrisiko für bekannte genetische Defekte kann deutlich niedriger liegen.

15.42 Was weiß man über die Neurobiologie der Sozialverhaltensauffälligkeiten des Autismus?

Für ein angemessenes Sozialverhalten muss man das Verhalten anderer wahrnehmen, adäquat verarbeiten und ein situationsangemessenes eigenes Verhalten zeigen. Daran beteiligt sind folgende Gehirnregionen: medialer präfrontaler Kortex, Amygdala, vorderer Anteil der Insula, anteriorer zingulärer Kortex, Gyrus frontalis inferior und Sulcus temporalis superior. Es gibt unterschiedliche Theorien, die jeweils Teilaspekte erklären. So steht z. B. die Amygdala im Fokus der Forschung. Diese Gehirnregion erfüllt vielfältige Funktionen: Sie ist u. a. an der Emotionserkennung durch Verarbeitung von Gesichtsausdrücken, Beurteilung sozialer Situationen, Verarbeitung sozialer Reaktionen und Erkennen der Blickrichtung beteiligt. Menschen mit bilateraler Amygdalaläsion zeigen ähnlich wie Autisten keinen Blickkontakt und eine Unfähigkeit, aus Gesichtsausdrücken soziale Informationen herauszulesen.

15.43 Was ist die Theory of Mind?

Mit der Theory of Mind (ToM) ist die Fähigkeit der Perspektivübernahme gemeint, also die Fähigkeit, Gedanken, Überzeugungen und emotionale Zustände anderer zu erkennen und zu verstehen. Dabei haben Menschen mit Autismus-Spektrum-Störungen Schwierigkeiten. Ein bereits 1985 entwickelter Test demonstriert dies eindrücklich. Die Protagonistin der Testanordnung ist eine Puppe namens Sally. Sie hinterlässt in Korb Nr. 1 eine Murmel und verlässt dann das Szenario. Während ihrer Abwesenheit legt eine andere Puppe die Murmel in Korb Nr. 2. Als Sally auf die Bühne zurückkommt, wird die Frage an den Beobachter gestellt, wo Sally nach der Murmel suchen wird. Zur korrekten Lösung der Aufgabe ist es erforderlich,

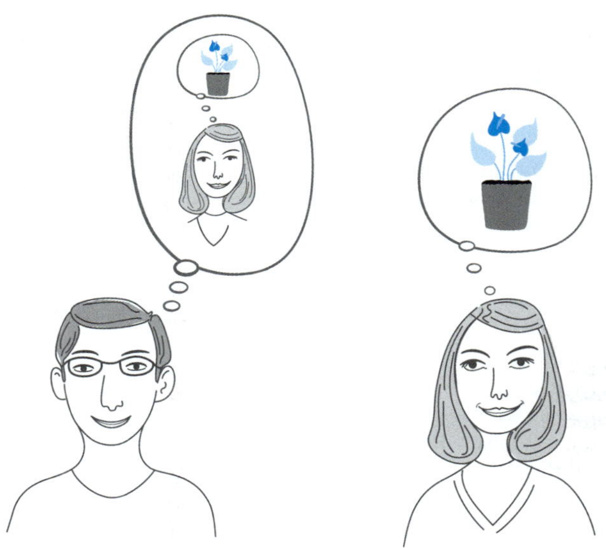

Abb. 15.4 Ein weiteres Beispiel für Theory of Mind: Der Junge kann sich vorstellen, was das Mädchen denkt. [P492/L231]

sich in Sally hineinzuversetzen und von dem eigenen Informationsstand zu abstrahieren. Kinder ab ca. 4 Jahren sind in der Lage, diese Aufgabe richtig zu lösen (Korb Nr. 1), während Kinder mit einer Autismus-Spektrum-Störung fälschlicherweise angeben werden, dass Sally in Korb Nr. 2 suchen wird. Versuche, im therapeutischen Rahmen ToM oder Vorläuferfertigkeiten zu erlernen, zeigen vereinzelt positive Befunde; eine Generalisierbarkeit und Dauerhaftigkeit der erworbenen Fertigkeiten konnte jedoch nicht gezeigt werden.

15.44 Mit welchen Komorbiditäten gehen Autismus-Spektrum-Störungen einher?

Über die Hälfte der an einer Autismus-Spektrum-Störung leidenden Menschen zeigt **Entwicklungsstörungen** in den Bereichen Sprache, Motorik und Kognition. Damit ist es auch nicht überraschend, dass bis zu einem Drittel der Patienten von neurokognitiven Entwicklungsstörungen wie AD(H)S betroffen sind.

An einer **Intelligenzminderung** (IQ < 70) leiden ca. 50 % der Patienten mit Autismus-Spektrum-Störung, und diese leiden auch vermehrt (ca. 15–25 %) an Epilepsien.

Ansonsten sind komorbid bei Kindern und Jugendlichen häufig folgende psychische Erkrankungen zu beobachten:

- Emotionale Störungen
- Oppositionelle Verhaltensweisen
- Angststörungen
- Affektive Störungen
- Schlafstörungen

Bei Erwachsenen mit einem IQ im Normbereich werden häufig **Persönlichkeitsstörungen** beobachtet.

15.45 Wann sollte bei Erwachsenen an eine Autismus-Spektrum-Störung gedacht werden?

Ein nicht unerheblicher Anteil von Menschen mit hochfunktionalem Autismus kann aufgrund ausgeprägter sprachlicher Kompetenzen und guter kognitiver Leistungsfähigkeit Defizite in der sozialen Interaktion und Kommunikation kompensieren. Nichtsdestotrotz sehen sich 50 % der Betroffenen ungeachtet ihres hohen Bildungsabschlusses mit Arbeitslosigkeit und niedrigem sozioökonomischem Status konfrontiert. Anlass für eine Autismus-Diagnostik sind häufig komorbide Erkrankungen wie z. B. Depressionen oder Angststörungen, die im Verlauf auftreten. Die NICE-Guideline (2012) empfiehlt eine weitere Diagnostik bei folgenden Symptomen:

1. Mindestens eins von drei der folgenden Kriterien erfüllt:
   - Anhaltende Schwierigkeiten in der sozialen Interaktion
   - Anhaltende Schwierigkeiten in der sozialen Kommunikation
   - Stereotype Verhaltensweisen, Widerstand gegen Veränderung oder eingeschränkte Interessen

und

1. Mindestens einer der folgenden Faktoren (oft mit Autismus assoziiert):
   - Schwierigkeiten, eine Anstellung/Ausbildung zu bekommen oder aufrechtzuerhalten
   - Schwierigkeiten, soziale Beziehungen einzugehen oder aufrechtzuerhalten

- Frühere/aktuelle Inanspruchnahme von Dienstleistungen im Bereich psychischer Gesundheit
- (Neuro-)psychiatrische Vorgeschichte

15.46 Welches diagnostische Vorgehen wird für Erwachsene mit Verdacht auf Asperger-Autismus empfohlen?

Bei Erwachsenen wird ein gestuftes Vorgehen empfohlen. Wenn die in Frage 15.45 genannten Auffälligkeiten bestehen, d. h. Schwierigkeiten im psychosozialen Bereich aufgrund von Auffälligkeiten in der sozialen Kommunikation, Interaktion und/oder aufgrund von Sonderinteressen vorliegen, sollte ein Screeningtest durchgeführt werden. Hierfür stehen der **Autismus-Quotient** (**AQ**) und die **Social Responsiveness Scale for Adults** (**SRS-A**) zur Verfügung. Im AQ z. B. wird Zustimmung oder Ablehnung zu Aussagen darüber erfragt, wie oder ob es einem leicht fällt, die Absichten einer Person anhand ihres Gesichtsausdrucks zu erkennen oder sich in den Protagonisten einer Geschichte hineinzuversetzen. Das Ergebnis des Screenings ist jedoch nur als Hinweis zu werten, da die Spezifität der Instrumente niedrig ist.

Bei Hinweisen auf eine Autismus-Spektrum-Störung sollte der Patient zum Facharzt bzw. in ein spezialisiertes Zentrum überwiesen werden. Dort wird die Diagnostik um die Fremdanamnese (z. B. mittels Marburger Beurteilungsskala zum Asperger-Syndrom [MBAS]) oder Fragebogen zur sozialen Kommunikation [FSK]) und damit auch um Informationen zur Kindheit und Entwicklung ergänzt. Die differenzialdiagnostische Abgrenzung zu zahlreichen Krankheitsbildern (z. B. Persönlichkeitsstörungen, PTBS, AD(H)S, soziale Phobie) erfordert eine hohe Expertise.

PRAXISTIPP

Testverfahren für Autismus

Auf dieser Homepage kann neben anderen Testverfahren der AQ (Autismus-Quotient) als Screeninginstrument in vielen Sprachen kostenlos heruntergeladen werden: www.autismresearchcentre.com/arc_tests.

15.47 Welche spezifischen Testverfahren werden zur Autismus-Diagnostik eingesetzt?

Als spezifische Testinstrumente, mit denen sich überprüfen lässt, ob die diagnostischen Kriterien einer Autismus-Spektrum-Störung erfüllt werden, kommen das **Diagnostische Interview für Autismus – Revidiert** (**ADI-R**) und die **Autism Diagnostic Observation Scale** (**ADOS**) zum Einsatz. ADI-R wird dabei im Regelfall mit den Eltern durchgeführt, die im Rahmen des strukturierten Interviews Aussagen über die Kindheit und Entwicklung des Patienten machen sollen. ADOS wird mit dem Patienten durchgeführt und beinhaltet verschiedene Aufgaben, die zur Verhaltensbeobachtung dienen. Es stehen dabei vier Module zur Verfügung, um die Anforderungen an die Altersgruppe anpassen zu können; für Erwachsene wird Modul 4 angewandt.

15.48 Wie wird eine Therapie bei Autismus durchgeführt?

Grundsätzlich können zwei Herangehensweisen unterschieden werden: zum einen gezielte und auf einzelne Symptome fokussierte Ansätze und zum anderen sogenannte **„comprehensive treatment models“** (CTMs), die mit dem Ziel, ein breites

Lernfeld zu eröffnen, aus unterschiedlichen, in einen konzeptionellen Rahmen eingebetteten Therapieelementen bestehen. Ein CTM ist über mehrere Jahre angelegt. Ein Übersichtsartikel von Wong et al. (2015) zählt mehr als 30 CTMs.

Gute Evidenz gibt es z. B. für **Early Intensive Behavioral Intervention** (**EIBI**), das streng verhaltenstherapeutisch arbeitet. Erwünschtes Verhalten wie z. B. Blickkontakt wird zu fördern und unerwünschtes Verhalten wie z.B. autoaggressives Verhalten zu reduzieren versucht. Ziel der Behandlung ist, dass die Patienten Fertigkeiten – insbesondere in der sozialen Interaktion und Kommunikation – erlernen, um ein möglichst autonomes Leben führen zu können. Als eine der basalen Fertigkeiten wird hierzu – z. B. mittels Verstärker-und Belohnungssystemen – versucht, den Sprachgebrauch zu fördern. Die Therapie wird mit einer hohen Intensität von ca. 20–40 Wochenstunden durchgeführt.

Ein weiteres bekanntes Therapieprogramm ist **Treatment and Education of Autistic and Related Communication Handicapped Children** (**TEACCH**) – ein an der Universität von North Carolina entwickelter umfassender Therapieansatz, der sich u. a. durch eine enge Zusammenarbeit zwischen dem Therapeuten und den Eltern auszeichnet. Ausgehend von einem kompetenzorientierten und vom Respekt für die Andersartigkeit getragenen Ansatz sollen durch individuelle Diagnostik und Förderung Fertigkeiten in allen Lebensbereichen entwickelt und verbessert werden.

Wichtige Prinzipien sind dabei Strukturierung und Visualisierung. Das Lern- und Arbeitsumfeld wird dabei nach den Bedarfen des Patienten gestaltet; so wird z. B. darauf geachtet, möglichst wenig Ablenkungsmöglichkeiten zu schaffen, dass Arbeitsmaterialien einen zugewiesenen Platz haben und die Abfolge der Aufgaben möglichst vorhersehbar arrangiert ist (z. B. grafisch übersichtlich als Tagesplan gestaltet). Dies dient auch dazu, die Umsetzung der Aufgaben und die Handhabung der Materialien möglichst unabhängig von der Anleitung der Betreuer, Eltern etc. zu ermöglichen und die Erfahrung von Kompetenz und Selbstwirksamkeitserleben zu fördern. In einer Metaanalyse von Virues-Ortega et al. (2013) konnten vor allem für maladaptive Verhaltensweisen und Sozialverhalten mittlere bis große Effektstärken festgestellt werden; in den anderen Bereichen waren die Effekte gering, wobei die Autoren darauf hinweisen, dass aufgrund einer unzureichenden Anzahl an aussagekräftigen Studien letztlich noch keine Aussage über die Wirksamkeit des Therapieprogramms getroffen werden kann.

15.49 Ist Autismus heilbar?

Die Symptomatik erweist sich als sehr stabil, insbesondere wenn die Diagnose früh (vor dem 2. Lebensjahr: 100 %, vor dem 6. Lebensjahr: 90 %) gestellt wird. Durch ein sehr intensives Therapieprogramm kann die Adaptation an die Alltagsanforderungen in einigen Bereichen jedoch verbessert werden. Für die Prognose ist dabei insbesondere die intellektuelle Leistungsfähigkeit ausschlaggebend. In Übersichtsarbeiten wurde festgestellt, dass ca. 50–60 % der Erwachsenen mit Autismus-Spektrum-Störungen die Schule ohne einen Abschluss verlassen, ca.75 % keine Arbeitsstelle finden und 90–95 % nicht in der Lage sind, langfristige Partnerschaften oder Freundschaften aufrechtzuerhalten.

Psychische Folgen von Medienkonsum bei Kindern und Jugendlichen

15.50 Ist Medienkonsum schädlich für Kinder und Jugendliche?

Diese Frage ist vielschichtig und erfordert eine differenzierte Betrachtung. Die Mediennutzung und -verfügbarkeit ist in stetem Wandel und wirkt in immer mehr Lebensbereiche hinein. Für Kinder und Jugendliche sind Medien heute nicht nur relevant zum Zeitvertreib, sondern spielen eine wesentliche Rolle für die soziale Interaktion und sind fester Bestandteil der Schul- und später auch der Arbeitswelt. Damit hat Medienkonsum per se sicher nicht nur schädliche Auswirkungen; von Relevanz sind vielmehr die Art der Nutzung und der zeitliche Umfang. Ein konkreter Grenzwert, ab wann der Medienkonsum aufgrund der Dauer schädlich ist, kann dabei nicht festgelegt werden. Es geht darum, den Medienkonsum im Gesamtzusammenhang der Lebenswelt und Entwicklung der Kinder und Jugendlichen zu sehen. Werden durch Medienkonsum wesentliche Bereiche vernachlässigt (z. B. körperliche Bewegung), ist dies mit Sicherheit schädlich. Gewährleistet die Nutzung von Apps hingegen den sozialen Kontakt und die Integration in eine Peergroup, ist das ein förderlicher Einfluss.

Eltern stehen vor der Herausforderung, sich mit der Lebenswelt der Kinder und Jugendlichen auseinanderzusetzen und sind dabei mit medialen Möglichkeiten konfrontiert, die nicht Bestandteil ihrer Kindheit und Jugend waren. Dies führt häufig zu Verunsicherung und schürt entsprechende Konflikte zwischen Eltern und Kindern. Der Wunsch nach konkreten Empfehlungen kann dabei nur bedingt erfüllt werden, da diese zum einen aufgrund der rasanten technischen Entwicklung nur sehr kurzlebig sind und zum anderen der je individuellen Lebenswelt oft nicht gerecht werden.

15.51 Fördern Videospiele die Gewaltbereitschaft?

Ja, aber es handelt sich dabei nicht um einen monokausalen Zusammenhang. Aggressive und dissoziale Verhaltensweisen werden durch eine Vielzahl von protektiven und risikofördernden Faktoren beeinflusst (▶ Abb. 15.5). Videospiele können dabei mit eine Rolle spielen, sind aber sicher nicht der Hauptfaktor. Eine Metaanalyse von Greitemeyer und Mügge (2013) zeigt eine geringe bis mittlere Effektstärke des Spielens von Videospielen hinsichtlich sozialer Verhaltensweisen und den damit verbundenen kognitiven und affektiven Faktoren. Dabei war ein Einfluss sowohl hinsichtlich prosozialer Verhaltensweisen durch Videospiele mit prosozialen Inhalten zu beobachten, ebenso wie ein vermehrtes Auftreten von aggressiven Verhaltensweisen, wenn die Probanden gewalttätigen Inhalten ausgesetzt waren. Aggressive Verhaltensweisen sind dabei jedoch nicht gleichzusetzen mit Gewalt. Gewalt stellt vielmehr die extreme Ausprägung eines Aggressionskontinuums dar.

Der Einfluss von Videospielen auf aggressive Verhaltensweisen ist dabei vermittelt durch Lernen. Videospiele sprechen viele Lernmechanismen an und sind geradezu daraufhin ausgerichtet, dass der Nutzer dazulernt. Meist sind sie so gestaltet, dass der Spieler sukzessive mehr Fähigkeiten erwerben muss, um höhere Level zu erreichen. Dabei wird vor allem mit Belohnungen im Sinne des operanten Konditionierens gearbeitet. Das Ausmaß des Lerneffekts ist dabei wiederum abhängig vom zeitlichen Umfang des Spielens und vom Aufbau des Spiels sowie davon, welche und wie effektiv Lernmechanismen adressiert werden.

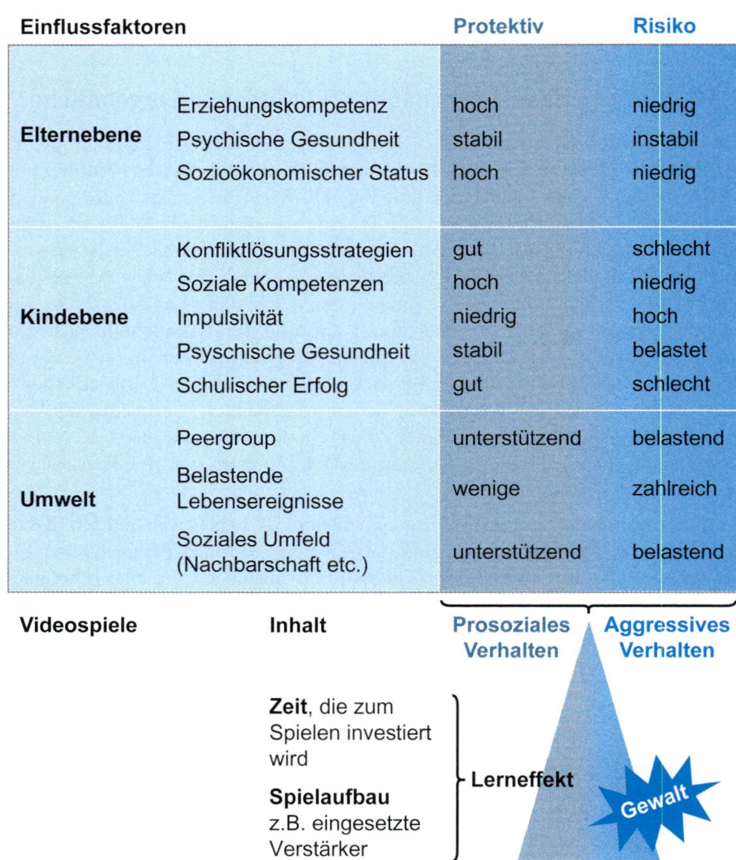

Abb. 15.5 Videospiele als ein Faktor im Zusammenhang mit sozialen Verhaltensweisen [P492/L231]

Rechtliche Fragen zur Behandlung von Kindern und Jugendlichen

15.52 Können Minderjährige in eine medizinische Behandlung ohne Zustimmung der Sorgeberechtigten einwilligen?

Grundsätzlich besteht ein Recht auf körperliche Unversehrtheit, daher bedarf es für medizinische Eingriffe (dazu gehört auch die Einnahme von Medikamenten oder eine Psychotherapie) der Einwilligung des Patienten. Von einer **rechtsgültigen Einwilligung des Patienten** kann ausgegangen werden, wenn der Patient Bedeutung und Tragweite des geplanten Eingriffs versteht. Laut einer Entscheidung des Bundesgerichtshofes (BGH) ist diese Fähigkeit auch Minderjährigen zuzugestehen. Ein noch nicht volljähriger Patient kann die Einwilligung zu einem medizinischen Eingriff geben, wenn er *„nach seiner geistigen und sittlichen Reife die Bedeutung und Tragweite des Eingriffs und seiner Gestattung zu ermessen vermag"* (BGH 5.12.1958, VI ZR 266/57). Eine konkrete Altersgrenze ist dabei nicht vorgegeben. Es ist die Aufgabe des Arztes, sich ein Urteil über die Einwilligungsfähigkeit seines Patienten zu bilden. Dabei spielt zum einen die geistige und sittliche Reife eine Rolle und andererseits die Tragweite des Eingriffs. So sind die möglichen Folgen und Komplikationen einer Herzoperation etwa deutlich weitreichender als die einer Blutabnahme und damit die Anforderungen an die geistige Reife des Patienten auch höher. Als grobe Orientierung wird in der Literatur angegeben, dass Jugendliche unter 14 Jahren als nicht einwilligungsfähig angesehen werden. Ob nun bei einem minderjährigen Patienten eine Einwilligungsfähigkeit vorliegt, bleibt eine Einzelfallentscheidung.

Sollten die Entscheidungen hinsichtlich einer geplanten Behandlung zwischen Jugendlichem und Sorgeberechtigten divergieren, ist dies eine rechtlich komplexe Situation und stark vom Einzelfall abhängig. Grundsätzlich sind die Sorgeberechtigten verpflichtet, zum Wohle des Kindes zu entscheiden und auch die zunehmende Autonomie entsprechend dem Entwicklungsstand zu berücksichtigen (vgl. §§ 1626 und 1629 BGB). Sollte die Entscheidung der Eltern daher das Wohl des Kindes gefährden, muss eine Entscheidung des Familiengerichts (§ 1666 BGB) eingeholt werden.

15.53 Ist für medizinische Eingriffe bei Minderjährigen die Einwilligung beider Sorgeberechtigten notwendig?

Ob beide Sorgeberechtigten bei einem medizinischen Eingriff einwilligen müssen, hängt von der Schwere des geplanten Eingriffs ab. Bei Routineeingriffen mit geringem Risiko (z. B. unproblematischer Medikation, Impfungen), reicht es, wenn ein Elternteil einwilligt. Bei Eingriffen, die zwar ein ausführliches Aufklärungsgespräch erfordern, aber keine sehr risikoreiche und schwere Intervention darstellen, muss der Arzt fragen, ob der anwesende Elternteil auch für den anderen Sorgeberechtigten einwilligen kann. Bei sehr risikoreichen Eingriffen ist zwingend die Zustimmung beider Sorgeberechtigter einzuholen.

15.54 Wer entscheidet bei Minderjährigen über Zwangsmaßnahmen?

Während für eine freiheitsentziehende Unterbringung eine klare gesetzliche Regelung (§ 1631b, Abs. 1 BGB) existiert, ist dies bei Zwangsmaßnahmen anders. Bei Kindern und Jugendlichen entscheiden daher die Sorgeberechtigten über Zwangsmaßnahmen. Dazu gehören Zwangsmedikation, Zwangsernährung, Diagnostik unter Zwang und auch Körperhygiene unter Zwang. Seit dem 1.10.2017 besteht eine gesetzliche Regelung (§ 1631b, Abs. 2 BGB) für unterbringungsähnliche Maßnahmen mit freiheitsentziehender Wirkung (z.B. Fixierung), die damit nicht mehr allein im Entscheidungsbereich der Sorgeberechtigten liegen, sondern der familienrechtlichen Genehmigung bedürfen.

15.55 Wie ist das rechtliche Vorgehen für eine geschlossene Unterbringung bei Minderjährigen?

Muss ein Kind oder ein Jugendlicher aufgrund einer psychiatrischen Erkrankung auf einer geschlossenen Station untergebracht werden, so müssen die Sorgeberechtigten dies beim Familiengericht beantragen. „*Die Unterbringung ist zulässig, wenn sie zum Wohl des Kindes, insbesondere zur Abwendung einer erheblichen Selbst- oder Fremdgefährdung, erforderlich ist und der Gefahr nicht auf andere Weise, auch nicht durch andere öffentliche Hilfen, begegnet werden kann*“ (§ 1631b BGB).

15.56 Besteht Schweigepflicht gegenüber den Eltern von minderjährigen Patienten?

Zur Beantwortung dieser Frage sind zwei Rechtsgüter abzuwägen. Zum einen steht auch Minderjährigen der ärztliche Geheimnisschutz zu. Zum anderen haben die Eltern das Erziehungsrecht (Art. 6 Abs. 2 S. 1 Grundgesetz) und die Pflicht zur Personensorge (§ 1626 BGB). Um diese ausüben zu können, sind sie auf Informationen angewiesen. Letztlich spielt auch hier die geistige und sittliche Reife eine Rolle, die dem Jugendlichen die notwendige Urteils- und Einsichtsfähigkeit bzgl. des jeweiligen Sachverhalts ermöglicht. Altersangaben in Merkblättern zur Schweigepflicht der Landesärztekammern in Deutschland, ab wann die entsprechende Einsichtsfähigkeit angenommen werden kann, sind dabei nicht einheitlich. Sie bewegen sich aber häufig so um das 15. Lebensjahr. Es wird jedoch auch betont, dass immer die Umstände des Einzelfalls zu berücksichtigen seien.

Für die jugendpsychiatrische Behandlung sollte diesem Thema vor dem Hintergrund eines Vertrauensverhältnisses zwischen Arzt und Patient große Beachtung geschenkt werden; dabei sollten – vom Entwicklungsstand abhängig – die Autonomiebedürfnisse des Patienten berücksichtigt werden, wie es ja auch für das Handeln der Eltern in § 1626 BGB vorgesehen ist. Eine vom Patienten eingeholte Schweigepflichtsentbindung gegenüber den Eltern kann vor diesem Hintergrund auch therapeutisch sinnvoll sein. Umgekehrt sollte es auch Teil des therapeutischen Prozesses sein, die Kommunikation der Eltern und des Jugendlichen zu relevanten Themen zu fördern und die Erziehungskompetenz der Eltern zu stärken, was auch die Kenntnis zu wichtigen Sachverhalten im Leben des Kindes beinhalten kann.

Quellen

Abramovitch A, et al. Comorbidity between attention deficit/hyperactivity disorder and obsessive-compulsive disorder across the lifespan: a systematic and critical review. Harvard Rev Psychiatry 2015; 23(4): 245.

American Psychiatric Association, Falkai P, Döpfner M. Diagnostisches und statistisches Manual psychischer Störungen DSM-5. Bern: Hogrefe 2015.

An der Heiden W, Häfner H. The epidemiology of onset and course of schizophrenia. Eur Arch Psychiatry Clin Neurosci 2000; 250(6): 292–303.

Andres M et al. Differentialdiagnose unwillkürlicher Muskelbewegungen. Praxis 2009; 98(18): 985–994.

Arnsten AF. Stimulants: therapeutic actions in ADHD. Neuropsychopharmacology 2006; 31(11): 2376.

Assink M, et al. Risk factors for persistent delinquent behavior among juveniles: a meta-analytic review. Clin Psychol Rev 2015; 42: 47–61.

Bachmann CJ et al. ADHS in Deutschland: Trends in Diagnose und medikamentöser Therapie. Dtsch Arztebl Int 2017; 114(9): 141–148.

Banaschewski T, Döpfner M. DSM-5 – Aufmerksamkeitsdefizit-/Hyperaktivitätsstörungen. Z Kinder Jug-Psych 2014; 42: 271–277.

Blumberg FC, Blumberg F. Learning by Playing: Video Gaming in Education. Oxford, New York: Oxford University Press 2014.

Biscaldi M et al. Autismus-Spektrum-Störungen vom Kindes- bis ins Erwachsenenalter. Nervenheilkunde 2012; 31(7): 498–507.

Bishop-Fitzpatrick L, et al. A systematic review of psychosocial interventions for adults with autism spectrum disorders. Adolescents and adults with autism spectrum disorders. J Autism Dev Disord 2013; 43(3): 687–694.

Burgess PM, et al. Service use for mental health problems: findings from the 2007 National Survey of Mental Health and Wellbeing. Aust NZ J Psychiatry 2009; 43(7): 615–623.

Bushman BJ, Anderson CA. Understanding causality in the effects of media violence. American Behavioral Scientist 2015; 59(14): 1807–1821.

Casey B, et al. Adolescence: what do transmission, transition, and translation have to do with it? Neuron 2010; 67(5): 749–760.

Cavanna AE, et al. Neurobiology of the premonitory urge in Tourette's syndrome: pathophysiology and treatment implications. J Neuropsychiatry Clin Neurosci 2017: 29(2): 95–104.

Cortese S, et al. Neurofeedback for attention-deficit/hyperactivity disorder: meta-analysis of clinical and neuropsychological outcomes from randomized controlled trials. J Am Acad Child Adolesc Psychiatry 2016; 55(6): 444–455.

Delank H-W, Gehlen W. Neurologie: Stuttgart: Thieme 2006.

Ecker W, Gönner S. Das Unvollständigkeitsgefühl. Nervenarzt 2006; 77(9): 1115–1122.

Eddy C, Cavanna A. 'It's a curse!': coprolalia in Tourette syndrome. Eur J Neurology 2013; 20(11): 1467–1470.

Fletcher-Watson S, et al. Interventions based on the Theory of Mind cognitive model for autism spectrum disorder (ASD). Cochrane Database Syst Rev 2014; 3: CD008785.

Fredriksen M, et al. Long-term efficacy and safety of treatment with stimulants and atomoxetine in adult ADHD: a review of controlled and naturalistic studies. Eur Neuropsychopharmacol 2013; 23(6): 508–527.

Ganos C, et al. "I swear it is Tourette's!": on functional coprolalia and other tic-like vocalizations. Psychiatry Res 2016; 246: 821–826.

Gillies D, et al. Polyunsaturated fatty acids (PUFA) for attention deficit hyperactivity disorder (ADHD) in children and adolescents. Cochrane Database Syst Rev 2012; 7: CD007986.

Greitemeyer T, Mügge DO. Video games do affect social outcomes: a meta-analytic review of the effects of violent and prosocial video game play. Pers Soc Psychol Bull 2014; 40(5): 578–589.

Groth C, et al. Course of Tourette syndrome and comorbidities in a large prospective clinical study. J Am Acad Child Adolesc Psychiatry 2017; 56(4): 304–312.

Guyer AE, et al. The neurobiology of the emotional adolescent: from the inside out. Neurosci Biobehav Rev 2016; 70: 74–85.

Havighurst RJ. Developmental tasks and education. 3. A. New York: Longman 1982.

Heilskov Rytter MJ, et al. Diet in the treatment of ADHD in children – a systematic review of the literature. Nordic J Psychiatry 2015; 69(1): 1–18.

Jones P. Adult mental health disorders and their age at onset. Br J Psychiatry 2013; 202(s54): s5–s10.

Kaess M et al. Das Heidelberger Frühbehandlungszentrum für junge Menschen in Krisen – ein Modell zur kooperativen Versorgung von Jugendlichen und jungen Erwachsenen. Z Psychiatr Psychol Psychother 2015; 63: 175–180.

Karch D et al. EEG-Feedback bei Aufmerksamkeitsdefizit-/Hyperaktivitätsstörung im Kindes- und Jugendalter. In: Karch D, Pietz J (Hrsg.). Aktuelle Neuropädiatrie 2006. Nürnberg: Novartis Pharma Verlag 2007, S. 379–389.

Kessler RC, et al. Prevalence, persistence, and sociodemographic correlates of DSM-IV disorders in the National Comorbidity Survey Replication Adolescent Supplement. Arch Gen Psychiatry 2012; 69(4): 372–380.

Kessler RC, et al. Lifetime prevalence and age-of-onset distributions of DSM-IV disorders in the National Comorbidity Survey Replication. Arch Gen Psychiatry 2005; 62(6): 593–602.

Knight T, et al. Prevalence of tic disorders: a systematic review and meta-analysis. Pediatr Neurol 2012; 47(2): 77–90.

Kobierska M, et al. Coprolalia and copropraxia in patients with Gilles de la Tourette syndrome. Neurologia i neurochirurgia polska 2014; 48(1): 1–7.

Konrad K, et al. Brain development during adolescence: neuroscientific insights into this developmental period. Dtsch Arztebl Int 2013; 110(25): 425.

Lambert M et al. Die psychische Gesundheit von Kindern, Jugendlichen und jungen Erwachsenen – Teil 1: Häufigkeit, Störungspersistenz, Belastungsfaktoren, Service-Inanspruchnahme und Behandlungsverzögerung mit Konsequenzen. Fortschr Neurol·Psychiatr 2013; 81(11): 614–627.

Landesärztekammer Baden-Württemberg mit den Bezirksärztekammern. Merkblatt zur ärztlichen Schweigepflicht 2009; www.aerztekammer-bw.de/10aerzte/ (letzter Zugriff: 30.9.2017).

Lehnhardt F-G et al. Diagnostik und Differentialdiagnose des Asperger-Syndroms im Erwachsenenalter. Dtsch Arztebl 2013; 110: 755–763.

Leupold H et al. Methylphenidat und Suchtentwicklung. Sucht 2006; 52(6): 395–403.

Mayr M, et al. Transitionspsychiatrie der Adoleszenz und des jungen Erwachsenenalters. Z Psychiatr Psychol Psychother 2015; 63: 151–153.

Mendelson WB, et al. Sleep in Gilles de la Tourette syndrome. Biol Psychiatry 1980; 2: 339–343.

Merikangas KR, et al. Lifetime prevalence of mental disorders in US adolescents: results from the National Comorbidity Survey Replication – Adolescent Supplement (NCS-A). J Am Acad Child Adolesc Psychiatry 2010; 49(10): 980–989.

Müller S et al. Zwangsmaßnahmen in der psychiatrischen Behandlung. Psychotherapeut 2017; 62(1): 3–11.

Naqvi NH, et al. Damage to the insula disrupts addiction to cigarette smoking. Science 2007; 315(5811): 531–534.

Noordermeer SD, et al. A systematic review and meta-analysis of neuroimaging in oppositional defiant disorder (ODD) and conduct disorder (CD) taking attention-deficit hyperactivity disorder (ADHD) into account. Neuropsychol Rev 2016; 26(1): 44–72.

Panizzons Wunderbille: Swiss Professional Media AG; 2015; www.unternehmerzeitung.ch/ausserdem/schweizer-pioniere/panizzons-wunderpille/ (letzter Zugriff: 30.9.2017).

Peterson C. More than just a higher grade. Ethos 2008; 1: 10–16.

Polanczyk GV, et al. ADHD prevalence estimates across three decades: an updated systematic review and meta-regression analysis. Int J Epidemiol 2014; 43(2): 434–442.

Remschmidt H. Multiaxiales Klassifikationsschema für psychische Störungen des Kindes- und Jugendalters nach ICD-10 der WHO: mit einem synoptischen Vergleich von ICD-10 mit DSM-IV. Bern: Huber 2001.

Renner TJ et al. Neurobiologie des Aufmerksamkeitsdefizit-/Hyperaktivitätssyndroms. Nervenarzt 2008; 79(7): 771.

Resnick RJ. Attention deficit hyperactivity disorder in teens and adults: They don't all outgrow it. J Clin Psychol 2005; 61(5): 529–533.

Roessner V et al. Schwierige Differenzialdiagnose. Tic oder Zwang? Neurotransmitter 2009; 5: 56–62.

Sambrani T, et al. New insights into clinical characteristics of Gilles de la Tourette Syndrome: findings in 1,032 patients from a single German center. Front Neurosci 2016; 10: 415.

Schelling P, Gaibler T. Aufklärungspflicht und Einwilligungsfähigkeit: Regeln für diffizile Konstellationen. Dtsch Arztebl 2012; 109(10): 476.

Seiffge-Krenke I. Emerging Adulthood: Forschungsbefunde zu objektiven Markern, Entwicklungsaufgaben und Entwicklungsrisiken. Z Psychiatr Psychol Psychother 2015; 63(3): 165–173.

Shprecher DR, et al. Neurobehavioral aspects, pathophysiology, and management of Tourette syndrome. Curr Opin Neurology 2014; 27(4): 484–492.

Singh SP. Transition of care from child to adult mental health services: the great divide. Curr Opin Psychiatry 2009; 22(4): 386–390.

Sisik CL, Zehr J. Pubertätshormone strukturieren Gehirn und Verhalten von Jugendlichen. In: Konrad K, Uhlhaas PJ (Hrsg.). Das adoleszente Gehirn. Stuttgart: Kohlhammer 2011, S. 91–111.

Spencer RC, et al. The cognition-enhancing effects of psychostimulants involve direct action in the prefrontal cortex. Biol Psychiatry 2015; 77(11): 940–950.

Steinhausen H-C et al. Zeitliche Trends bei den Häufigkeiten für Aufmerksamkeitsdefizit-/Hyperaktivitätsstörungen (ADHS) und Stimulanzienbehandlung. Z Psychiatr Psychol Psychother 2016; 44: 275–284.

Stieglitz R-D, Rösler M. Diagnostik der Aufmerksamkeitsdefizit-/Hyperaktivitätsstörung (ADHS) im Erwachsenenalter. Z Psychiatr Psychol Psychother 2006; 54(2): 87–98.

Tarver J, et al. Attention-deficit hyperactivity disorder (ADHD): an updated review of the essential facts. Child Care Health Dev 2014; 40(6): 762–774.

Thapar A, et al. Practitioner review: What have we learnt about the causes of ADHD? J Child Psychol Psychiatry 2013; 54(1): 3–16.

Tinaz S, et al. Role of the right dorsal anterior insula in the urge to tic in Tourette syndrome. Mov Disord 2015; 30(9): 1190–1197.

Van Lancker D, Cummings J. Expletives: neurolinguistic and neurobehavioral perspectives on swearing. Brain Res Rev 1999; 31(1): 83–104.

Virues-Ortega J, et al. The TEACCH program for children and adults with autism: a meta-analysis of intervention studies. Clin Psychol Rev 2013; 33(8): 940–953.

Wankerl B et al. Neurobiologische Grundlagen der Aufmerksamkeitsdefizit-/Hyperaktivitätsstörung. Fortschr Neurol Psychiatr 2014; 82(1): 9–29.

Wasserstein J. Diagnostic issues for adolescents and adults with ADHD. J Clin Psychol 2005; 61(5): 535–547.

Weber AK et al. Das Selbstbestimmungsrecht einwilligungsfähiger Minderjähriger als Grenze der ärztlichen Offenbarungsbefugnis nach § 4 KKG. Medizinrecht. 2014; 32(11): 777–784.

Webster-Stratton C, Taylor T. Nipping early risk factors in the bud: preventing substance abuse, delinquency, and violence in adolescence through interventions targeted at young children (0–8 years). Prev Sci 2001; 2(3): 165–192.

Willcutt EG, et al. Validity of DSM-IV attention deficit/hyperactivity disorder symptom dimensions and subtypes. J Abnorm Psychol 2012; 121(4): 991–1010.

Wong C, et al. Evidence-based practices for children, youth, and young adults with autism spectrum disorder: a comprehensive review. J Autism Dev Disord 2015; 45(7): 1951–1966.

Wood S, et al. Psychostimulants and cognition: a continuum of behavioral and cognitive activation. Pharmacol Rev 2014; 66(1): 193–221.

Yael D, et al. Pathophysiology of tic disorders. Mov Disord 2015; 30(9): 1171–1178.

Yang J, et al. The prevalence of diagnosed Tourette syndrome in Canada: a national population-based study. Mov Disord 2016; 31(11): 1658–1663.

Zitierte Leitlinien

Deutsche Gesellschaft für Neurologie. S1-Leitlinie Tics. Stand: 2016; www.awmf.org/uploads/tx_szleitlinien/030-012l_S1_Tics_2012_verlaengert.pdf (letzter Zugriff: 1.10.2017).

Pilling S, et al. Recognition, referral, diagnosis, and management of adults with autism: summary of NICE guidance. BMJ 2012; 344: e4082.

Vllasaliu L, Freitag CM. Interdisziplinäre S3-Leitlinie der DGKJP und der DGPPN sowie der beteiligten Fachgesellschaften, Berufsverbände und Patientenorganisationen. Autismus-Spektrum-Störungen im Kindes-, Jugend-und Erwachsenenalter Teil 1: Diagnostik. 2016; www.awmf.org/leitlinien/detail/ll/028-018.html (letzter Zugriff: 30.9.2017).

16 Geschlechtsspezifische Psychiatrie

Jan Reuter

Frauen und Psychiatrie

16.1 Welcher Wissenschaftler hat als erster das Venus-Symbol für Frauen verwendet?

Im 18. Jahrhundert hat der schwedische Arzt und Naturforscher Carl von Linné das Venussymbol im Rahmen seiner biologischen Studien eingeführt (▶Abb. 16.1). Sowohl die von ihm entworfene binäre Nomenklatur der Biologie als auch die Geschlechtersymbole sind seit ihrer Einführung durch Linné bis heute aktuell.

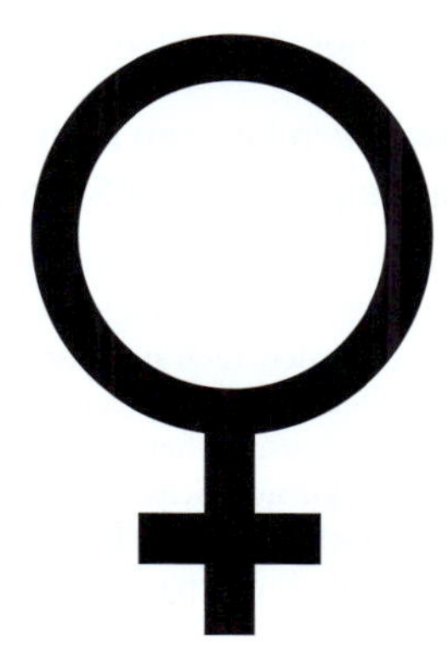

Abb. 16.1 Venussymbol [L231]

16.2 Ist ein Fokus auf geschlechtsspezifische Themen in der Psychiatrie sinnvoll?

Ja, aber mit überwiegendem Bezug auf neurobiologische Bedingungen statt auf kulturspezifische Rollenbilder. In der Psychiatrie ergeben sich Frage- und Problemstellungen, die sowohl biologische als auch psychosoziale Aspekte umfassen. Es zeigt sich, dass Geschlechtsdimorphismus auf unterschiedlichen neurobiologischen Ebenen existiert und Auswirkungen auf die Psyche und ihre Erkrankungen hat. Frauen haben andere Gene, die sich nachweislich auf die Anatomie des Gehirns, seine Neurone, endokrinologischen Systemkreise und seinen Stoffwechsel auswirken. Diese Unterschiede wirken sich u. a. auf die Vulnerabilität sowie die Ätiologie psychischer Erkrankungen aus, sie beeinflussen das Erleben der Umwelt (z. B. Schmerzwahrnehmung) und bilden eine geschlechtsspezifische Pharmakokinetik und Dynamik. Ein besserer Bezug auf geschlechtsspezifische Merkmale kann medizinische Maßnahmen wirksamer machen.

Die psychosoziale Rolle der Geschlechter ist dagegen weniger determiniert und gesellschafts- sowie zeitgeistabhängig. Ein unreflektierter Bezug auf die Geschlechtsrollen kann zu Vorurteilen und Vereinfachungen führen, die der psychotherapeutisch gewollten Selbstverwirklichung im Wege stehen. Zudem greift eine geschlechtsspezifische Psychiatrie ohne Beachtung der sexuellen Orientierung und von Übergangsformen der Geschlechter zu kurz. Geschlechter sind nicht streng dichotom, und für Geschlechtsmerkmale gibt es Übergangsformen. Viele Geschlechtsunterschiede können nur über größere Populationen statistisch festgestellt werden, sodass tatsächliche Unterschiede nur eingeschränkt auf individuelle Personen bezogen werden können. Eine pragmatische Entwicklung einer geschlechtsspezifisch orientierten Psychiatrie birgt Chancen zur Individualisierung der Interventionen, aber auch das Risiko einer Pauschalisierung.

16.3 Welche biologisch begründeten Vulnerabilitäten sind für Frauen psychiatrisch besonders relevant?

- Menstruationszyklen
- Schwangerschaft und Geburt
- Perimenopause (Klimakterium)

16.4 Inwiefern können Menstruation, Schwangerschaft und Menopause psychische Störungen verursachen?

Schmerzen und körperliche Veränderungen beeinflussen die Psyche bei jedem Menschen. Für psychische Störungen durch Menstruation, Schwangerschaft und die Perimenopause werden auch spezifische biologische Prozesse verantwortlich gemacht. Die hormonellen Schwankungen in diesen Phasen werden durch eine unterschiedliche Geschlechtshormon-Sensitivität von Frauen (mit) erklärt. Die Hypothese der **Reproduktionshormon-Sensitivität** wurde aus der Erkenntnis abgeleitet, dass prämenstruelle Beschwerden ein Risikofaktor für 1) psychische Symptome in der Frühschwangerschaft, 2) postpartale und 3) perimenopausale Depressionen sind.

16.5 Welche psychischen Störungen sind spezifisch für Frauen?

- Prämenstruelles dysphorisches Syndrom (PMDS)
- Postpartale traumatische Belastungsstörung
- Postpartale Depression
- Postpartale Psychose
- Postpartale Zwangsstörung
- Perimenopausales depressives Syndrom
- Menstruationsassoziierte Psychosen

16.6 Welche psychischen Störungen sind bei Frauen häufiger, aber nicht spezifisch?

Für die meisten Krankheitsbilder ergibt sich eine ungleiche Geschlechterverteilung. Die Borderline-Persönlichkeitsstörung, Essstörungen, Depressionen und Angsterkrankungen kommen bei Frauen häufiger vor. Für die ausschließlich Frauen betreffenden psychischen Erkrankungen (→ Frage 16.5) werden hauptsächlich endokrinologische Faktoren (hormonelle Schwankungen) als ätiologisches Erklärungsmodell diskutiert. Für das Verständnis der Borderline-Persönlichkeitsstörung, von Essstörungen, Depressionen und Angsterkrankungen werden dagegen eher geschlechtsspezifische neuronale Prozesse und psychosoziale Erklärungsmodelle (Frauenbild, Frauenrolle) herangezogen. Die höhere Prävalenz demenzieller Syndrome bei Frauen lässt sich am ehesten durch die längere Lebenserwartung und eine geringere zerebrale Reservekapazität erklären.

16.7 Welche Risiken werden für die Entstehung postpartaler psychischer Beschwerden beschrieben?

Postpartale psychische Störungen haben vielfältige Risikofaktoren: Erstgeburt, fehlende partnerschaftliche Unterstützung, Sectio caesarea, prä- und perinatale Komplikationen, Gewaltanamnese (insbesondere sexuelle Gewalt), psychiatrische Vorerkrankungen, positive Familienanamnese für psychiatrische Erkrankungen, postpartale psychische Beschwerden bei vorherigen Schwangerschaften/Geburten, positive Familienanamnese der Mutter oder Schwester für postpartale psychische Erkrankungen, starke Belastungen während und nach der Schwangerschaft, vulnerable Persönlichkeitsstruktur und soziale Isolation. Die möglichen Risikofaktoren sind hier nicht erschöpfend gelistet. Mögliche Risikofaktoren sollen die Mutter, ihre Familie und Behandler sensibilisieren, ohne jedoch den bereits immensen Druck und Stress auf die Mutter noch weiter zu erhöhen.

16.8 Welche psychische Störung der Schwangerschaft geht mit einer unmittelbaren Gefahr für Mutter und Kind einher und bedarf einer sofortigen Intervention?

Die **postpartale Psychose** ist die bedrohlichste akute psychische Störung von Müttern in den ersten Wochen nach der Entbindung. Es wird geschätzt, dass bei jeder 500. bis 1000. Geburt eine postpartale Psychose auftritt. Der Begriff postpartale Psychose umfasst manische, schizoaffektive, schizophrene und prädelirant wirkende Ausprägungsformen, die sowohl eine Erstmanifestation als auch ein Rezidiv einer entsprechenden vorbestehenden Störung sein können. 75 % der Psychosen treten in den ersten 2 Wochen nach der Geburt auf.

Paranoide oder religiöse Wahninhalte sind meist auf das Neugeborene bezogen, z. B. das Kind vor Verfolgern verstecken zu müssen oder ein Kind Satans oder Gottes geboren zu haben. Akustische Halluzinationen, vor allem in Form von imperativen Stimmen, können zur Verletzung oder Tötung des Kindes aufrufen. Als manische Symptome können eine extreme Euphorie und Erregung auftreten. Suizidgedanken, Suizidimpulse und Suizide gehören ebenfalls zu den Symptomen einer postpartalen Psychose und sind ein wichtiger Auslöser für Suizide in der perinatalen Phase. Die Symptome treten oft akut auf. Die Relevanz einer frühzeitigen Erkennung und konsequenten, engmaschigen Behandlung ergibt sich aus der unmittelbaren Gefährdung des Kindes und der Mutter.

16.9 Welche Intervention ist bei einer postpartalen Psychose indiziert?

Die erste Maßnahme ist der unmittelbare Schutz von Kind und Mutter. Dazu gehört eine stationär-psychiatrische Behandlung, wenn vorhanden auf einer psychiatrisch-psychotherapeutischen „Mutter-Kind-Station“. Die Symptome der postpartalen Psychose werden mit ausreichend hoch dosierten Antipsychotika behandelt. Ein Abstillen ist unter der Medikation notwendig. Die Behandlung muss psychotherapeutisch im Sinne einer Krisenintervention und stützenden Therapie begleitet werden. Kann eine Gefährdung des Kindes nicht ausgeschlossen werden, ist eine Trennung des Kindes von der Mutter zum Schutz vor einer vor einer Verletzung oder Tötung des Kindes notwendig.

16.10 Welche psychischen *Beschwerden* nach einer Schwangerschaft sind besonders verbreitet?

Jede Geburt geht mit tiefgreifenden psychischen Erlebnissen und Veränderungen einher. Der Begriff **„Baby-Blues"** beschreibt hormonelle und umweltbedingte Erschöpfungs- und Belastungsreaktionen nach der Geburt. Die auch als „Heultage" bezeichneten Beschwerden treten bei ca. 50 % der Mütter (je nach Kulturzugehörigkeit bei 40–80 %) auf. Innerhalb von 10 Tagen nach der Geburt kann es zu Affektlabilität, depressiven Gedanken, Schuldgefühlen, Reizbarkeit und vegetativen Störungen kommen, die ihre stärkste Ausprägung am 3. bis 5. Tag erreichen; die Symptome sollten die Mutter in der Versorgung des Kindes nicht maßgeblich einschränken. Die Beschwerden bedürfen keiner spezifischen Therapie und sollten unter psychosozialer Unterstützung selbstlimitierend sein. Der „Baby-Blues" ist keine psychische Erkrankung, gilt jedoch bei länger andauernden Symptomen (> 14 Tage) als Risikofaktor für eine postpartale Depression.

16.11 Welche psychische *Erkrankung* ist nach einer Schwangerschaft besonders verbreitet?

Die **postpartale Depression** (PPD) ist die häufigste psychische Störung nach einer Schwangerschaft. Sie zeigt die typischen Symptome einer Depression wie gedrückte Stimmung, Interessenverlust und Antriebsminderung und kann nicht immer von einer geburtsunabhängigen depressiven Episode unterschieden werden. Für die PPD als typisch gilt eine emotionale Labilität mit ausgeprägten Schuld-, Scham- und Insuffizienzgefühlen, für ca. 25 % der von einer PPD Betroffenen werden aggressive Zwangsgedanken beschrieben. Ängstliche Symptome treten im Vergleich zu anderen depressiven Störungen häufiger auf. Vor dem Hintergrund der erwarteten Gefühle der Freude und der gewachsenen Verantwortung für das Kind können diese Symptome die Mutter besonders verunsichern und die Depression verschlimmern.

Die Prävalenz der PPD wird auf 10–15 % geschätzt; wenn bei der Patientin bereits eine depressive Episode aufgetreten ist, liegt das Risiko einer PPD bei ca. 25 %. Bei positiver Anamnese für eine PPD beträgt das Rezidivrisiko bei der nächsten Geburt ca. 50 %. Die Symptome manifestieren sich Tage bis Wochen nach der Geburt, am häufigsten nach 2–3 Monaten. Eine frühzeitige Erkennung und Behandlung ist besonders wichtig, da depressive Symptome eine schädliche Auswirkung auf die Entwicklung der Mutter-Kind-Bindung haben.

16.12 Welche psychischen Konsequenzen haben nicht erfolgreiche Schwangerschaften für die Betroffenen?

Nicht erfolgreiche oder frühzeitig terminierte Schwangerschaften sowie der Tod des Kindes können eine schwere Belastung für die Mutter darstellen, die eine intensive multidisziplinäre Betreuung erfordern. In der Literatur liegt der Fokus auf der Versorgung **erfolgreicher** Schwangerschaften, die bereits mit Schwierigkeiten für die Mutter einhergehen können. Nicht erfolgreiche Schwangerschaften stellen Erlebnisse dar, deren seelische Konsequenzen für die Mutter lang anhaltend sein können. Frustrane In-vitro-Befruchtungsversuche, Fehlgeburt, Abruptio und Kindstod sind unterschiedliche Szenarien, die einer Betreuung bedürfen, viele Behandler aber stark verunsichern. Eine psychisch erkrankte Mutter zu einem Schwangerschaftsabbruch zu beraten gehört zu den schwierigsten Aufgaben überhaupt.

Allgemeine Aussagen über Auswirkungen, psychiatrische Diagnostik und Betreuung zu nicht erfolgreichen Schwangerschaften können an dieser Stelle nicht getroffen werden. Möglichkeiten der Behandlung von Belastungsreaktionen durch traumatische Ereignisse in der Schwangerschaft werden in ▶ Kap. 9 erläutert.

16.13 Welche Geburtsbedingungen können zu einer posttraumatischen Belastungsstörung führen?

Die traumatisch erlebte Entbindung oder postpartale Belastungsstörung tritt bei ca. 1–2 % aller Entbindungen auf. Dabei wird betont, dass das subjektive Erleben der Gefahren einer Geburt gegenüber der objektiven Einschätzung der Gefährdung überwiegt. Als Risikofaktoren für eine traumatisch erlebte Entbindung gelten bereits vorhandene andere traumatische Erlebnisse, Schwangerschaftskomplikationen, sekundäre Sectio nach fehlgeschlagenem Versuch einer vaginalen Entbindung, hohes Kontrollbedürfnis und das Gefühl ausgeprägter Hilflosigkeit, das Erleben von Ausgeliefertsein, die Wahrnehmung der Umwelt als rücksichtslos und die Verletzung von Schamgefühlen.

16.14 Wie unterscheidet sich die geburtsbedingte posttraumatische Belastungsstörung (PTBS) von anderen PTBS?

Klinisch gibt es keinen Unterschied, die geburtsbedingte PTBS wird jedoch oft falsch verstanden. Belastungsstörungen nach einer traumatisch erlebten Geburt sind mit Belastungsstörungen nach anderen traumatischen Geschehnissen vergleichbar. Da eine Geburt im Allgemeinen jedoch als ein freudiges Erlebnis und nicht als bedrohliche Traumatisierung eingeschätzt wird, kann die Geburt als adäquate Ursache der zu beobachtenden Symptome bei den betroffenen Frauen deutlich unterschätzt werden.

Traumatische Erinnerungen können spontan auftreten oder durch geburtsspezifische Trigger (Blut, Geschrei des Neugeborenen) ausgelöst werden. Die auslösenden Faktoren werden zunehmend vermieden, zum Teil mit erheblichen Defiziten in der Alltagsgestaltung und adäquaten Versorgung des Kindes. Zur PTBS gehören zudem Symptome, die auch bei Müttern ohne PTSB beobachtet werden können: ständige Anspannung und Alarmbereitschaft, depressive Gefühle, Freudlosigkeit, Schlafstörungen und sozialer Rückzug. Symptome einer möglichen PTBS müssen von nichtpathologischen Stressreaktionen und postpartalen Depressionen abgegrenzt werden.

16.15 Wie können ein Screening und eine Intervention für eine geburtsbedingte posttraumatische Belastungsstörung (PTBS) gestaltet werden?

Subjektive Erlebnisse können in ihren Auswirkungen am besten dadurch bewertet werden, dass man die Betroffenen danach fragt. So wird eine orientierende Nachbesprechung des Geburtsverlaufs empfohlen. Die Nachbesprechung selbst kann bereits bestehende Angst- und Stressgefühle deutlich lindern; einer „empathisch validierenden Nachbesprechung" wird ein protektiver Effekt gegen die Entwicklung einer PTBS zugeschrieben. Da psychische Beschwerden nach der Geburt Schuld- und Schamgefühle hervorrufen können und die Symptome einer PTBS sich mit üblichen Stressreaktionen überlappen, ist die gezielte Nachfrage nach Intrusionen, Flashbacks, ihren auslösenden Faktoren und daraus erwachsendem Vermeidungsverhalten wichtig.

Wenn sich die Leitsymptomatik am besten durch die Diagnose einer PTBS erklären lässt, wird eine traumaspezifische Therapie empfohlen. Diese sollte auf den Methoden der kognitiven Verhaltenstherapie basieren und eine Exposition beinhalten. Bei gravierenden Symptomen kann zusätzlich eine medikamentöse Behandlung unter Stillverzicht indiziert sein.

16.16 Wie unterscheidet sich die Diagnose des prämenstruellen dysphorischen Syndroms (PMDS) von „üblichen" Menstruationsbeschwerden?

Psychische Diagnosen als Abgrenzung von verbreiteten Beschwerdebildern sind meist dann gerechtfertigt, wenn die Betroffenen in ihrem Alltag über einen längeren Zeitraum erheblich eingeschränkt sind. Das PMDS wird im DSM-5 als Diagnose vergeben, wenn bei der Patientin eine *„deutliche Interferenz mit beruflichen/schulischen Leistungen und sozialen/familiären Beziehungen während der meisten Menstruationszyklen des vergangenen Jahres"* besteht. Dabei ist die Symptomatik nicht kontinuierlich, sondern *„die meiste Zeit während der letzten Woche vor Beginn der Menstruation mit Rückbildung innerhalb weniger Tage nach ihrem Einsetzen"* vorhanden. Die Einschränkungen müssen durch mindestens eines der ersten vier Symptome verursacht worden sein: 1.) depressive Verstimmung, 2.) Angst oder Anspannung, 3.) Affektlabilität oder 4.) andauernde und deutliche Reizbarkeit und Wut.

Andere diagnostische Kriterien, die bei der PMDS beobachtet werden können, umfassen 5.) Interesselosigkeit, 6.) Konzentrationsschwierigkeiten, 7.) Lethargie, 8.) Appetitveränderungen, 9.) Schlafstörungen, 10.) Gefühl des Kontrollverlusts und 11.) körperliche Symptome wie Brustspannen, Gefühl des Aufgedunsenseins, Bauch-, Kopf und Gelenkschmerzen sowie Gewichtszunahme durch Wassereinlagerung. Um eine Diagnose zu stellen, müssen (neben einem der ersten vier Symptome) insgesamt 5 von allen 11 gelisteten Kriterien vorhanden sein. Differenzialdiagnostisch müssen andere psychiatrische Erkrankungen ausgeschlossen werden.

16.17 Wie kann die Lehrmeinung zu Psychopharmaka während der Schwangerschaft zusammengefasst werden?

Sowohl die Gabe als auch das Vorenthalten von Psychopharmaka für schwangere Patientinnen mit relevanten psychischen Erkrankungen kann mit erheblichen Risiken verbunden sein. Die Verordnung von Psychopharmaka für betroffene Schwangere ist immer eine Einzelfallentscheidung und stellt das Ergebnis einer Risiko-Nutzen Abwägung dar. Die wichtigsten Risiken der Einnahme von Psychopharmaka in der Schwangerschaft stellen Fehlbildungen des Embryos dar.

Risiken aus unterlassener Gabe von Psychopharmaka während der Schwangerschaft sind: Verschlimmerung und Exazerbation psychischer Symptome bei der Mutter, selbstschädigendes Verhalten oder Suizid der Mutter, negativer Einfluss auf die Mutter-Kind-Interaktion/-Bindung sowie Entwicklungsverzögerungen beim Neugeborenen. Viele relevante Psychopharmaka werden mit Risiken für eine Schwangerschaft in Verbindung gebracht. Einige Substanzen sind für ihre teratogene Wirkung bekannt (z. B. Lithium oder Valproat), sodass sie nur unter Kontrazeption verabreicht werden dürfen. Bei den meisten anderen Substanzen ist die Zurückhaltung mit Vorsicht und fehlenden Studien begründet. Es gibt keine Psychopharmaka (auch keine pflanzlichen), die in der Schwangerschaft völlig bedenkenlos gegeben werden können.

PRAXISTIPP

Kompetenzzentren bei Medikation in der Schwangerschaft

In der Online-Version des psychiatrischen Lehrbuchs „Berger – Psychische Erkrankungen“ (2015) wird im entsprechenden Fachkapitel empfohlen, sich bei Fragen zur Verordnung von Psychopharmaka in der Schwangerschaft an ein Kompetenzzentrum zu wenden. Eine Kontaktaufnahme mit diesen Beratungszentren ist auch zur Dokumentation von Schwangerschaftsverlauf und -ausgang ausdrücklich erwünscht, da für viele neuere Präparate keine ausreichenden Fallzahlen vorliegen und eine Verbesserung der Informationsbasis nur durch eine umfassende Meldung von Schwangerschaften unter Medikation erreicht werden kann. Empfohlen werden das Institut für Reproduktionstoxikologie in Ulm/Ravensburg (www.reprotox.de) und das Pharmakovigilanz- und Beratungszentrum für Embryonaltoxikologie in Berlin (www.embryotox.de).

16.18 Für welche psychischen Erkrankungen werden psychopharmakologische Behandlungen während der Schwangerschaft meist weitergeführt?

Medikamentöse Behandlungen von Schwangeren erfolgen für alle psychischen Störungen, die so schwergradig ausgeprägt sind, dass die potenziellen Nebenwirkungen der Medikation im Vergleich zu den durch die Erkrankung selbst hervorgerufenen Schäden als geringer eingeschätzt werden. Dies gilt vor allem für Frauen mit schweren Psychosen, bipolaren affektiven Störungen, schweren Depressionen und Epilepsie. Dosisänderungen und das Absetzen von Medikamenten sollten möglichst nicht abrupt erfolgen.

MERKE

Allgemeine Hinweise bei Medikation in der Schwangerschaft

- **Eine Schwangerschaft ist generell eine Gegenanzeige für alle Psychopharmaka.**
- Möglichst erst ab dem 2. Trimenon, wenn nicht anders vermerkt
- Möglichst niedrig dosierte Monotherapie
- Möglichst gut untersuchte Präparate, soweit verträglich und wirksam
- Ausschluss von Fehlbildungen durch Ultraschallfeindiagnostik in der 20. SSW
- Möglichst gegen Ende der Schwangerschaft auf eine moderate Dosierung reduzieren
- Bei Einnahme von Psychopharmaka im letzten Trimenon Entbindung in einem Perinatalzentrum mit pädiatrischer Abteilung

(modifiziert nach Berger 2015: Kap. 5)

16.19 Welche antipsychotische Substanz wird für Schwangere und Stillende empfohlen, falls die Anwendung eines Antipsychotikum indiziert ist?

Die Wahl des Antipsychotikums erfolgt nach entsprechender Indikationsstellung anhand der bereits etablierten Erhaltungstherapie, dem Zeitpunkt der Feststellung der Schwangerschaft und der Bereitschaft des Behandlers und der Patientin. Ein bereits gut vertragenes Antipsychotikum kann nach Ausschluss einer gewichtigen Kontraindikation weitergegeben werden. Für **Haloperidol** liegen, was Fallzahlen und Beobachtungszeiträume betrifft, die besten Erfahrungen vor; bisher gibt es keine Hinweise für eine signifikante Zunahme der Fehlbildungsrate. Auch für die Stillzeit wird Haloperidol in moderater Dosierung bei entsprechender Indikation empfohlen. Für Clozapin, Risperidon und Quetiapin liegen längere Beobachtungszeiträume vor, ohne dass Hinweise auf Fehlbildungen bekannt wurden. Für 5 % der Neugeborenen wird unter **Clozapin**-Einnahme der Mutter eine erhöhte Schläfrigkeit angegeben. Für Stillende wird Clozapin wegen Anreicherung in der Muttermilch nicht empfohlen.

Für **Olanzapin** lagen bis zur Drucklegung ebenfalls keine Hinweise auf Teratogenität vor, jedoch wird auf die Gefahr eines Gestationsdiabetes und vereinzelte Anpassungsstörungen des Neugeborenen (Krampfanfälle, Icterus neonatorum, Zittrigkeit und Schläfrigkeit) hingewiesen. Für andere Antipsychotika existieren geringere Beobachtungszahlen, die keine gesicherten Aussagen zulassen. Für alle Frauen, die Antipsychotika in der Schwangerschaft einnehmen, wird die Gabe von Folsäure, Spiegelbestimmung des Antipsychotikums und hochauflösender Organultraschall zum Ausschluss von Fehlbildungen nach Abschluss der Frühschwangerschaft empfohlen. Eine sorgfältige gynäkologische Schwangerschaftsüberwachung in enger Zusammenarbeit mit den Psychiatern ist erforderlich, um Krisen bei der Mutter und Komplikationen beim Feten oder Embryo rechtzeitig behandeln zu können (vgl. Berger 2015).

16.20 Welches Antidepressivum wird von schwangeren Patientinnen am besten vertragen?

Antidepressiva haben insgesamt ein hohes Risikoprofil für Schwangerschaften. Wenn jedoch aufgrund einer schweren Depression eine pharmakologische Intervention indiziert ist, so gilt der Einsatz der trizyklischen Antidepressiva **Amitriptylin** und **Nortriptylin** sowie der selektiven Serotonin-Wiederaufnahmehemmer (SSRI) **Sertralin** und **Citalopram** als akzeptabler Kompromiss zwischen Nutzen und Risiko. Auch für **Mirtazapin** und **Venlafaxin** gab es bis zur Drucklegung keine publizierten Hinweise für Teratogenität; Fallzahlen und Beobachtungszeiträume sind jedoch geringer als für die oben genannten Substanzen. Das Risiko von Abruptio und Schwangerschaftskomplikationen unter Antidepressiva ist umstritten, eine moderate Verkürzung der Schwangerschaftsdauer scheint jedoch belegbar zu sein (vgl. Berger 2015).

INFO

Phasenprophylaktika in der Schwangerschaft

Die wichtigen **Phasenprophylaktika** (Lithium, Valproat, Carbamazepin und Lamotrigin) gelten als teratogen. Eine Exazerbation einer schweren manischen oder depressiven Phase gilt aber als ein besonderes hohes Risiko für eine Schwangerschaft, weshalb die medikamentöse Phasenprophylaxe nicht kategorisch abgelehnt wird. Die Gefahr von Nebenwirkungen durch Lithium, Valproat, Carbamazepin und Lamotrigin ist so relevant, dass jeder Einsatz eine sorgfältige Einzelfallabwägung darstellt. Allgemeine Empfehlungen können nicht ausgesprochen werden; die Konsultation eines Kompetenzzentrums ist in jedem Fall notwendig.

16.21 Wie können Stress und Angst während der Schwangerschaft abgebaut werden?

Die Literatur über eine gelungene Schwangerschaft ist vielfältig, umfangreich und ganz unterschiedlichen Philosophien verpflichtet. **Stressmanagement** ist für Mutter und Kind sinnvoll, aber auch die natürliche Widerstandsfähigkeit der Schwangeren sollte wertgeschätzt und wahrgenommen werden. Die Stressoren ändern sich in den unterschiedlichen Phasen der Schwangerschaft. Zum spezifischen Stressmanagement für Schwangere ist die überlegte Auswahl eines Geburtszentrums, dem man Vertrauen entgegenbringt, sinnvoll. Das Klinikpersonal sollte ein individuelles Stressmanagement durch Informationen und Zuwendung beherrschen. Auch die Begleitung der werdenden Mutter durch eine kompetente Hebamme kann zur Stressreduktion in allen Schwangerschaftsstadien beitragen.

Medikamentöse Interventionen bei Belastungen durch Angst, Anspannung und Schlafstörungen in Form von **Tranquilizern** oder **Hypnotika** sind nicht empfohlen und wirken sich pharmakologisch stets auch auf das ungeborene Kind aus. Anders als bei den Entspannungsverfahren treffen das Kind also auch potenziell schädliche Wirkungen. **Baldrian** wird als die am wenigste riskante Variante beschrieben und bei Schwangeren angewendet. Nichtpflanzliche Medikamente sind nur bei erheblicher Ausprägung von Angst und Anspannung gerechtfertigt, wenn nichtmedikamentöse Methoden ausgeschöpft sind. Für die älteren Antihistaminika (Diphenhydramin, Doxylamin), niedrigpotente Antipsychotika (Melperon, Pipamperon) und sedierende Antidepressiva (Amitriptylin) sind keine erhöhten Fehlbildungsraten nachgewiesen. Kurz wirksame Benzodiazepine sind zwar nicht unumstritten, bei eindeutiger Indikation wird ein kurzer gezielter Einsatz jedoch als vertretbar angesehen.

Transpersonen und Psychiatrie

16.22 Wie unterscheiden sich die Konzepte der Geschlechtsdysphorie und der Transsexualität?

Beide Begriffe beziehen sich auf Menschen, die sich nicht ihrem Geburtsgeschlecht zugehörig fühlen. Dabei beschreibt „Geschlechtsdysphorie“ die daraus für den Betroffenen erwachsenden Belastungen anstatt den Wunsch, das Geburtsgeschlecht an sich zu ändern. Somit wird der Impuls der eigentlichen „Transsexualität“, d. h. sich mit einem anderen Geschlecht zu identifizieren, entpathologisiert. Geschlechtsdysphorie kann z. B. durch Eigen- und Fremdstigmatisierung entstehen, Transsexualität als Wunsch an sich nicht. Der Begriff „Geschlechtsdysphorie“ ist die aktuelle Terminologie im DSM-5; sie ergänzt den Begriff Transsexualität der ICD-10, um dem Leiden der Betroffenen auch begrifflich Rechnung zu tragen.

16.23 Haben Geschlechtsdysphorie und Transsexualität Krankheitswert?

Vermutlich nein, aber die damit verbundenen Leiden können erheblich sein und Krankheitswert haben (wie im Begriff Geschlechtsdysphorie bereits antizipiert). Die Betroffenen verspüren im Laufe der Entwicklung ihrer Geschlechtsidentität ein deutliches Unbehagen gegenüber dem eigenen Geschlecht und den Wunsch, dem anderen Geschlecht auch körperlich anzugehören. Es hat sich gezeigt, dass dieses Verlangen im Rahmen einer Geschlechtsdysphorie ichsynton und anhaltend ist. Versuche unterschiedlichster Art, das Verlangen nach einer körperlichen Anpassung zu reduzieren oder zu ändern, sind nicht erfolgreich und führen eher zur Schädigung der Betroffenen. Die früh im Jugendalter einsetzende gesellschaftliche Stigmatisierung durch nicht geschlechtskonformes Verhalten und die eigene Verunsicherung belasten die Betroffenen in ihrer Entwicklung. Eine (falls durchgeführt) körperliche Anpassung an das andere Geschlecht kann einen belastenden und mehrzeitigen Prozess mit erheblichen Eingriffen darstellen, der aber meist als positive Entwicklung zum eigenen Geschlecht empfunden wird.

16.24 Wie stellt sich der Prozess einer somatischen Geschlechtsanpassung für Betroffene einer Geschlechtsdysphorie dar?

Der Prozess der geschlechtlichen Anpassung kann in vier Phasen unterschieden werden. Die eigentliche somatische Anpassung ist dabei häufig die Endstrecke eines vorausgehenden psychotherapeutisch begleiteten intrapsychischen und sozialen Prozesses der Klärung und Festigung des Wunsches nach Geschlechtsanpassung.

- **Betreuung und Beobachtung** (mindestens 1 Jahr): In dieser Zeit wird der transsexuelle Wunsch auf Differenzialdiagnosen und Beständigkeit geprüft.
- **„Alltagstest“** (mindestens 1 Jahr): In dieser Phase lebt der Betreffende so lange in der angestrebten Geschlechtsrolle, bis er sich darin sicher fühlt. Vor einer somatischen Behandlung müssen geprüft werden:
  - Innere Stimmigkeit und Konstanz des Identitätsgeschlechts und seiner individuellen Ausgestaltung
  - Lebbarkeit der gewünschten Geschlechtsrolle
  - Realistische Einschätzung der Möglichkeiten und Grenzen somatischer Behandlungen (vgl. Berger 2015: 602)
- **Gegengeschlechtliche Hormonbehandlung** (für mindestens 6 Monate): Die Hormonbehandlung führt je nach Geschlecht zur Virilisierung der Frau oder zur Feminisierung des Mannes. Die Veränderungen sind im Gegensatz zum operativen Eingriff der letzten Phase reversibel.
- **Transformationsoperation**: Die eigentliche Operation wird nach Erfüllung der Phasen 1–3 zugelassen. Dazu muss die Diagnose abermals überprüft werden; ferner sollte eine Kontinuität der professionellen Zusammenarbeit bestehen.

Männer und Psychiatrie

16.25 Warum lassen pornografische Filme bei Männern den Bart schneller wachsen?

Das Betrachten von visuellen sexuellen Stimuli (Pornografie) geht bei Männern mit einer Erhöhung des Testosteronspiegels einher. Bei ausreichend langer visueller Stimulation kommt es zu einem vermehrten Bartwachstum als Zeichen der Testosteronerhöhung. Zum Wachstum der Kopfhaare eignet sich diese Maßnahme jedoch nicht; Testosteron gilt sogar als Ursache des altersbedingten Haarausfalls.

16.26 Was sind die typischen Themen der „Männerpsychiatrie"?

Es gibt (noch) sehr wenige typische Themen der Männerpsychiatrie. Themen, die in der Psychiatrie häufiger mit Männern in Verbindung gebracht werden, sind: Aggressivität und Gewalt, sexuelle Funktionsfähigkeit, Störungen der Sexualpräferenz (Fetischismus, Exhibitionismus und Pädophilie), körperliche Ausdauer- und Leistungsfähigkeit, Alkoholmissbrauch und Alkoholabhängigkeit, Aufmerksamkeitsdefizit-/Hyperaktivitätsstörung (ADHS) (ICD-10: F90.0), Störungen des Sozialverhaltens (ICD-10: F91), erfolgreiche Suizide und Autismus (Asperger-Syndrom und klassischer Autismus).

16.27 Warum enthalten die meisten psychiatrischen Lehrbücher frauen-, aber keine männerspezifischen Kapitel?

- Frauenpsychiatrie beinhaltet auch „Schwangerschaftspsychiatrie": Der Schutz der Frau und des Kindes während der Schwangerschaft und Geburt nimmt einen wesentlichen Stellenwert in der Psychiatrie ein. So ist die frauenspezifische Psychiatrie auch immer eine gynäkologische und pädiatrische Thematik, die sich neben der Mutter auch auf die Gesundheit des Kindes bezieht. Die empfindliche Physiologie des Un- und Neugeborenen bezüglich Störungen der Mutter und Wirkungen von Psychopharmaka stellen eine komplexe Thematik dar, die eigenständige Behandlungen notwendig machen.
- Mangelnder Fokus männlicher Ärzte und Forscher: Männer, deren Funktionalität durch psychische Störungen eingeschränkt ist, weisen hohe Raten an Eigenstigmatisierung und Verdrängung auf. Es gibt Hinweise, dass psychische Probleme nicht nur durch die männlichen Patienten selbst bagatellisiert werden, sondern auch durch ihre akademischen Peers.

INFO

Geschlechtsdimorphismus des Gehirns

Das männliche und das weibliche Gehirn weisen auf zellulärer und organischer Ebene vielfältige morphologische Unterschiede auf. Das männliche Gehirn gilt im Vergleich zum weiblichen Gehirn auf lokaler Ebene als *mehr* und interhemisphärisch als *weniger* vernetzt. Beide Geschlechter unterscheiden sich in neuronalen Aktivitäts- und Verarbeitungsmustern, die Geschlechtsunterschiede bezüglich Wahrnehmung, Denken und Handeln begründen. Die Unterschiede gelten jedoch nur auf Populationsebene (Mittelwertunterschiede großer Gruppen beider Geschlechter) und können nicht zur Unterscheidung von Individuen beider Geschlechter herangezogen werden.

16.28 Wie beeinflusst Testosteron die Neuroanatomie?

Testosteron hat eine entscheidende Rolle in der Ausgestaltung der Hirnmorphologie. Bestimmte Hirnareale weisen eine hohe Dichte für Androgenrezeptoren auf und gelten in Form und Funktion als geschlechtsspezifisch gestaltet. Dies gilt z. B. für das gesamte kortikale Volumen, die Basalganglien, die Amygdala, den Hippokampus, den Hypothalamus, das Zerebellum und die medialen Anteile des Temporallappens (= „sexually dimorphic brain regions"). Die Unterschiede in den anatomischen Gegebenheiten hängen dabei mit dem Alter, dem Androgenrezeptor-Typ und den zirkulierenden Geschlechtshormonen zusammen.

16.29 Welche Effekte hat ein Testosteronmangel auf die Psyche und Sexualität von Männern?

Ein **Hypogonadismus** oder andere Gründe eines Testosteronmangels haben Auswirkungen auf Psyche, Kognition, Sexualität und somatische Aspekte des Betroffenen. Testosteron beeinflusst die Hypophysen-Hypothalamus-Nebennierenrinden-Achse und wirkt hemmend und protektiv auf Stressreaktionen. Testosteronmangel kann die Stressvulnerabilität erhöhen, depressive Stimmungen verstärken und ängstliche Symptome verursachen. Einzelne kognitive Domänen werden durch Testosteronmangel weniger leistungsfähig; dabei sind die genauen Zusammenhänge komplex.

Testosteronmangel wird mit folgenden Defiziten in Verbindung gebracht: verminderte Konzentration und Gedächtnis, reduzierte Informationsverarbeitungsgeschwindigkeit und Defizite in exekutiven Funktionen. Testosteronmangel gilt als wichtige Ursache altersbedingter kognitiver Defizite bei Männern. Die sexuelle Erlebnis- und Leistungsfähigkeit ist ein bekanntes Zielgebiet von Testosteron. Die sexuellen Einschränkungen durch Testosteronmangel gelten als relevante Einschränkung der Lebensqualität (je nach Ausprägung des Mangels: Libidoreduktion, erektile Dysfunktion, Ejakulations- und Orgasmusstörungen).

16.30 Wie unterscheidet sich die Schmerzwahrnehmung von Männern und Frauen?

- Frauen empfinden für einige Qualitäten und Lokalisationen von Schmerzen bei gleicher Stärke des Schmerzreizes intensivere Schmerzen als Männer.
- Die Gehirnaktivitätsmuster bei bestimmten darauf untersuchten Schmerzqualitäten und -lokalisationen unterscheiden sich bei Frauen und Männern.
- Männer haben eine geringere Disposition zu bestimmten chronischen Schmerzsyndromen (z. B. Fibromyalgie oder „kraniomandibuläre Dysfunktionen“ [Kiefergelenkschmerzen]).
- Bei vergleichbaren Schmerzreizen zeigen Frauen als Schmerzreaktion eine stärkere Pupillendilatation als Männer.
- Die Geschlechtsunterschiede bei Schmerzempfinden sind auch für Säugetiere nachgewiesen und lassen sich nicht ausreichend durch soziokulturelle Unterschiede erklären.

16.31 Wieso gilt Autismus als „extreme Ausdrucksform des männlichen Gehirns“?

Die **„Empathizing-Systemizing“-Hypothese** (E-S-Hypothese) besagt, dass Frauen häufig über bessere empathische Fähigkeiten verfügen (Analysieren von anderen Subjekten), während Männer bessere systematisierende Fähigkeiten haben (Analyse von Systemen). Die auf der E-S-Theorie basierende **„Extreme-male-brain“-Hypothese** nennt als besonders ausgeprägte Variante der typisch männlichen neurobiologischen Strukturen die mit **Autismus** in Verbindung gebrachten Veränderungen des Gehirns. Während für Empathie multiple Hirnareale und damit interhemisphärische neuronale Verbindungen notwendig sind, kann die Analyse von Systemen in einem begrenzteren Hirnareal stattfinden. Für Autismus konnte gezeigt werden, dass die neuronalen Verbindungen zwischen beiden Hemisphären geringer ausgeprägt sind als in Durchschnittspopulationen. Somit gilt das geringer interhemisphärisch verbundene Hirn mit daraus erwachsenden Defiziten in empathischen Fähigkeiten als „Extremform" des männlichen Gehirns.

16.32 Wie hängen Depressionen, Alkoholabusus und die erhöhte Suizidrate von Männern zusammen?

Depressionen treten bei Männern seltener auf als bei Frauen. Depressionen in Zusammenhang mit Alkoholabusus und Suizidalität sind jedoch bei Männern deutlich häufiger und werden als eine **„männliche Variante der Depression"** bezeichnet. Dabei zeichnen sich zwei Zusammenhänge ab, die in ihrer Kombination zu einer erhöhten Depressivität und Suizidalität führen können. Sowohl Depressionen als auch chronischer Alkoholkonsum *senken* den Testosteronspiegel und *erhöhen* den Kortisolspiegel. Dabei kann sowohl niedriges Testosteron als auch erhöhtes Kortisol eine Depression (mit) bedingen.

In der Kombination von Alkoholabusus (der bei Männern häufiger ist) und Depressionen liegen zwei Faktoren vor, die beide einen negativen Einfluss auf Testosteron und Kortisol haben. Diese sich negativ potenzierende Kombination wird mit der erhöhten Suizidrate in Verbindung gebracht. Die Trias Alkohol-Depression-Suizidalität erfordert für beide Geschlechter eine differenzierte und intensive Aufklärung und Intervention, um die hohe Gefährdung für die Betroffenen abzuwenden. Den meisten Patienten sind die depressionsauslösenden Eigenschaften von Alkohol nicht bekannt. Die Intervention beinhaltet neben Psychoedukation primär die Reduktion des Alkoholkonsums.

16.33 Ist die Muskelmenge eines Mannes mit psychischen Eigenschaften oder Störungen korreliert?

Nein. Die Ergebnisse der entsprechenden Analysen haben keinen Zusammenhang mit bestimmten Persönlichkeitseigenschaften, psychischen Störungen oder anderen klinisch relevanten Beobachtungen ergeben. Wird ein Muskelaufbau betrieben, der mit einer relevanten Eigenschädigung verbunden ist, wird der Begriff **muskeldysmorphe Störung** mit diesem Verhalten in Zusammenhang gebracht. Diese Störung wird zu den nichtwahnhaften Dysmorphophobien (= Wahrnehmungsstörungen des eigenen Körpers; ICD-10: F45.2) gezählt. Die Symptomatik der Betroffenen zeigt aber auch Parallelen zu Essstörungen.

INFO

Literatur zur männlichen Psyche

Das Buch „Männer – Das schwache Geschlecht und sein Gehirn" von Gerald Hüther (Göttingen: Vandenhoeck & Ruprecht 2009) behandelt die in diesem Kapitel angerissene Thematik ausführlich und gibt Impulse für die weitere Entwicklung dieser wenig beachteten Thematik.

16.34 Ist Testosteron eine therapeutische Option bei Depressionen?

Nur für ganz bestimmte Patientengruppen kann Testosteron zur Behandlung einer Depression empfohlen werden. Testosteronmangel wird zwar bei beiden Geschlechtern für Einschränkungen in der Lebensqualität, sexuelle Defizite, depressive

Symptome und kognitive Einschränkungen verantwortlich gemacht (→ Frage 16.28), diese Effekte scheinen jedoch nicht monokausal erklärbar zu sein. Je eindeutiger in einer Patientengruppe der Zusammenhang zwischen Testosteronmangel und Depression ist (z. B. Männer mit Hypogonadismus oder Männer > 60 Jahre), desto größer ist die Wahrscheinlichkeit einer Wirksamkeit von Testosteron. Die undifferenzierte Gabe von Testosteron kann zu schweren körperlichen Nebenwirkungen und psychischer Destabilisierung bis hin zu Suizidalität führen. Der therapeutische Einsatz von Testosteron zur Behandlung der genannten Probleme ist aktuell bisher nur auf ein enges Feld von organisch verursachtem Testosteronmangel begrenzt.

Quellen

Baron-Cohen S, et al. Sex differences in the brain: implications for explaining autism. Science 2005; 310(5749): 819–823.

Berger M. Psychische Erkrankungen: Klinik und Therapie. 5. A. München: Elsevier Urban & Fischer 2015.

Brockington I. Non-reproductive triggers of postpartum psychosis. Arch Womens Ment Health 2017; 20(1): 55–59.

Ciocca G, et al. Is testosterone a food for the brain? Sex Med Rev 2016; 4(1): 15–25.

Daugirdaitė V, et al. Posttraumatic stress and posttraumatic stress disorder after termination of pregnancy and reproductive loss: a systematic review. J Pregnancy 2015; 2015: Article ID: 646345.

Dilling H, Freyberger HJ. Taschenführer zur ICD-10-Klassifikation psychischer Störungen. Bern: Huber 2012.

Frick PJ, et al. Oppositional defiant disorder and conduct disorder: a meta-analytic review of factor analyses and cross-validation in a clinic sample. Clin Psychol Rev 1993; 13(4): 319–340.

Giedd JN, et al. Review: Magnetic resonance imaging of male/female differences in human adolescent brain anatomy. Biol Sex Differ 2012; 3(1): 19.

Hamann S, et al. Men and women differ in amygdala response to visual sexual stimuli. Nature Neurosci 2004; 7(4): 411–416.

Henderson LA, et al. Gender differences in brain activity evoked by muscle and cutaneous pain: a retrospective study of single-trial fMRI data. Neuroimage 2008; 39(4): 1867–1876.

Inui S, Itami S. Androgen actions on the human hair follicle: perspectives. Exp Dermatol 2013; 22(3): 168–171.

Molyneaux E, et al. Antidepressant treatment for postnatal depression. Cochrane Database Syst Rev 2014; 9: CD002018.

Orsolini L, et al. Suicide during perinatal period: epidemiology, risk factors, and clinical correlates. Front Psychiatry 2016; 7: 138.

Pope HG, et al. Muscle dysmorphia: an underrecognized form of body dysmorphic disorder. Psychosomatics 1997; 38(6): 548–557.

Ra Rai S, et al. Postpartum psychiatric disorders: early diagnosis and management. Indian J Psychiatry 2015; 57 (Suppl 2): S216–221.

Ross LE, Grigoriadis S. Selected pregnancy and delivery outcomes after exposure to antidepressant medication. JAMA Psychiatry 2014; 71(6): 716–717.

Swami V, et al. Social dominance orientation predicts drive for muscularity among British men. Body Image 2013; 10(4): 653–656.

Türp JC et al. Schmerzen im Bereich der Kaumuskulatur und Kiefergelenke Empfehlungen zur standardisierten Diagnostik und Klassifikation von Patienten. Manuelle Medizin 2002; 40(1): 55–67.

Walther A, et al. Neuroendocrinology of a male-specific pattern for depression linked to alcohol use disorder and suicidal behavior. Front Psychiatry 2017; 7: 206.

17 Transkulturelle Psychiatrie und Migration

Jan Reuter

Transkulturelle Psychiatrie

17.1 Wie tief muss man in andere Kulturen eintauchen, um ein guter Psychiater zu sein?

Das Verstehen fremder Welten ist keine Domäne der transkulturellen Psychiatrie, sondern tägliche psychotherapeutische Arbeit. Dabei steht nicht lexikalisches Wissen über andere Kulturen im Vordergrund, sondern eine offene, fragende und menschenzugewandte Annäherung. Es ist jedoch sinnvoll, sich transkulturelle Kenntnisse zu sensiblen Themen wie Sexualität, Genderfragen, religiösen Tabus und Stigmatisierung psychischer Beschwerden anzueignen, weil diese Themen besonders oft unausgesprochen bleiben und bei unangemessenem Verhalten des Therapeuten zu negativen Auswirkungen bei den Betroffenen führen können. Priorität hat dabei spezifisches Wissen über die Kulturgruppen, für die Europa zu ihrer Heimat geworden ist.

17.2 Sind die uns bekannten psychischen Erkrankungen universell?

Im Kern ja, in der Ausgestaltung nein. Neben kultureller und persönlicher Identität existiert ein für alle Menschen vergleichbar neurobiologisch konstruiertes zentrales Nervensystem, das mit typischen Basisfunktionen und deren möglichen Defiziten einhergeht. Der Mensch wird durch die Verinnerlichung seiner umgebenden Kultur in den sozialen Verband integriert. Damit übernimmt die Psyche Werte und Normen, Beziehungskonzepte und Verhaltensweisen ihrer umgebenden Kultur. Innerhalb der kulturellen Zugehörigkeit existieren wiederum individuelle Charaktere und ergeben ein ganz heterogenes Gesamtbild der sozialen Gruppe. Für psychische Störungen und deren Auslöser können somit universelle, kulturbedingte und persönliche Aspekte gefunden werden (▶ Abb. 17.1). Entsprechend der fließenden Grenze zwischen diesen Domänen zeigen sich auch psychische Störungen mit einer universellen „neurobiologischen" Basiskomponente sowie persönlichen und kulturellen Unterschieden.

Die aktuellen Diagnosesysteme haben einen universalen Anspruch. Das DSM-5 geht in den Begleittexten auf kulturelle Besonderheiten ein, für die ICD-10 ist eine Erwähnung wichtiger kulturell bedingter Syndrome versucht worden. Psychische Krankheiten, die überwiegend durch greifbare biologische Veränderungen wie Neurodegeneration oder Intoxikation ausgelöst werden, zeigen ein nahezu universelles Beschwerdebild. Der medizinische Konsens über universelle Symptome ist für diese Beschwerdebilder groß. Beispiele dafür sind hirnorganische (insbesondere demenzielle) Syndrome, Suchterkrankungen und neuropsychiatrische Syndrome. Psychische Störungen, die sich durch Veränderungen in Stimmung, Erleben und weiteren Aspekten der Persönlichkeit ausdrücken, sind stärker kulturgebunden.

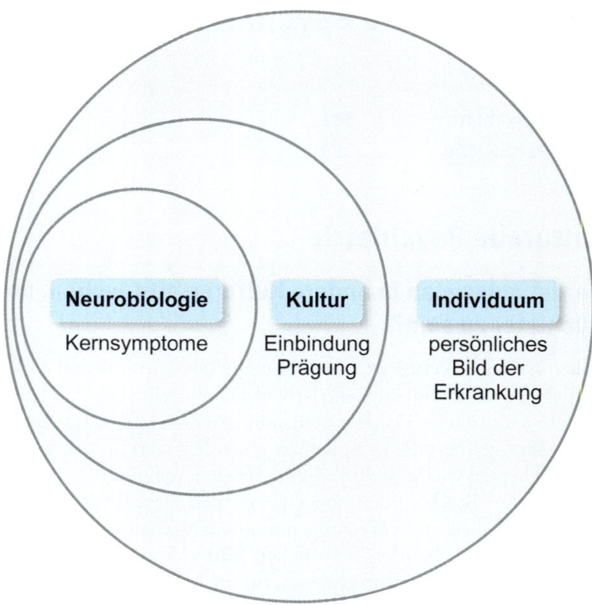

Abb. 17.1 Psychische Erkrankungen zwischen Biologie, Kultur und Individuum [P491/L231]

Wichtige Beispiele dafür sind affektive Störungen, Psychosen, Angst-, Zwangs- und Persönlichkeitsstörungen. Der Konsens über universale Symptome dieser Störungen ist geringer.

17.3 Welche kulturellen Aspekte sind wichtig für das Verständnis kultureller Unterschiede der Psyche?

- **Ich-bezogene Perspektive im Gegensatz zur gruppenbezogenen Orientierung:** Während in Kulturen der Aufklärung, Säkularisierung und Industrialisierung der Fokus auf die eigene Persönlichkeit gewachsen ist, wird in anderen Kulturen der Schwerpunkt auf die Verbindung zum sozialen Verband gelegt. Wesentliche kulturelle Variable unterscheiden sich je nach Ich- oder Gruppenbezogenheit, insbesondere bezüglich Werten, Beziehungsgestaltung, Ritualen und Sprache. Im Rahmen der sich entwickelnden Globalisierung ist eine Vermischung ich- und gruppenbezogener Haltungen erkennbar. Erkrankungsgründe, Symptome und Verläufe zeigen sich in ich-bezogenen Kulturen ganz anders als in gruppenbezogenen Systemen. Ich-bezogene Erkrankungsgründe sind z. B. individuelles Scheitern in der Biografie. Ich-bezogene Symptome zeigen sich im Ausdruck persönlicher Gefühle und Ansichten. In gruppenbezogenen Kulturen dagegen werden Symptome in ihrer Auswirkung auf den sozialen Verband wahrgenommen.
- **Trennung von körperlichen, psychischen und spirituellen Prozessen im Gegensatz zu einer einheitlichen Sichtweise dieser Dimensionen:** Historisch werden körperliche, psychische und spirituell-religiöse Prozesse als einheitlich gesehen. So mag ein Betroffener annehmen, dass eine Strafe des Schicksals (z. B. Gott)

seine Krise verursacht hat, die sich symbolisch durch Hautunreinheiten manifestiert. Die wissenschaftliche Medizin basiert jedoch auf Experiment und daraus abgeleiteter Evidenz. Spiritualität und Deutung mussten folglich aus dieser Sichtweise abgegrenzt werden. Auch die unscharfen psychischen Prozesse wurden aus der Medizin „ausgelagert" und haben erst in der Neuzeit wieder Eingang in die Wissenschaft gefunden. Somit ergibt sich in naturwissenschaftlich orientierten Kulturen eine künstliche Trennung in einzelne überschaubare Aspekte. Im oben genannten Beispiel erlaubt die Medizin den vermuteten Zusammenhang nicht: weder Gott als Subjekt selbst oder als Ursache dermatologischer Störungen. Die Trennung dieser Bereiche führt bei Menschen aus Kulturen, die auf zusammenhängende und sinnstiftende Systeme bauen, zu begrifflichen und inhaltlichen Missverständnissen.

17.4 Welche wahnhaften Symptome und Störungen gelten als universell und welche als kulturspezifisch?

Akute und chronische psychotische Störungen (Schizophrenie) sind universell verbreitet. Vergleichende Studien für schizophrene Patienten in unterschiedlichen Erdteilen zeigten, dass folgende Symptome universell beobachtet wurden: verminderte Einsichtsfähigkeit, Affektabflachung, akustische Halluzinationen, wahnhaftes Erleben und das Gefühl, kontrolliert zu werden (vgl. Berger 2015: 838). Wahnthemen und Wahninhalte sind dagegen an die Kultur und Ängste der umgebenden Gesellschaft angelehnt. Die pathognomonischen Ich-Störungen der Schizophrenie werden weniger in gruppenbezogenen Kulturen gefunden.

Die vorübergehende akute psychotische Störung (ICD-10: F23) kommt mit zwar sehr unterschiedlicher phänomenologischer Vielfalt, aber doch typischen Kernsymptomen in zahlreichen Kulturen vor. Charakteristisch sind ein akuter Beginn, nicht organisch bedingte traumartige Verworrenheit, heftige und wechselhafte basale Gefühle, flüchtige Wahnphänomene und akustische sowie optische Halluzinationen, Teilamnesie und ein Abklingen des Syndroms innerhalb von Stunden oder Tagen.

Migration und Psychiatrie

17.5 Wer ist Migrant im engeren Sinne?

- Alle Migranten der ersten Generation
- Alle als Ausländer in Deutschland geborenen Migranten der zweiten Generation
- Alle als Deutsche in Deutschland geborenen Migranten der zweiten und dritten Generation, die im Haushalt ihrer Eltern leben, von denen mindestens ein Elternteil selbst zugewandert ist oder als Ausländer in Deutschland geboren wurde

17.6 Wie unterscheiden sich die Begriffe Migranten, Asylsuchende und Flüchtlinge/Geflüchtete (Refugees)?

- **Migranten** sind Menschen, die ihren Lebensmittelpunkt verlegt haben.
- **Flüchtlinge/Geflüchtete** („refugees") ist ein fest definierter Begriff, der im Alltag oft ungenau eingesetzt wird. Der Begriff gilt für durch Aufnahmestaaten schutzbedürftige Menschen, die (im Sinne der offiziellen Definition der Genfer Flüchtlingskonvention) aufgrund von Rasse, Religion, Staatszugehörigkeit, Zugehörigkeit zu einer bestimmten sozialen Gruppe oder wegen einer politischen Über-

zeugung befürchten müssen, verfolgt zu werden. Ein Flüchtling/Geflüchteter befindet sich außerhalb des Landes, dessen Staatsangehörigkeit er besitzt. Er kann den Schutz dieses Landes nicht in Anspruch nehmen oder wegen dieser Befürchtungen nicht in Anspruch nehmen wollen. Wer als solcher anerkannt wird, hat Recht auf Leistungen im Aufnahmestaat wie Ausbildung, Sozialleistungen, Zu-

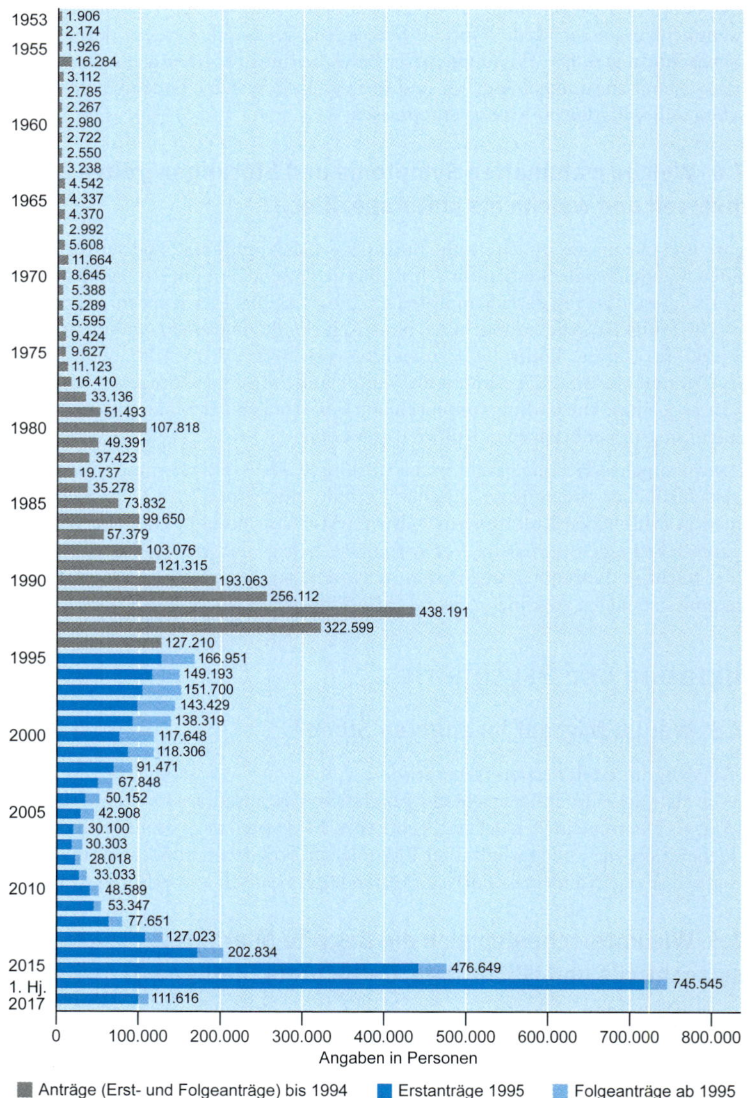

Abb. 17.2 Entwicklung der Asylgesuche seit 1953 [L231]

gang zum Arbeitsmarkt, Gesundheitsversorgung und unter bestimmten Bedingungen auch Familiennachzug.

- **Asylsuchende** sind Flüchtlinge, die auf eine juristische Anerkennung ihrer Fluchtgründe warten. In den nationalen Systemen der aufnehmenden Staaten gibt es spezifische Abstufungen der unterschiedlichen Aufenthaltsrechte.

17.7 Wie lässt sich die statistische Entwicklung der Asylgesuche in Deutschland in den letzten 50 Jahren beschreiben?

Die Anzahl der Asylgesuche in Deutschland entspricht den geopolitischen Krisen in und an den Grenzen zu Europa. Seit dem Zweiten Weltkrieg sind zwei Peaks zu beobachten: Der Jugoslawien-Krieg (1991–2001) führte zur ersten großen Flüchtlingskrise mit 430.000 Gesuchen im Jahr 1993 (▶ Abb. 17.2). Die Kriege in Afghanistan, Somalia, Syrien und im Irak haben die zweite Flüchtlingskrise begründet, die zu einer mehrfachen Anzahl der ersten Krise von Gesuchen geführt hat (722.000 in 2016).

INFO

Babyboom: Alters- und Geschlechtsverteilung der Asylsuchenden 2017

Die größte Altersgruppe der Geflüchteten stellen die unter 4-Jährigen (23 %), die 18- bis unter 25-Jährigen (19,5 %) und die 25- bis unter 30-Jährigen (11,6 %). Die wenigsten (3,9 %) sind älter als 50 Jahre. Männer sind mit 61,3 % häufiger migriert als Frauen (BAMF 2017).

17.8 Welches initiale Ausweisdokument berechtigt Asylsuchende in Deutschland zur Inanspruchnahme von Gesundheitsleistungen?

Der **Ankunftsnachweis** ist das erste offizielle Dokument, das eine Berechtigung zum Aufenthalt in Deutschland nachweist und dazu berechtigt, staatliche Leistungen wie Unterbringung, medizinische Basis- und Notfallversorgung und Verpflegung in Anspruch zu nehmen. Der Ankunftsnachweis wird nach der Registrierung ausgestellt. Die Registrierung beinhaltet die Angabe von persönlichen Daten, ein Lichtbild und Fingerabdrücke. Sie erfolgt bei unterschiedlichen Zentren, z. B. der Bundes- oder Länderpolizei, bei Außenstellen des Bundesamtes für Migration und Flüchtlinge (BAMF) oder den Ankunftszentren der Länder. Die erhobenen Daten werden im nationalen Ausländerzentralregister (AZR) gespeichert. Der Ankunftsnachweis wird nach Stellen des Asylantrags in einer Außenstelle des BAMF oder einem Ankunftszentrum durch die **Aufenthaltsgestattung** ersetzt.

MERKE

Residenzpflicht für Asylsuchende

Die Residenzpflicht für Asylsuchende untersagt in Deutschland das Verlassen des Bezirks, in dem sich die zuständige Aufnahmeeinrichtung befindet. Personen mit geringer Bleibeperspektive, z. B. jene aus den sogenannten „sicheren" Herkunftsländern, sind verpflichtet, bis zur Entscheidung über ihren Asylantrag in den Aufnahmeeinrichtungen zu wohnen. Für Personen mit guter Bleibeperspektive entfällt die Residenzpflicht nach den ersten 3 Monaten. Die Residenzpflicht bedeutet für viele Asylsuchende eine Einschränkung ihrer Integration und kann eine Barriere zum Aufsuchen von Institutionen darstellen, die für die individuelle psychische Gesundheit relevant sein können (z. B. religiöse Institutionen, Selbsthilfegruppen, Integrationsangebote oder Sportvereine).

17.9 Was besagt das „Dublin-Verfahren"?

Das Dublin-Verfahren prüft, in welchem Staat ein Asylantrag rechtmäßig bearbeitet werden muss. Dazu werden bestimmte Kriterien angewendet, die einen zuständigen Staat definieren (z. B. weil dort bereits eine Bezugsperson des Antragstellers residiert oder es das erste Land war, in dem ein Gesuch gestellt wurde). Ziel ist es, Familien zusammenzuführen und Mehrfachgesuche nur in einem zuständigen Staat zu bearbeiten. Dabei wird z. B. bei einem Asylsuchenden in Deutschland für den EU-Raum, Norwegen, Island, die Schweiz und Liechtenstein geprüft, ob bereits in einem dieser Staaten ein Asylantrag gestellt wurde. Falls dies der Fall ist oder ein Transfer aus anderen Gründen gewollt ist, wird der Asylsuchende (nach einem Übernahmeersuchen und nach Ausschluss etwaiger Hindernisse) in den betreffenden Staat „zurückgeschickt".

17.10 An welcher Stelle können im Asylverfahren psychische Erkrankungen geltend gemacht werden?

Die **persönliche Anhörung** ist der wichtigste Termin im Asylverfahren. Dieses Interview dient dazu, die individuellen Fluchtgründe zu erheben. An dieser Stelle muss der Betreffende, wenn das Interview oder die Migration im Zusammenhang mit psychischen Störungen steht, dazu persönliche Angaben machen. Psychische Erkrankungen und Wirkungen von Medikamenten können Inhalt und Glaubwürdigkeit der Anhörung beeinflussen. Das Interview wird mit Entscheidern des BAMF durchgeführt. Je nach Bedarf sind Dolmetscher, Rechtsanwälte, Vertreter des *United Nations High Commissioner for Refugees* (UNHCR) und optional eine Vertrauensperson anwesend. Liegen psychische Störungen vor, sollten entsprechende Dokumente vorab nach Entbindung der Schweigepflicht an die Teilnehmer der Anhörung überreicht werden. Erkrankungen sind in der Regel kein Grund für eine Anerkennung als Flüchtling, können aber Auswirkungen auf ein Abschiebeverbot haben.

17.11 Welche Auswirkungen hat der Status Asylsuchender, Geduldeter und Flüchtling/Geflüchtete auf die psychiatrische Versorgung?

Je geringer die juristische Anerkennung der Fluchtgründe ist, desto schlechter ist der Versorgungsanspruch des Betroffenen. Dasselbe gilt, wenn der Prozess der Asylsuche noch nicht abgeschlossen ist. Zudem wird die Versorgungsrealität maßgeblich durch die Anzahl der Leistungssuchenden sowie die Haltung der Behandler und die Qualität des lokalen Gesundheitssystems beeinflusst. **Asylsuchende** und **Geduldete** haben in der Regel nur Anspruch auf eine Basis- und Notfallversorgung. Aus psychiatrischer Sicht bedeutet dies nur die meist kurze Behandlung psychiatrischer Notfälle statt einer indizierten Behandlung. **Flüchtlinge/Geflüchtete** haben zumindest definitionsgemäß einen vollständigen Zugang zum medizinischen Versorgungssystem, der aber in der Versorgungsrealität nur begrenzt funktioniert. Wann und ob ein Asylsuchender als Flüchtling/Geflüchteter anerkannt wird, richtet sich nach der behördlichen Prüfung. Dies bedeutet, dass auch eine Person, die alle Bedingungen für eine Anerkennung erfüllt, lange Zeit den Status des Asylsuchenden mit entsprechenden Einschränkungen innehat. Für den Behandler, „der jeden gleich gut und nach Indikation behandeln soll", ist es oft eine schwer zu ertragende Situation, dass dieser Anspruch bei bestimmten Migranten nicht zufriedenstellend umgesetzt werden kann.

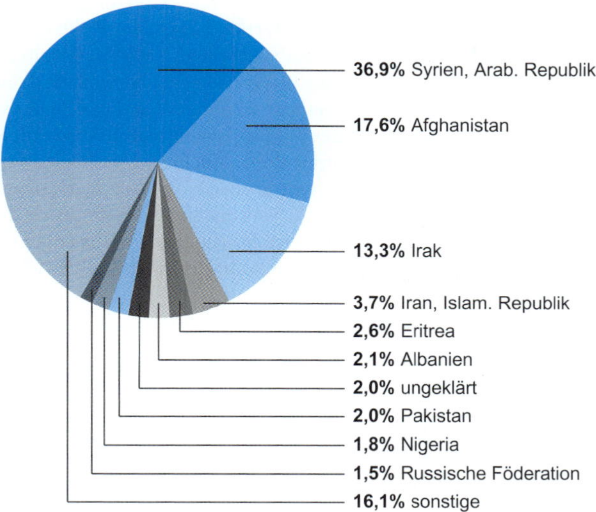

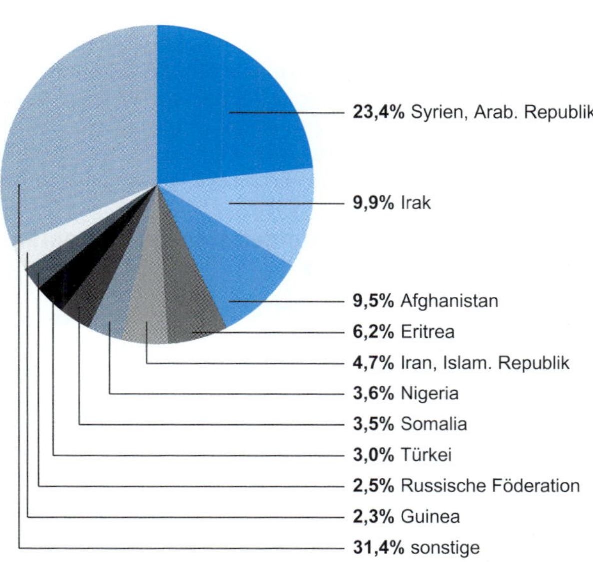

Abb. 17.3 Herkunftsländer 2016/2017 (BAMF 2017) [L231]

17.12 Wie wirkt sich Migration auf die Psyche aus?

Migration an sich ist kein Risikofaktor für psychische Störungen. Die Menschheit migriert seit ihrer Entstehung, und Migranten haben zahlreiche Nationen gegründet. Die Mehrzahl der aktuell in Europa eintreffenden Geflüchteten ist jedoch unfreiwillig aus Kriegsgründen und unter erschwerten Bedingungen migriert. Viele befinden sich außerhalb ihrer sozialen Netzwerke, haben ihre Rolle in ihrer Gesellschaft verloren und sehen keine Zukunftsabsicherung. Nach der Flucht fühlen sich viele nicht gewachsen, die Barrieren der Integration zu überwinden. Gewalterlebnisse vor und auf der Flucht führen zu einem erhöhten Anteil (ca. 30 %) von Belastungsstörungen (PTBS), affektiven oder psychosomatischen Beschwerden und gelten als behandlungsbedürftig. Die Gruppe der Geflüchteten ist heterogen; eindeutige Fallzahlen und Empfehlungen sind trotz großer Fallzahlen nicht sicher abzuleiten. Welche Fragen muss die transkulturelle Psychiatrie zur Migration beantworten?

- Fragen zur Epidemiologie von psychischen Störungen bei Migranten
- Auswirkungen des Akkulturationsprozesses auf die Identitätsentwicklung von Migranten, Verhinderung von Radikalisierung
- Umsetzungen und Auswirkungen des Integrationsprozesses auf die Aufnahmekultur
- Welche Behandlungsbarrieren zum medizinischen System existieren für Migranten in Deutschland?
- Welche Aspekte der medizinischen Versorgung erweisen sich hinsichtlich psychischer Störungen bei Migranten als wirksam?
- Sind Migranten in der klinischen und in der Versorgungsforschung ausreichend repräsentiert?

17.13 Aus welchen Kulturkreisen stammen die meisten aktuellen Flüchtlinge in Deutschland?

Die meisten Geflüchteten, die 2016 und 2017 in Deutschland ein Asylgesuch stellten, stammen aus Afghanistan, Syrien und dem Irak (▶ Abb. 17.3). Minderheiten aus den entsprechenden Gebieten sind häufiger von Vertreibung betroffen. Besonders verbreitet sind unter den in den letzten 2–3 Jahren eingetroffenen Geflüchteten die arabisch-muslimische Kultur, die Kulturen der unterschiedlichen Gruppen von Kurden sowie der Minderheiten der Jesiden, Hazara und konvertierten Christen.

17.14 Welche psychischen Störungen sind bei Migranten häufiger als bei Nichtmigranten?

Die Heterogenität der Gruppe der Migranten erschwert die verlässliche Angabe spezifischer Zahlen. Je nach Migrationsgrund (freiwillige Migration, Krieg, Verfolgung), Ethnie- und Generationenzugehörigkeit (1., 2. oder 3. Generation), Geschlecht und Integrationserfolg zeigen sich unterschiedliche Stressoren und Beschwerdebilder. Gewalterlebnisse in der Heimat und auf der Flucht führen häufiger zu Depressionen, somatoformen und posttraumatischen Belastungsstörungen. Generationskonflikte der 1. und 2. Generation haben sich als mögliche Ursache für erhöhte Suizidraten in einigen Populationen (z. B. bei türkischen Frauen) erwiesen. Es gibt Hinweise, dass Migranten häufiger in der forensischen und suchtmedizinischen Versorgung behandelt werden, während „Einheimische" eher rehabilitative und psychotherapeutische Hilfe in Anspruch nehmen. Aus der Versorgung können aber keinesfalls entsprechende allgemeine Prävalenzen abgeleitet werden. Für viele Migranten sind die Zugangsbarrieren bezüglich ambulanter psychotherapeutischer Hilfe hoch (Sprache, Verfügbarkeit von Plätzen).

17.15 Welche besonderen Schwierigkeiten bestehen bei der Behandlung von Asylsuchenden?

Asylsuchende sind zahlreichen Stressoren ausgesetzt, die der Behandler nicht oder kaum bessern kann und die der Behandlung im Wege stehen, z. B. Unterkunft, Residenzpflicht, Warten auf Bescheide, falsche Vorstellungen des Versorgungssystems, Misstrauen in Institutionen, knappe finanzielle Ressourcen, Kulturbarrieren oder vermisste und zurückgelassene Familienmitglieder. Von besonderer Bedeutung ist der unsichere Aufenthaltsstatus, der als „Damoklesschwert" eine wirkliche Remission fast nie zulässt. Die Ängste vor einer Abschiebung sind zu groß, als dass sich ein geregelter Schlaf oder eine stabile Stimmung entwickeln könnten. Die Residenzpflicht engt den Bewegungsradius vieler Migranten noch weiter ein, sodass Internierungsgefühle entstehen können.

Die Therapie von Asylsuchenden kann oft nur in einem unsicheren Behandlungssetting (unklare Bezahlung, Risiko der Abschiebung, fehlende Krankengeschichten, kulturelle Barrieren) durchgeführt werden. Die sprachlichen und kulturellen Unterschiede machen fast immer den Einsatz von Dolmetschern nötig, deren Finanzierung in vielen Fällen nicht gesichert ist. Die Asylunterkünfte sind oft außerhalb gelegen und verursachen längere Anfahrtszeiten und Kosten, deren Übernahme einen zusätzlichen Aufwand für die behandelnden Institutionen bedeutet. Viele Asylsuchende müssen sich um ihre Kinder und/oder Familienangehörige kümmern und finden selbst keine Zeit für eine Therapie. Die Ortskenntnis ist bei einigen Migranten ungenau, sodass Termine verpasst werden. Gleichzeitig ist eine psychiatrische Behandlung für die meisten Migranten mit einem großen Stigma verbunden, weshalb Psychotherapie oft nur ungern angenommen wird.

Dennoch sind viele Migranten für eine humane und respektvolle Behandlung oft ausgesprochen dankbar und profitieren sehr von den kleinen Schritten und Symbolen, die in der Möglichkeit des Einzelnen liegen.

INFO

Informationen der Ärztekammern zur Flüchtlingskrise

Die Bezirks- und Landesärztekammern stellen umfassende, aktuelle und praxisbezogene Informationen zur medizinischen Versorgung von Flüchtlingen zur Verfügung. Bereits auf der Startseite ihrer Internetauftritte bieten die Ärztekammern weiterführende Quellen an.

17.16 Welche prä-, peri- und postmigrativen Aspekte sind für die psychische Gesundheit von Asylsuchenden und Flüchtlingen relevant?

Alle drei Phasen (vor, während und nach der Flucht) sind mit besonderen Belastungen verbunden. Bei den meisten Flüchtlingen ist die prämigrative Phase oft von persönlich erlebter oder bezeugter Gewalt geprägt. Die Flucht an sich ist durch Verlust, Angst, Missbrauch, Gewalt, Armut und Diskriminierung gekennzeichnet. Flüchtende machen auf der Flucht oft die grausamsten Erfahrungen, verlieren Angehörige oder kommen nie am geplanten Ziel an. Nach Erreichen ihres Ziels entstehen neue Belastungen, die mit enttäuschten Vorstellungen, schlechter Integration und Perspektivlosigkeit in Verbindung stehen. Zwar ist das Leben in der Regel nicht mehr unmittelbar bedroht, dennoch beschreiben viele Migranten die alltäglichen Probleme in der neuen Heimat als die am schwersten zu ertragenden.

17.17 Welche Rolle spielt die rituelle Genitalverstümmelung für Psyche und Körper von Migrantinnen?

Ein großer Anteil der Frauen aus arabischen und nordafrikanischen Staaten ist von genitaler Verstümmelung („female genital mutilation", FGM) betroffen. Bei Migrantinnen aus diesen Regionen wird die FGM sehr unterschiedlich beurteilt, viele Betroffene sind jedoch traumatisiert, leiden unter Beschwerden und sind in ihrer Sexualität eingeschränkt. FGM spielt in unterschiedlichen Fachbereichen des Gesundheitssystems eine Rolle. Die Thematik ist oft mit Scham behaftet und setzt gute Informationskenntnisse und eine einfühlsame Kommunikationsfähigkeit voraus.

Die Weltgesundheitsorganisation (WHO) unterscheidet vier Schweregrade der FGM: Typ I und II sind durch teilweise bzw. vollständige Entfernung der Klitoris, der Klitorisvorhaut und der inneren Schamlippen charakterisiert. Eine verbreitete Variante und als WHO-Typ III klassifiziert ist die **Infibulation**, bei der die Geschlechtsöffnung verschlossen wird; bei Frauen bedeutet die Infibulation das Zunähen der Vagina bis zu einem Grad, der Geschlechtsverkehr und sexuelles Erleben verhindert. Typ IV ist alle übrigen Formen der Mutilation vorbehalten. FGM ist in Nordostafrika sowie Teilen Asiens und Australiens verbreitet; in einigen Ländern (z. B. Somalia, Ägypten und Guinea) sind mehr als 95 % der Frauen genital verstümmelt. Die WHO lehnt FGM kategorisch ab, in Deutschland ist die FGM strafbar. Aufgrund der Migration von Patientinnen aus Somalia, dem Sudan und vergleichbaren Ländern sind die Folgen von FGM auch in Europa und den USA verbreitet anzutreffen und relevant.

Der FGM-Eingriff wird meist im jungen Kindesalter, oft unter Gewaltanwendung, durchgeführt. Das Erleben von Schmerzen aufseiten des Opfers ist zum Teil gewollter Effekt des Rituals. Vor dem ersten Geschlechtsverkehr wird der verschlossene Vaginaleingang geöffnet (Defibulation), was ebenfalls schmerzhaft ist. FGM hat schwerwiegende und oft lebenslange Folgen für die psychische, sexuelle und urologisch-gynäkologische Gesundheit der betroffenen Frau. Der akute Eingriff kann zu Infektionen, Blutverlust, Schock und Tod führen. Als psychische Folge der FGM kann – auch viele Jahre nach dem Eingriff noch – eine posttraumatische Belastungsstörung (PTBS) mit entsprechenden Symptomen auftreten. Die sexuelle Empfindungsfähigkeit und Selbstbestimmung ist lebenslänglich gestört bis aufgehoben. Der Geschlechtsverkehr kann schmerzhaft sein und ohne Orgasmus bleiben. Somatische Langzeitfolgen können Stenosen, Zysten und Fisteln mit (stigmatisierendem) vaginalen Ausfluss und Inkontinenz sein. Menstruationsbeschwerden und Disposition zu Infekten sind häufig.

Chirurgische Rekonstruktionen und Defibulation führen in der Regel weder zur Wiederherstellung der sexuellen Empfindung noch zu einer befriedigenden Korrektur der urologischen Probleme. Auch in 2017 ist die Studienlage zur sexuellen und körperlichen Rehabilitation der von FGM betroffenen Frauen bemerkenswert unvollständig.

PRAXISTIPP

Dolmetscher im psychotherapeutischen Bereich

Für den Einsatz von Dolmetschern im psychotherapeutischen Bereich gelten bestimmte Verhaltensregeln:

- Die Dolmetscher sollten speziell für diesen Bereich geschult sein.
- Es sollte darauf verzichtet werden, Angehörige, Freunde, Bekannte des Patienten zum Dolmetschen heranzuziehen. Bei sehr kleinen ethnischen Gruppierungen kann dies ggf. schwierig sein. Dies kann dazu führen, dass Patienten über stigmatisierende oder schambesetzte Inhalte nicht sprechen.
- Es sollte der genaue Wortlaut und sprachliche Duktus übersetzt werden, sodass formale Denkstörungen und andere Störungen, die sich im Sprechen manifestieren, erkannt werden können.
- Gleichzeitig müssen Metaphern oder bestimmte Symbole kulturell gedeutet werden. Als Beispiel möge die Übersetzung eines arabischen Sprichwortes: „Ich bringe dir die Milch von Vögeln" dienen – auch wenn die wörtliche Übersetzung bizarr erscheinen mag, sollte es aber regelgemäß so übersetzt werden. Meist gibt der Dolmetscher nach der wörtlichen Übersetzung einen Hinweis auf die Bedeutung: „Ich tue selbst das Unmögliche für dich".
- Eine kurze Vor- und Nachbesprechung mit dem Dolmetscher wird empfohlen.
- Der Dolmetscher sollte dem Patienten in Bezug auf Geschlecht, Generation und Ethnie möglichst ähnlich sein.
- Im Notfall kann der Einsatz von Telefondolmetschern helfen.
- Der Arzt/Therapeut soll sich im Gespräch möglichst direkt an den Patienten wenden und (im Blickkontakt im Gespräch) nicht an den Dolmetscher. Dies ist auch bei der Sitzordnung zu berücksichtigen, um dem Patienten das Gefühl zu vermitteln, dass er direkt angesprochen ist. Auch Konstellationen im Dreieck können sinnvoll sein; das Setting sollte zusammen mit allen Teilnehmern gestaltet werden.

17.18 Welche Relevanz haben ideologisierte Radikalisierungstendenzen bei Migranten im allgemeinpsychiatrischen Setting?

Mit der Zunahme von Bedrohung und Bedrohungsgefühl durch Terrorismus durch ideologisch radikalisierte Täter hat die Frage nach psychologischen Motiven, Prävention, Erkennung von Radikalisierungstendenzen und möglichen Interventionen deutlich zugenommen. Im allgemeinpsychiatrischen Setting ist bei psychischen Auffälligkeiten von Migranten aufseiten der Behandler eine Sensibilität und Professionalität für diese Thematik gefragt. Häufig suchen auch Kontaktpersonen oder Angehörige den Kontakt zu psychologischem Personal, um mögliche Unsicherheiten und Risiken bewerten zu lassen. Sowohl paranoide als auch bagatellisierende Einstellungen ziehen erhebliche Schäden nach sich. Radikalisierung bezieht sich nicht nur auf Migranten, sondern kann auf jeden Menschen zutreffen.

Unzureichend integrierte Menschen, marginalisierte Gruppen und psychisch verletzte oder „verrohte" Menschen können ein erhöhtes Risiko für Radikalisierungstendenzen aufweisen. Wenn eine Persönlichkeitsstörung (PS) zu einer fehlenden Empathie (antisoziale PS) oder maßlosen Selbstüberschätzung (narzisstische PS) beiträgt, kann das Gefährdungspotenzial weiter erhöht sein. Junge Männer sind im Allgemeinen häufiger mit Straftaten assoziiert als andere Populationen. Daher stellen diese Merkmale für alle Menschen, also auch für Migranten oder ihre Folgegenerationen, einen Risikoaspekt dar. Die Gewalt, die viele Migranten erlebt haben, kann die Schwelle zur Gewaltanwendung verändern. Der Begriff Radikalisierung ist nicht eindeutig definiert; religiöser Fundamentalismus steht nicht in direktem Zusammenhang mit Radikalisierung, und einfache Erklärungen für Hass und Gewalt existieren nicht.

Jeder psychologische/psychiatrische Behandler sollte bezüglich ideologischer Radikalisierung Risikofaktoren, Anzeichen sowie Maßnahmen und Ansprechpartner zur Intervention kennen. Als wichtigste Anzeichen einer möglichen Radikalisierung gilt eine starke Veränderung und Einengung der Lebensweise des Betroffenen. So wird ein Wechsel des Freundeskreises, der Ernährungsgewohnheiten, der Freizeitausübung und anderer persönlicher Aspekte (Musik, Filme) als ernst zu nehmendes Zeichen beschrieben. Das Verhalten kann sich in sozialem Rückzug, Feindseligkeit und Verschlossenheit äußern. Aufgrund des großen Interesses an diesem Thema gibt es zahlreiche Informationsmaterialien und Beratungsstellen, die zu dieser Fragestellung weitergehende Beratung (auch anonym) anbieten können.

PRAXISTIPP

„Beratungsstelle Radikalisierung"

- Die Mitarbeiter der „Beratungsstelle Radikalisierung" beim Bundesamt für Migration und Flüchtlinge (BAMF)sind erste Anlaufstelle und bieten konkrete Hilfe.
- Sie geben Antworten auf häufige Fragen und klären im Rahmen eines ersten Überblicks über die Problematik auf.
- Sie finden für Sie Hilfsangebote in Ihrer Nähe.
- Sie vermitteln im Einzelfall persönliche Beratung und Betreuung durch eine geeignete Stelle.
- Sie stellen den direkten Kontakt zu Spezialisten in allen Bereichen her.
- Sie vermitteln den Kontakt zu anderen Betroffenen in ähnlicher Situation und/oder Selbsthilfeinitiativen.
- Beratungsstellen und Kontaktmöglichkeiten können auf der Webseite des BAMF in der Suchfunktion gefunden werden. Dort kann auch die Broschüre **„Glaube oder Extremismus?"**, die eine angemessene Aufklärung für Angehörige und allgemeinmedizinisches Personal darstellt, in mehreren Sprachen heruntergeladen werden.

Quellen

Alisic E, Letschert RM. Fresh eyes on the European refugee crisis. Eur J Psychotraumatol 2016; 7: 31847.

American Psychiatric Association. Diagnostisches und statistisches Manual psychischer Störungen – DSM-5®. Göttingen: Hogrefe 2014.

Berger M. Psychische Erkrankungen: Klinik und Therapie. 5. A. München: Elsevier Urban & Fischer 2015.

Böttche M, et al. Psychotherapeutic treatment of traumatized refugees in Germany. Nervenarzt 2016; 87(11): 1136–1143.

Bundesamt für Migration und Flüchtlinge; Schlüsselzahlen Asyl (1. Halbjahr 2017). 10.8.2017. www.bamf.de/SharedDocs/Anlagen/DE/Publikationen/Flyer/flyer-schluesselzahlen-asyl-halbjahr-2017.html?nn=1367528 (letzter Zugriff: 28.9.2017).

Coppock V, McGovern M. 'Dangerous minds'? Deconstructing counter-terrorism discourse, radicalisation and the 'psychological vulnerability'of muslim children and young people in Britain. Children & Society 2014; 28(3): 242–256.

Dilling H, Freyberger HJ. Taschenführer zur ICD-10-Klassifikation psychischer Störungen. Bern: Huber 2012.

Effa E, et al. Deinfibulation for treating urologic complications of type III female genital mutilation: a systematic review. Int J Gynaecol Obstet 2017; 136 (Suppl 1): 30–33.
Kluge U. (Un)Sichtbare Dritte – Dolmetscher als Sprach- und Kulturmittler in der psychosozialen und psychotherapeutischen Versorgung. Berlin: Diss. Freie Universität Berlin 2014.
Kruglanski AW, et al. The psychology of radicalization and deradicalization: how significance quest impacts violent extremism. Adv Polit Psychol 2014; 35 (Suppl 1): 69–93.
Lindert J et al. Versorgung psychisch kranker Patienten mit Migrationshintergrund. Psychother Psychosom med Psychol 2008; 58: 123–129.
Lindert J, et al. Mental health, health care utilisation of migrants in Europe. Eur Psychiatry 2008; 23: 14–20.
Machleidt W. Ausgangslage und Leitlinien transkultureller Psychiatrie in Deutschland. In: Hegemann T, Salman R (Hrsg.). Handbuch transkulturelle Psychiatrie. Bonn: Psychiatrie Verlag 2010; www.transkulturellepsychiatrie.de/pdf/Beitrag_Machleidt08.pdf (letzter Zugriff: 29.1.2018).
Pfeiffer WM. Transkulturelle Psychiatrie. Bd. 2. Stuttgart: Thieme 1971.
Schouler-Ocak M, et al. Patients of immigrant origin in inpatient psychiatric facilities: a representative national survey by the Psychiatry and Migration Working Group of the German Federal Conference of Psychiatric Hospital Directors. Eur Psychiatry 2008; 23: 21–27.
Wohlfart E, Zaumseil M. Transkulturelle Psychiatrie – Interkulturelle Psychotherapie. Heidelberg: Springer 2006.

18 Medizinisch nicht begründbare Symptome

Jan Reuter

INFO

Klassifizierung von „nicht begründbaren Störungen"

Die Einteilung nicht verstandener oder nicht erklärbarer somatisch betonter Störungsbilder in diagnostische Kriterien ist in etwa mit dem Versuch vergleichbar, den sprichwörtlichen „Pudding an die Wand zu nageln". Körperliche Symptome ohne organischen Befund sind sehr häufig. Ob diese Beschwerden nun vorgetäuscht sind, einer unbewussten Psychodynamik entspringen oder durch eine (unbekannte) somatische Pathologie verursacht werden, bleibt in den meisten Fällen offen.
Die Klassifikationssysteme DSM und ICD unterliegen wegen dieser Unklarheiten einer steten Dynamik, die neue Diagnosen schafft oder bestehende abschafft. Die bekannten Diagnosen werden viel kritisiert und wirken für Behandler und Patienten unbefriedigend, da sie unscharf sind und keine Erklärungen bieten: „Es ist halt psychisch." Innerhalb dieser Systeme differenzialdiagnostisch eindeutig zu entscheiden ist schwierig, in der Regel begründet das Leitsymptom die Diagnose. Eindeutig ist die diagnostische Zuordnung in den Fällen, in denen eine bewusste Täuschung oder vorsätzliche Verursachung der Beschwerden festgestellt werden kann.

18.1 Was sind „medizinisch nicht begründbare Symptome"?

„Medizinisch nicht begründbare Symptome" ist die Übersetzung des englischen Begriffs „medically unexplained physical symptoms" (MUPS). Dieser Überbegriff wird zunehmend häufiger für verschiedene Syndrome mit organisch nicht fassbaren Ursachen verwendet. Die einzelnen Syndrome überschneiden sich und sind nicht klar voneinander abgegrenzt. Da sie definitionsgemäß nicht eindeutig verstanden werden, ist eine sichere Kategorisierung ohnehin nicht möglich. Aus diesem Grund wird in diesem Buch der Überbegriff „medizinisch nicht begründbare Symptome" verwendet. Merkmale zur Kategorisierung sind **Art und Ort der Störung** (z. B. funktionelle Gehstörung, autonome somatoforme Störung oder psychogene Krämpfe) sowie die **Intentionalität der Beschwerden** (bewusst: artifizielle Störung, Simulation – unbewusst: Konversions- und somatoforme Störungen).

Wichtige Syndrome in der ICD-10, die diesbezüglich in Zusammenhang stehen sind:

- Psychosomatische Störungen (DSM-5: somatische Belastungsstörung)
- Dissoziative Störungen (DSM-5: somatoforme Störung)
- Artifizielle Störung
- Hypochondrie (DSM-5: Krankheitsangststörung)
- Aggravation und Simulation (DSM-5: vorgetäuschte Störung)

18.2 Was ist eine Krankheitsangststörung?

Die Krankheitsangststörung hat im DSM-5 die Hypochondrie abgelöst. Die Diagnose Hypochondrie war nicht eindeutig genug von den somatoformen Störungen des DSM-IV abgegrenzt, sodass eine Trennung in die Diagnosen *Krankheitsangststörung* (= unbegründete Angst vor Diagnosen) und der *somatischen Belastungsstörung* (= Leiden unter unerklärten Beschwerden) erfolgte. Die somatische Belastungsstörung entspricht am ehesten den psychosomatischen Störungen der ICD-10.

Das Leitsymptom der Krankheitsangststörung ist eine mehr als 6 Monate anhaltende übermäßige Beschäftigung mit dem Gedanken, eine ernsthafte Krankheit zu haben oder zu bekommen, **ohne** dass körperliche Symptome vorliegen (oder wenn, nur in geringer Intensität). Es bestehen stark ausgeprägte Ängste und eine übermäßige Beschäftigung mit der Gesundheit. Somatische Belastungsstörungen, Panikstörungen, eine generalisierte Angststörung, körperdysmorphe Störungen, Zwangsstörungen oder eine wahnhafte Störung mit körperbezogenem Wahn kann dieses Verhalten nicht **besser** erklären. In Bezug auf die Inanspruchnahme medizinischer Hilfe werden der hilfesuchende und der hilfevermeidende Typ unterschieden.

18.3 Warum stellen psychosomatische Störungen für viele Behandler eine Herausforderung dar?

Psychosomatischen Störungen dürfen definitionsgemäß keine organisch begründbaren Ursachen zugrunde liegen und gleichzeitig auch nicht durch eine vorherrschende psychiatrische Diagnose (z. B. eine Psychose oder Depression) verursacht sein. Somit können somatisch orientierte Ärzte bei den Betroffenen auch keine organischen Beschwerden finden, welche die beklagten Symptome erklären würden, oder kausale Behandlungen durchführen, während psychologisch orientierte Therapeuten von den Patienten meist nicht als geeignete Behandler für ihre Beschwerden angesehen und abgelehnt werden. Dementsprechend befinden sich alle Beteiligten in einer hilflosen Position, die mit zum negativen Bild der psychosomatischen Syndrome beigetragen hat.

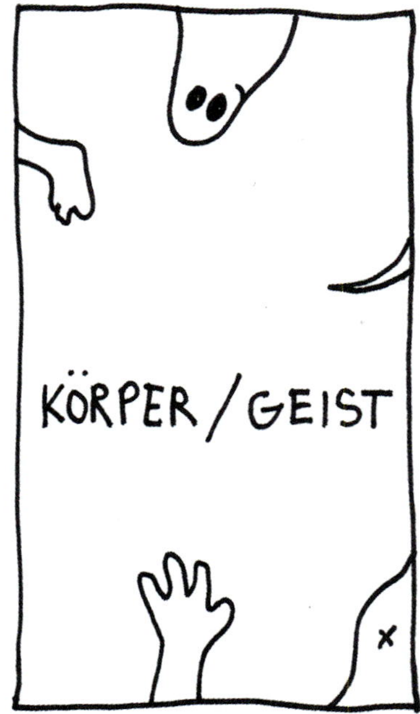

18.4 Warum ist das moderne Gesundheitssystem besonders ungeeignet, um psychosomatische Störungen zu verstehen und zu behandeln?

Das wissenschaftlich und wirtschaftlich ausgerichtete Gesundheitssystem ist geprägt von Spezialisierungen, Kategorisierungen, Operationalisierbarkeit, Effizienz und „Machbarkeits"-Glauben. Keiner dieser Faktoren ist geeignet, psychosomatische Beschwerden zu verstehen oder zu behandeln. Wie der Ausdruck bereits suggeriert, handelt es sich bei psychosomatischen Beschwerden um ein interdisziplinäres Feld, das in kein traditionelles Gebiet der Medizin passt. Das klinische Bild kann diagnostisch kaum objektiviert werden, fluktuiert und wirkt von Gemüt und Tagesform abhängig.

Die meisten diagnostischen Kriterien sind kompliziert; viele Syndrome sind wissenschaftlich umstritten, und kein Störungsbild ist ausreichend verstanden. Diese Unklarheiten machen es schwer, methodisch saubere Studien zu planen, auf deren Grundlage Therapieempfehlungen gegeben und Interventionen entwickelt werden können.

Die hohe Prävalenz psychosomatischer Beschwerden sowie der damit verbundene Leidensdruck und die Kosten haben die psychosomatische Medizin in den Fokus gerückt. So ist eine 80-stündige Fortbildung zur Psychosomatik für jeden praktizierenden Hausarzt Pflicht.

18.5 Wie werden psychosomatische Beschwerden eingeteilt?

Die Vielzahl der möglichen körperlichen Symptome ohne erklärbare organische Ursache ergibt eine beliebig große Summe von entsprechenden Störungsbildern. Die aktuell in der Psychosomatik verwendeten Diagnosen konzentrieren sich auf Leitsymptome oder bestimmte körperliche Funktionssysteme. Stellen Schmerzen, die über 6 Monate anhalten, die Leitsymptomatik dar, kann die Diagnose einer **anhaltenden somatoformen Schmerzstörung** zutreffen. Pseudoneurologische Symptome (z. B. Krämpfe oder Lähmungen) werden als dissoziative Störungen zusammengefasst. Wenn über einen Zeitraum von 2 Jahren multiple (mindestens acht) Organsysteme betroffen sind, kann die Diagnose der **Somatisierungsstörung** (ICD-10: F45.0) vergeben werden.

Die **somatoforme autonome Funktionsstörung** beschreibt ein Leiden, das durch vegetative Symptome (z. B. Schwitzen oder Herzklopfen) charakterisiert ist.

18.6 Wie häufig sind psychosomatische Beschwerden?

Psychosomatische Beschwerden gehören zusammen mit Depressionen und Ängsten zu den häufigsten psychisch (mit-)bedingten Störungsbildern. Insbesondere Schmerzsyndrome sind mit einer geschätzten 6-Monats-Prävalenz von 15 % sehr häufig. Da viele funktionelle Beschwerden nur kurze Zeit bestehen oder zu schwach ausgeprägt sind, um einen Behandler aufzusuchen, kann davon ausgegangen werden, dass funktionelle Störungen noch sehr viel weiter verbreitet sind.

INFO

Definition chronischer Schmerz

Wenn Schmerzen länger als 6 Monate bestehen oder rezidivierten, spricht man von chronischem Schmerz.

18.7 Wann stellen psychosomatische Störungen ein relevantes Gesundheitsrisiko dar?

Die meisten Menschen kennen psychisch bedingte körperliche Symptome, deren Dynamik ihrer Gemütslage entspricht und die keinen Krankheitswert darstellen. Wenn es jedoch zu einer Chronifizierung psychosomatischer Beschwerden kommt, die mit sozialen und beruflichen Einschränkungen einhergeht, kommt es zu einem behandlungsbedürftigen Störungsbild.

18.8 Welche Gründe können zu psychosomatischen Erkrankungen führen?

In der psychosomatischen Medizin wird davon ausgegangen, dass bestimmte Persönlichkeitsmerkmale und Umweltfaktoren das Auftreten und die Ausprägung einer psychosomatischen Erkrankung begünstigen können. Diese Eigenschaften können sich in einer sich negativ selbstverstärkenden Spirale verstärken und in einem ausgeprägtem Störungsbild eskalieren („Angst → Symptome → mehr Angst“). Die wichtigsten Bedingungen sind eine sensibilisierte Wahrnehmung von Symptomen und eine daraus resultierende katastrophisierende Empfindung und Reaktion. Die erhöhte Wahrnehmung von körperlichen Beschwerden kann in ihrer Ausprägung genetisch bedingt sein, durch Alter, Geschlecht, Bildung und psychischer Verfassung beeinflusst werden und im Krankheitsverlauf zunehmen. Die Reaktionen auf die entsprechenden Reize können zu Schonverhalten und Rückzug, zu diffusen und krankheitsspezifischen Ängsten führen und sich in einem negativen und „kranken“ Selbstbild konsolidieren.

Die wahrgenommenen Symptome (z. B. Herzklopfen, Durchfall oder Schwitzen) werden oft falsch interpretiert und als sichere Zeichen einer Erkrankung gedeutet anstatt als Ausdruck einer Belastungssituation. Erzielt der Betreffende einen bewussten oder unbewussten Krankheitsgewinn, nimmt der Prozess der Somatisierung in Ausprägung und Geschwindigkeit weiter zu.

INFO

Chronifizierung psychosomatischer Beschwerden

Der Kreislauf aus erhöhter Symptomempfindlichkeit und katastrophisierendem Verhalten trägt zur Chronifizierung von psychosomatischen Beschwerden bei.

18.9 Welche Persönlichkeitsstörungen gelten als Risikofaktor für eine Chronifizierung psychosomatischer Erkrankungen?

Bei weiblichen Patienten mit psychosomatischen Symptomen wurden überproportional häufig histrionische und bei männlichen Patienten antisoziale Verhaltensweisen festgestellt. In beiden Fällen erfüllen die Symptome eine Funktion und stellen ein Hindernis für eine wirksame Behandlung der psychosomatischen Beschwerden dar. Eine Person mit histrionischen Persönlichkeitsmerkmalen kann vulnerabel sein und die körperlichen Beschwerden „brauchen“, um so Zuwendung zu erfahren und verlässliche Bindung zu erleben. Antisoziale Verhaltensweisen zeigen sich u. a. im Erwirken von Leistungen auf Kosten anderer, z. B. durch unberechtigte Inanspruchnahme von Gesundheitsdienstleistungen. Im Vordergrund sollten jedoch keine Pauschalisierungen stehen, sondern ein Verstehen der tiefer liegenden Bedürfnisse der Betroffenen.

18.10 Wie unterscheiden sich die empfohlenen Verhaltensmaßnahmen bei psychosomatischen Beschwerden in Literatur und Praxis?

In der Literatur werden Therapeuten genau die Maßnahmen im Umgang mit den betreffenden Patienten empfohlen, die am knappsten zur Verfügung stehen: ausführliche Anamnese und Untersuchung, anhaltende Geduld und Empathie, Zuhören, Verstehen sowie eine wertschätzende Korrektur der fehlerhaften Annahmen bezüglich der Beschwerden. Die am häufigsten mit psychosomatischen Symptomen konfrontierten Behandler sind Hausärzte, denen für die durchschnittliche Konsultation nur wenige Minuten Zeit zur Verfügung stehen. Auch für nichtpsychosomatische Erkrankungen mit greifbaren Befunden ist der Zeitrahmen bereits knapp bemessen. Im allgemeinmedizinischen Praxisalltag wird am häufigsten das erfüllt, was die betroffenen Patienten einfordern: rein medizinische Interventionen mit Untersuchungen, Rückversicherungen, sedierende, analgetische und anxiolytische Medikationen, Krankschreibungen und Entlastungen anderer Art.

Derlei Maßnahmen werden in der Psychosomatik als weiterer Verstärker des fehlgeleiteten Verhaltens angesehen und gelten als kontraindiziert. Wenn ein Behandler sich bemüht, den Patienten empathisch zu konfrontieren und in seinem Verhalten zu korrigieren, endet dies oft in einem Abbruch der Therapie und einem Arztwechsel.

18.11 Wie kann eine Therapie psychosomatischer Symptome trotz aller Vorbehalte aufseiten der Behandler und Patienten gelingen?

Die Grundlage der Intervention wird in der gelungenen Gestaltung der therapeutischen Beziehung gesehen. Es gilt – überspitzt formuliert – ein auf „Zuckerbrot und Peitsche“ (auch dialektisch genannter) Ansatz. Das heißt, der Behandler muss den Bedürfnissen der Betroffenen gerecht werden und gleichzeitig korrigierende Impulse geben, um ein langfristiges Umdenken zu gesünderen Denk- und Verhaltensweisen zu bahnen. Die korrigierenden Impulse bestehen in einer guten Aufklärung über die tatsächlichen Zusammenhänge von körperlichem Erleben und Krankheitswert. Der Patient muss verstehen, wie seine körperlichen Symptome entstehen und verstärkt werden und dass diese an sich keinen Krankheitswert haben (Psychoedukation).

Um dem Patienten die Zusammenhänge aus Denk- und Verhaltensweisen verständlich zu machen, können Experimente (z. B. Erzeugung von Kribbeln in den Händen durch Hyperventilation) durchgeführt werden, die eindeutige körperliche Symptome erzeugen. Da die meisten Symptome stressbedingt sind und selbst wiederum Stress erzeugen, kommt einem Stressmanagement und Entspannungstraining eine zentrale Rolle zu. Dies setzt die Analyse von Stressoren und das Erkennen entsprechender körperlicher Veränderungen voraus. Alle hier beschriebenen Maßnahmen entstammen dem verhaltenstherapeutischen Repertoire, das in seinen einfacheren Anwendungen auch durch Hausärzte ausgeübt werden kann. Wenn sich Erfolge einstellen, kann dies die therapeutische Allianz stärken. Werden die zugrunde liegenden Bedürfnisse des Patienten dagegen nicht erfüllt, kann sich die ablehnende Haltung gegenüber Psychotherapie noch verstärken.

18.12 Warum ist Biofeedback besonders geeignet, um den Zusammenhang zwischen Gefühlslage, vegetativen Symptomen und körperlichen Befunden aufzuzeigen?

Biofeedback ist eine evidenzbasierte Methode, die darauf abzielt, solche Zusammenhänge darzustellen. Durch geeignete Apparate werden vegetative Vorgänge (z. B. Puls, Schwitzen) für den Patienten (akustisch oder visuell) wahrnehmbar gemacht. Bei Anspannung und vegetativer Übererregung z. B. können durch Rotwerden des Bildschirms angezeigt werden. Auch zerebrale Aktivitätszustände und damit assoziierte Gefühle können mithilfe eines EEG visualisiert werden. Sobald diese meist unbewussten Zustände für den Betroffenen sichtbar werden, lassen sich negative und positive Einflüsse auf das Vegetativum analysieren und beeinflussen. So kann durch eine Atemübung der vormals rote Bildschirm in einen grünen umgewandelt werden. Je mehr Kontrolle der Betroffene über seine vegetativen Zustände hat, desto eher können diese gesteuert und positiv beeinflusst werden. Das Ergebnis kann sich in der Reduktion von muskulärer Anspannung, Schmerzen, diversen Stresssymptomen sowie der Senkung von Puls, Atemfrequenz und Blutdruck zeigen.

18.13 Welche Überschneidungen finden sich zwischen den Konzepten zur Behandlung von Tinnitus und denen von psychosomatischen Erkrankungen?

Tinnitus ist ein heterogenes und verbreitetes Syndrom, das in seiner häufigsten (idiopathischen) Form nicht sicher medizinisch erklärt werden kann. Tinnitus wird durch spezialisierte Konzepte mit mäßigem Erfolg behandelt. Trotz seiner nicht ausreichend erklärbaren Ätiologie wird der Tinnitus nicht zu den psychosomatischen Erkrankungen im engeren Sinne gerechnet. Die Therapie zielt auf den Umgang mit einem chronischen Stressor in der Lebensgestaltung. Die dazu eingesetzten Methoden unterscheiden nicht von anderen verhaltenstherapeutisch orientierten Konzepten der psychosomatischen Medizin:

- **Psychoedukation**: Aufklärung über Wissensmodell und Korrektur von Mythen und Fehlannahmen
- **Analyse und Umstrukturierung** von Denkmustern, Emotionen und Verhalten in Bezug auf die Tinnitussymptome
- **Exposition und Habituation**: Einsatz von bestimmten Klängen zur Veränderung des akustischen Erlebens
- **Einsatz von Entspannungs- und Stressmanagement**, z. B. Achtsamkeitstraining
- **Protokollierung, Bewertung und Optimierung** neu erlernter Verhaltensweisen

MERKE

Symptomakzeptanz lernen

„Wenn der Prophet nicht zum Berg kommt, muss der Berg zum Propheten kommen." Wenn also keine Ursachen oder Beschwerden bekämpft werden können, bleibt als Handlungsoption nur eine Veränderung der Symptomakzeptanz. Dieses Konzept mag unbefriedigend anmuten, stellt bei therapieresistenten Beschwerden aber eine wichtige unterstützende Intervention dar.

18.14 Bei welchen Störungsbildern erzeugen Patienten heimlich und absichtlich körperliche Symptome?

Störungsbilder dieser Art werden als „artifizielle Störungen" bezeichnet. Eine Form ist das **Münchhausen-Syndrom**. Dabei fügt sich der Betroffene vorsätzlich körperlichen Schaden zu, um eine Patientenrolle einnehmen zu können. Anders als z. B. bei der Borderline-Störung darf das selbstverletzende Verhalten nicht offen zugegeben werden. Typische Schädigungen sind z. B. Abszesse durch wiederholte Verletzung mit verschmutzen Nadeln oder Hypoglykämien durch Insulinmissbrauch. Wenn eine Mutter ihr Kind heimlich verletzt, um eine Patientenrolle annehmen zu können, spricht man von **Münchhausen-by-proxy** (auch: Münchhausen-Stellvertreter-syndrom).

INFO

Artifizielle Störung

- Die durchschnittliche 1-Jahres-Prävalenz der artifiziellen Störungen wird von Allgemeinmedizinern, Dermatologen, Neurologen und Chirurgen mit hoher Varianz auf 1,3 % der Fälle geschätzt.
- Die Störung kann in fast jedem medizinischen Fachgebiet präsentiert werden; am häufigsten sind Dermatologen und Neurologen mit dieser Störung konfrontiert.
- Die Studienlage ist besonders unsicher und basiert aufgrund der pathognomonischen Verheimlichung fast nur auf Einzelfallbeschreibungen.

18.15 Gibt es eine Risikogruppe für die artifizielle Störung?

Ja. Zumindest für die USA wurde eine Population identifiziert, die in dieser Patientengruppe deutlich überrepräsentiert sind: weiblich, 4. Lebensdekade und berufliche Tätigkeit in einem gesundheitsbezogenen Fach.

18.16 Welche Beschwerden und Verhaltensweisen können auf eine artifizielle Störung hinweisen?

- Die Patienten werden mit Beschwerden vorstellig, wegen der bereits mehrere Ärzte erfolglos konsultiert wurden.
- Die erhobenen Untersuchungs- und Laborbefunde sind wenig plausibel; für Vorbefunde wird oft keine Schweigepflichtsentbindung ausgestellt.
- Die Betroffenen zeigen sich gegenüber dem Personal mitunter auffällig kindlich, hilfesuchend und distanzlos.

18.17 Sollten Patienten mit einer artifiziellen Störung bei entsprechenden Beweisen mit dem Verdacht konfrontiert werden?

Nicht in jedem Fall. Die meisten Betroffenen beharren auf ihrer Sicht der Störung, nur ein geringer Anteil zeigt sich offen für eine richtige Diagnose. Eine direkte Konfrontation mit dem Verdacht auf Eigenmanipulation wird außer bei akuter Eigengefährdung nicht empfohlen, weil dies häufig einen Behandlungsabbruch und Komplikationen zur Folge hat. Im Vordergrund der Behandlung steht deshalb zunächst der Aufbau einer tragfähigen Beziehung, die im weiteren Verlauf dazu genutzt werden kann, um die Bedürfnisse des Patienten besser zu verstehen, mögliche psychische Komorbiditäten (Depression, Abhängigkeit) zu behandeln und eine weitestmögliche Schadensreduktion zu bewirken. Die Mitteilung über den vermuteten Sachverhalt der Eigenschädigung muss mit Geduld, viel therapeutischem Geschick und „argumentativen Rückzugsmöglichkeiten“ für den Betreffenden umgesetzt werden.

Bei Gefährdung eines Kindes oder anderer Dritter durch ein Münchhausen-by-proxy-Syndrom muss die Sachlage offen dargelegt und unverzüglich die Sicherheit der Betroffenen gewährleistet werden. Dazu müssen Maßnahmen auch ggf. gegen den Willen der Mutter erforderlich werden.

18.18 Wie unterscheiden sich Simulieren und Aggravieren?

Simulation im medizinischen Sinne beschreibt das Vortäuschen *nicht* vorhandener Defizite, um Vorteile daraus zu erwirken. **Aggravation** bezeichnet die übertriebene Darstellung tatsächlich vorhandener Defizite.

MERKE

Psychosomatik: Bedürfnisse beantworten statt ausschließlich auf Begründungen zu schauen

Patienten mit „medizinisch nicht begründbaren Symptomen" können mit den vorhandenen diagnostischen Systemen nicht ausreichend verstanden werden. Die einzelnen Diagnosen sind umstritten, überschneiden sich und unterliegen anhaltender Veränderung. Von „medizinisch nicht begründbaren Symptomen" Betroffene haben Bedürfnisse, die der therapeutischen Intervention bedürfen. Dies unterscheidet sie nicht von Patienten **mit** begründbaren Defiziten. Um Beschwerden ohne bekannte Ursache zu behandeln, sind Offenheit, Sorgfalt, Teamarbeit und Erfahrung wichtig. Hilfe sollte primär an den zugrunde liegenden – oft unbewussten – Bedürfnissen der Betroffenen ansetzen.

Quellen

American Psychiatric Association. Diagnostisches und statistisches Manual psychischer Störungen – DSM-5®. Göttingen: Hogrefe 2014.

Bailer J, et al. Health anxiety and hypochondriasis in the light of DSM-5. Anxiety Stress Coping 2016; 29(2): 219–239.

Berger M. Psychische Erkrankungen: Klinik und Therapie. 5. A. München: Elsevier Urban & Fischer 2015.

Brünahl C, et al. Mental disorders in patients with chronic pelvic pain syndrome (CPPS). J Psychosom Res 2017; 98: 19–26.

Deter HC, et al. Psychological treatment may reduce the need for healthcare in patients with Crohn's disease. Inflamm Bowel Dis 2007; 13(6): 745–752.

Dilling H, Freyberger HJ. Taschenführer zur ICD-10-Klassifikation psychischer Störungen. Bern: Huber 2012.

Edwards TM, et al. The treatment of patients with medically unexplained symptoms in primary care: a review of the literature. Ment Health Fam Med 2010; 7(4): 209–221.

Fliege H, et al. Frequency of ICD-10 factitious disorder: survey of senior hospital consultants and physicians in private practice. Psychosomatics 2007; 48(1): 60–64.

Guthrie E, et al. Psychological disorder and severity of inflammatory bowel disease predict health-related quality of life in ulcerative colitis and Crohn's disease. Am J Gastroenterol 2002; 97(8): 1994.

Krahn LE, et al. Patients who strive to be ill: factitious disorder with physical symptoms. Am J Psychiatry 2003; 160(6): 1163–1168.

Kroenke K, Spitzer RL. Gender differences in the reporting of physical and somatoform symptoms. Psychosom Med 1998; 60(2): 150–155.

Kroenke K. Efficacy of treatment for somatoform disorders: a review of randomized controlled trials. Psychosom Med 2007; 69(9): 881–888.

Kurt H, et al. Spannungsfeld Psychosomatik und Psychiatrie. Nervenarzt 2012; 83(11): 1391–1398.

Löwe B, et al. Depression, anxiety and somatization in primary care: syndrome overlap and functional impairment. Gen Hosp Psychiatry 2008; 30(3): 191–199.

McKenna L, et al. A scientific cognitive-behavioral model of tinnitus: novel conceptualizations of tinnitus distress. Front Neurol 2014; 5: 196.

Newby, JM, et al. DSM-5 illness anxiety disorder and somatic symptom disorder: comorbidity, correlates, and overlap with DSM-IV hypochondriasis. J Psychosom Res 2017; 101: 31–37.

Schaefert R, et al. Nichtspezifische, funktionelle und somatoforme Körperbeschwerden. Psychotherapeut 2014; 59(2): 155–174.

Stores G, et al. Sleep and psychological disturbance in nocturnal asthma. Arch Dis Child 1998; 78(5): 413–419.

Sturdy PM, et al. Psychological, social and health behaviour risk factors for deaths certified as asthma: a national case-control study. Thorax 2002; 57(12): 1034–1039.

Ten Brinke A, et al. Similar psychological characteristics in mild and severe asthma. J Psychosom Res 2001; 50(1): 7–10.

Van Dessel N, et al. Non-pharmacological interventions for somatoform disorders and medically unexplained physical symptoms (MUPS) in adults. Cochrane Database Syst Rev 2014; 11: CD011142.

Wolever RQ, et al. Complementary therapies for significant dysfunction from tinnitus: treatment review and potential for integrative medicine. Evid Based Complement Alternat Med 2015; 2015:93141.

Zitierte Leitlinien

Haenel F et al. SK2-Leitlinie zur Begutachtung psychischer und psychosomatischer Erkrankungen. Nervenarzt 2015; 86(1): 72–73.

Hausteiner-Wiehle C. Umgang mit Patienten mit nicht-spezifischen, funktionellen und somatoformen Körperbeschwerden: S3-Leitlinien mit Quellentexten, Praxismaterialien und Patientenleitlinie. Stuttgart: Schattauer 2013.

Schaefert R, et al. Clinical Practice Guideline: Non-specific, functional and somatoform bodily complaints. Dtsch Arztebl Int 2012; 109(47): 803–813.

19 Psychotherapie

Jan Reuter und Michael Frey

Allgemeine Aspekte

19.1 Wiese können Hunde psychotherapeutisch erfolgreich sein?

Hunde werden auch offiziell in psychotherapeutische Interventionen eingebunden. In Kliniken gibt es nicht selten „Stationshunde" (Stationskatzen), die bei Personal und Patienten beliebt sind (▶ Abb. 19.1). Sie tragen zu einer positiven Atmosphäre und zur Reduzierung von Anspannung bei. Tiere, die mit Menschen interagieren können, bieten Eigenschaften, die in der Psychotherapie geschätzt werden:

- Ehrliche und unmittelbare Reaktionen
- Intuition für Gefühle und Stimmungen
- Unkomplizierte, angemessene Wärme und Nähe
- Weniger Blicke auf die Uhr

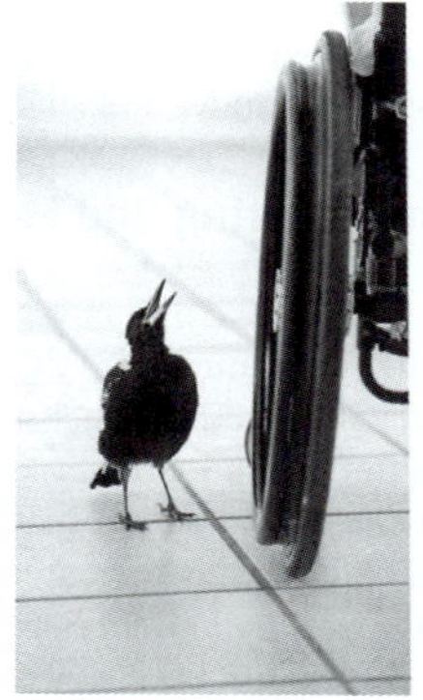
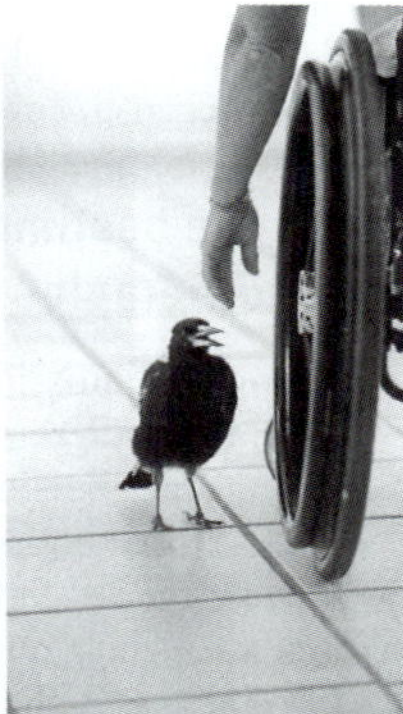

Abb. 19.1 Tiere können Menschen eine Hilfe sein (aus: „Penguin Bloom") [G726]

19.2 Ist jeder Psychologe ein Psychotherapeut?

Nein. *Psychotherapeut* ist ein geschützter Begriff. Als Psychotherapeuten dürfen sich in Deutschland nur Ärzte und Psychologen **nach Abschluss** einer psychotherapeutischen Zusatzausbildung bezeichnen. (Zur Ausbildung zum Kinder- und Jugendpsychotherapeuten sind auch Sozialpädagogen und Pädagogen zugelassen.) Der sehr ähnliche Begriff Psychotherapie dagegen ist nicht geschützt, sodass auch andere Berufe diesen Begriff benutzen können.

19.3 Was bedeutet „Delegation" bezüglich einer beruflichen Ausübung der Psychotherapie?

Bis zur Verabschiedung des Psychotherapeutengesetzes 1999 war es Psychologen in Deutschland nicht gestattet, ohne ärztliche Aufsicht zu arbeiten. Sie waren „Delegierte" des Arztes. Nach der Gesetzesänderung durften entsprechend ausgebildete Psychologen nun selbstständig Psychotherapie ausüben und abrechnen. In einigen anderen europäischen Staaten (z. B. Schweiz) gilt das vormalige Modell auch heute noch und verschärft den Mangel an psychotherapeutischem Personal.

19.4 Wo liegen die historischen Wurzeln der Psychotherapie?

Lehren und Methoden zur Heilung von psychischen und seelischen Beschwerden begleiten die Entwicklung der Menschheit in ihrer Entwicklung. Die Methoden orientieren sich dabei stets am jeweiligen kulturellen Rahmen, der definiert,

- wie die Seele beschaffen ist und wo sie lokalisiert ist („großer Zeh"),
- was seelische Störungen sind („Besessenheit") und
- wer sie verursacht („der Mond").

Die angenommenen Ursachen waren zu Beginn magischer Natur (Einfluss durch die Natur und Ahnen) und später Folge des Wirkens unterschiedlicher bzw. eines Gottes. Die Aufklärung hat den Weg für eine naturwissenschaftliche Betrachtungsweise geebnet. Therapeutische Methoden haben sich aus diesen Glaubens- oder Evidenzmodellen abgeleitet. Das Konzept und die Metaphern der Psyche und ihrer Pathologie unterliegen einem steten Wandel und sind mit dem Zeitgeist verzahnt.

19.5 Wie bestimmen Setting und Frequenz die Wirkung der Psychotherapie?

- **Setting:** Die räumliche Anordnung und die Kommunikationsmöglichkeiten zwischen Behandler und Patient, die Beleuchtung und das Mobiliar, die Mitpatienten im Wartebereich und alle anderen bewusst oder unbewusst wahrgenommenen Faktoren haben einen Einfluss auf die Therapie. Die Psychoanalyse hat z. B. bewusst die liegende Haltung des Patienten gewählt, da man hier verletzlicher, aber auch entspannter ist. Der Patient liegt zudem so, dass er das Gesicht des Therapeuten nicht sehen kann. Dies ist gewollt, damit der sprechende Patient nicht von der Mimik des Therapeuten abgelenkt wird. Eine bewusste Gestaltung dieser Einflussvariablen im Sinne einer funktionierenden Psychotherapie ist wichtig.
- **Frequenz:** Es gibt keine eindeutige Empfehlung zur Frequenz. Ein sinnvoller Abstand ergibt sich aus Akuität, Diagnose, Verlaufsstand der Therapie und den Möglichkeiten der Beteiligten. Die Psychotherapie sollte die richtige „Temperatur" haben, um arbeiten zu können. Das heißt, dass zu große Abstände die stattgefundene Arbeit verblassen lassen. So kann ein Gefühl der Offenheit nach über 2 Wochen wieder in die Ferne gerückt sein. Werden hingegen mehr Termine angesetzt, als der Patient verarbeiten kann, findet keine Entwicklung statt. Eine gängige Frequenz einer Psychotherapie ist ein Termin pro Woche. Zu diesen Ansichten unterscheiden sich jedoch die Meinungen deutlich; so setzen einige niederfrequente Therapieverfahren auf die selbstständige Entwicklung zwischen den Terminen. In der Traumatherapie, die mit oftmals unerträglichen Gefühlen einhergeht, können eine höhere Frequenz und eine kürzere Gesamtdauer der Therapie sinnvoll sein. Patienten, die weniger belastbar sind oder weniger verarbeiten können (z. B. Menschen mit einer Intelligenzbeeinträchtigung), profitieren von kürzeren Therapieeinheiten. In der Ausleitung einer Therapie können die Termine immer seltener stattfinden.

19.6 Ist die Beziehung zum Psychotherapeuten für die Wirksamkeit wichtiger als die angewandte Methode?

Nicht die Nähe, aber die Qualität der Beziehungsgestaltung des Psychotherapeuten gilt als wichtiges therapeutisches Werkzeug. Die Kriterien der Qualität sind in ihrer Bedeutung jedoch umstritten. Vertrauen und Authentizität gelten als Grundlage einer erfolgreichen psychotherapeutischen Allianz. Über die Nähe der Beziehungsgestaltung gehen die Meinungen auseinander.

Der Aspekt des professionellen Abstands („Abstinenz") ist eine wichtige Variable innerhalb dieser Diskussion. Ein zu nahes oder privates Verhältnis zwischen Therapeut und Patient (enge psychologische und/oder körperliche Nähe) werden abgelehnt. Mit zunehmender Nähe mag sich der Patient erwünschter und besser fühlen, dieselbe Nähe kann jedoch auch sozial erwünschtes Verhalten des Patienten fördern, das einer wirksamen Therapie im Wege stehen kann. Ein anhaltender sozialer Austausch und Nähe mit dem Therapeuten, die der Patient eigentlich im „echten Leben" finden sollte, kann den Betroffenen auch in eine Abhängigkeit bringen und ihm dadurch schaden. Die Beziehung gilt zudem auch als wichtiges *Werkzeug* in der Psychotherapie, mit der sowohl die Erkundung als auch die Entwicklung des Patienten vorangetrieben werden sollen.

19.7 Warum ist die psychotherapeutische Selbsterfahrung ein wichtiger Bestandteil der psychotherapeutischen Ausbildung?

Die Selbsterfahrung soll dem Therapeuten ermöglichen, sich selbst so weit zu kennen, dass seine therapeutische Arbeit nicht durch eigene Anteile ungünstig beeinflusst wird und dass die Beziehungsgestaltung professionalisiert wird. Übertragung und Gegenübertragung, unbewusste Handlungsmotive und Projektionen zwischen Therapeut und Patient können unerkannt Schaden anrichten, in bewusstem Erleben jedoch zur Therapie wesentlich beitragen.

PRAXISTIPP

Sie oder Du?

Sie. Die Du-Form im psychotherapeutischen Kontakt zum Patienten ist trotz großer Ehrlichkeit und Menschlichkeit in der beruflichen Beziehung unüblich.

19.8 Wann und wie sollte eine Psychotherapie beendet werden?

Eine Therapie endet in der Regel mit einer Teilremission innerhalb des genehmigten einfachen oder verlängerten Stundenkontingents. Ein initial festgelegtes (Teil-)Behandlungsziel hilft besonders bei chronisch oder schwerer erkrankten Patienten, einen Erfolg und Abschluss zu finden. Im Verlauf der Therapie erfolgt in der Regel eine schrittweise Reduktion der Therapiefrequenz, z. B. auf einen Termin pro Monat oder Quartal. In dieser Phase sollte ein Abschluss vorbereitet werden. Dazu gehört die Zusammenfassung des gemeinsam erarbeiteten Konzepts über Ursache, Ausdruck und Linderung der Beschwerden. Die innerhalb der Therapie erreichten Veränderungen bilden das Ergebnis der langfristigen Arbeit und Vertrauensaufbau. Der Abschied aus der gewachsenen therapeutischen Beziehung kann schwerfallen und Patienten verunsichern. Nach Abschluss der Psychotherapie kann die weitere Besserung der Symptomatik anhalten und sich eine Stabilisierung auch ohne erneute Intervention konsolidieren (Carry-over-Effekt).

Krisen- und Rückfallmanagement unterscheiden sich je nach Krankheitsbild und sollten mit dem Patienten festgelegt werden. Es kann für den Patienten sehr hilfreich sein, auch nach vielen Jahren nochmals eine Kurzintervention bei dem Behandler seines Vertrauens durchzuführen. Bei chronischen Erkrankungen wie der bipolaren Störung oder Schizophrenie kann eine lebenslange Begleitung angemessen sein.

Risiken und Nebenwirkungen der Psychotherapie

19.9 Wie werden Nebenwirkungen einer Psychotherapie definiert?

„*Nebenwirkungen sind unerwünschte, aber unvermeidliche negative Folgen einer korrekt angewendeten Psychotherapie.*" (Linden und Strauß 2013) Sie können in ihrer Ausprägung leicht (Weinen während einer Therapiesitzung), mittelgradig (z. B. Konflikte in der Partnerschaft), schwer (z. B. Kündigung eines sicheren Arbeitsplatzes), sehr schwer (z. B. ein Herzinfarkt während einer Exposition) oder extrem (z. B. Suizidversuch) sein. Grundsätzlich sollten Therapeuten zu Beginn einer Therapie über mögliche Nebenwirkungen aufklären und Kontraindikationen ausschließen. Die großen individuellen Unterschiede der möglichen Nebenwirkungen fordern eine individuelle Beschreibung.

19.10 Wieso wird im Vergleich zu anderen Interventionen in der Medizin so wenig über die Nebenwirkungen von Psychotherapie diskutiert und publiziert?

Insgesamt fehlt ein Bewusstsein für Nebenwirkungen und Komplikationen außerhalb des Bereichs konkreter medizinischer Eingriffe und pharmakologischer Interventionen. Für Physio-, Ergo- und Musiktherapie, aber auch für Psychotherapie ist eine Diskussion über Nebenwirkungen und Komplikationen noch wenig verbreitet. Psychotherapie ist ein besonders persönliches Produkt des Therapeuten. Während eine Tablette von anderen produziert und ggf. fehlerhaft durch den Patienten angewendet wurde, ist die Psychotherapie eine individuell erstellte und verabreichte Dienstleistung. So können ungünstige Folgen einer Psychotherapie nicht auf die Hersteller oder Patienten abgeschoben werden, sondern sind ein Zeichen persönlicher Verwicklung und Verantwortung. Dementsprechend wird die Ausübung der Psychotherapie durch die Anwender eher subjektiv und in einem bestimmten Ausmaß verzerrt gesehen. Es wird weniger Fokus auf Effekte gelegt, die in anderen Therapiedomänen als Nebenwirkungen und Komplikationen bezeichnet würden. Inter- und Supervision sind Maßnahmen, die psychotherapeutische Fehlentwicklungen aufdecken können.

19.11 Was können negative Folgen einer Psychotherapie sein?

Negative Folgen gehören zu Risiken und Nebenwirkungen der Psychotherapie. Negative Folgen können bei methodisch richtiger (Nebenwirkung) und fehlerhafter Anwendung (Kunstfehler) von Psychotherapie vorkommen. Sie müssen definitionsgemäß in kausalem Zusammenhang mit der Therapie stehen. Psychotherapie versucht Veränderungsprozesse anzustoßen und zu begleiten; dadurch zielt sie darauf ab, die psychische Homöostase des Patienten vorübergehend aus dem Gleichgewicht zu bringen. Um ein neues Gleichgewicht zu finden, wird dem Patienten einiges abverlangt; Gewohnheiten müssen verändert, Denkmuster durchbrochen und Emotionen ausgehalten werden. Das kann gelingen, manchmal aber – vor allem wenn die Rahmenbedingungen ungünstig sind oder nicht genügend Ressourcen zur Verfügung stehen – auch misslingen.

Vor diesem Hintergrund können negative Gefühle und Verschlimmerungen für vorübergehende Zeiträume therapeutisch gewollt sein, z. B. im Rahmen von Expositionen bezüglich traumatischer Geschehnisse. Die Behandlung zielt dabei darauf ab, dass Gefühle und Erinnerungen verarbeitet und integriert werden können. Gelingt dies nicht, kann es zu einer anhaltenden Verschlechterung der Gefühlslage und Lebensqualität kommen.

INFO

Unerwünschte Ereignisse der Psychotherapie

Im Unterschied zu negativen Folgen der Psychotherapie stehen die „unerwünschten Ereignisse" zwar in einem zeitlichen, aber nicht kausalen Zusammenhang mit einer Psychotherapie. Ein Beispiel wäre z. B. die Kündigung eines Arbeitsplatzes während einer Psychotherapie (vgl. Linden und Strauß 2013)

19.12 Was sind mögliche Kontraindikationen einer Psychotherapie?

Kontraindikationen einer Psychotherapie sind alle Umstände, die eine ernsthafte Schädigung des Patienten im Verlauf der Therapie wahrscheinlich machen. Dies kann z. B. eine sexuelle Anziehung zwischen Therapeut und Patient sein oder eine schwere Herzkrankheit, welche die emotionale Aufregung während einer Expositionstherapie nicht zulässt. Auch akute Suizidalität und selbstschädigendes Verhalten sind Kontraindikationen für bestimmte Psychotherapie-Interventionen. Das Erwarten von schweren, sehr schweren oder extremen Nebenwirkungen stellt, insofern sie abzusehen sind, ebenfalls eine Kontraindikation dar.

PRAXISTIPP

Aufklärung und Verlaufsprüfung über Risiken und Nebenwirkungen der Psychotherapie

Die Frage an den Patienten nach Nebenwirkungen sollte auch ohne Anlass und regelmäßig erfolgen. Die Besprechung von Nebenwirkungen muss Teil der Supervision und Intervision sowie des therapeutischen Selbstmonitorings sein. Nebenwirkungen treten auch in erfolgreichen Therapien auf und bedeuten nicht, dass ein Kunstfehler vorliegt.

19.13 Was sind möglicherweise „gut gemeinte" Grenzverletzungen im Kontakt zu Psychotherapie-Patienten?

Das mit positiven Absichten geschehene Verlassen des Psychotherapierahmens kann durch vielfältige Verhaltensweisen und fast unbemerkt geschehen. So kann der zeitliche Rahmen über das für das Verfahren übliche Maß hinaus ausgedehnt, der Stundensatz erhöht/erniedrigt, aber auch die therapeutische Arbeit inhaltlich auf geschäftliche oder private Themen ausgeweitet werden. Auch ohne negative Absichten sind derartige Veränderungen des Therapiesettings oftmals grenzverletzendes Verhalten des Psychotherapeuten und bedürfen einer kritischen Beleuchtung und Korrektur.

19.14 Was sind Kunstfehler in der Psychotherapie?

Nicht akzeptable Kunstfehler („fehlerhaft angewendete Methode") müssen von Nebenwirkungen („unvermeidbare Nebenwirkung einer korrekten Methode") abgrenzt werden.

Das Machtgefälle in der psychotherapeutischen Beziehung ist ein Risikofaktor für Kunstfehler im Sinne von Verfehlungen und Missbrauch. Therapeuten in einer dominanten Stellung können als Fehlverhalten den Patienten schwächen, sodass es zu einem Abhängigkeitsverhältnis kommen kann. Diese Abhängigkeit kann dann für finanzielle, emotionale oder sexuelle Ausbeutung missbraucht werden.

Die Erschaffung sogenannter Paramnesien ist ebenfalls ein Kunstfehler. Hier kommt es durch wiederholte Suggestionen seitens des Therapeuten zu neu konstruierten, als wahr angenommenen Fehlerinnerungen in der Biografie von Patienten. Aus pseudoplausiblen Vermutungen („Es muss doch etwas vorgefallen sein") können bei suggestiblen Patienten im Laufe der Therapie nachweislich vermeintliche Erinnerungen entstehen. Diese können schlimmstenfalls mit schwerwiegenden Vorwürfen (Missbrauch) gegenüber anderen Personen einhergehen.

MERKE

Kunstfehler in der Psychotherapie

Weicht ein Psychotherapeut in erheblichem Maße von den Methoden ab, die andere Therapeuten üblicherweise in einer vergleichbaren Situation angewandt hätten, ist das Vorliegen eines Kunstfehlers wahrscheinlich (vgl. Linden und Strauß 2013).

Methoden der Psychotherapie

INFO

Psychotherapie

Ein tieferes Verstehen von Methoden, Indikation und Nutzen der unterschiedlichen psychotherapeutischen Schulen stellt sich meist erst mehrere Jahre nach Abschluss der eigentlichen Ausbildung mit entsprechender Erfahrung ein. Die meisten Therapeuten benutzen Elemente aus unterschiedlichen Methoden. Die wichtigsten Methoden der Psychotherapie basieren auf verhaltenstherapeutischen und tiefenpsychologisch orientierten Konzepten.

Die Ausrichtungen der Psychotherapie verändern sich stetig und sind gefärbt von den Institutionen und Personen, die sie nutzen. Symptomorientierte Ansätze der Psychotherapie fokussieren auf störungsspezifische Konzepte (z. B. für chronische Depressionen oder Psychosen), statt einer bestimmten Schule zu folgen. Die Psychotherapie muss sich den Anforderungen der evidenzbasierten Medizin stellen; wichtige Wirkfaktoren (z. B. Vertrauen zum Therapeuten) können jedoch nur unzureichend operationalisiert werden.

19.15 Sollten die Methoden der Psychotherapie zugunsten einer allgemeinen Psychotherapie abgeschafft werden?

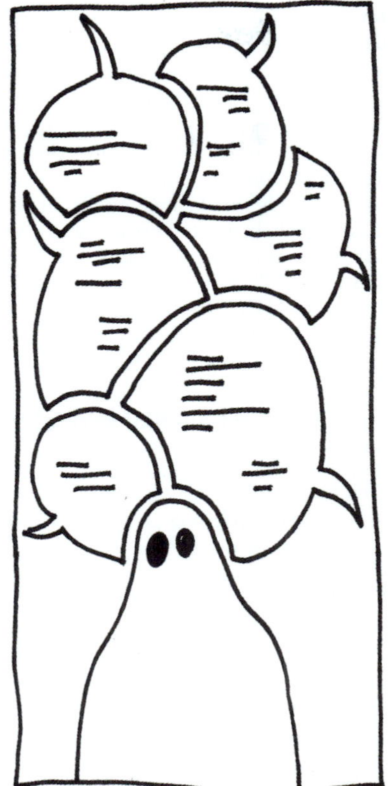

Vorteile der Methodenvielfalt und Spezialisierungen:

- Der Patient hat die Möglichkeit zur Auswahl einer Therapieform.
- Unterschiedliche Methoden können die Spezialisierung auf bestimmte Störungen positiv fördern (Spezialisierung).
- Der anhaltende Entwicklungsprozess der Psychotherapie trägt zu deren Vielfalt bei.
- Keine Methode bildet das unangefochtene Paradigma (Diversität).
- Die Methoden stehen in Konkurrenz zueinander und müssen sich untereinander behaupten (Evolution).

Nachteile der Methodenvielfalt und Spezialisierungen:

- Der Patient hat wenig Überblick und auch kein ausreichendes Verständnis bezüglich der besten Auswahl einer Methode oder eines Therapeuten.
- Die Vielfalt erschwert die Etablierung von Standards zur Qualität, zur Wirkung und zum Schutz von Patienten.
- Jede Methode beinhaltet ihre spezielle Terminologie, sodass der Austausch untereinander missverständlich sein kann.

PRAXISTIPP

Welche Psychotherapiemethode ist die beste?

Psychotherapie sollte eine konstruktive Verbindung aus allgemeingültigen Prinzipien und spezialisierten Aspekten darstellen. Die Auswahl der indizierten Methode richtet sich vor allem nach den Beschwerden und der Diagnose des Patienten. Für einige Diagnosen (z. B. Borderline-Persönlichkeitsstörung oder posttraumatische Belastungsstörung) sind störungsspezifische Konzepte zu empfehlen. Niedrigschwellige und kürzere Interventionen (z. B. Beratung, Psychoedukation oder supportive Therapie) können bei weniger ausgeprägten Beschwerden die überlegene Intervention sein.

19

19.16 Was sind die Ziele einer allgemeinen Psychotherapielehre?

Unterschiedliche Protagonisten haben versucht, eine unitarische Therapieform zu entwerfen. Besonders bekannt ist das Konzept des deutschen Psychologen Klaus Grawe (1943–2005). Er sieht in einer übergreifenden Psychotherapie (die Methoden aller empirisch belegten Schulen beinhaltet) eine Chance für Patienten, von den Vorteilen der einzelnen Therapieschulen zu profitieren. Er postuliert, dass die vielfältigen Möglichkeiten der Psychotherapie-Methoden zulasten der behandelten Patienten nicht ausgeschöpft werden. Die Fokussierung der Therapeuten auf nur eine Methode führe dazu, dass Patienten eine bessere Methode vorenthalten werde. Daher sei es im Sinne des Patienten, eine allgemeine Psychotherapie zu entwerfen. Diese soll mehr als eine Sammlung der einzelnen Methoden sein und alle wirksamen Aspekte beinhalten. Der Entwurf wird von Grawe wie folgt umrissen:

- Alle bewährten therapeutischen Möglichkeiten sollten genutzt werden, um im einzelnen Fall das bestmögliche Behandlungsergebnis zu erzielen.
- Verletzt wird das Leitbild immer dann, wenn eigentlich vorhandene Behandlungsmöglichkeiten, die sich empirisch bewährt haben, aufgrund der theoretischen Auffassungen des Therapeuten nicht genutzt werden.

19.17 Was sind die fünf Wirkfaktoren nach Klaus Grawe?

Als eine „Essenz" der unterschiedlichen wirksamen Methoden verschiedener Schulen hat Grawe fünf Eigenschaften postuliert, die die eigentlichen Wirkfaktoren sind:

- **Ressourcenaktivierung** (d. h. positive Eigenschaften des Patienten in den Vordergrund rücken)
- **Problemaktualisierung** (d. h. Initiieren von realen Konfliktsituationen, z. B. durch Rollenspiele oder Einbezug von Bezugspersonen des Betroffenen)
- **Problembewältigung** (d. h. Schaffung positiver Bewältigungserfahrungen durch bewährte Strategien als korrigierende Erfahrung)
- **motivationale Klärung** (d. h. bestmögliche Klärung von bewussten und unbewussten Zielen, Wünschen und Ängsten in Bezug auf das Problemerleben und -verhalten)
- **Therapiebeziehung**

19.18 Welche Kritik wird an unitarischen Modellen geübt?

Bisher ist die Wirksamkeit der allgemeinen Psychotherapie empirisch nicht belegt. Eine einzelne Methode gut zu beherrschen setzt eine intensive und meist lange Ausbildung sowie Erfahrung voraus. Auch nur eine Methode (z. B. KVT) professionell zu beherrschen nimmt somit die Kapazitäten des Kandidaten voll in Anspruch. Das Erlernen und Anwenden von mehr als einer Methode, d. h. unterschiedlichen Konzepten, kann die Qualität der Therapie einschränken. Es hat sich auch gezeigt, dass Therapeuten mit einem unitarischen Anspruch nicht ohne Bias und rein indikationsbasiert patientenorientierte Werkzeuge benutzt haben. Die von ihnen eingesetzten Methoden entsprachen auch ihren Präferenzen und der Machbarkeit.

Kognitive Verhaltenstherapie

19.19 Warum ist die Verhaltenstherapie eine besonders verbreitete Psychotherapie-Methode?

Verhaltenstherapie (VT) hat in den letzten Jahrzehnten große Erfolge in der Psychotherapie gebracht und passt gut in die moderne evidenzbasierte medizinische Methodik. VT passt in ihren Eigenschaften in die moderne medizinische Methodik anderer Disziplinen. Sie wurde aus der empirischen (wissenschaftlich-beobachtenden) Psychologie entwickelt und basiert somit auf evidenzbasierten Ansätzen. VT beinhaltet unterschiedliche Aspekte (Module), die störungsspezifisch angepasst und kombiniert werden können. Zudem wurde die ursprünglich „einfache" VT um kognitive und Beziehungsaspekte (z. B. Schematherapie) erweitert, sodass inzwischen ein umfassendes Repertoire an Werkzeugen besteht. Die unterschiedlichen Anwendungsformen der VT können auf ihre Wirksamkeit und Kosteneffizienz überprüft werden. Andere Methoden ließen sich bisher nicht in vergleichbarer Form erforschen und bewerten. Dieser Umstand bedeutet jedoch nicht, dass weniger gut messbare Psychotherapieformen weniger wirksam sind. Evidenzbasierte Medizin misst nur den Erfolg, der sich objektivieren und operationalisieren lässt.

19.20 Wie funktioniert Verhaltenstherapie?

Im Vordergrund der ursprünglichen Verhaltenstherapie („behavioral therapy") stehen der Organismus, seine Verhaltensweisen und Reaktionen auf die Umwelt sowie auslösende Faktoren. Dazu gehören auch Lern-, Gewöhnungs- und klassische Konditionierungsprozesse, die in der Verhaltenstherapie (VT) zur Anwendung kommen. In der Entwicklung der Verhaltenstherapie (die ursprünglich stark an biologischen Grundprinzipien orientiert war) sind zahlreiche störungsspezifische Aspekte und Methoden hinzugekommen, sodass eine einfache allumfassende Definition nicht mehr möglich ist.

Die moderne kognitive Verhaltenstherapie ist eine Weiterentwicklung der eher biologisch orientierten „Reflexkunde" mit Elementen aus der kognitiven Therapie. Daher wird auch der Begriff kognitive Verhaltenstherapie („cognitive behavioral therapy", CBT) verwendet. Die kognitive Therapie beschäftigt sich vor allem mit Denkmustern und dem Zusammenhang von Denken, Fühlen und Handeln. In der Umgangssprache ist der Begriff Verhaltenstherapie erhalten geblieben und wird oft synonym mit dem Begriff „kognitive Verhaltenstherapie" verwendet. Kognitive Verhaltenstherapie ist die am besten erforschte und wissenschaftlich begründete Therapieform. Mit der sogenannten Schematherapie ist eine erfolgreiche VT-basierte Methodik entstanden, die Beziehungselemente aus der psychodynamischen Psychotherapie in Verbindung zu kognitiven und verhaltenstherapeutischen Aspekten stellt.

19.21 Finden Übertragung und Gegenübertragung auch in der Verhaltenstherapie statt?

Ja. Übertragung und Gegenübertragung sind Begriffe aus der psychodynamischen Psychotherapie und beschreiben das Bild, das beim Patienten bzw. Therapeuten im Kontakt zueinander spontan entsteht. Übertragung und Gegenübertragung finden in jeder menschlichen Begegnung statt. In allen Therapieformen sollten diese Effekte erkannt und bei Bedarf bearbeitet werden.

19.22 Warum können verhaltenstherapeutische Aspekte einfach in technischen Anwendungen (Online-Therapie, Mobiltelefon-Apps oder „Klingelhosen") umgesetzt werden?

Verhaltenstherapie (VT) basiert auf dem Verstehen von Verhaltensweisen und Umlernen von negativen Reaktionsbildungen. Dabei werden oft Methoden zum Umlernen eingesetzt, die zur Belohnung von erwünschten Reaktionen und Bestrafung von dysfunktionalen Verhaltensweisen abzielen. Belohnen und Bestrafen von Verhaltensweisen lassen sich technisch oft sehr einfach umsetzen, während sich zwischenmenschliche Beziehungen und Konflikte oft kaum in einfachen Anwendungen abbilden lassen. Computerprogramme können sinnvolle Verhaltensweisen vorgeben, z. B. in Form von Vorgaben von Trainingsprogrammen oder Kostenkontrolle von finanziellen Ausgaben. Positive oder negative Abweichungen vom ursprünglichen (Fehl-)Verhalten können durch technische Mittel mit Belohnungen (Punkte, Sieger im Wettkampf) oder Strafen („Klingeln" bei Miktion, Strafgebühren auf einem Telefon oder Sperrung von attraktiven Optionen) kontingentiert werden.

Ein weiterer Vorteil ist der strukturierte und vorab definierte Ablauf der VT. Bestimmte VT-Anwendungen sind auf definierte Abschnitte, Inhalte und Abläufe festgelegt. Durch diese Rahmenbedingungen können sie auch einfacher in andere technische Methoden oder Sprachen übersetzt werden. Der Patient durchläuft also ein bestimmtes Programm, das vorgefertigt geboten werden kann.

19.23 Für welche psychischen Störungen sind verhaltenstherapeutische Ansätze besonders geeignet?

Psychische Störungen, die mit fixiert-reflexartigen Reaktionsschemata einhergehen, sind Domänen der Verhaltenstherapie (VT). Spezifische Phobien als reflexartige Symptome werden ausschließlich mit VT behandelt. Andere Angststörungen, Zwangsstörungen, dysfunktionale Denk- und Verhaltensmuster bei Depressiven und Psychotikern sowie extreme Reaktionen bei Personen mit einer Persönlichkeitsstörung sind ebenfalls für VT-Methoden geeignet. Der exemplarische Ablauf einer VT-Intervention am Beispiel der Persönlichkeitsstörung wird in ▶ Kap. 12 beschrieben. Da alle psychischen Auffälligkeiten mit pathologischen Wahrnehmungs-, Reaktions- und Verhaltensprozessen einhergehen, sind VT-Ansätze nie ausgeschlossen. Wenn die Problematik des Patienten jedoch sehr deutlich in einer pathologischen Beziehungsgestaltung liegt, sind Psychotherapiemethoden mit einem Fokus auf diesen Bereich besser geeignet.

19.24 Warum stellt die Exposition bei Ängsten, Zwängen und auch Belastungsstörungen eine besonders wirksame Anwendung der Verhaltenstherapie dar?

Exposition beschreibt die Konfrontation mit negativ besetzten Aspekten mit dem Ziel einer allmählichen Verharmlosung durch Gewöhnung (Habituation). Viele psychische Erkrankungen gehen mit Vermeidungsverhalten einher (z. B. Ängste, Zwänge, Belastungsstörungen). Sie führen damit zum fortschreitenden Verlust von Bewegungsfreiheit und Lebensqualität. So kann der Patient mit einer Panikstörung z. B. nicht mehr in Konzerte gehen, der Patient mit einem Waschzwang kann keinen Tag ohne mehrfaches Waschen durchstehen, und das Benutzen eines Fahrzeugs kann bei einer unfallbedingten posttraumatischen Belastungsstörung (PTBS) unmöglich werden. Eine Exposition beinhaltet die gezielte Konfrontation mit den vermiedenen Umständen und hilft dabei, die negativen Gefühle so lange auszuhalten, bis Gewöhnungsprozesse ein Umlernen ermöglichen. Die Exposition wird eng durch den Therapeuten begleitet und folgt einer bestimmten Art der Auseinandersetzung mit dem Stimulus. Für Angsterkrankungen (z. B. Flugangst, soziale Ängste, Hypochondrie bzw. Krankheitsangststörung nach DSM-5) erfolgt die Exposition mit dem Angstauslöser (Fliegen, Gruppenexposition, Auseinandersetzung mit diagnostischen Maßnahmen). Für Zwangshandlungen wird die Exposition auf die Gefühle gerichtet, die entstehen, wenn die Zwangshandlungen unterlassen werden.

Bei einer PTBS werden die belastendenden Erinnerungen aktiv in das Gedächtnis zurückgeholt und in den aktualisierten Kontext der nun vorhandenen Sicherheit gesetzt. Seit der Katastrophe vermiedenes Verhalten wird wieder neu eingeübt (z. B. Kontakt zu uniformierten Personen). Eine therapeutisch durchgeführte und begleitete Exposition kann also für ganz unterschiedliche Diagnosen hilfreich und notwendig sein. Nicht richtig durchgeführte Expositionen können gegenteilige Ergebnisse zur Folge haben und sind ein Risikofaktor für Komplikationen. Über das Ausmaß, wie viel Belastungen dem Patienten in der Exposition zuzumuten sind, gibt es widersprüchliche Meinungen. Auch das Maß der vorhandenen Selbstfürsorge bestimmt im Wesentlichen den konstruktiven Umgang mit Exposition (siehe z. B. Sack 2010).

Psychodynamische Verfahren

19.25 Welche Ideen von Sigmund Freud sind weiterhin sehr aktuell und welche nicht?

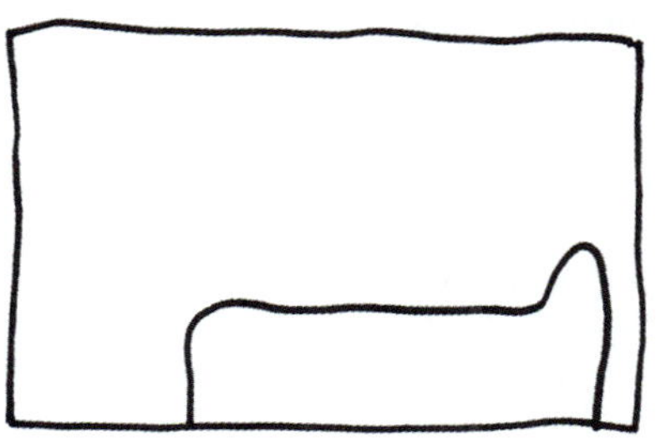

Sigmund Freuds Ideen (die zum Teil auf Ideen früherer Autoren zurückgehen) fanden mit der von ihm begründeten Psychotherapieform, der Psychoanalyse eine Verbreitung weit über Europa hinaus. Die historisch wichtige Stellung hat dazu geführt, dass ein Teil der Begriffe und Ideen in das allgemeine Kulturgut eingegangen ist und bis heute unsere Sprache und Denken prägt. Das Bild einer Couch ist eine Ikone der Psychotherapie, die selbst in völlig abstrahierter Form entsprechende Assoziationen hervorruft.

INFO

Psychodynamische Grundannahmen

Folgende Grundannahmen finden sich in den meisten psychoanalytischen und psychodynamische Schulen und bilden auch heute eine Grundlage der unterschiedlichen Methoden (nach Fonagay und Target 2003):

- Der unbewusste Teil der Psyche beeinflusst das bewusste Erleben und Handeln maßgeblich.
- Frühe Lebensereignisse formen die Eigenschaften der Psyche.
- Unbewusste Konflikte sind normaler, aber auch pathogener Bestandteil menschlichen Erlebens.

- Die Maximierung von Lust und das Vermeiden von Unlust ist das stärkste Motiv und Regulativ psychischer Vorgänge.
- Biologische Notwendigkeiten begründen die psychischen Motive.

19.26 Was beschreibt das Strukturmodell der Persönlichkeit im Sinne der Psychoanalyse?

Das Strukturmodell gehört zu den Hypothesen der Psychoanalyse, die in unserem Alltag weiterhin eine erklärende Rolle spielt. Es bezeichnet die Aufteilung der Persönlichkeit in das „Es", das „Ich" und das „Über-Ich". Das **Es** repräsentiert die unbewussten, triebhaften und emotionalen Grundbedürfnisse. Das **Ich** ist die bewusste Repräsentation des Individuums; das Ich hat ein körperliches, emotionales und kognitives Erleben. In der sehr frühen Kindheit muss das Individuum durch Erfahrungen seine Abgrenzung zur Umwelt und Mutter konsolidieren. Die Entwicklung des Ichs durchläuft somit in der Interaktion mit seiner Umwelt mehrere Phasen der Konstruktion und Erweiterung. Diese Entwicklung kann in verschiedenen Phasen gestört werden, die für bestimmte Störungsbilder verantwortlich gemacht werden. Das **Über-Ich** wird auch als Gewissen beschrieben, das die Normen und Werte enthält, die dem Individuum vermittelt wurden; diese können konstruktiv und/oder destruktiv wirken (vgl. Berger 2015: 136 ff).

19.27 Was bedeutet der Leitsatz der Psychoanalyse „Wo Es war, soll Ich werden"?

Das Ziel der psychoanalytischen (und tiefenpsychologisch fundierten) Psychotherapie ist die Integration aller Persönlichkeitsaspekte in das bewusste Ich-Erleben. Weder verdrängte Inhalte noch strafend-moralisierende Aspekte sollen sich mit dem bewussten Ich „bekriegen". Der Leitsatz appelliert somit an den Arbeitsauftrag in der Therapie, den unbewussten Anteil zu erkennen und in das Leben angemessen einzubringen. Das Ziel im Umgang mit dem Über-Ich wird nicht so eindeutig formuliert. Für diesen Prozess existiert auch kein etablierter Leitsatz.

19.28 Was versteht man unter Objektrepräsentanz?

Objektrepräsentanz ist ein Begriff aus der Objektbeziehungstheorie nach Melanie Klein. In der Terminologie dieser Methode ist das *Objekt* das *Gegenüber des Subjekts*, also auch ein Mensch. Eine Leistung der frühen Kindheitsentwicklung liegt in der Trennung des Ichs in Bezug zu seinem Gegenüber. Die „innere Repräsentanz" des Gegenübers wird (zumindest in der Methode der Objektbeziehungstheorie) als Objektrepräsentanz bezeichnet.

Das Subjekt muss in der Lage sein, sich selbst und sein Gegenüber als eine „stabile Einheit" zu erkennen. Das bedeutet z. B., dass es auch nach einer Ablehnung (Streit) die grundsätzlich bestehende Zuneigung und Bindung nicht infrage stellt. Es bedeutet auch, dass das Subjekt sowohl negative als auch positive Eigenschaften einer Person zurechnen kann. Gelingt es dem Subjekt (meist Kleinkind), das Objekt (z. B. Mutter) anhaltend als verlässliche und vielschichtige Person zu sehen, spricht man von einer stabilen Objektrepräsentanz.

Eine „solide Seele“, die vertrauen und Menschen mit ihren vielen Seiten erfassen kann, ist in der Lage, tiefe Bindungen aufzubauen und anhaltende Befriedigung zu erleben. Wenn die Objektrepräsentanz dagegen misslingt, kann es zu schwerwiegenden Selbstbild- und Bindungsstörungen kommen. Eine Seele, die kein festes Selbstbild hat und nicht vertrauen kann, erlebt emotionale Instabilität, Anspannung und die damit verbundene Suche nach Linderung. Diese Sicht wird zur Erklärung von Persönlichkeitsstörungen und damit verbundenen dysfunktionalem Verhalten benutzt.

PRAXISTIPP

Was ist eine strukturelle Ebene?

Der abstrakte, aber wichtige Begriff „strukturelle Ebene“ wird in der Psychotherapie dazu benutzt, um die eher unveränderlichen Eigenschaften der Persönlichkeit zu beschreiben. Sie umfassen die Stabilität oder „Festigkeit“ des Individuums. Wird ein Patient als *strukturell gestört* bezeichnet, werden seine Symptome nicht einer Krise, sondern seiner seelischen Grundverfassung zugeschrieben. Persönlichkeitsstörungen sind Syndrome der strukturellen Ebene. Frühkindliche Erlebnisse, Vertrauen und „emotionale Sättigung“ tragen zur Kohärenz und Stabilität der strukturellen Eben bei. Die strukturelle Ebene kann z. B. Aussagen über die Qualität von Gefühlen (oberflächlich vs. tiefgehend) und Beziehungen treffen, die ausreichend durch psychiatrische Diagnosen abgebildet werden können.

Wer die Symptome struktureller Defizite gut erkennt, kann die ggf. wenig nachvollziehbare Gefühlswelt dieser Patienten besser verstehen und zielführender mit ihnen arbeiten. Für eine profunde Darstellung der strukturellen, d. h. persönlichkeitsorientierten Psychologie wird verwiesen auf Asendorpf JB, Neyer FJ. Psychologie der Persönlichkeit. Berlin, Heidelberg: Springer 2012.

19.29 Wie unterscheidet sich die analytische Psychotherapie von der tiefenpsychologisch fundierten Psychotherapie?

Beide Therapien werden in Deutschland durch die Krankenkasse finanziert und sind verbreitet. Die tiefenpsychologisch fundierte Psychotherapie (TP) hat sich aus dem Konzept der Psychoanalyse (PA) entwickelt. Der Begriff TP bezieht sich auf das zentrale PA-Konzept des „dynamischen Unbewussten“; aus diesem Grund werden Ansätze dieser Therapierichtung auch als psychodynamische Verfahren bezeichnet.

Die TP könnte als „modernisierte“ Variante der Psychoanalyse bezeichnet werden, da ihre Eigenschaften flexibler und patientenorientierter gestaltet sind. Beide Konzepte (PA und TP) basieren auf den Grundannahmen der Psychoanalyse, die Sigmund Freud maßgeblich geprägt hat. Die PA erfordert eine hohe Wochenstundenfrequenz, ein Setting im Liegen, wenig aktive Partizipation des Therapeuten (Abstinenz), kein konkretes Therapieziel und eine lange Therapiedauer (ggf. über mehrere Jahre). Da diese Rahmenbedingungen für viele Patienten nicht sinnvoll sind, hat die TP (unter Ausrichtung an den Grundannahmen der PA) die Stundenfrequenz und Therapiedauer gesenkt, die Therapieziele eindeutiger formuliert, das Setting ins Sitzen verwandelt und eine vermehrt interaktive Therapiearbeit zugelassen.

19.30 Warum besteht ein Konflikt zwischen der analytischen Psychotherapie und der Verhaltenstherapie?

Die analytische Psychotherapie (PA) gründet auf Annahmen und Beobachtungen und wurde nicht mit den heutigen Werkzeugen zur Wirksamkeitsprüfung gemäß der evidenzbasierten Medizin untersucht. Rund 50 Jahre nach der Etablierung der PA wurden vermehrt Ergebnisse aus der biologischen Verhaltensforschung in die Methodik der Psychotherapie eingebracht. Diese Erkenntnisse wurden von Beginn an empirisch erhoben und haben zur Etablierung der Verhaltenstherapie (VT) geführt. Die Struktur der VT besteht aus messbaren Methoden (Instrumente, Module) und kann somit Gegenstand von Forschung, Wirksamkeitsbeweis und Fortentwicklung sein. Die VT ist ein Gegenentwurf zur Psychoanalyse. Statt sich in Grabenkämpfe der Schulen zu vertiefen, zeigt sich ein patientenorientierter Weg in der Entwicklung störungsspezifischer Interventionen, die Elemente aus unterschiedlichen Methoden enthalten können.

Systemische Therapie

19.31 Was ist systemische Therapie?

Man kann nicht von *der* systemischen Therapie sprechen. Systemische Therapie vereint vielmehr eine Vielfalt an unterschiedlichen Ansätzen, die gewisse Grundgedanken teilen. Im Gutachten für den Wissenschaftlichen Beirat Psychotherapie zur Anerkennung als psychotherapeutisches Verfahren wird systemische Therapie definiert als „... *ein psychotherapeutisches Verfahren [...], dessen Fokus auf dem sozialen Kontext psychischer Störungen liegt. Dabei werden zusätzlich zu einem oder mehreren Patienten („Indexpatienten") weitere Mitglieder des für Patienten bedeutsamen sozialen Systems einbezogen. Die Therapie fokussiert auf die Interaktionen zwischen Mitgliedern der Familie oder des Systems und deren weitere soziale Umwelt.*"

19.32 Wieso war die systemische Therapie revolutionär?

Wenn es uns heute selbstverständlich erscheint, bei Patienten auch deren Umfeld mit einzubeziehen, war dies zum Zeitpunkt des Entstehens der systemischen Therapie fast undenkbar. Das 1945 erschienene Buch *Patients have Families* von Henry B. Richardson, wurde als revolutionär betrachtet.

19.33 Was sind die theoretischen Grundlagen der systemischen Therapie?

In der Geschichte der Entstehung und in der theoretischen Fundierung der systemischen Therapie haben verschiedene Wissensgebiete Einfluss genommen (▶ Abb. 19.2):

- Konstruktivismus
- Systemtheorie, Kybernetik
- Kommunikationstheorie
- Humanistische Psychologie
- Psychoanalyse

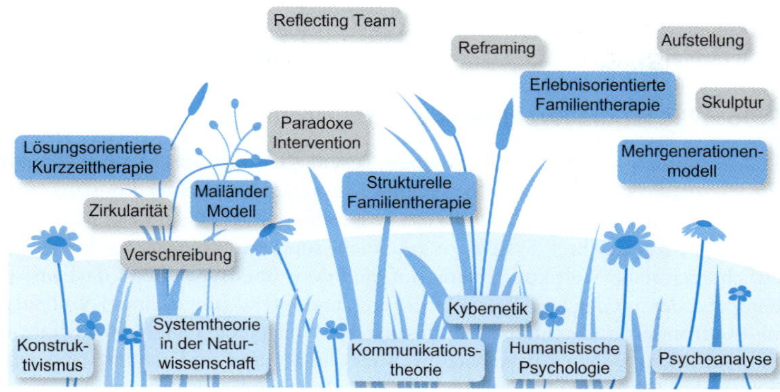

Abb. 19.2 Überblick über die wissenschaftlichen und philosophischen Wurzeln der systemischen Therapie und die unterschiedlichen systemischen Ansätze und Methoden, die sich daraus entwickelt haben (dunkelblau: Schulen/Therapieeinrichtungen innerhalb der systemischen Therapie, grau: spezielle Methoden) [P492/L231]

19.34 Was ist Konstruktivismus, und welche Bedeutung hat der Begriff für die therapeutische Haltung?

Dem Konstruktivismus liegt die Idee zugrunde, dass sich die Welt in unserem Geist nicht im Sinne eines passiven Widerscheins abbildet, sondern das Erkennen als aktiver, konstruierender Prozess die Wahrnehmung beeinflusst und verändert.

Der radikale Konstruktivismus (von Glasersfeld/von Foerster) bestreitet gar, dass es möglich ist, eine objektive Realität zu erkennen. Jeder konstruiert sich seine eigene Realität. Es geht nicht um „Wahrheit", sondern um Viabilität (Gangbarkeit). In der Folge ist es auch nicht möglich, die Welt des anderen vollkommen zu verstehen. Es können nur Hypothesen aufgestellt werden, die so lange Bestand haben, wie sie sich für den therapeutischen Prozess als hilfreich erweisen oder durch andere ersetzt werden. Als Grundhaltung werden daher in der systemischen Therapie der Respekt und die Wertschätzung gegenüber der je eigenen Weltsicht und die Neugier, die Welt des anderen zu verstehen, vermittelt.

19.35 Was versteht man unter Systemtheorie und Kybernetik?

Die Systemtheorie als interdisziplinäres Wissensgebiet wurde in ihren Grundgedanken durch den Biologen Karl Ludwig von Bertalanffy (1901–1972) und den Gründer der Kybernetik Norbert Wiener (1894–1964) angestoßen. Während Bertalanffy versuchte, gemeinsame Gesetzmäßigkeiten (z. B. Komplexität, Fließgleichgewicht, Rückkopplung, Selbstorganisation, etc.) in biologischen, physikalischen und sozialen Systemen zu beschreiben, beschäftigt sich die Kybernetik mit der Regelung und Steuerung komplexer Systeme. Dabei werden Aussagen über die Regeln, Grenzen, Subsysteme etc. eines Systems getroffen. Die Systemtheorie hat in den folgenden Jahren einen enormen Wissenszuwachs erfahren und mit ihr sind bekannte Namen wie Niklas Luhmann (soziologische Systemtheorie), Humberto Maturana und Francisco Varela (Autopoiesis/Selbstorganisationskonzept) verbunden. Diese neue Betrachtungsweise von Zusammenhängen und Vorgängen in der Welt fand auch Eingang in die Psychotherapie. Der Blick richtete sich damit nicht mehr auf den Einzelnen, sondern nahm das Umfeld – in den meisten Fällen die Familie – mit in den Blick, und Symptome wurden vor allem im Hinblick auf ihre Funktion innerhalb des Systems interpretiert.

19.36 Was ist die Kybernetik zweiter Ordnung?

Die Beschreibung von Systemen mit ihren Regeln, Grenzen, Steuerungen etc. wird als Kybernetik erster Ordnung bezeichnet. Ausgehend von einer konstruktivistischen Weltsicht muss man jedoch davon ausgehen, dass es einem Beobachter nicht möglich ist, das „wahre" System zu erkennen, sondern dass sich der Beobachter letztlich auch seine Welt konstruiert. Auf die Praxis übertragen heißt das, dass ein Therapeut, der mit den komplexen Strukturen und Interaktionen eines Familiensystems konfrontiert ist, beeinflusst durch seine eigenen Denkgewohnheiten, Erfahrungen, neurobiologischen Voraussetzungen etc. selektieren und modifizieren wird. Das von ihm Erkannte ist damit nicht das „wahre" Familiensystem, sondern Ausdruck einer Interaktion zwischen dem Familiensystem und seinen eigenen Konstrukten. Das wird als Kybernetik zweiter Ordnung bezeichnet. Das Mailänder Modell (→ Info-Kasten) ist z. B. bekannt dafür, dass die therapeutische Arbeit stets durch ein Team hinter einem Einwegspiegel beobachtet wurde. Das „supervidierende" Team intervenierte sofort, wenn es z. B. den Eindruck hatte, dass wichtige Aspekte vom Therapeuten übersehen werden.

INFO

Pionierinnen der systemischen Therapie

Für die Familientherapie wird vor allem **Virginia Satir** als eine der Pionierinnen angeführt. Als Psychoanalytikerin ausgebildet, begann sie ab 1951 zunehmend nicht nur mit ihren Patienten zu arbeiten, sondern auch mit deren Familienmitgliedern. Für die damalige Zeit war dies sehr ungewöhnlich, denn Psychotherapie wurde im Sinne einer dyadischen Struktur von Therapeut und Patient verstanden. Das Revolutionäre lag darin, dass mit der Veränderung des Behandlungssettings auch sukzessive die Ursachen und Lösungen für Symptome vom Patienten hin zum Familiensystem verlagert wurden. Die Familie wurde als „System" behandelt. Im Zuge dessen entwickelte Virginia Satir u. a. die Methode der Familienskulptur.

Eine weitere einflussreiche Therapeutin war **Mara Selvini Palazzoli** (Internistin, Psychiaterin, Psychoanalytikerin 1916–1999 in Mailand). 1967 gründete sie das *Centro per lo Studio della Famiglia e delle tecniche di Gruppo.* Durch Bateson und Watzlawick beeinflusst, entwickelte Palazzoli ab 1971 eine Form systemischer Therapie, die unter dem Namen „Mailänder Modell" bekannt wurde. Basierend auf einem kybernetischen Konstruktivismus wird Familie als ein durch Regeln geformtes System verstanden. Der Fokus liegt auf Informationen und Kommunikation(sregeln): *„Die Macht liegt in den Spielregeln."*

19.37 Was sind die therapeutischen Ziele der systemischen Therapie?

Ausgehend von dem Verständnis, dass die Ursache des Symptoms nicht im Patienten zu suchen ist, sondern dieser als „Symptomträger" fungiert, ist das Ziel einer therapeutischen Intervention die Veränderung des Systems. In Systemen sind homöostatische Mechanismen wirksam, die ggf. dazu führen, dass ein Symptom derzeit die beste Möglichkeit ist, ein Gleichgewicht aufrechtzuerhalten. Therapeutische Interventionen sollen dazu dienen, das bestehende Gleichgewicht zu destabilisieren, um Veränderung und eine neue Homöostase zu ermöglichen. Zu berücksichtigen ist dabei, dass aufgrund der Komplexität der Systeme jedoch nicht vorhergesehen werden kann, wie der neue Gleichgewichtszustand aussehen wird. Man weiß jedoch, dass Anpassungsfähigkeit und Veränderung für Systeme notwendig und starre Strukturen eher kontraproduktiv sind.

19.38 Was ist eine Familienskulptur?

Dabei handelt es sich um eine erlebnisorientierte Intervention. Die Beteiligten werden gebeten, sich entsprechend der wahrgenommenen Beziehungen im Raum aufzustellen und eine Position einzunehmen, die den Beziehungsinhalt widerspiegelt. Hierbei werden Beziehungen innerhalb der Familie auf nonverbale Weise sichtbar, erfahrbar und ggf. verständlich.

19.39 Was sind Familienaufstellungen?

Diese Methode ist im Grunde eine Abwandlung einer Familienskulptur, mit der Besonderheit, dass für Familienmitglieder Stellvertreter gewählt werden. Die Aufstellung und das von den Beteiligten Empfundene und Wahrgenommene sollen dazu beitragen, Strukturen, Interaktionen und Beziehungen im System sichtbar und verständlich zu machen. Bert Hellinger (Psychoanalytiker und Priester) hat eine besondere Form der Familienaufstellung entwickelt und diese einem breiten Publikum bekannt gemacht. Familienaufstellungen nach Hellinger sind jedoch auch sehr umstritten, u. a. wegen Deutungen, die aufgrund der Aufstellungen vorgenommen werden, und auch, weil sie häufig außerhalb eines psychotherapeutischen Kontextes Anwendung finden und damit nicht den schützenden und professionellen Rahmen einer Psychotherapie bieten. Unterschiedliche Varianten der Familienaufstellung werden als Methode auch in anderen psychotherapeutischen Verfahren, z. B. im Psychodrama (J. Moreno) oder auch als diagnostisches Instrument („Familienbrett") eingesetzt.

19.40 Was sind paradoxe Interventionen?

Als häufiges Therapieelement wurde dies von der Mailänder Schule angewandt. Entsprechend dem Verständnis, dass die „Spielregeln" des Systems das Entscheidende sind, wurden Verhaltensweisen verschrieben, die der Zielsetzung paradox gegenüberstanden. Die Überlegung dahinter ist, dass Familien nicht selten mit dem bereits paradoxen Anliegen kommen, dass sie eine Veränderung wünschen, jedoch ohne sich zu verändern. In der einfachsten Form geht es dann darum, das Symptom zu verschreiben. Ist das Symptom z. B. das oppositionelle Verhalten des 12-jährigen Sohnes zu Hause, bestünde eine paradoxe Intervention darin, ihn anzuweisen, dies täglich dreimal zu zeigen, und seine Eltern zu instruieren, dann in den jeweiligen Situationen genauso zu reagieren, wie sie dies auch sonst tun. Paradoxe Interventionen werden in unterschiedlichen psychotherapeutischen Schulen eingesetzt und können, wenn sie indiziert sind und richtig verwendet werden, zu raschen Veränderungen führen, sind jedoch kein Allheilmittel.

19.41 Kann eine Frage die Welt verändern?

Fragen bringen die Patienten zum Nachdenken und ggf. auch auf neue Gedanken und Einsichten. Es gibt eine Bandbreite von Fragetechniken, welche sich dies zunutze machen. So ist beispielsweise das zirkuläre Fragen eine häufig verwendete Technik in der systemischen Therapie. Sollte z. B. ein Ehepartner immer zu spät zum Abendessen kommen und sich die Ehefrau darüber aufregen, würde eine an den Ehemann gerichtete zirkuläre Frage lauten: „Was denken Sie, bedeutet das Zuspätkommen für Ihre Frau?". Dies bringt nicht nur einen erweiterten Informationsgewinn für den Therapeuten mit sich, sondern macht auch eine implizite Wirkung des Handelns, in dem Fall auf die Ehefrau, zum Thema.

19.42 Was ist Reframing?

Verhaltensweisen, Aussagen, Meinungen erhalten ihre Bedeutung auch durch den Kontext. Dies machen sich u. a. Witze zunutze. Ein Begriff oder eine Situation wird in einen anderen Kontext gestellt und erhält eine völlig andere Bedeutung.

Ein bestechendes therapeutisches Beispiel von Bandler und Grinder (1985 zit. nach v. Schlippe/Schweitzer 2007) ist: Patient: „Meine Frau braucht ewig, um sich für etwas zu entscheiden. Sie muss sich sämtliche Kleider im Laden anschauen und miteinander vergleichen, bevor sie eins auswählt" – Therapeut: „Sie entscheidet sehr sorgfältig. Ist es nicht ein tolles Kompliment, dass sie von allen Männern auf dieser Welt ausgerechnet Sie ausgewählt hat?". So betrachtet dürfte es dem Ehemann schwerfallen, noch in gleicher Weise über das Verhalten seiner Frau zu denken.

19.43 Für welche Indikationen ist die systemische Therapie durch den Wissenschaftlichen Beirat Psychotherapie anerkannt?

2008 wurde die systemische Therapie nach einem Gutachten hinsichtlich der bestehenden Wirksamkeitsnachweise anerkannt für:

- **Erwachsene:**
  - Affektive Störungen (F3)
  - Essstörungen (F50)
  - Psychische und soziale Faktoren bei somatischen Krankheiten (F54)
  - Abhängigkeiten und Missbrauch (F1, F55)
  - Schizophrenie und wahnhafte Störungen (F2)
- **Kinder und Jugendliche:**
  - Affektive Störungen (F30–F39)
  - Belastungsstörungen (F43)
  - Essstörungen (F50)
  - Andere Verhaltensauffälligkeiten mit körperlichen Störungen (F5), Verhaltensstörungen mit Beginn in der Kindheit und Jugend (F90–F92, F94, F98) sowie Ticstörungen (F95)
  - Persönlichkeits- und Verhaltensstörungen (F60, F62, F68–F69)
  - Störungen der Impulskontrolle (F63)
  - Störungen der Geschlechtsidentität und Sexualstörungen (F64–F66)
  - Abhängigkeit und Missbrauch (F1, F55)
  - Schizophrenie und wahnhafte Störungen (F20–F29)

19.44 Wird eine systemische Therapie von der Krankenkasse bezahlt?

Die systemische Therapie ist zwar wissenschaftlich anerkannt, gehört aber nicht zu den Richtlinienverfahren. Das Verfahren ist damit nicht erstattungsfähig und wird derzeit nicht von den gesetzlichen Krankenkassen übernommen. Manche privaten Krankenversicherungen übernehmen die Kosten.

Quellen

Berger M. Psychische Erkrankungen: Klinik und Therapie – enhanced ebook. München: Elsevier Urban & Fischer 2015.

Gemeinsamer Bundesausschuss. Psychotherapie-Richtlinie. Bundesanzeiger AT 5.2016 (2009): B3.

Caspar F. Wie allgemein ist Grawes „Allgemeine Psychotherapie"? PiD-Psychotherapie im Dialog 2010; 11(1): 15–22.

Fonagy P, Target M. Frühe Bindung und psychische Entwicklung. Gießen: Psychosozial-Verlag 2003.

Kamioka H, et al. Effectiveness of animal-assisted therapy: a systematic review of randomized controlled trials. Complement Ther Med 2014; 22(2): 371–390.

Klingberg S, Wittorf A. Evidenzbasierte Psychotherapie bei schizophrenen Psychosen. Nervenarzt 2012; 83(7): 907–918.

Leichsenring F, Leibing E. Psychodynamic psychotherapy: a systematic review of techniques, indications and empirical evidence. Psychol Psychother 2007; 80(2): 217–228.

Linden M, Strauß B. Risiken und Nebenwirkungen von Psychotherapie: Erfassung, Bewältigung, Risikovermeidung. PSYCH up2date 2013; 7(4): 203.

Palazzoli MS, et al. Family rituals: a powerful tool in family therapy. Family Process 1977; 16(4): 445–453.

Rüger U et al. (Hrsg.). Faber/Haarstrick: Kommentar Psychotherapie-Richtlinien. 10. A. München: Elsevier Urban & Fischer 2015.

Sack M. Schonende Traumatherapie: Ressourcenorientierte Behandlung von Traumafolgestörungen. Stuttgart: Klett-Cotta 2010.

Schlippe A, Schweitzer J. Lehrbuch der systemischen Therapie und Beratung. Göttingen: Vandenhoeck & Ruprecht 2007.

Selvini-Palazzoli M. Paradoxon und Gegenparadoxon. Stuttgart: Klett-Cotta 1977.

Schulte D, Rudolf G. Gutachten zur wissenschaftlichen Anerkennung der Systemischen Therapie. Wissenschaftlicher Beirat Psychotherapie 2008; www.wbpsychotherapie.de/page.asp?his=0.113.134.135 (letzter Zugriff: 16.12.2017).

Von Bertalanffy L. An outline of general system theory. Br J Philos Sci 1950; 1: 134-165.

Wittmund B. Systemische Therapie – ein Überblick. 2005; www.dgvt-fortbildung.de/fileadmin/user_upload/Dokumente/interaktive_Fortbildung/Wittmund-Systemische_Therapie-Ein_UEberblick.pdf (letzter Zugriff: 16.12.2017).

20 Psychopharmakologie

Jan Reuter und Michael Frey

Allgemeine Aspekte

20.1 Würden Sie das Medikament, das Sie Ihren Patienten verschreiben, selbst auch einnehmen?

Vermutlich eher ungern, auch wenn Sie sich nicht in der gleichen Situation befinden wie der Patient. Rollenwechsel kann ein sinnvolles Instrument sein, um zu verstehen, welche Tragweite eine Medikation für den Patienten haben kann.

20.2 Warum ist der Begriff Psychopharmaka negativ assoziiert?

Die Entdeckung des Antipsychotikums Chlorpromazin im Jahr 1950 hat die Entwicklung der Psychopharmaka initiiert. Damit konnten zum ersten Mal akut psychotische Patienten wirksam behandelt und die Lebensqualität von Patienten mit einer Schizophrenie deutlich verbessert werden. Allerdings wurden dabei zum einen starke Nebenwirkungen von Chlorpromazin und den weiter entwickelten Antipsychotika sichtbar: Die damit behandelten Patienten waren oft stark sediert und wirkten wie „Zombies". Zum anderen wurden die Medikamente auch als disziplinarische und „ruhigstellende" Mittel missbraucht. Auch heute noch äußern Angehörige und Patienten, die in ihren Ängsten von Vorurteilen gegenüber der Psychiatrie geleitet sind, häufig die Befürchtung, dass sie während der stationären Behandlung durch Medikamente gegen ihren Willen „ruhiggestellt" werden. Dieses Bild hat sich in der öffentlichen Meinung hinsichtlich des Einsatzes von Medikamenten zur Behandlung psychischer Erkrankungen nicht wesentlich geändert, obwohl die Medikamente in ihrer Wirkung differenzierter und verträglicher geworden sind.

20.3 Was beschreibt die Pharmakokinetik einer Substanz?

Die **Pharmakokinetik** beschreibt die *Resorption* (Aufnahme) einer Substanz in Blut- und Lymphgefäße, ihre *Distribution* (Verteilung) in den Gewebskompartimenten, ihre *Metabolisierung* (Verstoffwechselung) und ihre *Elimination* (Ausscheidung). Im Gegensatz dazu macht die **Pharmakodynamik** Aussagen über die kausalen Wirkmechanismen. Dies ist im Falle der Psychopharmaka vor allem die Interaktion mit Nervenzellen des Gehirns.

20.4 Welche klinische Relevanz hat die Angabe der Eliminationshalbwertszeit (t½) eines Medikaments?

Die Eliminationshalbwertszeit gibt an, wie lange der Wirkstoff im Serum verfügbar ist. Wird eine Substanz rasch eliminiert, muss sie mehrmals täglich eingenommen werden. Komplizierte oder häufige Einnahmen reduzieren die Medikamentenadhärenz. Daher werden viele Medikamente in retardierter Form angewendet. Eine lange Eliminationshalbwertszeit hat auch Einfluss auf die Umstellung von Substanzen, die nicht miteinander kombiniert werden sollten. Hier muss ein ausreichendes Zeitfenster zwischen dem Absetzen einer Substanz und der neuen Einstellung mit der neuen Substanz beachtet werden. Medikamente, welche die Fahrtüchtigkeit beeinträchtigen, sind bei längerer Eliminationshalbwertszeit ebenfalls mit höheren Risiken behaftet.

INFO

Aktive Metaboliten

In vielen Fällen (z. B. Venlafaxin, Clozapin) hat nicht nur die eingenommene Substanz eine Wirkung, sondern auch die während der Verstoffwechselung entstehenden Abbauprodukte. Diese Substanzen werden aktive Metaboliten genannt und müssen bei Spiegelbestimmungen mitbeachtet werden.

20.5 Wann sind Spiegelkontrollen besonders wichtig?

Spiegelbestimmungen sind in folgenden Fällen besonders wichtig:

- Medikamente mit enger therapeutischer Breite
- Notwendigkeit bestimmter Blutkonzentrationen zum Schutz vor gefährlichen Komplikationen (z. B. Krampfanfällen)
- Medikamente, die eine langsame Auf- oder Abdosierung erfordern
- Therapieresistenz und Adhärenzunsicherheiten
- Langzeittherapien
- Polypharmazie (insbesondere bei zusätzlicher Einnahme von Enzyminduktoren oder Emzyminhibitoren)
- Erstellung von medizinischen Gutachten
- Dosierungen außerhalb der üblichen Mengenangaben
- Patienten mit bekanntem „Slow- oder Fast-Metabolizer"-Status
- Fehlende andere Kriterien, z. B. die Wirkung einer Phasenprophylaxe im symptomfreien Intervall

20.6 Was ist bei einem „Slow-Metabolizer"-Status in Bezug auf die antidepressive Medikation zu beachten?

Der Abbau der Wirksubstanzen von Antidepressiva erfolgt durch das Cytochrom-P450-System. 5–10 % der Bevölkerung weisen einen genetischen Polymorphismus dieses Verstoffwechselungssystems auf, der einen verlangsamten Abbau der Medikation bedingt. Dies führt bereits bei normalen Dosierungen zu erhöhten Substanzspiegeln und kann Symptome einer Überdosierung verursachen. Es existiert auch die gegensätzliche Variante einer beschleunigten Verstoffwechselung („fast/rapid metabolizer"), die bei normalen Dosen von Antidepressiva keine entsprechenden Plasmaspiegel aufbauen. Durch Kenntnis der Metabolisierungsrate kann eine individualisierte Therapie optimiert werden.

20.7 Welche häufig eingesetzten Psychopharmaka und andere Substanzen beeinflussen das Cytochrom-P450-System, sodass andere Medikamentenspiegel deutlich beeinflusst werden?

Für zahlreiche Medikamente sind sowohl hemmende als auch beschleunigende (Induktion) Wirkungen auf unterschiedliche Cytochrom-Systeme bekannt. Beispiele für Substanzen, die eine **Enzyminduktion** verursachen, sind z. B. Carbamazepin, Johanniskraut, Nikotin oder Grapefruit- und Cranberrysaft. Diese Substanzen beschleunigen also den Abbau von Substanzen, die über Cytochrom P-450 verstoffwechselt werden. Psychopharmaka, die eine **Enzymhemmung** verursachen, sind z. B. die älteren selektiven Serotonin-Wiederaufnahmehemmer (SSRI) Fluoxetin und Paroxetin.

PRAXISTIPP

Enzyminduktion beachten

Das Absetzen von regelmäßig eingenommenen Substanzen, die eine Enzyminduktion verursachen, lassen die Spiegel zusätzlich genommener Substanzen (die dieselben Stoffwechselwege aufweisen) plötzlich ansteigen. So kann ein Patient, der Clozapin einnimmt, nach einem Rauchstopp plötzlich eine Clozapin-Intoxikation durch zu hohe Spiegel erleiden. Umgekehrt kann eine Einnahme von Enzyminduktoren die Spiegel von Medikamenten wie der Antibabypille oder Immunsuppressiva so weit absenken, dass der kontrazeptive Effekt verloren geht bzw. eine Abstoßungsreaktion die Folge ist.

20.8 Welches sind die wichtigsten Gruppen von Psychopharmaka und ihre vorrangigen Indikationen?

- Antidepressiva: Depressionen, Angst, Zwangsstörungen, Essstörungen, Belastungsstörungen und Schmerzen
- Antipsychotika: psychotische Störungen, Delire, Manie und Erregungszustände
- Anxiolytika und Hypnotika: Insomnie, Angst, Delire, Alkoholentzugssyndrome, Erregungszustände
- Phasenprophylaktika (stimmungsstabilisierende Medikamente): bipolare Störungen, Epilepsie
- Nootropika/Antidementiva: demenzielle Syndrome
- Stimulanzien: ADHS

20.9 Muss man einen Patienten auch über sehr seltene Nebenwirkungen aufklären?

Patienten sollten über alle häufigen Nebenwirkungen aufgeklärt werden. Je gefährlicher eine Nebenwirkung ist, desto eher muss auch bei seltenen oder sehr seltenen Nebenwirkungen auf diese Komplikationen hingewiesen werden. So ist das serotonerge oder maligne neuroleptische Syndrom selten, dennoch sollten Patienten, die entsprechende Antidepressiva oder Antipsychotika nehmen, über diese Komplikation aufgeklärt werden.

20.10 Wie kann die Adhärenz bezüglich einer Medikation gesichert werden?

Adhärenz (neuer Begriff für Compliance) sollte kein Gehorsam sein. Kein Patient setzt eine Medikation ohne Grund ab, auch wenn diese Gründe dem Behandler irrational erscheinen oder objektiv irrational sind. Als „Good Practice" können folgende Regeln beachtet werden:

- Gemeinsame Entscheidungsfindung für eine Medikation mit dem Patienten unter Einbezug von Alternativen (Shared Decision-Making)
- Gut verträgliche Medikamente und Eindosierungsschemata wählen
- Bei unverzichtbaren Medikamenten (z. B. indizierte Erhaltungstherapien von Psychosen oder bipolaren Erkrankungen) ist ein effizientes Nebenwirkungsmanagement besonders wichtig.
- Verpflichtend ist stets die dokumentierte Aufklärung und Zustimmung (Informed Consent) des Patienten, eine Medikation einzunehmen.

20.11 Ist der Off-Label-Use verboten?

Nein. Off-Label-Use ist die zulassungsüberschreitende Anwendung von Medikamenten. Diese Anwendungsform kann sogar eine verpflichtende Anwendung darstellen, wenn Alternativen zur Behandlung schwerwiegender Krankheiten fehlen. Die Anwendung ist jedoch oft „auf eigene Gefahr" des Behandlers, der die Verantwortung bei unerwünschten Wirkungen oder Komplikationen selbst tragen muss. Der Gemeinsame Bundesausschuss hat eine Liste (Anlage VI der Arzneimittel-Richtlinie) von Medikamenten erstellt, die jedoch auch mit rechtlichem Schutz gegeben werden dürfen.

Off-Label-Use ist im klinischen Alltag in fast allen medizinischen Disziplinen üblich, die damit verbundenen Risiken werden jedoch oft übersehen. Wenn Medikamente außerhalb ihrer Zulassung benutzt werden, sollte dies auf der Basis von Forschungsergebnissen, klinischer Erfahrung und sorgfältiger Risiko-Nutzen-Abwägung erfolgen. Der Patient sollte über das Prozedere informiert, aber nicht verunsichert werden. Es ist sinnvoll, die entsprechenden Empfehlungen der Fachgesellschaften zum Off-Label-Use zu kennen.

20.12 Bei welchen psychischen Störungsbildern werden Medikamente besonders häufig zulassungsüberschreitend eingesetzt?

- Bei der Behandlung der Borderline-Persönlichkeitsstörung (BPS) werden häufig Antipsychotika, Phasenprophylaktika und andere Psychopharmaka eingesetzt, ohne dass diese Medikamente eine Zulassung für diese Behandlung haben.
- Insomnien unterschiedlichster Genese werden oft außerhalb der Zulassung mit sedierenden Antidepressiva behandelt. Insomnien ohne depressive Symptome sollten nicht mit Antidepressiva behandelt werden. Bei Insomnien sollten stets zuerst eine Ursachenbehandlung, Psychoedukation, Schlafhygiene und pflanzliche Mittel versucht werden, bevor Hypnotika eingesetzt werden. Für Phytopharmaka fehlt jedoch oftmals eine Evidenz, nur für Baldrian gibt es Studien, die einen kleinen Effekt belegen, allerdings erst nach 14 Tagen. Für eine langfristige Behandlung einer Insomnie hat gar kein Medikament eine Zulassung, sodass jede Behandlung off-label erfolgt.
- Verhaltensauffälligkeiten bei demenziellen Syndromen und intellektuellen Beeinträchtigungen werden mit zahlreichen sedierenden Medikamenten behandelt.

20.13 Müssen Pharmaunternehmen sich um neue Zulassungen bemühen, wenn sich die diagnostischen Systeme (ICD-11, DSM-5) ändern?

Nein. Pharmaunternehmen brauchen keine neuen staatlichen Zulassungen. Es besteht jedoch die Möglichkeit, dass Erstattungsgremien die Veränderungen nutzen, um neue Wirksamkeitsbelege einzufordern.

20.14 Welche Nach- und Vorteile hat Polypharmazie?

Polypharmazie bezeichnet den Einsatz von mehreren Medikamenten gleichzeitig. Es gibt keine einheitliche Definition, ab wie vielen Medikamenten man von Polypharmazie spricht. Gegebenenfalls berechtigte Gründe für eine Polypharmakotherapie sind unterschiedlich:

- Es bestehen mehrere behandlungsbedürftige Erkrankungen.
- Eine Erkrankung ist durch eine Monotherapie nicht ausreichend zu behandeln.
- Nebenwirkungen eines anderen Medikaments sollen abgeschwächt werden.

In den Leitlinien zu den jeweiligen Erkrankungen wird als First-Line-Therapie fast immer eine Monotherapie empfohlen, denn mit jedem zusätzlich eingenommenen Medikament steigt das Risiko für Neben- und mögliche Wechselwirkungen. Die Gründe für die klinisch verbreitete Polypharmazie können sinnvoll oder schädlich sein. Bei einigen Patienten ist die Zusammenstellung der Medikation das Ergebnis jahrelanger Erfahrung, um für den Patienten das optimale Behandlungsergebnis zu erzielen, bei anderen das Zeichen von Rat- und Hilflosigkeit der Behandler bzw. Patienten. Oft werden mit jeder Behandlung neue Medikamente angesetzt, ohne dass bestehende abgesetzt werden.

Jede einzelne Substanz sollte mit dem Patienten bezüglich Indikation und Wirkung besprochen werden. Wenn sich ein plausibles Bild ergibt, keine Kontraindikationen bestehen und der Patient zufrieden mit dem Behandlungsergebnis ist, sollten funktionierende Regime nach Möglichkeit nicht verändert werden.

PRAXISTIPP

Wechselwirkungen durch Computeranwendungen prüfen

Die Komplexität der Wechselwirkungen von Medikamenten kann von spezialisierten Computerprogrammen angezeigt werden. Es existieren sowohl klinikinterne als auch unabhängige kommerzielle Anbieter. Da es sich um relevante Analysen handelt, sollte man Abstand von unsicheren Quellen nehmen und alle Ergebnisse mit gesundem Menschenverstand („Common Sense") interpretieren. Ein etablierter Anbieter (lizensiert) ist z. B. www.mediq.ch.

20.15 Welche Relevanz hat der Preis eines Psychopharmakons?

Viele Institutionen achten darauf, dass bei vergleichbarer Wirkung die günstigere Alternative eingesetzt wird. Dies bedeutet meist den Einsatz von Generika, falls diese vorhanden sind. Wenn sich Generika in der Galenik unterscheiden, kann es zu Zustandsverschlechterungen bei den Patienten kommen.

In der stationären Psychiatrie sollte auf die knappen Ressourcen der ambulanten Ärzte geachtet werden, die oft Schwierigkeiten haben, die Präparate der Klinikärzte zu verschreiben. Auch für Patienten können Zuzahlungspflichten entstehen, über die informiert werden muss.

20.16 Wie sind Teil- und Vollremission definiert?

Eine Teilremission entspricht einer Symptomreduktion von über der Hälfte der zu Beginn der Therapie bestehenden Beschwerden. Für eine Vollremission müssen 100 % Symptomreduktion erfolgt sein?

20.17 Sind vollremittierte Patienten gesund?

Die Begriffe Remission und Gesundheit stehen nur bedingt in Zusammenhang. Eine Vollremission beschreibt eine Symptomreduktion, die ausreicht, um nicht mehr die Kriterien der entsprechenden Störung zu erfüllen. So beginnt die Vollremission eines Patienten mit einer schweren Depression in einer standardisierten Erhebung (z. B. mittels Beck-Depression Inventory, BDI) mit dem Cut-off-Wert für eine depressive Episode. Patienten, die diesen Wert erreichen, sind nach diesem Instrument nicht mehr als depressiv zu diagnostizieren. Die WHO-Definition von Gesundheit wird jedoch als eine Zielperspektive formuliert und fordert einen *„Zustand des vollkommenen physischen, geistigen und sozialen Wohlbefindens"*.

PRAXISTIPP

Unbemerkte Remission

Während der Behandlung von Psychosen oder Depressionen stellen Behandler oder Angehörige oft eine Besserung fest, bevor der Patient selbst diese Einschätzung hat. Daher ist es wichtig, dem Patienten konkret zu spiegeln, woran eine Remission durch die Behandlung erkennbar ist. Beispiele für eine beginnende Teilremission sind z. B. Modulation der Mimik, Teilnahme an Therapien, Schminken und stilvolles Ankleiden, Normalisierung der Schlaf- und Ernährungsgewohnheiten. Wenn konkrete Hinweise für den Patienten nachvollziehbar sind, hat dies einen positiven Effekt auf seine Adhärenz und die weitere Remission.

20.18 Was ist bei der Umstellung auf ein Generikum zu beachten?

Ein Generikum muss den gleichen Applikationsweg und die gleiche Darreichungsform haben und natürlich den gleichen Wirkstoff enthalten. In einer Studie mit gesunden Patienten muss die Bioäquivalenz nachgewiesen werden. Diese wird als gegeben angesehen, wenn die Bioverfügbarkeit des Generikums innerhalb eines 90%-Konfidenzintervalls zwischen 80 und 125 % des Originalpräparats liegt. Dabei werden die maximale Plasmakonzentration (C_{max}) und die „area under the curve" (AUC) gemessen. Für Medikamente mit geringer therapeutischer Breite werden ggf. engere Toleranzräume definiert.

Im Bereich der Psychopharmaka ist die Studienlage gering. Es gibt jedoch einzelne Studien, so z. B. zu Olanzapin, die im Rahmen des therapeutischen Drug Monitorings bei einem Wechsel auf ein Generikum veränderte Serumkonzentrationen festgestellt haben, wobei jedoch für den Beobachtungszeitraum kein Einfluss auf die psychische Stabilität festgestellt werden konnte. Mehr Forschungsergebnisse gibt es bei Epilepsie-Patienten, da hier bereits geringe Schwankungen im Medikamentenspiegel einen erneuten Anfall provozieren können. Befragungen US-amerikanischer und deutschsprachiger Neurologen ergaben häufige Schwierigkeiten bei der Umstellung auf ein Generikum aufgrund von Anfallrezidiven und neu aufgetretenen Nebenwirkungen.

Im Rahmen einer großen Studie mit über 60.000 Epilepsie-Patienten konnte außerdem ein Zusammenhang zwischen Noncompliance und veränderter Tablettenfarbe festgestellt werden. Auch eine veränderte Tablettenform scheint einen Einfluss, wenn auch in geringerem Ausmaß, zu haben. Dieser Effekt ist vermutlich nicht nur auf Epilepsie-Patienten zu beschränken und sollte in der Praxis auch bei psychiatrischen Patienten berücksichtigt werden. Es ist daher zu empfehlen, einen Präparatwechsel mit dem Patienten zu besprechen bzw. ggf. in der Klinik bereits auf ein günstiges Präparat einzustellen, das dann von niedergelassenen Kollegen auch weiter verschrieben werden kann.

Ein Aspekt, der bei der Umstellung auf ein Generikum ebenfalls eine Rolle spielt, ist der niedrigere Preis. Vor dem Hintergrund des Placebo- bzw. Noceboeffekts (→ Frage 20.8) wurden hier in Studien eine verschlechterte Wirkung (z. B. von Betablockern), mehr UAWs und mehr Unzufriedenheit bei den Patienten beobachtet. Vor diesem Hintergrund ist eine gute Aufklärung der Patienten über den Wechsel des Medikaments dringend erforderlich, damit sich die Patienten gut beraten fühlen, was erwiesenermaßen die Zufriedenheit und damit im günstigsten Fall auch die Wirkung und Verträglichkeit der Medikation verbessert.

Antidepressiva

20.19 Was ist das Wirkprinzip fast aller Antidepressiva?

Der gemeinsame Wirkmechanismus von üblichen Antidepressiva (mit der Ausnahme von Agomelatin) ist eine Erhöhung der Verfügbarkeit der Neurotransmitter Serotonin und/oder Noradrenalin im synaptischen Spalt. Dieser Effekt gilt als wichtigster Mechanismus der antidepressiven Wirkung.

20.20 Wie werden Antidepressiva eingeteilt?

Antidepressiva werden eingeteilt nach 1) ihrer chemischen Struktur (z. B. trizyklische Antidepressiva, TZA), 2) ihrer Rezeptorwirkungen (z. B. selektive Serotonin-Wiederaufnahmehemmer, SSRI) oder 3) ihrer Wirkung auf Antrieb bzw. Sedierung. In der Klinik ist die Einteilung in sedierende und nichtsedierende Antidepressiva besonders relevant.

20.21 Wie kann die Transmission von Serotonin und Noradrenalin erhöht werden?

- Durch Hemmung der Serotonin und Noradrenalin abbauenden Enzyme (Monoaminoxidase-Hemmer): **„Hemmung des Abbaus“**
- Durch Hemmung der Wiederaufnahme der Transmitter in die Synapse (Serotonin- und/oder Noradrenalin-Wiederaufnahmehemmer): **„Recycling-Stopp“**
- Durch Blockade von Rezeptoren, die auf die Ausschüttung von Serotonin und Noradrenalin hemmend wirken (Alpha-2-Antagonisten): **„Blockierung der Hemmung“**

20

20.22 Was bedeutet „selektive" Serotonin-Wiederaufnahmehemmung?

„Selektiv" drückt hier die spezifische Bindung an einen Rezeptor eines Neurons aus. Trizyklische Antidepressiva setzen z. B. an Serotonin-, Noradrenalin-, Histamin- und cholinergen Rezeptoren an, SSRI binden dagegen ausschließlich an Serotonin-Rezeptoren. Somit treten nur Wirkungen und Nebenwirkungen auf, die mit dieser Transmission zusammenhängen. SSRI sind daher im Allgemeinen besser verträglich als TZA.

20.23 Warum weisen auch selektive Serotonin-Wiederaufnahmehemmer Nebenwirkungen auf?

Serotonin-Rezeptoren finden sich auch an Zellen außerhalb des ZNS, z. B. an Thrombozyten. So wird z. B. die gerinnungshemmende Wirkung von SSRI erklärt. Außerdem gibt es für alle Transmitter mehr als je einen spezifischen Rezeptor. So finden sich für Dopamin mehr als fünf und für Serotonin mehr als sieben Rezeptortypen. Die jeweiligen Typen unterscheiden sich in ihrer Wirkung zum Teil erheblich. Auch wenn ein Medikament selektiv auf eine Rezeptorgruppe wirkt, können immer noch unerwünschte Rezeptortypen innerhalb dieser Gruppe involviert werden.

20.24 Welche zwei verbreiteten Antidepressiva nutzen andere Stoffwechselprozesse als Serotonin und Noradrenalin?

Das Antidepressivum Bupropion ist neben Noradrenalin auch ein Dopamin-Wiederaufnahmehemmer. Agomelatin wirkt antidepressiv über einen Melatonin-Rezeptor.

20.25 Welche experimentellen Konzepte werden für die Weiterentwicklung von Antidepressiva angewandt?

- Genotypbasierte Auswahl der Substanz zur antidepressiven Therapie
- Dosisanpassung des eingesetzten Antidepressivums nach dem CYP-Genotyp
- Pharmaka, die eine Neurogenese in depressionsassoziierten Arealen anregen sollen
- Antiinflammatorische Medikamente, die sich auf die chronisch-entzündlichen Prozesse der Depression positiv auswirken
- Ketamin-Infusionen, die in RCTs einen raschen Effekt auf behandlungsresistente Depressionen gezeigt haben
- Einsatz von Modafinil (Psychostimulans)
- Östrogene und Testosteron für Patienten mit hormonellen Defiziten

MERKE

Trizyklische Antidepressiva (TZA) können toxisch wirken

Aufgrund der Toxizität von TZA sollten Patienten mit akuter und impulsiver Suizidalität, die nicht ständig beobachtet werden, keine TZA verschrieben werden. Durch die Einnahme von gehorteten TZA können besonders lebensbedrohliche Intoxikationen eintreten. TZA sind außerdem für herzkranke und Demenzpatienten meist nicht geeignet.

20.26 Warum werden MAO-Hemmer von einigen Ärzten besonders wenig verschrieben?

Es gibt (obsolete) irreversible und reversible MAO-Hemmer, beide Gruppen werden oft verwechselt. **Irreversible** MAO-Hemmer weisen bedrohliche Interaktionen mit vielen Medikamenten und einigen alltäglichen tyraminhaltigen Nahrungsmitteln auf, z. B. Rotwein, Schokolade oder bestimmte Käsesorten. Eine Umstellung von irreversiblen MAO-Hemmern ist außerdem zeitaufwendig und risikoreich. Aufgrund der deutlichen Einschränkung im Ernährungsverhalten der Patienten und den möglichen Wechselwirkungen in Bezug auf andere Medikamente haben MAO-Hemmer den Ruf eines besonders einschränkenden oder nebenwirkungsreichen Medikaments.

Die meisten Einschränkungen, insbesondere bezüglich der Ernährung, gelten jedoch für **reversible** MAO-Hemmer in nur geringem Maße, sodass man keine relevante Einschränkung der Lebensqualität erfährt. Reversible MAO-Hemmer sind bei Wirkungslosigkeit der First-Line-Empfehlungen (SSRI und selektive Serotonin-Noradrenalin-Wiederaufnahmehemmer [SSNRI]) eine alternative Behandlungsmöglichkeit.

Phasenprophylaktika

20.27 Wie werden Phasenprophylaktika definiert?

Phasenprophylaktika sind Medikamente, welche die Häufigkeit und Schwere von depressiven und manischen Phasen vermindern. Dabei dürfen sie nicht eine Phasenbeschleunigung oder den Wechsel in die andere Polarität („Switch") begünstigen. Phasenprophylaktika können auch stimmungsstabilisierende Medikamente sein. Es gibt vier wichtige Phasenprophylaktika, die zur Behandlung bipolarer Störungen eingesetzt werden: Lithium, Valproat, Carbamazepin und Lamotrigin. Mit der Ausnahme von Lithium stammen alle Substanzen aus der Epilepsie-Therapie.

20.28 Nach welchen Kriterien werden Phasenprophylaktika zur Behandlung einer bipolaren Störung ausgesucht?

Eine Empfehlung für das beste Phasenprophylaktikum erfolgt unter Berücksichtigung verschiedener Aspekte. Wichtige Kriterien zur Auswahl sind die akute und vorbeugende Wirksamkeit zur Minderung manischer und depressiver Phasen, das Nebenwirkungsprofil, Komorbiditäten und Begleitmedikationen sowie die Adhärenz des Patienten.

- **Eignung zur akuten Behandlung einer manischen Phase:** Valproat kann besonders rasch aufdosiert werden (Loading), sodass es zu diesem Zweck gut geeignet ist. Lithium und Carbamazepin sind ebenfalls geeignet. Lamotrigin ist aufgrund der lebensbedrohlichen Nebenwirkung bei zu raschem Aufdosieren (Dermatitis exfoliativa, Steven-Johnson-Syndrom und Lyell-Syndrom) und nur geringer antimanischer Wirkung nicht geeignet. Meistens werden akute Phasen mit Phasenprophylaktika in Kombination mit Antipsychotika und Benzodiazepinen behandelt.
- **Prävention manischer und depressiver Phasen:** Lithium, Valproat, Carbamazepin und Lamotrigin können manische und depressive Phasen verzögern.
- **Behandlung depressiver Phasen:** Nur Lithium hat einen antidepressiven Effekt, die anderen Phasenprophylaktika nicht.

- **Nebenwirkungsprofil:** Alle Phasenprophylaktika sind im Allgemeinen gut verträglich, können aber außerhalb ihrer therapeutischen Spiegel, bei Langzeitanwendungen oder vulnerablen Personen zahlreiche relevante Nebenwirkungen verursachen. Lithium hat einen sehr geringen therapeutischen Bereich, sodass es rasch zu toxischen Effekten kommen kann. Lithium erfordert eine besonders gründliche Voruntersuchung sowie wiederholte Kontrolluntersuchungen.
- **Adhärenz des Patienten:** Alle Phasenprophylaktika benötigen eine gute Adhärenz, da adäquate Spiegel aufgebaut und kontrolliert werden müssen, und es gilt, Interaktionsrisiken mit anderen Medikamenten zu berücksichtigen und Kontrolluntersuchungen durchzuführen.

Antipsychotika

20.29 Sind klassische (typische) Antipsychotika obsolet?

In der Akuttherapie: nein. In der Erhaltungstherapie: ja.

Typische Antipsychotika werden zur Erhaltungstherapie von chronischen Psychosen aufgrund der stärkeren Nebenwirkungen gegenüber atypischen Antipsychotika nicht mehr empfohlen. In der Akuttherapie wird weiterhin Haloperidol eingesetzt, da es besonders wirksam gegen akute Psychosen und delirante Zustände ist. Haloperidol gilt als verhältnismäßig sicher bei relativen Kontraindikationen gegenüber Antipsychotika (mäßige Alkoholintoxikation, Schwangerschaft). In einigen Fällen wird Haloperidol als Antiemetikum erfolgreich eingesetzt (z. B. in der Chemotherapie), Fluanxol wird oral oder i. m. als Depot bei besonders aggressiven psychotischen Patienten in der Akut- und Erhaltungstherapie eingesetzt, da es stärker auf diese Symptomatik wirkt als alle anderen Antipsychotika. Niedrigpotente Antipsychotika, die zu den typischen Antipsychotika gehören, finden eine breite Anwendung bei Anspannungs- und Angstzuständen sowie bei Einschlafstörungen.

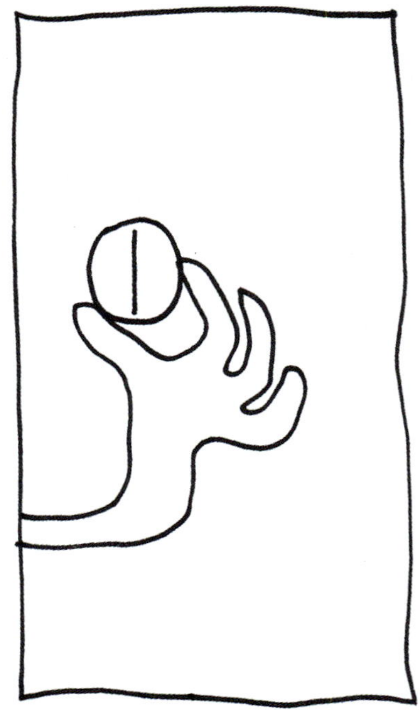

20.30 Welche Antipsychotika verursachen die geringste Gewichtszunahme?

Unter den atypischen Antipsychotika gelten Ziprasidon und Aripiprazol als nebenwirkungsarm bezüglich einer Gewichtszunahme (< 1 kg durchschnittliche Gewichtszunahme nach 10 Wochen). Haloperidol und Fluphenazin sind unter den typischen Antipsychotika die Substanzen mit nur geringer Gewichtszunahme. Die atypischen Antipsychotika mit der höchsten Gewichtszunahme (≥ 3 kg nach 10 Wochen) sind Clozapin und Olanzapin. Risperidon liegt mit einer mittleren Gewichtszunahme von ca. 2 kg im selben Zeitraum im mittleren Bereich.

Anxiolytika und Hypnotika

20.31 Wie unterscheiden sich Anxiolytika von Hypnotika?

Anxiolytika sind dem Begriff nach angstlösende Psychopharmaka, Hypnotika sind sedierende bis schlafanstoßende Substanzen. Alle Anxiolytika wirken auch sedierend und die meisten Hypnotika zumindest leichtgradig angstlösend, sodass die Begriffe häufig überlappend zur Beschreibung der heterogenen Substanzgruppe beruhigender Substanzen benutzt werden. Auch Antidepressiva, Antipsychotika und Phasenprophylaktika können sedierend wirken, werden aber nicht zu den eigentlichen Anxiolytika und Hypnotika gezählt. Eine substanzgebundene Definition (chemisch-strukturell) existiert für Anxiolytika und Hypnotika nicht.

MERKE

Sedierende Medikamente können Unfälle verursachen

Alle sedierenden Substanzen schränken die Auffassungsgabe ein und reduzieren die Fähigkeit, sich sicher zu bewegen, Maschinen zu benutzen oder Fahrzeuge zu führen.

20.32 Welches Schlafmittel sollte der Arzt als Bedarfsmedikation für neu aufgenommene stationäre Patienten in der Allgemeinpsychiatrie am besten verschreiben?

Es ist in vielen medizinischen Abteilungen üblich, angespannten oder nervösen Patienten nach stationärer Aufnahme in eine Klinik als Bedarfsmedikation ein Schlafmittel anzubieten. In der somatischen und psychiatrischen Klinik werden unterschiedliche Stoffgruppen zur Behandlung einer Einschlafstörung verschrieben. Diese oft verabreichten Mittel stammen meist aus den folgenden Gruppen: 1.) benzodiazepinähnliche Mittel (z. B. Zopiclon), 2.) Benzodiazepine (z. B. Lorazepam), 3.) sedierende Antidepressiva (z. B. Mirtazapin) oder 4.) niedrigpotente Antipsychotika (z. B. Melperon) und 5.) Phytopharmaka (z. B. Baldrian, Passionsblume, Lavendel). Bei der Auswahl des indizierten Mittels sollten folgende Aspekte berücksichtigt werden:

- **Indikation:** Für Schlafstörungen als eigenständige Diagnose sind Zopiclon, Melatonin (für Patienten > 55 Jahre) und traditionell für Schlafstörungen verwendete Phytopharmaka zugelassen.
- **Wirkstärke:** Phytopharmaka wirken am wenigsten intensiv. Alle anderen Gruppen wirken dosisabhängig beruhigend bis schlafanstoßend.
- **Morgendlicher Überhang:** Mirtazapin als häufig schlafanstoßend eingesetztes Antidepressivum zeigt bei Eindosierung oft eine ausgeprägte Morgenmüdigkeit auf.
- **Nebenwirkungen und Interaktionen:** Viele Antidepressiva (und Johanniskraut) interagieren mit Enzymsystemen (vor allem Cytochrom P450), sodass die Verstoffwechselung anderer Medikamente beeinflusst wird. Niedrigpotente Antipsychotika haben eine anticholinerge Nebenwirkung (Überleitungsstörungen, delirante Wirkung). Benzodiazepinähnliche Substanzen sind nebenwirkungsär-

mer als Benzodiazepine und niedrigpotente Antipsychotika (mit Ausnahme von Pipamperon, das nicht anticholinerg wirkt). Antidepressiva und Antipsychotika sollten nur nach Auswertung eines aktuellen EKGs zum Ausschluss von Überleitungsstörungen gegeben werden. Phytopharmaka sind am besten verträglich.

- **Komplikationen und Gefahren:** Benzodiazepine wirken in höheren Dosen atemdepressiv. Dieser Effekt kann durch andere Substanzen verstärkt werden (z. B. Alkohol, Opiate). Eine Akkumulation länger wirksamer Benzodiazepine kann bei wiederholter Gabe vorkommen und zur Intoxikation führen.
- Die **psychische Grunderkrankung**, die zur Aufnahme geführt hat, kann eine Entscheidungshilfe für bzw. gegen eine Substanzgruppe sein. Bei Depressionen sind sedierende Antidepressiva günstig. Bei Suchterkrankungen sind Benzodiazepine besonders riskant für die Entwicklung einer Abhängigkeit (Ausnahme: Entzugsbehandlung von Alkohol oder Benzodiazepinen). Bei älteren Patienten sollten anticholinerg wirkende Substanzen vermieden werden.
- **Bestehende Medikation**: Interaktionen und potenzierende Effekte sind auszuschließen.
- **Ausprägung der erwarteten Einschlafstörung:** Leichte Störungen sollten aufgrund des günstigen Nebenwirkungsprofils zuerst mit Phytopharmaka behandelt und erst nach Ausbleiben von Erfolg durch die anderen Stoffgruppen ersetzt werden. Bei sehr ausgeprägten Schlafstörungen sind oft Kombinationen der oben genannten Substanzen notwendig (z. B. Mirtazapin plus Zopiclon).
- **Erfahrungen des Behandlers** mit oft angewandten Substanzen: Es ist sinnvoll, sich auf einige bestimmte Substanzen aus den unterschiedlichen Gruppen zu konzentrieren. Nach langjähriger Anwendung können die Behandler dann auf viel Erfahrung hinsichtlich der zu erwartenden Wirkung und Nebenwirkungen bestimmter Substanzen im klinischen Alltag zurückgreifen.
- **Präferenz des Patienten:** Wenn keine Kontraindikationen oder begründeten Einwände bestehen, ist die Wahl des Patienten die beste Entscheidungshilfe.

Nootropika

20.33 Welches verbreitete psychiatrische Krankheitsbild konnte trotz der Entwicklung von Medikamenten bisher besonders wenig beeinflusst werden?

Demenzen können bisher nicht zufriedenstellend behandelt werden. Antidementiva und weitere sogenannte Nootropika sind zur Behandlung demenzieller Syndrome zugelassen. Der zu erwartende Effekt liegt dabei in einem vorübergehenden Stillstand bzw. einer Verlangsamung der demenziellen Entwicklung. Eine anhaltende Besserung oder gar Remission ist durch Antidementiva und andere Nootropika nicht möglich.

20.34 Wie unterscheiden sich Antidementiva von Nootropika?

Antidementiva sind Acetylcholinesterasehemmer (drei zugelassene Substanzen) und Glutamat-Antagonisten (nur eine zugelassene Substanze). Nootropika ist eine Sammelbezeichnung für eine heterogene Gruppe von Substanzen, die durch sehr unterschiedliche Mechanismen (z. B. Blutperfusion, antioxidative Wirkung) einer demenziellen Entwicklung entgegenwirken sollen. Die Wirksamkeit der unterschiedlichen Nootropika ist jedoch umstritten.

Stimulanzien

20.35 Welche Stimulanzien sind im Erwachsenenalter bei ADHS zugelassen?

Im April 2011 hat das Bundesinstitut für Arzneimittel und Medizinprodukte (BfArM) erstmals einer Indikationserweiterung zur Anwendung von methylphenidathaltigen Medikamenten im Erwachsenenalter zugestimmt. Derzeit sind Medikinet adult® und Ritalin adult® zur Behandlung von ADHS bei Erwachsenen zugelassen. Concerta® kann bei Beginn im Jugendalter weitergeführt werden, hat derzeit aber keine Zulassung, um damit eine Behandlung im Erwachsenenalter zu beginnen. Atomoxetin als Nichtpsychostimulans wurde 2013 für die Einleitung einer Behandlung bzw. Fortsetzung einer bestehenden Therapie bei Erwachsenen zugelassen.

20.36 Müssen Medikinet adult® und Ritalin adult® mit Mahlzeiten eingenommen werden?

Medikinet adult® muss mit oder kurz nach einer Mahlzeit eingenommen werden, um die Verweildauer im Magen zu verlängern, bei Ritalin adult® ist dies nicht erforderlich. Bei beiden Präparaten wird 50 % des Wirkstoffs schnell und 50 % verzögert freigesetzt. Die Wirkdauer beträgt ca. 6–8 h. Bei Medikinet adult® wird die biphasische Wirkung durch Pellets erzielt, von denen die Hälfte eine magensaftresistente Beschichtung hat. Bei Einnahme auf nüchternen Magen leidet daher der Retardeffekt. Die Galenik von Ritalin adult® basiert auf einem anderen Prinzip; die Pellets sind mit einem Polymer-Coating beschichtet, das nach ca. 4 h für Flüssigkeit durchlässig wird und damit den Wirkstoff freisetzt. Ritalin adult® kann daher auch auf nüchternen Magen eingenommen werden.

20.37 Wie sind die Langzeiteffekte der Stimulanzien-Behandlung bei Erwachsenen?

Zunächst zeigen zahlreiche Langzeitstudien, dass die Stimulanzien-Behandlung bei Erwachsenen wirksamer ist als Placebo und dieser Effekt über die Zeit aufrechterhalten bleibt. Im Allgemeinen konnte auch eine gute Verträglichkeit beobachtet werden. Da Stimulanzien jedoch den Blutdruck und die Herzfrequenz leicht erhöhen können, sollte bei vorbestehenden kardiovaskulären Erkrankungen auf eine Stimulanzientherapie verzichtet werden. Es besteht außerdem ein Risiko für eine leichte Zunahme von Reizbarkeit und Schlafstörungen. Ein präventiver Effekt hinsichtlich der Entwicklung einer Abhängigkeitserkrankung wurde bei Jugendlichen gezeigt. Für Erwachsene scheint dieser Effekt nicht zu bestehen. Es konnte jedoch auch kein erhöhtes Risiko für einen Substanzabusus nachgewiesen werden.

Wie bei vielen anderen Psychopharmaka ist auch bei einer Stimulanzienbehandlung eine hohe Nonadhärenz-Rate zu beobachten. In einer Studie hatten nach 2 Jahren 50 % der Probanden die Medikation abgesetzt. Eine gute Wirksamkeit zu Beginn der Behandlung scheint jedoch ein Prädiktor für eine gute Langzeitadhärenz zu sein.

20

Placebos und Nocebos

20.38 Was sind ein Placebo und der Placeboeffekt?

Im alltäglichen Sprachgebrauch werden die Begriffe Placebo und Placeboeffekt meist abwertend verwendet. Einer Therapieform wird dadurch der Vorwurf der Wirkungslosigkeit unterstellt, und als Patient bekommt man das Gefühl, zumindest den eigenen Erwartungen auf den Leim gegangen oder gar ein Simulant zu sein. **Placebos** sind Substanzen, Apparate oder andere Behandlungsformen, die physisch und pharmakologisch keine Wirkung zeigen. Davon müssen Pseudo-Placebos unterschieden werden: Hierbei handelt es sich um Substanzen, die zwar einen pharmakologischen Effekt zeigen, jedoch nicht hinsichtlich der betreffenden Indikation.

Als **Placeboeffekt** wird eine durch Erwartungen, Lernerfahrungen und durch die Arzt-Patient-Interaktion geförderte therapeutische Wirkung bezeichnet. Ein Effekt in die entgegengesetzte Richtung, d. h. das Abmildern einer erwünschten Wirkung oder das Auftreten von unerwünschten Arzneimittelwirkungen (UAW), wird als Noceboeffekt bezeichnet (▶ Abb. 20.1).

20.39 Wie groß ist der Placeboeffekt?

Welchen Anteil der Placeboeffekt an der Behandlung hat, ist eine wesentliche Frage, sowohl für klinische Studien, z. B. zur Arzneimittelwirksamkeit, als auch für die ärztliche Praxis. Das Ausmaß des Placeboeffekts ist dabei von vielen, zum Teil nicht bekannten Faktoren abhängig. Ein Faktor ist die Zielsymptomatik. So gibt es beispielsweise Untersuchungen, die bei funktionellen Darmbeschwerden einen Placeboeffekt von ca. 40 % nachweisen, zur Migräneprophylaxe hingegen nur von ca. 20 %. Im Hinblick auf psychiatrische Erkrankungen belegt eine Übersichtsarbeit zu Antidepressiva-Studien, dass im Durchschnitt fast 30 % der Probanden auf Placebo ansprechen. Interessant ist dabei, dass der Anteil der Placebo-Responder in den letzten Jahren zugenommen hat, was eine Herausforderung für weitere Studien zur Wirksamkeit von Antidepressiva darstellt. Aber auch Umweltfaktoren und kulturelle Voraussetzungen scheinen eine Rolle zu spielen. So konnten landesabhängig unterschiedliche Ulkusheilungsraten unter Placebo beobachtet werden: in Deutschland 59 % und in Brasilien nur 7 %.

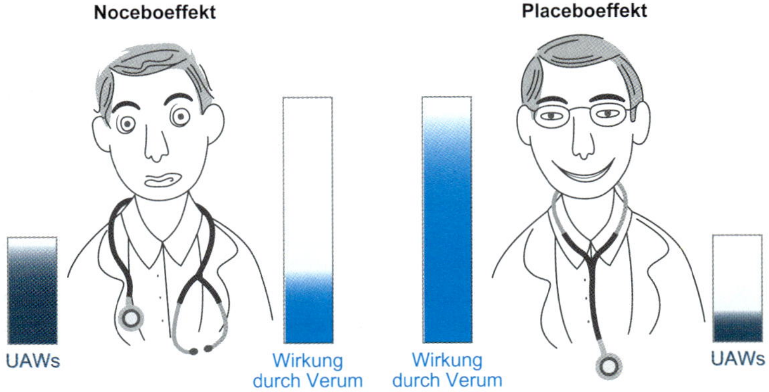

Abb. 20.1 Placebo- und Noceboeffekt im klinischen Alltag [P492/L231]

20.40 Wie wirken Placebos?

Es gibt kein einheitliches Erklärungsmodell für die Wirkweise von Placebos. Es handelt sich jedoch nachweislich nicht nur um einen psychologischen Effekt, vielmehr zeigen sich vielfältige neurophysiologische Korrelate. Es gibt konsistente Beobachtungen hinsichtlich einer Aktivitätsminderung in Gehirnregionen, die mit Schmerz und negativen Emotionen assoziiert sind, sowie einer gesteigerten Aktivierung in frontostriatalen Hirnstamm-Regelkreisläufen. Ausgehend von einem psychologischen Erklärungsansatz gibt es derzeit zwei Modelle, die sich durchaus ergänzen: der assoziative und der mentalistische Ansatz.

Der **assoziative Ansatz** basiert auf lerntheoretischen Modellen, die psychische und körperliche Reaktionen als Konditionierungseffekt verstehen. Hierfür gibt es viele experimentelle Beispiele, so z. B. bei Ratten, bei denen durch Konditionierung Saccharin zu einer Immunsuppression führte. Zuvor war ihnen zur Konditionierung Saccharin und Cyclophosphamid kombiniert und nach einer Erholungsphase nur Saccharin verabreicht worden, was erstaunlicherweise ebenfalls einen immunsuppressiven Effekt zeigte. Für das assoziative Modell werden vor allem phylogenetisch ältere und insbesondere striatale und Hirnstamm-Regelkreisläufe als wesentlich erachtet.

Der **mentalistische Ansatz** hingegen sieht die Erwartungshaltung des Patienten im Vordergrund. Dabei wird auch von einem direkt proportionalen Zusammenhang zwischen der Höhe der Erwartung und der Stärke des Placeboeffekts ausgegangen. Neurobiologisch spielen hier vor allem präfrontale Hirnregionen und Belohnungssystem eine Rolle.

Am Beispiel eines Arztbesuchs kann man sich die beiden Modelle verdeutlichen:

1. Der Patient kommt mit einer gewissen Erwartungshaltung, die von Vorerfahrungen, vom Ansehen und Ruf des Arztes und vom Ambiente der Praxis beeinflusst sein mag, in die Sprechstunde → mentalistischer Ansatz.
2. Während der Konsultation ist er mit verschiedenen konditionierten Reizen (weißer Kittel des Arztes, Instrumente, Geruch der Praxisräume etc.) konfrontiert → assoziativer Ansatz.

Zusammengenommen interagieren all diese Faktoren, um einen Placeboeffekt zu fördern oder ggf. auch zu verringern.

MERKE

Placeboeffekte nutzen

Es ist sinnvoll, jede Behandlung in ihrer Wirkung durch die Nutzung des Placeboeffekts zu unterstützen. Eine Maximierung der erwünschten Wirkungen und eine Reduktion von UAWs sind dabei vorrangige Ziele. Auch aus gesundheitspolitischen Erwägungen ist es sinnvoll, die finanziellen Ressourcen des Gesundheitssystems möglichst effizient zu nutzen.

20.41 Unter welchen Voraussetzungen kann ein Placebo eingesetzt werden?

Der Wissenschaftliche Beirat der Bundesärztekammer hält den bewussten Einsatz von Placebos in der therapeutischen Praxis in folgenden Situationen für vertretbar:

- Es steht keine geprüfte und wirksame (Pharmako-)Therapie zur Verfügung.
- Es handelt sich um relativ geringe Beschwerden, und der Patient wünscht explizit eine Behandlung.
- Bei dieser Erkrankung/Beschwerde besteht Aussicht auf Erfolg durch eine Placebobehandlung.

20.42 Wie häufig werden Placebos außerhalb von klinischen Studien in der Behandlung eingesetzt?

Eine internationale Übersichtsarbeit ergab, dass bis zu 80 % der Ärzte mindestens einmal im Laufe ihres Berufslebens Placebos eingesetzt haben. Eine Untersuchung bei Allgemeinärzten in Großbritannien ergab, dass 1 % der befragen Ärzte reine Placebos einmal pro Woche verwenden und 77 % Pseudo-Placebos. Die überwiegende Mehrheit fand den Einsatz von Placebos in speziellen Situationen ethisch vertretbar, insbesondere von Pseudo-Placebos.

20.43 Wirkt ein Placebo auch, wenn man weiß, dass man ein Placebo einnimmt?

Teilnehmer in klinischen Studien wissen, dass sie eine 50-prozentige Wahrscheinlichkeit haben, ein Placebo verabreicht zu bekommen. Nichtsdestotrotz treten Placeboeffekte auf. Eine „unsichere" Erwartung scheint daher für einen Placeboeffekt ausreichend zu sein. Überraschend ist jedoch, dass in Untersuchungen belegt werden konnte, dass auch eine offene Verabreichung von Placebos eine Wirkung ermöglicht. So wurden in einer Studie die Probanden nach der ersten Verabreichung eines als analgetisch wirksam angekündigten Präparats im Anschluss darüber aufgeklärt, dass sie ein Placebo erhalten hatten; die schmerzlindernde Wirkung hielt jedoch bei erneuter Exposition bei über 80 % der Probanden an. Im Rahmen einer anderen Studie an Patienten mit Reizdarmsyndrom, in der eine mit Placebo behandelte Gruppe mit einer Kontrollgruppe ohne Behandlung verglichen wurde, erfolgte die Offenlegung der Placebobehandlung bereits vor Studienbeginn. Auch hier zeigte sich trotzdem eine signifikante Symptomreduktion. Das Placebo wurde dabei eingeführt als: Tabletten, die aus einer inaktiven Substanz hergestellt wurden, wie Zuckerpillen, die in klinischen Studien eine signifikante Verbesserung des Reizdarmsyndroms durch Geist-Körper-Selbstheilungsprozesse gezeigt haben.

20.44 Wie soll über ein Placebo aufgeklärt werden?

Vor dem Hintergrund eines vertrauensvollen Arzt-Patient-Verhältnisses ist es wesentlich, den Patienten nicht vorsätzlich zu täuschen, und auch bei einer Behandlung mit einem Placebo ist eine Aufklärung über Risiken und zu erwartenden Nutzen erforderlich. Vor dem Hintergrund, dass auch bei Offenlegung eine Placebobehandlung durchaus erfolgreich sein kann, sollte hier das Vertrauensverhältnis zwischen Patient und Arzt im Vordergrund stehen. Bei Anwendung eines reinen Placebos schlägt der Wissenschaftliche Beirat der Bundesärztekammer vor, den Patienten darüber zu informieren, dass die verabreichte Substanz körpereigene Prozesse anstoßen kann, mit einem daraus resultierenden biologischen Effekt.

INFO

Droge Arzt

Eine Auswahl an Ergebnissen aus Studien, welche die Bedeutung der Arzt-Patient-Interaktion belegen:

- Ulkuspatienten bekamen ein Placebo. 25 % sprachen auf die Behandlung an, wenn die Erklärung der geplanten Medikation durch eine Krankenschwester erfolgte; 70 % sprachen auf die Behandlung an, wenn die Aufklärung von einem Arzt durchgeführt wurde (Gliedman et al. 1957).

- Der Effekt von Bronchodilatatoren bei Asthmapatienten wurde durch die Erklärung des Wirkmechanismus signifikant beeinflusst (Luparello et al. 1970).
- Bei Schmerzpatienten waren sichtbare Injektionen durch den Behandler wirkungsvoller als verdeckte Morphininjektionen (Amanzio et al. 2001).

Thomas (1987) zeigte, dass die Arzt-Patient-Interaktion wesentlich ist. Dies beinhaltet auch eine für den Patienten verständliche Diagnoseübermittlung. In einer Studie wurde bei einem Teil der Patienten mit unspezifischen Beschwerden durch den Arzt eine klare Diagnose gestellt und die Überzeugung ausgesprochen, dass es ihnen bald besser gehen werde. Dies führte bei 64 % der Probanden zu einer Symptomverbesserung. Dagegen verbesserten sich die unspezifischen Beschwerden nur bei 39 %, wenn die Arzt-Patient-Interaktion hinsichtlich Diagnose und Prognose unklar blieb.

20.45 Welche Pille wirkt am besten?

Die Wirkung eines Medikaments ist aufgrund des Placeboeffekts u. a. beeinflusst von Darreichungsform, Größe, Farbe etc. So wirken Kapseln z. B. besser als Tabletten. Große Tabletten und sehr kleine Tabletten zeigen ebenfalls einen größeren Effekt. Orangefarbene Tranquilizer hatten bei männlichen Probanden einen stärkeren beruhigenden Effekt als blaue. Bei Frauen hingegen zeigten die blauen Pillen eine bessere beruhigende Wirkung. Auch der Preis eines Medikaments spielt eine Rolle. Günstigere Präparate werden als weniger wirksam wahrgenommen. Es kann keine allgemeingültige Aussage getroffen werden, denn abhängig von erwarteter Wirkung, Zielgruppe und auch kulturellen Einflüssen zeigen sich deutliche Unterschiede in einem zu erwartenden Zusatznutzen durch einen Placeboeffekt.

20.46 Welche Bedeutung haben Placebos in der psychiatrischen Behandlung?

Der Placeboeffekt als Bestandteil jeder Behandlung, auch der evidenzbasierten medikamentösen Standardtherapie und der Psychotherapie, sollte gerade in der Psychiatrie, die ihr Augenmerk auf die Arzt-Patient-Interaktion legt, eine wesentliche Rolle spielen. Man weiß, dass der Behandlungserfolg zu einem wesentlichen Teil von der Arzt-Patient-Interaktion abhängt. Die Wirkung einer Behandlung kann durch eine gezielte Nutzung eines Placeboeffekts einen Zusatznutzen erfahren und somit dem Patienten zugutekommen. Gerade Studien zu Antidepressiva haben einen hohen Placeboeffekt gezeigt und belegen damit die Bedeutung für die psychiatrische Behandlung.

Eine Übersicht über förderliche Verhaltensweisen in der Arzt-Patient-Interaktion bietet die Stellungnahme des Wissenschaftlichen Beirats der Bundesärztekammer „Placebo in der Medizin“ (▶ Tab. 20.1). Zentrale Ziele sind dabei neben empathischer Zugewandtheit die Schaffung eines Vertrauensverhältnisses und der Abbau von Ängsten.

PRAXISTIPP

Placebos nutzen

Folgende Rahmenbedingungen können förderlich sein, um einen Placeboeffekt für die Behandlung zu nutzen:

- Eine Ausgestaltung der Praxisräume, die ärztliche Kompetenz vermittelt
- Verweise auf fachliche Kompetenz (z. B. Homepage, Wartezimmergestaltung)

- Eine offene Gestaltung des Sprechzimmers, die eine angemessene Nähe zum Patienten ermöglicht
- Eine Praxisorganisation, die dem Patienten das Gefühl vermittelt, dass ausreichend Zeit für ihn besteht
- Förderung von Selbstwirksamkeitserwartung, dem Patienten das Gefühl geben, auch selbst etwas gegen die Erkrankung tun zu können
- Im Rahmen der Aufklärung die Wirksamkeit der Behandlungsmethode betonen und belegen
- Dem Patienten ein schlüssiges Erklärungsmodell für Erkrankung und Therapie vermitteln

Tab. 20.1 Förderliche Verhaltensweisen in der Arzt-Patient-Interaktion (Jütte et al. 2010)

Empathie	Wissensvermittlung	Patientenbedürfnisse
Ausdrücken von Empathie und Sorge	Diskussion der Vor- und Nachteile der Behandlung	Vermittlung von Wissen für den Patienten und seine Angehörigen
Ängste des Patienten ernst nehmen	Direktes Kommunizieren und Feedback geben	Ambivalenz als normal akzeptieren
Angemessen aufmunternder Umgang mit den Patienten	Änderungen verhandeln, nicht diktieren	Abklären der Adhärenz (Compliance)
		Erkunden der Hoffnungen, Erwartungen und Ziele des Patienten

20.47 Welche Auswirkungen haben Noceboeffekte von Psychopharmaka?

Noceboeffekte sind genauso wie Placeboeffekte stark wirksam. Dabei entscheidet die Erwartungshaltung des Patienten über die positiven und negativen Effekte einer Medikation. Wenn Befürchtungen und Ablehnung gegenüber einer Medikation bestehen, potenzieren sich auch nach Einnahme die Noceboeffekte. Sie können dabei stärker oder schwächer als der eigentliche Wirkungseffekt sein. Im Sinne von Noceboeffekten werden häufig Nebenwirkungen festgestellt, oder eine Wirkung wird ausgeblendet und das Medikament wieder abgesetzt. Wenn keine dringende Indikation besteht und eine gute Aufklärung keine echte Überzeugung für eine Medikation bringt, ist daher ein Einsatz von unerwünschten Medikamenten nicht sinnvoll.

Quellen

American Psychiatric Association. Diagnostisches und statistisches Manual psychischer Störungen – DSM-5®. Bern: Hogrefe 2014.

Ader R. Conditioned immunomodulation: research needs and directions. Brain Behav Immun 2003; 17(1): 51–57.

Amanzio M, et al. Response variability to analgesics: a role for non-specific activation of endogenous opioids. Pain2001; 90(3): 205–215.

Bachmann CJ et al. ADHS in Deutschland: Trends in Diagnose und medikamentöser Therapie. Dtsch Arztebl Int 2017; 114(9): 141–148.

Benedetti F, et al. When words are painful: unraveling the mechanisms of the nocebo effect. Neuroscience 2007; 147(2): 260–271.

Benkert O, Hippius H (Hrsg.). Kompendium der psychiatrischen Pharmakotherapie. 11. A. Berlin, Heidelberg: Springer 2017.

Berger M. Psychische Erkrankungen: Klinik und Therapie – enhanced ebook. München: Elsevier Urban & Fischer 2015.

Berg MJ, et al. Generic substitution in the treatment of epilepsy: case evidence of breakthrough seizures. Neurology 2008; 71: 525–530.

BfArM-Pressemitteilung 02/11: Methylphenidat auch für Erwachsene: BfArM erweitert Zulassung. www.bfarm.de/SharedDocs/Pressemitteilungen/DE/mitteil2011/pm02-2011.html (letzter Zugriff: 23.12.2017).

Bundesärztekammer auf Empfehlung des Wissenschaftlichen Beirats. Placebo in der Medizin. Köln: Deutscher Ärzte-Verlag 2011; www.bundesaerztekammer.de/fileadmin/user_upload/downloads/Placebo_LF_1_17012011.pdf (letzter Zugriff: 23.12.2017).

Chung SK, et al. Revelation of a personal placebo response: its effects on mood, attitudes and future placebo responding. Pain 2007; 132(3): 281–288.

Colloca L, Finniss D. Nocebo effects, patient-clinician communication, and therapeutic outcomes. JAMA 2012; 307(6): 567–568.

Committee for Proprietary Medicinal Products. Note for Guidance on the Investigation of Bioavailability and Bioequivalence; 2000. www.ema.europa.eu/docs/en_GB/document_library/Scientific_guideline/2009/09/WC500003519.pdf (letzter Zugriff: 23.12.2017).

Dilling H, Freyberger HJ. Taschenführer zur ICD-10-Klassifikation psychischer Störungen. Bern: Huber 2012.

Fässler M, et al. Frequency and circumstances of placebo use in clinical practice – a systematic review of empirical studies. BMC Medicine 2010; 8(1): 15.

Fredriksen M, et al. Long-term efficacy and safety of treatment with stimulants and atomoxetine in adult ADHD: a review of controlled and naturalistic studies. Eur Neuropsychopharmacol 2013; 23(6): 508–527.

Gliedman LH, et al. Some implications of conditional reflex studies for placebo research. Am J Psychiatry 1957; 113(12): 1103–1107.

Howick J, et al. Placebo use in the United Kingdom: Results from a national survey of primary care practitioners. PLoS One 2013; 8(3): e58247.

Italiano D, et al. Generic olanzapine substitution in patients with schizophrenia: assessment of serum concentrations and therapeutic response after switching. Ther Drug Monit 2015; 37(6): 827–830.

Jütte R, et al. Stellungnahme des Wissenschaftlichen Beirats der Bundesärztekammer: „Placebo in der Medizin". Dtsch Arztebl 2010; 7: 1417–1421.

Kaptchuk TJ, et al. Placebos without deception: a randomized controlled trial in irritable bowel syndrome. PloS One 2010; 5(12): e15591.

Kasper S, Lentner S. Generika in der Psychiatrie – Verfügen sie über dieselbe therapeutische Äquivalenz wie das Original. Neuropsychiatrie 2008; 22(4): 221–222.

Kesselheim AS. Generika – Einfluss von Tablettenform und -farbe. Fortschr Neurol·Psychiatr 2013; 81(6): 301.

Kleeblatt J, et al. Efficacy of off-label augmentation in unipolar depression: a systematic review of the evidence. Eur Neuropsychopharmacol 2017; 27(5): 423–441.

Kickbusch I. Der Gesundheitsbegriff der Weltgesundheitsorganisation. In: Häfner H (Hrsg.). Gesundheit - unser höchstes Gut? Berlin, Heidelberg: Springer 1999, S. 275–286.

Krämer G et al. Erfahrungen mit Generika bei Epilepsiepatienten. Ergebnisse einer Internet-basierten Befragung in Deutschland, Österreich und der Schweiz. Akt Neurol 2006; 33: 431–438.

Krämer G et al. Aut-idem-Ankreuzen: bei Antiepileptika wichtiger denn je! Akt Neurol 2008; 35: 108–109.

Luparello TJ, et al. The interaction of psychologic stimuli and pharmacologic agents on airway reactivity in asthmatic subjects. Psychosom Med 1970; 32(5): 509–514.

Murrough JW, et al. Antidepressant efficacy of ketamine in treatment-resistant major depression: a two-site randomized controlled trial. Am J Psychiatry 2013; 170(10): 1134–1142.

Thomas KB. General practice consultations: Is there any point in being positive? BMJ (Clin Res Ed) 1987; 294(6581): 1200–1202.
Wager TD, Atlas LY. The neuroscience of placebo effects: connecting context, learning and health. Nature Rev Neurosci 2015; 16(7): 403.
Walsh BT, et al. Placebo response in studies of major depression: variable, substantial, and growing. JAMA 2002; 287(14): 1840–1847.
Zieglmeier M. Methylphenidat bei Erwachsenen. Deutsche Apotheker Zeitung 2014; 44: 40.

Zitierte Leitlinie

DGPPN, BÄK, KBV, AWMF (Hrsg.) für die Leitliniengruppe Unipolare Depression. S3-Leitlinie/Nationale Versorgungs-Leitlinie Unipolare Depression – Kurzfassung, 2. Aufl. Version 1. 2017; www.depression.versorgungsleitlinien.de (letzter Zugriff: 23.12.2017).

21 Musik-, Ergo- und Sporttherapie

Jan Reuter

Musiktherapie

21.1 Muss man musikalisch begabt sein, um Musiktherapeut zu werden?

Ja. Als Musiktherapeut muss man mehr als ein Instrument gut beherrschen. Die musikalischen Anforderungen für Aufnahmeprüfungen zum Musiktherapeuten werden durch die sich bewerbenden Kandidaten oft unterschätzt.

21.2 Warum passen Musiktherapie und ärztliche Intervention sinnvoll zusammen?

Musik spricht die Gefühle an, direkt und ohne Worte. Der naturwissenschaftlich orientierte Arzt spricht eher die kognitiven Aspekte und die Vernunft an. Patienten, die nicht kommunizieren können, sind vom ärztlichen Gespräch ausgeschlossen. Klänge erreichen den Menschen noch vor der Geburt und bis zum Tod. Tatsächlich kann Musiktherapie für das ganze Altersspektrum von Frühgeborenen (Neonatologie) bis zur Geriatrie und Palliativmedizin angewendet werden. In der Psychiatrie kann Musiktherapie Kontakt zu Menschen mit einer Demenz oder intellektueller Beeinträchtigung herstellen. Die Universalität der Musik hilft, Migranten mit Sprach- und Kulturbarrieren zu erreichen und in die Therapie einzubinden. Oft ist es Patienten aus fremden Kulturen (aber auch einheimischen Patienten) nicht möglich, Gefühle in Worte zu fassen; ein nonverbales Therapieverfahren kann hier eine Brücke schlagen.

21.3 Welche ärztlichen Angaben benötigt der Musiktherapeut vor der Therapie?

Die Musiktherapie hat kein eigenes diagnostisches System. Klinisch arbeitende Musiktherapeuten verwenden die ärztliche Diagnose nach ICD-10 in Kombination mit einem ärztlichen Arbeitsauftrag. Je nach Einsatzort des Musiktherapeuten kann der Auftrag sehr spezifisch gefasst sein (z. B. funktionelle Anwendungen in der Parkinson-Therapie, Tinnitus-Behandlung) oder eher allgemein gefasst sein (z. B. Entspannungstraining für Burnout-Patienten).

21.4 Welche psychiatrischen Erkrankungen können nicht durch Musiktherapie behandelt werden?

Musiktherapie entspricht psychotherapeutischen Ansätzen. Die verwendeten Methoden verfügen über besondere Stärken, die z. B. anxiolytisch, entspannend, analgetisch, aktivierend und antidepressiv wirken. Sie wirkt sich positiv auf Aufmerksamkeit, Körperwahrnehmung und soziale Interaktion aus. Es besteht ein breites

Anwendungsspektrum, das keine psychiatrische Erkrankung ausschließt. Keine Anwendung findet Musiktherapie jedoch in psychiatrischen Notfallsituationen wie akuten Erregungszuständen bei manischen oder schizophrenen Psychosen oder bei akuter Suizidalität.

21.5 Welche Instrumente kommen in der Musiktherapie zum Einsatz?

Alle Musikinstrumente, der eigene Körper und die eigene Stimme können benutzt werden. Dabei sind einfach zu spielende Instrumente (Trommel, Rassel) in der aktiven Musiktherapie für Patienten ohne musikalische Vorbildung oft hilfreich, aber auch übliche Musikinstrumente wie Gitarren oder Klavier können vom „Anfänger" benutzt werden (▶ Abb. 21.1). Die rezeptive Therapie richtet sich nach den Ressourcen des Therapeuten und kann sehr künstlerisch ausfallen, z. B. mit Geige oder Klavier. Musikinstrumente können auch selbst hergestellt werden, z. B. in der Ergotherapie. So ermöglicht die eigene Anfertigung eines „Regenrohrs" eine engere Bindung zum Musikinstrument.

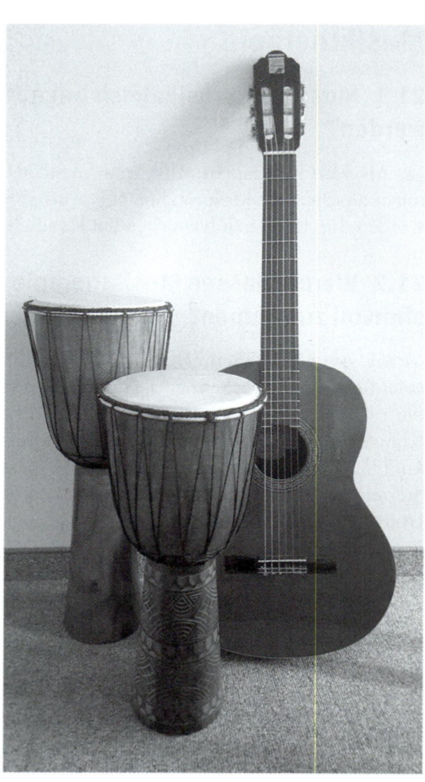

Abb. 21.1 Trommeln, Gitarre [P491]

Die Musiktherapie verwendet auch therapeutische Instrumente, die eigens für die Therapie entworfen wurden, z. B. Klangbetten. Ein Ziel der Musiktherapie ist der Transfer in das Privatleben des Patienten nach Abschluss der stationären Therapie. Daher sollte bei einer Musiktherapie eine Übung an Instrumenten oder Methoden geübt werden, die der Betroffene auch in seinem privaten Umfeld anwenden kann.

INFO

Analgetische Musik

Musik wird in der Psychosomatik, in Zahnarztpraxen und Schmerzkliniken mit guten Erfolgen als Analgetikum eingesetzt. Patienten, die musiktherapeutisch betreut werden, benötigen oft weniger Analgetika als vor der Therapie. So kann z. B. bei der Betreuung von Patienten mit starken chronischen Schmerzen oft die Opioiddosis deutlich reduziert werden.

21.6 Wie kann eine generalisierte Angststörung durch Musiktherapie behandelt werden?

Die Anxiolyse gehört zu den am besten belegten Effekten der Musiktherapie. Patienten mit chronischem Angsterleben, Anspannung und gedanklicher Einengung profitieren durch beruhigende Anwendungen der Musiktherapie. Die Therapie kann im Einzel- oder Gruppensetting durchgeführt werden und umfasst aktive und rezeptive Elemente. Die genauen Methoden werden durch die psychotherapeutische Haltung und die Gegebenheiten der Station/Klinik bestimmt. Das meist somatisch betonte Angsterleben (Muskelverspannungen, Schmerzen) kann positiv durch Musikinstrumente beeinflusst werden, die den Körperkontakt zum Betroffenen nutzen, z. B. ein Klangbett oder Klangstuhl (▶Abb. 21.2).

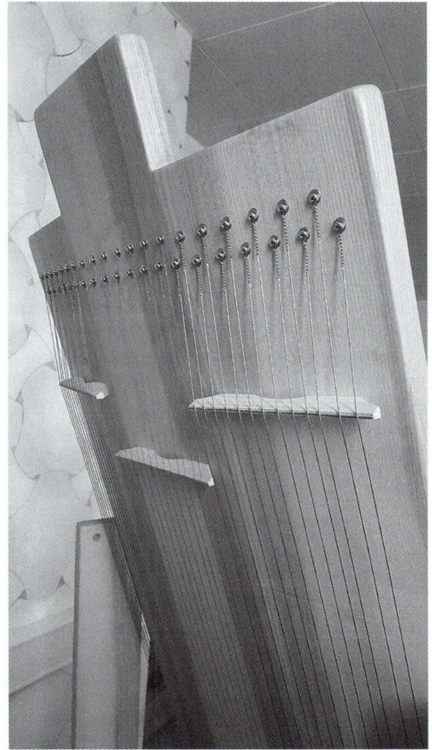

Abb. 21.2 Klangbett [P491]

21.7 Für wen ist ausschließlich rezeptive Musiktherapie geeignet?

Rezeptive Musiktherapie bedeutet, dass der Therapeut musiziert und der Patient zuhört. Musiktherapie kombiniert meistens aktive und rezeptive Musik. Wenn Patienten kaum handlungsfähig sind (z. B. Wachkomapatienten oder sterbende Patienten), konzentriert sich der Therapeut auf den rezeptiven Aspekt.

21.8 Wie kann ein Wachkomapatient mit dem Musiktherapeuten kommunizieren?

Wachkomapatienten können über ihre Vitalzeichen, insbesondere die Atmung, in Interaktion mit dem Musiktherapeuten treten.

21.9 Wie psychotherapeutisch ist die Musiktherapie?

Verbände der Musiktherapeuten sehen ihre Arbeit in erster Linie als psychotherapeutisches Fach. Psychotherapeutische Eigenerfahrung gehört in vielen Ausbildungsgängen verpflichtend zum Lehrplan. Die Möglichkeiten, mit Patienten über Musik psychotherapeutisch zu arbeiten, sind vielfältig. In der tiefenpsychologischen

Therapie geht es vor allem um die persönlichen und symbolischen Aspekte der Musik, die der Patient mitteilt. So kann die spontane Auswahl eines Musikinstruments durch einen Patienten genauso gedeutet werden wie die Auswahl bestimmter Musikstücke. Musik ist oft mit frühen familiären Erfahrungen verknüpft und ruft damit verbundene Gefühle zurück. Musiktherapie kann aber auch verhaltenstherapeutische oder systemische Grundgedanken und Haltungen aufgreifen und sich daran orientieren.

21.10 Wie kann soziale Kompetenz durch Musiktherapie geübt werden?

Musiktherapie im Gruppensetting erlaubt eine akustische und durch den Therapeuten beeinflussbare Interaktion zwischen Patienten. Gemeinsames Musizieren übt spielerisch, aufeinander einzugehen, Impulse zu kontrollieren und zuzuhören.

PRAXISTIPP

Musiktherapie

Weiterführende Informationen über Musiktherapie sind unter www.musiktherapie.de und www.musictherapy.org zu finden.

Ergotherapie

INFO

Ergotherapie

- Ergotherapie ist in Deutschland aus den Disziplinen der Arbeits- und Beschäftigungstherapie entstanden.
- Ergotherapie ist eine bedürfnis- und handlungsorientierte Therapie.
- Ergotherapie ist seit ca. 100 Jahren zur Behandlung und Rehabilitation chronisch kranker und behinderter Menschen etabliert.

21.11 Wie wird Ergotherapie definiert?

Ergotherapie soll die Fähigkeiten des Patienten sichern, fördern oder wiederherstellen, damit er den Anforderungen seiner Beschäftigung und der Umwelt gerecht werden kann.

21.12 Warum ist Ergotherapie in der Psychiatrie kein handwerkliches Training?

Die Kernkompetenz der Ergotherapie liegt im Handeln und der Nutzung praktischer kreativer Fähigkeiten. Die Ergotherapie reduziert sich und den Patienten aber nicht auf das Werken oder das Werk an sich, sondern auf einen damit vermittelten Heilungsansatz. Das Ziel der modernen Ergotherapie ist ein klientenzentriertes therapeutisches Arbeiten. Das bedeutet, dass handwerkliches Training nur eine von vielen Methoden der therapeutischen Intervention ist. Die klassischen ergotherapeutischen Methoden (handwerkliches Arbeiten) sind in der modernen Ergotherapie nur dann relevant, wenn diese Tätigkeit für den Patienten persönlich wichtig ist. Dies gilt vermehrt für Anwendungen in der Psychiatrie, in der es um die Stärkung des Selbst und die Entdeckung eigener Bedürfnisse geht. In der eher funktionell orientierten rehabilitativen Ergotherapie werden auch mehr Forderungen an Kompetenz und Übung im wirklichen Arbeiten verlangt.

21.13 Welche Rolle spielt der Arzt in der Ergotherapie?

Der Arzt verordnet die Ergotherapie. Er entscheidet neben der Frequenz auch über die jeweilige Behandlungsform, daher sollte er mit den Interventionsmöglichkeiten der Ergotherapie vertraut sein. Eine enge Kommunikation des Arztes als „gesprächsorientierter Psychotherapeut" und dem handlungsorientierten Ergotherapeuten trägt zum vollständigeren Verständnis des Patienten bei. Viele Defizite oder Ressourcen, die im Gespräch ungesehen bleiben, zeigen sich erst im Handeln. Die Kooperation (die auch eine Bereicherung für alle Beteiligten darstellt) wird auch politisch im Sinne einer optimalen Aufgabenverteilung und zielorientierten Gesundheitsversorgung gefordert.

21.14 Welche Angaben benötigt und erhebt der Ergotherapeut zur Behandlung eines Patienten?

Die ergotherapeutische Anamnese erfasst Bedürfnisse, Ressourcen und Defizite der Patienten. Sie fokussiert konkret auf die Fähigkeiten der Patienten zur Selbstversorgung, Bewältigung des Berufs/der Beschäftigung und der Freizeitgestaltung. Alle psychischen und somatischen Störungen, die diese Fähigkeiten betreffen, müssen dem Behandler vor der Intervention bekannt sein.

Wichtig sind neben den Fähigkeiten auch persönliche Präferenzen und Erfahrungen im Umgang mit Alltags- und Beschäftigungsaufgaben sowie Hobbys. Um die Barrieren in Bezug auf Selbstversorgung, Beruf/Beschäftigung und Freizeitgestaltung verstehen zu können, muss der Ergotherapeut auch das persönliche Umfeld des Betroffenen einschätzen. So spielen die Wohn- und Familiensituation, die umliegende Infrastruktur und die finanzielle Ausstattung des Patienten eine Rolle in Hinsicht auf die vorhandenen Einschränkungen. Auch eine individuelle Auswertung der aktuellen Arbeitsmarktsituation ist notwendig, wenn eine Integration am ersten Arbeitsmarkt geplant ist.

21.15 Wieso ist es peinlich, wenn der Arzt Ergotherapie und Kunsttherapie verwechselt?

Defizite in der interdisziplinären Zusammenarbeit zeigen sich vor allem dann, wenn man seine gegenseitige Berufsbezeichnung nicht versteht oder kennt. So wie der Psychologe nicht mit dem Psychiater verwechselt werden möchte, sind auch Ergo- und Kunsttherapeuten zwei verschiedene Berufe. Dabei können sich Methoden und Materialien überschneiden. Kunsttherapie ist eine werkorientierte *Psychotherapie*, Ergotherapie eine ganzheitlichere und methodisch breiter gefasste Therapie.

21.16 Wie erfassen Ergotherapeuten die Symptome ihrer Patienten?

Die ergotherapeutische Diagnostik bezieht sich auf spezielle Fähigkeitsprofile des Patienten. Dabei werden je nach Einsatzort der Intervention neuropsychologische, motorische, soziale und Fähigkeiten der Alltagskompetenz und Arbeitsausführung eingeschätzt. Mit Einführung einer Rahmenempfehlung für die Ergotherapeuten in Deutschland wurde die „Internationale Klassifikation der Funktionsfähigkeit, Behinderung und Gesundheit" (ICF) der WHO als Leitlinie übernommen. Die ICF bildet nun die Grundlage für Indikationen, Wirkungen sowie Ziele der Ergotherapie. Damit wird auch die Haltung der ICF übernommen, die den Klienten in den Mittelpunkt der Intervention rückt und die Intervention somit mehr personenzentriert ausgeführt.

PRAXISTIPP

Ein Modell einer modernen Ergotherapie: OTIPM

Das *Occupational Therapy Intervention Process Model* (OTIPM) von Anne C. Fisher ist ein etabliertes ergotherapeutisches Konzept, welches zunehmend Eingang in die psychiatrische Ergotherapie findet. Es bietet eine umfassende und detaillierte Struktur, um den Patienten in allen Dimensionen zu erfassen, und macht strukturierte, langfristig anwendbare Interventionsvorschläge. OTIPM fördert den Paradigmenwechsel der Ergotherapie vom „monotonen Handwerken" zur persönlich gestalteten Entfaltung eigener Wünsche und Fähigkeiten. Die kooperierenden Behandler können von der differenzierten Erfassung der Patienten im OTIPM eine bessere diagnostische Einschätzung vornehmen und die Defizite der Betroffenen wesentlich genauer einschätzen.

21.17 Welche Symptome einer Schizophrenie können durch Ergotherapie reduziert werden?

Die Negativsymptomatik einer Schizophrenie kann wirksam durch ambulante und stationäre Ergotherapie reduziert werden. Hemmung der Gedanken, sozialer Rückzug, Defizite in Aufmerksamkeit und Konzentration sowie depressive Stimmung sind chronische Symptome der Schizophrenie, welche die Teilhabe der Betroffenen wesentlich einschränken. Viele Patienten mit einer Schizophrenie fühlen sich in der offenen Ergotherapie wohl und schätzen die Möglichkeit, sich persönlich ohne Worte äußern zu können.

Die medikamentöse und akutpsychiatrische Behandlung haben nur geringe Auswirkungen auf die Negativsymptomatik, sodass die Ergotherapie eine wichtige Rolle in der Stärkung von Antrieb, kognitiven Fähigkeiten und sozialer Kompetenz darstellt. Es konnte gezeigt werden, dass Ergotherapie die sozialen Fähigkeiten, die Negativsymptomatik und Arbeitsfähigkeit positiv beeinflusst. Die Negativsymptomatik der Schizophrenie ist bezüglich der Einschränkungen der Patienten einer chronischen Depression ähnlich, sodass die Ergotherapie hier eine vergleichbare (und erfolgreiche) Anwendung findet.

MERKE

Handeln und Arbeiten gehören zum Menschsein

Die sinnvolle Betätigung ist ein menschliches Grundbedürfnis.

21.18 Wie unterscheiden sich Kompensation, Edukation, Akquisition und Restoration in der Ergotherapie?

Die unterschiedlichen Begriffe beschreiben Grundkonzepte der Ergotherapie. Am Beispiel einer Paralyse des rechten Arms können die Begriffe einfach konkretisiert werden:

- Lernen, den linken Arm anstatt des rechten Arms einzusetzen → **Kompensation**
- Theoretisches Lernen, wie Training optimal gestaltet wird → **Edukation**

- Gezieltes Training des betroffenen Arms → **Akquisition**
- Rollenspiele, die körperliche und persönliche Sicherheit üben → **Restoration**

Alle Bereiche überschneiden sich und werden je nach Indikation unterschiedlich gestaltet. In der psychiatrischen Ergotherapie ist die Trennung der Bereiche unschärfer als beim neurologischen Fallbeispiel, dennoch finden die unterschiedlichen Herangehensweisen an Defizite auch hier ihre Anwendung.

21.19 Welche Maßnahme schließt sich nach einer Ergotherapie für schizophrene Patienten in den meisten Fällen an?

Die meisten Patienten mit einer schwerwiegenden oder chronischen psychischen Erkrankung kehren nicht an den ersten Arbeitsmarkt zurück, sondern benötigen einen geschützten Arbeitsplatz. Die Barrieren für psychisch Erkrankte am freien Arbeitsmarkt sind höher, als es die Leistungsdefizite rechtfertigen. Auch Patienten, die eine mehrmonatige Ergotherapie vollremittiert verlassen, finden nur in Einzelfällen eine Anstellung am ersten Arbeitsmarkt.

21.20 Warum ist Ergotherapie in Staaten mit fehlender sozialer Absicherung lebensnotwendig?

Ergotherapie soll die Arbeits- und Erwerbsfähigkeit von Patienten fördern und wiederherstellen. In Staaten, die keine Arbeitslosen- oder Kranken(tagegeld)versicherung haben, sichert die Erwerbsfähigkeit die Existenz der Betroffenen. Somit trägt Ergotherapie direkt zum Überleben der Erkrankten bei.

INFO

Deutscher Verband der Ergotherapeuten (DVE) e.V.

Der Deutsche Verband der Ergotherapeuten (DVE) e. V. stellt sich, Kontaktmöglichkeiten und Informationen unter https://dve.info/ vor.

Bewegungs- und Sporttherapie

21.21 Warum ist die Sporttherapie nicht stigmatisiert?

Bewegungs- und Sporttherapie sind eher mit somatischen Erkrankungen und zudem mit bereits vorhandener Gesundheit und Leistungsfähigkeit assoziiert. Wer Yoga ausübt oder Joggen geht, wirkt gesundheitsorientiert und wird positiv betrachtet. Sportliche Aktivität im öffentlichen Raum ist nicht ungewöhnlich und wird oft mit Respekt betrachtet. Damit ist diese Methode besonders geeignet für Patienten, die Barrieren gegenüber klinisch wirkenden Interventionen wie Ergo- oder Kunsttherapie empfinden.

MERKE

Bewegung ist auch für schwerkranke Patienten richtig

Grundsätzlich gilt, dass auch Patienten mit Herzkrankheiten, chronischen Schmerzen, Malignomen und anderen schweren Erkrankungen von einem *angepassten* Bewegungsprogramm anhaltend profitieren. In der Psychiatrie eignen sich körperliche Aktivität und Sport zur Prävention, Linderung, Behandlung und Rehabilitation vielfältiger psychischer Beschwerden. Bewegung und Sport sind eine der wichtigsten Präventionsmaßnahmen gegen die vaskuläre und die Alzheimer-Demenz. Die meisten Patienten unterschätzen ihre physischen Ressourcen und lassen sich von anfänglichen Barrieren entmutigen.

21.22 Ist die Wirksamkeit von Bewegungs- und Sportinterventionen in der Psychiatrie evidenzbasiert?

Ja, aber es liegt nur Evidenz für eine begrenzte Wirksamkeit vor. Cochrane-Reviews finden in Bezug auf die untersuchten wichtigsten psychiatrischen Störungen nur geringe bis mittlere Effektstärken für Bewegungs- und Sportinterventionen. Dies steht im Kontrast zur Verbreitung der Methoden in den Kliniken und zur eigenen Erfahrung in der Arbeit mit Patienten. Zahlreiche Studien haben die unbefriedigenden Befunde der Reviews aufgegriffen und hypothetisieren größere Effektstärken für Bewegung und Sport. Als mögliche Gründe für die schwache Evidenz von Bewegung und Sport werden methodische Schwächen und zu kurze Beobachtungszeiträume für Carry-over-Effekte (Wirkungen nach Abschluss der Therapie) angegeben. Eine eingeschränkte Evidenz sollte keinen Therapeuten davon abhalten, Sporttherapie voll auszuschöpfen und schätzen zu lernen. Viele Aspekte der Bewegung sind noch wenig im Fokus der evaluierten Sportmedizin. So sind z. B. die Auswirkungen

- der bilateralen Hemisphärenstimulation beim Laufen oder Schwimmen in Kombination mit laufender Psychotherapie (wie sie in ähnlicher Kombination in der Trauma-Therapie EMDR zur Anwendung kommt) oder
- von Strategien zum Stressmanagement durch langfristiges Ausdauertraining oder
- auf die Tagesstrukturierung und auf die Schlafqualität oder
- von Veränderungen der eigenen Körperwahrnehmung durch Abnehmen und Muskelaufbau

in den vorliegenden Reviews über die Effekte von Bewegung und Sport auf die Therapie psychischer Störungen bisher nicht befriedigend zur Sprache gekommen.

21.23 Welche Arten von Bewegung und Sport sind am wirkungsvollsten?

Wirkungsvolle Sporttherapie muss sich vor allem am Leistungsniveau und an den Interessen des Patienten orientieren. Eine bestimmte Methode oder Sportart ist weniger relevant (und wird nicht spezifisch empfohlen) als die Erstellung eines individuellen Programms. Das bedeutet, dass eine detaillierte somatische und psychische Analyse des Betreffenden durchgeführt werden, um die Intervention entsprechend anzupassen. Bettlägerige Patienten benötigen dringend eine Bewegungstherapie, die sich jedoch in Intensität, Länge und Methode deutlich von einem Fußballspiel für Abhängigkeitserkrankte mit hoher Anspannung in einer Entwöhnungstherapie unterscheidet.

Neben den Einschränkungen und dem Fitnessniveau des Patienten gilt es auch seine Erfahrungen und Präferenzen zu kennen. Da auch viele Gesunde Bewegung und Sport treiben, bringen viele Patienten bereits differenziertes Vorwissen mit. Auch 80-Jährige können modifizierte Liegestütze machen, wenn sie sich im Stehen an die Wand lehnen und mit den Händen von der Wand stemmen. Es gilt also, kreative und passende Übungen zu finden.

MERKE

Schwimmen ist für Patienten riskant

Schwimmen ist für Patienten mit Krampfneigung (z. B. im Entzug oder unter Antipsychotika) oder anderen Bewusstseinsstörungen (z. B. Sedierung) gefährlich. Auch Patienten ohne Kontraindikation sollten nur unter Beobachtung schwimmen.

21.24 Sind Bewegungs- und Sportinterventionen für Patienten geeignet, die unter chronischen Schmerzen leiden?

Auf jeden Fall. Es hat sich gezeigt, dass Bewegung und Sport trotz der Vorbehalte der Betroffenen eine der wichtigsten Maßnahmen gegen chronifizierte Schmerzen darstellen. Dies gilt für psychosomatische Schmerzsyndrome, aber auch für degenerativ bedingte Schmerzen. Die schmerzbedingte Reduktion des Bewegungsumfangs und der Bewegungsfrequenz führt zu einer Abwärtsspirale aus Inaktivität, körperlichem Abbau und chronischem Schmerz. Akute Schmerzen müssen abgeklärt werden und stellen bis zur diagnostischen Einordnung eine Kontraindikation für Bewegungs- und Sporttherapie dar.

PRAXISTIPP

„Öfter mal stürzen"

Ein professionelles Sturztraining ist eine wirksame präventive Maßnahme zur Verhinderung von Verletzungen durch Stürze. In diesem Training wird das wiederholte kontrollierte Stürzen unter Begleitung geübt, sodass die Betroffenen bessere Reflexe üben können und physiologischer „zu Boden gehen". Dieses Training wird auch im Rahmen einer Spezialisierung auf die Bewegungskompetenz (Kinästhetik) erfolgreich angewendet.

21.25 Wie unterscheiden sich vorbeugende von rehabilitativen sportlichen Maßnahmen?

Fast jedes regelmäßige Bewegungstraining oder Sport ist präventiv wirksam. Vorbeugende sportliche Maßnahmen stellen somit ein breites Spektrum an Einzel- und Gruppenaktivitäten dar, das Ausdauer, Kraft, Gelenkigkeit und allgemeine Gesundheit fördern soll. Sie sollten Spaß machen und sich auf alle Bereiche beziehen, i. e. Ausdauer, Kraft und Beweglichkeit. Rehabilitative Maßnahmen sind spezifischer, werden durch Experten zusammengestellt und sind auf die Defizite und persönlichen Anforderungen bezogen.

21.26 Warum ist Yoga in der Psychiatrie besonders wichtig?

Yoga umfasst alle Aspekte, die bei Menschen mit psychischen Beschwerden besonders gefördert werden sollen. Dies betrifft den intensiven Bezug zur Atmung, die eine wesentliche Einflussgröße auf das vegetative Nervensystem darstellt. Eine gute Atmungskontrolle ist ein Schlüssel gegen Angst und Panik, Anspannung und Schmerzen, Grübeln und Aufmerksamkeitsdefiziten. Yoga trainiert die gesamte Körperwahrnehmung und Koordination. Ähnlich der progressiven Muskelrelaxation benutzt Yoga Phasen der Anspannung und Entspannung. Es kann, je nach Yoga-Methode, auch so fordernd sein, dass es die Ausdauer steigert und Schlafstörungen reduziert. Die Übungen für Patienten sollten einfach sein, und das Verletzungsrisiko sollte so gering wie möglich gehalten werden. Die hier aufgeführten Vorteile des Yoga sind dabei nicht auf diese Methode beschränkt, sondern können auch in anderen Relaxationstrainings geübt werden; diese können sich auf andere Heilmethoden beziehen (z. B. Traditionelle Chinesische Medizin [TCM], Ayurveda) oder ganz pragmatisch gestaltet sein.

21.27 Warum ist Sport so wichtig für Patienten, die Antipsychotika nehmen?

Insbesondere die atypischen Antipsychotika führen bei fast allen Patienten zu einer Gewichtszunahme. Dies führt zu Therapieabbrüchen, zu medizinischen Komplikationen (Gelenkschäden, metabolisches Syndrom), weiterer Stigmatisierung und einem negativen Selbstbild. Für Patienten, die keine Alternativen zur Behandlung mit Antipsychotika haben, sind Ernährungsberatung (die in der Regel als weitere Einschränkung empfunden wird) und Bewegung die besten Maßnahmen, um dem Übergewicht entgegenzuwirken. Gleichzeitig wirken die positiven Effekte der Bewegungs- und Sporttherapie auch gegen die Negativsymptomatik und bei Gruppenaktivität auch gegen die soziale Isolation.

INFO

Deutscher Verband der Sporttherapeuten

Der Deutsche Verband der Sporttherapeuten stellt sich und weitere Informationen unter www.dvgs.de/ vor.

Quellen

Aalbers S, et al. Music therapy for depression. Cochrane Database Syst Rev 2017; 11: CD004517.

Arbesman M, Logsdon DW. Occupational therapy interventions for employment and education for adults with serious mental illness: a systematic review. Am J Occup Ther 2011; 65(3): 238–246.

Chlan L. Effectiveness of a music therapy intervention on relaxation and anxiety for patients receiving ventilatory assistance. Heart Lung 1998; 27(3): 169–176.

Cook S, et al. Occupational therapy for people with psychotic conditions in community settings: a pilot randomized controlled trial. Clin Rehabil 2009; 23(1): 40–52.

Cooney GM, et al. Exercise for depression. Cochrane Database Syst Rev 2013; 9: CD004366.

Cramer H, et al. A systematic review of yoga for major depressive disorder. J Affect Disord 2017; 213: 70–77.

Ensari I, et al. Exercise training improves depressive symptoms in people with multiple sclerosis: results of a meta-analysis. J Psychosom Res 2014; 76(6): 465–471.

Fisher AG. Occupational Therapy Intervention Process Model. A model for planning and implementing top-down, client-centered, and occupation-based interventions. Fort Collins, Colorado, USA: Three Star Press 2009.

Fisher AG. OTIPM – Zurück zur Betätigung. Ergopraxis 2015; 8(7/8): 51.

George S, Klier R. Ergotherapie in der ambulanten neurologischen Versorgung – gezielte Begleitung des Menschen im Alltag. neuroreha 2011; 3(3): 125–128.

Guetin S, et al. Effect of music therapy on anxiety and depression in patients with Alzheimer's type dementia: randomised, controlled study. Dement Geriatr Cogn Disord 2009; 28(1): 36–46.

Horne-Thompson A, Grocke D. The effect of music therapy on anxiety in patients who are terminally ill. J Palliat Med 2008; 11(4): 582–590.

Kendrick D, et al. Exercise for reducing fear of falling in older people living in the community. Cochrane Database Syst Rev 2014; 11: CD009848.
Liberman RP, et al. Skills training versus psychosocial occupational therapy for persons with persistent schizophrenia. Am J Psychiatry 1998; 155(8): 1087–1091.
Mecklenburg H. Aufgaben der Ergotherapie im Rahmen der Behandlung psychisch Kranker. psychoneuro 2003; 29(4): 184–186.
Michal C. Neuropsychologisches Befundsystem für die Ergotherapie. Neuropsychologisches Befundsystem für die Ergotherapie. Berlin, Heidelberg: Springer 1996, S. 1–5.
Schuster M. Was ist Kunsttherapie? Kunsttherapie in der psychologischen Praxis. Berlin, Heidelberg: Springer 2014, S. 1–7.
Sirkka M, et al. A process for developing sustainable evidence-based occupational therapy practice. Scand J Occup Ther 2014; 21(6): 429–437.
Stamm A. Aus Befunderhebung wird Diagnostik – Neue Rahmenempfehlung Ergotherapie. ergopraxis 2016; 9(7–8): 10–11.
Steultjens EMJ, et al. Evidence of the efficacy of occupational therapy in different conditions: an overview of systematic reviews. Clin Rehabil 2005; 19(3): 247–254.

22 Recht und Ethik in der Psychiatrie

Jan Reuter

Rechtliche Aspekte der Psychiatrie

22.1 Was bedeutet das Konzept der Selbstbestimmungsfähigkeit?

Selbstbestimmungsfähigkeit ist das höchst schützenswerte Recht eines (auch psychisch kranken oder behinderten) Individuums, über sich selbst zu entscheiden. Sie ist *„eine zentrale ethische Grundlage für ärztliches Handeln“* (Stellungnahme DGPPN 2014). Sie beinhaltet auch den rechtlichen Begriff der Einwilligungsfähigkeit.

INFO

Kriterien der Selbstbestimmung zu konkreten medizinischen Maßnahmen (Ethische Stellungnahme DGPPN 2014)

Eine Person ist bezüglich einer konkreten medizinischen Maßnahme selbstbestimmungsfähig, wenn zum Zeitpunkt der Entscheidung folgende Kriterien erfüllt sind:

- **Informationsverständnis:** Die Person muss durch verständliche und ausreichende Aufklärung ein eigenes Verständnis davon entwickeln, worüber sie zu entscheiden hat und worin die Risiken und der potenzielle Nutzen der Entscheidung bestehen.
- **Urteilsvermögen:** Die Person muss die erhaltenen Informationen mit ihrer Lebenssituation, mit ihren persönlichen Werthaltungen und Interessen in Verbindung bringen sowie diese gewichten und bewerten können. Die Folgen und Alternativen der Entscheidung müssen im Zusammenhang mit der eigenen Lebenssituation beurteilt werden können.
- **Einsichtsfähigkeit:** Die Person muss erkennen können, dass ihre physische oder psychische Gesundheit eingeschränkt ist und dass Möglichkeiten zur Behandlung oder Linderung ihrer gesundheitlichen Problematik bestehen und ihr angeboten werden (sog. Krankheits- und Behandlungseinsicht).
- **Ausdrucksfähigkeit der Entscheidung:** Die Person muss die Fähigkeit besitzen, im Lichte der bestehenden Alternativen eine Entscheidung zu treffen und diese verbal oder nonverbal zum Ausdruck zu bringen.

22.2 Warum dürfen Selbstbestimmungsfähigkeit und Geschäftsfähigkeit nicht verwechselt werden?

Geschäftsfähigkeit bezieht sich „nur“ auf spezifische psychische Fähigkeiten, die nötig sind, um einen Vertrag zwischen zwei Menschen zu schließen. Dazu werden spezifische psychische Eigenschaften gefordert, die den Betreffenden in die Lage versetzen, das Geschäft zu verstehen. Solche Fähigkeiten sind in der Regel anspruchsvoller als die grundsätzlichen Fähigkeiten einer vorhandenen Selbstbestimmung. Menschen mit fehlender Geschäftsfähigkeit können also durchaus eine Selbstbestimmungsfähigkeit haben. Auch gesetzliche betreute Menschen können selbstbestimmungsfähig sein. Dies ist mit jeder konkret zu entscheidenden Maßnahme neu zu entscheiden und kann fluktuieren. Eine Selbstbestimmungsfähigkeit anzuzweifeln hat deutlich höhere Barrieren als eine Geschäftsfähigkeit infrage zu stellen. Ein vergleichbarer Zusammenhang gilt auch für Testierfähigkeit oder Schuldfähigkeit.

22.3 Was sind die Voraussetzungen für eine selbstbestimmte Entscheidung (Informed Consent) des Patienten bezüglich einer Diagnose- oder Behandlungsoption?

Informed Consent beruht auf:

- einer adäquaten Informationsvermittlung durch den Arzt,
- einer freien Entscheidung des Patienten,
- dem Vorliegen einer Selbstbestimmungsfähigkeit (in diesem Fall rechtlich gleichbedeutend mit Einwilligungsfähigkeit).

22.4 Wie unterscheiden sich der natürliche, der mutmaßliche und der freie Wille?

Der „natürliche Wille“ und der „mutmaßliche Wille“ sind definierte juristische Begriffe für Menschen mit eingeschränkter Willensäußerung. Der „freie Wille“ ist ein überwiegend philosophischer Begriff, der nicht eindeutig definiert ist. Der „natürliche Wille“ beschreibt Willensäußerungen von Patienten, die nicht die Kriterien einer Selbstbestimmungsfähigkeit erfüllen. Eine Willensäußerung kann diesen Personen möglich sein, wird jedoch nicht als selbstbestimmter Wille gewertet. Der „mutmaßliche Wille“ ist eine Vermutung von Bezugspersonen über den Willen eines Menschen, der sich nicht zur Willensbekundung äußern kann.

22.5 Wie ist mit unvernünftigem Handeln bezüglich einer wichtigen ärztlichen Therapie einer selbstbestimmungsfähigen Person umzugehen?

Unvernünftiges Handeln gilt es zu akzeptieren. Ein Arzt soll versuchen, das Beste für seine Patienten zu erreichen. Dazu gehört auch die authentische Akzeptanz des Behandlers der Selbstbestimmungsfähigkeit des Patienten. Als Patient eine wichtige Maßnahme abzulehnen ist nicht gleichbedeutend mit einem Fehlverhalten, das ein Aufheben der Selbstbestimmungsfähigkeit rechtfertigen würde (im Sinne von: „Wer diese Therapie ablehnt, muss verrückt sein“).

22.6 Kann ein Patient eine partiell eingeschränkte Einwilligungsfähigkeit bezüglich einer konkreten medizinischen Maßnahme haben?

Nein. Für eine konkrete Maßnahme kann es nur eine völlige oder eine fehlende Einwilligungsfähigkeit geben (kategoriale Dimension). Dabei kann z. B. gleichzeitig eine Selbstbestimmungsfähigkeit für einfache Maßnahmen bestehen und für komplexe Maßnahmen aufgehoben sein. Patienten mit eingeschränkter Selbstbestimmungsfähigkeit sollten so gut wie möglich darin unterstützt werden, diese ausüben zu können. Dazu gehören vielfältige Maßnahmen, aber auch Geduld und Kreativität.

22.7 Auf welchem Gesetz basiert die Einwilligungsfähigkeit von Patienten?

Die Einwilligungsfähigkeit ist ein Aspekt der Geschäftsfähigkeit, deren Einschränkungen in § 104 BGB definiert wird.

22.8 Wie sinnvoll ist eine Patientenverfügung für einen chronisch schizophrenen Patienten?

Die Erstellung einer Patientenverfügung (PV) ist für jeden Menschen über 18 Jahren sinnvoll. Sie zielt darauf ab, im Falle einer Erkrankung, welche die eigene Willensäußerung einschränkt, medizinische Maßnahmen zu regeln. Dabei zielt die „typische" Patientenverfügung vor allem auf lebenserhaltende Maßnahmen ab und äußert sich zu medizinischen Sachverhalten, meist palliativen Charakters. In Situationen, die mit einer akuten Eigen- oder Fremdgefährdung aus psychiatrischen Gründen einhergehen, greift die PV nicht, da die Abwendung einer akuten Gefährdung ein höheres Rechtsgut darstellt. Die PV ist in der Allgemeinpsychiatrie noch wenig verbreitet (Ausnahme: Gerontopsychiatrie). Bei chronisch psychisch Kranken regelt in vielen Fällen oft schon das Betreuungsrecht bereits den Umgang mit Fragen z. B. zum Aufenthalt, zum Umgang mit Behörden und zu gesundheitlichen Maßnahmen. Eine PV kann mit den Gründen für eine Unterbringung nach dem PsychKG bei Vorliegen einer akuten Gefährdung kollidieren. Dennoch sollte die PV zur Förderung der Selbstbestimmungsfähigkeit auch in der Psychiatrie vermehrt zur Anwendung kommen.

22.9 Sollten Patienten eine Patientenverfügung und eine Vorsorgevollmacht verfassen?

Eine **Patientenverfügung** ist ein Dokument, das spezifisch die Behandlung von schweren Erkrankungen mit eingeschränkter Willensbekundung adressiert. Eine **Vorsorgevollmacht** ist ein umfassendes Dokument, das zu den meisten relevanten Aspekten eines Lebens (z. B. Kontozugriff, Versicherungen, Pflege, Umgang mit Behörden) regelt. Eine Vorsorgevollmacht kann auch einen Bevollmächtigen nennen, der für den Patienten Entscheidungen zur Einwilligung von Behandlungen fällt. Eine selbstverfasste Meinung zu konkreten medizinischen Maßnahmen im Sinne einer eigenen PV kann jedoch besser den eigenen Willen zu spezifischen medizinischen Situationen abbilden. Zudem kann sie den Bevollmächtigten entlasten, im Einzelfall die für den Patienten gewollte Entscheidung fällen zu müssen. Es ist zu empfehlen, neben der allgemeinen Vorsorgevollmacht auch eine spezifische PV zu verfassen. Es gibt allgemeine und spezielle Patientenverfügungen. Während die allgemeine PV sich eher auf bestimmte Maßnahmen (z. B. PEG-Ernährung oder Beatmung) bezieht, kann die spezielle PV für eine ganz bestimmte Krankheit zusätzlich erstellt werden und somit noch ein höheres Maß an genauen Regelungen treffen, die nur in Bezug auf diese bestimmte Erkrankung greifen.

22.10 Ist eine Patientenverfügung, die älter als 5 Jahre ist, noch gültig und somit verpflichtend?

Eine PV ist ohne zeitliche Begrenzung gültig. Sie muss jedoch konkret formuliert sein, um anwendbar zu sein. Daher wird empfohlen, eine PV regelmäßig neu zu fassen, damit die Entwicklungen in der eigenen Krankheitsgeschichte und der Medizin abgebildet werden. Trifft eine PV auf Inhalte zu, die keine ausreichende Relevanz in der aktuellen Situation haben, kann ein Arzt sich dazu entscheiden, eine indizierte Maßnahme aufgrund eigener Überzeugung durchzuführen.

22.11 Kann ein nicht geschäftsfähiger Patient eine gültige Patientenverfügung erstellen?

Ja. Jeder über 18-Jährige, der selbstbestimmungsfähig ist und über eine ausreichende Einsichts- und Steuerungsfähigkeit verfügt, kann eine PV erstellen. Es wird bei jeder PV empfohlen, fachlichen und ärztlichen Rat einzuholen, um ungenaue Formulieren zu vermeiden und die Komplexität von Behandlungssituation ausreichend abzubilden. Dies gilt umso mehr für Personen, deren Ausdrucksmöglichkeiten eingeschränkt sind.

22.12 Was passiert, wenn ein Arzt einer Patientenverfügung widerspricht?

Ärzte sind verpflichtet, sich an Patientenverfügungen zu halten und können sich strafbar machen, wenn sie die Anweisungen des Patienten missachten. In konkreten Situationen kommt es jedoch oft zu Konflikten und Rechtsunklarheit, da verschiedene Beteiligte der Behandlung unterschiedliche Interessen haben können und in Notfallsituationen nicht immer Zeit für die Abwägung aller Umstände vorhanden ist. In ethischen Konfliktsituationen, z. B. wenn die PV nicht eindeutig genug ist oder im Widerspruch zur Ethik des Behandlers steht, müssen ergänzende Lösungen gesucht werden. Diese können in der Ermittlung des mutmaßlichen Willens durch einen Bevollmächtigten liegen. In besonders konflikthaften Situationen können Ethikkomitees von Kliniken (falls vorhanden) eine richtungweisende Orientierung geben.

22.13 Welche Quellen können Patienten empfohlen werden, die eine Vorsorgevollmacht und Patientenverfügung erstellen wollen?

Die Informationen über Rechte und Pflichten in Verbindung mit Vorsorgevollmacht und Patientenverfügung ändern sich mit der sich entwickelnden Rechtslage. Zudem müssen sich diese Dokumente an die gültigen Gesetze halten, konkret formuliert sein und die jeweilige individuelle Krankheits- und Versorgungssituation abbilden. Zuletzt müssen diese Dokumente auch auffindbar sein und im Anwendungsfall präsentiert werden. Diese Bedingungen erfordern ein hohes Maß an aktuellen und zielführenden Informationen. Besonders zu empfehlen sind Quellen ohne kommerzielles Interesse, z. B. das Bundesamt für Justiz und Verbraucherschutz (BMJV; www.bmjv.de). Auch Krankenkassen (www.krankenkassenzentrale.de) und die Stiftung Warentest (www.test.de) z. B. stellen aktuelle und empfehlenswerte Informationen zur Verfügung. Das BMJV bietet ein Dokument mit Textbausteinen an, die zu konkreten Formulierungen von Patientenverfügungen genutzt werden können.

22.14 Was sind die rechtlichen Rahmenbedingungen für eine Unterbringung in der Psychiatrie?

Bei einer Unterbringung handelt es sich um eine freiheitsentziehende Maßnahme und damit um einen Eingriff in die Grundrechte des Menschen. Daher muss jede Unterbringung eines psychisch kranken Menschen gerichtlich genehmigt werden.

Es gibt unterschiedliche Arten der Unterbringung: die zivilrechtliche nach § 1906 BGB durch Antrag eines gesetzlichen Betreuers, die öffentlich-rechtliche nach dem Unterbringungsgesetz/PsychKG und die strafrechtliche Unterbringung.

In jedem Bundesland ist durch ein Unterbringungsgesetz bzw. das PsychKG die Unterbringung psychisch Kranker gegen ihren Willen aufgrund von Eigen- oder Fremdgefährdung geregelt. Diese Form der Unterbringung dient in erster Linie der Gefahrenabwehr und zuständig dafür sind die Ordnungsbehörden der Länder. Ist ein Aufschub der Unterbringung aufgrund der akuten Gefährdung nicht möglich, besteht die Möglichkeit der sofortigen vorläufigen Unterbringung, die ohne Entscheidung eines Gerichts durch die Ordnungsbehörde und die Polizei umgesetzt wird. Die richterliche Entscheidung muss dann jedoch zeitnah (meist 24 h) nachgeholt werden.

22.15 Was sind die Voraussetzungen für die Anwendung des Unterbringungsgesetzes/PsychKG?

Die Unterbringung nach PsychKG unterscheidet sich in den einzelnen Ländern so erheblich, dass keine national gültige Aussage getroffen werden kann. In vielen Fällen gelten jedoch die folgenden Grundsätze:

- Bei dem Unterzubringenden muss eine psychische Erkrankung vorliegen.
- Es muss eine akute und unmittelbar bevorstehende konkrete Gefahr festzustellen sein.
- Es muss ein Zusammenhang zwischen der psychischen Erkrankung und der Gefahr bestehen.

MERKE

Die am wenigsten restriktive Maßnahme ist anzuwenden, die zum Schutz vor Gefahr ausreicht

Es ist die Maßnahme vorgeschrieben, die eine Person am wenigsten beeinträchtigt und dennoch zum Ziel führt, wobei die zu erwartende persönliche Beeinträchtigung in einem angemessenen Verhältnis zum angestrebten Ziel stehen muss. Zwangsmaßnahmen unterliegen dem Prinzip der Verhältnismäßigkeit, d. h., dass diese notwendig und proportional zur Schwere der Gefährdung sein müssen und durch keine anderen Maßnahmen zu ersetzen sein dürfen. Die WHO empfiehlt in allen entsprechenden Leit- und Richtlinien die „least restrictive measure" (die am wenigsten einschränkende Maßnahme) bezüglich Zwangsmaßnahmen.

22.16 Was sind die drei üblichen Schritte bei einer Unterbringung?

- Antrag eines „kundigen" Arztes bei der mittleren Verwaltungsbehörde (Polizei/Bürgeramt/Amt für öffentliche Ordnung) mit Einleitung des Verfahrens
- Stellungnahme durch einen qualifizierten Psychiater zum Antrag (fachärztlicher Befundbericht mit gutachterlicher Stellungnahme)
- Richterliche Entscheidung durch das zuständige Betreuungsgericht

22.17 Fallen strafbare Handlungen eines Patienten unter die ärztliche Schweigepflicht?

Alle Angaben des Patienten und daraus folgende Schlussfolgerungen und Konsequenzen sowie Informationen zum Verlauf und Therapie unterliegen der Schweigepflicht. Dazu gehören auch Fantasien über Straftaten oder bereits stattgefundene Straftaten. Wenn Schädigungen von Menschen durch den Patienten drohen, ist der Arzt gehalten, eine Abwägung der Rechtsgüter vorzunehmen, die darin resultieren kann, dass er die Schweigepflicht brechen kann oder sogar brechen muss. Inwieweit das ärztliche Vertrauensverhältnis zum Patienten durch Angaben aggressiver Fantasien gestört wird, ist eine andere Fragestellung, die im Rahmen von Intervision und Supervision besprochen werden kann.

22.18 Wer ist zum Mitwissen des ärztlichen Wissens befugt?

Personen, die eine Funktion im Berufsfeld des schweigepflichtigen Arztes ausüben, können zum Mitwissen befugt sein. Dabei sollte eine Mitwirkung am eigentlichen Behandlungsgeschehen gegeben sein.

22.19 Wann besteht eine ärztliche Offenbarungspflicht?

Eine Offenbarungspflicht gegenüber einer autorisierten Institution (z. B. Polizei) besteht nur zur „unmittelbaren Gefahrenabwendung".

22.20 Wer ist nach § 105 BGB geschäftsunfähig?

- Kinder vor Vollendung des 7. Lebensjahres
- Personen, die sich in einem die freie Willensbestimmung ausschließenden Zustand krankhafter Störung der Geistestätigkeit befinden, sofern nicht der Zustand seiner Natur nach ein vorübergehender ist.

22.21 Welche Einschränkungen bezüglich eines Einsichtsrechts in psychiatrisch-psychotherapeutische Unterlagen bestehen?

Ein Patient hat ein Recht zur Einsicht in die eigene Krankenakte. In der Diskussion um die Einsichtsfähigkeit in „subjektive" Dokumentation entscheidet die Rechtsprechung eher im Anliegen des Patienten und erlaubt eine Einsicht. Es besteht jedoch auch eine Güterabwägung zwischen dem Selbstbestimmungsrecht des Patienten einerseits und möglichen Schäden durch die Einsicht andererseits:

- Die Rechte Dritter könnten verletzt werden.
- Eine ungeschützte Einsichtnahme in Krankenunterlagen kann für den Patienten mit einer erheblichen Gefährdung seiner psychischen Gesundheit verbunden sein.
- Das Vorhandensein von „schutzwürdigen Wertungen und Interpretationen an der Behandlung beteiligter Personen".

Als Konsens wird meist empfohlen, im Alltag so zu dokumentieren, dass eine spätere Einsicht ohne Schäden für die Betroffenen bliebe (z. B. Orientierung an objektiven Befunden statt einer persönlichen Wertung, Herleitung einer Indikation). Für richterlich untergebrachte Patienten und ihre Bevollmächtigten besteht ein uneingeschränktes Einsichtsrecht in Krankenunterlagen, Arztberichte und Zeugnisse.

22.22 Welches sind die zwei grundlegenden Konzepte zur Beurteilung einer Schuldfähigkeit?

Die zwei wichtigen Aspekte zur Beschreibung der Schuldfähigkeit sind:
1. **Einsichtsfähigkeit,** also Unrecht als solches zu erkennen, und
2. **Steuerungsfähigkeit,** d. h. die Fähigkeit, gemäß dieser Einsicht zu handeln.

Nach diesen beiden Konzepten wird entschieden, ob ein Täter schuldfähig, vermindert schuldfähig oder schuldunfähig ist. So ist ein Patient mit einer wahnhaften Störung möglicherweise nicht in der Lage, die Einsicht zu haben, dass er durch das von ihm gelegte Feuer eine Straftat begangen hat. Ein Mensch, der im akuten affektiven Erregungszustand einen anderen Menschen verletzt, mag die Einsicht haben, dass es falsch ist, jedoch nicht die Fähigkeit, danach zu handeln. Bei nicht vorhandener Einsichtsfähigkeit entfällt die Wertung der Steuerungsfähigkeit!

22.23 Auf welche Rechtssysteme bezieht sich die Forensische Psychiatrie?

Die Forensische Psychiatrie bezieht sich nicht nur auf das Strafrecht, sondern auch auf das Sozial- und das Zivilrecht.

22.24 Welchen Zweck haben psychiatrische Gutachten?

Psychiatrische Gutachten sind fachkompetente Antworten eines psychiatrischen oder psychologischen Sachverständigen auf spezifische Fragestellungen. Auftraggeber sind Institutionen, vor allem Gerichte, aber auch z. B. Versicherungen oder die Bundeswehr. Die Fragestellungen, für die ein Gutachten angefordert wird, beziehen sich z. B. auf Schuldfähigkeit, Prognose, Lockerungen, Glaubhaftigkeit einer Aussage, Erziehungsfähigkeit oder Geschäftsfähigkeit. Die Gutachten haben hinsichtlich der Fragestellung beratenden Charakter. Als Gutachter nimmt der Arzt oder Psychologe eine neutrale und unabhängige Rolle ein. Gutachten sollen in verständlicher Sprache verfasst werden und methodisch evidenzbasiert sein.

22.25 Wie wird auf Aggravieren und Simulieren getestet?

Die Beurteilung „vorsätzlicher Ausgestaltung vorhandener Defizite“ (Aggravieren) oder das Vortäuschen nicht bestehender Defizite (Simulieren) bildet ein zentrales Element in Begutachtungen. Ein blinder Patient beispielsweise, der das Ergebnis eines Münzwurfs (Kopf oder Zahl) nennen soll, wird bei entsprechend häufiger Testung in 50 % der Fälle richtig liegen. Ein Patient, der Blindheit simuliert, nennt meist mehr falsche Antworten, als statistisch wahrscheinlich wären. Er wird in diesem Fall also mehr als 50 % falsche Vorhersagen machen. Dieses Konzept der „Überbetonung des Nicht-Könnens“, das zu einer überzufälligen Häufung von Falschantworten führt, wird in unterschiedlichen Varianten angewendet, um auf Aggravation oder Simulation zu prüfen.

22.26 Wie lautet der zentrale Satz des § 20 StGB, der Schuldunfähigkeit definiert?

„Ohne Schuld handelt, wer bei Begehung der Tat wegen einer krankhaften seelischen Störung, einer tiefgreifenden Bewusstseinsstörung oder wegen Schwachsinns

oder einer schweren seelischen Abartigkeit unfähig ist, das Unrecht der Tat einzusehen oder nach dieser Einsicht zu handeln."

MERKE

Verminderte Schuldfähigkeit (§ 21 StGB)
Eine verminderte Schuldfähigkeit (§ 21 StGB) basiert ebenfalls auf den in § 20 StGB beschriebenen seelischen Abweichungen, jedoch mit einer nur erheblich verminderten Fähigkeit (statt Unfähigkeit), das Unrecht der Tat einzusehen oder nach dieser Einsicht zu handeln.

22.27 Welche psychiatrische Diagnosen entsprechen den Anforderungen der §§ 20 und 21 StGB?

Die §§ 20 und 21 StGB unterscheiden vier verschiedene Zustände von psychischen Störungen, die die Schuldfähigkeit beeinflussen: die 1.) krankhafte seelische Störung, 2.) die tiefgreifende Bewusstseinsstörung, 3.) den Schwachsinn und 4.) die schwere seelische Abartigkeit. Die juristischen Begriffe müssen dabei in eine psychiatrische Terminologie übersetzt werden:

- **Krankhafte seelische Störungen**, die zu einer Verminderung oder Aufhebung der Schuldfähigkeit führen können, sind organische Psychosyndrome (ICD-10: F0), psychische und Verhaltensstörungen durch psychotrope Substanzen (ICD-10: F1), Schizophrenie und wahnhafte Störungen sowie schizoaffektive Störungen (ICD-10: F2) und schwere Formen der affektiven Störungen (ICD-10: F3).
- **Tiefgreifende Bewusstseinsstörungen** sind „Zustände höchsten Affekts bei gestörter kognitiver Handlungskontrolle", wie sie im Rahmen akuter Belastungsreaktionen auftreten (ICD-10: F43.0).
- Der Begriff **Schwachsinn** ist ein ethisch überholter, aber juristisch gültiger Begriff, der Intelligenzstörungen ohne organische Ursache (ICD-10: F7) meint.
- **„Andere seelische Abartigkeiten"** sind neurotische, Belastungs- und somatoforme Störungen (ICD-10: F4), komplexe Persönlichkeitsstörungen (ICD-10: F6), Abweichung der Sexualpräferenz und weitere Diagnosen aus den jeweiligen Abschnitten.

22.28 Wie wird die Schuld beurteilt, wenn sich eine Person vor einer Straftat dermaßen betrinkt, dass die Intoxikation eine Minderung der Schuldfähigkeit darstellen könnte?

Die rechtliche Einordnung hängt von der Intention des Betrinkens ab. Wenn die vorsätzlich herbeigeführte Alkoholintoxikation zur Minderung der Schuldfähigkeit dienen soll, dann ist bereits das Betrinken strafbar. Die Schuldfähigkeit der danach folgenden Taten ist nur im Einzelfall zu beurteilen.

22.29 Stellt die Befreiung oder Minderung der Schuldfähigkeit einen geringeren Eingriff in das Leben des Täters dar?

Nein. Bei chronischen Erkrankungen und Wiederholungsgefahr erfolgt in der Regel die Verhängung einer Maßregel nach § 63 (Zwangseinweisung in eine psychiatrische Anstalt) oder § 64 StGB (Zwangseinweisung in eine Entziehungsanstalt). Die Auflagen für eine Entlassung aus einer psychiatrischen Anstalt können dabei höher liegen als die einer Maßnahme zur Vergeltung der Schuld einer vergleichbaren Tat.

22.30 Wann darf eine nach der Haft anschließende Sicherheitsverwahrung erfolgen?

Eine anschließende Sicherheits- oder Sicherungsverwahrung kann nach § 66 StGB angeordnet werden, wenn aufgrund der Gesamtwürdigung des Täters infolge eines Hangs weitere Straftaten zu erwarten sind, die mit erheblicher Schädigungsfolge für das Leben, die körperliche Unversehrtheit, die persönliche Freiheit oder die sexuelle Selbstbestimmung Dritter einhergehen. Um den Paragrafen anwenden zu können, müssen weitere Bedingungen erfüllt sein, u. a. eine bereits vorhandene Verurteilung wegen einer Straftat. Zum genauen Wortlaut des Gesetzestextes siehe z. B. https://dejure.org/gesetze/StGB/66.html.

22.31 Sind Menschen mit einer psychiatrischen Diagnose gefährlicher als Menschen ohne psychische Störungen?

In einigen Fällen ja. Menschen, die in der Persönlichkeit enthemmt und aggressiv sind und zudem keine Empathie gegenüber anderen spüren, können gefährlich sein. Wenn eine psychische Erkrankung (z. B. eine Persönlichkeitsstörung oder Manie) zu diesen Bedingungen beiträgt, dann trägt sie auch zur Gefährlichkeit des Betroffenen bei.

Historisch wurden Menschen mit psychischen Störungen als besessen und gefährlich eingeschätzt. Mit einer humanitären Sicht auf psychisch erkrankte Personen erfolgte ein Umdenken. In der anhaltenden Lehrmeinung wird oft die aufklärende Ansicht vertreten, Menschen mit psychiatrischen Diagnosen unterscheiden sich nicht in ihrer Gefährlichkeit von Menschen ohne psychische Auffälligkeiten.

Es ergibt sich insgesamt ein komplexeres Bild, das Patienten mit einer bestimmten Kombination von Auffälligkeiten ein Risikopotenzial zuschreibt. Dies gilt besonders für Patienten mit Persönlichkeitsstörungen, für Patienten mit anhaltendem Substanzmissbrauch und psychiatrische Patienten mit hoher Wahndynamik. Besonders problematisch sind Kombinationen dieser Beschwerden.

Wegen des in einigen Fällen erhöhten Risikoverhaltens einzelner Patienten sind psychiatrische Patienten, Institutionen und auch ihre Mitarbeiter stigmatisiert. Vorurteile und Ablehnung insbesondere gegenüber psychiatrischen Institutionen und ihre vermeintlich „gefährlichen Patienten“, die an den jeweiligen Standorten fast immer zu beobachten sind, entbehren jeder menschlichen und wissenschaftlichen Grundlage.

22.32 Ist eine Lumbalpunktion bei einem bewusstlosen Patienten mit richtungweisender Symptomatik eines entzündlichen ZNS-Infekts ohne Aufklärung und Einwilligung rechtlich abgesichert und ethisch vertretbar?

Je nach Akuität kann „ein rechtfertigender Notstand“ eine Entscheidung über Diagnostik und Therapie ohne Zustimmung im angenommenen Sinne oder nach dem mutmaßlichen Willen des Patienten erfolgen. Die Akuität und anderweitig nicht abwendbare relevante Bedrohung für den Betroffenen müssen begründet und dokumentiert werden.

INFO

Persönliche Selbstbestimmung ist wichtiger als das Recht auf Gesundheit
Persönliche Freiheit und Selbstbestimmung werden in der Rechtsprechung höher gewertet als das Recht auf Gesundheit und Behandlung im Falle einer Erkrankung.

22.33 Kann ein Patient einen Suizid durch eine Patientenverfügung rechtfertigen?

Nein. Während viele Behandlungsoptionen durch vorher schriftlich niedergelegte Willensäußerungen festgelegt werden können, gehört die irreversible Entscheidung zur Beendigung des eigenen Lebens nach deutscher Rechtsprechung nicht dazu.

22.34 Welche Verbindlichkeit haben fernmündliche ärztliche Anweisungen, ohne dass ein vorheriger Kontakt zum Patienten bestand?

Ein Arzt ist verpflichtet, alle Entscheidungen anhand einer persönlich erhobenen Anamnese und Untersuchung zu treffen. Ist kein persönlicher Kontakt vorhanden gewesen, können angeordnete Maßnahmen einen Behandlungsfehler darstellen. Wenn ein Arzt, etwa als Hintergrunddienst in einer Klinik, nicht persönlich am Behandlungsort ist, kann er sich im Beratungsgespräch auf den Befund des Vordergrunddienstes beziehen. Der Hintergrunddienst muss stets entscheiden, ob ihm die fernmündlichen Informationen für eine Entscheidung ausreichen oder ob er persönlich in die Klinik kommen muss.

Ethik in der Psychiatrie

22.35 Welche ethischen Fragen könnten sich in Bezug auf die Lektüre dieses Buches ergeben?

- Kenne ich alle bei mir vorhandenen verzerrten Sicht- und Denkweisen („Bias") in Bezug auf mein Lesen? Lese ich die Texte nur selektiv aufgrund meiner vorbestehenden Meinung?
- Unter welchen Kriterien und wie transparent wurden die Themen, Gewichtungen und Quellen dieser Publikation zusammengestellt und ausgewertet?
- Werden die Quellen ethischen Standards gerecht?
- Sollte ich dieses Buch besser als E-Book lesen, um Papier zu sparen?
- Widerspreche ich oder habe ich Zweifel an Aussagen in diesem Buch und ergreife auch entsprechende Konsequenzen?

22.36 Warum ist eine angemessene personelle, räumliche und strukturelle Ausstattung einer Klinik wichtig für ethisches Handeln?

Einer Selbstbestimmungsfähigkeit zu widersprechen entspricht einem Zwang. Es gilt als oberstes Ziel, Zwang(smaßnahmen) zu vermeiden. Dazu sind in ausreichendem Umfang angemessen ausgebildetes Personal, unterschiedliche Therapieoptionen und optimal ausgestattete Stationen notwendig. Selbstbestimmungsfähigkeit zu wahren kostet Zeit (z. B. Gespräche und Geduld) und Geld (z. B. Fortbildungsmaßnahmen und mehr Personal), sodass ökonomische Effizienzbemühungen in der Einsparung von Personal und anderen Kosten ethische Fragen aufwerfen können. Die Deutsche Gesellschaft für Psychiatrie und Psychotherapie, Psychosomatik und Nervenheilkunde (DGPPN) nennt als wichtige Elemente zur Abwendung von Zwang konkret Deeskalationsmaßnahmen, Kommunikationskompetenz (z. B. gewaltfreie Kommunikation), klinische Ethikberatung, Behandlungsvereinbarungen und Patientenverfügungen. Auch die Haltung der Führung und des Personals, die nicht einfach durch Bildungsmaßnahmen beeinflusst werden kann, ist eine Grundlage zur Wahrung der Selbstbestimmungsfähigkeit der Patienten.

22.37 Ist die Gabe von Placebos ethisch zu vertreten?

Die Gabe von Placebos wird ethisch abgelehnt und entspricht nicht den Regeln der ärztlichen Kunst. Auch die wohlgemeinte Gabe einer Substanz mit einer angeblichen Wirkung, die jedoch wissentlich nicht erwiesen ist, wird als Betrug am Patienten gewertet. Die Gabe von Placebos liegt nicht im Ermessensspielraum von Behandlern. In der Realität stellt sich der Sachverhalt jedoch komplexer dar.

Substanzen, deren Wirkung mit einem Placeboeffekt vergleichbar ist oder bei deren Anwendung der Placeboeffekt einen wichtigen Anteil an der Wirkung hat (z. B. Homöopathie, Schüssler-Salze, Bachblüten), werden als verträgliche Mittel gegeben und bilden einen großen Markt. Selbst einige Krankenkassen schließen sich der Verwendung der manchmal sehr preiswerten Behandlungsalternativen wider besseres Wissen um die fehlende Evidenz an. So zeichnet sich ab, dass der offizielle Gebrauch von Placebos zwar verpönt und untersagt ist, die Nutzung des Effekts über Umwege und „verdeckte Etiketten“ aber weit verbreitet ist. Zudem addiert sich der Placeboeffekt häufig zur Gesamtwirkung eines Medikaments. Denn bereits das Wissen um eine therapeutische Intervention oder die Einnahme eines Medikaments kann einen Placeboeffekt auslösen. Wenn Placebos das Potenzial haben, die eigenen Heilungskräfte zu stärken, bleibt die Frage nach einem ethischen Umgang mit dieser Eigenschaft und sollte ehrlicher beantwortet werden als bisher (siehe dazu auch ▶ Kap. 20, Abschnitt „Placebos und Nocebos“).

22.38 Welche ethischen Einwände bestehen gegen die Verwendung von Online-Ressourcen zur Erhebung und Verbreitung von Daten zur psychischen Gesundheit?

Der Zugang zu großen Datenmengen über Individuen und ihr Verhalten ist durch das Internet einfacher geworden. Mit der Entwicklung der sozialen Medien bildet sich ein zunehmend umfassendes Bild persönlicher Daten ab. Daraus erwächst das Potenzial,

1. deutlich mehr Menschen mit psychischen Problemen zu erreichen,
2. große Mengen an Daten zu akquirieren und zu verbreiten und
3. komplexere Zusammenhänge zur seelischen Gesundheit zu erkennen und Schlussfolgerungen daraus zu ziehen.

Dabei ist festzustellen, dass der Missbrauch in Bezug auf alle mit den Punkten 1 bis 3 zusammenhängenden Aspekte kritisch zu bewerten ist. Daten sind weder in ihrem Transfer noch in ihrer Anwendung sicher. Eine wirklich anonyme Datenerhebung oder sichere Übertragung ist eine Illusion. Die Frage nach der Abwägung von Datenerhebungen sollte an dem Grad der Intimität der Daten festgemacht werden.

Auch sollte eine verständliche und umfassende Warnung über die Risiken einer Verwendung des Internets bezüglich vertraulicher Daten erfolgen. Zuletzt obliegt es allen Nutzern, sich zu technischen IT-Fragen fortzubilden und alle Sorgfalt anzuwenden, die technisch aktuell machbar ist. Dazu gehören verschlüsselte Übertragungswege, aktualisierte Betriebssysteme und eine professionelle Sensibilität im Umgang mit Daten.

22.39 Können Psychotherapeuten Geschehnisse in der Biografie von Patienten etablieren, die nie stattgefunden haben?

Ja. Die Gefahr von falschen Erinnerungen („false memories") durch fehlerhafte therapeutische Interventionen ist relevant und muss beachtet werden. Dies gilt für jedes biografische Arbeiten, insbesondere für Methoden, die mit Suggestibilität einhergehen (z. B. Hypnose). Es gibt zahlreiche Studien und Berichte, die zeigen, wie wenig objektiv die Erinnerung ist und dass sie ständiger Modifikation unterliegt. Wenn der Therapeut detaillierte Kenntnisse über die Biografie des Betreffenden hat, kann er Geschehnisse, die nie stattgefunden haben, wissentlich oder unwissentlich mit diesen in Verbindung bringen. Dieser Effekt führt insbesondere nach wiederholter Konsolidierung zu der Annahme des Patienten, dass es sich um eine reale Erinnerung handelt. Eine Motivation zu diesen Verfälschungen kann durch Einfluss des Patienten entstehen oder dem Drang nach kausalen Erklärungen in den Problemstellungen des Patienten entspringen („Da muss doch ein Trauma vorliegen"). Erkenntnisse aus der biografisch orientierten Psychotherapie müssen stets unter diesem Aspekt gesehen werden.

22.40 Warum können Standardisierung und Richtlinien zu Zwangsmaßnahmen auch negative Konsequenzen für Patienten haben?

Richtlinien zu Zwangsmaßnahmen sind ein wichtiger Bestandteil zum Schutz von Patienten. Zwangsmaßnahmen sollen immer eine Ausnahme bilden, die nicht als „üblicher" Bestandteil von Behandlungsalgorithmen umgesetzt werden. Eine Standardisierung und Einbindung von Zwangsmaßnahmen in feste Schemen kann zur Professionalität beitragen, kann aber auch die Schwelle zur Anwendung senken und Zwang zur Normalität machen. Daher bewegen sich Zwangsmaßnahmen im Spannungsfeld zwischen notwendigen Richtlinien einerseits und nicht eingeplanten Ausnahmen andererseits.

22.41 Wie werden Zwangsmaßnahmen definiert?

„Zwangsmaßnahmen sind jene Eingriffe, die gegen den erklärten Willen eines Menschen, gegen physischen Widerstand oder bei Kommunikationsunfähigkeit gegen den mutmaßlichen Willen erfolgen." (Expertengruppe im Auftrag der zentralen Ethikkommission der Schweizerischen Akademie der Medizinischen Wissenschaften in Rössler und Hoff 2005)

22.42 In welchen nichtpsychiatrischen medizinischen Einrichtungen werden Zwangsmaßnahmen häufig angewendet?

Zwangsmaßnahmen kommen nicht nur in der Akutpsychiatrie vor, sondern finden häufig in der Intensiv- und Notfallmedizin, in der Pädiatrie und Geriatrie statt.

22.43 Welche gesellschaftliche Erwartung an die Psychiatrie besteht zusätzlich neben der Behandlung von psychisch erkrankten Menschen?

Von der Psychiatrie wird erwartet, dass sie die Rolle einer sozialen Kontrollinstanz einnimmt. So ist es eine gesellschaftliche Erwartung und oft auch ein Anliegen der Angehörigen von Patienten, dass psychiatrische Patienten die öffentliche Ordnung nicht maßgeblich stören. Ärzte, die akute und provozierende Patienten in der Psychiatrie behandeln, stehen oft unter dem Druck der Familien und der öffentlichen Ordnung. Dieser Auftrag der gesellschaftlichen Kontrolle bildet den Boden für zahlreiche Konflikte und Frustrationen auf allen Seiten (Institution, Arzt, Patient, Familie und Gesellschaft). Er wird so wichtig genommen, dass selbst Staaten mit niedrigem Einkommen und desolaten Gesundheitssystemen eine für die Patienten kostenlose Akutpsychiatrie betreiben, um möglichst viele „störende Menschen" unter Kontrolle zu nehmen. Für „nicht störende" Patienten sind in diesen Gesundheitssystemen meist keine Ressourcen vorhanden.

Quellen

Habermeyer E, Hoff P. Zur forensischen Anwendung des Begriffs Einsichtsfähigkeit. Fortschr Neurol·Psychiatr 2004; 72(11): 615–620.

Iverson GL, Binder LM. Detecting exaggeration and malingering in neuropsychological assessment. J Head Trauma Rehabil 2000; 15(2): 829–858.

Jelicic M, et al. Detection of feigned cognitive dysfunction using special malinger tests: a simulation study in naïve and coached malingerers. Int J Neurosci 2007; 117(8): 1185–1192.

Kindt H. Forensische Psychiatrie und Psychotherapie: Sachverständigentätigkeit und Begutachtung. In: Berger M (Hrsg.). Psychische Erkrankungen: Klinik und Therapie – enhanced ebook. München: Elsevier Urban & Fischer 2015, S. 777–800.

Lempp R, Schütze G, Köhnken G (Hrsg.). Forensische Psychiatrie und Psychologie des Kindes- und Jugendalters. 2. A. Darmstadt: Steinkopff 2003.

Nedopil N, Müller JL. Forensische Psychiatrie: Klinik, Begutachtung und Behandlung zwischen Psychiatrie und Recht. Stuttgart: Thieme 2012.

Reiter-Theil S, Schürmann J, Schmeck K. Klinische Ethik in der Psychiatrie: State of the Art. Psychiatr Prax 2014; 41(7): 355–363.

Rössler W, Hoff P. Psychiatrie zwischen Autonomie und Zwang. Berlin, Heidelberg, New York: Springer 2005.

Stiftung Warentest. Das Vorsorge-Set. 3. A. Berlin: Stiftung Warentest 2018.

Vollmann J. Aufklärung und Einwilligung in der Psychiatrie: ein Beitrag zur Ethik in der Medizin. Berlin, Heidelberg: Springer 2013.

Zitierte Leitlinien

Kurzfassung der Leitlinie „Therapeutische Maßnahmen bei aggressivem Verhalten in der Psychiatrie und Psychotherapie"; www.awmf.org/uploads/tx_szleitlinien/038-022k_abgelaufen.pdf (letzter Zugriff: 12.3.2018).

23 Ärztliche Weiterbildung

Jan Reuter

23.1 Wie unterscheiden sich die ärztliche Weiter- und Fortbildung?

Die ärztliche **Weiterbildung** dient dem Erwerb der Facharztreife und des Facharzttitels. Sie findet an einer weiterbildungsberechtigten Einrichtung statt. Die ärztliche **Fortbildung** dient dem Erhalt und der Ergänzung des ärztlichen Wissens und ist nach dem Abschluss der Weiterbildung verpflichtend.

23.2 Warum ist der Weiterbildungskatalog für die Psychiatrie besonders relevant?

Der Weiterbildungskatalog des Facharztes für Psychiatrie und Psychotherapie definiert Identität, Aufgaben und Methoden des Fachs innerhalb seines Geltungsbereichs. Der Katalog entscheidet über die Interventionen und Grenzen des Gebiets und hat damit maßgeblichen Einfluss auf die Verteilung von Ressourcen im Gesundheitssystem. Damit kommt den Inhalten des Katalogs eine existenzielle Bedeutung für die Psychiatrie in Deutschland zu. Der Deutsche Weiterbildungskatalog des Facharztes für Psychiatrie und Psychotherapie besteht in seiner Grundkonzeption seit dessen Umwandlung aus dem Facharzt für Nervenheilkunde im Jahr 1992. Er ist mit der europäischen Fachgesellschaft harmonisiert und fußt auf den Säulen Sozialpsychiatrie, Psychotherapie und Neurobiologie. Für den Assistenzarzt gibt die Weiterbildungsordnung die Struktur und Inhalte vor, um die Zulassung für die Facharztprüfung zu erlangen.

23.3 Welche Weiterbildungsordnung ist für den Facharzterwerb gültig?

Für jeden Arzt ist die aktuellste Fassung der Weiterbildungsordnung der jeweiligen Landesärztekammer, deren Mitglied er ist, rechtsverbindlich. Die (Muster-)Weiterbildungsordnung, die (Muster-)Richtlinien, die (Muster-)Kursbücher und die (Muster-)Logbücher der Bundesärztekammer haben orientierenden Charakter.

23.4 Wie kann die Facharztprüfung für Psychiatrie und Psychotherapie am effizientesten vorbereitet werden?

- Die Prüfung kann als Schritt in die fachliche Selbstständigkeit und als Gelegenheit des Repetitoriums positiv „reframed“ werden, statt diese als zusätzlichen Stressor und Barriere zu sehen.
- Die Prüfung ist eine 30–45 min dauernde **mündliche Prüfung** und sollte auch so vorbereitet werden. Günstig ist das gegenseitige Abfragen von Lerninhalten in einem der Prüfung möglichst ähnlichen Setting (z. B. im Frage-Antwort-Stil).
- Der Zeitplan richtet sich nach dem persönlichen Lernverhalten. Er sollte eine **arbeitsbegleitende Vorbereitungszeit** beinhalten, aber auch einen **finalen Abschnitt** intensiver und abschließender Vorbereitung **ohne Nebenbeschäftigung**. Die Phase der arbeitsbegleitenden Vorbereitung hängt sehr vom Vorwissen und Arbeitspensum ab, oft werden 3–6 Monate in Anspruch genommen. Wer zu lange lernt, vergisst die Inhalte wieder. Für die Abschlussphase, für die oft Ur-

laub in Anspruch genommen wird, reichen bei guter Vorbereitung 1–2 Wochen. Sie dient auch der Fokussierung und Konzentration.
- Die Vorbereitungsmaterialien können neben der spezifischen Fachliteratur und Vorbereitungsmaterialien beinhalten: die ICD-10 (oder aktuellere) Manuale, Richt- und Leitlinien, Protokolle früherer Prüfungen und Publikationen (Übersichtsarbeiten).

23.5 Welche psychotherapeutischen Methoden müssen für die Facharztprüfung beherrscht werden?

Der Titel des psychiatrischen Facharztes beinhaltet seit 1992 den Terminus „Psychotherapie“. Eine neben der klinischen Tätigkeit zusätzlich erworbene Psychotherapieausbildung ist Bestandteil der Facharztausbildung. Zudem wird im Weiterbildungskatalog eine Zweitmethode verlangt. Es ist schwer einzuschätzen, wie viel spezifisches psychotherapeutisches Wissen zu den einzelnen Methoden für die individuelle Facharztprüfung notwendig ist. Es gibt auch innerhalb des Richtlinienverfahrens der Psychotherapie sehr unterschiedliche Methoden und Schulen. Zudem herrscht wenig Konsens zu den Ansichten und zur Wirksamkeit der einzelnen Schulen. Die Prüfer haben je nach beruflicher Position ein sehr heterogenes und unterschiedlich profundes Wissen zu den einzelnen Methoden. Wenn die Prüfer bekannt sind, geben Protokollen früherer Prüfungen eine gute Orientierung.

Der Schwerpunkt bzgl. Psychotherapie für die Prüfungsvorbereitung sollte auf den etablierten Anwendungen liegen: kognitive Verhaltenstherapie (KVT) und tiefenpsychologisch fundierte Psychotherapie. Für beide Methoden sollten die Grundkonzepte und Anwendungsmöglichkeiten zu verschiedenen Störungen verstanden sein. Für die tiefenpsychologisch fundierte Psychotherapie sollten das Strukturmodell, die Abwehrmechanismen, das Übertragungskonzept und das Konzept des Unbewussten beschrieben werden können. Für die KVT sollten die Zusammenhänge von Stimulus, Organismus und Reaktion im Sinne von Reflexen, Konditionierung und anderen Lernprozessen, Exposition, Habituation und Desensibilisierung erörtert werden können. Auch die Unterschiede zwischen „einfacher“ Verhaltenstherapie (VT), kognitiver Verhaltenstherapie (KVT) und KVT mit Beziehungsaspekten (z. B. Schematherapie) sollten geläufig sein.

MERKE

Suizidalität – in Praxis und Prüfung von höchster Priorität-

Epidemiologie, Erkennen, Erfragen, Prävention und Umgang mit Suizidalität ist ein Thema, das in jedem Fall prüfungsrelevant ist und absolut sicher beherrscht werden muss.

Für wichtige psychische Erkrankungen müssen die bekanntesten **störungsspezifischen Psychotherapiemethoden** zumindest konzeptionell bekannt sein, z. B. DBT für Borderline-Persönlichkeitsstörungen, CBASP für chronische Depressionen, Motivational Interviewing für Abhängigkeitserkrankungen oder EMDR für Traumatherapie. Es ist eine hilfreiche Orientierung, allgemeine Wirkfaktoren, Nebenwirkungen und Komplikationen der Psychotherapie zu kennen.

23.6 Wie detailliert müssen neurologische Kenntnisse für die psychiatrische Facharztprüfung beherrscht werden?

Alle Bereiche aus der Neurologie sind für die Facharztprüfung Psychiatrie relevant. Der Stoffkatalog der Neurologie ist umfangreich und angesichts seiner Komplexität

„ein Fass ohne Boden". Es empfiehlt sich eine Priorisierung der Themen. Die Prüfer achten in der Regel darauf, die Neurologie so zu prüfen, dass die für Psychiater relevanten neurologischen Themen den Schwerpunkt bilden. Allerdings kann man sich darauf nicht verlassen. Die Themen mit hoher Prüfungsrelevanz sind die „Red Flags" der Neurologie sowie alle Überschneidungsgebiete der Neurologie und Psychiatrie:

- **„Red Flags"** der Neurologie: Symptome und Syndrome, die mit einer akuten und erheblichen Gefährdung des Betroffenen einhergehen können und durch jeden Arzt sofort erkannt werden müssen. Dazu gehören Delire, entzündliche und maligne ZNS-Erkrankungen, Apoplex, Hirndruckzeichen und Krampfanfälle/Status epilepticus.
- **Überschneidungsgebiete der Neurologie und Psychiatrie** sind neben den „Red Flags" auch demenzielle Syndrome, Alkoholfolgeschäden, neuropathische und Kopfschmerzen, Restless-Legs-Syndrom, Borreliose, FSME, Migräne, Morbus Parkinson, multiple Sklerose und die Epilepsie.

Die anderen Themen der Neurologie sollten zumindest im Überblick beherrscht werden.

PRAXIS

Die Leitlinien der Deutschen Gesellschaft für Neurologie (DGN) eignen sich aufgrund ihrer Übersichtlichkeit, Prägnanz, guten Lesbarkeit und Aktualität hervorragend zur Vorbereitung auf die psychiatrische Facharztprüfung. Alle Leitlinien stehen kostenlos unter www.awmf.org zur Verfügung.

23.7 Müssen die Kriterien des DSM-5 für die Prüfung beherrscht werden?

Nein, aber einige Kenntnisse über das DSM-5 sind sehr nützlich. Das für Deutschland gültige Manual ist jedoch die ICD-10. Das DSM-5 ist nicht geeignet, um gültige Diagnosen zu stellen, und sollte dementsprechend keine zwingende Notwendigkeit für den Facharzttitel in Deutschland haben. Eine Auseinandersetzung mit dem US-amerikanischen Manual bietet jedoch die Möglichkeit, die psychiatrische Diagnostik aus einer anderen Perspektive zu sehen, und bringt konstruktive Impulse mit sich. Einige Diagnosen, z. B. die narzisstische Persönlichkeitsstörung, werden in der ICD-10 nicht als eigenständige Diagnose geführt, spielen aber in der Psychiatrie eine relevante Rolle. In Deutschland verbreitete diagnostische Instrumente basieren zum Teil auf dem DSM-IV (z. B. SKID) und sind weiterhin relevant. Im vorliegenden Buch wird das DSM-5 an wichtigen oder interessanten Stellen aufgegriffen und die alternativen Sichtweisen mit in die Diskussion eingebracht. Durch die bei Drucklegung noch nicht terminierte Einführung der in Entwicklung befindlichen ICD-11 werden sich die Prüfungs- und damit auch die Lerninhalte ändern.

23.8 Welche Barrieren behindern Assistenzärzte in ihrer Weiterbildung zum Facharzt für Psychiatrie und Psychotherapie?

Eine frühzeitige Kenntnis der üblichen Fallstricke der Facharztweiterbildung ist wichtig, um rechtzeitig entsprechende Maßnahmen ergreifen und die gebotene Sorgfalt in diesen Bereichen aufwenden zu können.

- Die Klinikorganisation priorisiert den Personaleinsatz an ihren Bedürfnissen und *nicht* am fachärztlichen Katalog („Logbuch“) des Assistenzarztes in Weiterbildung. Daraus ergeben sich meist Planungsdifferenzen zwischen Kandidat und Klinik, die den Erwerb bestimmter Abschnitte verzögern (z. B. das Neurologie-Jahr, ausreichende Zeiträume für die Selbsterfahrung und Supervision).
- Der Facharztkatalog „Psychiatrie und Psychotherapie“ ist umfangreich. Es empfiehlt sich, von Anfang an einen Überblick über die Anforderungen im Logbuch zu haben und diese kontinuierlich im Blick zu behalten. Niemand anders wird sich darum kümmern. Die Logbücher mit ihren aktuellsten Nachträgen sind auf den Websites der jeweils zuständigen Ärztekammern einsehbar. Ein Beispiel-Logbuch für Berlin ist unter www.aerztekammer-berlin.de zu finden.
- Lassen Sie sich notwendige Unterschriften und Stempel der entsprechenden Veranstaltungen für das Logbuch stets zeitnah und fortlaufend (und nicht erst zum Abschluss der Weiterbildung) geben.
- Die zusätzlich zu leistende Psychotherapie-Ausbildung ist kostenintensiv und wird in ihrem zeitlichen Ausmaß oft unterschätzt. Ein rechtzeitiger Beginn der Psychotherapie-Ausbildung ist daher notwendig. Ein Mangel an Lehrtherapeuten und der Abbruch von Therapien (durch von Ihnen betreute ambulante Patienten) können Ihren Zeitplan signifikant verzögern. So verlangt die Weiterbildungsordnung der Landesärztekammer in Berlin mindestens 240 Therapiestunden (mit Supervision nach jeder vierten Stunde, d. h. 60 Stunden), davon mindestens zwei Langzeittherapien von je 50 Stunden. Bei einer Therapiestunde pro Woche würde dieser Pflichtteil allein über 4½ Jahre beanspruchen.
- Das psychotherapeutische Zweitverfahren wird oft vernachlässigt und im Aufwand unterschätzt. Die Ärztekammer Berlin verlangt *„in Kombination zu den 240 Therapiestunden Ihrer gewählten Psychotherapie-Methode […] mindestens 50 Stunden in einem weiteren anerkannten Psychotherapieverfahren (Hypnose, Gesprächstherapie, katathymes Bilderleben, Psychodrama, Gestalttherapie oder Systemische Therapie)“*. Dieser Abschnitt des Zweitverfahrens wird oft nicht durch das primär besuchte psychotherapeutische Institut angeboten und erfordert somit eine andere Ausbildungsstätte.
- Die geforderten Gutachten aus den Bereichen Betreuungs-, Sozial-, Zivil- und Strafrecht sind sehr lern- und zeitintensiv. Die Mitarbeit an strafrechtlichen Gutachten ist im Arbeitsumfeld der Ausbildung nur sehr begrenzt verfügbar.

PRAXIS

Facharzt und Schwerpunkte

Die Kinder- und Jugendpsychiatrie hat ein eigenes Facharztcurriculum. Forensische Psychiatrie ist eine Schwerpunkt-Weiterbildung, hat aber dennoch eine hohe Prüfungsrelevanz in der Facharztprüfung.

23.9 Was kann unternommen werden, wenn es zu relevanten Hindernissen der Weiterbildung kommt, die sich nicht in der Weiterbildungsstätte oder im zuständigen Gremium lösen lassen?

Die Landesärztekammern stellen einen ehrenamtlichen Ombudsmann, der in diesen Fällen involviert werden kann. Nach einer Autorisierung durch den Anfragenden hat er das Recht auf Akteneinsicht und die entsprechenden Werkzeuge, um eine faire Lösung des Falls zu initiieren.

23.10 Wie erfolgt die Anmeldung für die Prüfung zum Facharzt für Psychiatrie und Psychotherapie?

Die gebietsspezifischen Formalitäten für die Anmeldung sind bei den jeweils zuständigen Ärztekammern zu erfragen. Die Anmeldung erfordert eine aufwendige Dokumentation, die kaum noch am Ende der Weiterbildung rückwirkend erhältlich ist. Die Anmeldung und die erforderlichen Unterlagen werden durch die Ärztekammer daraufhin geprüft, ob eine Zulassung zur Prüfung gerechtfertigt ist. Dazu ist ein Zeitraum von mehr als 2 Monaten (bis zu 4 Monate) erforderlich. Die folgenden Dokumente werden grundsätzlich von jeder Ärztekammer zur Anmeldung eingefordert:

- Ausgefülltes Antragsformular inkl. einer Kopie des Personalausweises
- Bescheinigungen aller ärztlichen Weiterbildungsabschnitte
- Angaben über Beginn und Ende sowie ggf. Unterbrechungen der Weiterbildung
- Angaben über den zeitlichen Arbeitsumfang jedes Weiterbildungsabschnitts
- Ausführliche Stellungnahme zur fachlichen Eignung für die beantragte Facharztqualifikation vom Weiterbildungsbefugten
- Logbuch: mit allen erbrachten Untersuchungs- und Behandlungszahlen sowie vollständiger Dokumentation der Weiterbildungsgespräche samt Gesprächsinhalt, Unterschriften und Stempel des zuständigen Weiterbildungsbefugten

PRAXIS

Ein vollständiges Logbuch – eigene Verantwortung

Jeder Assistenzarzt ist bezüglich der Vollständigkeit der erforderlichen Unterlagen von den zuständigen Weiterbildungsbefugten abhängig.

23.11 Wie gestaltet sich die Prüfung zum Facharzt für Psychiatrie und Psychotherapie?

Die Prüfungsformalitäten sind wie auch die Anmeldekriterien stets von der jeweiligen Ärztekammer abhängig. Die Ärztekammern bieten auf ihren Webseiten detaillierte Antworten auf Fragen zu den Formalitäten und Rechtsgrundlagen der Anmeldung, Einladung, Prüfung und damit verwandte Fragen.

Eine Einladung zur Prüfung erfolgt mindestens 2 Wochen vor dem Prüfungstermin. In einigen Ärztekammern werden zu diesem Zeitpunkt die Namen der Prüfer genannt. Die Prüfung erfolgt durch zwei fachärztliche Psychiater, einen fachärztlichen Neurologen und einen Prüfungsvorsitzenden. Der Kandidat muss sich mit Personalausweis ausweisen können, die Prüfungseinladung vorweisen und bestätigen, dass er nicht aus gesundheitlichen Gründen von der Prüfung zurücktreten möchte. Die mündliche, nichtöffentliche Prüfung dauert mindestens 30 min; diese Zeitdauer *„kann durchaus überschritten werden"* (Ärztekammer Berlin).

Die Prüfung wird je nach Methoden der Prüfer sehr unterschiedlich durchgeführt. Häufig werden neben allgemeinen Fragen auch Fallbeispiele verwendet. Es ist sinnvoll, sich eine systematisierte Herangehensweise an Fallbeispiele anzugewöhnen. Sinnvoll sind die kurze und zusammenfassende Angabe der Anamnese und der Befunde sowie die Einordnung hinsichtlich eines möglichen Syndroms und seiner Differenzialdiagnosen. Daraus können die eigentliche Diagnose, Verlauf und Intervention herausgearbeitet werden. Das dazugehörige rechtliche Wissen wird oft unterschätzt. Wenn es möglich ist, kann die Prüfung als eine fachliche Besprechung mit entsprechenden Nachfragen gestaltet werden. Als Kandidat hat man die Gesprächsführung und endgültige Deutung des Falls dem Prüfer zu überlassen.

Die Prüfer haben einen Bewertungsspielraum in ihrem Urteil und stimmen nach der Prüfung mit einfacher Stimme ab. Der Prüfungsvorsitzende teilt dem Prüfling die Empfehlung der Prüfungskommission mit. Noten werden nicht vergeben. Es wird empfohlen, nach der Prüfung, ein Gedächtnisprotokoll anzufertigen, falls die Inhalte der Prüfung später noch Relevanz bekommen sollten (z. B. bei einem Widerspruch). Der Prüfungsvorsitzende teilt die Empfehlung auch dem Vorstand der Bezirksärztekammer mit, der dann die Weiterbildungsanerkennung erteilt. Da die Kammer der Empfehlung in der Regel folgt, kann der Kandidat mit einer positiven Empfehlung der Prüfungskommission vom Erhalt des Facharzttitels ausgehen.

23.12 Was kann bei Nichtbestehen einer Prüfung unternommen werden?

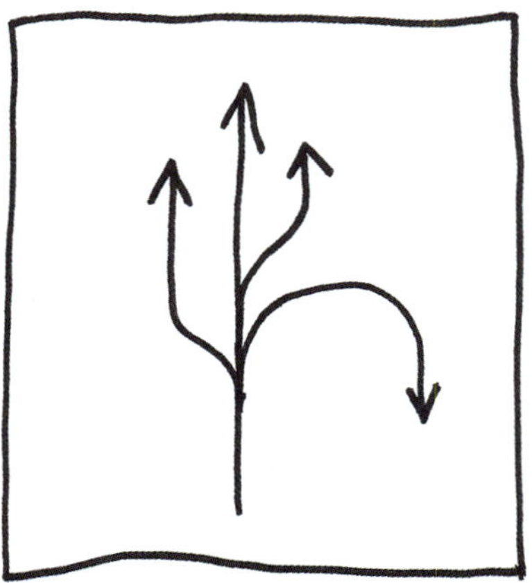

Die meisten Prüflinge bestehen die Prüfung. Wird die Prüfung nicht bestanden, werden die Gründe dafür angegeben und Auflagen für eine Wiederholung genannt. Neben dem Nacharbeiten bestimmter Wissenslücken kann auch eine Verlängerung der Weiterbildungszeit verlangt werden. Gegen ein Nichtbestehen kann zeitnah bei der Bezirksärztekammer (und nach Ausschöpfen der Möglichkeiten bei der Landesärztekammer) ein zu begründender Widerspruch eingelegt werden. Wenn es im Bundesland nur eine Kammer gibt, kann die Prüfung nach erster Ablehnung intern an eine höhere Instanz der Landeskammer weitergereicht werden.

Quellen

Bundesärztekammer. (Muster-)Weiterbildungsordnung und (Muster-)Richtlinie; www.bundesaerztekammer.de/aerzte/aus-weiter-fortbildung/weiterbildung/muster-weiterbildungsordnung/ (letzter Zugriff: 20.12.2017).

Hohagen F. Zum Stand der Weiterbildungsdiskussion in Psychiatrie und Psychotherapie. Nervenarzt 2000; 71(7): 513–517.

Landesärztekammer Baden-Württemberg. FAQ – Häufig gestellte Fragen zur Weiterbildung; www.aerztekammer-berlin.de/10arzt/25_Aerztl_Fb/25_FAQs/index.html (letzter Zugriff: 20.12.2017).

Landesärztekammer Berlin. Fragen & Antworten [zum Thema Weiterbildung]; www.aerztekammer-berlin.de/10arzt/15_Weiterbildung/index.html (letzter Zugriff: 20.12.2017).

Register

T